职业病临床理论与实践

主　编　李智民

副主编　刘志东　王祖兵　余善法　闫永建　赖　燕　蒋文中　陈青松
　　　　孙道远　邓立华　白宇乾

编　者（以姓氏笔画为序）

王　致	王金林	王祖兵	邓立华	白宇乾	冯政果	司徒洁
刘永泉	刘志东	闫永建	孙治平	孙道远	麦诗琪	严茂胜
李　辉	李宝平	李智民	杨新跃	时庆华	余善法	汪　伟
沙　焱	宋平平	张钦富	张晋蔚	张雪涛	张曼华	张镏琢
张凝宇	陈志军	陈青松	陈育全	陈艳霞	范晓丽	易卫平
周华萍	郑自琪	赵凤玲	荣　幸	钦卓辉	贾春辉	郭静宜
黄红英	曹　敏	淘秀坤	蒋文中	谢　英	赖　燕	薛　宁

人民卫生出版社

·北京·

图书在版编目（CIP）数据

职业病临床理论与实践 / 李智民主编 . —北京：
人民卫生出版社，2022.11
ISBN 978-7-117-34154-7

Ⅰ.①职…　Ⅱ.①李…　Ⅲ.①职业病 —诊疗　Ⅳ.
①R598

中国版本图书馆 CIP 数据核字（2022）第 229431 号

人卫智网	www.ipmph.com	医学教育、学术、考试、健康，
		购书智慧智能综合服务平台
人卫官网	www.pmph.com	人卫官方资讯发布平台

职业病临床理论与实践
Zhiyebing Linchuang Lilun yu Shijian

主　　编：李智民
出版发行：人民卫生出版社（中继线 010-59780011）
地　　址：北京市朝阳区潘家园南里 19 号
邮　　编：100021
E - mail：pmph @ pmph.com
购书热线：010-59787592　010-59787584　010-65264830
印　　刷：人卫印务（北京）有限公司
经　　销：新华书店
开　　本：787×1092　1/16　　印张：48
字　　数：1168 千字
版　　次：2022 年 11 月第 1 版
印　　次：2023 年 1 月第 1 次印刷
标准书号：ISBN 978-7-117-34154-7
定　　价：198.00 元

打击盗版举报电话：**010-59787491**　E-mail：**WQ @ pmph.com**
质量问题联系电话：**010-59787234**　E-mail：**zhiliang @ pmph.com**
数字融合服务电话：**4001118166**　E-mail：**zengzhi @ pmph.com**

党和国家高度重视职业病防治工作。1949 年以来,特别是 2002 年《中华人民共和国职业病防治法》颁布实施后,我国职业病防治工作取得长足发展,职业病高发势头得到遏制。党的十八大以来,在习近平新时代中国特色社会主义思想的指引下,职业病防治工作在实现"劳动者应依法享有职业健康保护的权利"的目标上取得了显著成效。2016 年,中共中央、国务院发布《健康中国"2030"规划纲要》,2019 年国家卫生健康委发布《健康中国行动(2019—2030 年)》,为我国职业病防治工作指明了新的方向,我国职业健康事业全面进入新的时代。

改革开放以来,中国特色社会主义迈上新的台阶,实现具有决定性意义的飞跃,社会生产力水平总体上显著提高,社会主要矛盾已经转化为人民日益增长的美好生活需要和不平衡不充分的发展之间的矛盾。但是,我国依然处于并将长期处于社会主义初级阶段水平,工业生产装备水平不高和工艺技术相对落后的状况将长期存在。在煤炭、冶金等职业病危害较严重的行业,尤其是中小企业,改善工作环境需要一个较长过程。在城镇化和工业化进程中,大量农民工进城务工,他们流动性大,健康保护意识不强,缺乏防护技能,加大了职业病防治的难度。另外,随着经济发展和科技进步,新技术、新工艺和新材料的广泛应用,新的职业危害和职业病不断出现,职业病防治工作面临新的挑战。同时我国处于社会经济由高速发展向高质量发展的转换时期,职业性肌肉骨骼疾病、精神心理疾病等与工作相关疾病不容忽视,职业病防治和职业健康保护是一项长期而艰巨任务。

职业病防治工作既有很强的政策性,又有很强的专业性,需要与时俱进,不断适应职业病防治政策的调整,更新专业知识,提高技术能力,以适应国家经济建设发展,满足职业病防治工作的需求。可喜的是主编及编写团队结合我国职业病防治形势,编写了《职业病临床理论与实践》一书,为广大职业病防治工作人员,尤其是为从事职业病临床的专业人员呈现一部全面、新颖、实用的专业书籍。该书除了保持职业病临床理论知识的全面性、系统性外,还增加了职业病康复内容,同时发挥祖国传统医学优势,增加了常见职业病的中医辨证治疗,扩大了职业病综合治疗的途径。该书提供了大量的职业病诊治案例,提高了该书的实用性。我衷心祝愿该书能为广大职业病防治工作人员,尤其是职业病临床专业人员提供指导和帮助,在职业病防治方面发挥积极作用。

2022 年 7 月

前 言

我国劳动力人口有近 8 亿多人,他们在我国社会主义现代化建设中发挥着重要作用,为国家和社会创造了巨大财富。但随着国民经济的高速发展,由工业和其他产业所带来的职业危害亦非常突出,传统的职业病危害仍然是影响广大劳动者健康的主要原因。据国家卫生健康行政部门颁布的数据,截至 2019 年底,我国累计报告各类职业病 99 万余例。因为我国劳动力人口众多,所以我国接触职业病危害人数、职业病患者累计数、死亡数及新发病人数都居全球高位。因此,我国职业病防治工作仍面临巨大挑战,任重而道远。

职业病诊治既涉及法律层面,也涉及技术方面,既有与其他疾病一样的临床共性,也有其发生发展的特殊性。特别是慢性职业病具有的隐匿性、迟发性,以及新发职业病各种因素的不确定性,给职业病的早诊断、早治疗都带来的挑战。职业病临床工作,需要与时俱进,不断加强和完善。为此,我们结合当前我国职业病防治形势,组织编写这本书,为广大职业病防治工作人员,尤其是从事职业病临床的专业人员,提供专业书籍,旨在帮助提高他们的职业病诊治水平,以满足职业病临床工作实际需求。

为适应职业病治疗发展新要求,本书力求体现职业病专业的全面、新颖、实用等特色。我们在编写中保持职业病临床理论知识的全面和系统性,基本涵盖现行的《职业病分类和目录》中所有职业病内容。本书增加了职业病康复内容及常见职业病的中医辨证治疗。为了提高该书的实用性,本书增加了常见职业病案例,用于在职业病临床实践中借鉴。

本书详细叙述了职业病的基本概念、职业毒理和病理、发病机制、临床表现、诊断和治疗等职业病临床理论知识和专业技能;引用了国内外职业病研究新进展。本书内容丰富、可读和实用性强,适用于职业病防治工作人员,尤其是职业病临床专业人员,亦可供高等院校教师和学生参考。

由于时间仓促,书中肯定有不少缺点和错误,希望读者赐教指正。

编者

2022 年 7 月

目　录

第一章 概 论

第一节 职业病基本概念

一、职业病定义

(一) 广义职业病

在生产过程、劳动过程和生产环境中存在的可直接危害劳动者健康的因素称为职业性有害因素,其包括职业活动中存在的各种有害的化学、物理、生物因素以及在职业活动中存在的对劳动者健康、安全和作业能力造成不良影响的条件。这些有害因素作用于人体的强度与时间超过一定限度时,人体不能代偿其所造成的功能性或器质性病理改变,出现相应的临床征象,并影响劳动能力,这类疾病被统称为职业病。

(二) 法定职业病

在职业活动中存在着各种各样的有害因素会影响人们健康。这是由于预防工作的疏忽以及技术上的局限性导致从事职业活动的劳动者的健康受到损害。因此,防止职业病的发生不仅反映着一个国家预防医疗工作的水平,而且还间接反映了一个国家经济发展水平和社会保障能力。所以对职业病的定义,除蕴含医学学术层面上的含义外,还应赋予法律的意义,即通过立法规定"职业病"的定义。

国际劳工组织(International Labour Organization,ILO)将职业病定义为:在工作活动中,由于暴露于危险因素而引起的一类作为法律契约的疾病。由于各个国家的实际情况不同,他们会根据本国的社会制度、经济情况、诊断技术水平来规定职业病的定义和颁布其名单。随着生产的发展,技术的革新,可能出现新的职业病危害因素和疾病,各国也会进行不定期地调整定义和颁布新的职业病名单。

目前,欧盟具有赔偿性质的职业病名单分为五大类共 132 种;德国把职业病划分成六大类 71 种;新西兰在 2001 年颁布了 17 种疾病为法定职业病,随后在 2008 年又新增加了 24 种;中国香港颁布了四类共 48 种职业病,还在生物因素所致疾病中把曾经暴发的严重急性呼吸综合征(severe acute respiratory syndrome,SARS)和甲型禽流感列入了名单;另外尚有美国、日本等国家采用开放式的职业病名单。ILO 在《职业病名单建议书》(第 194 号)中,将职业病目录分为 4 大类、8 个中类和 70 个小类。

我国于 2002 年 5 月 1 日实施的《中华人民共和国职业病防治法》(以下简称为《职业病防治法》)对职业病作了明确定义,是指用人单位(企业、事业单位和个体经济组织)的劳动者在职业活动中,因接触粉尘、放射性物质和其他有毒、有害物质等因素而引起的疾病。2018 年新修订的《职业病防治法》将职业病定义为:本法所称职业病,是指企业、事业单位和个体经济组织等用人单位的劳动者在职业活动中,因接触粉尘、放射性物质和其他有毒、有害因素而引起的疾病。职业病的分类和目录由国务院卫生行政部门会同国务院劳动保障行政部门制定、调整并公布。

通过法律我国给"职业病"这一个简单的名词赋予了法律的含义,只有在国家颁布的职业病名单中的疾病才是法定的职业病。根据规定,要构成法律上所称的职业病,必须具备以下四个要件:①患病主体必须是用人单位的劳动者;②必须是在从事职业活动的过程中产生的;③必须是因接触粉尘、放射性物质和其他有毒、有害因素而引起的;④必须是国家公布的《职业病分类和目录》所列的职业病。在这四个要件中,缺少任何一个要件,都不属于法律所称的职业病。

(三) 职业相关疾病

职业相关疾病又称为职业性多发病,是由于生产过程、劳动过程和生产环境中某些不良因素,造成职业人群常见的、发病率增高、潜伏的疾病发作或现患疾病的病情加重的一类疾病。比如工厂工人、医务工作者因经常熬夜或上夜班而导致的神经衰弱,办公室文员整天坐在电脑前而导致的颈椎病,汽车驾驶员经常开车而患上的腰椎病等。

1. 职业相关疾病特点 职业相关疾病有以下一些特点:

(1) 职业相关疾病的病因往往是多因素的,职业性有害因素是该病发病的诸多因素之一,但不是唯一因素,或者不是直接致病因素。一般说职业性因素只影响疾病的显现和严重程度,并不影响发病。而其所致的临床表现也是非特异性的。例如接触高浓度二硫化碳能导致心肌及血管壁的损害和动脉粥样硬化产生,但除职业性二硫化碳接触外,导致动脉硬化还有更多的非职业因素,且其较职业因素更为重要。

(2) 由于职业性有害因素影响,促使潜在疾病暴露或病情加重。例如原有肺部疾病的劳动者吸入较高浓度的粉尘,会使病情加剧,如粉尘作业工人容易患慢性支气管炎或其他肺部疾病。

(3) 通过控制职业性有害因素和改善工作环境,可减少与工作有关疾病的发生。例如对于患有慢性呼吸道疾病的患者调离工作岗位或改善其工作环境后,可以缓解或停止其病情的发展。

(4) 职业相关疾病不属我国法定的职业病范围,但它对各行各业的劳动者的健康影响不可忽视。

2. 常见的职业相关疾病

(1) 肌肉骨骼疾患:如许多站立、坐位作业等强迫体位引起的腰背疼痛、肩颈疼痛、脊柱侧弯、腱鞘炎等。

(2) 与职业有关的肺部疾病:如慢性支气管炎、肺气肿等。

(3) 与职业有关的心血管疾病:如高温作业工人高血压的检出率比非高温作业人员高;接触一氧化碳、二硫化碳等化学物质导致冠心病的发病率及病死率增高。

(4) 生殖功能紊乱:如接触铅、汞和二硫化碳可导致早产及流产发生率增高。

(5) 消化道疾患：如煤矿工人患消化道溃疡的比率高于普通人群,高温作业者可导致消化不良等疾病的发生率增高。

3. 职业相关疾病与广义职业病、法定职业病的异同　职业相关疾病与职业病有相似之处。两者都与一定的职业有害因素有关系。这些疾病都对劳动者带来身体上的痛苦和经济上的负担。广义来讲,职业病也属于职业相关疾病,但两者之间也是有区别的。

首先,从职业相关疾病的特点可以看出,职业相关疾病的范围比职业病的范围更广泛。职业病是指某一特异职业危害因素所致的疾病,而职业相关疾病则指多因素的疾病,与所从事的职业有联系,也见于非职业人群中,因而不是每一个病例都必须具备同样的职业史或接触病史。当职业相关疾病发生于劳动者时,由于接触职业有害因素,会使原有的疾病加剧、加速或复发,导致劳动者的劳动力明显减退。

其次,职业相关疾病都不同法定职业病在法律保护的范围,因而不能享有工伤保险等待遇。例如许多站立作业、坐位作业等强迫体位引起的下肢静脉曲张、腹疝、腰腿痛等,计算机视屏作业引起的颈 - 肩 - 腕综合征等,尽管与职业十分相关,但目前仍未列入法定职业病范围,也不属于法定职业病。至于有人因工作过分劳累引起心脑血管疾病,甚至过劳死,一般认为职业因素是诱发因素或促进因素。

二、职业病特点

(一) 职业病致病条件

人们在职业活动直接或间接接触到职业有害因素时,不一定都发生职业病。接触职业性有害因素是否发生职业病,取决于以下三个方面的条件:

1. 有害因素的物理化学性质　该性质决定了物质的毒性大小及在作业场所存在的形态,后者决定了物质进入机体的途径和代谢。有害因素的理化性质和作用部位与发生职业病密切相关。不同性质的有害因素或不同状态下的同一因素对机体健康的损害程度有很大的不同。

2. 作用于人体的量　除了生物因素进入人体的量还无法估计外,粉尘、物理和化学因素对人的危害,所致职业病发病率及严重程度大都与量有关,故在确诊大多数职业病时,必须要有量(作用浓度或强度)的估计,即存在"剂量 - 效应关系"。

3. 人体的健康状况　人体具有多方面的防御功能,这些特殊的功能能有效防止疾病的发生,更好地保护身体健康。有些特殊疾病或状态则可能更易导致职业病发生,如某些职业禁忌证或敏感体质,在职业病诊断时,要充分考虑劳动者个体健康状况的特异性。

(二) 职业病的特点

从构成职业病的三个主要条件来看,这类疾病具有五个方面的特点。

1. 病因明确　即为相应的职业性有害因素,控制这些致病因素或作用条件后,即可减少或消除职业病。如硅沉着病(又称硅肺、矽肺)、煤工尘肺、职业中毒、手臂振动病和森林脑炎、布鲁氏菌病等生物因素所致职业病,都具有明确的病因。针对职业病的发病因素加以控制,职业病是可以预防的。严格做好防尘的"八字"经验——"革、水、密、风、护、管、教、查",可以有效降低尘肺病的发病概率;按照有关规定做好作业场所的防护设计可有效控制有毒有害物质的浓度,大大降低职业中毒的可能性;革新技术,通过减振、隔振等措施减轻或消除振动源的振动,是预防振动职业危害的最有效措施;对带有细菌、病毒的传染源进行隔离、治疗,控制源头可以有效减少相应职业病的发生。

2. 病因大多数可定量检测　且接触有害因素的水平与病损程度有明确的接触水平(剂量 - 效应关系)。我国已经制定了各种有害因素的测定标准,如 GBZ/T 160《工作场所空气有毒物质测定》本标准是为工作场所有害因素职业接触限值配套的监测方法,用于监测工作场所空气中的有毒物质;GBZ/T 189《工作场所物理因素测量》规定了作业场所中各种物理有害因素的测试方法;GBZ/T 192《工作场所空气中粉尘测定》对测定粉尘浓度、粉尘中游离二氧化硅含量和粉尘分散度等做出了明确测定方法。

各种有害因素或其在人体内代谢产物的浓度都可作为接触者接触水平评价,例如铅中毒诊断指标中,除列入血红细胞锌原卟啉等检查项目外,尿铅、尿粪卟啉、δ-ALA 等指标都可以评价患者的接触吸收水平。这些标准的制定,很大程度是加强预防措施的科学管理,保护了接触者的安全和健康,促进了生产发展。通过对现场有害物质的测定,控制接触水平,这与发病或不发病、病情的严重程度都有密切关系。我国发布的 GBZ 2《工作场所有害因素职业接触限值》制定了劳动者在职业活动过程中长期反复接触有害因素,对绝大多数接触者的健康不引起有害作用的容许接触水平。

有些有害物质能在体内积蓄,故少量长期接触,最终也能引起职业性损害,如工人接触铅烟后,吸收的铅 90%~95% 储存于骨,当缺钙或遇外伤时可导致骨内铅释放入血,从而继续作用于神经等靶器官对其造成损伤。有的物质虽然本身不能在体内积蓄,但在其所引起的功能性改变是可以累积的。大多数物理有害因素就是如此,例如职业性噪声聋就是由于长期遭受生产噪声刺激,使得耳蜗损害,发生的缓慢进行性感音神经性听觉损伤和听觉器官受损。且接触噪声的强度与听力损失的程度呈正相关。

3. 在接触同样的职业性有害因素的职业人群中,有一定数量的人发病,很少只出现个别病例。在劳动过程中劳动者接触职业有害因素,当接触到一定量且超过人的耐受阈时,任何一个接触者都可能发生职业病。但受到接触剂量、接触时间、个人健康状况、个体差异等诸多方面的影响,职业病在职业人群中常具有一定的发病率(剂量 - 反应关系),即有一定流行病学特征。

4. 如能早期发现并及时处理,预后较好　脱离接触对疾病的转归有明显正面影响。例如中暑、急性高原病,尽早对照相关标准及时发现及诊断早期病例,可以预防严重中暑或高原病的发生。对接触者的健康监护和定期的体格检查,其目就是在于及早发现病损,并对其预防、处理。例如肺通气功能的检查或 X 线的肺部摄片,常作为对接触粉尘作业者的功能性和病理性改变的指标,在疾病早期发现病损,及时把作业者调离粉尘工作岗位,这对控制尘肺病的发生、发展及治疗起到很大的帮助。

5. 大多数职业病目前尚无特效治疗办法　发现愈晚,疗效愈差。如矽肺患者的肺组织纤维化是不可逆的,因此只能靠防尘措施、依法实行卫生监督管理、加强个人防护和健康教育,最大限度地减少矽肺病的发生。

三、职业病分类

2013 年 12 月 23 日,国家卫生计生委、人力资源社会保障部、安全监管总局、全国总工会四部门联合印发《职业病分类和目录》。该分类和目录将职业病分为职业性尘肺病及其他呼吸系统疾病、职业性皮肤病、职业性眼病、职业性耳鼻喉口腔疾病、职业性化学中毒、物理因素所致职业病、职业性放射性疾病、职业性传染病、职业性肿瘤和其他职业病 10 类 132 种。

(一) 职业性尘肺病及其他呼吸系统疾病

1. 尘肺病

(1) 矽肺

(2) 煤工尘肺

(3) 石墨尘肺

(4) 碳黑尘肺

(5) 石棉肺

(6) 滑石尘肺

(7) 水泥尘肺

(8) 云母尘肺

(9) 陶工尘肺

(10) 铝尘肺

(11) 电焊工尘肺

(12) 铸工尘肺

(13) 根据《尘肺病诊断标准》和《尘肺病理诊断标准》可以诊断的其他尘肺病

2. 其他呼吸系统疾病

(1) 过敏性肺炎

(2) 棉尘病

(3) 哮喘

(4) 金属及其化合物粉尘肺沉着病(锡、铁、锑、钡及其化合物等)

(5) 刺激性化学物所致慢性阻塞性肺疾病

(6) 硬金属肺病

(二) 职业性皮肤病

1. 接触性皮炎

2. 光接触性皮炎

3. 电光性皮炎

4. 黑变病

5. 痤疮

6. 溃疡

7. 化学性皮肤灼伤

8. 白斑

9. 根据《职业性皮肤病的诊断总则》可以诊断的其他职业性皮肤病

(三) 职业性眼病

1. 化学性眼部灼伤

2. 电光性眼炎

3. 白内障(含放射性白内障、三硝基甲苯白内障)

（四）职业性耳鼻喉口腔疾病

1. 噪声聋

2. 铬鼻病

3. 牙酸蚀病

4. 爆震聋

（五）职业性化学中毒

1. 铅及其化合物中毒（不包括四乙基铅）

2. 汞及其化合物中毒

3. 锰及其化合物中毒

4. 镉及其化合物中毒

5. 铍病

6. 铊及其化合物中毒

7. 钡及其化合物中毒

8. 钒及其化合物中毒

9. 磷及其化合物中毒

10. 砷及其化合物中毒

11. 铀及其化合物中毒

12. 砷化氢中毒

13. 氯气中毒

14. 二氧化硫中毒

15. 光气中毒

16. 氨中毒

17. 偏二甲基肼中毒

18. 氮氧化合物中毒

19. 一氧化碳中毒

20. 二硫化碳中毒

21. 硫化氢中毒

22. 磷化氢、磷化锌、磷化铝中毒

23. 氟及其无机化合物中毒

24. 氰及腈类化合物中毒

25. 四乙基铅中毒

26. 有机锡中毒

27. 羰基镍中毒

28. 苯中毒

29. 甲苯中毒

30. 二甲苯中毒

31. 正己烷中毒

32. 汽油中毒

33. 一甲胺中毒

34. 有机氟聚合物单体及其热裂解物中毒

35. 二氯乙烷中毒

36. 四氯化碳中毒

37. 氯乙烯中毒

38. 三氯乙烯中毒

39. 氯丙烯中毒

40. 氯丁二烯中毒

41. 苯的氨基及硝基化合物(不包括三硝基甲苯)中毒

42. 三硝基甲苯中毒

43. 甲醇中毒

44. 酚中毒

45. 五氯酚(钠)中毒

46. 甲醛中毒

47. 硫酸二甲酯中毒

48. 丙烯酰胺中毒

49. 二甲基甲酰胺中毒

50. 有机磷中毒

51. 氨基甲酸酯类中毒

52. 杀虫脒中毒

53. 溴甲烷中毒

54. 拟除虫菊酯类中毒

55. 铟及其化合物中毒

56. 溴丙烷中毒

57. 碘甲烷中毒

58. 氯乙酸中毒

59. 环氧乙烷中毒

60. 上述条目未提及的与职业有害因素接触之间存在直接因果联系的其他化学中毒

(六) 物理因素所致职业病

1. 中暑

2. 减压病

3. 高原病

4. 航空病

5. 手臂振动病

6. 激光所致眼(角膜、晶状体、视网膜)损伤

7. 冻伤

(七) 职业性放射性疾病

1. 外照射急性放射病

2. 外照射亚急性放射病

3. 外照射慢性放射病

4. 内照射放射病

5. 放射性皮肤疾病

6. 放射性肿瘤(含矿工高氡暴露所致肺癌)

7. 放射性骨损伤

8. 放射性甲状腺疾病

9. 放射性性腺疾病

10. 放射复合伤

11. 根据《职业性放射性疾病诊断标准(总则)》可以诊断的其他放射性损伤

(八) 职业性传染病

1. 炭疽

2. 森林脑炎

3. 布鲁氏菌病

4. 艾滋病

5. 莱姆病

(九) 职业性肿瘤

1. 石棉所致肺癌、间皮瘤

2. 联苯胺所致膀胱癌

3. 苯所致白血病

4. 氯甲醚、双氯甲醚所致肺癌

5. 砷及其化合物所致肺癌、皮肤癌

6. 氯乙烯所致肝血管肉瘤

7. 焦炉逸散物所致肺癌

8. 六价铬化合物所致肺癌

9. 毛沸石所致肺癌、胸膜间皮瘤

10. 煤焦油、煤焦油沥青、石油沥青所致皮肤癌

11. β-萘胺所致膀胱癌

(十) 其他职业病

1. 金属烟热

2. 滑囊炎

3. 股静脉血栓综合征、股动脉闭塞症或淋巴管闭塞症

四、职业病诊断与鉴定

(一) 职业病诊断定义

职业病诊断由取得《医疗机构执业许可证》且满足承担职业病诊断条件的医疗卫生机构进行,根据《职业病防治法》《职业病诊断与鉴定管理办法》和相关职业病诊断标准,以劳动者的职业病危害因素接触史、临床表现和医学检查结果为主要依据,结合既往病史、工作场所职业病危害因素检测情况等资料,综合分析其疾病的特征和发展变化是否符合相应的职业病特点、发生发展规律和流行病学规律,对接触职业病危害因素的劳动者作出是否患有法定职业病的诊断结论的行为。

（二）职业病诊断特点

职业病诊断工作不同于普通疾病的诊断，它是一项政策性、科学性、技术性、专业性很强的工作。职业病诊断特点包括：

1. 政策性强，涉及问题较多，因此诊断必须根据《职业病防治法》《职业病诊断与鉴定管理办法》等法律法规进行。

2. 凡已颁发国家诊断标准的职业病，其诊断原则及诊断分级指标必须严格执行。

3. 必须执行职业病报告制度，以便有关单位进行一系列执法及预防工作。

（三）职业病诊断原则

根据 GBZ/T 265《职业病诊断通则》，职业病诊断应根据劳动者的职业病危害因素接触史和工作场所职业病危害因素情况，以其临床表现及相应的辅助检查结果为主要依据，按照循证医学的要求进行综合分析，并排除其他类似疾病，做出诊断结论。职业病诊断的实质是确定疾病与接触职业病危害因素之间的因果关系。判定疾病与接触职业病危害因素之间的因果关系，需要可靠的职业病危害因素接触资料、毒理学资料及疾病的临床资料。

1. **疾病认定原则**　疾病是指在病因作用下机体出现自稳调节紊乱，并引发一系列代谢、功能或结构变化的异常状态，其临床表现和相应的辅助检查是判定有无疾病及其严重程度的主要依据。职业病诊断时应遵照循证医学的要求做好诊断与鉴别诊断。其主要内容包括：

（1）不同病因的鉴别：同一种疾病可能会由多种病因引起，而职业病危害因素仅是其中之一。在职业病诊断时应针对具体个体分析究竟是哪种病因引起。至少应依据职业病危害因素接触情况，按照职业病诊断的基本原则，明确该病是否由职业接触引起。

（2）许多疾病的病因是不完全明确的，而职业病危害因素可能是引起该疾病的病因之一。在这种情况下，应根据职业病危害因素判定原则和因果关系判定原则，主要是生物学梯度原则和职业病诊断标准的要求，明确该病是否由于接触职业病危害因素所致。不是职业接触引起的、病因不明的疾病不是职业病。

（3）职业病应与环境污染或其他非职业性接触因素所引起的疾病相鉴别。

2. **职业病危害因素判定原则**

（1）根据生产工艺、工作场所职业病危害因素检测等资料，判定工作场所是否存在职业病危害因素及其种类和名称。

（2）依据劳动者接触工作场所职业病危害因素的时间和方式、职业病危害因素的浓度（强度）参考工作场所工程防护和个人防护等情况，判断劳动者可能的累积接触水平。

（3）应将工作场所职业病危害因素检测结果或生物监测结果与工作场所有害因素职业接触限值进行比较，并估计机体接触职业病危害因素的程度。

3. **因果关系判定原则**

（1）时序性原则：职业病一定是发生在接触职业病危害因素之后，并符合致病因素所致疾病的生物学潜伏期和潜隐期的客观规律。

（2）生物学合理性原则：职业病危害因素与职业病的发生存在生物学上的合理性，即职业病危害因素的理化特性、毒理学资料或其他特性能证实该因素可导致相应疾病，且疾病的表现与该因素的健康效应一致。

（3）生物学特异性原则：职业病危害因素与职业病的发生存在生物学上的特异性，即特定的职业病危害因素通过引起特定靶器官的病理损害而致病,多累及一个靶器官或以一个靶器官为主。

(4)生物学梯度原则:多数职业病与职业病危害因素接触之间存在剂量-效应和/或剂量-反应关系,即接触的职业病危害因素应达到一定水平才可能引起疾病的发生;接触水平越高、接触时间越长,疾病的发病率越高或病情越严重。职业病危害因素对疾病的发生、发展影响越大,疾病与接触之间因果关系的可能性就越大。

(5)可干预性原则:对接触的职业病危害因素采取干预措施,可有效地防止职业病的发生、延缓疾病的进展或使疾病向着好的方向转归。如消除或减少工作场所或职业活动中的职业病危害因素,可预防和控制相应疾病的发生或降低发病率,许多职业病在脱离原工作场所后,经积极治疗,疾病可好转、减轻,甚至消失。

(四)职业病诊断方法

1. 职业病诊断方法

(1)病因诊断:职业病是有明确的病因为其特点,具有特异症状和体征的职业病容易诊断。对工作场所职业病危害因素检测、评价资料,职业健康监护资料,职业流行病学调查资料,职业史,病史,体格检查,实验室检查和其他检查所获得的各种资料进行分析、评价和整理,使病史具有真实性、系统性和完整性;对职业接触史、疾病的主要临床表现及特点、疾病的演变情况、治疗效果等有清晰明确的认识,结合医生掌握的医学知识和临床经验,作出病因诊断。

急性中毒时,患者所接触的毒物品种、性质、毒作用及其靶器官比较容易发现而确诊,慢性职业病接触史往往不被注意而忽略。有些疑难职业病,要通过职业史的进一步调查而得到确诊。职业因素并不一定就是病因,因为职业病存在剂量-效应关系,有害因素须达到一定剂量才能引起病理反应,应从体内或工作环境内查明病因的存在和剂量。

(2)定位诊断:诊断职业病应根据临床表现作出病变和病变部位的诊断,即定位诊断。重症职业病、急性职业病多有明显的症状,容易诊断。对于症状较轻的职业病,主要依靠实验室检查指标作出诊断,如慢性镉中毒可根据低分子量蛋白尿作出诊断。根据临床表现可定出病变所在系统,如神经系统、造血系统、泌尿系统等。

(3)职业流行病学调查:病因诊断一时不能明确者,可进行职业流行病学调查。当某一职业群体有多人发生类同疾病而病因不明时,通过流行病学调查常可找到病因线索。如国内某些地区玩具厂工人发生原因不明的昏迷,经流行病学调查证实患病与接触粘胶剂有关;再通过临床、毒理实验,查出粘胶中含有二氯乙烷,昏迷是由于亚急性二氯乙烷中毒性脑病所致。

(4)健康监护:对有毒有害作业者进行规范化的健康监护,合理选择观察项目及检查指标,掌握正确的检查、监测方法,系统观察,按时总结,从而掌握就业时、就业期较完整的动态健康检查情况,为诊断职业病、工作有关疾病等提供有价值的基础资料。

2. 职业病诊断流程

(1)当事人(劳动者本人或委托人或用人单位)到职业病诊断机构就诊,同时提交以下职业病诊断材料:

1)职业史、既往史。

2)职业健康监护档案复印件。

3）近年职业健康检查结果和医疗检查资料。

4）工作场所历年职业病危害因素检测、评价资料。

5）劳动者身份证复印件和委托人的有关证件。

（2）职业病诊断机构审核诊断材料：职业病诊断机构接到上述有关材料后进行审核。若材料不齐全，可要求补充，或依照相关规定，要求有关部门提供。

（3）职业病诊断机构组织诊断

1）职业病诊断机构备齐诊断所需材料，在规定的期限内，应组织具有相应职业病诊断资格的医师进行诊断。诊断过程应做好记录。

2）职业病诊断程序：①组织诊断医师；②介绍诊断对象情况；③诊断医师提出意见；④作出最终诊断结论；⑤如一次职业病诊断不能作出结论，经专家讨论需要补充检查结果或现场调查等资料，待相关工作完成后进行再次讨论诊断。

（4）出具职业病诊断证明书：相关工作人员根据诊断结论及时出具职业病诊断证明书，经诊断机构相关部门审核后方可盖章。

（5）职业病诊断证明书送达：职业病诊断证明书应在签发后由诊断机构及时通知申请诊断者、用人单位领取，或通过邮递快件的方式送达申请诊断者和用人单位。

（6）材料整理、归档：诊断机构工作人员应在诊断工作结束后，按档案管理的要求和以下顺序装订诊断材料存档：

1）职业病诊断工作流程记录；

2）职业病诊断就诊登记表及其有关材料；

3）接受职业病诊断材料回执（含补充材料通知书等）；

4）职业病诊断过程记录；

5）职业病诊断证明书；

6）职业病诊断证明书审核表；

7）职业病诊断证明书送达回执；

8）当事人提供的其他全部材料。

（五）职业病诊断鉴定

职业病诊断鉴定是劳动者或用人单位对职业病诊断结论有异议时，向专门的组织机构申诉，并获得相同或不同结果的过程。职业病诊断鉴定是在接到职业病诊断证明书之后规定时间内，可以向作出诊断结论的诊断机构所在地设区的市级卫生健康行政部门申请鉴定。设区的市级卫生健康行政部门组织的职业病诊断鉴定委员会负责职业病诊断争议的首次鉴定。当劳动者或用人单位对设区的市级职业病诊断鉴定委员会的鉴定结论不服的，在接到职业病诊断鉴定书之后规定时间内，可以向原鉴定机构所在地省级卫生健康行政部门申请再鉴定。省级职业病诊断鉴定委员会的鉴定为最终鉴定。

1. 职业病诊断鉴定的目的　是对当事人职业健康权益责任的裁决，保护劳动者健康及其相关合法权益，维护社会和谐稳定。劳动者认为其在职业活动中因接触职业病危害因素对身体造成损害而申请职业病诊断鉴定，其目的是确认劳动者病患是否由职业病危害因素所引起，确认工作场所职业病危害因素与劳动者的健康损害是否存在因果关系，最终裁决劳动者的病患该由劳动者本人还是由用人单位承担责任。这一特点在一些曾患职业病、但已经治愈的劳动者，为获取治疗费用、误工费等经济赔偿而申请职业病诊断的案例中尤为明显。

2. 职业病诊断鉴定的基本原则　职业病诊断鉴定是以医学为基础的追求法律真实的准仲裁活动。职业病诊断鉴定有综合分析、归因诊断(责任推定)、集体诊断和专家判定、科学公正、及时便民等原则,这些原则集中体现了职业病诊断鉴定工作追求法律真实的仲裁特征。

3. 职业病诊断与职业病诊断鉴定的区别　职业病诊断是由依法取得职业病诊断资质的医疗卫生机构依据有关法律、法规、规章、标准等,对劳动者在职业工作中,因接触职业性有害因素而引起的法定职业病所进行的诊断活动。而职业病诊断鉴定是市级以上卫生健康行政部门组织的职业病诊断鉴定委员对存在异议的职业病诊断所进行的鉴定活动。显然,诊断与鉴定(再鉴定)概念不同,诊断属技术服务行为,由职业病诊断机构承担,而职业病诊断鉴定、再鉴定可认为属于行政行为,由市级以上卫生健康行政部门受理并组织实施。

4. 职业病诊断和职业病诊断鉴定的层次　职业病诊断是技术行为,不是行政行为,没有行政级别区分,因此各级职业病诊断机构出具的诊断证明书具有同等效力。职业病诊断书是职业病诊断鉴定必须提供的材料,职业病诊断是职业病鉴定的前提,未进行职业病诊断不能申请职业病鉴定。

《职业病防治法》和《职业病诊断与鉴定管理办法》规定职业病诊断鉴定为两级鉴定:首先向诊断机构所在地设区的市级卫生健康行政部门申请首次鉴定。如对首次鉴定不服,在接到鉴定书之后规定时间内向鉴定机构所在地省级卫生健康行政部门申请再鉴定,此为最终鉴定。

5. 职业病诊断鉴定过程与方法

(1)职业病诊断鉴定的法律依据:职业病诊断鉴定工作直接关系到劳动者与用人单位双方的权利与义务,必须要有严格的法律依据和技术性规范,保证这项技术性仲裁工作的公正、公平。职业病诊断鉴定工作应当遵循科学、公正、公开、公平、及时、便民的原则。现阶段,职业病诊断鉴定相关的法律依据有《职业病防治法》《职业病诊断与鉴定管理办法》以及国家法定132种职业病的诊断标准等。在以上法律法规中对职业病诊断鉴定均有具体的条款规定和要求。

(2)职业病诊断鉴定过程和方法

1)专家库的设立:设区的市级以上地方人民政府卫生健康行政部门依法设立职业病诊断鉴定委员会,并设立专家库,负责职业病诊断争议的鉴定工作。专家库由具备条件的专业技术人员组成,应有良好的业务素质和职业道德,熟悉职业病防治法律规范和职业病诊断标准,省、自治区、直辖市只设一个职业病诊断鉴定专家库,设区的市级卫生行政部门不另设立专家库。

2)职业病鉴定的组织与管理:设区的市级卫生健康行政部门和省级卫生健康行政部门成立职业病诊断鉴定委员会承担职业病诊断争议的鉴定工作。必要时,卫生健康行政部门可以委托办事机构承担职业病诊断鉴定组织和日常性工作。

职业病诊断鉴定办事机构的职责是:①接受当事人申请;②组织当事人或者接受当事人委托抽取职业病诊断鉴定委员会专家;③管理鉴定档案;④承办与鉴定有关的事务性工作;⑤承担卫生健康行政部门委托的有关鉴定的其他工作。

职业病诊断鉴定委员会的组成人员的确立:职业病诊断鉴定委员会组成人员为5人以

上单数,具体人员由申请鉴定的当事人在职业病诊断鉴定办事机构的主持下,从专家库中随机抽取。鉴定委员会组成人员产生后,推举一名主任委员。

职业病诊断鉴定委员会的专家是职业病诊断鉴定当事人或者当事人的近亲属,与职业病诊断鉴定有利害关系,与职业病诊断鉴定当事人有其他关系可能影响公正鉴定的,应当回避。

职业病诊断鉴定委员会可以根据需要邀请其他专家参加职业病诊断鉴定。邀请的专家可以提出技术意见、提供有关资料,但不参与鉴定结论的表决。

3)鉴定委员会应当认真审查当事人提供的材料,必要时可以听取当事人的陈述和申辩,对被鉴定人进行医学检查,对被鉴定人的工作场所进行现场调查取证。鉴定委员会根据需要可以向原职业病诊断机构调阅有关的诊断资料。鉴定委员会根据需要可以向用人单位索取与鉴定有关的资料。用人单位应当如实提供。对被鉴定人进行医学检查,对被鉴定人的工作场所进行现场调查取证等工作由职业病诊断鉴定办事机构安排、组织。职业病诊断鉴定委员会应当认真审阅有关资料,依照有关规定和职业病诊断标准,运用科学原理和专业知识,独立进行鉴定。

4)鉴定委员会应指定专人如实记载鉴定过程,其内容包括:①鉴定专家基本情况:姓名、职称、单位、工作年限等;②鉴定所用资料的名称和数目;③当事人的陈述和申辩;④鉴定专家的意见;⑤对鉴定结果的表决状况;⑥鉴定结论;⑦专家对鉴定结论的不同意见;⑧鉴定专家签名;⑨鉴定时间。

5)鉴定委员会在事实清楚的基础上,进行综合分析,做出鉴定结论,并制作鉴定书。鉴定结论以鉴定委员会成员的过半数通过。职业病诊断鉴定书应当包括以下内容:①劳动者、用人单位的基本情况及鉴定事由;②参加鉴定的专家情况;③鉴定结论及其依据,如果为职业病,应当注明职业病名称,程度(期别);④鉴定时间;⑤参加鉴定的专家应当在鉴定书上签字,鉴定书加盖职业病诊断鉴定委员会印章。职业病诊断鉴定书应当于鉴定结束之后由职业病诊断鉴定办事机构及时发送当事人。

6)鉴定工作结束后,鉴定委员会主任委员应将全部职业病诊断鉴定材料移交职业病诊断鉴定办公室整理归档。

五、职业病鉴别诊断

在职业病诊断实践活动中,职业病患者的病史、症状、体征始终是诊断和鉴别诊断的基础和依据。只有通过其特征性表现,再经过仔细地鉴别诊断,才能得出清晰明确的诊断思路。正确的职业病防治措施来自正确的诊断,而正确的诊断依赖于正确的鉴别诊断。因此,职业病鉴别诊断在职业病诊断实践中显得特别重要。

(一)职业病鉴别诊断意义

1. 基本概念 临床鉴别诊断是根据诊断逻辑学上的不相容性推理,对某一病例想要得到一个正确的诊断结论,前提是先列出与此病例重点临床表现有关联的一切疾病,经过论证,逐一剔除,其实质是一种揭示疾病本质与属性的逻辑辩证思维过程,即依照临床诊断的实际过程,从某种疾病的临床病象出发,提出一组待鉴别的相关联疾病,运用已知疾病的临床知识、诊断标准,用否定与肯定的基本方式来分析要诊断的某个未知疾病的临床病象,从而确立诊断的一种思维方法。在职业病鉴别诊断时,把此原理应用于某一职业病病例的诊断实践活动中,即为职业病鉴别诊断。

劳动者在工作中接触职业病危害因素期间及其日后所患疾病不一定全都是职业病,职业史和不良的劳动条件只是发生职业病的病因基础,必须要有临床方面的确切病变,经过鉴别诊断,并且逐一排除其他的病变,才能作出正确的职业病诊断。即使一些比较特殊的症状,仍然可能由不同病因所引起,如再生障碍性贫血在职业病中见于慢性苯中毒,也见于急、慢性放射病,同时也见于非职业性的药物反应,如氯霉素等;肺癌既见于石棉工,亦见于氯甲醚、砷接触者及焦炉工,但也见于吸烟者;锰中毒的帕金森综合征也见于肝豆状核变性;铅中毒的腹绞痛与血卟啉病十分相似。故只有做好鉴别诊断才能获得正确诊断。

2. 职业病鉴别诊断意义　职业病诊断活动是一项政策性、科学性很强的工作,随着《职业病防治法》和相关配套法规的不断颁布实施,劳动者的健康权益得到了有效的法律保护。保障劳动者的健康权益和企业的合法权益,体现公平、公开、公正、便民的原则是摆在每个诊断机构面前的重大课题。由于生产性职业病危害因素的性质、浓度以及职业病患者机体情况的不同,其临床表现可以有多种或不同程度的表现。一般来说,急性中毒可以见到典型的症状,如苯胺中毒出现的发绀、铅中毒的腹绞痛等。慢性中毒,早期表现往往是非特异的功能改变或症状很少、很轻,如很多慢性职业中毒,最早出现的症状是神经衰弱症候群,主要表现为头昏、头痛、失眠或嗜睡、记忆力减退等症状。但这些症状也可见于其他一般疾病,如神经官能症等。因此,不能单独的依据某一项症状来决定职业病的诊断,即职业病的鉴别诊断具有重要的意义,因为它不仅使职业病患者及时得到合理的治疗,还涉及寻找发病原因,消除危害,及时采取有效的防治措施。把职业史、职业卫生学现场调查,临床表现及实验室检查等多方面的资料,互相联系起来,进行全面论证,综合分析,结合鉴别诊断,然后才作出科学的职业病诊断,避免机械地、孤立地依据某一项临床症状或一项实验室检查结果而片面、草率地对其作出诊断。对于某些一时有困难,难以确诊的病例,还应进行必要的医学随访和医学观察。

3. 职业病鉴别诊断目的及方法　职业病鉴别诊断的目的就是采用一定的方法,根据职业病的诊断特点,从而把具有符合科学性、客观性、政策性的职业病诊断结论从其他相似的疾病中鉴别出来。

归纳、类比和演绎是职业病鉴别诊断经常采用的思维方法,归纳法是指由特殊到一般的思维方法,先累积职业病相关资料,然后得出一般规律或结论,是由事实到一般的综合法。一种职业病的诊断标准,是由无数从事职业病诊疗活动的医务人员在大量的临床实践活动中通过病例各种资料提炼出来的,那么诊断标准的制定即是归纳法的运用;类比法是运用同类或异类事物间的类似性来进行分析比较,利用未知疾病征象和已知疾病诊断标准的类似性来进行分析比较,职业病初步诊断的产生一般是由类比法来推动的;演绎法是指由一般到特殊的思维方法,提出假设后再证明,职业病诊断上运用的就是先提出初步诊断,然后在观察、实验室和职业流行病学等资料中获得证实。

总之,职业病诊断中职业史和不良劳动条件只是致病基础,必须查明全面、明确的临床病变才能诊断。由于很多职业病的临床表现没有特异性,因此做好职业病的鉴别诊断是正确诊断的前提。职业病患者常常是在一群劳动者的职业健康检查中发现的,因此,职业病的鉴别诊断,首先要与生理性和正常范围内的变化、正常变异以及老年性退行性变化等相鉴别,有时会相当困难,但必须认真查明,以防误诊。

(二) 鉴别诊断类型

职业病鉴别诊断的参考依据应考虑如下情况：①是否存在发生于过量接触职业病危害因素以后或在接触后加重；②不停止接触时，症状或体征是否长期存在或有所发展不断加重；③是否同时伴有该种职业病的其他变化，如二硫化碳中毒，除神经衰弱症状外，还有四肢感觉减退和自主神经功能紊乱；④是否有明确的职业史、实验室和职业卫生学调查资料。为了防止误诊，必须全面掌握病例的临床资料和职业卫生学资料，从而正确的进行检查、评价和诊断。

1. 病因鉴别

(1)病因是否存在：如白铅不是铅，不会引起铅中毒；冷却的氧化锌粉尘不是烟尘，不能引起金属烟热等。

(2)工作场所生产环境中导致职业病的病因是否会侵入人体：醋酸铅和金属块不能形成空气中的气溶胶，磷酸三甲苯酯和金属盐类水溶液在室温中不会挥发，都不能吸入而引起中毒，但需注意皮肤吸收。

(3)病因的量(浓度和强度)是否产生健康的危害：如噪声、射线强度以及空气中毒物浓度经常低于安全标准；深度浅、时间短的潜水很少引起减压病。

(4)病因是否引起所要鉴别的病变：根据临床实践活动，苯、锰、二硫化碳不能导致中毒性肝病；已确定的职业肿瘤的病因也不多，其中铬酸与铬酸盐、有机砷和无机砷的致癌作用也应区别。

疾病的发生有许多病因可究，但作为职业病来说，职业性危害因素必须是其最主要原因之一。例如苯与再生障碍性贫血，锰与帕金森病，局部振动与雷诺综合征，噪声与听力障碍等这些对应的职业性危害因素肯定是最主要原因，因而病因的鉴别是做好职业病鉴别诊断的主要手段之一。

2. 与类同疾病相鉴别　职业病的特点是一个人发病时，同在一个工作岗位作业的其他作业人员或多或少的也会有一定变化，因此一方面要与其他有同类临床症状体征的疾病鉴别，如化学物所致急、慢性中毒性肝病应与急、慢性病毒性肝炎相鉴别；急性化学物中毒性脑病应与急性细菌性、病毒性、外伤性脑部病变相鉴别；矽肺应与肺结核相鉴别等；另一方面，为了一个患者的确诊，常常还要对一起工作的其他员工进行检查，以查明有无变化，所得资料虽然对患者的诊断没有决定性意义，但有旁证价值，即其他职工的检查结果要有所符合。因此，与类同疾病相鉴别就应考虑如下情况：

(1)接触职业病危害因素前没有这种变化，并与其他原因无关。

(2)现在具备了该种职业病的比较特异的一些变化。

(3)一起工作的作业人员中有人先后出现相同职业病的临床症状体征。

(4)发病与生活条件无关而与工作条件有关，如职业性支气管哮喘。但也有例外，如职业性皮肤病在夏季较多较重。

(5)发病与当时当地流行的疾病无关，如地方性氟病。

(6)与年龄等不相称，如青年工人发生职业性白内障。

3. 症状鉴别　某些职业病的症状与常见内科疾病相似，但却属两种不同类型的疾病，例如金属烟热发病时先有畏寒、寒战，继以高热，伴有头疼、周身不适等，1~2 小时后大汗淋漓而退热，临床颇似疟疾发作；铅绞痛患者有腹部绞痛，伴有胃肠道症状，常易误诊为阑尾炎、胆囊炎、肠梗死等疾病；急性五氯酚钠中毒起病时仅有低热、出汗、乏力等症状，而无明显体征，易误诊为感冒、中暑。因此，从临床症状的变化鉴别职业病与非职业病是非常重要的直接佐证。

(1)常见与接触毒物有关的表现，如接触有机溶剂时发生头昏，接触铅时出现的口腔金属味。

(2)病变具有该种职业病的特点：

1)病变轻重常与接触有害职业因素的浓度或强度相关。

2)职业性病变的分布范围往往对称，如矽肺的纤维化阴影，锰中毒的肌张力和腱反射增高，敌敌畏多发神经病的四肢感觉减退。但也有例外，如减压性骨坏死可限于个别长骨，潜水员的神经性耳聋可限于一侧。

3)职业性病变的部位也有特点，牙齿酸蚀症主要见于门齿，职业性皮炎主要发生于接触部位及潮湿处，职业肿瘤常限于毒物或其代谢物经常接触及停留处，如呼吸系统、皮肤、肝脏、膀胱等。

4)临床表现有其特征，如矽结节阴影是各个分散，大小、形态、密度相似，分布均匀；氟及其无机化合物中毒的骨骼变化呈向心性、广泛性和均匀性；中毒性多发神经病的神经损害是离心性、广泛性和对称性，铅绞痛则是在顽固便秘几天后主要于脐周出现阵发性痉挛痛，主诉腹痛严重而腹部检查常无异常。

对于尚未掌握其特征的职业病，可综合若干非特异性变化构成有相对特异性的综合征作为诊断依据。

(3)病因检查符合：如血、尿、毛发或病灶中的毒物或其代谢物的含量多次超过正常生物限值或正常参考值；但是也有一些职业病，患者虽然脱离接触已久，但病变仍然长期存在，如尘肺、慢性锰中毒和职业肿瘤，不能因为病因检查正常而否定诊断。

(4)病情经过符合：矽肺和职业性噪声聋的病程非常长，慢性苯中毒及放射病的白细胞减少不会在几星期内恢复正常，轻度中毒性肝病患者在脱离接触后，肝功能异常和肝脏肿大通常比一般的传染性肝炎恢复较快等。

(5)该种职业病还发生于在类似条件下生产的其他员工，病变的类型也有相似之处。

(6)用治疗确定诊断，如再加压治疗急性减压病，驱铅治疗铅中毒等。

此外，还应注意职业病的并发症或后遗症的鉴别。原来诊断的职业病可靠，符合诊断原则，病变有连续性，如急性重度氨中毒后的支气管扩张；氯气中毒后的哮喘；一氧化碳中毒后的帕金森病；有机氟中毒后的肺纤维化；铅中毒对肾损害；二硫化碳中毒后的心血管病变；矽肺并发的肺气肿、肺结核等。原来职业病诊断可靠，但经治疗后已痊愈或病变无连续性相关性。如苯中毒白细胞减少治疗后患病毒性肝炎；刺激性气体中毒治愈后患病毒性心肌炎等。原来并未诊断为职业病，毒物与定位病变无相关性，纯属巧合。如某单位氯气外泄期间，某职工没有中毒征象，因胸膜炎而出现胸腔积液，则不能诊断为并发症。总之，职业病的并发症或后遗症是应在出现职业病之后或同时发生，其病变与原受累脏器密切有关，有因果关系。

(黄红英、李智民)

六、职业病治疗

职业病与普通疾病最大不同就是其具病因明确的特点，并具有一定的临床特征，同一职业病在发病时间、临床表现、病程进展上往往具有特定的表现。大多数职业病如能够早期诊断及治疗,可获得较好疗效,有些职业病(例如矽肺),目前尚无特殊有效治疗方法或手段,只能对症和综合治疗,发现愈晚,疗效愈差。职业病治疗亦是职业病防治中的三级预防,通过职业病早发现、早诊断、早治疗,可以防止职业病进一步加重,减轻病症,尽快恢复生理功能,或提高生命质量,延长生命周期。

(一) 职业病治疗的特点

对职业病进行治疗应充分了解职业病特点,特别是要了解与之相关的职业毒理学及职业病理学的特点,这样才能进行有针对性治疗。职业毒理学重点研究职业有害因素的毒性靶器官剂量 - 效应关系及产生损害的条件等,而职业病理学主要是通过现代病理学的方法,研究确定各种职业有害因素引起全身器官系统病变的性质程度及发生发展过程,并提供损害的形态学特点的科学。职业病治疗正是建立在职业毒理学及职业病理学基础上,利用临床医学的方法针对患者个体来开展的,所以职业病治疗具有临床医学的共性,又有职业医学的特殊性,职业病的治疗特点可归纳为:

1. 一旦确定或怀疑职业病与职业有关,则应首先脱离原工作岗位。

2. 积极寻找病因 尽可能通过现场职业卫生调查、实验室检查等方法尽快明确病因,为进一步治疗创造条件,特别要注意的是由于非职业因素也可导致与职业损害相似或相同的临床症状和体征,但治疗方法完全不同,所以职业病与非职业病的鉴别诊断显得尤为重要。例如白细胞减少除了职业性苯中毒外,还有内分泌疾病、结缔组织疾病、血液病等疾病;弥漫性脑损伤除了二氯乙烷中毒还有各种脑炎及脑病的可能;多发性周围神经损害除了慢性正己烷中毒还有糖尿病、周围神经炎、慢性吉兰 - 巴雷综合征等疾病的可能。明确病因对于采取有针对性的治疗措施尤为重要。

3. 极少数职业病有特殊治疗方法或手段。由于针对病因的特效解毒方法有限,除了极少数职业中毒有特殊的解毒治疗外,对症支持治疗在职业中毒的抢救中极为重要,不能将希望全部寄托于寻找特效药物,以免失去宝贵的抢救时间。

4. 对症及支持治疗 由于大多数职业病无特殊治疗方法或手段,主要依据损害的靶器官或系统具体情况,按照临床治疗原则,采用对症及支持治疗,或综合治疗。

5. 职业病临床表现复杂多样。同一职业病有害因素,在不同个体可以发生性质和程度完全不同的临床表现,例如三氯乙烯药疹样皮炎,轻者仅表现为轻度的皮疹及肝损害,重者可以表现为严重的多器官功能衰竭。必须针对相应的损害给予治疗。

6. 康复治疗 康复治疗对患者从心理、生理、社会能力上进行全面的恢复。使其能重新走向新的工作岗位,回归社会。

(二) 职业病治疗原则

1. 病因治疗 立即使患者脱离原工作环境,如果是职业中毒,可以尽早使用特效解毒药物。目前常用的特效解毒药物有:金属络合剂、高铁白、高铁血红蛋白还原剂、氢化物中毒解毒剂、有机磷农药中毒解毒剂、氟乙酰氨中毒解毒剂。

2. 对症支持治疗

(1)急性职业病:对于急性发病的职业病,特别是危急重症职业中毒,要密切注意患者生命体征的观察。如果发生呼吸循环障碍,应立即开展紧急的生命体征的支持,为进一步治疗赢得时间,可以缓解中毒引起的症状。利用现代急诊医学的方法,可起到缓解症状保护重要器官挽救生命的作用。例如,一氧化碳中毒的高压氧治疗;许多职业中毒必须脱离污染的衣物,反复冲洗被污染的皮肤黏膜催吐洗胃导泻,以减少毒物的吸收,必要时采用血浆置换血液透析等方法清除体内毒物。

(2)慢性职业病:对一些慢性金属中毒,可以使用金属络合剂;针对慢性中毒导致的各器官系统损害,例如周围神经病、白细胞减少、慢性肝肾功能损害等,给予相应的营养神经、护肝护肾、改善微循环等支持对症治疗。

3. 并发症治疗 在治疗时密切观察病情演变趋势,综合分析致病因素的性质、发病机制、临床表现、严重程度,同时结合各项实验室检查资料,及时加以评估,并针对可能发生的并发症或后遗症等采取有效措施,防止其发生或减轻其严重程度。如急性苯胺类化学物中毒时,若外周血检查出变性珠蛋白小体>50% 时,患者可在 2~3 天内并发严重溶血,应立即采取换血疗法,阻止溶血的发生或减轻其严重程度,防止疾病恶化。在尘肺的治疗过程中,因为尘肺病是一种慢性、致残性职业病,目前尚无法根治,采用劝导戒烟、有效排痰、营养指导、康复训练、长期氧疗、药物指导和心理社会支持教育等综合治疗,可有效降低肺心病、呼吸功能衰竭等严重并发症的发生,有效提高职业病患者生活质量。

七、职业病康复

(一)职业病康复治疗的意义

康复治疗是促进职业病患者功能恢复的重要手段。综合利用药物、器具、疗养护理、心理干预等形式帮助患者减轻症状、延缓疾病发展、减少并发症、改善生活能力、提高生活质量、减轻家庭和社会负担的一种有效方法。包括使患者的肢体、器官、系统、心理健康状况的部分或全面恢复,提高正常生活能力,参加社会活动,以达到重返工作岗位或合适的职业的目的。如职业性正己烷中毒的肌肉训练和物理性康复治疗,通过做简易工作和劳动,由简到繁,直至恢复职业患者病前的工作和能力。

(二)职业病康复治疗的原则

1. 功能训练 康复工作着眼于保存和恢复人体的功能,包括运动、感知、心理、语言、日常生活、职业活动和社会生活等。

2. 全面康复 包括整体康复和综合康复两方面,从生理、心理、职业和社会生活上进行整体康复;在医疗、教育、职业、社会康复等领域进行综合康复。

3. 重返社会 康复最重要的目的是使患者通过功能改善和环境条件的改变能够重返社会,重新参与工作和社会活动。

(三)职业病康复治疗的方法

1. 功能康复 针对不同职业相关因素可能导致的机体损伤进行综合评定,并通过运动训练、手法治疗、仪器干预、物理因子治疗等方式进行综合治疗,从而使患者器官、系统功能恢复正常或减缓损伤。如在尘肺的治疗过程中,采用肺功能康复治疗后患者的胸闷、咳嗽、咳痰、喘息也有明显好转,患者步行距离和生存质量量表得分明显提高。

2. 心理康复 心理康复是运用系统的心理学理论与方法,从生物 - 心理 - 社会角度出发,对患者的损伤、残疾和残障问题进行心理干预,以提高患者的心理健康水平。由于一些职业病无有效的治疗方法,病痛长期伴随患者。加之因各种社会原因,使患者的合法权益得不到完全落实。职业病患者普遍存在特殊心理。表现为恐惧、焦虑、悲观、孤独、无助、无望、自卑、依赖、抱怨、怀疑、补偿、报复等多种心理变化。可对患者身心造成长期影响。因此,对职业病患者要给予积极的全方位的心理干预,使其能正确认识和处理疾病与个体企业和社会的关系,增强战胜疾病的信心,从而重新走向生活

(陶秀坤、李智民)

八、职业病健康管理

(一)职业病健康管理的定义

1. 职业病健康管理的定义　职业病健康管理是以职业病防治相关法律法规和标准规范等文件为指导,以预防医学的疾病三级预防体系为基础,通过职业卫生和职业医学的理论和技术、方法和手段,对劳动群体或个体的职业病风险、健康状况、罹患职业病,及其影响健康或所致职业病的职业病危害因素进行全面检测评估、有效干预、健康检查和诊断治疗,以及跟踪服务和管理的医学行为和过程。

2. 职业病健康管理的目的　达到职业病三级预防目的。

(1)一级预防:在职业病尚未发生时针对职业病危害因素采取措施,降低危害因素暴露的水平,增强个体对抗职业病危害因素的能力,预防职业病的发生或至少推迟职业病的发生;

(2)二级预防,又称为临床前期预防,即在职业病的临床前期做好早发现、早诊断、早治疗的"三早"预防措施,或通过早期发现和早期诊断,进行适当的治疗,来防止职业病临床前期或临床初期的病情进一步发展,避免或减少并发症,后遗症和残疾的发生;

(3)三级预防,即治病防残,又称临床预防。三级预防可以防止伤残和促进功能恢复,提高生存质量,延长寿命,降低病死率。

3. 职业病健康管理的意义　职业病健康管理有利于劳动者在职业病发生之前进行有针对性的、合适的预防性干预,可以有效地阻断、延缓、甚至逆转职业病的发生和发展进程,实现保护劳动者健康的目的。用较小的职业病防治投入,获取较大的职业健康效益,最大限度保护劳动者健康。

职业病健康管理可以延长劳动者健康工作年限,促进社会经济可持续发展。比如通过职业健康检查达到职业病早发现、早脱离、早诊断、早治疗,达到预防职业病目的;对职业病患者及时采取规范的治疗和康复,使职业病患者尽快恢复生理功能和身体健康,重新工作,回归社会;对危害较大职业病如尘肺病,能提高生命质量,延长生命周期。

(二)职业病健康管理的内容

1. 职业病风险管理

(1)职业病风险评估:通过对毒理学研究、职业性有害因素监测、个体生物监测、职业健康监护和职业流行病学调查等方法获得的信息进行综合分析,对劳动者接触职业性有害因素产生健康影响的可能性和严重程度进行识别和定性、定量评价,并提出风险控制的对策措施、对其进行风险管理的方法和过程。因此,职业病风险评估是及早发现工作场所中产生或存在的各种职业病危害,在职业病危害发生之前采取预防对策,通过消除、降低危险等措施,减少职业病危害的手段之一。

(2)职业病危害因素检测与评价:《职业病防治法》规定,产生职业病危害的用人单位的工作场所职业病危害因素的强度或者浓度必须符合国家职业卫生标准。用人单位应当按照国务院卫生健康行政部门的规定,定期对工作场所进行职业病危害因素检测、评价。其目的

就是掌握工作场所环境中有害物质的实际状况和了解劳动者的接触量,并采取有效措施,消除或降低劳动者罹患职业病的风险。

(3)职业健康监护:是以预防为目的,根据劳动者的职业接触史,通过定期或不定期的医学健康检查和健康相关资料的收集,连续性地监测劳动者的健康状况,分析劳动者健康变化与所接触的职业病危害因素的关系,以便及时采取干预措施,保护劳动者健康。职业健康检查还可通过各种检查和分析,评价职业病危害因素对接触者健康影响及其程度,掌握劳动者健康状况,及时发现健康损害征象,以便采取相应的预防措施,防止有害因素所致疾患的发生和发展,以达到职业病应该早发现、早脱离、早诊断和早治疗目的。

2. **职业病诊断与鉴定管理** 《职业病防治法》明确规定:劳动者可以在用人单位所在地、本人户籍所在地或者经常居住地依法承担职业病诊断的医疗卫生机构进行职业病诊断。职业病诊断应当由取得《医疗机构执业许可证》的医疗卫生机构承担。当事人对职业病诊断有异议的,可以向作出诊断的医疗卫生机构所在地地方人民政府卫生健康行政部门申请鉴定。职业病诊断争议由设区的市级以上地方人民政府卫生健康行政部门根据当事人的申请,组织职业病诊断鉴定委员会进行鉴定。当事人对设区的市级职业病诊断鉴定委员会的鉴定结论不服的,可以向省、自治区、直辖市人民政府卫生健康行政部门申请再鉴定。

3. **职业病治疗与康复管理** 《职业病防治法》第五十六条规定:用人单位应当保障职业病患者依法享受国家规定的职业病待遇。用人单位应当按照国家有关规定,安排职业病患者进行治疗、康复和定期检查。

职业病治疗属于三级预防,是通过早期发现和早期诊断对职业病患者进行适当的治疗,防止其职业病临床前期或临床初期的病情进一步发展,避免或减少并发症,后遗症和残疾的发生;职业病康复可以防止伤残和促进功能恢复,即治伤防残,使职业病患者重新工作,回归社会,或提高职业病患者生存质量,延长寿命,降低病死率。职业病治疗包括病因治疗、对症治疗、支持治疗、早期干预和康复治疗。

4. **职业健康教育管理** 职业健康教育是通过有计划、有组织、有系统的社会和教育活动,促使劳动者自愿地改变不良的职业健康行为和影响职业健康行为的相关因素,消除或减轻影响职业健康的危险因素,预防职业病,促进职业健康和提高生活质量。职业健康教育的核心是促使劳动者个体或群体改变不健康的劳动行为和生活方式,尤其是组织行为改变。所以职业健康教育必须是有计划、有组织、有系统的教育过程,才能达到预期的目的。对职业病患者来说,职业健康教育还能提高对职业病的认知,配合医护人员治疗与康复,树立战胜职业病的信心,有利于职业病痊愈或恢复健康。

《职业病防治法》明确规定用人单位应当对劳动者进行上岗前的职业卫生培训和在岗期间的定期职业卫生培训,普及职业卫生知识,督促劳动者遵守职业病防治法律、法规、规章和操作规程,指导劳动者正确使用职业病防护设备和个人使用的职业病防护用品。其目的就是通过学习和掌握相关的职业卫生知识,增强劳动者职业病防范意识,避免发生职业病。

(三)职业病健康管理机构

1. **职业卫生技术机构** 职业卫生技术机构是指为用人单位提供职业病危害因素检测、职业病危害评价等技术的机构。其职责是:职业卫生技术机构应当按照法律、法规和标准规范的要求,开展现场调查、职业病危害因素识别、现场采样、现场检测、样品管理、实验室分析、数据处理及应用、危害程度评价、防护措施及其效果评价、技术报告编制等职业卫生技术服务活动,如实记录技术服务原始信息,确保相关数据信息可溯源,科学、客观、真实地反映技术服务事项,并对出具的职业卫生技术报告承担法律责任。

2. 职业健康检查机构　职业健康检查机构是指按照国家有关规定,对从事接触职业病危害作业的劳动者进行上岗前、在岗期间、离岗时职业健康检查的医疗卫生机构。其职责是:

(1)在备案开展的职业健康检查类别和项目范围内,依法开展职业健康检查工作,并出具职业健康检查报告。

(2)履行疑似职业病的告知和报告义务。

(3)报告职业健康检查信息。

(4)定期向卫生健康主管部门报告职业健康检查工作情况,包括外出职业健康检查工作情况。

(5)开展职业病防治知识宣传教育。

(6)承担卫生健康主管部门交办的其他工作。

职业健康检查机构发现疑似职业病患者时,应当告知劳动者本人并及时通知用人单位,同时向所在地卫生健康主管部门报告。职业健康检查机构发现职业禁忌的,应当及时告知用人单位和劳动者。

职业健康检查机构应当建立职业健康检查档案。职业健康检查档案保存时间应当自劳动者最后一次职业健康检查结束之日起不少于 15 年。

3. 职业病诊断机构　职业病诊断机构是指承担职业病诊断工作的医疗卫生机构。其职责是:

(1)在备案的诊断项目范围内开展职业病诊断。

(2)及时向卫生健康主管部门报告职业病。

(3)定期向卫生健康主管部门报告职业病诊断工作情况。

(4)承担《职业病防治法》中规定的其他职责。

职业病诊断机构需要了解工作场所职业病危害因素情况时,可以对工作场所进行现场调查,也可以依法提请卫生健康监督部门组织现场调查。职业病诊断机构应通过网络直报等方式及时向卫生健康主管部门报告职业病,并定期向卫生健康主管部门报告职业病诊断工作情况。职业病诊断机构应当建立职业病诊断档案并永久保存。

4. 职业病治疗康复机构　劳动者被诊断为职业病后,依法享受工伤医疗待遇,应当在工伤保险指定医疗机构就医,在门诊或住院进一步检查治疗。情况紧急时可以先到就近的医疗机构急救。职业病治疗康复机构除承担职业病患者的临床治疗和康复,还要负责职业患者管理,开展心理辅导,人文关怀。

目前,大多数职业病尚缺乏特效治疗。职业病治疗康复机构在收治职业患者后,应给予积极治疗外,在治疗后期要采用积极康复措施,促进患者康复,预防并发症的发生与发展,改善患者生活质量。

(四)用人单位的职业病健康管理

用人单位应当建立、健全职业病防治责任制,加强对职业病防治的管理,提高职业病防治水平,对本单位产生的职业病危害承担责任。用人单位应当依照法律、法规要求,严格遵守国家职业卫生标准,落实职业病预防措施,从源头上控制和消除职业病危害。

1. 职业病防治管理措施

(1)工作场所应符合职业健康要求:职业病危害因素的强度或者浓度符合国家职业卫生标准;有与职业病危害防护相适应的设施;生产布局合理,符合有害与无害作业分开的原则;有配套的更衣间、洗浴间、孕妇休息间等卫生设施;设备、工具、用具等设施符合保护劳动者生理、心理健康的要求;法律、行政法规和国务院卫生行政部门关于保护劳动者健康的其他要求。

(2)建立健全职业病防治管理体系:设置或者指定职业健康管理机构或者组织,配备专职或者兼职的职业健康管理人员,负责本单位的职业病防治工作;制订职业病防治计划和实施方案;建立、健全职业健康管理制度和操作规程;建立、健全职业健康档案和劳动者健康监护档案;建立、健全工作场所职业病危害因素监测及评价制度;建立、健全职业病危害事故应急救援预案。

2. 开展职业健康培训

(1)用人单位的主要负责人和职业健康管理人员应当接受职业健康培训,遵守职业病防治法律、法规,依法组织本单位的职业病防治工作。

(2)用人单位应当对劳动者进行上岗前的职业健康培训和在岗期间的定期职业健康培训。未经上岗前职业健康培训的劳动者一律不得安排上岗。培训的内容应包括职业健康法律、法规、规章、操作规程,所在岗位的职业病危害及其防护设施、个人职业病防护用品的使用和维护、应急救援知识,劳动者所享有的职业健康权利等内容。

3. 进行职业病危害因素检测与评价

(1)建设项目职业病危害预评价:新建、扩建、改建建设项目和技术改造、技术引进项目可能产生职业病危害的,建设单位在可行性论证阶段应当进行职业病危害预评价。

(2)建设项目职业病危害控制效果评价:建设项目在竣工验收前,建设单位应当进行职业病危害控制效果评价。

(3)工作场所职业病危害因素日常监测:用人单位应当建立、健全工作场所职业病危害因素监测及评价制度,定期对工作场所进行职业病危害因素检测、评价,实施由专人负责的职业病危害因素日常监测,并确保监测系统处于正常运行状态。

4. 开展职业健康监护 用人单位应根据国家相关法律法规,安排劳动者进行上岗前、在岗期间、离岗时的职业健康检查,并将检查结果如实告知劳动者。用人单位应建立、健全职业健康监护工作管理制度,由专人负责。

(1)组织上岗前的职业健康检查:对从事某种作业的劳动者,在其参加工作以前,用人单位应安排上岗前职业健康检查。目的在于掌握劳动者上岗前的健康状况及有关健康基础资料和发现职业禁忌证,建立接触职业病危害因素人员的基础健康档案。

上岗前健康检查均为强制性职业健康检查,应在开始从事有害作业前完成。下列人员应进行上岗前健康检查:

1)拟从事接触职业病危害因素作业的新录用人员,包括转岗到该种作业的人员。

2)拟从事有特殊健康要求作业的人员,如高处作业、电工作业、职业机动车驾驶作业等。

(2)组织在岗期间的职业健康检查:对已从事某种作业的劳动者,用人单位按一定时间间隔委托职业健康检查机构对其健康状况进行检查,属于第二级预防,是健康监护的主要内容。其目的主要是早期发现职业病患者或疑似职业病患者或劳动者的其他健康异常改变;

及时发现有职业禁忌证的劳动者;通过动态观察劳动者群体健康变化,评价工作场所职业病危害因素的控制效果。

(3)组织离岗时的职业健康检查:劳动者调离或脱离当前工作岗位前,用人单位所托职业健康检查机构对其健康状况进行检查,属于第二级预防,也是健康监护的一个重要内容。主要目的是确定其在停止接触职业性有害因素时的健康状况。如最后一次在岗期间的健康检查是在离岗前的 90 日内,可视为离岗时检查。

(4)离岗后医学随访检查:如接触的职业病危害因素具有慢性健康影响,或发病有较长的潜伏期,在脱离接触后仍有可能发生职业病,需进行医学随访检查;尘肺病患者在离岗后需进行医学随访检查。随访时间的长短应根据有害因素致病的流行病学及临床特点、劳动者从事该作业的时间长短、工作场所有害因素的浓度等因素综合考虑确定。

(5)应急检查:当发生急性职业病危害事故时,对遭受或者可能遭受急性职业病危害的劳动者,应及时组织健康检查。依据检查结果和现场劳动卫生学调查,确定危害因素,为急救和治疗提供依据,控制职业病危害的继续蔓延和发展。应急健康检查应在事故发生后立即开始。

(6)禁止有职业禁忌证的劳动者从事其所禁忌的岗位:用人单位应根据职业健康检查结果,按照国家的有关规定,对判定为职业禁忌证的劳动者进行妥善处理。如果是在上岗前检查发现的,不能安排有职业禁忌证的劳动者从事其所禁忌的作业岗位;如果是在岗期间检查发现的,应将劳动者从其所禁忌的作业岗位调离。

(7)妥善安置疑似职业病患者:妥善安置疑似职业病患者是职业健康监护的重要内容。用人单位应将在岗期间或离岗时职业健康检查中发现的疑似职业病患者调离原岗位,及时安排其进行职业病诊断。

(8)建立符合要求的职业健康监护档案并妥善保管:用人单位应为劳动者建立职业健康监护档案,并妥善保存。职业健康监护档案应当包括劳动者的职业史、职业病危害接触史、职业健康检查结果和职业病诊疗等有关个人健康资料。

5. 安排职业病诊断与鉴定

(1)及时安排劳动者进行职业病诊断和鉴定:如果劳动者职业健康检查的结论为疑似职业病或发生急性健康损害(如急性职业中毒、中暑),用人单位应及时安排劳动者进行职业病诊断。对职业病诊断结果有异议的,可申请职业病诊断鉴定。当劳动者需要进行职业病诊断或鉴定时,用人单位应如实提供与职业病诊断、鉴定有关的资料。

(2)积极配合有关机构的现场调查工作:职业病诊断、鉴定机构需要了解工作场所职业病危害因素情况时,可以对工作场所进行现场调查,也可以向监督部门提出,监督部门应当在十日内组织现场调查。用人单位不得拒绝、阻挠。

(3)及时向所在地卫健行政部门报告职业病患者或疑似职业病患者:用人单位应建立职业病报告制度,由专人负责。当发现职业病患者或疑似职业患者时,应按照规定的时限和程序向所在地卫生行政部门报告,不得虚报、漏报、拒报、迟报,伪造和篡改。

(4)妥善安置职业病患者:劳动者被确诊患有职业病后,在经医治或康复疗养后被确认为不宜继续从事原工作岗位的,用人单位应将其调离原工作岗位,另行安排,用人单位应为确诊患有职业病的劳动者按照《工伤管理条例》的规定申报工伤,对留有残疾、影响劳动能力的,应进行劳动能力鉴定,并根据其鉴定结果安排适合劳动者本人职业技能的工作。

6. 安排职业病治疗与康复　劳动者被确诊职业病后,用人单位应当保障职业病患者依法享受国家规定的职业病待遇。用人单位应当按照国家有关规定,安排职业病患者进行治疗与康复和定期检查。职业病患者的治疗、康复费用,按照国家有关工伤保险的规定执行。

劳动者被诊断患有职业病,但用人单位没有依法参加工伤保险的,其医疗费用由该用人单位承担。职业病患者变动工作单位,其依法享有的待遇不变。

（五）职业病健康自我管理

1. 劳动者享有的职业健康保护权利,包括获得职业健康教育、培训;获得职业健康检查、职业病诊疗、康复等职业病防治服务;了解工作场所产生或者可能产生的职业病危害因素、危害后果和应当采取的职业病防护措施;要求用人单位提供符合防治职业病要求的职业病防护设施和个人使用的职业病防护用品,改善工作条件;对违反职业病防治法律法规以及危及生命健康的行为提出批评、检举和控告;拒绝违章指挥和强令进行没有职业病防护措施的作业;参与用人单位职业健康工作的民主管理,对职业病防治工作提出意见和建议。

2. 加强职业病健康自身管理

（1）劳动者应当学习和掌握相关的职业健康知识,增强职业病防范意识,遵守职业病防治法律、法规、规章和操作规程,正确使用、维护职业病防护设备和个人使用的职业病防护用品,发现职业病危害事故隐患应当及时报告。

（2）劳动者应该了解用人单位公布的定期对工作场所进行职业病危害因素检测、评价的结果,知晓工作场所产生或者可能产生的职业病危害因素、危害后果和应当采取的职业病防护措施。

（3）劳动者应参加用人单位组织的上岗前、在岗期间、离岗时职业健康检查,清楚在岗期间职业健康检查的周期。若劳动者暴露于脱离接触后仍有可能发生职业病的危害因素(如矽尘),在离职或调离岗位后,还需按规定进行离岗后健康检查。劳动者遭遇职业病危害事故时,还需立即进行应急健康检查。用人单位在发生分立、合并、解散、破产等情形时,劳动者应统一进行离岗时职业健康检查。劳动者还应知晓,离岗时未进行职业健康检查,用人单位不得解除或者终止与其订立的劳动合同;劳动者必须完成职业健康检查全部必检项目的检查,并要求用人单位告知职业健康检查的结果;劳动者离开用人单位时,有权索取本人职业健康监护档案复印件,用人单位应当如实、无偿提供。

（4）劳动者被诊断为职业病后,应由用人单位安排及时治疗,患者要配合医护人员的临床治疗和康复训练。通过职业病健康教育,要加强饮食营养,坚持功能锻炼,提高机体抵抗力;戒掉不良的生活习惯,如吸烟、酗酒等;要树立战胜疾病信心,使自己早日恢复健康,重新工作,回归社会。

（黄红英、李智民）

第二节　职业毒理学

职业毒理学是职业卫生学的重要基础,研究职业环境中化学、物理和有毒生物因素对人体的损害效应和机制,并且提出预防、救治措施的综合性学科。随着生命科学的发展,职业毒理学也获得高速发展,尤其众多高通量分子生物技术在毒理学中的运用,形成了一系列"组学"毒理学分支,包括基因组、暴露组学、代谢组学、转录组学、蛋白组学和表观遗传组学等组学技术的发展,大大丰富了职业毒理学的研究方法和研究内容。

一、职业环境常见毒物

职业环境中毒物主要是化学毒物,毒性(toxicity)指物质造成机体损伤的能力,在同等剂量下,对机体损害能力越大的化学物质,毒性越大。化学物质的毒性大小是相对的,达到一定的剂量水平,化学物质就具有毒性。我国《职业病危害因素分类目录》(国卫疾控发〔2015〕92 号)将职业病危害因素分为 6 类,即粉尘、化学因素、物理因素、放射性因素、生物因素和其他因素,涵盖 459 种职业病危害因素,其中化学因素有 374 种。

(一)影响机体各系统毒物

1. 神经系统毒物　劳动者在工作环境中长期接触以神经系统为主要靶器官的亲神经毒物,可引起神经细胞损害,常常表现为类神经症,精神症状,中毒性脑病和周围神经病。常见毒物有金属,类金属及其化合物,如铅、四乙基铅、铊、镍、砷、锰、汞、有机汞、三氯乙烯、正己烷、四氯化碳、苯、甲苯、二甲苯。

2. 呼吸系统毒物　人体呼吸系统是机体对环境污染物的第一道防线,成年人每天约有10 立方米的空气流经肺部,如果其中的有毒物质吸入过量,就可能造成呼吸系统的损害而影响呼吸功能,进而对全身造成损害。因为对呼吸道损害的职业性有害物质可分为三类,即刺激性毒物、粉尘颗粒、致敏物。可造成呼吸道急性或慢性炎症、哮喘等。刺激性气体对气道及肺泡上皮细胞具有直接刺激作用。高浓度刺激性气体吸入后,可以对上呼吸道、气管 - 支气管造成直接的刺激腐蚀作用,还可以引起肺实质和肺间质的损伤,造成肺水肿和急性肺损伤。根据不同的化学性质,刺激性气体分为酸性物质(如无机酸和有机酸)、成酸氧化物(酸酐)、成酸氢化物(如氯化氢)、卤族元素(如氯)、卤化物(如光气)、氨和胺类(如氨和甲胺)、酯类(如硫酸二甲酯)、醚类(如氯甲基甲醚)、醛类(如甲醛)、强氧化剂(如臭氧)、金属化合物(如氧化镉)以及失火烟雾(如氮氧化物)等。

3. 消化系统毒物　消化道是毒物吸收、转化、排泄的主要场所,呼吸道吸入的毒物部分也可经咽喉进入消化道。消化系统的毒性主要包括口腔疾病,胃肠道疾病和肝脏疾病。比如口腔炎、牙酸蚀症、慢性胃炎、腹绞痛、中毒性肝病。毒性表现:溃疡,溃疡是毒物直接作用于消化道引起损伤,包括氢氧化钠、氢氧化钾、氨水、磷酸盐、甲醛、丙烯醛、酚类、乙醇、烷烃、芳香族化合物等。高浓高度具有氧化性的金属离子,如铁、汞也会导致消化道黏膜损伤。

4. 泌尿系统毒物　在工作生产过程中,过量的生产性化学物质侵入机体引起肾脏或泌尿系统功能障碍,职业性泌尿系统损坏可分为四个临床类型:急性中毒性肾脏损坏、慢性中毒性肾脏损坏、中毒性泌尿道损坏、中毒性泌尿道肿瘤。肾脏是毒物代谢及排泄的主要器官,具有较强的代偿能力和解毒功能,毒物可以损伤肾脏的排泄功能,出现血液中尿素氮、肌酐、糖、蛋白质、电解质升高,通常把这些变化作为肾脏功能损害的指标。

5. 循环系统毒物　在生产过程中,有些毒性物质或有害的物理因素能够引起心血管损害,表现为心律失常、心力衰竭、心脏停搏、猝死。

6. 血液系统毒性　包括对白细胞、红细胞、血小板的损害,可表现为造血功能障碍、凝血功能障碍、免疫功能障碍。比如职业性苯中毒引起的再生障碍性贫血。苯在工业生产过程中普遍存在,慢性职业性苯中毒所致白血病是严重威胁劳动者健康的职业病。所以在骨髓抑制的化学物中,苯受到广泛关注,研究发现苯进入人体后,经过体内代谢为活性代谢物,包括苯醌、氢醌,与 DNA、RNA、蛋白质等生物大分子共价结合后造成骨髓毒性。

7. 生殖系统毒性 包括化学物对父母的生殖及子代的发育过程的损害,即生殖毒性、发育毒性。

(二)毒物对机体的毒性影响因素

1. 毒物的基本特性 包括物理、化学性质。职业环境中毒物的基本特性决定了人体是否会受到健康损害以及损害的程度大小。化学结构是决定化学物理化特征和毒性的重要基础,许多化学物可以根据其化学结构预测毒性和毒理特点。如胺类化合物多具有强碱性,对黏膜和皮肤具有刺激性。有机磷和氨基甲酸酯类化合物具有抑制胆碱酯酶的作用,中毒后会出现乙酰胆碱集聚,产生一系列效应。比如各种化学形式的汞都具有毒性,但存在不同的组织选择性。无机汞以引起肾脏毒性为主,特别是近曲小管上皮,而有机汞(如甲基汞)则出现典型的神经毒性。铬酸盐常用于工业上常用的在自然界存在的三价铬毒性明显低于人工制造的六价铬。化学物的毒性一般取决于它作用在靶部位(机体受损的分子、细胞、器官组织)的浓度。

2. 毒物进入机体的生物转化 毒物的毒理学效应是在一定浓度的暴露条件下才会出现的后果,所以在多少情况下,毒物进入机体的代谢动力学是影响外源性毒物毒理效应的重要因素。大部分外源性化学物进入机体会发生生物转化,主要包括氧化、还原、水解和结合四类反应。如果这一转化过程使得许多原来无反应性的外源性物质变为有反应性的物质,即为代谢活化,由于生物转化酶在不同物质的不同组织、器官的特异性定位,使得毒物表现出器官选择性和物种选择性。比如肝脏是外源性化学物发生生物转化的主要部位,其中细胞色素 P450(CYP450)酶超家族对各种不同的外源性化学物的代谢十分重要。

3. 工作环境对毒物毒性的影响 环境对职业性毒物发生中毒也有明显作用。比如高温会加快有机毒物的挥发速度,增加毒物在空气中的浓度,增加中毒的概率。堆放杂乱,通风不良的环境也会增加毒物的浓度,导致劳动者发生中毒。

4. 劳动者自身因素对毒物毒性的影响 虽然职业有害因素导致健康损害具有剂量 - 反应关系,但是个体因素却使得相同暴露环境中健康损害结局差异较大。即环境 - 基因的交互作用,目前在职业健康监护中对于职业禁忌证的检出也是考虑劳动者个体因素在毒性过程中的作用。另外劳动者的性别对于职业有害因素的反应也会产生影响。

二、生产性毒物的毒理学作用机制

毒物的作用机制根据作用于不同的靶器官而各不相同。以下根据不同的作用系统进行概述。

1. 中枢神经系统毒物的作用机制 中枢神经系统的新陈代谢和耗氧量较高,对于低氧、低血流量、低血糖十分敏感。神经系统一些特殊结构,比如突触,神经递质以及酶类是维持神经系统正常功能所必需的物质基础,也是神经毒物作用的靶点。神经元一般不能像胶质细胞那样再生,中枢神经细胞受损后,损伤部位出现星状胶质细胞增生,但神经功能无法恢复。

(1)干扰神经传导:通过血脑屏障进入大脑的分子可以通过多种途径调节神经传导速度。毒物可以竞争性与神经递质受体结合,直接促进神经递质释放,或者通过抑制神经递质的重吸收而延长作用时间,从而打破动态平衡,导致神经传导障碍。比如有机磷酸酯,神经性气体,氨基甲酸酯等毒物通过抑制乙酰胆碱酯酶活性,导致突触间隙的乙酰胆碱浓度增加,出现乙酰胆碱酯能神经亢进症状。还有一些物质不直接作用于受体,但可以增加神经递质的水平,比如脱氧麻黄碱(中枢兴奋药)、安非他明、麻黄素等,可以促进儿茶酚胺神经递质的释放,甲基汞也可以增加神经递质的释放,但有研究表明细胞中钙离子稳态破坏后的继发性改变。

(2)选择性抑制神经递质,破坏离子通道和钙稳态:离子通道激活和关闭会影响神经递质的释放。许多毒物通过干扰钠离子通道的活性或影响 Na^+-K^+-ATP 酶的活性而引起神经传导异常,如拟除虫菊酯类杀虫剂可以延长哺乳动物神经元的钠离子通道的开放时间,引起神经传导增强。卤代烃也有类似作用。

(3)缺氧导致中枢神经损伤:任何能够引起中枢神经系统缺氧的物质都可以引起神经毒性。大脑组织中海马和大脑皮质的代谢率高,对缺血、缺氧非常敏感。神经元缺氧后遗症的表现与兴奋性毒物作用类似,引起缺氧情况下谷氨酸盐释放增加所致。引起缺氧性损伤的物质包括引起呼吸道氧分压下降的物质(如汽油、甲烷),也包括影响血红蛋白携带氧气能力的物质(如一氧化碳);缺血性缺氧是由于减少了大脑的血液供应,包括引起心脏功能衰竭的物质(如卤代烃类);细胞毒性缺氧则是干扰了细胞中呼吸链的物质(如氰化物、硫化氢等)。

(4)对细胞膜的毒性:重金属对细胞膜具有直接毒性作用,有机铅和无机铅能够破坏神经细胞膜的离子通道,损伤含有磷脂膜的神经纤维,同时干扰线粒体膜的功能,引起细胞能量代谢障碍。铜引起活性氧的增加,导致星型胶质细胞空泡变性。

(5)损伤髓磷脂:许多神经元的轴突都被特定神经胶质细胞膜形成的外鞘所包围,髓磷脂鞘的完整性是神经细胞发挥正常功能的重要基础,也是外源性化合物的作用靶点之一,比如六氯苯、异烟肼、有机锡。

2.　周围神经损伤的毒作用机制　周围神经系统中神经元和施万细胞是最基本的细胞类型,这两种细胞也是毒物作用的靶点,大多数周围神经毒物都引起轴索病变,小部分选择性损伤施万细胞。

(1)轴索变性的机制:抑制能量代谢,研究表明,毒物引起轴索病变的主要机制是影响神经元的代谢和能量合成。抑制蛋白质合成,作用于轴突的转运系统。

(2)脱髓鞘性神经病变:毒物对施万细胞的损伤多发生于局部,细胞受损后造成髓鞘脱失,即髓鞘从完整的轴突丢失。毒物还可引起髓鞘腔内积液,髓磷脂被施万细胞或巨噬细胞分解。脱髓鞘的轴突仍然与周围效应器连接,但缺乏完整的髓磷脂执行神经冲动传导功能,脱髓鞘后,施万细胞增殖并覆盖在轴突脱髓鞘的部位,几天后新的髓磷脂形成,此时如果停止接触毒物,神经功能将逐渐恢复。

3.　毒物引起肾脏损伤的机制包括:

(1)毒物进入肾脏不经过代谢,直接与细胞内大分子物质反应影响细胞功能。

(2)毒物经过氧化还原反应生成氧自由基,与细胞内大分子反应,发生氧化损伤。

(3)毒物进入肾脏,经过代谢后被活化,对肾脏产生损害。活性代谢物通常具有亲电子特征,与谷胱甘肽、细胞内蛋白质、脂质、核酸发生反应,引起后续的损害,包括细胞凋亡、细胞坏死等。多种重金属能引起肾脏损害,比如铅、镉、无机汞、有机汞、石油烃、卤代烃、卤代烯烃等。

4.　毒物的呼吸系统毒作用　毒物所致呼吸道急性反应:刺激反应、支气管收缩等。肺刺激物如二氧化硫、臭氧和硫酸等。

(1)刺激反应:如丙烯酸、氨水、甲醛、二氧化硫等。

(2)免疫反应,当免疫反应超过集团的正常反应时,即为超敏反应,引起炎症,造成组织损伤。过敏反应有四种,其中Ⅰ、Ⅲ、Ⅳ型反应对肺的影响尤其重要。肺部Ⅳ型过敏反应最重要的形式是肉芽肿性过敏反应。

(3)急性炎症,慢性炎症和纤维化:比如长期暴露于粉尘环境引起的尘肺病。

5. 造血系统毒性机制

(1)对骨髓的损伤:损伤造血干细胞:在生理状态下,骨髓中10%的多能干细胞具有活性,干细胞的减少可以迅速得到补充,当多能干细胞数目降到正常的10%以下,会发生全血细胞减少。再生障碍性贫血骨髓穿刺可见干细胞破坏。引起造型干细胞损伤的原因多种多样,包括电离辐射、烷化剂、苯、三硝基苯、砷复合物等。

(2)骨髓细胞成熟受损:毒物可以作用于发育后期骨髓细胞。比如叶酸、维生素 B_{12} 缺乏影响幼红细胞成熟,外周血出现体积增大的卵圆形红细胞、骨髓中出现大量巨幼红细胞。

6. 其他

(1)直接损伤:许多职业性毒物具有刺激作用,比如酸、碱,能对皮肤直接产生损害。

(2)氧化损伤:主要由活性氧族(reactive oxygen species,ROS)包括过氧化物和自由基,是细胞生命中持续存在的危害。ROS 主要来源于两个途径,一为细胞自身呼吸作用的氧化磷酸化过程的副产物,二为外界环境的不良因素,比如紫外线辐射、电离辐射、金属离子、化疗药物、吸烟或杀虫剂引起。这些高反应活性的分子会引起 DNA 损伤,包括单链断裂(single strand break,SSB),双链断裂(double strand break,DSB)、碱基氧化、交联、碱基缺失,如嘌呤 / 嘧啶缺失位点。如果损伤不能及时修复,可能引起癌症,神经退行性改变或衰老。

三、职业毒理学的实际应用

职业环境中的有害物质的入侵途径、毒性、毒物代谢动力学过程、中毒表现都可以通过毒理学实验获得初步信息。通过毒理学研究,可以对职业性毒物的毒性、作用机制、中毒预防和治疗措施进行研究,结合流行病学研究,临床研究,能够为职业中毒的防治提供重要的依据。职业毒物学的研究,对于制定职业毒物的卫生标准也能提供理论依据。

1. 职业性有害因素的识别　随着人类科学的发展,越来越多新的生产技术被投入实际运用,伴随着这些新的生产活动还有新的职业性危害因素,职业毒理学运用细胞研究、动物研究、结合职业流行病学,可以深入了解这些职业危害的毒性、剂量 - 效应关系、作用机制、预防应对措施,为劳动者提供有效的保护。由于传统的动物毒理实验耗时长,面对不断涌现的新物质、新危害,毒理学学者正在探索利用各种高通量技术,比如基因芯片技术、质谱技术,高通量筛选受试毒物的不同浓度的毒性。毒性测试的策略将由传统的以整体动物为基础的毒性测试体系转向基于人源细胞、细胞系或细胞组分的体外测试体系。以"毒性通路"为基础,通过研究、分析细胞或细胞组分的变化,探究化学物对生物学基本过程的影响。

2. 职业性有害因素接触标准的制定　在生产活动中,有的职业性有害因素无法避免,通过职业毒理学的综合研究,制定出有害因素的接触标准,结合有效职业防护工程技术,个人防护技术,让劳动者在职业性有害因素的暴露条件下,能够免于健康损害。

3. 职业健康风险评估　2017 年,国家卫生计生委颁布了 GBZ/T 298《工作场所化学

有害因素职业健康风险评估技术导则》,规定了工作场所化学有害因素职业健康风险评估
(occupational health risk assessment,OHRA)的方法。采用定性、半定量和定量评估方法,分
别判定相应风险水平。其中定性评估综合考虑化学物质的健康危害水平和接触水平开展风
险评估,对健康危害水平(A~E)和接触水平(1~4级)进行矩阵组合,判定风险水平,从低到
高分为4级。半定量评估根据化学物质的危害等级和接触等级来计算风险指数 R。化学物
危害特征评估通过分析化学物的流行病学、理化特征,毒理学资料,掌握化学物接触剂量与
劳动者健康效应的关系,以确定化学物的危害等级。化学物的毒理学相关信息是风险评估
重要的依据。

(沙 焱)

第三节　职业病理学

职业病理学研究内容覆盖面广,包括研究工作环境中一切有害因素对人体的作用,即由
于接触环境中有害因素所致的一切疾病的病因与发病机制;特别着重于生产环境和大气污
染、环境化学物质(包括药物)、烟尘、水、土和食品营养因素,以及环境物理因素、生物因素等
所致疾病的病理学,力求把预防医学与基础医学衔接起来。

职业病理学是研究工作环境中有害因素所致机体损伤和疾病的病理变化的学科,通过
形态学研究方法确定职业性有害因素引起损害的性质、范围、程度,为职业病的发表机制和
诊断提供依据。由于病理组织学研究方法能够直接观察职业性有害因素导致的机体器官、
组织、细胞结构的变化,直观、可靠,在职业病的诊断中,病理改变一直被作为金标准,不可
缺少。

一、职业性病损的病理变化

职业病理学的资料来源有两个方面,一是来源于中毒的尸体解剖,其二来源于实验研
究。特别在动物实验研究中,由于可以控制毒物的不同作用剂量,便于观察随着不同剂量,
作用时间的病理学改变,为职业病理学提供了宝贵的资料。但是由于动物毒理研究,以及随
后的病理学观察,外推到人都存在盲区,因此对于职业性病理学研究,人群标本的观察非常
珍贵。在不同程度的毒性损害条件下,机体表现为以下不同的病理变化。

1. 适应性反应的形态学改变　在低剂量毒物作用或毒性作用的早期,机体表现为适应
性改变。在电镜下可以发现早期的适应性反应,表现为相关代谢酶被诱导激活,合成增加,
电镜下可以看到相应细胞器的改变,如与蛋白质合成释放有关的粗面内质网和高尔基体增
生,与解毒酶有关的滑面内质网、溶酶体,过氧化物酶小体发生改变,粗面内质网对损伤性刺
激反应最敏感,早期可出现粗面内质网扩张,腔内可见絮状物质,提示合成功能增加。细胞
中的线粒体也会有明显变化,表现为体积增大,数目增多,与细胞代谢对能量需求增加相关。
在适应性反应期,这些细胞器的改变会导致细胞体积增大,这种体积增大与细胞受损后发生
的退行性变化,如浑浊肿胀,水样变性等所致的细胞体积增大有本质不同,虽然两种都属于
可逆性改变,但适应性反应还属于生理性,后者为病理学改变。

2. 细胞和组织的退行性　细胞受到损伤后,代谢发生障碍,在形态上出现各种改变,主
要是细胞或组织内出现过多或异常的物质,称为变性(degeneration)。不同的细胞受到不同

的损害后可发生不同的变性。与变性有关的代谢障碍包括蛋白质代谢障碍、脂肪代谢障碍、糖代谢障碍,在细胞形态上表现为各种特征,常见以下类型:

(1)细胞水肿:细胞内水分和 Na^+ 的增多,使细胞肿胀,也叫水样变性,常见于皮肤、肾上腺、肌肉、肝、心。

(2)脂肪变性:细胞内脂肪含量超过正常范围,胞质出现脂肪颗粒,常见于肝、心、肾。

(3)玻璃样变:细胞质出现均匀而透明类似毛玻璃样物质,是蛋白质退化或坏死的表现,又称透明变性,常见于肌肉,心、肾、肝、血管壁。

(4)淀粉样变:组织间质中有淀粉样物质(蛋白质 - 黏多糖复合物)沉积,对碘的染色反应与淀粉相同,常见于脾,细胞间隙。

(5)黏液样变性:细胞体积增大,胞质被黏液充满,细胞核被挤到一侧,细胞呈半月形(印戒细胞),多见于上皮细胞。

(6)纤维素样变性:基质中出现嗜伊红均匀的物质,是血浆蛋白和纤维素原渗出的结果,常见于结缔组织。

(7)病理性色素沉着:指有色物质(色素)在细胞内外的异常蓄积。

(8)病理性钙化:指骨和牙齿以外的组织中有固体钙盐的沉积,包括转移性钙化和营养不良性钙化。

通常变性是一种可逆性的形态变化,一旦病因去除,即可恢复。但各类变性的危害程度不同。如中毒后引起的肾小管上皮细胞广泛浑浊肿胀,这种变性对机体影响不大,而肾小管上皮细胞发生玻璃样变性,即使病变范围不如上述那么广泛,性质却更为严重,恢复也更为缓慢。

职业中毒所致的细胞变性,以蛋白质代谢障碍和脂肪代谢障碍最为多见。许多毒物都能够引起实质细胞脂肪变性,具有鉴别诊断的价值。中毒性脂肪变性形态上表现为细胞质出现空泡,脂肪染色表现为阳性。许多化学物引起的脂肪变性有一定分布规律,比如四氯化碳,硝基苯可以引起肝小叶中心性脂肪变性,而磷、黄曲霉毒素 B_1 则引起肝小叶周边脂肪变性,可以作为与病毒性肝炎鉴别的重要依据。

3. 实质细胞的坏死　坏死是指组织或器官的局部死亡,坏死(necrosis)是以酶溶性变化为特点的活体内局部组织细胞的死亡。坏死可因致病因素较强而直接导致,但大多数由可逆性损伤发展而来,其基本表现是细胞肿胀、细胞器崩解和蛋白质变性。由于酶的分解作用或蛋白质变性所占地位的不同,坏死组织会出现不同的形态学变化,通常分为凝固性坏死、液化性坏死、纤维素样坏死三个基本类型。坏死是不可逆的细胞损害,病因去除后,需要邻近的正常细胞增生修复。还与对机体的影响与坏死的范围,损害的部位密切相关。坏死范围不大,完全修复后不会影响功能。坏死范围大,邻近细胞无法完全修复,多出现纤维组织增生,影响器官机构和功能。损害部位对于机体影响十分明显,比如重要脏器心、脑、肾的坏死,即使范围不大,也会对功能产生很大影响。如脑部关键神经中枢的缺血坏死,通常出现不可逆转的功能缺陷,比如肢体运动障碍、言语障碍、吞咽障碍、感觉障碍等。

4. 病理性再生　细胞坏死后,由邻近的正常细胞增生进行修补,称为再生。在生物进化过程中,高度分化的细胞再生功能减弱,比如高度分化的心肌细胞、神经细胞就很难再生,一旦发生坏死,主要由结缔组织增生进行修补,如果坏死范围较大或坏死部位处于重要功能的位置,则会出现明显的功能损害。而分化较低的组织细胞再生能力很强,特别是结缔组织的再生能力最强,一些损伤面积较大或很难再生的组织,主要依靠结缔组织再生修补病灶,比如常见的瘢痕组织就是结缔组织再生形成。

再生首先在病变部位的结缔组织中出现新生成纤维细胞,成纤维细胞分化为成熟的纤维细胞,毛细血管也随着伸入坏死部位与纤维组织一起填补。纤维细胞继续发展形成胶原纤维,最终由大量的胶原纤维和结缔组织细胞构成纤维性瘢痕组织。

在工作环境中长期吸入有害物质引起肺部慢性炎症持续损害肺组织,可继发肺间质纤维化即为病理学再生的典型实例,比如尘肺、矽肺。

二、职业性病损的病理学诊断

劳动者在工作环境中暴露于职业性有害因素超过一定限度和时限,会造成机体的损害,如果这种损害超出了机体的代偿能力,则会表现出一系列功能性或器质性的改变,出现临床症状,影响劳动能力。

病理学诊断是把病理形态改变与疾病的典型病变进行深入比较的过程,为临床确定疾病诊断,制订治疗方案提供重要依据。很多时候病理学诊断具有最终诊断的重要作用。对于肿瘤的诊断更加依赖于特征的组织和细胞形态改变。

(一) 尘肺病病理诊断

依据 GBZ 25《职业性尘肺病的病理诊断》:根据可靠的职业活动中粉尘接触史,按本标准要求的规范化检查方法得出的病理检查结果为依据,参考受检者历次 X 线胸片、病历摘要、死亡志,并排除其他原因可能导致的相似病理改变,方可作出尘肺病的病理诊断。

1. 诊断分期

(1)尘肺壹期:符合下列条件之一者:

1)全肺各切面(大体和镜检)尘肺结节总数大于等于 20 个,小于 50 个;

2)全肺尘性弥漫性肺纤维化达到 1 级(1 度)及以上;

3)全肺尘斑 - 气肿面积大于等于 30%,小于 75%;

4)按结节、尘斑、弥漫性肺纤维化综合评分法计算 20~49 分。

(2)尘肺贰期:符合下列条件之一者:

1)全肺各切面(大体和镜检)尘肺结节总数在 50 个及以上;

2)全肺尘性弥漫性肺纤维化达到 2 级(2 度)及以上;

3)全肺尘斑 - 气肿面积占 75% 及以上;

4)按结节、尘斑、弥漫性肺纤维化综合评分法计算 50 分及以上。

(3)尘肺叁期:符合下列条件之一者:

1)肺内出现 2cm × 2cm × 2cm 尘性块状纤维化;

2)尘性弥漫性肺纤维化达到 3 级(3 度)及以上。

2. 尘肺的病理类型　结节型尘肺病变以尘性胶原纤维结节为主,伴其他尘性病变存在;弥漫纤维化型尘肺病变以肺尘性弥漫性胶原纤维增生为主,伴其他尘性病变存在;尘斑型尘肺病变以尘斑伴灶周肺气肿改变为主,并有其他尘性病变存在。

3. 尘肺病变

(1)尘肺结节眼观:病灶呈类圆形、境界清楚、色灰黑、触摸有坚实感。镜检:或为矽结节,即具有胶原纤维核心的粉尘性病灶;或为混合尘结节,即胶原纤维与粉尘相间杂,但胶原纤维成分占 50% 以上的病灶;或为矽结核结节,即矽结节或混合尘结节与结核性病变混合形成的结节。

(2)尘性弥漫性纤维化:呼吸细支气管、肺泡、小叶间隔、小支气管和小血管周围、胸膜下区,因粉尘沉积所致的弥漫性胶原纤维增生。

(3)尘斑眼观:病灶暗黑色、质软、境界不清、灶周伴有直径 1.5mm 以上扩大的气腔(灶周肺气肿)。镜检:病灶中网织纤维、胶原纤维与粉尘相间杂,胶原纤维成分不足 50%。病灶与纤维化肺间质相连呈星芒状,伴灶周肺气肿。

(4)尘性块状纤维化眼观:病变为 2cm × 2cm × 2cm 以上的灰黑色或黑色、质地坚韧的纤维性团块。镜检:或为尘肺结节融合或为大片尘性胶原纤维化或为各种尘肺病变混杂交织所组成。

(5)粉尘性反应:指肺、胸膜、肺引流区淋巴结粉尘沉积、巨噬细胞反应、轻微纤维组织增生等。

4. 尘肺病变范围及严重程度的判定

(1)结节计数

1)结节直径小于 2mm,计作 0.5 个(镜下计数为准);

2)结节直径在 2mm 以上,计作 1 个(眼观计数、镜下确定);

3)结节直径在 5mm 以上,计作 2 个(眼观计数、镜下确定);

4)结节直径在 10mm 以上,计作 3 个(眼观计数、镜下确定)。

(2)尘性弥漫性纤维化(级 / 度)确定

1)分级

①1 级:病变占全肺面积大于等于 25% 以上,小于 50%;

②2 级:病变占全肺面积大于等于 50% 以上,小于 75%;

③3 级:病变占全肺面积 75% 及以上。

2)分度

①1 度:纤维化局限于肺小叶内,或肺小叶间隔、小支气管及小血管周围尘性纤维化;

②2 度:在 1 度基础上,纤维化互相联结形成网架状或斑片状,可伴局限性蜂房变;

③3 度:纤维化毁损大部分肺组织或形成纤维团块。

病变严重度的判定以 20 张切片的平均度为准,如度重于级时,以级为准。诊断石棉肺时,必须查见石棉小体。石棉肺并发的胸膜斑总面积超过 200cm^2 时,尘肺病变接近壹期或壹期与贰期之间者,可分别诊断为壹期或贰期。

(3)尘斑计量

1)壹期:尘斑 - 气肿面积占全肺面积大于等于 30%,小于 75%;

2)贰期:尘斑 - 气肿面积占全肺面积 75% 及以上。

尘肺面积按全肺各切面眼观结果判定,胸膜表面尘斑不计在内。

5. 尘肺并发症病理诊断

(1)肺结核:包括活动性肺结核,即干酪坏死灶、干酪性肺炎、空洞型肺结核、粟粒性肺结核、支气管内膜结核、肺门淋巴结结核及渗出性结核性胸膜炎。诊断叁期矽肺结核,必须具备壹期以上的尘肺病变基础,同时具备尘肺结核病变构成的纤维性团块。

(2)非特异性肺感染:着重细菌、病毒及霉菌性支气管炎、肺炎及肺脓肿、支气管扩张症等。难于区别炎症引起的纤维化与粉尘引起的纤维化时,可作为尘性弥漫性纤维化诊断并分期。

(3)肺心病、非尘性肺气肿、气胸。

(4)石棉所致肺癌、恶性胸膜间皮瘤。

(二) 常见尘肺病病理改变

1. 矽肺 矽肺是长期吸入含结晶型二氧化硅较高的生产性粉尘所引起,以肺内结节性纤维化为特征的慢性进行性疾病。其病理特征是两肺弥漫结节性纤维化,晚期肺体积缩小,呈灰白色或黑色,肺重量增加。从病理形态学矽肺可分为结节型,间质性,矽性蛋白沉积和团块型。

(1)结节型:本型矽肺在肉眼和显微镜下均可见两肺有大小不等的灰白色结节,病变的多少和严重程度不一,根据病变的程度可将矽肺分为三期。肺的硬度和厚度增加,表面大都有包裹性胸膜增厚,厚度自 0.1mm 至 2cm 不等,多由肺尖至肺底均有增厚。肺野内矽结节分布一般较为弥散,全肺如按水平切面切开,则可在各分层切面可检出小至针头大至绿豆的灰白色类圆形结节,质地硬而高出表面,轻者眼观较少或偶见,重者可全肺遍布直径 0.1~0.5mm 的结节,一般在结节较为明显可见的病例可在两肺下部以及边缘出现代偿性肺气肿,较大矽肺结节周围也可见气肿区,有时可在边缘区检见肺大疱,晚期或严重的病例,可出现融合性矽肺团块,团块内可见大量矽结节,团块直径从 1cm 到 5cm 不等,极严重者可达 10cm 左右,融合性病灶多出现在两肺上部。

结节性矽肺在镜检观察时主要可见到以下几种改变:淋巴结和肺内支气管和血管周围,以及肺实质内散在的矽结节,结节可大小不等,多数 0.2~3mm,周围有时可见少量细胞成分或纤维结缔组织,结节内可见针状结晶,矽结节多位于肺内淋巴部位,因此在结节内常见到血管或细支气管,肺实质内也可见到不规则的片状或条索样纤维化病灶,以及部分有间质纤维化。

(2)间质型矽肺:在临床和病理上均以肺间质以及肺泡壁的纤维化为特征,部分可见细小的类结节状病变,小片纤维化,由于间质和肺泡壁弥漫性纤维化,导致肺泡腔容积缩小,间质内大量矽尘的检出有助于与其他间质型肺纤维化鉴别。

(3)团块型矽肺:较为少见,一开始就在肺野内某一部位出现 1~2cm 以上的块状病变,可见密集的矽结节以及结节间的继发性纤维化,矽性块状病变的周围,常常可见少量矽性结节病变,多见于高浓度矽尘作业的工人。

2. 煤工尘肺 在煤矿开采过程中,由于工种不同,作业工人可分别接触到煤尘、煤硅混合粉尘或硅尘,引起肺部弥漫性纤维化,统称为煤工尘肺。煤工尘肺的基本病变是以肺间质为主的弥漫性煤尘沉积和煤尘灶的形成,弥漫性肺间质纤维化,伴有弥漫性分布的局灶性肺气肿形成,部分病例有少量矽结节形成。主要病例改变有:

(1)煤斑的形成:煤斑多由煤尘,吞噬细胞,成纤维细胞与少量胶原纤维组成,直径多在 2~5mm,外形不规则。

(2)灶周弥漫性肺气肿:与上述病变相伴而生,由于呼吸性细支气管长期处于煤尘以及纤维包围中,使得管壁平滑肌萎缩,呼吸性细支气管扩张,造成肺气肿。这种煤斑与局部肺气肿构成了煤工尘肺两个特征性病理变化。

(3)煤矽结节形成:肉眼为圆形或不规则形,大小为 2~5mm,黑色、质实。在肺切面表现为向表面凸起。显微镜下可见典型煤矽结节和非典型煤矽结节两种类型,典型煤矽结节中心为旋涡样排列的胶原纤维,可发生透明样变,胶原纤维之间可见明显的煤尘,周围有大量的煤尘细胞,成纤维细胞,网状纤维和少量的胶原纤维,并且沿邻近的肺泡间隔或其他间质,向四周延伸呈放射状;非典型煤矽结节成分与典型的结节类似,无胶原纤维核心,胶原纤维束排列不规则且较为疏松,尘细胞分散于纤维束之间。煤工尘肺病例,可能出现矽结节合并结核,称为煤矽结核结节。

(4)肺间质纤维化:在上述病变基础上,肺间质可出现弥漫性,不等量的煤尘沉着和煤尘灶的形成,逐渐在小血管,细支气管周围和小叶间隔与胸膜下出现程度不等的纤维化。

(5)进行性大块纤维化病灶:属于煤工尘肺的晚期表现,是上述病变进一步发展而形成的一种类似瘢痕组织的硬块,由于结缔组织包围着大量煤尘,多位于两肺上部和后部,直径多超过3cm,不受肺叶界限的限制,呈卵圆形,条索状。与矽肺的融合团块相比,此种病灶玻璃样变较轻,矽尘和胶原纤维含量较低。

3. 石棉肺　石棉肺是由于长期吸入石棉粉尘而引起的肺部广泛纤维化,伴有或不伴有壁层胸膜或脏层胸膜的纤维化,具有进行性肺功能损害,严重影响劳动能力。其病理改变:表现为肺间质弥漫性纤维化,可见石棉小体以及脏层胸膜肥厚和胸膜斑。由于石棉纤维容易随气流沿支气管下行进入肺下叶,所以不同于矽肺病变以两肺中部为重,石棉肺病变以两肺下部为重。病变严重时,肉眼可见肺脏变小,苍白,质地坚实。

尘肺病各种病理改变见图 1-3-1 至图 1-3-7。

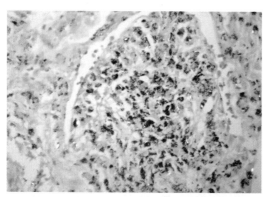

图 1-3-1　肺内尘细胞结节中可见尘细胞内有双折光石英尘粒(偏光检查)(HE 染色)

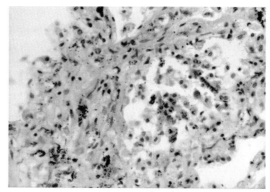

图 1-3-2　石棉肺,肺泡内石棉小体及肺泡壁纤维化(HE 染色)

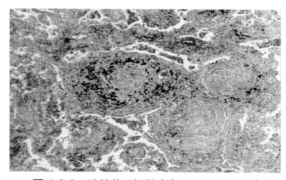

图 1-3-3　矽结节互相融合(MASSON 染色)

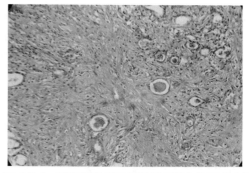

图 1-3-4　矽肺叁期,示弥漫性肺纤维化(HE 染色)

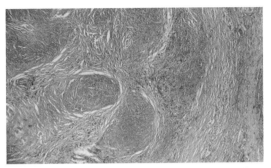

图 1-3-5　矽肺淋巴结典型矽结节（HE 染色）

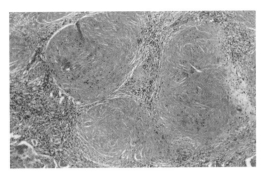

图 1-3-6　矽肺典型矽结节（HE 染色）

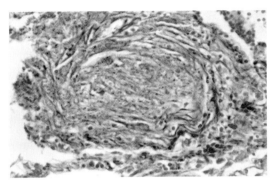

图 1-3-7　纤维性结节示胶原纤维（甲苯胺蓝染色）

（沙 焱）

第四节　职业流行病学

　　职业流行病学（occupational epidemiology）是流行病学与职业卫生学科领域相结合而产生的交叉性学科，流行病学中的研究方法与研究理论同样适用于职业流行病学。职业流行学是研究劳动条件对劳动者健康的影响，研究职业性疾病在职业人群中发生、发展、分布和控制的规律，探讨及确定职业有害因素对人的安全接触水平，为评价和指定职业卫生标准提供科学依据。职业流行病学在研究职业性肿瘤、职业性肺部疾患、职业性化学中毒、物理因素所致职业病、职业性放射性疾病、职业相关疾病等得到广泛应用。

一、职业流行病学的特点

　　职业流行病学因其所具有职业性特征，使得职业流行病学的调查研究具有该学科领域的自身特点。

（一）资料记录的完整性

　　职业人群在从事某项工作时均会有详细的工作记录，从而可以获得职业人群详细的个体接触职业因素的信息资料。在进行调查研究时，可以利用已有的工作记录等资料数据，对职业人群的个体接触暴露情况进行完整地评估，有利于正确估计研究所设计的职业因素暴露 - 疾病的关联强度。

（二）健康体检的规律性

职业人群因其从事的职业工种可能造成职业危害,因此按照国家法律规定应当有定期的职业健康检查体检记录。相较于普通人群,职业人群的健康体检状况可以呈现动态、连贯的信息资料。在研究职业接触暴露与职业危害之间的关联时,连贯和动态的健康体检数据资料可以提供更多的病因探索依据。

（三）接触暴露的明确性

职业活动中接触职业有害因素的暴露情况比较明确,并且暴露强度(浓度)较高,容易确定职业有害因素与疾病的剂量-反应关系。职业流行病学对于职业性疾病的病因探索有着极大的优势。

二、职业流行病学的应用

（一）研究职业性有害因素对职业人群健康的影响

职业流行病学研究内容包括研究职业有害因素对职业接触人群的健康影响及危害程度;识别和发现潜在的职业有害因素及其职业危害;评估职业接触暴露人群的健康危险度。

（二）研究职业性损害在人群中的分布、发生和发展规律

职业流行病学同样可以描述疾病的三间分布,与流行病学研究不同的是职业流行病学研究侧重于描述职业性疾病与职业危害的分布特征,疾病分布的人群特征、地区特征和时间特征等都具有职业性特点。职业流行病学调查研究所描述的疾病包括法定职业病、工作相关疾病和工伤。

（三）为制定、修改职业卫生标准提供依据

职业卫生标准和职业病诊断标准的制订与修订均需参照职业流行病学调查研究的结果,在健康安全效应和社会经济性之间进行权衡,从而制定出可以保障职业人群利益、符合实际发展状况的标准体系。

（四）评价职业病防治效果

通过比对法定职业病、工作相关疾病和工伤在采取某种预防措施前后的发病情况,评价职业病防治工作是否发挥了作用,以及预防措施的防治效果如何。

三、职业流行病调查内容设计

在职业流行病学研究中,调查设计是其中的重要环节之一,也是确保调查研究能够顺利进行的关键。完善的调查设计方案还可以尽可能地减少研究误差,使得研究结果更趋向于真实效应,提供更具有说服力的研究推论。职业流行病学调查的设计要求包括调查目的、对照人群选择、明确疾病和职业接触的定义、调查和资料处理表格等方面。

（一）调查对象

根据研究目的可以对拟调查人员的人群分布特征进行划分,且调查对象的定义要明确。职业流行病学调查的人群主要为职业人群,人群分布特征多以某地区的特定职业工种、某个厂矿企业或者车间,以及接触某种职业暴露的职业人员等为主。

1. 接触暴露人群 研究某种可疑职业因素接触暴露的危害或健康效应时可以将相关职业人群作为接触暴露人群。

2. 对照人群 对照人群的选择应与接触暴露人群除职业接触因素之外并无其他显著

的人群分布特征差异,职业流行病学研究中的对照包括内对照、外对照和多重对照等。

(二) 样本量大小

样本量的计算需要考虑接触组与对照组的比例关系,以及研究过程中的失访情况等。对照组的样本量不宜少于接触暴露组。

1. 对照人群发病率　如果接触组的发病率与对照组发病率的差值是固定的,研究所需要的样本量就越大。

2. 接触组与对照组发病率的差异　接触组与对照组之间的发病率差值越大,研究所需要的样本量就越少。

(三) 抽样方法

抽样调查包括非随机抽样和随机抽样。系统抽样可以在不确定抽样单元总体人数的情况下进行,并且在现场人群中容易进行;分层抽样可以按照某种特征将抽样单元分为若干层,层间变异越大越好,层内个体变异越小越好;整群抽样易于组织,但抽样误差较大。

四、职业流行学调查方法

常用的有横断面调查、病例对照调查、队列调查(包括回顾性队列调查)、干预性职业流行病学调查等。

(一) 横断面调查

即针对某个群体在某个时段内接触特定有害因素后所患疾病的普查即属于横断面研究。通过横断面调查可以发现职业性有害因素的存在、分布范围和危害程度,可以发现职业危害的早期苗头,有利于及时采取干预措施。在职业环境中通常了解现职员工的患病情况,调查职业人群的疾病与暴露是否有关联。比如调查某鞋厂接触不同浓度苯的员工各工龄组的苯中毒发病情况就可以初步获取不同接触水平的员工患病率的情况以及不同接触工龄员工随接触时间延长是否会增加患病情况,这些调查结果对指导用人单位加强员工的健康管理和改进生产工艺、设置有效防护设施具有非常重要科学依据。

横断面调查存在的主要问题是:

1. 员工的经济条件、非职业性因素如吸烟、饮酒、社会、文化、教育、经济收入、工作负荷、业余爱好、运动、营养以及免疫等都会影响调查结果的可靠程度。

2. 统计患病率指标受疾病病程长短,死亡病例多少影响较大。

3. 职业的变动、岗位的调整,比如在企业间和企业内工作变动,提前离职等。

4. 横断面调查难以确定接触职业性有害因素和所患疾病的前后关系,无法给出因果关系的结论。

因此横断面调查研究只能得出病因线索,做出病因推断,但不能得到具有意义的科学结论。

(二) 病例对照研究

即从是否患病入手,研究引起疾病的可能暴露因素。病例对照研究是职业流行病学评价和筛查职业性病因的重要方法和手段。该方法通常局限于一种疾病或状态的研究,难以满足实际工作中对职业性有害因素全面的评价。病例对照研究时需要对患有某种特殊疾病的工人,询问他们的全部职业史和职业接触史资料,以便能够获取关于职业性暴露的广泛的信息。

1. 资料收集 病例调查可以选择新诊断的病例,也可选择既往诊断的患者。通常选择新病例比较好,因为患者处于疾病早期,对先前的职业暴露史在时间上较为接近。对照组应代表那些已经发生疾病的人群。

2. 收集调查资料的方法 通过调查表,包括自我问答或访问,可获得关于职业人群和对照人群的职业史和暴露史资料信息。个人职业史收集的主要包括按年月时序列出患者的职业史以及每种职业的开始和结束时间;询问患者一般暴露情况,如粉尘、物理因素、某种毒物等,询问患者关于暴露特殊有害物的情况,如致癌物质等。

3. 资料的分析 在病例对照研究中,可以计算暴露比率——即病例与对照者中暴露百分比的比较,比较(OR)已经成为常用的指标。在研究疾病和暴露因素关联中要注意和发现排除混杂因素的干扰,并加以消除。多变量分析方法如 Logistic 回归已经被广泛使用。

(三)队列研究

队列研究是从人群的暴露有无入手,研究该人群发病或死亡率的差异,从而评价暴露引起疾病的情况,该方法更符合职业流行病学的目的要求,适用于对某职业人群健康状况的评价。在工业企业中对工人组随访观察疾病的发生率比对患此病的人群组追溯既往的职业史和职业接触史更容易、准确。前瞻性队列研究可以评估某种暴露的短期作用,能相对精准的区分暴露与非暴露,混杂因素也便于控制,而且这些人群能定期观察其疾病的新发各种诊断记录,退休记录以及死亡证书等信息来源对职业病是很有价值的研究方法。队列研究中,较多采用回顾性队列研究,尽管该方法存在一定偏差,但仍是目前国内外研究职业危害致病作用的可行方法。

以上介绍的几种方法,在职业医学领域得到广泛应用,如九十年代开展的焦炉工肺癌的回顾性队列研究,铸造工肺癌的调查,矽尘、矽肺和肺癌的关系流行病学调查以及碳素工人肺癌的流行病学调查。

五、职业性流行病学调查案例

(一)横断面调查案例

某市矿山尘肺病调查:为摸清某市矿山尘肺病发病情况,该市的职业病防治机构对该市45 家采石场 1995—2019 年期间尘肺发病情况进行调查,调查结果显示,45 家矿山期间粉尘作业工人累计 2 150 人,期间尘肺患者累计 273 例,累计患病率为 12.69%,其中 2019 年有现患病例 232 例,死亡 41 例,期间累计死亡率 15.02%,各种尘肺病平均死亡年龄,矽肺 47 岁,其他尘肺 69 岁。

(二)病例对照研究实例

吸烟是肺癌病因中最突出的主要因素是近三十年流行病学、病理学等学科研究得出的。某市于 20 世纪 80 年代初开展了肺癌与吸烟是否有关的流行病学调查。从 1981 年 3—10 月,病例和对照均从该市的六家市属医院的住院患者选取,共收集病例 135 名,(男 99,女 36),从几家医院中选取出吸烟外同质的患者做对照,按 1:1 配对。结果显示吸烟者肺癌的相对危险性与不吸烟者相比 RR 值 5.99,且随着吸烟量的增加 RR 值也在提高。

(三)队列调查实例

某市制鞋行业苯接触与白血病发病情况调查:调查该市制鞋业 2 921 家企业,自 1995 年 1 月 1 日起符合追踪条件的接触苯工人 4 216 人,所有调查对象均进行随访,符合截至

2018 年底,接触苯组和对照组因白血病死亡及患病情况如下:接苯组:白血病死亡人数 16,苯中毒人数 79,其他疾病死 23;而对照组分别是 5、0、19。

(刘志东)

第五节　职业性器官系统疾病

一、职业性神经系统疾病

职业性神经系统疾病是指劳动者在职业活动中,由于接触理化因子而出现的以神经系统损害为主的疾病。

导致神经系统损害的职业病危害因素非常多,不同危害因素其导致神经系统损害可以表现不同,例如丙烯酰胺中毒主要表现为多发性周围神经损害,有机锡中毒主要表现为中毒性脑病,但也可以非常相似,例如正己烷和溴丙烷,在慢性低剂量接触的情况下,都表现为多发性周围神经损害;同一危害因素因接触的情况不同,其导致的神经系统损害表现也可以不同,例如正己烷,长时间低浓度可导致慢性周围神经损害,短时间高浓度可以出现中枢神经系统损害的表现。所以,职业性神经系统损害的临床诊断必须与职业危害情况紧密结合,并与其他可导致神经系统损害的疾病进行鉴别,综合分析,以避免出现临床误诊误治。

在职业性神经系统疾病诊断标准方面,我国制定了职业性急性化学物中毒性神经系统疾病诊断标准,职业性慢性化学物中毒性周围神经病的诊断。针对其他多种导致职业性神经系统损害的因素也分别制定了相应的诊断标准,例如,职业性慢性正己烷中毒诊断标准,职业性慢性砷中毒诊断标准,职业性溶剂汽油中毒诊断标准,职业性慢性锰中毒诊断标准等。近年来,对一些标准进行了修改更新,例如 2013 年更新职业性砷中毒的诊断,2017 年更新职业性慢性正己烷中毒的诊断等。针对新发生的导致神经系统损害的职业病也出台了相关标准。例如 2014 年出台了职业性手臂振动病的诊断,2017 年出台了职业性慢性溴丙烷中毒的诊断等,进一步完善了职业性神经系统损害的诊断。

临床上,对于职业性神经系统损害疾病,还需要与非职业性神经系统疾病,如神经系统血管性疾病、神经系统炎症性疾病、神经系统变性病、神经系统遗传疾病及导致神经系统损害的其他系统疾病进行鉴别。

职业性神经系统疾病根据起病的缓急可分为急性神经系统损害和慢性神经系统损害;根据神经系统损害的部位可分为脑部损害、脊髓损害和周围神经损害;根据导致神经系统损害的职业病危害因素的不同通常可分为化学性、物理性、放射性等。因为职业性神经系统损害均由于在职业活动中接触导致神经损害的理化因子而发生,故本部分按照病因来进行分类。

(一) 病因分类

根据导致神经系统损害的职业病危害因素的不同通常可分为职业性化学中毒性、职业物理性和职业放射性的等。

1. 职业性化学性神经系统损害　职业性化学性神经系统损害是指劳动者在职业活动中接触较大量化学物所致的中毒性神经系统损害。2015 年颁布的《职业病危害因素分类目录》列举了 375 种化学因素存在职业性毒物的行业和岗位。在我国法定的 10 大类 132 种职业病中,职业性中毒占68种,其中许多化学物中毒会导致神经系统损害。

(1)常见导致职业中毒性神经系统损害的化学物:一般分为金属、有机化合物、农药等。

1)金属中毒:金属中毒是指相对原子质量大于65的重金属元素及其化合物引起的中毒,常见砷、镉、铬、铜、汞、锰、镍、铅、铊等。

2)有机化合物中毒:直接影响脑组织代谢或抑制酶活性的毒物中,导致脑组织缺氧的毒物有一氧化碳、硫化氢、氰化物、丙酮氰醇、丙烯腈等。直接影响脑组织代谢或抑制酶活性的毒物有铅、四乙基铅、三烷基锡、砷化物、硼烷、汽油、苯、甲苯、二硫化碳、三氯乙烯、甲醇、乙醇、氯乙醇、甲硫醇、氯甲烷、碘甲烷、二氯乙烷、四氯乙烷、环氧乙烷、四氯化碳、乙酸丁酯、有机磷类、氨基甲酸酯类、拟除虫菊酯类、杀虫脒、有机汞类、磷化氢、溴甲烷、沙蚕毒素类、氟乙酰胺、毒鼠强、丙烯酰胺等。

3)农药中毒:常见农药中毒为有机磷类、氨基甲酸酯类、拟除虫菊酯类、杀虫脒、有机汞类、磷化氢、溴甲烷、沙蚕毒素类、氟乙酰胺、毒鼠强等。

(2)职业性化学中毒性神经系统损害的临床类型:由于化学物的性质、接触浓度和时间、个体差异等因素的不同,职业化学性神经系统损害可表现为三种临床类型。

1)职业性急性神经系统中毒:指化学物一次或短时间(几分钟至数小时)大量进入人体而引起的神经系统损害。如职业性急性汞中毒、职业性急性氨气中毒等。

2)职业性慢性神经系统中毒:指毒物少量长期进入人体而引起的神经系统中毒。如职业性慢性正己烷中毒、职业性慢性溴丙烷中毒等。

3)职业性亚急性中毒:发病情况介于急性和慢性之间,称职业性亚急性中毒,但无截然分明的发病时间界限。此外,脱离接触毒物一定时间后才呈现中毒临床病变,称迟发性职业中毒,如职业性锰中毒。

(3)职业性化学中毒性神经系统损害途径:化学物对神经系统产生毒性作用的快慢、强度和表现与进入途径和吸收速度有关,常见的损害途径如下。

1)呼吸道:呼吸道是化学物进入人体的主要途径。因肺泡表面积较大和肺毛细血管丰富,经呼吸道吸入的化学物能迅速进入血液循环发生中毒,比经消化道吸收入血的速度快20倍。化学物可呈气体、蒸汽和气溶胶的状态通过呼吸道进入人体而导致神经中毒的发生。影响化学物进入呼吸道吸收的因素有,接触毒物的水平;血/气分配系数;水溶性的大小。还有劳动强度、肺通气量,血流量及劳动环境的气象条件等因素,气溶胶状态的毒物在呼吸粒子的形状、分散度,溶解度以及呼吸系统吸收情况为复杂,其影响的因素包括气道的结构特点、粒子的形状、分散度、溶解度及呼吸系统清除功能等。

2)皮肤:尽管皮肤对一些外来化合物具有屏障作用,但有些化合物如芳香族氨基和硝基化合物、金属有机化合物(如四乙基铅)等可经过完整皮肤吸收而引起中毒。在生产劳动过程中毒物经皮肤吸收中者也较常见。经皮肤吸收途径有两种,一是经表皮屏障到达真皮,进入血液循环。经该途径吸收的毒物需穿透皮肤角质层,其与毒物的分子量大小、脂溶性有关,分子量大于300D的物质一般不易透过此层。另一种是通过汗腺,或通过毛囊与皮脂腺,绕过表皮屏障到达真皮。有些毒物能损伤皮肤(如硫化物、汽车尾气等)。还有些毒物可经眼球结膜吸收引起中毒。在皮肤多汗或有损伤时,都可加速毒物吸收影响毒物经皮吸收的因素有:毒物本身的化学特性,如脂溶性等;毒物的浓度和积度;接地的皮肤部位、面积;以及溶剂种类,环境气温、气湿等。

3)消化道:生产性毒物经消化道进入体内导致职业中毒的事例甚少。不可忽略的是进入呼吸道的难溶性气溶胶被清除后,可经咽部进入消化道,通过小肠吸收进入血液循环。手被毒物污染后与食物接触,随食物进入消化道可能被口腔黏膜、消化道、肠道吸收引起中毒。

2. 职业性物理性神经系统损害　职业性物理性神经系统损害是指劳动者在职业活动中接触物理因素所致的神经系统损害。

(1)物理因素的种类:工作场所常见的物理性危害因素有异常气候条件(气温、气压、气流)、噪声、振动、电磁辐射、超重及失重等,许多物理性危害因素都可以导致神经系统损害,噪声所致听神经损害不在本部分讨论。

(2)职业性物理因素的特点:

1)物理因素以能量状态存在于工作场所,与化学因素以物质形式存在不同。

2)除了激光由人工产生外,其余的物理因素都存在于自然界中,正常情况下对人体无害。

3)每种物理因素都有特殊的物理参数,如表示气温的温度、振动的频率和加速度、气压的压强等,这些参数决定了物理因素对人体是否造成危害以及危害程度的大小。

4)产生物理因素的装置处于工作状态时,其产生的因素则可能造成健康危害,一旦装置停止工作,则相应的物理因素便消失,不会造成健康损害。

5)物理因素的强度如果没有阻挡,则随距离的增加迅速衰减。

6)有些物理因素,如噪声、微波等,可有连续波和脉冲波两种传播形式,不同的传播形式使得这些因素对人体危害的程度会有较大差异,因此在制定卫生标准时需要分别加以考虑。

7)在许多情况下,物理因素对人体的损害效应与物理参数之间不呈直线相关性,常表现为在某强度范围内对人体无害,高于或低于这一范围才对人体产生不良影响,并且影响的部位和表现形式可能完全不同。例如,正常气温与气压对人体生理功能是必需的,而高温可引起中暑,低温可引起冻伤或冻僵。高气压可引起减压病,低气压可引起高山病等。

8)除了某些放射性物质进入人体可以产生内照射以外,绝大多数物理因素在脱离接触后,体内便不再残留。因此对物理因素所致损伤或疾病的治疗,不需要采用"驱除"或"排出"的方法,而主要是针对损害的组织器官和病变特点采取相应的治疗措施。

(3)常见职业性物理因子性神经系统损害疾病:常见物理因素导致神经系统损害的疾病如下。

1)热损伤:热损伤是在高温影响下,机体体温调节功能紊乱导致的一组急性疾病。根据发病机制及临床表现分为热射病、热痉挛和热衰竭三型。一般以单一类型出现,亦可几种类型同时出现,其中热射病可导致严重中枢神经功能损害。

2)减压病:减压病是机体从高气压环境突然转移到低气压环境,由于外界压力快速下降,使高气压时体内组织溶解的气体超过饱和限度大而游离为气相,在血管及组织中形成气泡,超过人体临床的耐受限度导致的神经系统损害为突出表现的全身性疾病。减压病导致中枢神经系统特别是脊髓损伤。

3)高原病:高原病是指平原人从平原进入高原或从高原进入更高地区后,因低氧而出现的一系列临床症状。其中高原性脑水肿就是严重的急性高原性中枢神经系统疾病,死亡率较高。

4)振动病:振动病是在职业活动中长期从事手传振动作业而发生的以手部末梢循环障

碍、手臂神经功能障碍和 / 或骨关节肌肉损伤为主的疾病。

3. 放射性神经系统损害 职业性放射性神经系统损害是指劳动者在职业活动中接触电离辐射所致的神经系统损害。

按照射方式可分为外照射放射损伤和内照射放射损伤；按受照射剂量和发病缓急可分为急性放射性损伤和慢性放射性损伤；按受照射范围、部位不同可分为全身性放射损伤和局部性放射损伤；按发病与职业的关系可以分为职业性放射损伤和非职业性放射损伤。

(二) 发病机制

不同病因导致职业性神经系统损害的机制各有不同，常见理化致病因子导致神经系统损害的机制如下：

1. 职业性化学性神经系统损害的机制

(1)金属中毒：金属中毒导致神经系统损害的主要机制如下：

1)氧化应激损伤机制：氧化应激损伤是铅导致脑神经毒性的最重要机制。该机制是体内产生的氧自由基不能通过机体自身的新陈代谢排出，并且损伤后机体又不能及时得到修复，造成整个机体代谢失衡。

2)模拟体内离子，影响神经递质的活性：例如铅能替代 Ca^{2+}、Fe^{2+}、Mg^{2+}，影响机体生物代谢进程，体内所需离子被铅取代以致机体微量元素含量异常，导致乙酰胆碱、谷氨酸、多巴胺(DA)、5- 羟色胺(5-HT)等神经递质活性异常，导致认知及记忆功能损害。

3)影响脑神经元及相关蛋白：对神经元功能和突触可塑性造成持久的影响。

4)血脑屏障损害：金属进入脑组织后，与星型胶质细胞螯合，对血脑屏障产生损伤。

5)细胞凋亡：当重金属体内含量达到一定浓度时，线粒体的功能被快速抑制，能量耗竭，胞质膜溶解，细胞呈现广泛的坏死性变化。

6)影响细胞骨架：通过对细胞骨架的影响，干扰神经元的分化、移行、大小脑皮质分层的形成。

7)影响脑内氨基酸递质水平：例如锰影响脑内氨基酸递质水平。氨基酸神经递质包括谷氨酸、天冬氨酸、甘氨酸、γ- 氨基丁酸，破坏了脑内氨基酸神经递质的动态平衡，导致帕金森病发病率增加。除此之外，慢性锰暴露还会导致谷氨酸能神经元失衡。

8)影响神经信号通路：例如砷与急性巯基酶反应使其失活，导致神经丝蛋白变性，最终使迟发性轴索变性，引起周围神经病。

9)诱导脑细胞炎症因子反应：例如有机锡可激活小胶质细胞神经炎症反应引起中枢神经系统病理性紊乱，出现类似慢性神经退行性疾病(如阿尔茨海默病、帕金森病和肌萎缩性脊髓侧索硬化症)的症状，改变动物行为和情绪，表现为抑郁、焦虑、惊厥和攻击性等。

10)细胞毒性，例如铊具有明显的细胞毒性，铊进入体内，可以抑制细胞的有丝分裂，造成细胞代谢紊乱，影响脑和周围神经系统糖代谢。

故金属对神经系统的损害机制是多方面的，包括氧化应激损害、离子通道受损、神经递质紊乱、神经细胞损伤、蛋白合成障碍、异常蛋白积聚、线粒体能力代谢障碍、影响神经信号通路、炎症反应、细胞毒性等。

(2)有机化合物中毒的机制：有机化合物导致神经系统损害的机制主要有：

1)神经生长因子(nerve growth factor，NGF)及其信号转导通路异常：例如正己烷代谢产物——2,5- 己二酮(HD)有抑制内源性的 NGF 表达水平的作用。正己烷中毒性周围神经病患者血清 NGF 水平低于正常人群,提示正己烷中毒有可能导致患者血清中的 NGF 水平降低。

2)对能量代谢的影响:例如正己烷的代谢产物 HD 可抑制神经细胞酶及神经纤维中糖酵解酶的活力,使 ATP 的生成减少,造成能量代谢障碍,轴突运输受到影响,导致神经纤维轴突发生肿胀变性而发生周围神经病变。

3)脂质过氧化损伤:导致机体氧化还原系统的变化,抗氧化损伤的能力受到明显的影响,削弱了机体清除自由基的能力,发生了脂质过氧化损伤。这可能是正己烷及溴丙烷等烷烃类物质对机体毒性作用的机制之一。

4)神经细胞凋亡:有机化合物可引起海马区蛋白质组的磷酸化改变,通过抑制海马区抗凋亡分子的作用而引起凋亡相关的神经毒性。

5)氧化应激:氧化应激是许多化学物质诱导细胞损伤的关键机制之一,细胞内高水平的活性氧族(reactive oxygen species,ROS)可导致线粒体和 DNA 损伤,细胞因子数量增加,甚至细胞死亡。影响蛋白的表达水平及生物学功能,包括氧化应激途径、肌动蛋白异常等,会干扰肌细胞的活动,进而影响神经系统和运动功能。

6)影响神经酶:通过影响神经元特异性烯醇化酶(neuron specific enolase,NSE)、髓鞘碱性蛋白(myelin basic protein,MBP)而影响髓鞘结构及功能的完整,导致神经毒性,从而影响神经功能。

7)影响神经递质:导致大脑皮质与小脑内的兴奋性神经递质变化,损伤大脑皮质和小脑的正常功能。

故有机化合物对神经系统的损害机制是多方面的,包括影响神经生长因子的合成、氧化应激损害、脂质过氧化损伤、神经细胞凋亡等机制,以及影响能量代谢、神经酶学、神经递质等。

(3)农药中毒性神经系统损害的机制:我国目前使用的农药近千种,按作用靶生物划分为杀虫剂、杀菌剂、除草剂、杀鼠剂、杀螨剂等。许多农药可导致中毒性神经系统损害。常见直接导致神经系统损害的农药主要为有机磷类、氨基甲脂酸类、拟除虫菊酯类、百草枯、磷化氢、磷化锌、磷化铝等。农药导致神经系统损害的主要机制如下:

1)有机磷类:有机磷目前是我国使用最广、用量最大的一类农药,具有适用范围广、杀虫力强、易分解、残留期短等特点,在农药病虫害防制方面有非常重要的作用。有机磷农药对生物神经系统、内脏器官、生殖系统、免疫系统等都会产生毒性,其中最主要的毒性表现为神经毒性。有机磷中毒导致神经系统损伤主要有如下三方面机制:

①急性胆碱能危象(acute cholinergic crisis,ACC):有机磷农药(OPs)进入机体后可抑制乙酰胆碱酯酶(AChE)活性,使之失去水解乙酰胆碱(ACh)能力,胆碱能神经纤维末端大量 ACh 递质堆积,产生急性胆碱能危象症状,影响细胞代谢及胞膜传输功能;大量有机磷进入体内引起明显的毒蕈碱样反应,呼吸困难、肺水肿导致机体缺氧,对缺氧最敏感的脑细胞因 ATP 生成减少、水钠潴留,发生以星形胶质细胞肿胀为主的细胞内水肿,导致意识障碍、昏迷和抽搐发作,通常不引起喷射样呕吐、视乳头水肿等急性颅内压增高的典型表现。严重缺氧得不到纠正可引起细胞内钙超载、脑组织大量自由基生成、乳酸堆积和 pH 下降,进一步损伤脑细胞、血管内皮细胞,使大量水分、血浆成分漏出血管外,形成血管源性脑水肿,与细胞性

脑水肿共存。

②中间综合征(intermediate syndrome,IMS):有机磷中毒的急性胆碱能危象消失后 1 周内(一般 14 日)可突发肌无力,发生率约 8%。中间综合征得名于发病时间介于急性期(胆碱能危象期)与迟发性周围神经病发病之间,也称为中间型肌无力综合征(intermediate myasthenia syndrome,IMS),多见于对硫磷、甲胺磷、乐果、氧化乐果、倍硫磷、久效磷、敌敌畏等中毒,早期发现 IMS,早期给予干预,可改善预后。IMS 的肌无力可能是 OPs 引起神经 - 肌肉接头,主要是突触后膜功能等障碍。

③迟发性神经病(delayed neuropathy):急性胆碱能危象消失后可出现周围神经病变,潜伏期长达 1~5 周,故称为有机磷导致的迟发性神经病(organophosphate induced delayed neuropathy,OPIDN),引起 OPIDN 的主要 OPs 是丙胺氟磷、丙氟磷、马拉硫磷、对硫磷、美曲磷酯(敌百虫)、敌敌畏、三硫磷、乐果、内吸磷、溴苯磷、甲胺磷、依皮恩、毒死蜱和壤虫磷等。氨基甲酸酯类中毒机制也是通过抑制体内乙酰胆碱酶活性。

2)拟除虫菊酯类(Syntheticpyrethroids,SPs):拟除虫菊酯类是由天然除虫菊酯为基础发展起来的一类高效、安全的新型杀虫剂,是具有神经毒性的杀虫剂。拟除虫菊酯类农药对哺乳动物的神经毒性机制是多方面的。主要包括:

①对脑组织生物膜的影响、对神经递质的影响;

②对神经信号传导过程的影响;

③对神经细胞的损伤;

④细胞增殖和凋亡;

⑤影响脑组织中参与能量代谢相关酶;

⑥影响多种神经递质物质的释放干扰递质突触传递过程;

⑦损伤哺乳动物的神经细胞,造成神经细胞的凋亡或神经细胞膜的损伤等;⑧对离子通道的影响,导致神经细胞兴奋改变,导致神经系统功能的损伤等。

3)其他农药:杀虫脒可以抑制单胺氧化酶,进而引起体内生物胺的系列变化,激动中枢儿茶酚胺受体,引起儿茶酚胺大量减少,以及利多卡因样作用,导致麻痹及心血管抑制,出现昏迷等神经系统损害;百草枯引起细胞膜脂质过氧化,造成组织细胞的氧化性损害,出现中枢神经系统等多系统损害,其中肺损害尤为严重。

故农药中毒性神经系统损害的机制主要包括影响乙酰胆碱酯酶活性、影响神经递质神经信号传导、神经细胞的损伤神经细胞的凋亡、影响体内生物胺活性及脂质过氧化等。

2. 职业性物理性神经系统损害的机制 职业场所常见的物理性危害因素有噪声、振动、辐射、异常气候条件(气温、气压、气流)等,许多物理性危害因素都可以导致神经系统损害,职业场所不同物理特征导致的神经系统损害机制不同,分述如下:

(1)手臂振动病:手臂振动病是长期从事手传振动作业出现的手部末梢循环障碍、手臂神经功能障碍和 / 或骨关节肌肉损伤的疾病。其损害的机制尚不明确,主要有血管学说、免疫学说、神经学说和综合学说,其中综合学说较为公认。手部长期接触振动,局部组织压力会增加,内皮细胞受损,血管内膜增厚管腔变窄,致使内皮细胞产生的收缩因子(endothelium-derived contracting factor,EDCF)增加,引起血管收缩。同时舒张血管因子(endothelium-derived relaxing factor,EDRF)释放减少,致使血管舒张反应性降低,抗血小板凝集机制下降,血液黏滞度增加,加剧了局部血管栓塞。振动刺激可通过躯体感觉交感神经反射使手指血管运动神经元兴奋性增强,使血管平滑肌细胞对去甲肾上腺素(noradrenaline, NA)反应增强。振动损伤平滑肌的 α 受体,导致血管舒张功能减退。动静脉吻合中的 β 肾上腺素能血管舒张机制受损后,使血管对寒冷的舒张反应降低。寒冷作为诱因,也可直接刺激外周血管平滑肌收缩,导致局部血管痉挛出现白指。

(2)热射病:热射病(heat stroke,HS)也称致死性中暑,是一种可危及生命的疾病。热射病相关中枢神经系统损伤机制主要为,高热引起大量炎症相关的基因表达,使炎症介质大量释放,是 CNS 神经细胞损伤的一个重要因素,导致信号转导通路异常,细胞的增殖、分化和生存障碍,导致中枢神经系统损害。

(3)神经系统减压病:该病发生在水下返回陆地时,因在不断增加压力的水下,气体(主要氮气)在体液中溶解,减压过速在组织内形成气泡,继发性局部缺血,脊髓髓鞘明显扩张并呈带状形破坏,有时能引起永久性神经系统损害。中枢神经系统减压病除气泡栓塞阻塞血管影响血供外,血管痉挛也是重要的因素,不充分减压可造成动物微血管痉挛、功能障碍。

3. 职业性放射性神经系统损伤的机制　职业性神经系统放射性损伤是由于在职业活动中,机体受到电离辐射后产生的损伤。放射性损伤的机制是多因素综合作用所致,包括放射性直接作用、继发性血管损伤、自由基损伤和免疫反应等(刘树铮,2006)。影响放射损伤严重程度的因素主要有:

(1)射线性质:如中子照射比 γ 射线、X 射线生物效应强,组织损伤严重。

(2)辐射剂量:与损伤成正比。

(3)分次照射:同一剂量照射分次给予生物效应愈小。

(4)照射部位:当照射剂量及剂量相同时,生物效应严重程度依次为腹部>盆腔>头颈>胸部>四肢。

(5)照射面积:照射条件相同时,受照射面积愈大,生物效应愈明显。

(6)照射方式:在照射条件相同时,多向照射生物效应大于单向照射。

(7)机体健康状况:病态、过劳、饥饿、营养不良等增加机体对射线敏感性。

(三)临床表现

职业性神经系统疾病以神经系统损害的临床表现为主,包括中枢神经系统及周围神经系统症状体征,许多职业性神经系统损害同时伴有血液系统、消化系统、呼吸系统、心血管系统等多器官系统损害的症状体征。

1. 职业性神经系统损害的症状体征　职业性神经系统疾病根据起病的缓急可分为急性神经系统损害和慢性神经系统损害,根据神经系统损害的部位可分为脑病、脊髓病和周围神经病。不同的理化因子导致的神经系统损害的临床症状体征可以不同,也可以相同。同一理化因子因不同接触方式导致神经系统损害的症状体征也会不同。

(1)急性神经功能损害:各种化学性神经毒物以及放射性损伤、高温暴露、潜水作业减压过快等理化因素均可导致急性神经功能损害。急性神经功能损害包括急性中枢神经系统损害及急性周围神经系统损害。接触神经危害性理化因素到出现神经系统损害的潜伏期从数分钟至数日不等。

1)急性中枢神经系统损害:急性中枢神经系统损害包括急性脑病及急性脊髓病。职业性急性脑病临床症状为剧烈的头痛、头昏、失眠、恶心呕吐、全身乏力、精神萎靡,并出现步态蹒跚或具有易兴奋,情绪激动,易怒等精神症状、癫痫大发作样抽搐。严重时表现为意识障碍,如浅 - 深昏迷,癫痫持续状态,脑疝形成。还可以出现精神症状,如定向障碍、幻觉、妄想、精神运动性兴奋或攻击行为。脑局灶损害表现,如皮质性失明、小脑性共济失调、帕金森综合征等。查体可出现意识障碍、锥体束征,腹壁反射和提睾反射等浅反射减退或消失、腱反射活跃或亢进,或出现踝阵挛,或引出 Babinski 或 Chaddock 征等病理反射。职业性急性脊髓病比较少见,可发生于中度的急性或亚急性有机汞中毒或某些急性有机磷中毒所致的迟发性神经病者,出现损伤平面以下的肢体运动感觉功能障碍及膀胱功能障碍,严重时出现痉挛性截瘫,可有大小便功能障碍,查体可见双侧下肢锥体束征。

职业性急性化学物中毒性中枢神经系统损害一般发病急。例如毒鼠强中毒,10~30 分钟出现头晕、头痛、狂躁、严重时全身强直性抽搐、二便失禁、昏迷、死亡;甲醇中毒 8~36 小时出现头痛、头晕、乏力嗜睡、步态蹒跚、震颤、视力模糊、失明,并可出现谵妄、恐惧、幻觉等精神症状;有机磷农药中毒 0.5~24 小时出现毒蕈碱样症状(M 样症状)表现为腹痛、腹泻、恶心、呕吐、二便失禁、胸闷、咳嗽、气短、呼吸困难、大汗、瞳孔缩小、流泪和流涎等。烟碱样症状表现为肌纤维颤动(舌、面、四肢、眼睑和全身骨骼肌肌束震颤),甚至全身肌肉强直性痉挛,也可出现肌力减退或瘫痪,严重者因呼吸肌麻痹可引起呼吸衰竭。中枢神经系统症状为头晕、头痛、疲乏、无力等症状,继后出现烦躁不安、谵妄、运动失调、言语不清、惊厥、抽搐,严重者可出现昏迷、中枢性呼吸循环功能衰竭。但一些毒物如四乙基铅、溴甲烷、碘甲烷、三烷基锡、有机汞等急性中毒,可经数小时、数天,甚至 2~3 周的潜伏期后发病,在潜伏期内可无明显症状,而一旦出现症状,病情迅速进展。氰化物、一氧化碳等引起的中毒性脑病,则可于急性期恢复后 2~3 周出现基底节及大脑皮质下白质所致的迟发脑病。

职业性物理因子导致的急性中枢神经损害常见有热射病(heat stroke, HS)和脑型急性放射病。热射病死亡率可达 10%~50%。患者的主要临床表现为高热、皮肤干燥以及中枢神经系统功能障碍,如注意力不集中、意识障碍、记忆减退、惊厥、谵妄、昏迷等,病情严重者可发生多器官功能衰竭,查体可见意识障碍、锥体束征、腱反射活跃或亢进、出现踝阵挛,或引出 Babinski 征或 Chaddock 征等病理反射;受到 50Gy 以上的射线全身照射会发生脑型急性放射病,照射后立即或数十分钟内会出现频繁呕吐、腹泻、腹痛、共济失调、定向力障碍、肌张力增强、强直性抽搐等。

2)急性周围神经系统损害:职业性急性周围神经损害多由于化学性中毒所导致,周围神经系统损害的症状可于接触毒物 1~2 天内出现,但砷及若干有机磷急性中毒时,可经 2~3 周的潜伏期后出现迟发性周围神经病,出现四肢末梢麻痹,皮肤感觉异常,运动失调,严重者可瘫痪。有的有机磷中毒于急性期胆碱能危象消除 1~5 天后出现神经肌肉接头病变,发生 "中间期肌无力综合征",表现为脑神经支配的肌肉、屈颈肌与四肢近端肌肉、或呼吸肌的无力。

常见引起职业性急性中毒性周围神经病的毒物有铊、砷、有机溶剂和某些有机磷酸酯类化合物,如正己烷、环氧乙烷、敌百虫、敌敌畏、甲胺磷、乐果、氧化乐果、对硫磷、马拉硫磷、丙胺氟磷、磷酸三邻甲苯酯(TOCP)等,急性一氧化碳中毒时可出现单神经病。

(2)慢性神经功能损害:神经毒物、放射性损伤、电离辐射等理化因素均出现慢性神经功能损害。慢性神经系统损害包括慢性中枢神经功能损害及慢性周围神经功能损害。

1)慢性中枢神经功能损害:慢性中枢神经功能损害也称为慢性脑病,由于长期低剂量接触神经毒物、电离辐射等理化因素所致。主要表现为,神经衰弱综合征,引起头痛、头昏、失眠、多梦、疲乏、烦躁、耳鸣等神经功能紊乱症状；神经行为异常改变，包括行为、记忆、认知变化，其在脑的形态结构发生明显改变之前已发生异常，如空间参照记忆能力下降，空间学习效率降低和逆行性遗忘；情感状况和心理运动异常，表现为情绪波动，易激动及精神紧张等神经系统亚健康状态；心理问题主要表现为强迫症状、忧郁、焦虑、恐怖和偏执等，但生理不适无显著差异。严重时还会引起神经变性疾病，如帕金森病、阿尔茨海默病等。例如，慢性锰中毒起病缓慢，潜伏期 5~10 年，早期出现神经症和自主神经障碍，如头痛、头晕、乏力、萎靡、嗜睡、健忘、失眠、四肢酸痛、易兴奋、多语、多汗、心悸、下肢无力，可有食欲减退、恶心、流涎和上腹部不适感，晚期出现静止性震颤、小步态等典型帕金森综合征表现。查体可见眼睑、舌和手指震颤，腱反射亢进，病情进展可见肌张力增高、闭目难立征、轮替和连续动作不能等。长期的电离辐射可导致神经元受到辐照后损伤或死亡，神经胶质细胞大量增殖，增殖的异常胶质细胞导致癌变，诱发脑瘤等。职业性慢性中枢神经功能损害的研究较多，但目前尚未纳入我国法定职业病范围内。

2）慢性周围神经功能损害：化学物中毒性、放射性损伤、振动损伤等因素都可能会导致慢性周围神经功能损害。化合物中毒所致慢性周围神经病主要临床表现为多发性周围神经病，大多数会出现运动、感觉、自主神经功能同时受累。毒物引起的单神经病、多数单神经病甚为少见。

常见导致慢性中毒性周围神经病的毒物品种金属及类金属，如铅、汞、砷等。有机溶剂如正己烷、汽油、二硫化碳、甲基正丁基甲酮、溴丙烷、氯丙烯、丙烯酰胺、环氧乙烷等。

化学物中毒性慢性周围神经病起病多较为隐袭，缓慢渐进性加重，进展过程取决于接触化学物的种类、时间、浓度等。化学系慢性周围神经系统损害的潜伏期从一到数月不等。起病多为隐匿，早期多以肌肉无力、浅感觉障碍为主要表现，以四肢远端为重的双侧对称性感觉异常或感觉障碍、下运动神经元性运动障碍，可有自主神经功能紊乱表现。出现肢体远端麻木、疼痛，下肢沉重感，可伴有手足发凉多汗、食欲减退、体重减轻、头昏、头痛等，化学中毒性周围神经病在恢复期可出现四肢肌肉抽搐伴疼痛的现象，小腿肌肉抽搐较多见，可伴有手掌和足底多汗等自主神经功能损害症状，可能与神经肌接头离子通道兴奋性增高或不稳定有关。

振动性神经病为接触振动作业 1 年以上，早期出现间歇性或持续性手麻，以及手疼痛、麻木、僵硬和多汗等，常常影响整个上肢，夜间尤为明显，活动可暂时缓解。可伴运动功能障碍，如书写受影响、精细操作不灵活等。查体可以有手指皮温低、多汗、指端振动觉及痛触觉减退等。除了神经系统损害症状外，振动病最典型症状是出现振动性白指，称为职业性雷诺现象（occupational raynaud phenomenon）。

2. 实验室检查　除了常规、生化、免疫等检查外，职业性神经系统疾病辅助检查包括腰椎穿刺和脑脊液检查、神经影像学检查、核医学功能代谢成像、脑电图、诱发电位、肌电图、神经传导速度、神经超声检查、肌肉神经及脑组织活检、视野听力及前庭功能检查、神经毒物特异性理化检测等特殊检查，有些需要通过神经系统疾病基因相关检查以鉴别。

职业性神经系统疾病的辅助检查要根据中枢性和周围性损害的不同，选择不同的辅助检查方法，围绕明确诊断及鉴别诊断的需要来进行选择。许多职业性神经系统损害疾病同时合并多器官系统损害，导致相应器官系统常规生化等检查结果异常。神经系统特殊检查在职业性神经系统损害的意义有两个方面，一是明确是否存在神经系统损害。二是鉴别其他原因（血管性、感染性、肿瘤性、代谢性、免疫性、遗传性等）导致的神经系统疾病。

（1）脑脊液检查：脑脊液检查主要通过腰穿进行脑脊液压力、常规、生化、病毒、细菌、免疫指标、细胞病理等检查排除中枢神经系统感染、肿瘤、出血、自身免疫等疾病。

（2）脑电图检查：脑电图检查对于中枢神经系统损害如各种因素所致脑病有重要的意义。脑电图显示异常的主要表现有广泛的 α 节律紊乱、α 波减少。当出现意识障碍或抽搐时，θ 波及 δ 波幅活动增多，严重者呈高度失律或出现棘波、尖波。但脑电图异常程度与临床病情轻重不一定完全呈平行关系。

（3）诱发电位检查：目前实际常用的脑诱发电位有躯体感觉诱发电位（somatosensory evoked potential，SEP）、视觉诱发电位（visual evoked potential，VEP）、脑干听觉诱发电位（brainstem auditory evoked potential，BAEP）。在中毒性脑病时，这些脑诱发电位常可出现中枢段异常，且与意识障碍程度相关，可用以辅助监护脑功能及判断预后，亦有利于预测迟发脑病的发生。

（4）神经影像学检查：电子计算机断层脑扫描（CT）及头颅磁共振成像（MRI）对脑水肿、脑软化、皮质下白质脱髓鞘病变等具有辅助性诊断价值。在急性中毒性脑病时，头颅磁共振或 CT 检查可显示侧脑室变小、大脑皮质下白质弥散性低密度改变，或见苍白球及壳核密度减低等。MRI 显示脑水肿病变常比 CT 早，但临床发病初期不一定能检出上述变化。其他功能性脑成像技术包括正电子发射体层成像（positron emission tomography，PET）、局部脑血流量（regional cerebral blood flow，rCBF）、单光子发射电子计算机体层摄影（single photon emission computed tomography，SPECT）和液体抑制反转恢复（fluid attenuated inversion recovery，FLAIR）等。

（5）神经 - 肌电图：神经肌电图检查对职业性周围神经损害的早期诊断有重要意义，周围神经损害肌电图出现神经源性损害表现，主要表现为感觉及运动神经传导速度减慢、波幅减低、潜伏期延长，严重时感觉及运动传导不能引出。同心圆针肌电图可出现纤颤波、正锐波，慢性神经损害针肌电图可出现高波幅、宽时程、多相动作电位。当伴有自主神经功能损害时出现皮肤交感反应潜伏期延长、波幅减低，严重时皮肤交感反应不能引出。某些化学物中毒性周围神经病在恢复期可出现肌肉痉挛抽搐的现象，针肌电图可出现"束颤电位"或"肌强直电位"。

（四）诊断及鉴别诊断

1. 职业性神经系统疾病的诊断　职业性神经系统疾病的诊断原则，依据相关职业病诊断标准，必须明确接触神经损害理化因素的职业史，出现以神经系统损害为主的临床表现，结合必要的实验室检查结果及现场劳动卫生学调查资料，排除其他原因所致神经系统疾病后，方可诊断。

在职业性神经系统疾病诊断中，患者工作中均有接触导致神经损害的理化因素接触史。应仔细询问是否从事矿石开采、冶炼、金属铸造提炼、蓄电池生产、化工、电焊、塑胶、染料、制药、五金、电子、皮革鞣制、消毒杀虫剂、化学性和放射性物质等生产、运输、储存的职业史，有无接触重金属、有机溶剂、放射性物质、振动作用、高温及减压等特殊作业。对于有神经损害，但神经损害理化因素不能明确的情况，需结合临床资料，流行病学特点，排除其他病因导致的神经系统损害后，警惕不明原因职业性神经系统损害的发生。

根据临床症状、辅助检查等资料，职业性神经系统疾病的诊断一般根据病情分为轻度、中度、重度。

(1)职业性中枢神经系统损害的诊断:

1)急性脑病的诊断:职业性急性脑病可根据临床症状体征分为轻度、中度、重度。轻度损害表现为剧烈的头痛、头昏、失眠、恶心、呕吐、全身乏力、精神萎靡,并出现步态蹒跚或具有易兴奋,情绪激动,易怒等精神症状,嗜睡状态或朦胧状态;中度损害表现为谵妄状态、混浊状态、癫痫大发作样抽搐,查体有双侧锥体束征等;重度损害表现重度意识障碍,如昏迷、植物状态,明显的精神症状,如定向障碍、幻觉、妄想、精神运动性兴奋或攻击行为,癫痫持续状态,脑疝形成,脑局灶损害表现,如皮质性失明、小脑性共济失调、帕金森综合征等,脑电图检查可呈中度及高度异常;脑诱发电位中枢段潜时可延长;头颅电子计算机断层扫描(CT)或磁共振成像(MRI)可显示脑水肿。

2)急性脊髓病的诊断:职业性急性脊髓病可分为轻度和重度。轻度出现双侧下肢锥体束征,不伴有下肢运动功能及膀胱功能障碍;重度出现痉挛性截瘫,可有尿潴留或尿失禁。

3)慢性中枢神经系统损害的诊断:一些职业性慢性中枢神经系统损害例如职业性慢性锰中毒,应根据密切的职业接触史和以锥体外系损害为主的临床表现,参考工作场所空气中锰浓度检测结果等综合分析,排除其他疾病方可诊断。职业性慢性中枢神经系统损害根据临床症状分为轻度、中度、重度。轻度损害表现为在头昏、头痛、易疲乏、睡眠障碍、健忘、多汗心悸等自主神经症状、肢体疼痛乏力等症状外,出现不恒定的肌张力增高、手指震颤、情绪低落或易激动等精神情绪改变;中度损害表现为,出现恒定的肌张力增高,静止性震颤;重度损害表现为全身肌张力明显增高,四肢震颤并累及头颈部,步态明显异常。有情感淡漠、反应迟钝、强迫观念、冲动行为、智力障碍等显著的精神情绪改变。脑 MRI 在慢性锰中毒和长期锰接触者 T1WI 相可显示双侧苍白球对称高信号,由于锰的强磁性导致 T1 弛豫时间缩短,可佐证脑内金属积累。

(2)职业性周围神经系统损害诊断:职业性周围神经系统损害的诊断分为轻度、中度、重度。

1)轻度周围神经损害:在长期密切接触神经损害因素后,出现四肢远端为主的肌肉无力、肢体麻木或烧灼样、蚁走样、切割样等感觉异常、四肢湿冷、无汗或多汗等自主神经症状的基础上,出现四肢对称性手套、袜套样分布的感觉减退或过敏,同时伴有振动觉障碍或跟腱反射减弱,四肢受累肌肉肌力减退至 4 级,神经 - 肌电图检查提示轻度周围神经损害。

2)中度周围神经损害:为在轻度损害的基础上,出现跟腱反射消失,或深感觉明显障碍伴感觉性共济失调,四肢受累肌肉肌力减退至 3 级,可伴有肌肉萎缩,定位明确的脑神经损害,神经 - 肌电图检查提示周围神经损害明显,如神经传导速度中度减慢,或感觉和运动动作电位波幅中度降低。

3)重度周围神经病:在中度中毒的基础上,出现四肢受累肌肉肌力减退至 2 级及以下,神经 - 肌电图检查提示周围神经损害严重,如神经传导速度重度减慢,或感觉和运动动作电位波幅重度降低。

2. 职业性神经系统疾病鉴别诊断　职业因素与许多非职业因素均可导致神经系统损害,因此,做好鉴别诊断是职业性神经系统疾病诊断的重要内容。要求职业病医师具备一定的神经系统疾病临床知识,通过仔细询问病史、详细的体格检查、通过血液尿液脑脊液等实验室检查,以及影像、超声、电生理检查、神经病理、神经遗传病等相关辅助检查,综合分析鉴别排除其他原因所致神经系统疾病后才能诊断。鉴别诊断从以下几方面进行。

(1)神经系统疾病病因的鉴别:主要指同一疾病的病因诊断,某些疾病有多种致病因素,而职业性因素只是其中之一。例如金属、化合物、电离辐射等许多职业因素可以导致急性脑病及多发性周围神经病,但急性脑病和多发性周围神经病还有其他非职业因素,像感染性、自身免疫性、代谢性、非职业性(药物、毒品、生活中毒)等原因所致,需要详细了解病史、体格检查、并完善相关实验室检查后综合分析后才能进行诊断。

(2)神经系统临床表现的鉴别诊断:某些职业性神经系统损害的临床表现与非职业性神经系统损害的临床表现非常相似。例如出现昏迷的症状时,应将职业中毒性脑病出现的昏迷与急性脑血管病、糖尿病酮症酸中毒等疾病出现的昏迷相鉴别;出现肌肉萎缩肌力减退时,应与内分泌疾病、自身免疫性疾病、遗传病、血液系统疾病、恶性肿瘤等所导致的神经损害进行鉴别;出现震颤肌张力增高时,应与神经系统变性疾病如帕金森病等进行鉴别。

诊断职业性中枢神经系统疾病时,需与中枢神经系统感染、脑血管意外、颅脑外伤、代谢障碍疾病、癫痫、药物中毒、心因性精神障碍等鉴别。诊断职业性周围神经时需与如急性感染性多发性周围神经病、糖尿病、风湿免疫系统疾病、恶性肿瘤、血液病、遗传性疾病、药物中毒等导致的周围神经病相鉴别。

常见需鉴别的神经系统损害的疾病有:

1)神经系统血管病:如脑血管病。

2)神经系统感染性疾病:如病毒细菌性脑炎、吉兰-巴雷综合征等。

3)神经系统自身免疫性疾病:如自身免疫性脑炎、系统性红斑狼疮、血管炎等。

4)代谢及内分泌疾病导致的神经系统损害,如糖尿病、甲状腺疾病、周期性瘫痪等。

5)恶性肿瘤,某些恶性肿瘤出现的副肿瘤综合征,表现为中枢及周围神经系统损害。

6)传染病,神经梅毒、艾滋病等侵犯神经系统。

7)营养不良、维生素缺乏性疾病等。

8)酒精性及药物性神经损害,有酗酒史、服呋喃唑酮类、抗结核药物、抗肿瘤等药物史。

9)某些血液系统疾病,如巨幼细胞性贫血等。

这些基本均可导致中枢及周围神经系统的损害,甚至最早损害神经系统,容易导致误诊。

(五)治疗原则

由于各种理化因素导致神经系统损害的机制不同,临床特点不同导致治疗原则不同。

1. 化学性神经系统疾病 治疗原则按照急性、慢性分述。

(1)急性化学性神经系统损害治疗原则:按病因治疗、急性中毒性脑病、急性中毒性脊髓病、急性中毒性周围神经病分述如下。

1)病因治疗:如有明确毒物证据支持,应尽早应用络合剂、特效解毒剂或血液净化疗法给予去除病因治疗。

2)急性中毒性脑病治疗

①合理氧疗:有条件者给予高压氧治疗,对缺氧性脑病者尤为重要。

②积极防治脑水肿:短程给予适量肾上腺糖皮质激素及高渗脱水剂、利尿剂等,同时注意控制液体入量。

③控制抽搐:可用抗癫痫药或安定剂。必要时可用超短时效的麻醉药。

④应用促进脑细胞功能恢复的药物。

⑤其他对症支持治疗。

对出现癫痫持续状态或精神运动兴奋经抗癫痫药或镇静剂控制效果不好,或伴有中枢性高热而无明显肝、肾功能障碍者,可用超短时效的麻醉药如硫喷妥钠。如同时合并有中毒性肝、肾功能障碍,则选择镇静、止痉剂时应该慎重。一般合并肝功障碍者,以选用水合氯醛、乙酰普吗嗪、氟哌啶醇为宜,合并肾功损害者选用副醛、奋乃静、氟哌啶醇、异戊巴比妥或司可巴比妥(速可眠)为宜。

3)急性中毒性脊髓病的治疗:应积极对症支持治疗,预防泌尿道及其他部位感染。

4)急性中毒性周围神经病的治疗:根据需要给予营养神经治疗,可用神经生长因子,B族维生素、能量合剂或具有活血通络作用的中医中药治疗,辅以积极康复、理疗与对症、支持治疗。

对于观察对象、轻度中毒性中枢神经系统和周围神经系统疾病者经治愈后可返回原工作岗位。中度及重度中毒性中枢神经系统和周围神经系统疾病患者不宜再从事原有毒作业。应根据治疗后恢复情况,安排合适工作或休息。

(2)慢性化学性神经系统疾病:对于慢性化学物中毒性神经系统疾病,应给予:

1)诊断一旦明确,应及时脱离接触毒物作业。

2)病因治疗:有相应指征者,可应用络合剂、特效解毒剂治疗。

3)促进神经修复、再生,根据需要给予神经生长因子、B族维生素、含硫氨基酸等药物。

4)对症支持、功能锻炼及物理治疗。

5)如需劳动能力鉴定,按GB/T 16180《劳动能力鉴定职工工伤与职业病致残等级》处理。

2. 物理因素所致职业性神经系统疾病　物理因素所致职业性神经系统疾病,常见的有中暑、减压病、高原病、手臂振动病等,由于物理因素所致职业性神经系统疾病的发病机制和临床表现不同,其治疗原则各有差异。

(1)中暑:高温环境下,可出现中枢神经系统抑制,严重时出现热射病,亦称中枢性高热,在高温环境中突然发病,体温高达40℃,早期大量出汗,继之无汗,皮肤干热、不同程度意识障碍。热射病救治原则包括快速降温、早扩容、早期血液净化、早镇静、早气管插管、早补液、早抗凝、早脱水、早抗感染、早肠内营养、早免疫调理。其中快速降温、早期血液净化治疗及早期凝血功能调节是三个核心措施,在指导热射病的救治方面发挥了举足轻重的作用,正是由于这些治疗原则在临床上的有效指导,使得热射病的死亡率大大降低。

早期诊断、快速降温是治疗本病的关键。一旦诊断热射病,应立即快速有效的降温。重症中暑患者入院后2小时体温降至38.5℃至关重要。常用的降温措施包括冰帽、冰毯、冰袋、冷水及酒精擦浴、冷水浸浴(2~16℃冷水适用于健康中青年人)等,无效者还可给予冰盐水行胃或直肠灌洗;药物降温,可以选用氯丙嗪等。

血液净化治疗具有其独特的优势,不仅快速降温,还可以有效清除循环中的炎性因子、代谢产物,有效抑制全身性炎症反应综合征(systemic inflammatory response syndrome,SIRS)进展、阻断多器官功能障碍综合征(multiple organ dysfunction syndrome,MODS)、改善全身血流供应。

其他如脱水降颅压、营养神经、糖皮质激素抗炎、促醒药物等脑保护措施,对改善热射病的脑损伤预后有一定的作用。另外,MODS 的器官功能支持治疗、早期识别和纠正弥散性血管内凝血(disseminated inravascular coagulation,DIC),在热射病的治疗过程中更为重要,其为脑损伤后的神经恢复提供了机会和条件。

(2)减压病:急性重度减压病可出现神经系统损害,出现站立或步行困难、偏瘫、截瘫、大小便障碍及视觉障碍、听觉障碍、前庭功能紊乱、昏迷等。减压病的治疗原则是根据工作气压、在高气压环境中的时间、病情以及对治疗气压的反应,来选择加压治疗方案,并按照临床表现及时给予综合性的辅助治疗,未能及时或正确加压治疗而留有症状者,仍应积极进行加压治疗。对于神经型减压病的治疗,学界观点并不一致,常倾向于与 Ⅱ 型减压病相同,采用较高压力的治疗方案。也有学者认为采用较低压力的加压方案,如"最低压力吸氧加压治疗方法",推荐最大吸氧压力值为 180kPa。

(3)高原病:神经系统损害以急性高原反应及高原性脑水肿为主要表现。

1)急性高原反应:急性高原反应出现的神经系统症状一般不需要特殊治疗,对于头晕、头痛、恶心、呕吐、嗜睡等症状明显者,可给予间断吸氧及对症治疗。

2)高原性脑水肿:高原性脑水肿是严重的高原性中枢神经系统疾病,必须给予及时治疗。主要措施包括:

①高原脑水肿昏迷前期绝对卧床休息,有兴奋性症状的患者,给予镇静剂,高渗葡萄糖、能量合剂和地塞米松,持续吸氧,流量为 2~4L/min。

②昏迷期氧流量为 4~6L/min,持续至患者意识有所恢复后改为间断吸氧。要注意防止氧中毒。

③使用脱水剂,如甘露醇、呋塞米(速尿)和高渗葡萄糖。

④应用地塞米松及能量合剂,如 ATP、细胞色素 C 和辅酶 A 等。

⑤防止出血和控制感染,病情稳定后尽可能迅速转至低海拔地区治疗。

(4)手臂振动病:职业性手臂振动病神经功能损害治疗的基本原则是根据病情进行综合性治疗。应用扩张血管、维生素(弥可保、维生素 C)营养神经的中西医药物治疗,并可结合采用物理疗法、运动疗法等,以促进血液循环,改善手部神经系统功能。

3. 职业性放射性神经损伤治疗 职业放射性神经损伤分为放射性脑损伤、放射性脊髓损伤、放射性脑神经损伤。

(1)放射性脑损伤的治疗:急性放射性脑损伤病病情危重,进展快,一般 1~2 天死亡,尚无长期存活者。治疗以减轻痛苦,延长存活时间为原则。放射性脑损伤一般采用镇静、止痉、止吐、快速脱水、糖皮质激素等综合对症治疗。

(2)放射性脊髓损伤的治疗:主要以加强护理,营养支持、预防压疮及尿路感染。对上运动神经元受损后所致肢体痉挛性截瘫、肌张力增高可行选择性脊神经后根切断术。

(3)放射性脑神经损伤:主要以神经生长因子、B 族维生素、营养支持及物理治疗。

(司徒洁)

二、职业性呼吸系统疾病

呼吸系统包括呼吸道和肺,呼吸道包括鼻腔、咽、喉、气管、支气管、肺泡。机体与外部环境进行气体交换的过程称为呼吸。气管在胸腔内第四胸椎下缘处分为左、右主支气管。右主支气管分为上叶支气管和中间段支气管,中间段支气管则进一步分为中叶支气管和下叶支气管。左主支气管分为上叶支气管和下叶支气管,左上叶支气管分出舌段支气管分支。水平裂将右肺分为上叶、中叶、下叶,脏层胸膜的斜裂将左肺分为上叶和下叶。支气管再分为段支气管、亚段支气管、终末细支气管、呼吸性细支气管、肺泡管、肺泡囊和肺泡。

肺的呼吸功能分为二个环节:肺通气和肺换气。肺的通气功能是肺与外界环境间的气体交换,肺的换气功能是肺泡与血液间的气体交换,吸入氧气,排出体内二氧化碳。成人肺的呼吸面积约 $100m^2$,在静息状态下,每天进出呼吸道的气体大约 10 000L。在呼吸过程中,呼吸系统和体外环境相连通,外界环境存在的各种微生物、变应原、有毒有害气体、有机和无机粉尘均可进入呼吸道和肺,容易引发各种呼吸系统疾病。

职业性呼吸系统疾病是劳动者在职业活动中,因吸入生产性粉尘、刺激性化学物等职业性有毒有害物质所导致的呼吸系统疾病。许多职业危害因素均可导致呼吸系统损害,如长期吸入无机粉尘可引起尘肺;吸入刺激性化学气体(烟雾或物质)可引起急性气管 - 支气管炎、肺水肿、化学性肺炎、慢性阻塞性肺疾病等;吸入甲醛、异氰酸酯类、酸酐类等化学物可引起职业性哮喘;长期接触焦炉逸散物、石棉、毛沸石等可导致肺癌等。只有加强对职业性呼吸系统疾病的认识,才能有利于我们更好地开展职业病防治工作,减少职业病的发生,降低职业病的危害。

（一）病因分类

1. 职业性尘肺病 生产性粉尘按性质可分为无机粉尘和有机粉尘。其中无机粉尘有煤尘、矽尘、石棉粉尘、石英粉尘、滑石粉尘、石墨粉尘等生产性矿物性粉尘,以及人造无机粉尘如炭黑粉尘、水泥粉尘、金刚砂粉尘、玻璃粉尘。这些无机粉尘均可引起以肺组织弥漫性纤维化为主的病变,导致职业性尘肺病。主要作业常见于矿山开采、隧道工程、矿石破碎、铸造配砂、建筑水泥、石棉纺织等行业。

2. 职业性过敏性肺炎 引起职业性过敏性肺炎的抗原物质非常多且广泛,包括动物蛋白、微生物和低分子化合物。随着我国工业的不断发展,农业生产者患病比例减少,工业接触人群患病不断增多。常见的鸟类和微生物抗原导致如农民肺、橡树软木尘病、蘑菇肺、蔗渣肺、饲鸟者肺;化学物质导致的疾病如油漆工肺等。

3. 职业性棉尘病 棉尘是指纤维加工过程中产生的漂浮于大气中的棉纤维尘和土杂尘,主要由有机物质和无机物质组成。棉尘主要存在于弹棉、纺织、制绒等作业。棉尘与其他有机粉尘一样具有共性,即高浓度暴露于受微生物污染的棉尘可引起有机粉尘毒性综合征,长期暴露可引起慢性呼吸道炎症反应,加重气道高反应性,最终可因慢性炎症造成不可逆性气道阻塞。

4. 职业性哮喘 职业性哮喘是由于职业活动中接触某些化学物质导致的气道慢性炎症性疾病。可分为变应性哮喘(变应原引起)和反应性气道功能不全综合征(刺激性化学物引起)两种。常见的应变原有异氰酸酯类、酸酐类、多胺类、金属、甲醛等;常见的刺激物有刺激性气体(氮氧化物、氯及其化合物、臭氧等),有机溶剂、有机农药等。职业性哮喘所涉及的职业广泛,包括化工、橡胶合成、塑料生产、皮革制作、金属冶炼、作物种植、颜料、农药喷洒、食品加工等。

5. 职业性金属及其化合物粉尘肺沉着病(锡、铁、锑、钡及其化合物) 职业性金属及其化合物粉尘肺沉着病是长期吸入锡、铁、锑、钡等金属及其化合物粉尘所导致的肺部疾病,伴有轻度肺组织纤维增生。这些金属及其化合物粉尘的致纤维化能力较弱,属惰性粉尘。接触的主要行业有金属冶炼、催化剂的生产和使用、钢结构制造、磁材制造等。

6. 职业性刺激性化学物所致慢性阻塞性肺疾病 职业性接触化学性烟雾或有毒有害气体可以导致气道慢性气流阻塞。其中酸洗工接触大量酸雾；纸浆作业工接触氯气、硫化氢和二氧化硫等有毒气体；铸造车间内含有熔炉挥发的刺激性气体、金属烟雾和硫化物等；焦炉工人暴露于多环芳香烃、铁末粉尘等。这些职业性粉尘及刺激性气体暴露可在引起 FEV_1 下降的同时，增加慢性气道阻塞和呼吸道症状的发生风险。

7. 职业性硬金属肺病 硬金属粉尘（以碳化钨为主要成分、钴为粘合剂，与铬、镍、钽等金属制成的硬质合金），在吸入呼吸道后引起巨细胞间质性肺炎为主要特点的职业性肺部疾病。常见的硬金属作业有：硬金属生产（冶炼、碳化、配制混合、烧结等工序）；硬金属工具生产（如钨钢球、螺纹刀、齿轮刀具、拉刀、铣刀、喷丝板等的生产）；硬金属应用：如使用硬金属工具进行切削铸铁、有色金属、玻璃、不锈钢等，生产镍氢电池（储氢合金粉）也会接触到硬金属。

8. 职业性急性化学物中毒性呼吸系统疾病 是在职业活动中短时间内接触大量化学物，出现呼吸系统的受损。接触毒物可分为直接损害呼吸系统的毒物和间接损害引起急性呼吸窘迫综合征（acute respiratory distress syndrome，ARDS）的毒物两种。直接损害呼吸系统的毒物包括刺激性气体（酸类、氮的氧化物、氯及其化合物、硫化合物等）、金属及其化合物（铍、汞、锰等）、混合烃类、农药、四氯化碳等；间接损害如急性化学物中毒所致严重中毒性脑病、肝病，在病程中诱发急性呼吸窘迫综合征，常发生于急性五氯酚钠中毒、急性一氧化碳中毒等。

9. 职业性肺部肿瘤 职业性肿瘤是在工作环境中接触致癌因素，经过较长的潜隐期而患的某种特定肿瘤。在职业性肿瘤中，呼吸道肿瘤占很大的比例。砷及其化合物、氯甲醚、双氯甲醚、焦油、焦炉逸散物、六价铬、石棉、毛沸石等，均可引起支气管肺癌；石棉、毛沸石还可引起胸膜间皮瘤。放射性物质（如铀、镭等粉尘或其衰变时产生的氡气）以及电离辐射也可引起肺部肿瘤。

（二）发病机制

1. 职业性尘肺病 由于长期吸入生产性矿物性粉尘而引起的肺组织发生的一系列反应，主要包括巨噬细胞性肺泡炎、尘细胞性肉芽肿和粉尘致肺组织纤维化，最终形成职业性尘肺病。近一个世纪以来，国内外很多专家学者对职业性尘肺病的发病机制进行了广泛而深入的研究，提出了各种学说。有学者认为，能进入肺泡内的呼吸性致病性粉尘微粒直径多小于 $5\mu m$，大部分粉尘微粒主要是被肺泡巨噬细胞吞噬，进入肺泡间隔，经过淋巴或者血液循环到达肺部，可在肺间质形成圆形或不规则胶原组织，形成弥散分布的纤维化小结节，也可融合成纤维状团块。即粉尘对肺巨噬细胞的激活是引起肺间质炎性改变的"导火索"，肺间质和肺泡损伤及过度修复是肺纤维化的"助燃剂"，成纤维细胞增殖与细胞外基质代谢失衡则是纤维化过程的中心环节。在此过程中，肿瘤坏死因子、趋化因子、血小板源性生长因子、转化生长因子、金属蛋白酶抑制剂、纤维化因子等炎症因子参与反应，进而刺激成纤维细胞向肌成纤维细胞分化，引起细胞外基质代谢紊乱，引起肺组织纤维化，进而出现肺基质重构、肺泡及其间质完整性破坏，导致肺通气 - 血流比例失调、低氧血症。粉尘所致的纤维化与粉尘本身的理化性质和生物学效应也有一定关系，引起不同的组织反应。白介素、趋化因子、TGF-β、TNF-α、CTGF 等为正性调节因子；miRNA 通过调节上皮间质转化相关基因如 $TGF-\beta_1$、IGF-1 等表达也可影响肺的纤维化过程。这些理论解释了二氧化硅在职业性尘肺病发病的某一阶段或部分发病机制中引起肺纤维化的机制,但仍不能完整地解释该病的整个发病机制。

2. 职业性过敏性肺炎 吸入诱导过敏性肺炎的抗原与固有免疫细胞的模式识别受体(pattern recognition receptor, PRR)相结合,触发 PRR 信号通路和 / 或可溶性抗原与循环 IgG 形成免疫复合物,触发抗体 - 特异性 FcR- 信号通路。这些途径可能导致许多炎症和趋化因子如 IL-1β, IL-6, IL-8, IL-12 以及 TNF-α, IFN-γ 等的表达,有助于炎症细胞进入肺部,并导致炎症环境的产生。随着病程进展,T 细胞介导的变态反应占主导地位,导致慢性炎症、肉芽肿形成以及肺间质纤维化。

3. 职业性棉尘病 棉麻粉尘经呼吸道吸入,诱发气道高反应性,能刺激肺巨噬细胞产生多种炎性反应的介质,尤其血小板活化因子(是致支气管收缩的强力因子),使大量中性粒细胞聚集,增强炎症反应。这种炎症反应不需要事先致敏,是"棉尘病"特有的致病机制。棉、麻等有机粉尘还可直接使支气管 - 肺组织释放组胺等介质,阻断 β₂ 肾上腺能受体,降低细胞内 cAMP 水平,引起乙酰胆碱蓄积,导致平滑肌痉挛、气道阻力增高。

4. 职业性哮喘 工作环境中的有机粉尘经呼吸道进入人体,刺激免疫应答的产生,促进 B 淋巴细胞合成特异性 IgE 或 IgG,使肥大细胞和嗜碱性粒细胞表面受体致敏。当人体再次吸入抗原物质,可与致敏细胞表面的 IgE 或 IgG 相结合,促使细胞脱颗粒,释放多种活性介质,引起平滑肌收缩、黏液分泌、血管通透性增高和炎症细胞浸润等反应,诱发Ⅳ型速发型变态反应,引起过敏性哮喘。

5. 职业性金属及其化合物粉尘肺沉着病(锡、铁、锑、钡及其化合物等) 职业性金属粉尘肺沉着病的发病机制尚不十分清楚,可能是工作环境中的锡、铁、锑、钡及其化合物等"惰性"金属粉尘进入呼吸道后,沉积在肺泡和肺间质内,引起巨噬细胞增生、活跃,伴有少量中性粒细胞、淋巴细胞、脱落残存的肺泡上皮细胞等渗出成分组成巨噬细胞肺泡炎。随着金属粉尘的大量聚集,逐步形成由吞噬尘粒的巨噬细胞(尘细胞)为主,单核上皮样细胞和少数成纤维细胞组成的尘细胞灶。

6. 职业性刺激性化学物致慢性阻塞性肺疾病 是指在职业活动中长期从事刺激性化学物高风险作业引起的以肺部化学性慢性炎性反应、继发不可逆的阻塞性通气功能障碍为特征的呼吸系统疾病。诊断主要依据为肺功能有不完全可逆的阻塞性通气功能障碍,诊断起点为使用支气管扩张剂后 FEV₁/FVC<70%,并按照 FEV₁% 预计值将慢性阻塞性肺疾病严重度分为四级。刺激性化学物因其本身理化特性,长期接触可直接刺激呼吸道及肺泡上皮,引起呼吸道慢性炎症,导致肺通气功能障碍,最终引起慢性阻塞性肺疾病。

7. 职业性硬金属肺病 硬金属从接触到发病的时间差异较大,大致可分为急性和慢性两种。急性毒性发病时间较短,主要表现为过敏反应或过敏性肺炎,硬金属粉尘引起体内 IgE 介导的过敏性哮喘反应;慢性起病者常暴露时间较长,一般超过 1 年,慢性硬金属肺病表现为弥漫性肺间质纤维化、肉芽肿。原因可能是吸入肺内的硬金属粉尘激活了肺泡的巨噬细胞,聚集融合成多核巨细胞,释放炎性介质引起肺泡炎,可见炎症区域内有大量淋巴细胞浸润、肺间质增厚,硬金属粉尘激活成纤维细胞,并使其增生,诱发肺间质纤维化。

8. 职业性急性化学物中毒性呼吸系统疾病 是指由于职业活动中短期接触较大量化学物所致的以呼吸系统结构损伤及急性功能障碍为主的全身性疾病。严重者可发生 ARDS。刺激物损伤气道黏膜上皮细胞,释放炎症因子引起多种炎症细胞募集,释放炎症介质和细胞因子,导致气道高反应性,严重者可引起肺水肿、ARDS。发病机制分直接损伤与间接损伤。直接损伤:接触水溶性较强的刺激性气体可立即引起呼吸道反应;接触水溶性较弱的刺激性气体可引起迟发性肺水肿;接触腐蚀性较强的刺激性气体可导致呼吸道灼伤、坏死等改变;吸入金属及农药的蒸气、烟雾或粉尘、一些物质燃烧后产生多种化合物的烟雾,或液态化学物也可直接损伤呼吸道黏膜。间接损伤是指急性化学物引起中毒后,先引起其他系统损害,病情严重在原发病基础上诱发急性呼吸窘迫综合征。如百草枯可从皮肤、胃肠侵入机体,导致急性呼吸系统损害。

9. **职业性肺部肿瘤** 肺部细胞癌变和其他部位细胞癌变一样,起始于单个细胞,癌变过程也分为启动、促进和演进三个阶段,是机体在外界因素作用下,细胞中基因改变并积累而逐渐形成的。内在因素(癌基因、抑癌基因、错配修复基因、免疫功能等)也起着重要的作用。首先激活癌基因并使之过度表达,且抑癌基因突变及丢失。此外,致癌物还引起微卫星(microsatellite instability,MSI)不稳定,基因组出现核苷酸异常,相关修复基因也在致癌物的作用下丧失功能,导致细胞遗传不稳定或肿瘤易感性增加。

(三)临床表现

1. **职业性尘肺病** 职业性尘肺病是一种慢性进行性疾病,病程及临床表现不仅与生产环境中粉尘的性质、浓度、暴露时间、累计暴露剂量、防护措施以及有无并发症有关,还与个人体质有关。二氧化硅粉尘致纤维化能力最强,其所引起的矽肺肺纤维化在职业性尘肺病中最严重进展最迅速;石棉粉尘不仅可以导致肺纤维化,还可引起肺癌和胸膜间皮瘤;煤工尘肺是我国尘肺病患者数最多的类型,多暴露于二氧化硅和煤尘的混合性粉尘。

疾病早期因肺脏具有较强的代偿功能,多数患者无明显临床症状。随着病情的进展,尤其在出现并发症后,患者会有较为明显的呼吸系统症状,如咳嗽、咳痰、胸痛、呼吸困难以及喘息等。除上述呼吸系统症状外,还可引起程度不同的全身症状,如乏力、食欲减退、消瘦等。长期慢性接触粉尘的患者症状进展较慢,患者寿命在医疗干预得当情况下可以达到社会人群的平均水平。短时间暴露于较高浓度粉尘的作业人员,病情进展较快,呼吸系统症状明显,肺组织纤维化较重,患者可在短期内病情恶化。尘肺病病程较长,即使脱离粉尘作业环境,病情仍会进展和加重。

早期尘肺患者一般无明显的体征,随着病变进展及并发症出现,则可有不同体征。最常见的体征是呼吸音的改变,在合并慢性支气管炎时听诊可闻及呼吸音增粗,可伴有干、湿性啰音,并发哮喘时可听到喘鸣音等。因两肺上后部常有大块肺组织纤维化,在患者胸部相应的病变部位叩诊呈浊音,听诊语音低,局部语颤可增强。随着病情不断进展,大多数患者并发肺气肿,胸廓前后径增大,呈桶状胸,肋间隙增宽,伴有呼吸运动减弱,语音震颤减弱,叩诊过清音。并发气胸者胸腔积气较少时体征不明显,或听诊时患侧呼吸音减弱,当气胸量超过30%时,气胸侧胸廓饱满,呼吸运动及触觉语颤减弱或消失,叩诊呈鼓音,呼吸音减弱或消失。并发心衰者可出现心衰的各种体征,如黏膜发绀,颈静脉充盈、怒张,肝-颈静脉回流征阳性,肺动脉瓣区可有第二心音亢进,三尖瓣区出现收缩期杂音或剑突下心脏搏动,肝脏肿大,可有胸腔积液、腹水、双下肢凹陷性水肿等。

2. **职业性过敏性肺炎**

(1)急性型:多在吸入较大量嗜热放线菌孢子后4~8小时内发病,起病急骤,表现为咳嗽、胸闷、气短、高热、头痛、多汗,极易误诊为感冒。体检可见心率增快、呼吸急促,双下肺可闻及少量湿性啰音和捻发音,胸部影像检查可见双肺出现多数腺泡状、边缘模糊的小圆形、点状或条状影,或者双肺弥漫性磨玻璃样改变,并可见密度较低的条索状或小片状间质浸润影。若做 HRCT 呼气相扫描,可发现肺部空气残留改变。中性粒细胞、白细胞和 C 反应蛋白水平升高,红细胞沉降率加快。少数患者可出现哮喘样发作、黏膜水肿、皮肤瘙痒等 I 型变态反应症状。若进入体内的病原体量较多,可诱发急性呼吸功能衰竭甚至引起猝死。该疾病患者自愈性很强,在脱离抗原接触后数天内症状可消失,再接触时会复发。

(2)慢性型:长期反复接触上述病原所致,长期迁延不愈,表现为咳嗽、咳痰、劳力性呼吸困难,同时伴有发绀、乏力、厌食、消瘦。两肺可听到广泛湿性啰音,少数并发气胸。胸片影像表现为双肺弥漫性网状、结节状、条索状阴影,后期发展为蜂窝肺影像,肺容积减少。限制性通气功能障碍,表现为肺功能总肺活量(total lung capacity,TLC)、用力肺活量(forced vital capacity,FVC)降低,严重者还可出现阻塞性通气功能障碍,诱发慢性肺源性心脏病,出现呼吸衰竭导致死亡,病死率接近 10%。慢性过敏性肺炎多因反复吸入生物性有机粉尘或特定的化学物质引起,接触时间多在数周至数月以上,也可由急性型迁延形成。

3. 职业性棉尘病

(1)急性棉尘病:新作业人员在接触棉尘后数周至数月内出现急性呼吸功能的改变,FEV_1 明显降低,在应用支气管扩张剂或休息后可以恢复。胸部 X 线表现通常无异常。

(2)慢性棉尘病:发病工龄常超过 1 年,早期典型症状是休息日后上班第 1 天工作 2~3 小时或下班前出现胸部紧束感或胸闷,可伴咳嗽、鼻咽部刺激、恶心呕吐、疲惫等症状,故称"星期一症状"。伴有急性肺通气功能下降,继续接触可发生快速耐受,轻者次日即可恢复。随着病情发展,其他工作日也出现上述症状,肺通气功能则进一步下降,最终可进展为慢性阻塞性肺疾病。慢性棉尘病以持久性气道阻塞表现为主要肺功能改变,除残气量(residual volume,RV)增加外,FEV_1 及 FEV_1/FVC、FVC 持久性降低,小于预计值的 80%。胸片可见肺纹理结构紊乱,形成索条和网状影。

4. 职业性哮喘 常于第一次接触职业性致喘物后数周到数年后出现哮喘发作。轻者可仅出现咳嗽、胸闷、发作性呼吸困难、气短、咳痰等症,双肺可闻及散在或弥漫性哮鸣音。患者常伴有鼻炎、结膜炎,症状发生与工作环境有密切关系,脱离致喘物接触后,短期内症状可自行缓解,但当再次接触致喘物时可诱发。重者可反复出现哮喘发作,常有烦躁不安、呼吸困难、发绀、大汗、心悸、肺通气功能明显受损等明显的气道高反应表现。肺功能试验表现为阻塞性通气功能障碍,吸入 β_2 受体激动剂后 FEV_1 增加 15% 以上,支气管激发试验呈阳性或运动激发试验呈阳性,清晨及入夜的最大呼气流量(PEF)差可 >20%。

5. 职业性金属及其化合物粉尘肺沉着病 潜伏期较长,一般都在一二十年以上。临床症状一般较少,可仅有咳嗽、咳痰、胸痛等,且多轻微;无明显体征。病情进展缓慢,脱离接触后病情不再进展,甚至逐渐好转。胸部影像学改变:肺野内可见广泛分布的密度增高、边缘清晰的小阴影,多呈点状、圆形或类圆形,直径通常小于 5mm,可伴有不规则阴影,无融合团块影。肺组织无明显纤维化,胸膜无显著改变。在脱离接触数年后,部分患者肺内结节阴影可逐渐变淡、减少,甚至消失,即所谓"自净"作用。锡所致的肺沉着病的"铸型征"较为突出,即肺野内可见指向肺门的条索状阴影,可能是锡尘沿支气管、血管鞘沉着,宛如金属铸型;铁所致肺沉着病表现为分布均匀,密度较低的磨玻璃影,其边界不清;锑所致肺沉着病常见边缘清楚的小结节影、网状纹理和磨玻璃影改变;钡所致肺沉着病表现为致密小结节影,部分肺门阴影明显致密而呈块状阴影。

6. 职业性刺激性化学物致慢性阻塞性肺疾病 临床多表现为不同程度的咳嗽、咳痰、胸闷、气短。两肺可闻及干、湿性啰音,早期胸部 X 线检查多为正常,严重时可见两肺纹理增粗、肺气肿,肺功能检查可见通气功能障碍。

7. 职业性硬金属肺病 临床表现具有多样性特征,较为典型病例可表现类似于职业性哮喘,部分患者以缓慢进展的间质性肺疾病(巨细胞间质性肺炎、肺间质纤维化)为主要临床表现。

硬金属肺病所引起的类似哮喘的临床特点是:在硬金属粉尘的作业环境中现场发病,表现为咳嗽、气短、喘息、胸部紧束感,脱离硬金属粉尘作业环境,症状可缓解,重返岗位后再度出现。硬金属肺病的发病与接触粉尘环境的时间长短、粉尘浓度及粉尘在肺内蓄积量无显著相关,可能与个体易感性有关。早期,可表现为巨细胞间质性肺炎,表现为咳嗽、气短和活动后呼吸困难;晚期,可出现低氧血症和肺源性心脏病。

肺功能检查早期呈正常或出现轻度限制性通气功能障碍;待中晚期患者出现明显的肺纤维化改变时,则表现为严重的限制性通气功能障碍和弥散功能降低。急性期硬金属肺病的肺部影像学表现为双肺野磨玻璃样改变,边缘模糊的粟粒样或片状致密影,或腺泡状小结节影;慢性期表现为线状、细网状或网结节影,晚期或严重病例可见弥漫性间质纤维化、牵拉性支气管扩张及蜂窝状肺。HRCT 能更加清晰显示肺部的异常改变,特别是早期病变,可防止漏诊、误诊,提高诊断准确率。

8. 职业性急性化学物中毒性呼吸系统疾病

(1)轻度表现

1)急性气管 - 支气管炎:眼及上呼吸道刺激症状,如畏光、流泪、咽痛、咳嗽、胸闷等,也可有咳嗽加剧、咳黏液性痰,偶有痰中带血。体征可见眼结膜、咽部充血水肿;听诊两肺有散在干或湿性啰音;胸部 X 线片表现为肺纹理增多、增粗、延伸或边缘模糊。

2)哮喘样发作:呼气性呼吸困难,伴有咳嗽、胸闷等,体征有两肺弥漫性哮鸣音,胸部 X 线片表现可无异常。

(2)中度表现

1)急性支气管肺炎:咳嗽、咳痰、气急、胸闷等;可有痰中带血,两肺有干、湿性啰音,常伴有轻度发绀;胸部 X 线片表现为两中下肺野点状或小斑片状阴影。

2)急性间质性肺水肿:吸入高浓度刺激气体所致、以肺间质及肺泡腔液体积聚为特征,最终可导致急性呼吸功能衰竭,表现为严重的咳嗽、咳痰、胸闷和气急,肺部两侧呼吸音减低,可无明显啰音;胸部 X 线片表现为肺纹理增多,肺门阴影增宽,境界不清,两肺散在小点状阴影和网状阴影,肺野透明度减低,常可见水平裂增厚,有时可见支气管袖口征和 / 或KerleyB 线。

3)急性吸入性肺炎:有吸入刺激性化学物职业史,出现剧烈呛咳、咳痰、痰中带血,也可有铁锈色痰,胸痛、呼吸困难、发绀等症状,常伴有发热、全身不适等,胸部 X 线片表现肺纹理增粗及小片状阴影,以右下侧较多见,少数可伴发渗出性胸膜炎。

(3)重度表现

1)弥漫性肺泡性肺水肿:剧烈咳嗽、咳大量白色或粉红色泡沫痰,呼吸困难、明显发绀,两肺密布湿性啰音;胸部 X 线片表现两肺野有大小不一、边缘模糊的粟粒小片状或云絮状阴影,有时可融合成大片状阴影,或呈蝶状形分布。

2)急性呼吸窘迫综合征(ARDS):急性起病,表现为呼吸窘迫,呼吸频率>28 次 /min,严重低氧血症 $PaO_2 < 40mmHg$,氧合指数(PaO_2/FiO_2)≤ 200mmHg(1mmHg=0.133kPa),不易纠正,全身并发症如休克、酸中毒、气胸、纵隔气肿、心肌损害等,正位 X 线胸片显示双肺斑片状阴影;肺动脉嵌顿压 ≤ 18mmHg,或无左心房压力增高的临床证据。

3)喉阻塞:一度:安静时无呼吸困难,活动或哭闹时有轻度吸气性呼吸困难,稍有吸气性喉喘鸣及吸气性胸廓周围软组织凹陷;二度:安静时也有轻度呼吸困难,吸气性喉喘鸣和吸气性周围组织软组织凹陷,活动时加重,但不影响睡眠和进食,无烦躁不安等缺氧症状,脉搏尚正常;三度:呼吸困难明显,喉喘鸣声较响,吸气性胸廓周围软组织凹陷显著,并出现缺氧症状,如烦躁不安,不易入睡,不愿进食,脉搏加快等;四度:呼吸极度困难,患者坐卧不安,手足乱动,出冷汗,面色苍白或发绀,定向力丧失,心律不齐,脉搏细数,昏迷,大小便失禁等。若不及时抢救,则可因窒息致呼吸心脏停搏而死亡。

4)化学性肺水肿:化学性肺水肿临床过程一般分为四期:

①刺激期:吸入刺激气体后,在短时内发生呼吸道刺激及胸闷、头晕、恶心等症状。

②潜伏期:一般为数十分钟至数小时,主要取决于吸入毒物的性质及剂量,加重心肺负荷可使潜伏期明显缩短,此期的自觉症状常减轻,病情相对稳定,但肺部病变仍可继续发展。

③肺水肿期:突然出现呼吸困难,咳嗽加重伴大量泡沫血痰及发绀、烦躁、大汗、两肺大量湿性啰音;胸片可见两肺广泛分布的絮状阴影,常并发气胸、纵隔气肿等,可因缺氧而损伤心、肝、肾、脑等脏器功能。

④恢复期:如无严重并发症,肺水肿可在数天内控制,症状逐渐减轻,但胸部 X 线变化需 2~4 周后方能逐渐消失。

部分病例在肺水肿消退后 2~3 周出现阻塞性细支气管炎,表现为肺部症状基本消失后再度出现胸闷、气短、咳嗽、发热,肺部干、湿性啰音等,胸部 X 线检查示有小粟粒或结节状阴影,少数患者急性期过后,可出现肺部纤维化,导致肺功能障碍、低氧血症。

9. 职业性肺部肿瘤　肺是职业性肿瘤的好发部位,如石棉、煤焦油、氯甲醚、铬、砷可致支气管肺癌,石棉还可致胸膜间皮瘤等。一般见于高剂量、长期(至少 15~20 年)接触上述物质者。临床表现与非职业性癌瘤比较无突出特点,肺癌早期仅有刺激性咳嗽,肿瘤增大,导致支气管腔变窄,可出现带高调金属音性质的咳嗽,局部肺组织可闻及哮鸣音;继发感染时,痰量可增多或出现脓性痰;当瘤组织侵蚀血管时可出现咯血,累及胸膜则可引起胸痛,病变进一步进展还可以影响肺换气功能;肿瘤出现淋巴结转移,则常见转移至颈部或锁骨上淋巴结,使其肿大、变硬,可压迫喉返神经引起声音嘶哑,或压迫膈神经造成膈肌麻痹等症状。胸膜间皮细胞瘤初始时症状也较隐匿,后可逐渐出现胸痛、进行性呼吸困难、血性胸腔积液,并伴刺激性干咳、低热、消瘦等。

(四)诊断及鉴别诊断

1. 职业性尘肺病

(1)职业性尘肺病的诊断原则:我国职业性尘肺病诊断需依照 GBZ 70《职业性尘肺病的诊断》,根据可靠的生产性矿物性粉尘接触史,以技术质量合格的 X 射线高千伏或数字 X 射线摄影(digital radiography,DR)后前位胸片表现为主要依据,结合工作场所职业卫生学、尘肺流行病学调查资料和职业健康监护资料,参考临床表现和实验室检查,排除其他类似肺部疾病后,对照尘肺病诊断标准片,方可诊断。劳动者临床表现和实验室检查符合尘肺病的特征,没有证据否定其与接触粉尘之间必然联系的,应当诊断为尘肺病。

生产性矿物性粉尘接触史是诊断尘肺病的基本条件,包括工作单位、工种、不同时间段接触生产性粉尘的起止时间、接触粉尘的名称等。X线后前位胸片表现是诊断的主要依据。诊断医师应严格按照尘肺病诊断标准,对照标准片,根据X线胸片小阴影的总体密集度、小阴影分布范围,及有无小阴影聚集、大阴影、胸膜斑等表现将尘肺病诊断为壹期、贰期、叁期。

(2)职业性尘肺病的诊断分期:见各论职业性尘肺病及其他呼吸系统疾病相关章节。

(3)职业性尘肺病常见并发症:因患者在生产过程中长期吸入生产性粉尘,使呼吸系统的清除和防御功能受到损害,患者抵抗力明显降低,常发生多种不同的并发症,如呼吸系统感染、气胸、肺结核、慢性阻塞性肺疾病、慢性肺源性心脏病、呼吸衰竭。

日本尘肺法对尘肺并发症解释为"指与尘肺合并发生的肺结核以及其他在尘肺发展过程中相应出现的,被认为与尘肺有密切关系的疾病"。日本法定的尘肺并发症包括肺结核、结核性胸膜炎、继发性支气管炎、继发性支气管扩张和继发性气胸。苏联法定的尘肺并发症包括肺结核(叁期尘肺患者近40%合并肺结核)、急慢性肺炎、支气管扩张、支气管哮喘、自发性气胸、类风湿性关节炎,将支气管炎、肺气肿、肺心病归为尘肺病的临床表现。

尘肺病并发症对尘肺病的治疗、病情进展和预后康复均产生重要影响,及时诊断和治疗各种并发症是抢救患者生命、改善病情、延长寿命、提高患者生存质量的重要保障。

2. 职业性过敏性肺炎

(1)诊断原则:依照GBZ 60《职业性过敏性肺炎的诊断》,职业性过敏性肺炎的诊断原则是:根据短时间或反复多次吸入生物性有机粉尘或特定的化学物质的职业史,出现以呼吸系统损害为主的临床症状、体征和胸部影像学表现(胸部X线检查可发现肺异常改变。胸部HRCT检查对诊断有重要价值,因此结合HRCT检查结果进行判定可提高诊断准确性),结合实验室辅助检查结果,并参考现场职业卫生学调查进行综合分析,排除其他原因所致的类似疾病后,方可诊断。

(2)诊断分级

1)接触反应:在吸入生物性有机粉尘或特定的化学物质数小时后,出现呼吸困难、干咳、胸闷表现,胸部影像学检查未见肺实质和间质改变。脱离接触致病物质后1~3天,上述症状大多自然消失。

2)急性过敏性肺炎:常在短时间吸入生物性有机粉尘或特定的化学物质数小时后,出现下列表现者:

①干咳、胸闷、呼吸困难,并伴有高热、畏寒、寒战、出汗、周身不适、食欲减退、头痛、肌痛等,肺部可闻及吸气性爆裂音;

②胸部影像学检查显示双肺间质浸润性炎症改变。

3)慢性过敏性肺炎:常有急性过敏性肺炎发作的病史,也可由反复吸入生物性有机粉尘或特定的化学物质后隐匿发生,出现下列表现者:

①渐进性呼吸困难,咳嗽咳痰,体重明显下降,双肺可闻及固定性吸气性爆裂音;

②胸部影像学检查显示肺间质纤维化改变。

(3)鉴别诊断:职业性急性过敏性肺炎与急性气管支气管炎、反应性气道功能不全综合征、隐源性机化性肺炎、粟粒性肺结核、结节病等进行鉴别。慢性过敏性肺炎与特发性肺间质纤维化、支气管肺泡癌等进行鉴别。

3. 职业性棉尘病

(1)诊断原则:依照 GBZ 56《职业性棉尘病的诊断》,根据长期接触棉、麻等植物性粉尘的职业史,具有胸部紧束感和/或胸闷、气短、咳嗽等特征性呼吸系统症状为主的临床表现和急性或慢性肺通气功能损害,结合工作场所职业卫生学调查结果及健康监护资料综合分析,并排除其他原因所致类似疾病,方可诊断。

(2)诊断分级

1)棉尘病壹级:工作期间发生胸部紧束感和/或胸闷、气短、咳嗽等特征性呼吸系统症状,脱离工作后症状缓解,第一秒用力呼气容积 FEV_1 上班后与班前比较下降 15% 以上,或支气管舒张试验阳性。

2)棉尘病贰级:棉尘病壹级中的呼吸症状持续加重,且脱离工作环境后症状不能完全缓解,并伴有慢性肺通气功能损害,第一秒用力呼气容积 FEV_1 及用力肺活量(forced vital capacity,FVC)小于预计值的 80%。本病需与支气管炎、支气管哮喘、肺气肿等阻塞性肺部疾病相鉴别。

4. 职业性哮喘

(1)诊断原则:依照 GBZ 57《职业性哮喘的诊断》,在职业活动中有较长时间的变应原接触史,或短时间内吸入大剂量气态、烟雾等呼吸道刺激性化学物的接触史,出现反复发作性喘息、气急、胸闷或咳嗽等哮喘症状,且哮喘症状的发生发展与致喘物的暴露存在因果关系,结合特异性变应原试验结果,参考现场职业卫生学调查,排除其他病因所致的哮喘或其他呼吸系统疾患后,方可诊断。

(2)诊断标准

1)职业性变应性哮喘

①有确切的数月以上的职业性变应原接触史;

②出现发作性喘息、气急、胸闷或咳嗽等症状,并符合支气管哮喘的临床诊断;

③早期哮喘的发生与工作相关,症状、体征多发生于工作期间或班后数小时,经脱离或治疗后可缓解,但再次接触后又发作;

④接触常见职业性变应原之外的化学物者,应进行特异性吸入试验且结果阳性;

⑤对于职业接触与哮喘发作关系不明确者,应进行特异性吸入试验且结果阳性;

⑥对于职业接触与哮喘发作关系不明确者,且不具备开展特异性吸入试验的条件和要求,可进行变应原特异性 IgE 抗体检测或特异性变应原皮肤试验,结果阳性。

符合①+②+③或②+③+④或①+②+⑤或①+②+⑥者,可诊断为职业性变应性哮喘。

2)职业性反应性气道功能不全综合征应同时满足以下条件:

①短时间内有明确的大剂量刺激性化学物等职业吸入史;

②接触后即出现流泪、咽痛、咳嗽等黏膜刺激症状;

③吸入后 24 小时内出现支气管哮喘症状,且症状持续时间大于 3 个月;

④肺功能检查表现为可逆性阻塞性通气功能障碍或非特异性气道高反应性;

⑤既往无慢性支气管炎、慢性阻塞性肺疾病等呼吸系统疾病史。

5. 职业性金属及其化合物粉尘肺沉着病

(1)诊断原则:依照 GBZ 292《职业性金属及其化合物粉尘(锡、铁、锑、钡及其化合物等)肺沉着病的诊断》,有明确的锡、铁、锑、钡及其化合物粉尘职业接触史,以胸部 X 射线影像学检查为主要依据,结合工作场所职业卫生学和流行病学调查资料及职业健康监护资料,参考临床表现和实验室检查结果进行综合分析,排除其他类似肺部疾病,方可诊断。

(2)诊断要求:职业接触锡、铁、锑、钡及其化合物粉尘五年以上,X 射线高千伏或数字 X 射线摄影(DR)后前位胸片表现为双肺弥漫性的小结节影。可伴有不同程度咳嗽、胸闷等呼吸系统损害临床表现。本病需要与细支气管炎、过敏性肺炎、尘肺病、结节病、肺泡微石症、肺癌、肺结核相鉴别。

6. 职业性刺激性化学物致慢性阻塞性肺疾病

(1)诊断原则:依照 GBZ 237《职业性刺激性化学物致慢性阻塞性肺疾病的诊断》,根据长期刺激性化学物高风险职业接触史(即工作中长期或反复暴露于超过刺激性化学物"刺激阈"的作业,累计工龄 5 年以上),相应呼吸系统损害的临床表现和实验室检查结果,以及发病、病程与职业暴露的关系,结合工作场所动态职业卫生学调查、有害因素监测资料及上岗前的健康检查和系统的职业健康监护资料,综合分析,排除其他非职业因素的影响,方可作出诊断。如工作中接触刺激性化学物情况不明确,应做现场调查。

(2)诊断要求

1)有刺激性化学物长期职业接触史;

2)上岗前职业健康检查未发现慢性呼吸系统损害表现;

3)发病早期症状的发生、消长与刺激性化学物密切相关;

4)慢性咳嗽、咳痰,伴进行性劳力性呼吸困难,双肺可闻及呼吸音明显增粗,肺气肿时呼吸音减低,可闻及干、湿性啰音;

5)胸片可见双肺纹理增多增粗、紊乱,并有肺气肿征;

6)肺功能出现不可逆的阻塞性通气功能障碍,使用支气管扩张剂后,FEV_1/FVC 仍然<70%,无长期吸烟史及已知原因的慢性咳嗽及心肺疾患史。

(3)诊断分级:在以上基础上,根据 FEV_1% 预计值结果将慢性阻塞性肺疾病按照严重程度分为四级:

1)轻度 $FEV_1 \geq 80\%$ 预计值;

2)中度 $50\% \leq FEV_1 < 80\%$ 预计值;

3)重度 $30\% \leq FEV_1 < 50\%$ 预计值;

4)极重度 $FEV_1 < 30\%$ 预计值或 $FEV_1 < 50\%$ 预计值,伴慢性呼吸衰竭。

7. 职业性硬金属肺病

(1)诊断原则:依照 GBZ 290《职业性硬金属肺病的诊断》,根据反复或长期吸入硬金属粉尘的职业接触史,以呼吸系统损害为主的临床表现、肺部影像学异常改变,结合肺组织病理学及实验室检查结果,参考工作场所职业卫生学和职业健康监护资料,综合分析,排除其他原因引起的类似疾病,方可诊断。

(2)诊断要求:

1)有明确的反复或长期吸入硬金属粉尘的职业接触史。如果硬金属粉尘接触史不明确,可行下列实验室检测,符合其中一项者可确诊:

①测定所接触粉尘中含有钨、钴成分；

②肺组织或肺泡灌洗液中检测出钨、钴成分。

2）具有相应的呼吸系统临床表现：

①多数患者慢性起病，出现不同程度的咳嗽、咳痰、胸闷或胸部紧束感、进行性呼吸困难等症状。肺部可闻及爆裂音、捻发音或哮鸣音；

②部分患者表现为过敏性哮喘和过敏性肺炎；

③肺部影像学表现：

a. 胸片：急性期典型改变为双肺野呈磨玻璃样改变，可见边缘模糊的粟粒样或腺泡状小结节影，或片状致密影。慢性期主要表现为线状、细网状或网结节影。晚期或严重病例可见弥漫性间质纤维化、牵拉性支气管扩张及蜂窝状肺；

b. 高分辨率CT（HRCT）：急性期可表现为肺野薄雾状密度减低或磨玻璃影、斑片状影、弥漫模糊小结节影。慢性期可见磨玻璃影、线条影、网格影、小结节影及实变影，可局限或弥漫分布，可见小叶间隔不规则增厚，支气管血管束增粗、僵直、扭曲，不规则索条影，局限性肺气肿征，晚期可见囊状影和/或蜂窝样改变。

④肺组织病理学检查：特征性病理表现为巨细胞间质性肺炎（giant cell interstitial pneumonia，GIP）样改变；少数表现为其他间质病变。

职业性硬金属肺病的诊断至少要同时符合上述第①②③项，仍不能明确诊断者，加做第④项。职业性硬金属肺病需与间质性肺病、肺癌、结节病等进行鉴别。

8. 职业性急性化学物中毒性呼吸系统疾病

（1）诊断原则：依照GBZ 73《职业性急性化学物中毒性呼吸系统疾病诊断标准》，短期内明确接触大量刺激性气体或亲肺性毒物的职业史，多为意外性生产事故引起，常表现为群体性发病，出现明显的急性呼吸系统损伤的临床表现，结合实验室检查和现场职业卫生学调查资料，经综合分析排除其他病因所致类似疾病后，方可诊断。

（2）诊断与分级标准

1）轻度：

①急性气管-支气管炎；

②呈哮喘样发作；

③1~2度喉阻塞。

出现上述三种情况之一即可诊断为轻度中毒。

2）中度：具有下列情况之一者：

①急性支气管肺炎；

②急性吸入性肺炎；

③急性间质性肺水肿；

④3度喉阻塞。

3）重度：具有下列情况之一者：

①肺泡性肺水肿；

②急性呼吸窘迫综合征；

③并发严重气胸，纵隔气肿；

④4度喉阻塞和/或窒息；

⑤猝死。

9. 职业性肺部肿瘤

(1)诊断原则:依照 GBZ 94《职业性肿瘤的诊断》,有明确的致癌物长期职业接触史,排除其他可能的致癌物非职业性接触途径,出现原发性肿瘤病变,结合实验室检测指标和现场职业卫生学调查进行综合分析,且原发性肿瘤的发生需要符合工作场所致癌物的累计接触年限要求,肿瘤的发生部位与所接触致癌物的特定靶器官一致并符合职业性肿瘤发生、发展的潜隐期要求,方可诊断。劳动者致癌物职业接触史的确证可根据劳动者职业史的相关记录,或通过对工作场所中环境状况的空气采样测量结果,或一些生物监测资料,或有过量接触的监测资料进行综合评价。

(2)累积接触年限:累计接触年限是指劳动者在工作场所中接触致癌物的累计接触时间。接触致癌物的劳动者在工作场所因加班超出的工时数可折算为相应的累计接触时间,以每日 8 小时工作时间计算,超过 8 小时的工时可累加计算,即每累加超过 8 小时可计为 1天,累加天数达 250 天即为 1 年。

(3)诊断细则

1)石棉所致肺癌、间皮瘤:

①肺癌、石棉肺合并肺癌者,应诊断为石棉所致肺癌。不合并石棉肺的肺癌患者,在诊断时应同时满足以下三个条件:

a. 原发性肺癌诊断明确;

b. 有明确的石棉粉尘职业接触史,累计接触年限 1 年以上(含 1 年);

c. 潜隐期 15 年以上(含 15 年)。

②间皮瘤、石棉肺合并间皮瘤者,应诊断为石棉所致间皮瘤。不合并石棉肺的间皮瘤患者,在诊断时应同时满足以下三个条件:

a. 间皮瘤诊断明确;

b. 有明确的石棉粉尘职业接触史,累计接触年限 1 年以上(含 1 年);

c. 潜隐期 15 年以上(含 15 年)。

2)氯甲醚、双氯甲醚所致肺癌:诊断时应同时满足以下三个条件:

①原发性肺癌诊断明确;

②有明确的氯甲醚或双氯甲醚职业接触史,累计接触年限 1 年以上(含 1 年);

③潜隐期 4 年以上(含 4 年)。

氯甲醚或双氯甲醚也可见于甲醛、盐酸及水蒸气共存的工作场所。因职业性氯甲醚所致肺癌的常见组织类型为小细胞肺癌,在进行职业性氯甲醚所致肺癌的鉴别诊断时可将该组织类型作为确诊的参考依据。

3)砷及其化合物所致肺癌:砷及其化合物所致肺癌在诊断时应同时满足以下三个条件:

①原发性肺癌诊断明确;

②有明确的砷及其化合物职业接触史,累计接触年限 3 年以上(含 3 年);

③潜隐期 6 年以上(含 6 年)。

砷及其化合物的职业接触所致肺癌除常见于含砷采矿业和冶炼业外,也可见于农药砷接触工人。故对于农药砷接触的工人所患职业性肺癌的诊断可参照本标准。研究表明职业接触砷及其化合物所致肺癌的主要组织类型表现为患腺癌的危险性高于其他肺癌组织类型,也有发现燕麦细胞癌有所增加,因此在进行职业性砷所致肺癌鉴别诊断时,可将该组织类型作为确诊的参考依据。

4)焦炉逸散物所致肺癌:诊断时应同时满足以下三个条件:

①原发性肺癌临床诊断明确;

②有明确的焦炉逸散物的职业接触史,累计接触年限 1 年以上(含 1 年);

③潜隐期 10 年以上(含 10 年)。

5)六价铬化合物所致肺癌:诊断时应同时满足以下三个条件:

①原发性肺癌临床诊断明确;

②有明确的六价铬化合物职业接触史,累计接触年限 1 年以上(含 1 年);

③潜隐期 4 年以上(含 4 年)。

6)毛沸石所致肺癌、胸膜间皮瘤:

①肺癌,诊断时应同时满足以下三个条件:

a.原发性肺癌诊断明确;

b.有明确的毛沸石粉尘职业接触史,累计接触年限 1 年以上(含 1 年);

c.潜隐期 10 年以上(含 10 年)。

②胸膜间皮瘤,诊断时应同时满足以下三个条件:

a.胸膜间皮瘤诊断明确;

b.有明确的毛沸石粉尘职业接触史,累计接触年限 1 年以上(含 1 年);

c.潜隐期 10 年以上(含 10 年)。

目前毛沸石的职业接触多存在于其他沸石的生产和使用中,与石棉类似,毛沸石纤维可导致弥散性肺间质纤维化(沸石肺)、胸膜钙化和胸膜斑,形成铁小体,铁小体的形态和典型的石棉小体类似。铁小体的核心可检测到毛沸石纤维的存在,在以往研究中毛沸石接触者的支气管肺泡灌洗液中也可发现裸露的毛沸石纤维。此外,与石棉相比,毛沸石所致胸膜间皮瘤的病情进展更快,中位生存期平均为 10 个月。

(五) 治疗原则

1. 职业性尘肺病 目前国内外尚无针对尘肺病纤维化有效的药物和措施。尘肺病的治疗原则是一旦诊断职业性尘肺病,患者应及时脱离粉尘作业,建议定期参加职业健康检查,了解尘肺病病情变化情况。根据病情进行综合治疗,以减轻临床症状,积极预防和治疗呼吸道感染、肺结核等并发症为目标,延缓肺纤维化的进展,通过改变不良的生活习惯,延长患者寿命、提高生活质量。尘肺病患者也应加强自我健康管理能力,通过戒烟并避免生活性粉尘接触,加强营养和养成良好的生活习惯,增强机体免疫力。

(1)药物治疗

1)镇咳治疗:镇咳药分中枢性和外周性。中枢性镇咳药是通过直接抑制延髓咳嗽中枢发挥作用,适用于干咳患者,如可待因,镇咳作用强,但有成瘾性,且不利于排痰;右美沙芬,是目前临床应用最广的镇咳药,作用与可待因相似,但无成瘾和镇痛作用,适用于痰量少或无痰者。外周性镇咳药:那可丁,为阿片所含的异喹啉生物碱,无依赖性,适用于不同原因引起的咳嗽。中药:具有镇咳作用的中药也可作为选择。

2)祛痰治疗:粉尘对气道的刺激可引起慢性炎症反应,并发呼吸道感染可导致痰量增多,大量痰液阻塞气道可引起气急甚至窒息,因此祛痰治疗是重要的对症治疗措施之一。蛋白分解酶制剂:此类药物可裂解糖蛋白中的蛋白质部分,降低痰液黏度;多糖纤维分解剂:使酸性糖蛋白纤维断裂,降低痰液黏度,同时有一定镇咳作用,如溴己新,氨溴索;二硫键裂解剂:分裂糖蛋白分子间的二硫键,降低痰液黏稠度,如乙酰半胱氨酸,羧甲司坦;新型黏液溶解剂:此类药物为挥发性植物油,强力稀化黏素,溶解黏液,促进浆液分泌和支气管扩张作用,并提高纤毛清除功能。

3)平喘治疗:

① β₂ 受体激动剂:主要通过刺激 β₂ 肾上腺素受体,增加环腺苷酸(cAMP),使气道平滑肌松弛;其不良反应较少,主要有肌肉震颤、窦性心动过速。短效 β₂ 受体激动剂(SABA)如沙丁胺醇气雾剂、特布他林雾化溶液等;长效 β₂ 受体激动剂(LABA)如沙美特罗或福莫特罗气雾剂等。

②茶碱类药物:具有较弱的支气管扩张作用,同时具有抗炎和免疫调节作用。如氨茶碱、二羟丙茶碱、多索茶碱等。

③抗胆碱能药物:通过阻断乙酰胆碱与位于呼吸道平滑肌、气道黏膜下腺体的胆碱能 M₃ 受体结合,发挥松弛支气管平滑肌、抑制腺体分泌的作用。短效抗胆碱能药物(SAMA)如异丙托溴铵;长效抗胆碱能药物如噻托溴铵。

(2)合理氧疗:通过增加吸入氧浓度提高肺泡氧分压,促进氧气弥散,从而提高动脉血氧分压和血氧饱和度,改善全身器官的氧气供给。有研究表明,长期氧疗(每天吸氧超过 15 小时)可以提高静息状态下严重低氧血症的慢性呼吸衰竭患者的生存率。尘肺病患者静息呼吸室内空气时,氧分压低于 7.3kPa,血氧饱和度低于 88%,伴或不伴高碳酸血症;氧分压在 7.3~8.0kPa 之间,伴有充血性心力衰竭或继发性红细胞增多症可给予氧疗。

(3)抗纤维化治疗:尘肺病已经形成的肺纤维化是无法去除的。尘肺发病是一个非常复杂的病理过程,随着医学科学的进步和研究的深入,积极探索和开展以延缓或阻断尘肺病肺纤维化进展的药物治疗有其现实和理论意义。

1)汉防己甲素:是从防己科千金藤属植物粉防己块根中提取的双苄基异喹啉类生物碱,在治疗纤维化、门静脉和肺动脉高压,免疫功能调节及肿瘤防治等方面具有一定作用。汉防己甲素能直接或间接地抑制胶原基因的转录,从而抑制细胞增殖,降低胶原合成,抑制尘肺病变中胶原蛋白的合成以及成纤维细胞的增殖。汉防己甲素也可使细胞分泌前胶原的功能减弱,胶原的合成受阻,并使肺胶原纤维松散、降解等,故长期以来一直用于尘肺病的治疗。

2)吡非尼酮、盐酸替洛肟:实验研究认为吡非尼酮在 IPF 治疗中显示可延缓用力呼气肺活量下降速率;盐酸替洛肟可抑制矽肺巨噬细胞吞噬二氧化硅颗粒时产生的化学发光量,从而有抑制肺纤维化作用。

(4)全肺灌洗:大容量全肺灌洗术是近三十年来发展起来的一项用于治疗尘肺病的技术。肺灌洗治疗可以清除残留在肺泡内的粉尘、巨噬细胞以及致炎症和致纤维化因子,改善肺内微环境,减少肺内粉尘负荷量,对于改善尘肺患者肺功能也有一定作用,在一定程度上可以延缓病情进展。但全肺灌洗仍是创伤性和风险性较高的治疗方法,且对肺组织生理平衡机制是否会有长期的不利影响尚缺乏循证医学的证据。

2. 职业性过敏性肺炎　脱离导致疾病的作业环境;轻者可给予止咳、平喘、吸氧等对症处理,根据病情适量使用糖皮质激素;重度者应卧床休息,早期给予足量肾上腺皮质激素,一般一周后减量,直至停用。如有继发感染,适当应用抗生素。轻度者治愈后可恢复工作,如果恢复工作后短期内复发者,或重度者均应调离原工作岗位。职业性急性过敏性肺炎经及时治疗可痊愈,慢性过敏性肺炎可有反复肺部感染、肺气肿、肺大疱、气胸,或因广泛肺间质纤维化致呼吸功能严重损害,继而发生慢性肺心病,出现右心衰竭、呼吸衰竭,因此预后较差。

3. 职业性棉尘病 棉尘病一经确诊,应立即脱离棉尘作业。棉尘病壹级应积极抗非特异性炎症,降低气道反应性。棉尘病贰级宜按阻塞性呼吸系统疾病治疗原则,给予吸氧、支气管舒张剂及对症治疗。急性期可给予平喘、止咳、脱敏药物。慢性期给予解痉、平喘、止咳、祛痰药物治疗,若并发感染应加用抗生素治疗。

4. 职业性哮喘 诊断一旦确立后,尽早将患者调离原职业活动环境,避免和防止哮喘再次发作;急性哮喘发作者,应尽快缓解症状,解除气流受限和低氧血症。药物治疗方法主要是重复吸入速效 β_2 受体激动剂、口服或静脉使用糖皮质激素、吸入抗胆碱药物和静脉应用氨茶碱等。严重哮喘发作并发急性呼吸衰竭者,必要时予以机械通气治疗;哮喘长期治疗根据病情严重程度选择适当的治疗方案,目标是达到并维持症状控制,维持正常的活动水平,尽可能维持肺功能正常;接触职业性变应原者如非特异性气道反应性测定呈气道高反应性,排除影响气道反应性的因素后,应调离职业性变应原接触工作。

5. 职业性金属及其化合物粉尘肺沉着病 绝大多数患者病情进展缓慢,预后较好,一般不需特殊治疗,脱离接触后肺部病变可停止进展。及时脱离职业性锡、铁、锑、钡及其化合物粉尘作业环境,适当增加营养及对症处理,定期进行职业健康检查是其预防治疗的总原则。

6. 职业性刺激性化学物致慢性阻塞性肺疾病 根据病情严重程度给予综合治疗,如止咳、祛痰、抗氧化、抗炎、防治并发症等治疗;加强锻炼,增加营养,补充足够的蛋白质、维生素等,提高机体免疫力,改善生存质量,此类患者易并发肺部感染,且多为条件致病菌,对抗生素易耐药,应注意判明病原体,选择有效抗生素即急性加重期积极抗炎治疗、积极处置并发症;病情稳定期以对症、支持治疗为主。病情一旦确诊应及时调离原作业岗位。

7. 职业性硬金属肺病 一经确诊,宜早期脱离硬金属作业环境;对症处理:根据病情适量使用肾上腺皮质激素,可给予吸氧、抗过敏、抗感染、止咳、平喘、抗纤维化等治疗。

8. 职业性急性化学物中毒性呼吸系统疾病 治疗原则:立即脱离接触,保持安静,保暖;保持呼吸道通畅;合理氧疗;非特异性的拮抗剂;维持适宜血容量;改善微循环;纠正酸碱平衡和电解质紊乱;控制继发感染;加强营养支持;可给予雾化吸入疗法、支气管解痉剂、去泡沫剂,必要时施行气管插管或气管切开术。病因治疗,如有应用特效解毒剂或血液净化疗法的指征者应及时应用。轻、中度中毒性呼吸系统疾病治愈后,可恢复原工作;重度中毒性呼吸系统疾病治愈后,原则上应调离原工作岗位。

9. 职业性肺部肿瘤 职业性肺部肿瘤的治疗与其他肺部肿瘤基本相同,且预防重于治疗。早期预防尤为重要,为接触职业致癌因素的职工安排定期职业健康体检,争取对肿瘤早发现、早诊断、早治疗。加强对致癌因素的控制与管理,对预防职业肿瘤至关重要,提高生产工艺技术,改善劳动环境和条件,加强对致癌物的监控与管理,采用代用品来替代致癌物,减少致癌物的接触;加强对劳动者的职业安全知识的培训,提高劳动者自我保护意识,主动加强防护。一旦确诊应及时脱离致癌物的接触,按肺部恶性肿瘤治疗原则积极治疗,可采用外科手术治疗、化学治疗、放射治疗和免疫治疗等方法。

(六) 康复

尘肺病仍然是我国危害最严重和最常见的职业病,需要引起全社会足够的重视。而其他职业性呼吸系统疾病的发病也呈逐年增加趋势,对职业性呼吸系统疾病患者开展积极正确的健康管理和临床治疗,减少疾病带来的痛苦,最大限度的保护患者的呼吸功能,提高患者生存质量和社会参与能力,减少并发症的发生,延长患者的寿命是我们职业病学医务人员的使命。应加强患者的全面的健康管理,积极开展临床综合治疗,包括对症治疗、并发症的治疗和康复治疗,达到减轻患者痛苦,延缓病情进展,提高生存质量和社会参与程度,增加生存收益,延长患者寿命。

康复治疗即采取呼吸肌训练、心理干预、健康教育、合理营养等多学科综合措施,改善患者呼吸功能,延缓病情进展,减轻患者痛苦,增强患者抗病信心,最大限度地提高患者生存质量。对患者进行疾病及康复知识的介绍,提高患者自我防护的能力和增加自我健康管理的意识,增强患者战胜疾病的信心,建议患者改变不良生活方式,如戒烟、限酒、不熬夜;鼓励患者进行各种适合的锻炼,提高机体抵抗能力,如打太极拳、走步、慢跑、练习气功等,但需注意避免劳累,循序渐进,可采用腹式呼吸、缩唇呼吸等方式,加强呼吸功能锻炼;增加饮食营养,选择有营养易吸收的食物,如瘦肉、鱼肉、鸡蛋、豆制品、牛奶以及新鲜蔬菜和水果等,适当饮水;给予患者一些精神上的鼓励,建议患者听一些舒缓的音乐,缓解紧张焦虑的情绪,鼓励患者参加一些力所能及的家庭、社会活动,参加一些有益于身心健康的活动,唤起对生活的信心,感受生活的乐趣,感受自身存在的价值和对未来美好生活的向往。

(七) 预防

在职业性呼吸系统疾病的预防中可以积极改进生产工艺和改善劳动条件,注意加大工作场所通风力度,最大限度降低环境中有害物质的浓度,加强对工人的职业卫生宣教,提高个人防护意识,工作时佩戴防护面罩或口罩;应为拟作业人员安排上岗前职业健康体检,认真筛查职业禁忌证,定期安排在岗员工参加在岗期间职业健康体检,及时发现疑似职业病和职业禁忌证。一旦确诊应及时调离有毒有害作业岗位并予以治疗。

(李宝平、孙治平、汪伟)

三、职业性血液系统疾病

职业性血液系统疾病(occupational hematopoietic system diseases)是指在生产活动中因接触化学或物理因素引起的造血抑制、血细胞损害、血红蛋白变性、出凝血功能障碍和血液系统恶性变。本部分不包括各种急性化学或物理损伤病程中发生的反应性白细胞增多症、继发性弥散性血管内凝血、肝或肾损害导致的血液病,以及在高原地区工作后引起的代偿性红细胞增多症等,本节所指的"病因"仅限于直接导致相应疾病的化学或物理因素。

(一) 再生障碍性贫血

再生障碍性贫血(aplastic anemia, AA)简称"再障",是一组由化学物质、物理因素、生物因素及不明原因引起的造血干细胞受损,造血微环境损伤,免疫功能异常,红髓向心性萎缩,被脂肪髓代替,从而导致造血组织减少,造血功能衰竭,全血细胞减少为特征的疾病。

1. 病因　与职业病有关的常见的致病化学物质有苯、三硝基甲苯、二硝基酚、砷化合物、四氯化碳、有机氯及有机磷等;物理因素主要为放射线,如 X 射线、γ 射线、中子流等。

2. 发病机制　再障的发病机制尚未完全阐明。现有的证据表明,再障的发病机制呈明显异质性。

(1)造血干细胞缺陷:再障骨髓的造血干细胞数量减少,CD34[+]细胞和长期培养起始细胞明显减少,或缺如可资证明。Fanconi 贫血的染色体异常提示干细胞的质量缺陷亦参与再障的发病。

(2)造血微环境缺陷:再障造血微环境缺陷的证据主要来源于动物模型,Sl/Sld 小鼠缺乏 Kit 配基亦称干细胞因子,出现再障表现。人类再障尚未发现 Sl/Sld 样的基因缺陷,故造血微环境缺陷在人类再障发病中的意义尚难定论。但实验研究表明,再障骨髓基质细胞分泌的多种细胞因子出现紊乱,提示造血微环境缺陷在再障发病中可能有一定作用。

(3)免疫功能紊乱:约半数患者 T 细胞亚群分布异常,辅助 T 细胞 / 抑制 T 细胞比例倒置,去除 T 细胞后,体外培养可见细胞集落增加。部分患者造血负调控因子如 γ 干扰素、白介素 -2 及肿瘤坏死因子 -α 水平升高。免疫抑制治疗再障有确切效果。越来越多的研究结果表明,免疫功能特别是细胞免疫异常为再障发病的常见和重要因素。

3. 临床表现

(1)重型再障(severe aplastic anemia,SAA):起病急,进展迅速,常表现为出血和感染、发热。病初贫血常不明显,但随着病程发展呈进行性进展。几乎所有患者均有出血倾向,60% 以上有内脏出血,主要表现为消化道出血、血尿、眼底出血和颅内出血,皮肤、黏膜出血广泛而严重,且不易控制。病程中几乎所有患者均有发热,系感染造成,常见口咽部和肛门周围坏死性溃疡,从而导致败血症,肺炎也很常见。此型患者预后差,病死率高,如仅采取一般性治疗,多数在一年内死亡。

(2)慢性再障(chronic aplastic anemia,CAA):亦称 "非重型再障",其起病缓慢,以贫血为首发和主要临床表现。出血大多局限于皮肤、黏膜,且不严重;可发生感染,但常以呼吸道感染为主,容易控制。若治疗得当,此型患者可长期缓解,直至痊愈,少数患者后期病情可以加重,出现 SAA 的临床表现。

4. 实验室检查

(1)血象:特点是全血细胞减少,但三系减少程度不一。少数患者可呈二系细胞减少。网织红细胞计数降低。贫血一般为正细胞正色素性。

(2)骨髓象:骨髓穿刺可见脂肪滴增多,骨髓颗粒减少。多部位穿刺涂片增生不良,三系造血有核细胞均减少,早期细胞少见,无明显病态造血现象。非造血细胞成分如淋巴细胞、浆细胞、组织嗜碱细胞和单核 - 巨噬细胞增多。轻型或慢性病例骨髓中仍可残存造血增生灶。该部位穿刺涂片可见有核细胞增生良好,但伴有巨核细胞减少。在判断造血功能上,骨髓活检优于骨髓穿刺,主要特点是骨髓脂肪变,三系造血细胞和有效造血面积均减少。

(3)其他检查:主要用于不典型病例的诊断:

①骨髓核素扫描:选用不同放射性核素,可直接或间接判断骨髓的整体造血功能;

②体外造血祖细胞培养:细胞集落明显减少或缺如;

③其他:粒细胞碱性磷酸酶活性升高,血液红细胞生成素水平升高。

5. 诊断及分类　　依据国家有关职业病诊断标准进行诊断。

(1)诊断:病史询问中应注意可疑化学和物理因素接触史。外周血全血细胞减少,骨髓增生不良,再障的诊断不难确立,但应排除其他表现为外周血全血细胞减少的疾病,体征中如有淋巴结或脾大,再障的诊断应慎重。

（2）分类：再障是一组异质性疾病，不同类型的治疗原则及预后各异，故诊断确立后应进行分型。国内外再障分型见表 1-5-1。

表 1-5-1　国内外再障分型

	国外分型		国内分型		
	轻型再障	重型再障	慢性再障	重型再障 I 型	重型再障 II 型
发病	—	—	缓慢	急	由慢性发展而来
症状	较轻	重	较轻	重	重
血象					
纠正后网织红细胞 /%	>1.0	<1.0	>1.0	<1.0	<1.0
粒细胞绝对计数 /（×10^9/L）	>0.5	<0.5	>0.5	<0.5	<0.5
血小板计数 /（×10^9/L）	>20	<20	>20	<20	>20
骨髓象	增生低下	重度低下	增生低下	重度低下	重度低下
预后	较好	不良	较好	不良	不良

6. 鉴别诊断　主要与表现为外周血全血细胞减少的疾病相鉴别。

（1）阵发性睡眠性血红蛋白尿症（paroxysmal nocturnal hemoglobinuria, PNH）是一种获得性克隆性溶血病，与再障关系密切，可相互转变。临床上可有血红蛋白尿（酱油色尿）发作，实验室检查酸溶血试验（Ham test）阳性，免疫表型分析有补体调节蛋白如 CD55 和 CD59 表达的阳性细胞减少。

（2）骨髓增生异常综合征（myelodysplastic syndrome, MDS）亦是一种造血干细胞克隆性疾病。外周血象可呈全血细胞减少，但也可为一系或二系减少。多数患者骨髓增生活跃，早期细胞增多，出现病态造血为其特点。

（3）非白血性白血病（aleukemic leukemia）部分急性白血病表现为外周血全血细胞减少，幼稚细胞少见，可与再障混淆，但骨髓中有多数原始细胞，鉴别不难。

（4）恶性组织细胞病（malignant histiocytosis）多数患者表现为全血细胞减少，常伴高热和衰竭，体征可有黄疸、淋巴结肿大及肝脾大。骨髓或浸润的组织器官穿刺可发现异常组织细胞。

7. 治疗　对获得性再障应仔细查找病因并加以去除，如避免与有害因素的进一步接触。再障治疗宜采用综合措施，根据分型选用下列治疗原则：

（1）支持治疗：注意保持个人卫生和环境卫生，减少感染机会。有感染征象者，及时应用有效抗生素。输血或成分输血是支持治疗的重要内容，严重贫血者可给予全血或红细胞输注，血小板低于 20×10^9/L，或有明显出血倾向者宜及早输注浓缩血小板，以预防致命性出血（颅内出血）。如拟行干细胞移植，则应尽量避免输血，以提高植入成功率。

（2）雄激素治疗：适用于慢性或轻型再障，有效率 50%~60%。作用机制是提高体内红细胞生成素的水平和直接促进红系造血。国内常用制剂是丙酸睾酮和司坦唑醇。丙酸睾酮 50~100mg，肌内注射，每日或隔日一次。司坦唑醇（康力龙）2~4mg，口服，每日三次，疗程不短于 4 个月。部分患者可产生药物依赖性，故病情缓解后宜进行维持治疗，以减少复发。雄激素治疗的主要副作用是雄性化作用、肝功能损害及水钠潴留，注射剂有局部硬节、化脓。

(3) 免疫抑制治疗：再障发病有免疫因素介入，此是免疫抑制治疗（immunosuppressive therapy）的理论基础。常用的免疫抑制剂有抗胸腺细胞球蛋白（antithymocyte globulin，ATG）或抗淋巴细胞球蛋白（antilymphocyte globulin，ALG）和环孢素。主要用于急性或重型再障治疗，单独或序贯应用，有效率为 50%~70%。联合用药效果优于单一用药，一种药物无效，换用另一种后，约半数患者仍可有效。ATG 或 ALG 是异种蛋白，副作用有过敏反应和血清病等。环孢素对肝肾有损害作用。国外报道免疫抑制治疗的远期副作用是获得性克隆性疾病，如 PNH 和 MDS，但国内少见。临床上用于治疗重型再障的其他免疫抑制剂还有大剂量甲泼尼龙及大剂量丙种球蛋白。环孢素对雄激素治疗失败的非重型再障也有一定疗效。

(4) 异基因骨髓移植：适用于急性或重型再障，且有 HLA 相合供髓者的年轻患者（<40岁）。50%~70% 的患者移植后可获长期生存。影响异基因骨髓移植疗效的主要因素是排斥和移植物抗宿主病。反复输血的患者排斥率高，故应避免术前输血。非亲属脐血干细胞移植治疗重型再障已有成功报道。

(5) 细胞因子：目前临床上应用的造血细胞因子有红细胞生成素（现不主张应用，因再障患者 EPO 浓度增高）、粒细胞集落刺激因子和粒-单核细胞集落刺激因子。单用造血刺激因子治疗重型再障效果不确切，与免疫抑制治疗联合应用可能提高疗效。

(6) 其他：包括中医药和某些改善微循环（造血微环境）的药物，多用于治疗慢性再障。虽国内屡有报道，但因缺乏严格的前瞻性随机病例对照研究资料，故其价值有待进一步评估。

8. 预后 总体来说，再障仍属难治性血液病的范畴。再障的预后依其分型而不同。重型再障在有效治疗出现前，预后恶劣，多数患者在一年内死亡。主要死亡原因是颅内出血和严重感染。随着骨髓移植和免疫抑制治疗等有效疗法的临床应用，重型再障的预后已有较大改善。慢性再障进展缓慢，经治疗，70%~80% 患者病情可获不同程度的改善，唯血小板较难完全恢复。少数患者可获完全缓解。

9. 预防 有病因可寻的继发性再障患者应避免对有害因素的继续接触。强化劳动保护法规，提高个人防护意识，减少或杜绝暴露于有害因素的机会。

(二) 巨幼细胞贫血

巨幼细胞贫血（megaloblastic anemia）是由于叶酸和/或维生素 B_{12} 缺乏引起的贫血。叶酸和维生素 B_{12} 参与细胞核 DNA 的合成，缺乏时造成细胞核发育障碍，故是一种全身性疾病。骨髓中红细胞和髓细胞系出现"巨幼变"是本病的重要特点。除贫血外，皮肤黏膜等增殖较快的细胞亦可受累。维生素 B_{12} 缺乏可影响神经系统。

1. 病因 其化学性病因常见于砷化合物及慢性酒精（乙醇）中毒。

2. 发病机制 叶酸和维生素 B_{12} 均为 DNA 合成过程中的重要辅酶，缺乏时将造成细胞 DNA 合成障碍。造血细胞受累的特点是细胞核/浆发育失衡，细胞核分化落后于细胞质，细胞体积大，呈现巨幼变形态。受累的红系前体细胞不能正常分化发育成熟，大部分在骨髓中原位破坏，称为无效造血。维生素 B_{12} 缺乏所致的巨幼细胞贫血可引起神经脱髓鞘变，出现相应神经系统表现。

3. 临床表现

(1) 血液系统表现：患者发病缓慢，特别是维生素 B_{12} 缺乏所致者。就诊时多呈中至重度贫血，并伴有贫血的一般表现，如头晕、乏力、活动后心悸气促等。部分患者出现轻度黄疸。

少数患者可有脾大。

(2)非血液系统表现

1)消化系统：常见症状有食欲减退、腹胀、腹泻或便秘。部分患者可发生舌炎，表现为舌痛和舌质绛红(牛肉舌)，可伴有舌乳头萎缩，多见于恶性贫血。

2)神经系统：见于维生素 B_{12} 缺乏，特别是恶性贫血，病变主要累及脊髓后侧束的白质和脑皮质，周围神经亦可受累，出现周围神经病和亚急性脊髓联合变性的表现，如四肢远端麻木、深感觉障碍、共济失调和锥体束征阳性。轻度脑功能障碍以抑郁和记忆障碍为常见，严重者偶可出现妄想、幻觉及躁狂等精神异常症状。

3)其他表现：部分患者可有体重降低和低热。

4. 实验室检查

(1)血象：贫血呈大细胞性(MCV>100fl)，也可为正常细胞正常色素性。血片中可见红细胞大小不均，以大细胞为主，椭圆红细胞和异形红细胞增多，中性粒细胞分叶过多。网织红细胞正常或轻度增多。严重者可呈全血细胞减少。

(2)骨髓象：增生活跃，以红系细胞增生为主。各系细胞均呈巨幼变特征，胞体增大，细胞核发育落后于细胞质。可见双核或多核巨幼红细胞。巨晚幼粒细胞和巨杆状核粒细胞在发病早期即可出现。巨核细胞胞体巨大，分叶过多，胞质内颗粒稀少。

(3)生化检查

1)叶酸和维生素 B_{12} 测定：是诊断的重要依据。血清叶酸<6.81nmol/L，红细胞叶酸<227nmol/L 可诊断为叶酸缺乏。血清维生素 B_{12} <74pmol/L 可诊断为维生素 B_{12} 缺乏。

2)胆红素代谢：因无效造血，胆红素可轻度升高，尿胆原排出增多。

3)铁代谢：如不伴有缺铁，多数患者血清铁升高，骨髓内外铁正常或轻度增多。

4)红细胞酶类：大多数患者的血清乳酸脱氢酶活性升高，其他红细胞酶如苹果酸脱氢酶、葡糖 -6- 磷酸脱氢酶和 α- 羟丁酸脱氢酶活性亦升高。

5)其他：Schilling 试验有助于判断维生素 B_{12} 缺乏的原因。脱氧尿核苷抑制试验有助于疑难病例诊断。胃液分析恶性贫血呈真性缺乏，营养性叶酸和维生素 B_{12} 缺乏在有效治疗后胃酸可恢复正常。

5. 诊断和鉴别诊断

(1)诊断：病史采集应注意饮食习惯，叶酸和维生素 B_{12} 摄入和需求的情况，临床贫血表现。实验室检查符合大细胞贫血，中性粒细胞核分叶过多，骨髓三系造血细胞呈典型的巨幼变，一般可明确诊断。必要时可选用有关实验室检查，进一步确定维生素缺乏的原因和种类。治疗试验性给予叶酸和维生素 B_{12} ，如 4~6 天后网织红细胞上升，有助于诊断。

(2)鉴别诊断：主要与可引起全血细胞减少和骨髓中出现细胞巨幼样变的疾病相鉴别，前者如再生障碍性贫血，后者如红白血病及骨髓增生异常综合征等。

6. 治疗 营养性缺乏者应补充相应维生素，吸收不良者应寻找并去除病因。

(1)叶酸治疗：一般选用口服制剂，叶酸 5~10mg，每日 3 次。吸收障碍者可改用注射制剂四氢叶酸钙，3~6mg 肌内注射，每日 1 次，直至血象完全恢复。如伴有维生素 B_{12} 缺乏，单用叶酸可加重神经系统症状，应同时合用维生素 B_{12} 。

(2)维生素 B_{12} 治疗：维生素 B_{12} 100μg 肌内注射，每日 1 次，直至血象完全恢复。全胃切除或恶性贫血患者因维生素 B_{12} 吸收障碍为不可逆性，需终生维持治疗，维生素 B_{12} 100μg

肌内注射,每月 1 次。

叶酸和维生素 B_{12} 治疗开始后,患者的网织红细胞在 4~6 天内即见上升,10 天左右达高峰,骨髓细胞巨幼变亦迅速改善,伴以血红蛋白的上升。大多数患者血象在 1~2 个月内恢复正常。如病情恢复不满意,应注意查找原因并加以纠正(如伴有缺铁,应补充铁剂)。

7. 预防　加强营养知识的宣传教育,提高群众卫生保健意识,有助于营养性巨幼细胞贫血的预防。易发人群如婴幼儿和孕妇应注意合理饮食,必要时补充相关维生素。

(三) 铁粒幼细胞性贫血

铁粒幼细胞贫血(sideroblastic anemia,SA)是由于各种不同原因引起的血红素合成障碍所致的一组低色素性贫血。其血液学的共同特点为骨髓中铁粒幼细胞显著增多,铁染色时细胞内的铁小粒在核周围排列成环状,称环形铁粒幼细胞;幼红细胞的线粒体充满着无定形的磷酸铁和氢氧化铁的沉积。外周血中红细胞呈不同程度的低色素特征,血清铁浓度显著增高,单核 - 巨噬细胞中含铁血黄素显著增多。其共同发生机制是由于原卟啉生成障碍或铁进入卟啉环和原卟啉结合有缺陷,导致血红素合成障碍;铁进入幼红细胞的调节障碍,源源不断的铁进入线粒体,堆积在那里,使铁利用不良并损害线粒体的功能;环形铁粒幼细胞在甘髓内破坏,造成无效性红细胞生成;由于铁代谢障碍致体内铁负荷过多。

1. 病因　其化学性病因主要见于慢性铅中毒和酒精(乙醇)中毒。

2. 发病机制　发生机制是由于原卟啉生成障碍或铁进入卟啉环和原卟啉结合有缺陷,导致血红素合成障碍;铁进入幼红细胞的调节障碍,源源不断的铁进入线粒体,堆积在那里,使铁利用不良并损害线粒体的功能;环形铁粒幼细胞在骨髓内破坏,造成无效性红细胞生成;由于铁代谢障碍致体内铁负荷过多。

铅对于血红素合成的影响,在体内、外均已进行了广泛的研究。已发现,铅对 δ-ALA 脱水酶(δ-ALAD)的抑制最为敏感,即使浓度低至 $0.1\mu g/ml$ 时,就可引起明显的抑制作用。此种 δ-ALAD 对铅的高度敏感性,可能与分子内含有高浓度的游离—SH 基有关。此外,铅对亚铁络合酶也有阻抑作用。Campbell 等测定了 10 例铅中毒患者外周血细胞内 6 种与血红素合成有关的酶类.并与对照者进行比较,发现 δ-ALAD、粪卟啉原氧化脱羧酶以及亚铁络合酶的酶活性高度受抑,而 δ-ALA 合成酶的活性升高,尿卟啉原 I 合成酶和尿卟啉原脱羧酶的活性保持不变。至于 δ-ALA 合成酶活性增强的原因,推测可能与血红素浓度的降低,引起对此酶的反馈性刺激有关。而 δ-ALAD 的抑制与 δ-ALA 合成酶的增强,两者均有助于 δ-ALA 的尿排泄量增多,这就具铅中毒的重要特征。

至于乙醇导致铁粒幼细胞变的确切机制,当未完全明了。早年的观察表明,乙醇与异常的吡哆醇代谢间具有一定的联系:①在给予乙醇的大鼠中,肝脏内的多巴脱羧酶活性降低;②人体饮酒后,4- 吡哆醛酸(吡哆醇代谢产物)的尿排泄减少;③凡乙醇性惊厥发作后停止饮酒的患者,其尿中可排除黄嘌呤酸;④部分伴开硬化的嗜酒者,血清吡哆醇浓度降低。

3. 临床表现　本病发病隐匿,进展缓慢,临床表现为难治性贫血。

4. 实验室检查　血象多示为小细胞低色素性贫血,可伴有白细胞和血小板减少;骨髓象呈红系细胞明显增生,亦可增生减少;组织化学染色涂片可见幼红细胞胞质内有粗大的铁颗粒,在细胞核周围排列成环形,这种细胞称"铁粒幼细胞"(sideroblast);实验室检查尚有血清铁增高、总铁结合力降低,而血清铁蛋白增高。

5. 诊断及鉴别诊断

(1)诊断依据

1)低色素性贫血,而铁剂治疗无效;

2)血清铁增高,铁饱和度增高,铁蛋白增高,总铁结合力低;

3)特征性的骨髓表现:铁幼粒细胞超过 10% 以上;环状铁粒幼细胞在 12 个以上。

(2)鉴别诊断:铁粒幼细胞性贫血需与其他低色素性贫血,特别是缺铁性贫血与轻型海洋性贫血相鉴别:

1)缺铁性贫血:血清铁浓度降低,铁结合力升高,转铁蛋白饱和度一般<10%;骨髓细胞外铁消失,铁粒幼细胞明显降低甚或缺乏,即可做出鉴别。

2)轻型海洋性贫血:与轻型 β 海洋性贫血的鉴别有时比较困难,主要根据 HbF 与 A$_2$ 的测定,家族史调查及家族人员的血液学检查等做出鉴别。此外,在轻型海洋性贫血时一般无环形铁粒幼细胞存在。

6. 治疗

(1)除输血外,其他疗法均无肯定的疗效。当 Hb>80g/L 时,通常不必处理。如果贫血严重,以及表现缺氧、心衰或心绞痛时,输血常能导致症状的缓解。

(2)对伴有血清叶酸浓度降低以及骨髓巨幼细胞变的患者,给予叶酸治疗(5~10mg/d,口服),可能具有一定的疗效,但血红蛋白一般不能恢复正常。

(3)少数患者给予药理剂量的吡哆醇(100~200mg/d 口服,至少 3 个月)治疗后,可使贫血改善,但环形铁粒幼细胞和低色素性红细胞症仍继续存在。

(4)男性激素也可酌情试用,如羟甲雄酮 50~150mg/d,口服;或康酸睾酮 100~500mg/周,肌内注射,单用或与泼尼松合用,一疗程至少 3 个月,对某些病例可有一定的效果。

(5)如贫血确系铅中毒引起,则应避免与铅进一步接触,并酌情给予铅螯合剂,如依他酸钙和青霉胺等。

(四) 溶血性贫血

溶血性贫血(hemolytic anemia)是指由于红细胞破坏过多、过快,超过造血代偿能力时所发生的一种贫血。

1. 病因 引起溶血性贫血的化学物质主要有砷化氢(砷化合物)、锑化氢、硒化氢、铜、铅、苯肼、有机磷农药、杀虫脒、有机溶剂、苯胺、硝基苯、萘等。

2. 发病机制 中毒性溶血性贫血的发病机制主要涉及 Heinz 小体形成、谷胱甘肽代谢障碍、钠钾转运功能障碍及红细胞本身的某种遗传性缺陷等。

(1)Heinz 小体形成:芳香族氨基或硝基化合物、苯醌、苯肼类化合物等在体内转化为氧化物后,可直接作用于珠蛋白分子的巯基,使珠蛋白变性;珠蛋白共有 4 个巯基,如 2 个巯基被结合,珠蛋白变性尚可逆转,若 4 个巯基均被结合,则变性的珠蛋白即形成不可逆性沉淀物——细胞内包涵体,称为 Heinz 小体。其为圆形或椭圆形的折光颗粒,直径 1~2μm,大多分布在红细胞边缘。这种小体可通过两种途径使红细胞遭受损伤:一是变性珠蛋白与膜之间借助联硫键(S—S—)形成二硫化合物,使两者紧密相连,从而影响膜的结构和功能;二是红细胞随小体成块地丢失,使红细胞表面积与体积之比变小,对阳离子通透性增加、生存时间缩短。具有 Heinz 小体的红细胞细胞脆性增高,易被破坏,导致溶血。通过这种机制发生的溶血性贫血又称为"Heinz 小体溶血性贫血"。

(2)干扰酶活性及红细胞谷胱甘肽代谢:砷化氢等毒物可透过红细胞膜,抑制膜内过氧化氢酶,导致细胞内过氧化氢增加、还原型谷胱甘肽减少,损害细胞膜稳定性;砷化氢还可与血红蛋白的珠蛋白链结合,使蛋白质变性,引起红细胞膜脆性和渗透性增加,使红细胞破碎。铜盐引起的溶血机制与其可氧化红细胞的 GSH、血红蛋白的 NADPH 以及抑制葡糖 -6- 磷酸脱氢酶(G-6-PD)有关;低浓度的铜尚可抑制丙酮酸激酶、己糖激酶、磷酸葡萄糖脱氢酶、磷酸果糖激酶和磷酸甘油激酶,使红细胞易破坏,发生溶血。氯酸钠、氯酸钾、苯胺、硝基苯等具有氧化作用的化学物,均通过在体内生成过氧化物,使谷胱甘肽减少,造成细胞内及细胞膜的结构和功能改变,引起红细胞破坏。

(3)钾钠离子转运功能障碍:如铅,可抑制红细胞膜上的 Na^+-K^+-ATP 酶,影响红细胞的钾钠转运,造成钠和水分大量进入红细胞,引起红细胞膨胀、破裂、溶血。

3. **临床表现** 吸入砷化氢数小时即可发生急性溶血性贫血;铅、铜和砷化合物及杀虫脒等在严重中毒时才发生急性溶血;有机溶剂和有机磷农药中毒等仅在个别病例出现急性溶血。发生急性溶血时常先有畏寒、寒战、高热、腰背肌酸痛,继有血红蛋白尿(hematoglobinuria),甚至发生休克;1~2 天内出现黄疸、肝脾大,并可发生急性肾功能不全和弥散性血管内凝血(disseminated intravascular coagulation,DIC)。慢性溶血起病缓慢,表现为贫血、黄疸、脾肿大,亦可有肝大。

4. **实验室检查** 实验室检查见:外周红细胞和血红蛋白降低,为正常细胞性贫血;网织红细胞增高;成熟红细胞大小不一、畸形、破碎;骨髓象有核细胞增生活跃,以红系细胞为主,中、晚幼红细胞尤为明显,分裂象易见,粒红比例倒置。此外,尚有血清游离胆红素增高、尿中尿胆原和粪胆原排出增多、血清游离血红蛋白增多、结合珠蛋白降低、尿中出现血红蛋白和含铁血黄素。

5. 诊断与鉴别诊断

(1)诊断依据

1)确切的接触易致溶血化学物的职业史;

2)急性和慢性溶血的临床表现;

3)血象、骨髓象及血液生化检查显示有溶血证据;

4)生物样品中检出毒物及其代谢产物等。

在除外其他致溶血的因素后,方可做出诊断。

(2)鉴别诊断:临床应注意与急性黄疸型肝炎、阵发性睡眠性血红蛋白尿、行军性血红蛋白尿(march hemoglobinuria)、蚕豆病(fabism)及药物性溶血性贫血等相鉴别。

6. 治疗

(1)糖皮质激素如泼尼松:40~60mg,每日分次口服;或泼尼松龙 200~400mg,每日静脉滴注 1 次;或地塞米松 5~10mg,每日分次口服或静脉 1 次滴注。

(2)碱化尿液和利尿:如 5% 碳酸氢钠溶液 250ml,每日静脉滴注 1~2 次,以碱化尿液;呋塞米 20mg,肌内注射或静脉注射每日 1~2 次;增加补液以促进溶血后降解产物随尿液排泄。

(3)换血(exchange transfusion):适用于急性血管内大量溶血,每次 1 500~2 000ml。

(4)输血(blood transfusion):应严格掌握指征,宜用经生理盐水洗涤 3 次的红细胞。

(5)血液净化疗法(blood purification therapy):有条件者尽早使用血液透析联合血液灌

流等血液净化治疗,重症患者可采用血浆置换疗法。

(五) 高铁血红蛋白血症

正常生理条件下,人体高铁血红蛋白(methemoglobin,MetHb)仅占血红蛋白总量的0.5%~2%,如果超过这个数值即为高铁血红蛋白血症(methemoglobinemia)。

1. 病因　能引起高铁血红蛋白血症的化学物质很多,根据作用方式可分成两类:

(1)直接作用:该类物质在体外能直接与血红蛋白发生反应形成 MetHb,主要有硝酸甘油、硝酸铵、硝酸银、亚硝酸异戊酯、亚硝酸钠、碱式硝酸铋、羟胺、氯酸盐及苯醌等,但硝酸盐口服后需经肠道细菌还原为亚硝酸盐才具有氧化作用。

(2)间接作用:这类化学物在体外不能生成 MetHb,必须在体内代谢转化为某种代谢产物,或通过产生 H_2O_2 或游离基团才对 Hb 产生氧化作用,主要有苯胺、间苯二胺、甲苯二胺、乙酰苯胺、氨基酚、硝基苯、二硝基氯化苯、三硝基甲苯、杀虫脒、敌稗等。

2. 发病机制　在正常情况下红细胞内血红蛋白中的铁呈亚铁状态(Fe^{2+}),能与氧结合或分离;当血红蛋白中的铁被氧化成为高铁状态(Fe^{3+})时,即形成高铁血红蛋白,这种血红蛋白失去与氧结合的能力。体内血红蛋白中的铁不断地从 Fe^{2+} 氧化成为 Fe^{3+},再从 Fe^{3+} 还原成 Fe^{2+},处于动态稳定状态,维持这种动态平衡主要有赖于体内的还原系统:红细胞内糖无氧酵解时,生成的 3- 磷酸甘油醛被进而氧化为 1,3- 二磷酸甘油酸,此过程生成的电子被转移到电子受体二磷酸吡啶核苷(氧化型辅酶Ⅰ,NAD)使之成为还原型二磷酸吡啶核苷(还原型辅酶Ⅰ,NADH),NADH 可释出电子参与 MetHb 还原酶作用,使红细胞内 MetHb 还原为Hb,这是体内 MetHb 还原作用的主要途径。

此外,还存在磷酸戊糖旁路代谢,其产生的电子可使三磷酸吡啶核苷(氧化型辅酶Ⅱ,NADP)转化成还原型三磷酸吡啶核苷(还原型辅酶Ⅱ,NADPH),NADPH 也可释出电子使MetHb 还原为正常 Hb,但在正常生理情况下此种旁路系统并不是 MetHb 的主要还原途径。维生素 C 和谷胱甘肽也可直接还原 MetHb,但其生理意义不大。

芳香族氨基或硝基化合物、亚硝酸盐、杀虫脒等在体内代谢过程中产生的超氧阴离子自由基、羟自由基、过氧化氢、脂质过氧化物等,均可使血红蛋白中的 Fe^{2+} 氧化成 Fe^{3+},使 Hb 变成 MetHb,形成高铁血红蛋白血症。由于 MetHb 无携氧功能,且影响 Hb 释放氧,故可引起发绀(cyanosis)和缺氧(hypoxia)。

3. 临床表现　主要表现为发绀和缺氧,其程度与血中 MetHb 所占血红蛋白比例有关;一般而言,MetHb 浓度在 10% 以上,可见唇周发绀,但可无症状;MetHb 浓度在 40%~60%时,除有显著发绀外,尚出现缺氧症状,如头痛、头晕、疲乏、无力、全身酸痛、呼吸困难、心率过速、反应迟钝、嗜睡等;MetHb 浓度在 60% 以上,上述症状明显加重,颜面明显发绀,尿呈葡萄酒色或暗褐色,并可发生急性循环衰竭、昏迷:此外,可出现化学性膀胱炎、肝肾损害以及溶血性贫血。中毒性高铁血红蛋白血症可急性起病,也可慢性起病,此时可能只出现发绀,并无其他症状。

4. 实验室检查　取含 MetHb 之血液用水稀释 5~10 倍后,置于分光光度计下检测,在630nm 处可出现黑色吸收光带,滴加 5% 氰化钾(或氰化钠)2~3 滴后,光带即消失。于患者血液内加入少量亚甲蓝后,孵育片 MetHb 即被还原。

测定 NADH 黄递酶的活力,往往低于正常 20%。谷胱甘肽还原酶活力也减低,机制表明:中毒性 MetHb 血症时,血液的 MetHb 浓度也升高,但 NADH 黄递酶活力正常。

5. 诊断及鉴别诊断　诊断要点是：可致 MetHb 形成的化学物质密切的职业接触史；以发绀和缺氧为主的临床表现；血中 MetHb 含量增高。但应注意除外儿童肠源性青紫症、NADH-MetHb 还原酶缺乏症、血红蛋白 M 病及心肺疾患引起的发绀等。

6. 治疗

(1) 亚甲蓝(美兰,methylene blue)在体内可被 NADPH 还原成具有还原作用的白色亚甲蓝,其可通过 MetHb 还原酶将 MetHb 的 Fe^{3+} 还原成 Fe^{2+},恢复成正常血红蛋白。剂量为 1~2mg/kg 加 50% 葡萄糖溶液 40ml 缓慢静脉注射；如 1~2 小时内发绀无减退,可重复全量或半量 1 次。注意注射速度过快可引起胸闷、恶心、呕吐；剂量过大(超过 6~10mg/kg)则具有氧化作用,反会使正常血红蛋白的 Fe^{3+} 氧化成为 Fe^{2+},加重发绀。

(2) 葡萄糖和维生素 C　葡萄糖代谢中的脱氢过程、维生素 C 均具一定还原作用,对 MetHb 血症亦有治疗效果。

(六) 白细胞减少、中性粒细胞减少和粒细胞缺乏

本组疾病以外周血白细胞或中性粒细胞减少和由其所致的对细菌感染易感性升高为特征。根据白细胞减少的种类和程度分别称为白细胞减少(leukopenia)、中性粒细胞减少(neutropenia)和粒细胞缺乏(agranulocytosis)。中性粒细胞减少的程度与细菌感染的危险性密切相关,程度越重,发生感染的概率越高。

1. 病因　引起白细胞减少症的化学性和放射性物质除再生障碍性贫血提及的物质外,尚有巯基乙酸、烃类化合物、石油产品(煤油等)、烯丙基缩水甘油等；粒细胞缺乏症则多见于药物引起,国内曾报道因生产氮芥、塞替派等抗肿瘤药物引起接触者发生急性粒细胞缺乏症。

2. 发病机制　苯和抗肿瘤药物中毒引起的白细胞减少症系化学物或其代谢产物直接对骨髓粒系祖细胞毒害作用所致,主要通过抑制其 DNA 合成、幼粒细胞的增殖和成熟,最终导致骨髓内有效储备量明显减少。化学物还可作为半抗原与粒细胞或血浆中蛋白质结合,生成全抗原,刺激机体产生相应粒细胞抗体,从而通过免疫机制导致白细胞减少。此外,化学物还可使血管壁集聚过多粒细胞,导致循环血中流动粒细胞相对减少,产生所谓"假性白细胞减少症"(false leukopenia)。

3. 临床表现　主要取决于粒细胞减少的程度。

(1) 白细胞减少和中性粒细胞减少：此组患者病因复杂,有时难以确定。起病较缓慢,少数患者无明显症状,在检查血象时偶然被发现。多数患者述有乏力、疲倦、头晕、纳差、心悸、失眠及低热等非特异性症状。对感染的易感性因人而异。部分患者易反复罹患上呼吸道、泌尿道及胆道感染。如粒细胞低于 $1.0 \times 10^{9}/L$ 时,感染倾向明显增加。

(2) 粒细胞缺乏：多为患者对药物或化学物发生过敏反应或细胞毒性化学治疗及放射治疗所致。起病急骤,全身症状严重,病情常在数小时至数日内发展到极期。临床表现为突发寒战、高热、头痛、全身肌肉或关节疼痛,虚弱、衰竭。患者身体细胞藏匿之处如口腔、咽峡、阴道、直肠、肛门等部位很快发生感染。病灶不易局限,迅速恶化及蔓延,引起肺部感染、败血症、脓毒血症等致命性严重感染。如感染得以控制,粒细胞可在 7~10 日后逐渐上。

4. 实验室检查

(1) 血象：白细胞或中性粒细胞低于正常值下限,红细胞和血小板一般正常。粒细胞缺乏时粒细胞极度降低或缺如。淋巴细胞相对增多,可见中性粒细胞核左移或核分叶过多,胞

质内常见中毒颗粒及空泡。

(2)骨髓象:白细胞减少或中性粒细胞减少骨髓中可呈幼粒细胞不少而成熟细胞不多的"成熟障碍象",也可表现为粒系代偿性增生。粒细胞缺乏的骨髓早期或极期各阶段粒细胞均明显减少,或仅有一定数量的原始和早幼粒细胞。在恢复期早期骨髓中原始和早幼粒细胞先增多,出现类白血病骨髓象,需与急性白血病鉴别,以后才逐渐恢复正常。粒细胞的"中毒性"表现与外周血相似。

5. 诊断与鉴别诊断 国内诊断标准如下:成人外周血白细胞低于 $4.0 \times 10^9/L$ 称为白细胞减少;成人外周血中性粒细胞绝对值低于 $2.0 \times 10^9/L$ 称为中性粒细胞减少;外周血中性粒细胞绝对值低于 $0.5 \times 10^9/L$ 称为粒细胞缺乏。

病史采集时应注意放射线、可疑药物、化学毒物接触史及感染史。因白细胞生理变动较大,在白细胞或粒细胞降低不甚显著时,应定期反复检查血象,包括人工白细胞分类,才能确定白细胞减少或中性粒细胞减少的诊断。白细胞凝集素测定和肾上腺素试验特异性有限,对诊断和鉴别诊断意义不大。粒细胞缺乏常有明确诱因,根据临床表现、血象和骨髓象改变不难作出诊断,但应与白细胞不增多的急性白血病和重症再生障碍性贫血鉴别。

6. 治疗 应针对白细胞减少的发生机制进行治疗。如系再生不良,可参见再生障碍性贫血的治疗;如由免疫机制所致,可参见溶血性贫血。对一般白细胞减少症,可用促进核酸合成和白细胞代谢的药物,如维生素 B_4(6-腺嘌呤)10~20mg、维生素 B_6 20mg、鲨肝醇(batilol)25~50mg、利血生 10~20mg,均为每日 3 次口服;还可用叶酸、维生素 B_{12} 等治疗。中性粒细胞<$0.5 \times 10^9/L$ 时,可每日输粒细胞 1.5×10^{10},也可使用重组人粒细胞巨噬细胞集落刺激因子(沙格司亭,GM-CSF)或重组人粒细胞集落刺激因子(G-CSF),两者均具促进粒细胞增殖、分化、成熟能力,对急性粒细胞缺乏症疗效较好,常用剂量为 100~300μg/d,皮下或静脉滴注给药,待白细胞回升后减量或停药;对伴有感染者应用抗生素控制感染。

(七)血管性紫癜

血管性紫癜(vascular purpura)是指血管壁及周围组织异常所引起的出血性疾病。

1. 病因 血管性紫癜的化学性病因主要见于金制剂、汞化合物、砷化合物、石油产物、有机氯[如 DDT(二二三)、六六六(六氯化苯)等]、有机磷杀虫药及军用毒剂如路易士气等。

2. 发病机制 急性砷化物中毒时可直接损伤小动脉和毛细血管,导致其通透性增加、血浆渗出和出血;少数急性 CO 中毒亦可引起血管神经性水肿;DDT、六六六和有机溶剂吸入后可通过机体免疫反应,产生过敏性紫癜;高温和大剂量放射线照射因可直接损伤毛细血管内皮细胞,导致出血。

3. 临床表现 血管性紫癜出血主要在四肢,尤以下肢为多见,呈瘀点、瘀斑;免疫性血管性紫癜主要累及胃肠道、肾及关节腔,可引起腹痛,血尿、蛋白尿及关节肿胀和疼痛。

4. 实验室检查 毛细血管脆性检查呈阳性,出血时间延长,但凝血时间和血小板计数正常。

5. 诊断及鉴别诊断 根据上述临床症状及周围血血小板计数减少,诊断并不困难,但应与特发性血小板减少性紫癜(idiopathic thrombocytopenic purpura)及其他原因所致继发性血小板减少相鉴别。

本病应注意与出血性疾病包括弥散性血管内凝血（disseminated intravascular coagulation，DIC）的鉴别诊断，见表 1-5-2。

表 1-5-2　出血性疾病的实验室诊断和鉴别诊断

疾病名称	实验室检查									
	CF	PLT	BT	CT	PT	KPTT	PLTA	PLTC	FB	FDP
血管性紫癜	+	N	N 或↑	N	N	N	N	N	N	N
血小板减少症	N 或 +	↓	N 或↑	N	N	N	N	N	N	N
血小板功能异常	N	N	N 或↑	N	N	N	↓	↓	N	N
低凝血酶原血症	N	N	N	↑	↑	N	N	N	N	N
弥散性血管内凝血	N	↓	↓	↓	↑	↑	N	N	↓	+

注:CF:毛细血管脆性试验;PLT:血小板;BT:出血时间;CT:凝血时间;PT:凝血酶原时间;KPTT:白陶土部分凝血活酶时间;PLTA:血小板黏附;PLTC:血小板聚集;FB:纤维蛋白原;FDP:纤维蛋白降解产物 N:正常;+:阳性;↑:延长;↓:减少。

6. 治疗　可选用肾上腺色腙（卡巴克洛，carbazochrome，安络血）5mg、复方维脑路通片 2 片、维生素 C 200mg，均为每日 3 次口服；泼尼松每日 15~60mg，清晨一次或分次口服；过敏性紫癜可合用抗组胺药物。

（八）血小板减少症

1. 病因　化学物对血小板的影响研究较少，能引起血小板减少症（thromobocytopenia）的化学毒物主要有铅、铜和金制剂，狄氏剂、乙醇、DDT、三硝基甲苯、二硝基酚、松节油及能引起再生障碍性贫血的化学性和放射性物质。

2 发病机制　抗原 - 抗体复合物，在补体参与下，使血小板细胞膜破裂，引起血小板减少;也可能有化学物的直接毒作用参与，造成骨髓抑制，产生再生不良，或直接破坏循环中的血小板。

3. 临床表现　主要表现为出血，以皮肤、黏膜为常见，如鼻、齿龈、舌、口腔黏膜及四肢皮肤等;皮肤出血以下肢多见，出现瘀点、瘀斑及少见的血肿;严重者可出现咯血、呕血、黑便、血尿、眼底和颅内出血等。

4. 实验室检查　主要表现为血小板计数减少、出血时间延长，毛细血管脆性检查可呈阳性，骨髓巨核细胞数目增多或正常;形态上表现为体积增大，可呈单核，胞质量少，缺乏颗粒等成熟障碍改变。红系和粒系通常正常。

5. 诊断及鉴别诊断　根据上述临床症状及周围血血小板计数减少，诊断并不困难，但应与特发性血小板减少性紫癜（idiopathic thrombocytopenic purpura）及其他原因所致继发性血小板减少相鉴别。

6. 治疗　治疗上应结合患者的年龄，血小板减少的程度，出血的程度及预期的自然病情予以综合考虑。对于出血严重，血小板计数 $<10 \times 10^9/L$ 甚或 $<5 \times 10^9/L$ 者，应入院接受治疗。对于危及生命的严重出血，如颅内出血，应迅速予以糖皮质激素，静脉内输入免疫

球蛋白,输入血小板作为一线治疗。甚至紧急脾切除也可作为一线治疗措施。同时,避免使用任何引起或加重出血的药物,禁用血小板功能拮抗剂,有效地控制高血压以及避免创伤等。

(1)糖皮质激素:治疗的一线药物。可用泼尼松,剂量为 1~2mg/(kg·d),口服;对治疗有反应的患者血小板计数在用药一周后可见上升,2~4 周达到峰值水平。待血小板数量恢复正常或接近正常,可逐渐减量,小剂量(5~10mg/d)维持 3~6 个月。也可一开始即用小剂量泼尼松[0.25mg/(kg·d)]口服,其缓解率与常规剂量相似,而激素的副作用减轻。当足量的泼尼松应用长达 4 周,仍未完全缓解者,需考虑其他方法治疗。出血严重者,可短时期内使用地塞米松或甲泼尼龙静脉滴注。

激素治疗的反应率为 60%~90%,取决于治疗强度、期限和所界定的反应标准。皮质激素治疗的作用机制包括:①减少抗体包被的血小板在脾脏和骨髓中的消耗;②抑制脾脏抗血小板抗体的生成;③可能通过抑制骨髓巨噬细胞对血小板的吞噬作用,促进血小板生成;④降低毛细血管通透性,改善出血症状。

(2)脾切除:切除的适应证包括:①糖皮质激素治疗 3~6 个月无效;②糖皮质激素治疗有效,但减量或停药复发,或需较大剂量(15mg/d)以上维持者;③使用糖皮质激素有禁忌者。

由于有些患者对激素的治疗效果呈延迟反应,故判断对糖皮质激素治疗反应应该个体化,以确定脾切除的最佳时间。50%~80% 的患者切脾后血小板持续地升高至正常水平。通常在切脾后 24~48 小时,血小板计数快速增加;手术后 10 天左右,血小板计数可达峰值,甚至达到 $1\,000 \times 10^9$/L。10%~15% 的患者脾切除后不久或数年后复发,可能与存在副脾有关。故在脾切除术前,应用 ^{99m} 锝扫描技术,或 CT 扫描技术确定有无副脾;术中仔细探查副脾存在与否并予切除非常重要。脾切除后的感染发生率极低,尤其在术前应用了多价肺炎球菌疫苗者。

(3)免疫抑制治疗:免疫抑制剂治疗的总体效果仍有待评价,该疗法仅仅适用于对糖皮质激素及脾切除疗效不佳或无反应者。常用药物有:

1)环磷酰胺:1.5~3mg/(kg·d),口服,疗程需要 3~6 周,为保持持续缓解,需持续给药,出现疗效后渐减量,维持 4~6 周,或 400~600mg/d 静脉注射,每 3~4 周一次。治疗反应率为 16%~55%。副作用包括白细胞减少、脱发、出血性膀胱炎等。

2)长春新碱:每次 1~2mg,静脉滴注,每周一次,给药后一周内可有血小板升高,持续时间较短,4~6 周为一疗程。

3)硫唑嘌呤:100~200mg/d,口服,3~6 周为一疗程,随后以 25~50mg/d 维持 8~12 周;

4)环孢素:主要用于难治性 ITP 的治疗,250~500mg/d,口服,3~6 周为一疗程,维持量为 50~100mg/d,可持续半年以上。

由于这类药物均有较严重的副作用,使用时应慎重。

(4)高剂量免疫球蛋白:静脉内注射多价高剂量球蛋白适用于以下情况:

1)危重型:广泛的黏膜出血、脑出血或其他致命性出血可能;

2)难治性:泼尼松和切脾治疗无效者;

3)不宜用糖皮质激素治疗的患者,如孕妇、糖尿病、溃疡病、高血压、结核病等;

4)需迅速提升血小板的患者,如急诊手术、分娩等。其标准方案为 0.4g/(kg·d),连用 5

天。起效时间为 5~10 天,总有效率为 60%~80%。

治疗机制是:①封闭单核巨噬细胞 Fc 受体;②抑制抗体产生;③中和抗血小板抗体和调节机体免疫反应。

(5)达那唑:是一种弱化的雄激素,剂量为 10~15mg/(kg·d),分次口服,疗程需 2 个月左右,对部分患者有效。作用机制可能是达那唑抑制巨噬细胞 Fc 受体的表达。该药有肝毒性,用药期间应注意观察肝功能变化

(九) 血小板功能异常

1. 病因　化学性血小板功能异常(thrombocyte dysfunction)的化学病因主要见于聚乙烯酯吡咯烷、乙醇、氰化钾、醋酸碘、甲基硝基汞、对位氯汞苯甲酸等。

2. 发病机制　聚乙烯吡咯烷分子可被血小板膜外层吸附,影响血小板膜的正常聚集功能,其作用机制与右旋糖酐相似:氰化钾和醋酸碘可抑制血小板氧化磷酸化和葡萄糖分解代谢通路,影响能量生成,从而阻挠血小板的聚集和释放功能;甲基硝酸汞和对位氯汞苯甲酸亦可抑制血小板聚集。

3. 临床表现　本症主要表现为鼻出血、齿龈出血、外伤后出血不止,妇女常有月经过多,但皮下出血少见,偶有血尿和肠道出血,关节出血和颅内出血也少见。

4. 实验室检查　可有出血时间延长、血小板黏附和聚集功能减退,血小板计数正常。

5. 诊断　根据临床表现和实验室检查结果,尤其是血小板黏附、聚集功能减退,不难做出诊断。

6. 治疗　有过量出血或术前准备需要时,可输注血小板,但不宜过量;也可用泼尼松 20~40mg,连续 3~4 天,即使停药其止血作用仍可维持 3~7 天。患者应避免应用阿司匹林、肝素、尿激酶、双嘧达莫(潘生丁)、硝酸甘油、奎尼丁、青霉素、头孢菌素类、呋喃妥因、安纳咖等药物,也不宜食用鱼油、洋葱、大蒜等食物,以免影响血小板功能。

(十) 骨髓增生异常综合征

骨髓增生异常综合征(myelodysplasticsyndrome,MDS)是一组异质性造血干细胞疾病,主要表现为骨髓内细胞增生,同时或先后出现红细胞、粒细胞和巨核细胞发育异常、骨髓病态造血,导致进行性、难治性外周血红细胞、粒细胞及血小板减少,具有向白血病转化的倾向。

1. 病因　职业性病因主要由苯和放射性物质引起。

2. 发病机制　MDS 可能由于干细胞突变而产生的恶性克隆增生引起,它可随克隆的演变出现新的染色体异常而导致骨髓造血异常;经过数周、数月或更长时间,尚可能演变成白血病。DNA 片断原位末端标记发现,MDS 患者的细胞凋亡增加,但在 MDS 进展为急性髓系白血病(acute myeloid leukemia,AML)过程中,凋亡功能则逐渐丧失。

3. 临床表现

(1)分型:FAB 根据血象和骨髓象改变将 MDS 分为 5 个类型:即难治性贫血(refractory anemia,RA),伴有环形铁粒幼细胞的难治性贫血(refractory anemia with ringed sideroblasts,RAS),伴原始细胞增多的难治性贫血(refractory anemia with excess blasts,RAEB),转变中的伴原始细胞增多的难治性贫血(refractory anemia with excess blasts in transformation,RAEB-T),慢性粒单细胞白血病(chronic myelomonocytic leukemia,CMML)。MDS 分型特点见表 1-5-3。

表 1-5-3　MDS 分型特点

分型	RA	RAS	RAEB	RAEB-T	CMML
血液原始细胞 /%	<1	<1	<5	≥5	<5
骨髓原始细胞 /%	<5	<5	5~20	>20~30	5~20
其他特点		环形铁粒幼占骨髓有核细胞>15%		可有 Auer 小体	血象中单核细胞增多(>1×10⁹/L)

（2）症状、体征：本病起病隐匿，病初可无明显症状，以后症状也无特异性；85% 患者有贫血，可有头昏、乏力、全身不适、活动后心悸或气促；中性粒细胞减少或功能异常可引起感染、发热；血小板减少和功能异常引起出血；部分患者有骨骼疼痛，少数病例有肝、脾、淋巴结肿大。

4. 实验室和特殊检查

（1）血象和骨髓象：患者血象常为全血细胞减少，亦可为一个或两个系列血细胞减少。骨髓多增生活跃或明显活跃，少数病例可增生减低。血象和骨髓象病态造血表现见表 1-5-4。

表 1-5-4　MDS 血象和骨髓象病态造血表现

	红细胞	粒 - 单核细胞	血小板
血象	大小和形态不一，巨大红细胞和椭圆形细胞，染色过浅或点彩红细胞，可见幼红细胞	粒细胞核分叶过多（Pelger-Huët），胞质内颗粒少，核浆发育不平衡，单核细胞增多，形态异常	巨大血小板，缺乏颗粒
骨髓	巨幼样红细胞，多核或畸形核幼红细胞，环形铁粒幼细胞增多，幼红细胞 PAS 染色阳性	原幼细胞比例增多，胞质内颗粒减少或缺乏	单核、双核或多核巨幼核细胞增多，出现淋巴样小巨核细胞，浆中颗粒变大或形状异常

（2）骨髓病理学：85% 病例骨髓增生活跃或明显活跃，少数正常增生，个别增生低下。可见特征性的"幼稚前体细胞异常定位"（abnormal localization of immature precursor, ALIP），即 3~5 个以上原粒或早幼粒细胞聚集成簇，位于小梁旁区或小梁间区。ALIP 可见于几乎所有的 RAEB、RAEB-T 和 CMML 患者以及半数的 RA 和 RAS 患者。ALIP 患者更具有转变成急性髓细胞白血病的倾向。骨髓原始红细胞增多，表明红系成熟障碍，红系造血岛的细胞处于同一分化水平。部分患者红系造血灶缺如。骨髓中常见较多的巨核细胞，且多为小巨核细胞，可见单核、双核或多核。多数患者骨髓网硬蛋白纤维增生。

（3）骨髓细胞培养：粒单祖细胞（CFU-GM）集落减少，无生长而集簇增多，集簇 / 集落比值增大，白血病祖细胞（CFU-L）集落增多。

（4）细胞遗传学异常：40%~50% 的患者可检出染色体异常，与急性粒细胞白血病的染色体异常相类似。常见者有 -5、5q-、-7、7 q-、三体 8、20 q- 等。

5. 诊断和鉴别诊断　临床上患者主要表现贫血，常伴有出血或 / 和感染。外周血有一系、二系或全血细胞减少。可有巨大红细胞、巨大血小板、有核红细胞等病态造血表现。骨髓有三系或二系或任一系血细胞的病态造血（包括病理活检所见的 ALIP）等改变。常有染色体畸变。细胞培养有 CFU-GM 集落少而集簇增多等特点。并应除外鉴别诊断的疾病后可考虑诊断。诊断为 MDS 后,再进一步分型。MDS 应与下列几种疾患鉴别:

(1)具有病态造血的其他疾患:病态造血并非 MDS 所特有,轻度病态造血还可见于骨髓增生性疾病(如慢粒、原发性血小板增多症、骨髓纤维化、红白血病、多发性骨髓瘤、恶性组织细胞病等)以及非造血组织的肿瘤。

(2)溶血性贫血:MDS 患者的骨髓中红系增生易与溶血性贫血相混淆。MDS 时网织红细胞绝对值低于正常或正常,骨髓有两系或三系病态造血,有关溶血性贫血的特异性实验室检查大多为阴性。

(3)巨幼细胞贫血:MDS 患者的骨髓象常有红细胞系的“类巨幼样变”,应与巨幼细胞贫血鉴别,后者常有导致叶酸或 / 和维生素 B_{12} 缺乏的原因,血清叶酸或 / 和维生素 B_{12} 含量减低,对维生素 B_{12} 与叶酸的治疗有良好的反应可资鉴别。

(4)再生障碍性贫血:MDS 患者可有全血细胞减少,且少数患者骨髓增生低下,应与再生性障碍性贫血鉴别。MDS 的骨髓小粒中主要是造血细胞,有时可见一小簇不典型的原始细胞;再障的骨髓小粒中主要是非造血细胞。

(5)急性白血病、红白血病和 CML:MDS 的 RAEB 和 RAEB-T 型患者骨髓中均有一定程度的原始细胞增多,但均 ≤30%。

6. 治疗　本病尚缺乏有效的根治方法,治疗以降低疾病并发症、改善生存质量和延长生存期为主要目的;应根据病情采用个体化治疗。治疗方法包括:

(1)对症支持治疗按需进行红细胞输注、血小板输注治疗,维生素 B_6 对部分患者有益。

(2)激素治疗根据不同分型,可选用雄激素及糖皮质激素治疗。

(3)细胞因子治疗包括促红细胞生成素(erythropoietin,EPO)、重组人粒细胞 - 巨噬细胞集落刺激因子(GM-CSF)、重组人粒细胞集落刺激因子(G-CSF)、促血小板生成素(thrombopoietin,TPO)、白细胞介素 -3、白细胞介素 -11 等。

(4)诱导分化剂治疗包括全反式维 A 酸、1,25- 羟化维生素 D。

(5)化疗常采用阿糖胞苷、高三尖杉酯碱和阿克拉霉素等。

(6)其他治疗包括采用抗胸腺球蛋白(antilymphocyte globulin,ATG)、环孢素 A(cyclosporin A,CsA)、砷剂,以及造血干细胞移植。

(十一) 白血病

白血病(leukemia)是血液和骨髓中白细胞数量和质量发生异常的造血系统恶性肿瘤,异常的白血病细胞可浸润全身组织和器官。

1. 病因　常见理化因素为苯和放射性物质(如 X 射线、中子流、放射性核素等)可引起本病。

2. 发病机制　苯和放射性物质早已被认为是一种细胞裂变原,可致人类和动物的染色体畸变,造成血细胞增生和恶变,在人类可引起骨髓增生异常综合征和白血病,在动物还可引起淋巴瘤及内脏和皮肤实体瘤,但对它们的发病机制迄今尚未阐明。目前认为,苯在体内代谢产物酚、苯醌和二奈酚可通过自我氧化的过程,直接损伤 DNA;也可能是其生成的超氧化物在酶的参与下与微粒体蛋白质结合,或是苯醌的代谢产物 1.4- 苯酚与 DNA 和蛋白质结合,干扰微管集合,抑制 DNA 和 RNA 合成,引起染色体畸变,导致白血病;苯的另一代谢产物——一反,反 - 黏糠酸亦是一种有毒致癌物质;还有报告指出,苯所致白血病患者有家族遗传因素存在。放射性物质引起白血病的机制可能与染色体、DNA 的断裂有关。

3. 临床表现　本病起病隐匿，但急性白血病可在短期内出现进行性贫血，明显出血和感染，骤发高热；红白血病起病可不太急；急性淋巴细胞白血病常有淋巴结、肝、脾肿大；急性单核细胞白血病的黏膜、皮肤和骨髓外浸润易见。慢性白血病起病缓慢，有些患者可无明显症状，但常见临床表现有乏力、消瘦、出汗、骨骼疼痛；慢性粒细胞白血病（hronic myelocytic leukemia，CML）以脾大为明显；慢性淋巴细胞白血病后期才有淋巴结肿大和肝、脾大。

苯主要引起急性白血病，如急性髓系白血病（acute myeloid leukemia，AML）、急性红细胞白血病（acute erythrocytic leukemia，AEL），且需长时间、高强度接触；苯致慢性白血病甚为少见。放射线（电离辐射）可诱发急性髓系白血病（acute myeloid leukemia，AML）、急性淋巴细胞白血病（acute lymphoblastic leukemia，ALL）和慢性粒细胞白血病（chronic myelocytic leukemia，CML）。

4. 实验室检查　主要表现为周围血细胞计数明显增高，少数患者亦可以正常或减少，但出现幼稚细胞；红细胞、血红蛋白和血小板减少。骨髓象可见有核细胞明显增生和极度活跃，急性白血病的原粒和早幼粒细胞>30%；慢性粒细胞白血病以中幼和晚幼粒细胞比例增多，原始细胞和早幼粒细胞<10%，约 90% 患者伴有 Ph 染色体。

5. 诊断　白血病诊断分类方法较多，按病程缓急分为急性白血病和慢性白血病，前者起病急，骨髓及周围血中以异常原始及早期幼稚细胞为主，原始细胞一般超过 20%；后者病程较缓慢，骨髓及周围血中以异常成熟细胞为主，伴有幼稚细胞，原始细胞不超过10%~15%。

急性白血病分为急性淋巴细胞白血病（ALL）和急性髓系白血病（AML），ALL 又分为 L1、L2、L3 三个业型；慢性白血病分为慢性淋巴细胞白血病（chronic lymphocytic leukemia，CLL）、慢性粒细胞白血病（CML）、慢性粒 - 单核细胞白血病（chronic myelomonocytic leukemia，CMML）和慢性中性粒细胞白血病（chronic neutrophilic leukemia，CNL）等。还有其他少见和特殊类型，可参见"血液学"专著。

6. 治疗　除对症及支持治疗外，急性白血病治疗主要采用联合化疗，急性淋巴细胞白血病常用多柔比星（阿霉素）、长春新碱、泼尼松（HOP 方案）：急性非淋巴细胞白血病多用多柔比星、高三尖杉酯碱或阿糖胞苷、长春新碱、泼尼松（HOAP 方案）。慢性粒细胞白血病可用羟基脲、白消安；慢性淋巴细胞白血病用苯丁酸氮芥。急性白血病缓解后，可考虑造血干细胞移植，争取长期缓解。具体可参阅"血液学"专著。

综上可见，职业性血液系统疾病表现繁多、发病机制复杂、临床症状各异，一种化学物质除可引起血液系统疾病外，还可引起其他系统改变。因此，在诊断和治疗职业性血液系统疾病过程中始终要有整体、全面的概念，对毒物的致病性要有全面的认识和把握。

近年来，由于血液病免疫发病机制研究不断深入，新的化疗药物、生物制剂的问世和应用，兼之骨髓移植理论和实践的不断丰富，对职业性血液系统疾病发病机制认识，以及对此类疾病的诊断和治疗方面都有很大的促进。由于职业性血液系统疾病的病因明确，为从根本上避免或减少本类疾病的发生奠定了良好基础，提示杜绝或减少与致病因素的接触是预防此类疾病最佳和有效的途径。

（邓立华）

四、职业性心血管系统疾病

职业性心血管系统疾病（occupational cardiovascular disease）是指在生产活动中由于接触某些职业危害因素而引起的心血管系统损害。职业危害因素包括化学物质、物理因素、粉尘，以及精神心理因素等；其中有些职业危害因素可以直接以心脏为靶器官，亦可为多脏器功能损害表现的一部分；临床主要表现为心肌损害、心律失常、心功能不全及猝死，以及不同程度的血管损害。

（一）病因分类

1. 化学物质

（1）窒息性气体：一氧化碳、硫化氢等。

（2）农药：如氟乙酰胺、杀虫脒、有机磷农药等。

（3）金属、类金属：如砷、铅、钡等。

（4）刺激性气体：如磷化氢、氯甲醚等。

（5）卤代烃类：如氯乙烯、三氯甲烷等。

（6）有机溶剂：如三氯乙烯、甲苯、二甲苯等。

（7）高铁血红蛋白形成剂：如硝基化合物等。

（8）硝酸盐类：如硝酸铵、硝酸钠等。

2. 物理因素　噪声、振动、低气压、低温、高温、微波、电击等。如长期接触 85~90db 以上的噪声暴露可以导致高血压病发病率增高；手传振动可导致职业性手臂振动病等。

3. 粉尘　主要有硅尘、煤硅尘、石棉等。

4. 精神心理因素　职业紧张。

（二）发病机制

1. 心肌细胞的直接损害　某些化学物可与心肌蛋白质或心肌细胞的酶类结合，干扰心肌代谢及能量合成。如杀虫脒有抑制线粒体三磷酸腺苷的氧化磷酸化过程解耦联作用，使 ATP 酶的活性改变，造成心肌缺氧、细胞能量代谢不能正常进行，引起心肌细胞变性、萎缩、坏死；氟乙酰胺代谢产物氟乙酸可与三磷腺苷和辅酶结合，在草酸乙酸的作用下生成氟柠檬酸，使体内柠檬酸不能代谢产生乌头酸，中断三羧酸循环，造成心肌细胞发生严重损害。有机磷化合物能抑制 Na^+-K^+-ATP 酶活性及 Na^+、K^+ 通道功能，破坏心肌细胞膜稳定性导致心肌细胞损伤和裂解；有机磷、氟烷烃可直接损伤心脏，引起心肌收缩功能下降，严重时可导致左心功能衰竭、心源性休克和猝死。一氧化碳、氰化氢等窒息性气体可通过阻碍血红蛋白携氧或抑制呼吸酶活性引起机体缺氧，高铁血红蛋白形成剂如亚硝酸盐、苯的氨基和硝基化合物，可形成高铁血红蛋白阻碍氧的运输和释放，这些均可导致心肌细胞氧利用障碍，细胞受损、心律失常等。

2. 电解质紊乱　如钡可改变细胞膜的通透性和极性，使钾离子大量进入细胞内，引起低钾血症。砷化氢、锑化氢、萘、苯胺、硫酸铜等可引起急性溶血，使红细胞释放出大量钾离子，导致高钾血症、心肌无力、心律失常；钒可阻止钾离子进入心肌细胞，也可引起血钾升高；氢氟酸烧伤可导致患者出现低钙、低镁、低钾血症；氰化物也可引起心肌钾浓度降低、钠浓度升高及高钾血症。电解质浓度的改变会影响心肌细胞静息膜电位和动作电位时间，导致心肌自律性、兴奋性、传导性发生异常，引起心律失常和传导阻滞。

3. 神经介质及受体敏感性异常　有机磷对心脏胆碱酯酶的抑制,可引起乙酰胆碱的蓄积,对窦房结产生强烈抑制,出现窦性心搏过缓、窦性停搏;病情进一步进展可引起房室和室内传导阻滞,从而导致心律失常和心收缩力减弱等。有机溶剂(如苯、汽油、氯仿、卤烷烃、氟烷烃)、杀虫脒等可增加心肌对肾上腺素或去甲肾上腺素的敏感性,使心肌应激性增强,诱发心律失常,甚至心搏骤停。

(三) 临床表现

1. 症状体征

(1)心功能不全:急性中毒导致心肌损害主要临床表现为心功能不全,多发生在中毒早期,也可以发生于中毒恢复期;通常中毒愈重,发生心肌损害愈早,程度也愈重。临床表现为心悸、胸闷、乏力、呼吸困难,严重者可有呼吸窘迫、端坐呼吸、四肢湿冷等左心衰竭表现。体检可见心率增快、心律失常、脉搏细弱、心音低钝,严重时可闻及第四心音及舒张期奔马律、发绀、血压下降、心脏扩大、两肺可闻及湿性啰音等心源性休克表现。出现心源性休克症状提示病情危重,预后差。慢性心肌损伤表现为出现胸闷、乏力、心悸,体检可见心脏扩大,并可有肝大、肝压痛、肝 - 颈静脉反流征阳性、少尿及水肿等表现。

(2)心律失常(cardiac arrhythmia):中毒性心肌损伤可出现心律失常,常见窦性心动过速、过缓、窦性心律不齐、窦性静止、异位心律失常等。轻度心律失常可无明显不适,或仅有心悸、胸闷、头晕、乏力;严重心律失常可出现呼吸困难、心绞痛、低血压、昏厥、休克,甚至心搏骤停等。

(3)传导阻滞(heart block):以房室传导阻滞为多见,临床表现与房室传导阻滞程度有关。一度房室传导阻滞一般没有症状;二度文氏阻滞及偶有漏搏的二度Ⅱ型阻滞也少有症状。三度房室传导阻滞、程度较重的二度Ⅱ型阻滞可出现脉搏不规整、头晕、气短、胸闷,严重者可发生晕厥。

(4)猝死(sudden death):常见于进入高危环境作业发生的严重化学中毒,或者中毒病情已基本稳定后突发的心搏、呼吸骤停。如在极高浓度下接触某些有毒化学物,如硫化氢、二氧化碳、一氧化碳、氰化物、苯等,有的可致呼吸中枢麻痹,有的则刺激迷走神经反射性引起呼吸、心搏骤停。如氯化钡、碳酸钡中毒可强烈刺激心肌,先产生过度兴奋而后麻痹,导致传导阻滞、异位心律、心室颤动、心脏停搏。有机磷中毒在病程中或恢复期可突发尖端扭转性室性心动过速,并迅速转为室颤,导致心搏骤停与死亡。

2. 实验室检查

(1)心肌损伤血清标志物

1)血清肌红蛋白(serum myoglobin,SMb):SMb 其分子量小,广泛存在于心肌组织中,在急性心肌梗死(acute myocardial infarction,AMI)后出现最早,也十分敏感,在心肌细胞受到损伤后 2~3 小时开始升高,9~12 小时时达到高峰,但是因其在血液中持续的时间较短,有时出现假阴性。SMb 特异性差,骨骼肌损伤、严重休克、终末期肾功能不全、心肌炎、急性感染时均可能升高。

2)肌酸激酶同工酶(CK-MB):大量存在于心肌细胞质及线粒体中,特异性及敏感性较高。CK-MB 在心肌损伤后 4~8 小时开始升高,12~24 小时达高峰,48~72 小时降至正常范围,对早期(4 小时内)的 AMI 的诊断有重要价值,判断心肌损伤的重要指标。多项研究表明,CK-MB 具有良好的诊断符合率,升高幅度与梗死程度和面积密切相关,CK-MB 水平越高表明心肌坏死越严重、受损范围越大。但由于其在梗死后升高的持续时间不长,故诊断窗口期较狭窄,对 AMI 的诊断存在一定局限性。

3)心肌肌钙蛋白 T 和 I(cTnT 和 cTn I):cTnT 是肌钙蛋白中 Ca^{2+} 结合亚基,当心肌细胞受到损伤,导致 cTnT 的水平显著升高,特异性和灵敏度均较高。cTn 作为心肌损伤的高敏感性、高特异性确定标志物之一,逐步代替 CK-MB 成为诊断 AMI 的"金标准",也可用于确定心肌损伤的严重性。

cTnI 是一种仅存在于心肌中的具有心肌特异性的标志物,可反映心肌损伤,平滑肌和骨骼肌对其不产生干扰,故特异性非常高。近年来,在心血管疾病的早期诊断中,cTnI 应用越来越广泛。cTnI 在正常人体内的含量较低(<0.5μg/L),当心肌发生不可逆损伤时,cTnI 会从受损的心肌细胞中释放进入血液中,心肌损伤程度越重,释放量越多,故心肌损伤的严重程度可一定程度上通过 cTnI 含量进行判断。对传统的心肌酶而言,cTnI 的敏感度和特异性更高,是一种了解心肌损伤的理想的心肌坏死标志物,逐渐成为心肌损伤的"金标准"。

4)心型脂肪酸结合蛋白(H-FABP):这是近年来发现的新一代心肌标志物。它是一组低分子量(14~15kD)的胞质蛋白,在心脏细胞中参与长链脂肪酸的摄取并转运至线粒体进入能量代谢体系氧化分解,最终生成三磷酸腺苷(adenosine triphosphate,ATP),为心肌收缩提供能量。它具有高度心脏特异性,主要存在于心脏组织中,占心脏全部可溶性蛋白质的 4%~8%,骨骼肌和肾中也有存在。H-FABP 生物半衰期 0.3 小时。在 AMI 发作后 3 小时内浓度上升,12~24 小时回到正常范围,表明在急性心肌梗死患者发病早期,心肌细胞胞质中 H-FABP 会迅速释放导血浆,故可以作为早期预测和诊断心肌梗死的有效标志物。

(2)心功能评价指标:脑利钠肽(brain natriuretic peptide,BNP)及氨基末端脑钠肽前体 (N-terminal pro brain natriuretic peptide,NT-ProBNP)是诊断心力衰竭及其严重程度客观生物学标志,在心力衰竭的预后评估及危险分层上也具有重要意义。血浆 BNP 主要由心室心肌细胞合成和分泌,促使其分泌的有效刺激主要来源于心室的扩张或容量负荷过重,急性心肌梗死时梗死灶周围的心肌细胞也会受到刺激,使 BNP 分泌增加。BNP 具有强大的利钠、利尿、扩血管、抑制肾素及醛固酮分泌等作用。研究表明,在无症状心力衰竭阶段 BNP 就明显升高。由于床边快速定量 BNP 检测试剂盒的研发成功使 BNP 检测成为临床实验室常规测定项目。氨基末端脑钠肽(NT-proBNP)是 BNP 激素原分裂后没有活性的 N 末端片段,比 BNP 半衰期更长、更稳定,并可在多种标本种检测到,使临床检测更为方便,其浓度可反映 BNP 通路的激活。左心功能障碍时,血浆 NT-proBNP 可超过 BNP 水平达 4 倍。

BNP 和 NT-proBNP 在急性和慢性心力衰竭(HF)的诊断上均具有较高的精确性和相关性,BNP 检测阴性也有很高的临床价值,可以鉴别心源性哮喘与肺源性哮喘,有助于快速识别呼吸困难的病因。2007 年中国慢性心力衰竭指南推荐将血 BNP 水平用于鉴别心源性和肺源性呼吸困难。BNP<100ng/L 时不支持心力衰竭诊断,BNP>400ng/L 应考虑心力衰竭诊断。《心力衰竭诊断和治疗指南(2014)》提出,BNP<35ng/L,NT-proBNP<125ng/L 时不支持慢性心力衰竭诊断;诊断急性心力衰竭时 NT-proBNP 水平应根据年来和肾功能分层,50 岁以下的成人血浆 NT-proBNP>450ng/L,50 岁以上血浆 NT-proBNP>900ng/L,75 岁以上血浆 NT-proBNP>1 800ng/L,肾功能不全(肾小球滤过率<60ml/min)时应大于 1 200ng/L。慢性心力衰竭的血 BNP 和 NT-proBNP 水平与死亡率及再住院率密切相关。NT-proBNP 加测心脏功能国际专家共识建议将其用于监测急性心理衰竭住院患者病情变化和知道治疗。该指

标还有助于评估心力衰竭的严重度和预后,NT-proBNP>5 000ng/L 多提示心力衰竭患者短期死亡风险较高,NT-proBNP>10 000ng/L 则提示长期死亡风险较高。在中毒性心肌缺血方面的研究不多,有人对 15 例急性一氧化碳中毒患者血浆 NT-proBNP 水平进行了检测,发现较对照组明显增高,且增高程度与碳氧血红蛋白水平显著相关,认为 NT-proBNP 可用作一氧化碳中毒性即心脏功能失调的生物学标志物。

3. 心电图和动态心电图检查　中毒心肌损害 ECG 变化可为 ST-T 改变、Q-T 间期延长、房室传导阻滞及各种类型的心律失常等。一氧化碳、硫化氢和有机磷农药中毒导致心肌损害可出现酷似心肌梗死的心电图改变;有些研究认为,Q-T 间期延长可用于发现心室复极化异常,是有机磷农药中毒、一氧化碳中毒极为重要的心电图异常表现,常可预示室性心律失常发生。动态心电图检查可较心电图获得更多信息,对发现恶性心律失常、严重传导阻滞,指导治疗、评价预后等更有实际价值。恶性心律失常是引猝死的最主要原因,尤应注意识别高危室性心律失常的心电图改变:

(1)频率在 230 次 /min 以上的单形性室性心动过速;

(2)有发展成为心室扑动 / 室颤趋势的加速型室性心动过速;

(3)室性心动过速半血流动力学紊乱,如出现休克或左心心力衰竭;

(4)多形性室性心动过速,发作时伴晕厥;

(5)特发性心室扑动 / 室颤。

临床常用的心率变异性、心室晚电位、电生理监测、Q-T 离散度等分析方法对预测心源性猝死均有参考价值。

4. 超声心动图(echocardiogram)　超声心动图发展非常迅速,日臻完善,从早年的 M 型超声,发展到二维成像、三维成像、多普勒超声心动图、造影超声心动图、经食管超声心动图等,进一步提高了超声诊断心血管疾病的能力。超声心动图可定量分析心脏结构及功能各指标,对评价心功能,室壁运动状态、乳头肌功能,以及房室腔大小、房室壁厚度等结构性改变有明显帮助,已经成为心血管疾病诊断的最常用方法之一。

5. 胸部 X 线摄片　左心功能不全时可见肺上叶静脉扩张,下叶静脉较细,肺门血管清晰。病情加重时出现间质性肺水肿,可见肺门增大,血管影增粗,边缘模糊,分支血管也增粗。另外在肺中、上野纹理增粗的基础上,还可以见到 Kerley 线。Kerley 线分为 A 线、B 线和 C 线。A 线为上叶自肺外围斜行引向肺门的线状阴影,长 2~3cm,宽 0.5~1cm,与肺纹理走向不一致,无分支,多见与急性左心衰竭。B 线为肋膈角去可见的一水平横线,长 2~3cm,宽 1~3cm,多见于以左心衰竭为主的慢性心力衰竭。C 线为中下肺野呈交叉的网格状阴影,见于严重心力衰竭患者。

6. 其他检查方法　如核素心室造影可准确测定左心室容量、LVEP 及室壁运动,可准确材料心肌灌注和心脏功能。近年来磁共振成像或计算机体层摄影也开始用于心脏功能检查。尤其是磁共振成像,目前很多临床试验都要求用磁共振进行心功能检查替代超声心动图检查,因其图像清楚,检查者偏差小,可更准确底评估心腔大小、心室质量、发现结构异常和评价心脏功能与室壁运动。磁共振成像还可以正确识别心肌活性与瘢痕组织。

(四)诊断与鉴别诊断

1. 职业性急性中毒性心脏病的诊断　根据短期内接触较高浓度化学物的接触史、确切的急性心脏损害的临床表现、实验室及辅助检查结果,参考现场职业卫生血调查资料,并排除其他原因所致的类似疾病,综合分析后做出诊断。我国颁布的 GBZ 74《职业性急性化学五中毒性心脏病诊断标准》将中毒性心脏病分为 3 级:

(1)轻度中毒性心脏病 指具备以下表现之一者:

1)心电图出现轻度缺血性改变;

2)阵发性室上性心动过速,或单源频发室性期前收缩,或单源频发室性期前收缩,或莫氏Ⅰ型房室传导阻滞等之一者;

3)CK-MB 达到或超过正常参考值 2 倍,但不超过 5 倍,伴乳酸脱氢酶(LDH),谷草转氨酶等酶相应增高;

4)心肌肌钙蛋白(cTns)阳性。

(2)中度中毒性心脏病指具备以下表现之一者:

1)心电图出现明显缺血性改变;

2)阵发性室性心动过速,或多源性室性期前收缩,或心房颤动,或心房扑动或成对室性期前收缩,或 RonT 型室性期前收缩,或莫氏Ⅱ型房室传导阻滞等之一者;

3)CK-MB 达到或超过正常参考值 5 倍,伴乳酸脱氢酶(LDH)、谷草转氨酶等酶相应增高;

4)心肌肌钙蛋白(cTns)阳性。

(3)重度中毒性心脏病 指具备以下表现之一者:

1)心电图呈心肌梗死样改变;

2)心室颤动、心室停搏、Ⅲ型房室传导阻滞、尖端扭转型室性心动过速等之一者;

3)心力衰竭或心源性休克;

4)心脏性猝死。

2. 职业性化学源性猝死的诊断 依据患者有意外暴露于极高浓度化学物而突然发生心搏和呼吸骤停,或在急性化学物中毒病程中或病情已经基本稳定,突然发生心搏和呼吸骤停,参考现场职业卫生学调查资料,并排除其他原因所致的类似疾病,综合分析后做出诊断。参见 GBZ 78《职业性化学源性猝死诊断标准》。

3. 其他 急性或慢性心力衰竭的诊断可参照《中国心力衰竭和治疗指南(2014)》。心律失常、血管损害等常是化学中毒症状的一部分,可结合所接触的职业危害因素、典型临床表现、实验室检测,并参考现场职业卫生学调查资料。综合分析做出诊断。

(五) 治疗原则

1. 病因治疗 立即终止毒物接触,并促进其排泄,针对病因采取解毒治疗措施;如有机磷中毒可用阿托品及胆碱酯酶复合剂,砷、锑中毒可用二巯丙磺钠或二巯丁二钠,氰化物中毒可用亚硝酸钠-硫代硫酸钠解毒治疗等;一氧化碳中毒心脏损害,采用 100% 的氧直至患者无症状或碳氧血红蛋白水平降至 5% 以下(有心血管或肺损伤者,可考虑将至 2% 以下)。

2. 一般治疗 患者应绝对卧床,避免各种恶性刺激,及时纠正缺氧,维持水、电解质与酸碱平衡;心电监护,密切观察心率、心律、血压、心脏功能变化;记录 24 小时出入量,如有心功能不全表现需维持总量负平衡,减轻心脏前负荷,必要时应用利尿剂(如呋塞米 20mg,每 4~6 小时一次,24 小时总量可以用到 1 000mg);给予易消化、富含维生素和蛋白质的饮食,避免大便用力。

3. 心肌损害的治疗 糖皮质激素具有减低毛细血管通透性、稳定细胞溶酶体和线粒体、减轻毒性损伤所致机体炎症反应、清除自由基等作用,在感染控制的情况下可小剂量使用地塞米松或甲泼尼龙静脉滴注;还可以给予改善心肌细胞营养及代谢药物。极化液(GIK),可使 K^+ 进入受损的、极化不全的心肌细胞,减少心律失常的发生;还可使用门冬氨酸钾镁或硫酸镁注射液,20~30ml 加入 250~500ml 葡萄糖液中静脉滴注,但高钾血症是禁忌。

促心肌代谢药如曲美他嗪可抑制游离脂肪酸代谢,使游离脂肪酸代谢减少,从而使心肌以葡萄糖代谢为主产生能量,在心肌供氧受到限制时,提高氧的利用度,产生更多的高能磷酸键,以缓解心肌缺血症状,并维持心肌的存活和心脏的功能。曲美他嗪还能提供代谢性心肌细胞保护作用,主要是通过减少细胞内 H、Ca^{2+}、Na^+ 的超载,提高乳酸的利用率,减少细胞的酮体产生,有效抑制缺氧所致的细胞酸中毒来实现的。在实验性心肌缺血模型中,曲美他嗪可改善心肌收缩力,缩小梗死面积;抑制细胞内 pH 值和 ATP 的降低;减少中性粒细胞堆积,抑制自由基对心肌细胞的损害,增加心肌细胞对低氧应激的耐受能力。曲美他嗪能降低血管阻力,增加冠脉血流量及周围循环血流量,促进心肌代谢及心肌能量的产生;能减低心脏工作负荷,降低心肌耗氧量及心肌能量的消耗,从而改善心肌氧的供需平衡。对伴有严重心功能不全者可与洋地黄并用。

辅酶 Q_{10} 为细胞代谢和细胞呼吸激动剂,参与心肌氧化磷酸化及能量生成过程,并有抗活性氧及膜稳定作用,可口服 100~200mg/dl,或肌内注射 10~20mg/d。1,6-二磷酸果糖(fructose-1,6-diphosphate,FDP),可促进糖酵解,增加心肌缺血缺氧状态下细胞能量代谢和葡萄糖的利用,还有抑制自由基生成、膜稳定、增强心肌收缩力等作用,可 5~10g 静脉滴注,1~2 次/d,7~14 天为 1 个疗程;磷酸肌酸,其为 ATP 贮存库,可增加心肌能量供应,减少氧自由基生成,可 1g 加入 5% 葡萄糖 250ml 静脉滴注;维生素 C、维生素 E 为自由基清除剂,有保护心肌作用;其他如辅酶 A、肌苷、ATP、CTP、细胞色素 C 等有助于促进心肌代谢,具有辅助治疗作用。

4. 心力衰竭的治疗

(1)急性心力衰竭:在病因治疗基础上,所有患者均应密切监护呼吸、血压、心电图和血样饱和度及肝肾功能和电解质。呼吸困难者应半卧位或端坐为以减少回心血量;对血流动力学不稳定或合并严重肺疾病患者可考虑血流动力学监测。中心静脉压测定简单、安全可优先考虑。进行胸片、血气分析检查,以了解病情变化和调整治疗。有条件的单位也可以采用无创技术监测血流动力学变化,如超声心动图、无创血流动力学监测。无创通气支持可以使肺复张,减少肺残气量、改善肺顺应性,还可以减少肺血管的渗出从而提高氧供,减轻肺水肿,改善患者症状,目前临床上两种无创通气方法 CPAP 及 BiPAP 均能提高患者的氧供,迅速改善患者症状和体征,但对于无创辅助通气缺氧改善不明显应尽早采用气管插管呼吸机辅助通气治疗。

降低心脏前符合可采用限制饮水量和静脉输液速度,并使用利尿剂确保液体负平衡。出现利尿剂抵抗是可增加剂量,或大剂量静脉用药或联合多种机制不同的利尿剂,小剂量多巴胺可增加肾血流量,改善利尿剂效果和肾功能,可联合利尿剂使用。低钠或有肾功能损害者,给予托伐普坦,7.5~15.0mg/d 开始,疗效欠佳者逐渐加量至 30mg/d,该药物具有仅排水不利钠的作用,适用于伴有顽固性水肿或低钠血症者;急性心力衰竭早期,收缩压大于110mmHg 者可使用血管扩张药(如硝酸甘油);有严重心力衰竭、原有后负荷增加以及伴肺淤血或肺水肿可用硝普钠。正性肌力药物在低心排血量或低灌注是应尽早使用,但当器官灌注恢复或循环淤血减轻后尽快停用,以免导致心肌损伤和靶器官损伤。

(2)慢性心力衰竭:近年来对慢性心力衰竭的病理生理学机制进行了深入的研究,取得了很大进展,慢性心力衰竭的治疗亦有重大改进,从以往强心、利尿、扩血管药物转变为神经内分泌制剂及非药物的器械治疗。治疗药物分为改善预后的药物和改善症状的药物,前者包括血管紧张素转换酶抑制剂、β受体拮抗药、醛固酮拮抗剂、血管紧张素受体拮抗剂(ARB)及伊伐布雷定(Ivabradine),适用于所有慢性收缩性心力衰竭心功能Ⅱ~Ⅳ级患者;后者包括利尿剂及地高辛推荐应用于所有慢性收缩性心力衰竭Ⅱ~Ⅳ级患者。

慢性心力衰竭的非药物的器械治疗包括心脏再同步化治疗、埋藏是心脏复律除颤器、心脏再同步化除颤器。

5. 心律失常的治疗 心律失常的治疗关键是治疗原发病,去除诱因,纠正电解质紊乱特别是低钾血症,维持血钾浓度在 4.0mmol/L 以上。如有机磷农药乐果中毒时由于其乳剂中含苯量达 50%,使心脏对肾上腺素敏感性明显增加,可及时给予葡糖醛酸、维生素 C、还原性谷胱甘肽等,以减轻苯的毒性作用,减少心律失常的发生。

(1)快速性心律失常:包括期前收缩、心动过速、颤动和扑动等。快速性心律失常治疗方案的选择需要重点关注血流动力学状态,根据是否存在血流动力学改变,选择合适的治疗方案。急性发作的室上性心动过速;可刺激迷走神经(如压迫眼球或引起呕吐发射),无效时可使用抗心律失常药,如维拉帕米(异搏定)5~10mg 加入 25% 葡萄糖 20ml 缓慢静脉注射,有效即止;血流动力学不稳定者尽快施行同步电击复律。阵发性心房颤动:多能自行转复,如心室率不快,血流动力学稳定,患者能耐受,可观察 24 小时,仍不恢复者可采用药物复律或电复律进行心律转复。转复后继续使用药物胺碘酮维持量治疗;未能恢复窦性心律的持续性房颤,则需要药物控制心室率,保护心功能,并开始口服药物抗凝治疗。

快速房颤治疗主要为控制心室率,没有预激综合征者可静脉注射毛花苷 C(西地兰)0.4mg;心率减慢不明显者 30 分钟后可重复使用;效果仍不佳者可静脉使用地尔硫革;若心室率过快导致血流动力学不稳定,引起血压下降甚至晕厥,应立即施行电复律。心房扑动(atrial flutter)的药物治疗与心房颤动相同,但电复律所需的能力比房颤低。室性心动过速(ventricular tachycardia)应静脉使用胺碘酮、利多卡因(lidocaine)或普罗帕酮(propafenone,心律平);血流动力学不稳定或发生晕厥者,应立即性电复律(electrical cardioversion)。胺碘酮可延长动作电位,广泛应用于快速室上性和室性心律失常,其优点是不影响心功能,可 150mg 快速静脉注射,之后用 1mg/min 维持 6 小时(360mg),再改为 0.5mg/min,必要时可重复使用 150mg,亦可口服,剂量为 800~1 600mg/d,共用 7~12 天,然后 100~400mg/d 维持。

利多卡因主要作用是缩短复极时间,静脉用时 1~2mg/kg(50mg/min),维持量 1~4mg/min,有中枢神经不良反应。普罗帕酮可每 8~12 小时 150~300mg 口服,不良反应为中枢神经毒副作用和显著抑制左心功能。扭转型室性心动过速(Tdp):为一种极为严重的室性心动过速,常为心室颤动的前奏,多见于急性中毒性心肌损伤合并低钾血症、低镁血症、Q-T 间期延长综合征、过缓性心律失常,以及有机磷、锑剂中毒等情况。

发生扭转型室性心动过速时应静脉注射硫酸镁、利多卡因等,常用 25% 硫酸镁 20ml 加入 10% 的葡萄糖 100ml,以 20~25 滴 /min 的速度静脉滴注;或门冬氨酸钾镁液 10~20ml 加入 5% 葡萄糖注射液 250ml 中静脉滴注;低钾血症者需及时补钾。出现室颤时应立即非同步电击除颤,除颤能量 200~400J,除颤成功后,常需用药物维持窦性心律以防复发。

(2)缓慢心律失常的治疗:其共同特点是心率缓慢,主要因窦房结功能低下或房室传导阻滞引起。一过性迷走神经张力增高引起的窦房结功能降低,短期内使用阿托品即可;持续性迷走神经张力增高而又出现相关症状者则需起搏器治疗。

一度房室传导阻滞无须特殊处理,二度Ⅰ型房室传导阻滞可随诊观察;二度Ⅱ型房室阻滞及三度房室传导阻滞心室率在 50 次以下,出现脑供血不足、阿-斯综合征者,应予以起搏治疗。

6. 猝死 猝死按照 C-A-B(胸外按压、开放气道、人工呼吸)程序对患者进行心肺复苏。在通气之前就立即开始胸外按压,每分钟至少 100 次,按压幅度至少 5cm,需尽可能减少按压中断,按压-通气比率 30∶2。随后尽快转至医院进行高级气道通气、自动体外除颤器除颤和心搏骤停后治疗。

7. 血管系统损伤的治疗

(1)病因学治疗:如铅中毒所致血压增高,可随着找特效驱铅治疗而恢复正常;急性亚硝酸盐中毒血压降低经亚甲蓝治疗后多能恢复正常,必要时可给予血管收缩药物。

(2)对症治疗:如慢性氯乙烯中毒雷诺症给予扩血管药改善微循环,也可可考虑使用糖皮质激素、免疫抑制剂等。

(王金林)

五、职业性消化系统疾病

消化系统是由口腔、食管、胃、十二指肠、空肠、回肠、结直肠、肛门、肝、胆囊、胆道及胰腺构成,是人体中含器官最多的系统。其基本生理功能是摄取、转运、消化食物和吸收营养、排泄废物;同时又是毒物吸收、生物转化、排泄和经肝肠循环再吸收的场所。这些功能的完成有赖于整个胃肠道协调的生理活动。

职业性消化系统疾病主要是指在生产或工作过程中过量接触物理、化学、生物等有害因素,导致消化系统各器官发生不同程度的功能性和/或器质性损害。职业性消化系统疾病病因复杂多样,涉及多个器官,迅速确定病因对于正确施治十分重要。

化学物所致消化系统疾病的类型、严重程度、病程、转归,取决于化学物的种类、剂量、侵入途径、治疗时间、治疗措施和个体差异等因素。化学物引起的消化系统异常损害主要见于口腔疾病、胃肠疾病和肝病,其中最主要的是化学性肝毒性物质所致的中毒性肝病。分述如下:

(一)职业性口腔疾病

1. 病因 职业性接触铅、汞、磷、砷、镉、氯、氯化氢、氟化氢、氨等,可引起口腔黏膜、牙齿损害。其中汞中毒的口腔病变尤为突出,氯化氢、氟化氢、氯及酸雾等以引起牙酸蚀症为主,铅、汞、镉等尚可在齿龈处留下特有的色素斑。接触铅烟或钒尘后,舌部可出现墨绿色苔,但并不表明中毒。

2. 临床表现

(1)急性口腔炎:由于职业性意外事故中吸入大量酸雾、氨气等,发生口腔黏膜疼痛、烧灼感,检查可见口腔黏膜充血、水肿、糜烂、溃疡、创面渗血不止等。严重者咽喉黏膜损伤,发生吞咽困难,甚至喉头水肿。急性汞中毒时可见磨牙部位齿龈明显红肿酸痛、糜烂、牙齿松动、龈袋积脓、流涎带腥臭味等。

(2)慢性口腔炎:多见于慢性汞中毒、慢性磷中毒。病初口内有金属味、牙龈酸胀、容易出血、流涎增多,继之牙龈肿胀出血或牙龈萎缩,牙齿松动,极易脱落。

(3)职业性牙酸蚀病:长时间接触各种酸雾或酸酐所引起的以前牙为主的牙体硬组织脱钙缺损,对冷热酸甜或碰触等刺激发生酸痛感觉的过敏症状。也是一种常见的职业性口腔疾病。

3. 诊断及鉴别诊断　根据职业接触史、靶器官受累的临床表现,结合相关的实验室检查,经综合分析,一般可得出病因学诊断。依据相关国家职业病诊断标准可以诊断职业性口腔疾病。

应与病毒感染、口腔卫生不良、B族维生素缺乏等疾病相鉴别。

4. 治疗　治疗原则为脱离毒物接触,选用特殊解毒剂和中和剂,对症处理。注意口腔卫生,尚可用2%~3%碳酸氢钠、硼酸水或过氧化氢溶液漱口,每日数次。为预防继发感染,创面涂黏膜溃疡膏,或喷涂锡类散、冰硼散,保护创面,促使愈合,有继发感染时可予抗生素治疗,如甲硝唑或螺旋霉素等药治疗。

(二) 职业性胃肠疾病

1. 急性腐蚀性胃炎、食管炎

(1)病因:吞服强酸(如硫酸、盐酸、硝酸、醋酸、来苏)、强碱(如氢氧化钠、氢氧化钾)、酚类、砷、磷、氯化汞等腐蚀剂后引起食管、胃黏膜发生变性、糜烂、溃疡或坏死性病变。

(2)病理:腐蚀剂进入消化道引起损伤的范围和严重性与腐蚀剂的性质、浓度、剂量,腐蚀剂与胃肠道黏膜接触的时间等有关。一般以食管、胃小弯和幽门窦处最为严重。酸性腐蚀剂引起组织凝固性坏死,碱性腐蚀剂使脂肪皂化,蛋白质溶解,引起组织液化性坏死,穿透力更强,常使深部组织受损。轻者病变局限于黏膜层,有充血、水肿、上皮坏死脱落等,重者累及肌层,局部溃疡形成,表面有渗出和假膜,更严重者可发生组织坏死,甚至穿孔,导致严重并发症及后遗症,晚期可引起消化道狭窄。

(3)临床表现:吞服腐蚀剂后,口腔、食管和胃黏膜都有不同程度的损害。咽喉的黏膜有充血、水肿和糜烂,引起疼痛、吞咽困难和呼吸困难;胃部症状表现为上腹痛、恶心、呕吐,呕吐物常为血性黏液,严重时因广泛的食管、胃的腐蚀性坏死而致休克,也可出现食管及胃的穿孔,引起胸膜炎和弥漫性腹膜炎。继发感染者可出现高热。不同的腐蚀剂可在口、唇及咽喉部黏膜产生不同颜色的烧灼痂。吞服硫酸后口腔黏膜呈现黑色,盐酸呈现灰棕色,硝酸呈现深黄色痂,来苏使口腔黏膜呈灰白色,后转为棕黄色,强碱则使黏膜呈透明的水肿。此外,各种腐蚀剂吸收后还可引起全身中毒症状,如酸性腐蚀剂吸收后可致严重酸中毒;来苏吸收后引起肾小管损害,导致肾衰竭。几周或几个月后,患者可出现食管、幽门狭窄和梗阻症状。幸存者常遗留食管和/或胃流出道狭窄。

(4)诊断及鉴别诊断:根据职业接触史,口腔、食管及胃部受损的典型临床表现,不难作出诊断。早期禁忌胃镜检查;晚期如患者可进流质或半流质,则可谨慎做胃镜检查,以了解食管与胃窦、幽门有无狭窄或梗阻。应与急性食物中毒及急性胃炎相鉴别,必要时将剩余物或呕吐物进行毒物分析,以明确化学物的种类和性质。

(5)治疗

1)治疗原则:应了解口服腐蚀剂的种类,静脉补充营养,纠正水、电解质和酸碱失衡,保持呼吸道通畅。禁食,一般不洗胃,可组织多学科会诊而确定洗胃风险收益比,以免发生穿孔,一旦发生,应及早手术。

2）减轻腐蚀剂继发损害：为减少毒物的吸收，减轻黏膜损伤的程度，吞服强酸者可先饮清水，口服氢氧化铝凝胶 30~100ml，或尽快给予牛乳、鸡蛋清、植物油 100~200ml 口服；吞服强碱者可给予食醋 300~500ml 加温水 300~500ml 口服，一般不宜服浓食醋，因浓食醋与碱性化合物作用时，产生的热量可加重损害。然后再服少量蛋清、牛乳或植物油。若不清楚腐蚀剂，可饮用牛奶或蛋清进行稀释。既往强调吞服强酸、强碱后严禁洗胃，以防穿孔。近来通过多年临床实践认为如不及时清洗，可使灼伤加重，导致食管或胃组织炎症瘢痕收缩，预后不良。从而主张根据口服酸碱品种、剂量和就诊时间等因素，决定是否洗胃。洗胃越早，效果越好，并发症越少。

洗胃时注意事项：需选择粗细适当、柔软的胃管；洗胃前尽量吸尽胃内容物及已吸入的化合物，然后注入适量的蛋清和牛奶，继之用无菌生理盐水或清水，每次 500ml，反复清洗，直至洗胃液无酸碱气味为止。手工洗胃，严禁使用洗胃机；洗胃完毕应留置胃管，以利胃肠减压，及时吸出坏死组织，且可监视消化道有无出血或继发感染，病情稳定后还可通过胃管鼻饲，待病情允许时，亦有利于实施食管扩张术，避免以后出现消化道狭窄闭锁。洗胃同时应注意防治休克，预防继发感染，及早应用足量抗生素。此外，对装强酸、强碱等腐蚀剂的容器应有醒目的标记，加强管理。

3）对症支持治疗：给予止血、止痛、解痉等对症支持治疗，注意纠正水、电解质和酸碱失衡。剧痛者给予止痛剂如吗啡 10mg 肌内注射。呼吸困难者给予氧气吸入，已有喉头水肿、呼吸严重阻塞者，应及早作气管切开，应用广谱抗生素防止继发感染。在早期，为了避免发生喉头水肿，可酌情在发病 24 小时内，使用肾上腺糖皮质激素，以减轻咽喉局部水肿，并可减少胶原及纤维瘢痕组织的形成。可用氢化可的松 100~200mg 或地塞米松 5~10mg 静脉滴注，数日后可改成泼尼松片口服，但不应长期服用。

4）并发症的治疗：如并发食管狭窄、幽门梗阻者，可行内镜下气囊扩张治疗。食管局部狭窄时，可植入支架，不宜行扩张或支架治疗者应行手术治疗。食管狭窄的内镜下扩张治疗已日益广泛地应用于临床，使不少患者避免了手术治疗。

2. 急性化学性胃肠炎

（1）病因

1）经消化道摄入如有机磷类、二甲基甲酰胺、砷、铊等化学物，多数可引起胃肠道症状。

2）以镀锌、含铜、铅、镉等金属器皿，盛装酸性食品饮料（如果汁、清凉饮料）时，两者反应可产生金属盐类，后者溶于食品饮料中，服后可引起急性化学性胃肠炎。

3）摄入某些化学物对消化道有直接腐蚀刺激作用，如酸碱、苯酚、过氧乙酸、氢氧化钠等；经过数小时后，化学物被吸收，而引起全身中毒。

4）某些化学性毒物进入胃肠道，如常用的农药、氯化钡、三氯化砷、升汞等引起中毒。

5）一些非经口服的化学物，也可引起严重胃肠道症状，如经皮肤吸收的急性有机磷农药中毒、急性二甲基甲酰胺中毒等，也可有明显的恶心、呕吐、腹泻等症状，胃镜检查可发现胃黏膜充血、糜烂等病变。

（2）临床表现：临床症状有恶心、呕吐、腹痛、腹泻等胃肠道症状，严重者发生胃肠道穿孔，导致急性化学性腹膜炎，引起休克、电解质紊乱等，胃镜检查可发现胃黏膜充血、水肿、糜烂等病变。

（3）诊断及鉴别诊断：根据职业性接触史，胃肠道症状及实验室特异性检测指标，如胆碱酯酶活性、尿镉、尿砷、尿汞等检测结果,即可明确诊断。鉴别诊断参见急性腐蚀性胃炎和食管炎。

(4)治疗:针对病因进行治疗及对症治疗,如抗休克、抗感染等,可参见急性腐蚀性食管炎和胃炎。急性化学性胃肠炎经及时积极治疗,通常预后良好,一般 2~4 小时内可痊愈。

3. 中毒性腹绞痛

(1)病因

1)铅中毒:急性铅中毒或慢性铅中毒急性发作时,以腹部绞痛为主要症状。常由于职业接触或因口服含铅化合物致病,或长期饮用含铅量高的"锡壶"盛酒等生活性铅中毒所致。患者有严重的腹部疼痛,阵发性加剧,部位在脐周或中下腹部,并伴有便秘等症状,部分患者可伴有中毒性肝病。

2)二甲基甲酰胺、铊等急性中毒:也可出现腹痛。

(2)临床表现:脐周或中下腹剧烈疼痛,阵发加剧,发作时面色苍白、冷汗、恶心、呕吐。铅绞痛发作时,腹部无明显定位体征,并伴发顽固性便秘,轻度贫血,肝酶活性增高等表现。急性二甲基甲酰胺中毒及铊、砷中毒早期都以胃肠道症状为主,可出现腹部剧烈疼痛,数日后方出现肝功能异常伴有黄疸等肝损害和其他系统损害表现。

(3)诊断及鉴别诊断:根据明确含铅等化学物的职业接触史,有突然发作的腹绞痛等临床表现,及特异性实验室检测指标阳性,如血铅、尿铅、尿 δ-ALA 锌卟啉等指标异常,可明确诊断。腹绞痛需与急性阑尾炎、胆囊炎、胰腺炎、胆道蛔虫症、胆石症、输尿管结石、胃穿孔、肠梗阻等疾病相鉴别。伴有肝脏损害者,应与病毒性肝炎进行鉴别。

(4)治疗:主要为解毒剂促排治疗,其中金属中毒可给络合剂解毒,如铅中毒可采用依地酸二钠钙、二巯丁二钠等促排;其他中毒可用非特异性解毒治疗,和补液、利尿方法以加快毒物排出;对症支持治疗也很重要,如解痉、止痛、保肝等,腹绞痛发作时,可静脉注射葡萄糖酸钙或肌内注射阿托品等,纠正水、电解质和酸碱失衡,同时积极治疗原发病。

(三) 中毒性肝病

肝脏是人体最大的实质性器官,具有复杂的代谢和解毒功能,是体内生物转化作用的主要脏器,急性中毒性肝病常由职业性、生活性或环境污染引起。职业性中毒性肝病是职业接触化学毒物引起的肝脏疾病。以肝脏为主要靶器官的化学物称肝脏毒物。职业性中毒性肝病主要由肝脏毒物引起。

1. 病因　常见肝脏毒物(包括药物)达数百种之多。按其作用机制可分为真性(可预测性)肝脏毒物和宿主特异性(不可预测性)肝脏毒物两大类。前者特点是接触该毒物的人群中,中毒性肝病发生率高,损害程度呈剂量 - 反应关系,能在实验动物中复制。后者无以上特点,而是否发生肝脏损害取决于宿主的特异体质。职业性中毒性肝病多数由真性肝脏毒物所致。

常见的肝脏毒物可分以下 4 类:

(1)金属和类金属及其化合物:黄磷、磷化氢、三氧化二砷、砷化氢、铅、铊、十硼烷等。

(2)卤代烃类:四氯化碳、氯仿、二氯乙烷、三氯乙烷、四氯乙烷、氯乙烯、三氯乙烯、四氯乙烯、氯丁二烯、多氯联苯等。

(3)芳香族氨基及硝基化合物:苯胺、甲苯胺、二甲苯胺、氯苯胺、甲氧基苯胺、乙氧基苯胺、硝基苯、二硝基苯、三硝基甲苯、硝基氯苯、硝基苯胺、2- 甲基 -4- 硝基苯胺、2,4,6- 三硝基苯甲硝胺(特屈儿)等。

(4)其他:乙醇、氯乙醇、肼 1,1- 二甲基肼、二甲基甲酰胺、二甲基乙酰胺、有机磷农药、有机氯农药等。

2. 发病机制

(1)急性中毒性肝病:急性中毒性肝病的主要病变为肝细胞肿胀、脂肪变性和坏死等,亚急性中毒性肝病的病理特点为上述病变和纤维化同时存在。化学物所致肝细胞坏死机制尚未阐明。

1)肝细胞脂肪变性:由于化学物的作用,使肝细胞代谢发生障碍,在细胞内、间质中出现异常物质;或正常物质发生质和量的改变,伴有心功能改变。肝细胞脂肪变性早期多为可逆性病变,若病因继续作用,则可发展为肝细胞坏死。中毒性肝病细胞变性的表现为混浊肿胀、气球样变和脂肪变性等,尤以脂肪变性最为常见。

肝脏脂肪变性是指肝脏中脂质含量超过正常,占肝重量的 5% 以上;或脂肪组织中有大量可着色的脂肪滴出现。其发病机制是:①肝细胞排出脂质受到干扰(脂质运载功能障碍,不能将甘油三酯排出,造成细胞内脂肪组织堆积);②储存脂肪向肝脏内转移增加(化学刺激或脂肪组织发生脂解作用,血液循环中游离脂肪酸增加,致使甘油三酯在肝内沉积);③脂肪酸的氧利用降低(使细胞中三羧酸循环降解,脂肪酸氧化过程受到干扰,脂肪在肝内沉积)。

2)肝细胞坏死:由于化学物的作用,使肝细胞或肝脏的一部分发生病理性坏死。其发病机制尚未完全阐明。实验研究表明化学物引起的肝脏坏死可分为 3 个过程:①初级阶段:多数肝脏毒物侵入机体后,在肝脏中进行生物转化形成自由基,其活性高且不稳定,有很强的氧化作用,对细胞结构和功能破坏十分严重。另一方面体内多种活性氧和自由基的清除剂等抗氧化剂耗竭,引起细胞的毒性效应。②次级反应阶段:初级阶段生成的活性产物如未立即被抗氧化系统有效清除,则在细胞内与生物分子产生膜脂质过氧化、细胞钙稳态失衡及大分子共价结合,即次级反应。③末期反应阶段:次级反应阶段的 3 种反应严重时皆可形成细胞病变,最后导致肝细胞死亡。

3)其他因素:缺氧、蛋白质缺乏、抗氧化系统的缺陷等都可加重化学物对肝细胞的损伤。

(2)慢性中毒性肝病:慢性中毒性肝病病理变化为肝脏变性、坏死和纤维组织增生,严重者发生肝硬化。

1)中毒后发生肝细胞变性坏死,如坏死严重而又再生不足,则可发生肝纤维组织增生。

2)纤维化早期如病因去除,并经适当治疗,纤维组织可吸收,肝脏可恢复正常。

3)如病因持续,病变进展;或肝坏死较严重,范围较大,则导致网状支架塌陷、聚拢形成胶原纤维。随后增生的纤维组织构成纤维隔膜,将肝小叶割成大小不等的肝细胞团(称伪小叶)。

4)由于血液循环障碍,伪小叶内肝细胞继续坏死,纤维组织继续增生,最后导致病变不可逆。

3. 临床表现

(1)急性中毒性肝病:职业性急性中毒性肝病的临床表现、严重程度和转归主要取决于致病化学物的品种、剂量、侵入途径,以及个体差异等因素。

1)潜伏期:本病潜伏期 1~30 天,潜伏期可无明显症状,亦可有乏力、食欲减退、上腹饱胀。某些毒物中毒早期以肝外损害的症状为主,经治疗,这些临床表现缓解或基本消失后,才出现肝脏疾病的症状、体征,例如急性苯胺、硝基苯类化学物中毒,先出现高铁血红蛋白血症,3~5 天后才出现肝病的症状、体征,其时高铁血红蛋白血症已基本消退。又如黄磷,二甲基甲酰胺皮肤灼伤后,数日至 2 周内才出现肝损害的表现。急性、亚急性口服铅中毒发病时有恶心、呕吐、腹绞痛,以后再出现黄疸,肝功能试验异常。

2)临床类型:本病根据临床特点的不同,可分为以下 3 种临床类型。

①肝病型:本型最常见。在病程中以肝损害的临床表现为主,也可伴有毒物所致其他系统病变。本型又可分为 3 种亚型:

a. 黄疸型:起病急,主要症状为乏力,食欲减退、恶心,呕吐、肝区疼痛等,常伴有不同程度的头晕、头痛、烦躁、睡眠障碍等症状。在起病后数日后出现黄疸,全身症状特别是消化道症状也随之出现。皮肤,巩膜黄染;肝大,质软,有压痛;约 10% 患者脾脏轻度增大。血清总胆红素、1 分钟胆红素、尿胆红素、尿胆原均增高;肝功能试验异常。经治疗后,一般在 30 天左右逐渐恢复,预后良好。少数患者症状迁延,可演变为慢性肝病。

b. 无黄疸型:起病隐匿,病初有乏力、食欲减退;以后胃肠症状逐渐加重,肝大,质软,有压痛;脾脏增大少见。整个病程中不出现黄疸,血清总胆红素在正常范围内,肝细胞功能异常;病情较轻,病程也较短。

c. 重症型:常由于短期内吸收大量肝脏毒物所致,也可在原肝脏疾病的基础上吸收肝脏毒物后发生。起病急,病情进展迅速,常有严重乏力、倦怠、食欲减退、恶心呕吐、腹胀等。起病时即出现黄疸、精神障碍。病情凶险,预后差,常留有后遗症,死亡率高。

②隐匿性:可由肝脏毒物引起,也可由非肝脏毒物继发所致。其临床特点是在整个中毒过程中,肝脏损害较轻,以肝外其他系统损害为主要临床表现。实验室检查 ALT 高,无典型的急性肝损害的其他表现,但尸解则可发现肝脏呈典型的急性中毒性肝病的病理表现。

多系统损害型:致病毒物有芳香族氨基和硝基化合物、三氯乙烯、四氯化碳、铊、铅、有机磷农药、砷化氢等。吸收毒物后,肝脏损害与其他系统损害临床表现并存,两者可同时发生,也可先后出现。临床表现复杂,多数出现黄疸、肝脏肿大、有压痛。肝外症状常以神经系统和肾损害多见,呼吸、心脏系统次之。实验室检查肝功能试验异常。病程较长,严重者可发生多器官功能衰竭等。

上述分型是为了便于全面了解本病的临床特点,分型是相对的,各型之间可相互转化。同一毒物作用于不同机体,可表现为不同临床类型。

(2)慢性中毒性肝病:职业性慢性中毒性肝病多数系在职业活动中长期接触肝脏毒物所致,如砷、四氯化碳、三硝基甲苯或氯乙烯等,潜伏期较长,一般 2~3 年,也有长达 10~20 年者;少数可由急性中毒性肝病迁延不愈或继续发展而成。由于本病起病隐匿,为渐进性,多数患者不能明确表述确切的起病时间。早期常有间歇性头晕、头痛、食欲减退、精神萎靡等,随后出现乏力及肝区隐痛,进行性消瘦,体力逐渐下降。多数患者出现肝区隐痛,在体力活动或站立较久后加重。主要体征为肝大,一般在肋下 2cm 左右,质软,触之韧,可伴压痛,病程长者肝脏质地偏硬。少数患者可出现门静脉高压、脾脏肿大、肝掌、蜘蛛痣等,严重者有腹水、肝功能明显异常,预后较差。

4. 实验室及辅助检查

(1)肝功能试验:中毒性肝病主要实验室检查方法,但缺乏敏感性和特异性。GBZ 59《职业性中毒性肝病诊断标准》将中毒性肝病常规肝功能筛查项目要求如下:

1)血清丙氨酸氨基转移酶（ALT）［即谷丙转氨酶）GPT)］、血清天门冬氨酸氨基转移酶（AST）［即谷草转氨酶（GOT)］及 AST/ALT 比值：ALT 主要分布在肝脏，其次是骨骼肌、肾脏、心肌等组织中，肝细胞受损时，ALT 升高；AST 主要分布在心肌，其次是肝脏、骨骼肌和肾脏组织中，肝细胞坏死时，AST 升高。AST/ALT 比值>1 提示慢性肝炎进入活动期可能，肝硬化时比值通常。

2)血清总胆红素试验（STB）：肝功能失代偿期可出现总胆红素升高，胆红素的持续升高是预后不良的重要指标。

3)血清前白蛋白（PA）：血清白蛋白的量常能反映肝脏储备功能，当肝细胞受损伤时 PA 明显下降。

4)血清胆汁酸（BA）：胆汁酸测定可反映肝细胞合成、摄入及分泌功能。中毒性肝病及肝细胞损害时血清胆汁酸增高。

5)血清 γ- 谷氨酰转肽酶（GGT）：药物或酒精性肝炎 GGT 可升高。

6)血清蛋白电泳：急性及轻症肝病时多无异常，慢性肝损伤时，γ 球蛋白增加明显。

7)血清总蛋白（TP）、白蛋白（A）、球蛋白（G）及 A/G 测定：由于肝脏具有很强的代偿能力，因此只有当肝脏病变达到一定程度和在一定病程后才能出现血清总蛋白的改变，急性或局灶性肝损伤时多为正常。因此它常用于检测慢性肝损伤，在肝功能明显减退时，白蛋白合成减少，A/G 倒置见于严重肝功能损伤。

8)凝血酶原时间（prothrombin time，PT）：是反映肝脏储备功能的重要预后指标，肝细胞损害时 PT 明显延长。

9)血清胆碱酯酶（choline esterase，ChE）：ChE 可反映肝脏合成功能，当肝细胞损害时，此酶活力常降低，且降低程度往往与肝病病情的严重程度相平行，当 ChE 活力持续降低，常提示预后不良。

10)凝血酶原活动度（PTA）：PTA 降低与患者的死亡关系密切。

11)血清透明质酸（hyaluronic acid，HA）：肝功能障碍时升高。诊断肝硬化的敏感性可达88.8%，特异性为 96.3%，准确性为 89.77%。

12)前胶原蛋白（P ⅢP）：P ⅢP 是反映纤维化程度的指标。肝硬化患者血清中 P ⅢP 水平高于慢性肝炎，但肝硬化晚期由于纤维合成与增生不活跃，血清 P ⅢP 水平反而较前为低，故 P ⅢP 主要反映活动性肝纤维化。

（2）影像学检查：随着影像诊断技术的进展，目前超声、CT、MRI 已成为腹腔实质性器官疾病诊断的主要检查手段。急性肝病经临床和血清学检查即可明确诊断，无须再采用影像诊断技术。而影像技术检查结果是慢性肝病的诊断依据之一。临床肝脏肿大的判定应以 B型超声声像学为主。

1)型超声声像异常程度分级依据：

①轻度异常：肝脾无明显异常，肝脾无明显异常，肝脾回声欠均匀，光电略粗，形态略肿大等。

②中度异常：可见肝内回声增粗，肝脏和 / 或脾脏轻度肿大，肝内管道（主要指肝静脉）走行多清晰；门静脉和脾静脉内径无增宽。

③重度异常：可见肝内回声明显增粗，分布不均匀；肝表面欠光滑，边缘变钝；肝内管道走行欠清晰或轻度狭窄、扭曲；门静脉和脾静脉内径增宽。脾脏增大；胆囊有时可见"双层征"。

2）CT、MRI 诊断：慢性肝病患者 CT、MRI 检查目的主要明确有无肝硬化、腹水，在 MRI 显示的高信号区进行活检穿刺有较大的价值，可减少穿刺的盲目性。

（3）肝活检病理学检查：肝活检病理学诊断：肝脏活检主要解决肝脏疾病的基本诊断、分类及预后判断，是明确诊断、衡量炎症活动度、纤维化程度以及判定药物疗效的金标准。在影像检查的指引下，经皮肝穿刺活体组织检查，是安全可靠的，但一般情况下，难为职业中毒患者接受，且中毒性肝病病理组织学诊断标准尚待研制，故未列入本标准中。临床上如需要时，可根据具体情况，进行此项检查。

5. 诊断及鉴别诊断　根据 GBZ 59《职业性中毒性肝病诊断标准》作出诊断及分级。中毒性肝病应与以下疾病相鉴别：

（1）病毒性肝炎：根据流行病学史、症状、体征及实验室检查结果等综合分析，并参考病毒性肝炎诊断标准做出诊断，病毒性肝炎血清病毒学标志是鉴别诊断的重要依据，但也要注意两种病因交叉情况。

（2）药物性肝病：是摄入具有肝毒性药物后，经不同机制引起的表现各异的一类肝脏疾病。大多在常规治疗剂量下发病，轻者无明显症状、体征；较重者可出现酷似急性、慢性中毒性肝病的临床表现。详细询问病史及服药史，且停药后异常肝脏指标迅速恢复对诊断药物性肝病具有重要意义。

（3）酒精性肝病：是由于长期大量饮酒导致的中毒性肝损伤。酒精摄入量和酗酒的持续时间是酒精性肝病发病的先决条件；戒酒后 1~4 周内肿大的肝脏可迅速缩小；实验室检查血脂升高，以胆固醇升高为主；B 超、CT 扫描短期内随访形态明显缩小和密度改变，诊断意义较大；肝脏活检可证实。

（4）自身免疫性肝病：以高丙种球蛋白血症、血清出现高滴度自身抗体和对免疫抑制治疗应答为临床特点；有一定遗传倾向；女性多见；常有多器官损害的临床表现；免疫指标主要有抗核抗体（antinuclear antibody，ANA）阳性，抗线粒体抗体（anti-mitochondrial antibody，AMA）阴性；组织学以界面肝炎、门脉大量浆细胞浸润为特点。

6. 治疗

（1）急性中毒性肝病

1）病因治疗：及时脱离肝脏毒物接触，根据致病品种，早期选用特效解毒剂、络合剂或血液净化疗法等。

2）对症及支持治疗：卧床休息，给予富含维生素、易消化的清淡食物；应用抗氧化剂治疗，如大剂量维生素 C、维生素 E、还原性谷胱甘肽、葡糖醛酸内酯等；注意改善微循环；适当选用中西药物；合理治疗全身及其他系统损害等。

急性重度中毒性肝病的治疗：急性重度中毒性肝病一旦发生，预后险恶，治疗重点是针对肝脏损害进行治疗，防治并发症，阻断肝细胞坏死，促进肝细胞再生；可应用肾上腺糖皮质激素，根据病情及时调整剂量及疗程，严密观察，预防各种副作用的发生，特别要注意上消化道出血；有条件的单位可进行人工肝支持系统或肝移植，帮助患者度过危险期。

（2）慢性中毒性肝病

1）根据病情制订治疗方案，早期以休息为主，病情好转后，可适当活动，逐渐恢复正常生活；宜选择易于消化的饮食，保证必需的营养；禁止饮酒，禁用可引起肝脏损害的药物。

2）对症及支持治疗，适当中、西药物治疗。

3)如有解毒药物治疗指征者,可按病情有计划地应用。

4)重度肝病以综合疗法为主,有条件的单位可进行人工肝支持系统及肝移植。

5)其他处理:急性轻度中毒性肝病治愈后,可恢复原工作;急性中度中毒性肝病治愈后,一般不宜从事接触肝脏毒性作业;急性重度中毒性肝病治愈后,不宜从事接触肝脏毒性作业。慢性轻度及中度中毒性肝病治愈后,一般应调离接触肝脏毒性作业;慢性重度中毒性肝病,应予以长期休息,如病情明显好转,健康状况允许,可从事不接触肝脏毒物的轻工作。如需劳动能力鉴定,按 GB/T 16180 处理。

(张曼华)

六、职业性泌尿系统疾病

职业性泌尿系统疾病(occupational urinary system disease)主要指因生产操作或工作过程中存在或产生的各种职业病危害因素,包括原料、试剂、产品、副产品、中间物质、半成品、生产废料等)所引起的肾脏和其他泌尿系统功能及结构损害,包括肾脏损害及肾外泌尿系统损害。主要原因是生产环境不良、防护措施不力、突发性生产事故和违章操作。

泌尿系统主管机体的尿液的生成和排泄功能,由肾、输尿管、膀胱、尿道及有关的血管、神经等组成。肾脏是供血量较大的器官,肾脏按重量只占体重的1%,而肾脏接受心排血量的20%~25%的血液。肾皮质供血可超过 4ml/(g·min),血液毒物可迅速到达肾脏。肾脏有浓缩功能,可提高肾实质中肾细胞及肾小管腔内毒物的浓度。肾不仅是人体主要的排泄器官,也是一个重要的内分泌器官。基于这些原因,肾脏易受毒物的作用而发生中毒性肾病(toxic nephropathy)。

毒物通过呼吸道、消化道或皮肤吸收进入血液。很多毒物可在肾脏不同部位引起病变,有些毒物也可导致多个部位的损害。因此,肾脏可能是中毒的唯一靶器官,也可能是受损多器官中的一个。

急性肾损伤可见于一些直接肾毒性的毒物,如金属和有机溶剂,还有一些可通过血容量不足、溶血或横纹肌溶解等间接作用损害肾脏。而长期摄入较低剂量化学物质可引起慢性中毒,有部分仅有无症状性蛋白尿,且多为轻度白蛋白尿,其他临床症状并不明显。由于肾脏代偿能力较强,早期肾脏损害往往缺乏典型的临床症状,而且灵敏简便的检测方法不多,故病情较隐匿。

临床工作中,最多见的肾毒性化合物乃是药物,近二三十年,更发现一些天然草药也具有直接或间接的肾毒性。但随着认识的提高,环境性或职业性毒物引起的肾脏损害近年也渐增多。接触重金属、农药、有机溶剂和电离辐射可引起慢性肾衰竭。反复接触较高浓度的有机溶剂,可通过免疫机制发生肾小球肾炎。故在进行职业中毒性肾损伤的诊断时需要进行认真鉴别。

(一)病因分类

1. 病因 目前人们所熟悉的肾毒物有 300 余种,每年还有近万种新化学物质问世,使生产环境和生活环境中存在的潜在性肾毒物越来越多,有的具有直接肾脏毒性,有的则通过溶血、横纹肌溶解、免疫反应、肾小管内形成结晶等间接途径,造成肾脏损伤。其主要种类为生物性毒素、重金属、有机溶剂、农药、合成染料、酚类、醇类、醚类、酮类、醛类、有机酸类、硫醇、酰胺、腈化物、氮杂环等。

具有直接肾毒性的化学物质见表 1-5-5。具有间接肾毒性的化学物质见表 1-5-6。

表 1-5-5 具有直接肾毒性的化学物质

职业性毒物					非职业性毒物	
重金属及类金属	有机溶剂	农药	合成染料	其他有机化合物	生物性毒物	药物
金、铋、汞、银、锂、镉、铍等。	卤代烃(三氯甲烷、四氯化碳、二氯乙烷、三氯乙烷、三氯乙烯、溴甲烷、碘乙烷、三氟乙烯、四氟乙烯、氟丙烯、氟氯烃(氯丙烷、氯丙烯)等)、芳香烃(苯、甲苯、二甲苯、三甲苯、乙苯、萘、联苯)、煤油、柴油、脂肪烃(汽油、润滑油、环己烷、萘烷、松节油等)	有机磷(对硫磷等)、有机硫(代森锌等)、有机砷(甲基胂酸锌等)、有机氯(氯丹等)、有机汞(赛力散等)、百草枯、杀草快、草枯、甲醚菊酯、氟硅酸钠、氟乙酰胺等	偶氮染料*(酸性橙等)、芳基甲烷染料*、硝基和亚硝基染料*等	酚(苯酚、氯酚)、醇(环己醇、卤代醇)、醚(乙醚、卤代烷基醚、纤维素醚等)、酮(丙酮、二异丁基甲酮等)、醛(乙醛、甲醛、丙烯醛等)、有机酸(甲酸、丙烯酸、氯乙酸、氟乙酸等)、环氧化物(环氧丙烷、环氧氯丙烷等)、腈化物(乙腈、聚丙烯腈、偶氮二异丁腈、己二腈等)、酰胺(二甲基甲酰胺、氮杂环(乙撑亚胺、吡啶、甲基肼、吗啉、亚硝胺(二丁基亚硝胺*、甲基烯丙基亚硝胺**)	蛇毒、蜂毒、鱼胆、斑蝥素、毒蕈素、黄夹竹桃、细菌内毒素、蓖麻毒素、棉酚	氨基糖苷类(庆大霉素、卡那霉素、妥布霉素、新霉素等)、其他抗生素(头孢菌素类、去甲金霉素、过期四环素、杆菌肽、多黏菌素等)、抗真菌药(两性霉素B、灰黄霉素等)、抗结核药(卷曲霉素、紫霉素等)、抗癌药(顺铂、丝裂霉素、氨甲蝶呤、光神霉素、秋水仙素、链脲霉素、环己亚硝脲等)、利尿剂(甘露醇、高渗糖、甘油、低分子右旋糖酐、呋塞米、利尿酸钠等)、造影剂(泛影酸盐、脑影酸盐、碘泛酸、胆影葡胺等)、麻醉剂(甲氧氟烷、氟甲氧氟烷等)、EDTA、中药(马兜铃酸)等

* 为可引起膀胱癌的毒物;

** 为可引起肾癌的毒物。

表 1-5-6 具有间接肾毒性的化学物质

溶血导致血红蛋白尿					免疫性损伤	
直接溶血	免疫性溶血	生成珠蛋白小体致溶血	引起肌红蛋白尿	在肾小管内形成结晶物	急性间质性肾炎	急性肾小球肾炎
(1) 工业性毒物,如砷化氢、磷化氢、铜盐、萘、丙二醇等。 (2) 生物性毒素,如蛇毒、蜘蛛毒、蜂毒等。 (3) 药物,如甘油、低张溶液、解热镇痛药*(非那西丁、安替匹林、氨基比林等)、抗疟药*(伯氨喹啉、奎宁等)、磺胺类*(磺胺异噁唑、磺胺甲噁唑、磺胺嘧啶、磺胺吡啶、磺胺舒、磺胺多辛、对氨基水杨酸钠(PAS)*、维生素K**、氯丙腙、苯妥英钠、氯丙嗪等 (注:* 为可引起葡萄糖-6-磷酸脱氢酶缺乏症患者溶血的物质)	(1) 工业性毒物,尚未见临床报告。 (2) 生物性毒素,尚未见临床报告。 (3) 药物,如青霉素类(青霉素G、羧苄西林等)、抗结核药(异烟肼、利福平)、头孢菌素类、磺胺类、磺胺舒、奎尼丁、氯磺丙脲、苯妥英钠、氯丙嗪等	(1) 工业性毒物,如脂肪族硝基化合物及硝酸酯类、芳香族氨基和硝基化合物、氯酸盐、高锰酸钾、酚类、苯、苯醌、苯肼、杀虫脒、萘啶酸、煤焦油衍生物等。 (2) 生物性毒素,尚未见临床报告。 (3) 药物,如青霉素类(青霉素G、羧苄西林等)、磺胺类、氨苯砜、磺胺吡啶、磺胺舒、磺胺嘧啶等	(1) 工业性毒物:一氧化碳、乙醇、异丙醇、乙二醇、甲苯等。 (2) 生物性毒素:蛇毒、蜘蛛毒、蜂毒等。 (3) 药物:海洛因、苯环己哌啶、苯丙胺、麦角碱、二乙胺、琥珀胆碱、安妥、水杨酸米特、妥洛伐他汀、6-氨基己酸、苯拉明、吗啡酮、海英明等	(1) 工业性毒物:乙二醇(致草酸结晶)。 (2) 生物性毒素,尚未见临床报告。 (3) 药物:磺胺类、氨甲蝶呤、乙酰唑胺等自身可形成结晶;丙磺舒、水杨酸盐、氨苯砜、氯噻嗪、6-巯基嘌呤、L-门冬酰胺酶、环孢素A等可形成尿酸结晶;甲氨蝶呤、大量维生素C等可引起草酸结晶;过量维生素D、甲状旁腺素等可引起钙沉积等	(1) 工业性毒物:金、铋、汞等。 (2) 生物性毒素:蜂毒。 (3) 药物:青霉素类(青霉素、甲氧西林、氧苯西林、羟氨苄青霉素等)、头孢菌素类(头孢噻吩、头孢氨苄、头孢拉定等)、其他抗生素(红霉素、四环素、庆大霉素、万古霉素、氯霉素、多黏菌素等)、抗结核药(利福平、乙胺丁醇、氨硫脲、对氨基水杨酸钠)、磺胺类(TMP、复方磺胺甲噁唑)、解热镇痛药(非诺洛芬、布洛芬、萘普生、吲哚拉辛、阿司匹林、非那西丁、对乙酰氨基酚、保泰松、甲芬那酸)、利尿剂(噻嗪类、呋塞米、氯噻酮、别嘌呤醇、西咪替丁、苯丙醇胺、安妥明等)	(1) 工业性毒物:金、银、汞、镉、锂、铋、有机溶剂(汽油、三氯乙烯)、高氯酸盐、硅等。 (2) 生物性毒素:蛇毒、蜂毒、花粉、毒长春藤、毒橡树、类毒素、疫苗等。 (3) 药物:抗癫痫药(苯安英双酮、对甲双酮、三甲双酮、乙琥胺、卡马西平、降血糖药(甲苯磺丁脲、氯磺丙脲等)、降压药(肼苯达嗪、可乐定、流甲丙胺酸等)、解热镇痛药(吲哚美辛、萘普生、布洛芬、甲苯酰吡酸乙酸芬、抗心律失常药(奎尼丁、普鲁卡因胺、普萘洛尔等)、青霉胺、华法林、氯丙嗪、丙硫氧嘧啶、杨酸偶氮磺胺吡啶、利福平、甲基多巴、磺胺、丙磺舒、海洛因等

* 为可引起葡萄糖-6-磷酸脱氢酶缺乏者溶血的物质。

2. 分类　中毒性肾病可分为急性和慢性两大类,根据职业病专业结合肾脏损害的发生部位、发病过程及病理特点,又将急性和慢性中毒性肾病各归纳为 3 种不同损伤类型。除肾脏损伤外,还有一部分肾外泌尿系统损害,主要是膀胱损害。化学性泌尿系统肿瘤因预后等较为特殊,因此也单独列出来。此种分类与内科传统分类方法略有不同,但中毒性肾损伤的基本类型均已包括在内,目的在于方便职业病专科临床工作:

(1)急性中毒性肾病(acute toxic nephropathy):主要指由于职业性接触,达到毒性剂量的化学毒物进入机体后,引起肾脏急性功能障碍和结构损伤,可导致急性肾损伤(acute kidney injury,AKI),AKI 以往称为急性肾衰竭(acute renal failure,ARF),近年来临床研究证实轻度肾功能急性减退即可导致患者病死率明显增加,故目前趋向将急性肾衰竭改称为急性肾损伤(AKI)。

1)急性肾小管坏死(acute tubular necrosis,ATN);

2)急性间质性肾炎(acute allergic nephritis,AAN);

3)急性肾小球疾病,包括急性肾小球肾炎(acute glomerulonephritis)和肾病综合征(nephrotic syndrome)。

(2)慢性中毒性肾病(chronic toxic nephropathy):主要指长期摄入较低剂量化学毒物所引起的肾脏功能障碍和结构损伤。根据发病机制及临床特点,也可分为如下三种临床类型:

1)肾小管功能障碍(renal tubular dysfunction,RTD);

2)无症状性血尿和 / 或蛋白尿(asymptomatic hematuria and/or proteinuria);

3)慢性间质性肾炎(chronic interstitial nephritis,CIN)。

(3)化学性泌尿系统肿瘤(chemical renal tumors):单肾多见,上下极为好发部位。

(4)肾外泌尿系统损害:按发病率可分为化学性膀胱炎和其他化学性损害两类。

(二) 发病机制

化学物质的肾损害机制大致归纳为如下几点:中毒为直接损伤作用,故与暴露强度(剂量 × 时间)有密切关系,低强度暴露可能只引起受累细胞功能障碍,高强度暴露则可能造成受累细胞发生结构损害甚至坏死,具体原因可能与下列生化过程有关:

1. 直接细胞毒性

(1)与肾脏固有细胞膜结合:化学物或其代谢产物主要与肾小管上皮细胞膜结合,当肾小管内浓度达中毒浓度时,可直接损伤肾小管上皮细胞,通过损伤细胞膜,影响膜转运功能,影响细胞内酶的活性。或改变膜的通透性和离子传输功能,或通过破坏胞质线粒体、抑制酶的活性及蛋白质的合成,使细胞内钙内流增高、细胞骨架结构破坏,导致肾小管上皮细胞坏死。

(2)产生活性氧:引起脂质过氧化反应,产生自由基,致细胞损伤甚至凋亡、坏死;此过程可能是中毒性损伤最重要的启动环节,并可能是各种疾病的共同损伤途径

(3)钙离子自稳性改变:激活 Ca^{2+} 介导的某些生化过程,使膜磷脂分解破坏,大量花生四烯酸、血栓素等有害物质生成,损伤细胞。

(4)与非酶蛋白或核酸结合:影响细胞新陈代谢,损伤 DNA。

(5)化学物的细胞毒作用呈现浓度依赖性,水溶性化学物的浓度随原尿在肾小管内浓缩,浓度可提高到血液浓度的 10 倍,从而使化学物的毒性成倍增加。

2. 间接细胞毒性

(1)免疫炎症反应:某些化学物及其降解产物与机体蛋白(肾小管和肾间质蛋白)相互作用,使其成为半抗原和抗原,沉积在肾小球毛细血管和小动脉的基底膜上,诱发免疫反应,包括细胞介导免疫反应(迟发超敏反应)及体液介导免疫反应(肾脏原位免疫复合物形成或循环免疫复合物沉积),进而激活炎症介质,导致肾小管间质损伤。免疫荧光检查可见基底膜上有免疫球蛋白和补体 C3 呈线性排列。

(2)疾病引起高铁血红蛋白血症、溶血、脱水、休克、缺氧、电解质紊乱等可导致肾脏血液障碍,肾脏血液灌注不足,加重肾脏损伤。

(3)某些化学物质本身或其代谢物可在肾小管内形成结晶并沉积,进而阻塞肾小管、集合管、肾盂和输尿管;有些化学物质可引起血管内溶血及血红蛋白管型生成;有些化学毒物可引起横纹肌溶解(rhabdomyolysis)、肌红蛋白尿(myoglobinuria)及其管型生成,均会堵塞肾小管。肾小管的酸性环境会使色素蛋白荷有正电,而与管腔中荷负电的 Tamm-Horsfall 蛋白聚合沉淀,加重肾小管堵塞;有的堵塞物本身的理化特性可直接引起肾小管坏死。

(4)有些化学物质可通过诱发染色体点突变、染色体易位、DNA 重排、DNA 缺失、DNA 甲基化能力缺失等机制引起原癌基因(protooncogene)激活及过量表达,或使抑癌基因(tumor-suppressor gene or antioncogene)丢失或失去功能,最终诱发肾和泌尿系统癌症。也是肾癌的重要诱发原因。

(三)临床表现

根据上述致病机制,按发病情况、发病过程、病理特点及泌尿系解剖结合职业病专业归纳为四种不同损伤类型,分别为急性中毒性肾病、慢性中毒性肾病,肾外泌尿系统损害和化学性泌尿系统肿瘤,其中急性和慢性中毒性肾病各归纳为三种不同损伤类型。

1. 急性中毒性肾病(acute toxic nephropathy)　主要指短时间内,达到毒性剂量的化学毒物进入机体后,引起以急性肾衰竭(acute renal failure,ARF)为最严重临床结局的肾脏急性功能障碍和结构损伤。根据发病机制及临床特点,又分为如下三型。均涉及 GFR 下降及肾小管上皮细胞损伤两方面:

(1)急性肾小管坏死(acute tubular necrosis,ATN):当化学物或其代谢产物在肾小管为化学物质的直接毒性引起,多具明显的剂量效应关系及较强的定位性,以肾近曲小管为主要靶部位;仅少量化学物质定位于肾远曲小管,如甲苯、锂、两性霉素 B、棉酚等。病理表现为肾小管肿胀、空泡变性、肾小管上皮细胞脱落,严重者可致肾小管上皮细胞坏死;肾间质常有不同程度的炎性细胞浸润及水肿;肾小球多无累及;肉眼下受累肾脏肿大,肾皮质苍白、肿胀,肾髓质则明显充血,色泽暗红。病理改变见图 1-5-1。

ATN 临床表现差异大,轻度可无明显临床症状,仅见尿检异常。严重者可表现为电解质酸碱失衡,如低钾血症、高钾血症、低钠血症、低镁血症、肾小管性酸中毒等,肾小球滤过率(glomerular filtration rate,GFR)下降,严重者 GFR 可下降 90% 以上,导致 ARF;明显的症状常出现于肾功能严重减退时,常见症状包括乏力、食欲缺乏、恶心、呕吐、尿量减少和尿色加深,容量过多时可出现急性左心衰竭。中毒性 ATN 坏死的肾小管上皮细胞基膜多可保持完整,发病一周左右,坏死之肾小管上皮即见再生,两周左右可大致复原;但若发病后肾缺血未得到及时纠正,损伤仍可弥散并累及肾小管各段,修复亦明显受到影响。

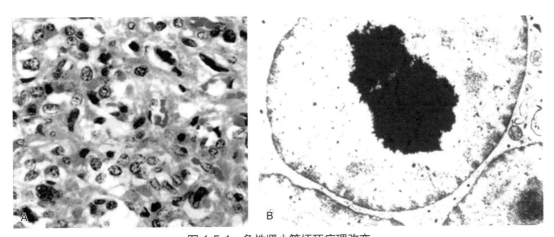

图 1-5-1 急性肾小管坏死病理改变
图 A. 毒性 ATN。细胞坏死,可见具有不典型核的再生上皮细胞(HE,×400)。
图 B. 铅中毒肾。上皮细胞核内含有由铅金属混合物构成的致密小体(TEM,×12 000)。

化学物质本身、其代谢物或其毒性作用下机体代谢物形成的结晶、沉积物堵塞肾小管可引起肾小管梗阻,如磺胺、氨甲蝶呤等药物本身结晶物引起,乙二醇、甲氧氟烷等可在肾小管内形成草酸盐结晶,砷化氢、铜盐、黄磷、苯肼、杀虫脒、苯的硝基或氨基化合物,以及磺胺、PAS、伯氨喹等药物可引起血管内溶血,生成血红蛋白管型堵塞肾小管,一氧化碳、甲苯、某些蛇毒、酒精、海洛因等可引起横纹肌溶解,生成肌红蛋白管型堵塞肾小管。病理检查可见肾小管管腔充满堵塞物,肾小管细胞变薄或肿胀、变性、坏死;肾间质水肿,局部有炎性细胞浸润。临床主要特点为茶色(酱油色)尿或结晶尿,伴肾区不适或绞痛,突发性少尿或无尿;不同病因引起的 ATO 可有其相应的肾外表现。

(2)急性间质性肾炎:系指短期内突然发生肾功能急骤减退、肾间质水肿及炎性细胞浸润,但无组织纤维化,肾小球和肾血管正常或轻微病变的一种临床病理综合征。本病可由各种病因引起,最常见的为药物和感染,其次为全身性疾病。最近中草药、生物制剂(白介素、干扰素等)引起 AIN 的报告也有增多。实际上,任何可引起过敏的物质,皆有诱发 AIN 之可能,如蜂毒、金、汞、铋等。病理主要表现为:急性间质性肾炎肾小管间质病变突出表现为间质弥漫炎细胞浸润伴间质水肿。药物所致急性间质性肾炎浸润细胞常呈片状分布,病初主要位于皮髓交界处,在严重的急性间质性肾炎可见浸润细胞弥漫分布。浸润细胞主要为 T 细胞、单核细胞、巨噬细胞;可伴有浆细胞、嗜酸细胞及中性粒细胞。一些特殊病例中,在间质或破坏的小管周围可见肉芽肿样病变。不同原因导致的急性间质性肾炎浸润细胞的种类有所差别。药物引起的急性间质性肾炎患者肾小球一般没有免疫复合物沉积,免疫荧光及电镜检查均阴性。电镜下可见肾小球上皮细胞足突融合,与肾小球微小病变病理相似;化学性 AIN 多有 1~2 周潜伏期,临床表现与感染性 AIN 无大差异;化验可见尿中多量红细胞、白细胞(尤其是嗜酸性),但细菌检查阴性。病理改变见图 1-5-2。

(3)急性肾小球肾炎:肾小球内免疫沉积物形成有三种不同的机制,最常见的是循环中的免疫复合物随循环血流沉积于肾小球基底膜,激活有关介质系统,引起肾小球损害,约占与免疫有关的肾小球肾炎的 75% 以上。其次是非肾性抗原所致的免疫复合物形成,指的是外源性抗原可借助其本身的某些生理、生化和免疫特性优先定位植入于肾小球毛细血管壁而成为固定抗原,与相应抗体在抗原原位上形成免疫复合物。如血中二价汞离子与血浆蛋白结合,降低电性,使其容易穿透肾小球内皮的"电荷屏阻"(electrostatic hindrance)并在内皮下及基膜沉积。光镜下之病理变化与感染等病因引起的 AGN 无区别,电镜下之表现颇似 IgA 肾病。还有一种肾性抗原所致的免疫复合物原位形成,是指肾小球结构自身抗原成分可引起相应的抗体产生,在抗原部位发生抗原抗体结合,形成免疫复合物,主要见于吸入某些有机溶剂引起肺出血时。典型的见于抗 GBM 肾炎和 Heymann 肾炎。细菌、病毒、寄生虫、异种蛋白,甚至体内成分等均可能成为导致肾炎的抗原;化学物质通过与体内蛋白质结合亦可使之具有抗原性;最常见病因是药物,环境性或职业性病因,主要是生物毒素、重金属(金、汞、镉、锂、铋)和有机溶剂(汽油、三氯乙烯)。

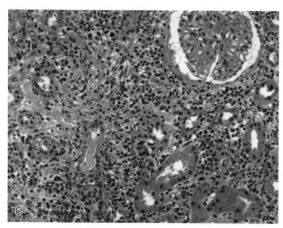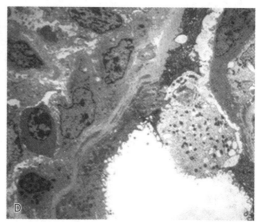

图 1-5-2 急性间质性肾炎病理改变

图 C. 间质浸润累及肾小管为肾小管炎的特点(HE,×400)。

图 D. 电镜下显示单核细胞、嗜酸性粒细胞、浆细胞及活化的淋巴细胞(TEM,×2 000)

主要临床表现为血尿、蛋白尿,严重者可很快进展为 ARF,亦可发生肾病综合征,与一般原因引起的 AGN 相同;但吸入汽油等有机溶剂导致的肺出血 - 肾炎综合征则是较为特殊的化学性 AGN,其临床表现亦有其特点。

此外,尚有化合物引起如下两种综合征的临床报告,亦为免疫机制所致:

一类是"过敏性血管炎综合征"(hypersensitivity vasculitis):是由某些过敏原所倡导的过敏反应,常见的过敏原包括:①药物:青霉素类、磺胺类药物、保泰松、吩噻嗪类及碘剂;②化学物质:杀虫剂、除草剂、石油制剂;③异种蛋白:如蛇毒血清及肝病毒等。环境和职业性化学物质引起的更为罕见,仅见碘、溴、砷等为病因的个别报告。上述过敏原刺激机体产生抗体,形成免疫复合物,沉积于血管壁,并激活补体系统,造成血管壁免疫损伤及炎症反应。主要侵犯微小血管,皮肤和肾脏为主要受累器官,主要病理特征为急性纤维素样坏死。肾脏病变以肾小管血管纤维素样坏死最显著,毛细血管内皮增生,可见节段或环形上皮样新月体;肾间质可有细胞浸润和出血,部分小管萎缩。免疫荧光可见系膜区和毛细血管壁有少许 IgG、IgM 沉积。起病可急可缓,肾脏表现为镜下或肉眼血尿、蛋白尿,部分患者可有大量蛋白尿,表现为肾病综合征,有轻中度高血压,不少患者表现为急进性肾小球肾炎。

另一类是"血栓性微血管病"(thrombotic microangiopathy,TMA):该病亦较罕见,主要病因为感染及药物。较少的原因有生物性毒素(如蛇毒、蜂毒)及工业性化学品(如一氧化碳、砷、碘等)。血管内皮细胞损伤是 TMA 的主要发病机制。各种损伤因子通过不同方式导致血管内皮损伤,激活血小板,使其在损伤部位聚集,加上血管内皮本身的病变,使管腔变窄。同时血管腔内纤维蛋白形成丝网,红细胞经过时受纤维蛋白网的机械作用而遭损伤,引起血栓、微血管病性溶血性贫血。血栓形成时,由于血小板大量消耗又导致血小板减少。免疫荧光:特发性血栓性微血管病患者急性期肾小球毛细血管襻常见纤维素 / 纤维蛋白相关抗原沉积,有的病例可见 IgM 分布于外周襻,IgG 少见,罕见 IgA 沉积。其肾脏病理学改变与其他病因所致 TTP-HUS 并无明显区别,呈典型的血栓性微血管病表现,严重者小动脉也可受累,引起肾皮质坏死;病程晚期,可有肾小球玻璃样变及硬化、肾小管萎缩、肾间质纤维化;中枢神经系统及肺、心、胃肠道等也可发生微血管栓塞及坏死。典型的临床表现为微血管病性溶血性贫血、血小板减少、神经精神异常、肾脏损害、发热,通常称为"五联征"。血涂片可见形态多样的破碎红细胞;血浆乳酸脱氢酶及其同工酶、丙酮酸脱氢酶活性升高,严重者可很快发生 ARF。病理改变见图 1-5-3。

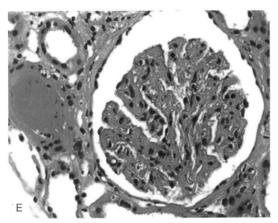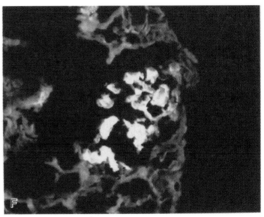

图 1-5-3　肾脏血栓性微血管病病理改变

图 E. 血栓性微血管病。入球小动脉纤维素样坏死伴特征性的肾小球塌陷及无血性肾小球(HE,×400)。
图 F. 血栓性微血管病。免疫荧光显示肾小球毛细血管襻弥漫性纤维素沉积(抗纤维素免疫荧光染色,×200)。

2. 慢性中毒性肾病(chronic toxic nephropathy)　主要指长期摄入较低剂量化学毒物所引起的肾小管上皮细胞及肾间质成纤维细胞活化释放细胞因子,刺激上述细胞转分化形成成纤维细胞,分泌细胞外基质,从而导致肾间质纤维化,化学物所致慢性肾小管间质疾病多为此机制发病。根据发病机制及临床特点,也可分为如下三种临床类型:

(1) 肾小管功能障碍(renal tubular dysfunction,RTD):多引起近曲小管功能障碍。主要因长期接触较低剂量具有直接肾脏毒性的化学物质引起,多无明显的结构改变,仅在电镜下见到某些超微结构变化,如肾小管微绒毛脱落、线粒体肿胀变性、游离核蛋白小体增生解聚、内质网扩张、溶酶体增生等。其中铀、锂、甲苯、棉酚和两性霉素 B、解热镇痛剂可引起远曲小管功能障碍。临床表现取决于损伤部位,近曲小管重吸收障碍可引起肾性尿糖、低尿酸血症、低磷血症、近端肾小管性酸中毒或 Fanconi 综合征;远曲小管障碍可导致钠、钾代谢障碍和肾小管性酸中毒。集合管功能障碍可导致多尿或肾性尿崩症。及时停止毒物接触病情可缓解,甚至完全康复,预后较好。

(2)无症状性血尿和 / 或蛋白尿(asymptomatic hematuria and/or proteinuria):又称隐匿性肾小球肾炎,最常见于长期接触重金属如汞、金、镉等,主要因肾小球滤膜对血浆蛋白的"电荷屏障"减弱所致,而非肾小球结构损伤。多表现为镜下血尿和 / 或蛋白尿(尿蛋白>0.5g/24h,但通常 <2.0g/24h,以白蛋白为主);相差显微镜尿红细胞形态检查和 / 或尿红细胞容积分布曲线测定可判定血尿性质为肾小球源性血尿。病理学检查常无明显异常,电镜下可见轻度上皮细胞足突融合、系膜区和内皮下有电子致密物——与重金属离子结合形成的阳离子蛋白沉积。若发病后仍继续接触病原化合物,前述蛋白沉积物则有可能引起类似原位性免疫复合物性肾炎,而使蛋白尿加重,并可出现血尿,少数患者甚至表现为肾病综合征;汽油等有机溶剂可诱导敏感个体产生抗肾小球基底膜抗体,引起肾小球损伤。

(3)慢性间质性肾炎(chronic interstitial nephritis,CIN):也称慢性肾小管 - 间质性肾病,病理突出表现为肾间质慢性炎性细胞浸润和纤维化,小管不同程度的萎缩和变性,肾小球及血管病变较轻微,肾小球初时并不受累。近年发现药物(解热镇痛剂为最主要品种)、重金属(铅、汞、镉、锂、铝、金、铍、铀等)等引起的 CIN 也不少。起病十分隐匿,肾功能不全进展缓慢,常无突出临床症状,仅尿液检查示有肾小管功能障碍,如尿渗透压或尿比重降低、尿钠增多、低分子蛋白尿、肾小管性酸中毒等。慢性 CIN 患者贫血发生相对较早,可能是产生红细胞生成素的间质细胞较早受到破坏。疾病晚期,由于肾小球硬化,患者可出现水肿及高血压。病理改变见图 1-5-4。

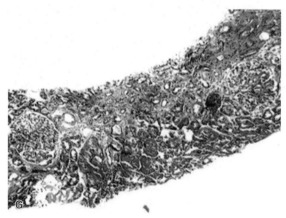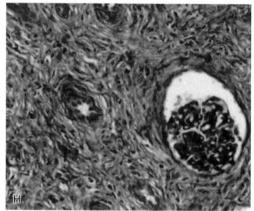

图 1-5-4　慢性间质性肾炎病理改变

图 G. 镇痛药肾病,三色套染显示出广泛的间质纤维化,伴有明显的肾小管萎缩(三色套染,×200)。

图 H. 慢性肾小管间质肾炎,肾小管萎缩和消失,肾间质弥漫性纤维化(Masson×200)

晚期可见肾小管为纤维组织代替,肾小球最终亦发生纤维化,肾内小动脉内膜增厚,管腔狭窄;双肾外观缩小变形,表面凹凸不平。此时,肾脏功能严重减退,除前述表现加重外,GFR 亦明显下降,BUN 和血浆肌酐升高,多尿,并出现贫血、高血压、低血钙、低血磷、软骨病,最终导致慢性肾衰竭。

3. 化学性泌尿系肿瘤(chemical renal tumors)　长期接触工业化学产品如染料、皮革、橡胶、塑料、油漆等,是发生膀胱癌的外在危险因素。目前已经明确的致癌物质如芳香胺类化合物也是重要的致病危险因素,如多环芳烃和氯代烃、β- 萘胺、4- 氨基联苯等。可在 30~50 年后发病。导致肿瘤化学物质有烷化剂、白消安、噻替哌、苯胺、甲苯胺衍生物、杀虫剂等类别。其中烷化剂有环磷酰胺、异环磷酰胺、美法仑等。血尿是膀胱癌患者最常见的临床表现,80%~90% 的患者以间歇性、无痛性全程肉眼血尿为首发症状。尿色可呈淡红色或深褐色不等,多为洗肉水色,可形成血凝块。初始血尿的患者,常提示膀胱颈部病变,终末血尿提示病变位于膀胱三角区、膀胱颈部或后尿道。少数患者仅表现为镜下血尿。血尿的严重程度、持续时间长短及出血量与肿瘤恶性程度、分期、大小、数目、形态并不一致。

另一常见的症状是膀胱刺激征,即尿频、尿急、尿痛,这类情况常见于肌层浸润性膀胱癌或者原位癌。其他症状包括肿瘤阻塞输尿管所致的腰部不适、下肢水肿等。晚期患者在就诊时已出现体重减轻、肾功能不全、腹痛或者骨痛等晚期表现。部分患者是体检或因其他疾病进行例行检查时偶然发现膀胱肿瘤。

肾细胞癌(renal cell carcinoma,RCC)又称肾腺癌,简称为肾癌,病因至今尚未明确,有证据表明,职业暴露于三氯乙烯、石棉、多环芳香烃等物质可能增加患肾癌的风险。在临床中,早期肾癌往往缺乏临床表现。当经典的肾癌三联征:血尿、腰痛和腹部包块都出现时,约 60% 的患者至少已达 T3 期;当出现左侧精索静脉曲张时,提示可能合并左肾静脉瘤栓。因此早期诊断 RCC 具有重要意义。

副瘤综合征:临床表现不是由原发肿瘤或转移灶所在部位直接引起,而是由于肿瘤分泌的产物间接引起的异常免疫反应或其他不明原因引起的机体内分泌、神经、消化、造血、骨关节、肾脏及皮肤等系统发生病变,并出现相应的临床表现,被称为副瘤综合征。肾癌患者副瘤综合征发生率约 30%,表现为高血压、红细胞沉降率增快、红细胞增多症、肝功能异常、高钙血症、高血糖、神经肌肉病变、淀粉样变性、溢乳症、凝血机制异常等。出现副瘤综合征的患者预后更差。

转移性灶引起的症状:部分肾癌患者是以转移灶的临床表现为首发症状就诊,如骨痛、骨折、咳嗽、咯血等。体格检查发现包括颈部淋巴结肿大、继发性精索静脉曲张及双下肢水肿等,后者提示肿瘤侵犯肾静脉和下腔静脉可能。在转移性肾癌患者中,常见的转移脏器及转移发生率依次为:肺转移(48.4%)、骨转移(23.2%)、肝转移(12.9%)、肾上腺转移(5.2%)、皮肤转移(1.9%)、脑转移(1.3%)、其他部位等(7.1%)。

4. 肾外泌尿系统损害

(1)化学性膀胱炎(chemical cystitis):在化学因素肾外泌尿系统损害中最为常见,主要病因为芳香胺、氟烯、杀虫脒等工业性毒物及环磷酰胺等药物大量摄入可引起化学性膀胱炎。光镜下可见膀胱黏膜弥漫性充血水肿,表面有溃疡、坏死、脱落、黏膜下层有多发性点状出血及白细胞浸润,毛细血管扩张;以膀胱三角区、膀胱底部最为明显,肌层多无累及。主要临床表现为排尿时疼痛、排尿次数增多、尿急,部分患者有急迫性尿失禁、血尿、耻骨上膀胱区疼痛症状。血尿有轻有重,轻者仅有镜下血尿,镜下血尿是指尿外观变化不明显,而在离心沉淀后,镜检时每高倍视野红细胞平均大于 3 个。重度血尿可造成贫血及经历血管扩张血流加速,动脉充血,血管进一步扩张血流变慢,血液渗出,静脉充血,血流进一步减慢,白细胞游出血管外,血流更慢或停滞出现红细胞漏出等过程的血流动力学的改变。血尿往往也伴有尿频,尿急,尿痛等症状。

(2)其他化学性损害:如有些化合物如三聚氰胺,可引起肾结石(kidney stone)、膀胱结石

(bladder stone)。长期接触过量二硫化碳(CS_2)可引起全身小血管硬化(vascular sclerosis)，尤以大脑及肾小血管为甚。病理检查可见肾小球入球小动脉最先出现嗜伊红玻璃样物质沉积，初较局限，继可扩散至整个血管内膜，致使管壁增厚、管腔狭窄，基膜也逐渐变厚皱曲；严重者可见毛细血管丛萎缩，管腔闭塞，肾小囊壁层纤维组织增生，囊腔中可出现胶原纤维样物质，整个肾小球呈玻璃样变乃至纤维化。临床表现可有明显白蛋白尿、GFR降低、高血压等表现，同时伴有神经衰弱、精神异常、脑病、周围神经病、眼底动脉硬化、视神经萎缩、冠心病等表现。

(四) 实验室检查

1. 尿液检查　常为诊断有无肾脏疾病的主要依据。

(1)蛋白尿：尿蛋白定量主要有两种方法，

1)24小时尿蛋白定量>150mg可诊断为蛋白尿，>3.5g为大量蛋白尿；

2)随机尿白蛋白/肌酐比值：正常<30mg/g，30~300mg/g为微量白蛋白尿>300mg/g为临床蛋白尿。如果尿白蛋白/肌酐比值明显增高(500~1 000mg/g)，也可以选择测定尿总蛋白/肌酐比值。留取24小时尿液费时烦琐，尿液不易留全，且需要尿液防腐；而随机尿的检测则容易受体位和运动等影响，故在选择检测方法和判断结果时需综合考虑。产生蛋白尿的原因很多，一般可分为以下4类。

①生理性蛋白尿：无器质性病变，常见于以下两种情况：

a. 功能性蛋白尿，见于剧烈运动、发热、紧张等应激状态所导致的一过性蛋白尿，多见于青少年，定性试验尿蛋白多不超过(+)；

b. 体位性蛋白尿，常见于青春发育期青少年，于直立和脊柱前凸姿势时出现蛋白尿，卧位时尿蛋白消失，一般蛋白质排泄量<1g/d。

②肾小球性蛋白尿：肾小球滤过膜受损，通透性增高，血浆蛋白质滤出并超过肾小管重吸收能力所致的蛋白尿。如病变较轻，尿中出现以白蛋白为主的中小分子量蛋白质，称为选择性蛋白尿；当病变加重，尿中除排泄中小分子量蛋白质外，还排泄大分子量蛋白质，如IgG等，称为非选择性蛋白尿。

③肾小管性蛋白尿：当肾小管结构或功能受损时，肾小管对正常滤过的小分子量蛋白质(如β_2微球蛋白、溶菌酶等)重吸收障碍，导致蛋白质从尿中排出，称之为肾小管性蛋白尿。

④溢出性蛋白尿：血中小分子量蛋白质，如多发性骨髓瘤轻链蛋白、血红蛋白、肌红蛋白等异常增多，从肾小球滤出，超过了肾小管重吸收阈值所致的蛋白尿。

(2)血尿：分为肉眼血尿和显微镜下血尿两种。新鲜尿离心沉渣检查每高倍视野红细胞超过3个，称为镜下血尿。尿外观呈洗肉水样、血样、酱油样或有血凝块时，称为肉眼血尿。尿相差显微镜检查用于判别尿中红细胞的来源，如红细胞形态发生改变，棘形红细胞>5%或尿中红细胞以变异型红细胞为主，可判断为肾小球源性血尿。如尿中出现红细胞管型，可帮助判断为肾小球源性血尿。

(3)管型尿：尿中管型的出现表示蛋白质或细胞成分在肾小管内凝固、聚集，其形成与尿蛋白的性质和浓度、尿液酸碱度以及尿量有密切关系，宜采集清晨尿标本做检查。肾小球或肾小管性疾病可引起管型尿，但在发热、运动后偶可见透明管型，此时不一定代表肾脏有病变。但若有细胞管型或较多的颗粒管型与蛋白尿同时出现，则临床意义较大。

(4)白细胞尿、脓尿和细菌尿新鲜尿离心沉渣检查每个高倍镜视野白细胞超过5个，称为白细胞尿。因蜕变的白细胞称为脓细胞,故白细胞尿亦称为脓尿。清洁外阴后无菌技术下采集的中段尿标本,如涂片每个高倍镜视野均可见细菌,或培养菌落计数超过 10^5 个/ml 时,称为细菌尿。

(5)其他尿液成分检测:如尿钠检测有助于了解钠盐摄入情况,指导患者控制钠盐摄入量。尿钾检测有助于肾小管酸中毒和低钾血症的诊断。尿尿素检测有助于计算患者蛋白质摄入量,判断患者营养状态。

2. 肾功能检查

(1)血清肌酐测定:血清肌酐检测血清肌酐浓度检测是临床评估肾小球滤过功能的常用方法,检测快速简便,但敏感性较低,不能反映早期肾损害,常于肾小球滤过功能损害50%时才开始升高。同时,血清肌酐浓度还受性别、年龄、肌肉量、蛋白质摄入量、某些药物(如西咪替丁等)的影响。

(2)肾小球滤过率:单位时间内两肾生成原尿的量称为肾小球滤过率。GFR尚不能直接测定,临床上只能用一些合适的内源性或外源性物质的清除率来间接反映GFR。菊粉清除率比较准确,可作为金标准,但操作较繁,临床最常用检测方法为血肌酐、尿素氮、内生肌酐清除率,但这些容易受到多种因素的影响,临床越来越多采用eGFR公式来评估,如MDRD、C-G、CKD-EPI等公式。

(3)肾血流量测定:临床上常应用对氨马尿酸法,肾血流中对氨马尿酸除自肾小球滤出外,其余几乎全部可被近曲小管分泌,由于用化学法测定较烦琐,目前多以 ^{125}I 邻碘马尿酸钠测定肾血浆流量,正常值为600~800ml/min。其他测定肾血流量方法有:应用其他放射核素(如锝)注射以后从体外测定肾区脉冲数后计算而得,多普勒超声扫描法以及PET方法等。

(4)稀释浓缩试验:最简单的是用测定尿比重方法。测定尿中渗透浓度可更好地反映肾脏稀释浓缩功能,当尿中不含过多蛋白、葡萄糖,以及外源性溶质包括甘露醇、造影剂等时,尿比重与尿渗透压之间的关系极为固定。

(5)尿酸化功能检查:最简单为测定尿pH,在有酸中毒时尿pH>5.5者常表示肾脏有酸化功能障碍。

3. 影像学检查　尿路影像学检查(X线片、CT、MRI、超声等,以及各种增强造影和成像技术),膀胱镜检查等。这些技术在诊断肾脏囊肿、肿瘤、泌尿道畸形、梗阻以及鉴别急、慢性肾衰竭等有重要价值。

4. 肾脏病理学检查　肾脏活组织检查目前已广泛开展,提高了肾实质疾患诊断的正确性,并有利于选择合适的治疗方案及预后的评估。这是一种有创检查,但是对多种肾脏疾病的诊断、病情评估、判断预后和指导治疗非常有价值。肾穿刺活检组织病理检查一般包括光镜、免疫荧光、电镜3项检查,特殊检查需要通过特殊染色,如刚果红等。通过对肾小球、肾小管、间质及血管病变的分析,并结合临床对疾病作出最终诊断。

(五) 诊断及鉴别诊断

完整的肾脏病诊断包括临床诊断、病因诊断、病理诊断和功能诊断,在病因诊断时要注重职业接触史、既往肾脏病史、全身疾病史等;功能诊断主要是CKD的分期诊断,根据患者的病史、症状及体征,并辅以实验室检查和特殊检查,可以作出诊断,在肾脏病的临床检查中,尿液检查有重要价值,可以判断蛋白尿/血尿的有无、明确类型、性质以及定量,对早期肾脏损害的筛查,鉴别诊断、疗效判断、危险因素评估及预后等起重要作用。这样首先解决有无肾损伤,其次是何种肾损伤,还有何种程度的肾损伤,有利于对病情评估及后续采取合理有效的治疗。

1. 急性中毒性肾病 一般而论,中毒性肾损伤临床表现的病因特异性并不强,但常伴有全身毒性反应表现,可供鉴别诊断的参考;不同类型的中毒性肾病的临床特点对诊断亦有一定提示作用,如急性中毒性肾病的预后一般较好,及时停止接触该种病因,多可获得痊愈,故早期发现急性肾损伤,早期采取治疗并脱离致病因素,对预后有重要影响。但中毒性肾病也和其他病因引起的肾脏疾病一样,临床症状常不明显,需对尿液进行特殊检查,方能发现,尤其是远端肾小管功能障碍,更不易早期发现。同时对有过量肾脏毒物接触史者,或经化验证实其体内或工作环境中存在过量某种肾毒物质者,皆应进行肾脏医学观察至少48小时,尿液检测是最简单有效的选择。职业性急性中毒性肾损伤的确诊还需要排除药物性、生物性、物理性等因素以及全身疾病、肾脏原发疾病、异常生理状况等原因引起的类似改变。

国家发布 GBZ 79《职业性急性中毒性肾病的诊断》,标准规定诊断原则:根据短期内接触较大量具有肾脏毒性化学物质的职业史、急性肾脏损伤的临床表现、相关的实验室检查及现场劳动卫生学调查结果,并排除其他病因所致类似疾病,方可诊断。标准将急性中毒性肾病根据病情轻中重度三级:

(1)轻度中毒性肾病:短期内职业接触较大量具有肾脏毒性化学物质后,具备下列任何两项表现者:

1)尿蛋白持续阳性;

2)酱油色尿,化验显示潜血试验阳性,查有血红蛋白或肌红蛋白;

3)镜下或肉眼血尿,化验显示尿中有多量红细胞;

4)尿中查见大量管型、结晶,或白细胞,或多量肾小管上皮细胞。

(2)中度中毒性肾病:在轻度中毒性肾病基础上,具备下列任何一项表现者:

1)尿比重<1.012 或尿渗透压<350mOsm/(kg·H_2O),并有尿钠(UNM)>40mmol/L 或滤过钠排泄率(FEve)>2%,持续时间超过48小时;

2)48小时内血清肌酐(Scr)升高1倍以上;或 Scr 已超过177pmol/L(20mg/L),48小时内升高幅度达到26.4μmol/L(3mg/L);

3)尿量持续<0.5ml/(kg·h)达12小时;

4)二维超声动态监测发现肾脏进行性增大,肾皮质回声增强;彩色多普勒超声显示肾脏各级动脉阻力指数增高。

(3)重度中毒性肾病:在中度中毒性肾病基础上,具备下列任何一项表现者:

1)48h 内 Scr 升高2倍以上;或 Scr 已经高达353.3umol/L(40mg/L),48h 内升高幅度超过44.2μmol/L(5mg/L);

2)尿量持续<0.3ml/(kg·h)达24小时,或无尿持续12小时以上;

3)血清钾(SK)持续>6.0mmol/L;

4)出现尿毒症表现。

标准主要适用于因职业接触导致化学物质在较短时间大量地侵入机体引起的中毒或肾小管机械堵塞(如色素蛋白管型、结晶物等)、免疫(如急性间质性肾炎、肺出血肾炎综合征等)等机制介导的急性肾脏损害,也可作为环境性或其他化学物质引起的急性中毒性肾病诊断的参考。

2. 职业性慢性肾脏病 慢性肾脏病(chronic kidney disease,CKD)是指各种原因引起的肾脏结构或功能异常 ≥ 3 个月,包括出现肾脏损伤标志(白蛋白尿、尿沉渣异常、肾小管相关病变、组织学检查异常及影像学检查异常)或有肾移植病史,伴或不伴肾小球滤过率(GFR)下降;或不明原因的 GFR 下降(<60ml/min)≥ 3 个月。

虽然改善全球肾脏病预后组织((Kidney Disease:Improving Global Outcomes,KDIGO)的标准可以用于确定 CKD,但是给职业性慢性肾脏病下一个明显的定义仍然具有挑战性,因为除了职业接触史外,它主要依赖于用临床和生化标准排除已知的疾病(因为影像学和组织病理学通常是拿不到的)。

目前国际公认的慢性肾脏病分期依据肾脏病预后质量倡议(K/DOQI)制定的指南分为 1~5 期,该分期方法根据 GFR 将 CKD 分为 5 期。应当指出,单纯 GFR 轻度下降(60~89ml/min) 而无肾损害表现者,不能认为存在 CKD;只有当 GFR<60ml/min 时,才可按 CKD 3 期对待。另外,改善全球肾脏病预后组织(KDIGO)建议对 eGFRcre 处于 45~59ml/$(min \cdot 1.73m^2)$、无肾损伤标志物的人群进一步以血清胱抑素 C 为基础估算的 eGFR (eGFRcys)来判断是否存在 CKD。

慢性中毒性肾病选择特异、敏感的指标对长期接触肾脏毒物者进行定期监测,是及时发现慢性中毒性肾病的主要手段。如近端肾小管功能障碍最敏感实用的指标是低分子蛋白尿的监测,如尿视黄醇结合蛋白;远端肾小管功能可用尿浓缩试验、尿液 pH 结合血浆 pH 测定、氯化铵负荷试验等进行监测;24 小时尿蛋白定量则有助于早期发现轻度白蛋白尿。慢性间质性肾炎早期多无明显症状,肾浓缩功能障碍常为其特殊表现,此后可出现肾小管功能障碍,晚期则有 CRF 等表现。

慢性中毒性肾病也和其他病因引起的肾脏慢性疾病一样,临床症状常不明显,如肾小管功能障碍,除非对尿液进行特殊检查,否则很难早期发现。如 ASP 也是环境或职业性慢性肾损伤常见临床类型之一,尿中虽出现较大量白蛋白,却无明显肾小球损伤,多见于长时间接触较大剂量汞、镉等重金属时,早期虽有不同程度的肾小管功能障碍,但易为白蛋白尿所掩盖;此外,ASP 还可由肾小球病变引起(如汞等重金属或汽油等有机溶剂所致之 IgA 肾病样病变),程度一般较轻,仅少数患者可呈肾病综合征表现—此种由化学物质引起之无症状性蛋白尿,预后相对较好,及时脱离致病性化学物质接触,适当治疗后,多能获得较好康复。

3. 化学性肾肿瘤 临床症状隐匿,对长期接触病因化合物的人群定期进行体检、化验,对于及时发现化学性肾肿瘤具有重要价值。其中肾脏 B 超或肾脏 X 线平片检查,为最实用、可靠的筛检手段;一旦有可疑发现,再进行 CT 或 MRI 检查,常有助于早期发现患者。但对病因诊断目前仍缺乏特异手段。

(1)化学性膀胱癌:临床多采用膀胱超声、静脉肾盂造影、膀胱镜等手段,但不便进行人群的职业健康体检,目前仍以尿液的细胞学检查为较方便、敏感的监测方法,并采用吖啶橙染色荧光显微镜观察,取代传统的巴氏染色(Papaico-laou staining)常规镜检,使膀胱癌的早期检出率提高了将近 90%,使该方法更具使用价值。目前还有探索使用肿瘤标记物作为早期检出膀胱癌的辅助手段,如存活素(survivin),为 1997 年发现的凋亡抑制蛋白(inhibitor of apoptosis protein,IAP)家族新成员,是迄今为止发现最强的凋亡抑制因子,检测尿中 survivin 基因诊断新发及复发膀胱癌的敏感性为 100%,特异性 95%;观察 88 例浅表性膀胱癌组织均有不同程度的 survivin 表达,其中 51 例高表达者(阳性细胞占总细胞数 20% 以上)3 年、

5 年、7 年无瘤生存率分别为 59%、51% 和 47%，37 例低表达者分别为 87%、84%、84%，提示尿中 survivin 的高表达是膀胱癌复发的高危因素；对膀胱内灌注（BCG/MMC）的患者在灌注前、灌注中及灌注后作尿 survivin 测定，结果显示，在经过膀胱内灌注之后，尿中 survivin 仍为阳性者预后不良，提示肿瘤复发的可能性很大，但用作个体诊断指标仍需积累经验。另有研究认为细胞核基质蛋白 -22（neuclear matrix protein-22，NMP-22）、透明质酸（HA）和透明质酸酶（HAase）、端粒酶（teromerase）、膀胱肿瘤抗原（bladder tumor antigen，BTA）、纤维蛋白降解产物（fibrin degradation product，FDP）、尿激酶纤溶酶原激活物（urokinaseplasminogen activator，uPA）亦有望成为膀胱癌的生物标记物。还有研究采用微卫星（microsatellites）分析技术检测细胞基因失活和突变状况，或采用流式细胞术（flow cytometry，FCM））检测恶性肿瘤细胞 DNA 含量，或采用基因芯片技术（gene chip teclhnology）进行膀胱癌基因表达谱分析；近年临床出现尿液流式细胞检测（flow cytometry，FCM）、光敏检测等技术，使化学性膀胱癌的早期诊呈现可喜前景，但其可靠性仍难尽如人意。膀胱癌的病因诊断目前仍主要遵循前述职业性肾疾病的诊断原则。

（2）肾癌：血尿、肾区疼痛和腹部肿块是肾癌的典型表现，出现任一症状，皆应考虑肾癌可能。约有半数患者在体检时由超声或 CT 偶然发现，称之为偶发肾痛或无症状肾癌。影像学能为肾癌的诊断提供最直接的诊断依据。此外，放射性核素（肾扫描、^{99m}Tc- 动态肾显像）和 FCM 检查阳性，血清 y- 烯醇化酶（Y-enolase）、癌胚抗原（carcinoembryonic antigen，CEA）升高，血清铁降低等，均具辅助诊断价值。病因诊断仍无特异方法，仍需遵循职业性肾疾病诊断的一般原则。

（3）膀胱乳头状瘤：最简便有效的早期检出办法仍是定期尿液分析，一旦发现尿中出现红细胞，则应做进一步检查，如膀胱 B 超、膀胱镜；病因判定与以上原则相同。

4. 肾外泌尿系统损害

（1）化学性膀胱炎：诊断的主要证据为：

1）可靠的病因接触史、尿中检出该种化合物或其代谢物；

2）实验室检查：尿常规检查可有镜下或肉眼血尿；

3）B 超、膀胱镜检：排除占位性病变，可见黏膜充血水肿，有溃疡坏死灶，甚至可以看到出血部位，而两侧输尿管口却排出清亮的尿液；

4）肾功能指标检查：如肌酐、尿素氮、尿酸等的检查。

应综合分析，需要与感染性膀胱炎或泌尿系其他部位的炎症相鉴别。要注意排除肾、输尿管和膀胱结石、膀胱肿瘤等常见疾病。

（2）膀胱结石：病史肾绞痛合并血尿或与活动有关的血尿和腰痛，应该考虑为上尿路结石。早期诊断的主要依据为定期的膀胱 B 超，结合血尿、尿路刺激症状等表现；有些需要检查腹部 X 线平片、静脉尿路造影、逆行尿路造影、CT 等。病因判断原则同前。

5. CS$_2$ 所致肾损害　其早期发现主要依赖于细致的医学监护，作业工人应定期检测尿中 CS$_2$ 代谢产物 2- 硫代噻唑烷 -4- 羧酸（2-thiothiazolidine-4-carboxylic acid，TICA）水平，凡持续增高者，应密切监测其肾脏情况：早期主要注意其肾小管功能，若发现明显白蛋白尿、GFR 降低、高血压等表现，常提示有肾动脉硬化可能。同时伴有神经衰弱、精神异常、脑病、周围神经病、眼底动脉硬化、视神经萎缩、冠心病等表现，对病因诊断有重要提示作用，结合职业史、车间流行病学调查资料，不难作出诊断，但应注意与原发性高血压、高脂血症或糖尿病性肾动脉硬化以及结缔组织疾病引起的类似疾患相鉴别。

6. 鉴别诊断　详细询问病史和体格检查有助于寻找 AKI 可能的病因及毒物种类,判断患者是否存在肾损伤及其严重程度。筛查肾前性和肾后性因素,评估可能的肾性 AKI 病因,确定为肾性 AKI 后,尚应鉴别是肾小管 - 间质病变抑或肾小球、肾血管病变。系统筛查 AKI 肾前性、肾性、肾后性病因有助于尽早准确诊断,及时采取针对性治疗。

首先应排除慢性肾脏病(CKD)基础上的 AKI,有 CKD 病史,或存在老年、高血压、糖尿病等 CKD 易患因素,双肾体积缩小,显著贫血、肾性骨病和神经病变等提示 CKD 基础上的 AKI。其次应除外肾前性和肾后性原因。在确定为肾性 AKI 后,尚应鉴别是肾小球、肾血管还是肾间质病变引起。

(1)与肾前性少尿鉴别:补液试验发病前有容量不足、体液丢失等病史,体检发现皮肤和黏膜干燥、低血压、颈静脉充盈不明显者,应首先考虑肾前性少尿,可进行补液试验,即输注 5% 葡萄糖溶液 200~250ml,并注射袢利尿剂呋塞米 40~100mg,以观察输液后循环系统负荷情况。如果补液后血压恢复正常,尿量增加,则支持肾前性少尿的诊断。低血压时间长,特别是老年伴心功能不全时,补液后无尿量增多者应怀疑肾前性 AKI 已进展为 ATN。尿液分析对于区分 ATN 和肾前性少尿具有重要意义,同时结合血液检测结果,有助于两者的鉴别,见表 1-5-7。但必须在输液、使用利尿剂或高渗药物前留取尿液标本,否则结果不可靠。

表 1-5-7　急性肾损伤时尿液诊断指标

诊断指标	肾前性 AKI	ATN
尿比重	>1.018	<1.012
尿渗透压 / [mOsm·(kg·H$_2$O)$^{-1}$]	>500	<250
尿钠 /(mmol·L^{-1})	<10	>250
尿肌酐 / 血清肌酐	>40	<20
血尿素氮(mg/dl)/ 血清肌酐(mg/dl)	>20	<10~15
钠排泄分数	<1%	>1%
肾衰指数	<1	>1
尿沉渣	透明管型	棕色颗粒管型

(2)与肾后性尿路梗阻鉴别:有结石、肿瘤或前列腺肥大病史患者,突发完全无尿或间歇性无尿;肾绞痛,季肋部或下腹部疼痛;肾区叩击痛阳性;如膀胱出口处梗阻,则膀胱区因积尿而膨胀,叩诊呈浊音均提示存在尿路梗阻的可能。超声显像和 X 线检查等可帮助确诊。

(3)与其他肾性 AKI 鉴别:肾性 AKI 可见于急进性肾小球肾炎、急性间质性肾炎等以及全身性疾病的肾损害如狼疮性肾炎、过敏性紫癜肾炎等。肾病综合征有时亦可引起 AKI。此外,系统性血管炎、血栓性微血管病、恶性高血压等也会引起 AKI。通常根据各种疾病所具有的特殊病史、临床表现、实验室检查及对药物治疗的反应可做出鉴别诊断。肾活检常可帮助鉴别。

(六) 治疗原则

中毒性肾病的处理除考虑肾脏损害外,尚需考虑毒物的全身毒性,故与一般肾病的治疗有所不同,包括对因治疗、一般支持治疗、免疫抑制治疗、CKD 一体化管理和替代治疗等。

对于急慢性肾脏病要分别予以不同原则,前者以挽救患者生命、恢复肾功能为主要目标;后者以延缓肾脏病进展、控制并发症为主要内容。在疾病的不同阶段,治疗的重点也有所不同,对于各种原因所致的 CKD,治疗需一体化,包括:①降压治疗,因为血压与肾脏病进展密切相关;②降蛋白尿治疗,现在认为蛋白尿在被肾小管重吸收后可通过一系列反应导致小管间质纤维化;③强调 RAS 阻断的重要性,因为在 CKD 发病机制过程中存在 RAS 激活,但在临床应用过程中应注意肾小球滤过率下降和血钾升高;④纠正水、电解质和酸碱平衡失调;⑤纠正贫血和继发性甲旁亢;⑥降脂、降尿酸;⑦饮食蛋白的控制;⑧营养不良的纠正等。在 CKD 的各个阶段,中医药治疗有其独特地位,但要注意中药的肾脏不良作用。对于已进入终末期肾病患者要适时选择合理的肾脏替代治疗方式。其主要原则如下:

1. 急性中毒性肾病的治疗处理

(1)早期发现及时治疗:进行及时有效的治疗,这是改善急性中毒性肾病预后的关键。有资料表明,及时治疗者之平均病死率为 40%,而延误治疗者可达 67%,因此,所有具有肾毒物过量接触史者,均应严密监测尿液(尿量、尿 pH、尿比重或渗透压、尿钠、尿沉渣镜检等)至少 48 小时;异常者需进行进一步检查 FENa、Scr、BUN、血钾等,并估算 GFR。既往无 CKD 史及基础 Scr 检测值缺如者,可利用 MDRD 公式获得基础 Scr 估算值。在 AKI 起始期及时干预可最大限度地减轻肾脏损伤,促进肾功能恢复。强调尽快纠正可逆性病因和肾前性因素,早期防治水、电解质和酸碱失衡;维持血流动力学稳定、改善低蛋白血症、降低后负荷以改善心排血量、停用影响肾灌注药物、调节外周血管阻力至正常范围等。

(2)治疗重点:尽早识别并纠正可逆病因,及时采取干预措施避免肾脏受到进一步损伤。必要时早期应用足量糖皮质激素、氧自由基清除剂、钙通道阻滞剂等细胞干预措施及血液净化疗法。积极给予对症支持治疗,防治感染和器官系统损害。

1)针对致病化合物

①立即脱离可疑化合物及具有肾毒性化合物的接触或停用可疑药物,脱除污染衣物、清洗胃肠道或导泻、洗净毛发及皮肤、静卧保暖,严密监测尿液指标及全身表现:避免使用肾毒性较强的药物。

②先按中毒治疗常规处理,有拮抗剂尽早使用。金属中毒可使用络合剂进行驱排治疗等,但出现肾功能障碍后,则不宜再用,除非有血液透析措施支持,使络合的金属得以及时排出。

③补足血容量的情况下,适当进行利尿治疗可增加尿量,宜早期使用,有助于清除体内过多的液体,加速毒物排出,对 ATO 常有较好效果,注意慎用渗透性利尿剂。当使用后尿量并不增加时,应停止使用以防止不良反应发生。

④早期使用血液净化疗法有助于及时清除毒物,如血浆置换(plasma exchange,PE)或血液灌流(hemoperfusion,HP)等;HP 是将血液引入装有固态吸附剂(活性炭、树脂等)的容器中,进行毒物的吸附、清除,效果显著,应用也较方便。

2)针对肾实质损伤

①改善肾微循环状况:多使用微血管扩张剂如多巴胺、山莨菪碱(654-2)、川芎嗪、酚妥拉明等静脉滴注。

②防止色素蛋白在肾小管中沉积:如出现色素蛋白尿(血红蛋白或肌红蛋白)应尽早应用碱性药物,以防止和减轻色素蛋白沉积,对防治 ATO 及 ATN 有积极意义。

③肾性 AKI 常病情复杂,治疗困难。AAN 常需使用糖皮质激素和 / 或免疫抑制剂治疗。临床上怀疑 AAN 患者必须尽早明确并停用可疑药物,确诊为药物所致者,如无禁忌证,应及时给予糖皮质激素治疗,起始剂量为甲泼尼龙 250~500mg/d 静脉滴注,3~4 天后改为 1mg/(kg·d) 口服,8~12 周内逐渐减量至停药。又如自由基清除剂、钙通道阻滞剂,对中毒性肾病发病机制的重要环节具有阻断作用,要早期使用,因一旦损伤形成,此种干预手段的实际价值已经不大。静脉输注三磷酸腺苷(ATP)可使缺血,梗阻、中毒等原因损伤的肾小管功能和结构得到明显改善:氨磷汀可减轻顺铂肾毒性,N- 乙酰半胱氨酸早期(24 小时内)给药有助于减轻对乙酰氨基酚所致肾损伤,二巯丙醇可防止重金属所致肾毒性,甲吡唑可抑制乙二醇生成毒性代谢产物,继而防止 AKI 发生。

④血液净化治疗:血液净化治疗可以干预因肾功能严重减退而出现可能危及生命的严重内环境紊乱,主要是纠正严重水、电解质、酸碱失衡和氮质血症,再者可以支持肾脏维持机体内环境稳定,清除炎症介质、尿毒症毒素等各种致病性物质,防治可引起肾脏进一步损害的因素,减轻肾脏负荷,促进肾功能恢复,并在一定程度上支持其他脏器功能。严重高钾血症(>6.5mmol/L)、代谢性酸中毒(pH<7.15)、容量负荷过重对利尿剂治疗无效、心包炎和严重脑病等都是透析治疗指征。重症患者倾向于早期进行透析。

(3)对症支持措施

1)补充营养以维持机体的营养状况和正常代谢,有助于损伤细胞的修复和再生,提高存活率。AKI 患者每日所需能量应为 1.3 倍基础能耗量,主要由碳水化合物和脂肪供应;蛋白质摄入量应限制为 0.8g/(kg·d),对于有高分解代谢或营养不良以及接受透析的患者蛋白质摄入量可放宽。尽量减少钠、钾、氯的摄入量。一旦 BUN 和 Cr 接近正常水平,即可逐渐增加饮食中的蛋白质量。

2)维持充足灌注压,维护心、脑,肺、肝等重要器官功能,并注意改善全身状况,如溶血时给氧、输血等,"横纹肌筋膜间隙综合征"时给予切开减压等。

3)AGN 应认真控制血压,保证肾血流量,维持肾功能、预防心脑并发症;对于 AAN,除前述治疗原则外,早期投用较大剂量糖皮质激素并维持一定疗程,对缓解症状十分有用。

4)发生 ARF 后可按内科治疗原则处理,以争取时日,等待肾修复。如少尿期注意限制液体入量,每日补液量应为显性失液量加上非显性失液量减去内生水量。由于非显性失液量和内生水量估计常有困难,因此每日大致的进液量,可按前一日尿量加 500ml 计算。发热患者只要体重不增加即可增加进液量。密切检测血钾变化,防止血钾过高引起心搏骤停等;多尿期则应注意体内水、电解质平衡,防止脱水和电解质过低,并注意营养支持和感染防治。

2. 慢性中毒性肾病的治疗

(1)一般治疗

1)对患者进行定期检查和追踪,监测尿常规、肾功能和血压的变化,女性患者在妊娠前及怀孕期间更需加强监测。

2)中止毒物接触,减少肾毒性药物应用等,避免加重肾损伤,保护肾功能。

3)对伴血尿的蛋白尿患者,或单纯尿蛋白明显增多(尤其>1.0g/d)者,建议考虑使用 ACEI/ARB 类药物治疗,治疗时需监测血压;多数学者认为肾病患者的血压应较一般患者控制更严格,蛋白尿 ≥1.0g/24h,血压应控制在 125/75mmHg;如果蛋白尿 ≤1.0g/24h,血压应控制在 130/80mmHg。

4)对合并慢性感染,如慢性扁桃体炎反复发作,尤其是与血尿、蛋白尿发生密切相关的患者,可待急性期过后行扁桃体切除术。

5)可适当用中医药辨证施治,但需避免肾毒性中药。

(2)早期阶段:指肾小管功能障碍、无症状性蛋白尿等病程时。应及时中止毒物接触,多能逐渐获得康复。多数化学物质并无特异性解毒药物,可使用非特异性解毒剂,如葡萄糖、维生素 C、能量合剂、葡糖醛酸,还原型谷胱甘肽、硒等微量元素等,亦有助于病情恢复。

(3)慢性间质性肾炎阶段:此阶段多已呈现肾脏纤维化为主的慢性化且不可逆损伤,去除致病因素常已经不能奏效。治疗重点则在于保护残存的肾单位,延缓病情进展。如禁止患者从事有毒有害作业,严格合理用药,避免使用具有肾毒性药物,营养治疗(限制蛋白饮食是治疗的重要环节,能够减少含氮代谢产物生成,减轻症状及相关并发症,甚至可能延缓病情进展。但必须摄入足量热量),减轻体力负荷;防治各种感染;纠正电解质紊乱和酸碱平衡失调;补充 EPO 纠正肾性贫血,控制高血压。一旦进展为 CRF,肾脏替代治疗往往成为维持患者生命的主要手段,肾脏替代治疗包括血液透析、腹膜透析和肾脏移植。血液透析和腹膜透析疗效相近,各有优缺点,临床上可互为补充。但透析疗法仅可部分替代肾脏的排泄功能(对小分子溶质的清除,仅相当于正常肾脏的 10%~15%),也不能代替肾脏内分泌和代谢功能,开始透析患者仍需积极纠正肾性高血压、肾性贫血等。肾移植是目前最佳的肾脏替代疗法,成功的肾移植可恢复正常的肾功能(包括内分泌和代谢功能)。

3. 泌尿系其他中毒性损害的治疗 及早停止致病化合物的接触,是中止中毒的急性损伤过程、缓解慢性损伤进展的重要基础,也是有效治疗的基本条件,其余治疗处理与其他病因引起的类似病变相同,可参照执行。如化学性膀胱炎鼓励多饮水,勤排尿,减少代谢产物的浓度及与膀胱接触的时间。膀胱出血严重者可用生理盐水加去甲肾上腺素,以助止血,甚至可全身用止血药物,必要时给予输血、补液,不能控制的出血可考虑双侧髂内动脉栓塞术或结扎术,需要时行膀胱切除术。索利那新、溴丙胺太林等可稳定膀胱逼尿肌,减轻尿频、尿急、急迫性尿失禁症状,并可适当使用抗生素防止继发感染等。膀胱良性乳头状瘤可行手术切除或电灼术治疗;膀胱结石可行碎石(机械、超声、液电)或外科手术排出。CS_2 所致肾动脉硬化也会伴有全身小动脉硬化,目前尚无特效解毒药物,可给予还原型谷胱甘肽及硒、锌、铜等微量元素,并配合对症支持治疗(如降血脂剂、钙通道阻滞剂等),一旦出现 CRF,治疗方法同前述内容。

4. 职业性肾肿瘤的治疗 应根据临床分期初步制订治疗方案。肾癌的治疗已经由单一外科手术治疗向综合治疗。

(1)外科手术主要的手术方式有根治性肾切除术(radical nephrectomy,RN)和保留肾单位手术(nephron sparing surgery,NSS)。近 10 年来,肾癌手术已由开放手术向微创(腹腔镜、机器人辅助腹腔镜)手术转变。除了以上两种手术治疗,肾癌也可选择以下治疗方式:射频消融(radio-frequency ablation,RFA)、冷冻消融(cryoablation)、高能聚焦超声(high-intensity focused ultrasound,HIFU)、肾动脉栓塞等。

(2)辅助治疗肾癌对放疗和化疗均不敏感,目前已有用于肾癌的靶向治疗药物包括舒尼替尼等酪氨酸激酶抑制剂(TKI)和替西罗莫司等 mTOR 抑制剂两大类。可显著提高晚期患者的客观反应率及总体生存期。

(李 辉)

第二章 职业性尘肺病及其他呼吸系统疾病

第一节 概 述

一、职业性尘肺病

职业性尘肺病(occupational pneumoconiosis)是指由于在职业活动中长期吸入生产性矿物性粉尘并在肺内潴留而引起的以肺组织弥漫性纤维化为主的疾病。是目前我国发病数量最多的法定职业病,约占每年新增职业病总数的90%。

广义尘肺病的内涵是"因尘致病"。由于尘肺病多数在工作场所所致,总是与"工伤""赔偿""法律"相关联;其定义除与医学进展有关外,还与劳资双方的利益息息相关。最早的"尘肺"(pneumonokoniosis)是由德国学者 Zenker 用希腊语中表示"肺"(pneumon)和"尘"(conis)组合而成。1930 年国际劳工组织(International Labour Organization,ILO)在第一次国际矽肺会议上将尘肺的名称修改为"pneumoconiosis",此名称被纳入国际疾病与死因分类中保留至今;并将尘肺病定义为"吸入二氧化硅粉尘所致的肺疾病状态,发病中的二氧化硅必须是化学的游离状态并达到肺部",强调病因是二氧化硅;其后越来越多的证据表明,除了二氧化硅外,很多其他粉尘均可致肺部损害,包括煤尘、石棉尘、滑石、石墨、铍等。因此,1971 年 ILO 在第四次国际尘肺病会议上,将定义修改为"尘肺病是由于粉尘在肺内的蓄积和组织对粉尘存在的反应,其中粉尘是指由非生物固体微粒所组成的气溶胶"。

尘肺病诊断包含两方面内容,即医学诊断和归因诊断。尘肺病医学诊断指临床尘肺病,即广义的尘肺病:指呼吸性粉尘进入肺部在肺内的蓄积并引起肺部的反应,包括职业性和非职业性尘肺病。

1. 职业性尘肺病 职业性尘肺病属于尘肺病的归因诊断,可以病因溯源、责任认定、法律赔偿,也称法定尘肺病;强调职业活动中吸入的粉尘所致的尘肺病,不同的国家其名称和定义均有所不同;我国自 1963 年至 2015 年颁布 7 个尘肺诊断标准,其名称做了 5 次改动,最新的版本为 GBZ 70《职业性尘肺病的诊断》;包含 12 种法定尘肺病,另加 1 个开放性条款:即符合现有的 X 线和病理诊断标准的其他尘肺病。日本于 1930 年确认矿工矽肺(即硅沉着病,也称硅肺)属于职业病,1936 年将游离二氧化硅粉尘引起的矽肺、矽肺结核认定为职业病,其后陆续增加了石棉肺、滑石肺、硅藻土肺、铝肺、氧化铝肺、氧化铁肺、碳化肺、石墨肺等。原苏联将尘肺病分为 6 类:吸入游离二氧化硅粉尘引起的矽肺,硅酸盐粉尘吸入引起的矽酸盐肺(石棉肺、滑石肺、水泥尘肺、云母尘肺、高岭土肺),金属粉尘引起的尘肺病(铍、铁、铝、锡、稀土、硬质合金、重晶石),含碳粉尘引起的尘肺(煤、石墨、炭黑),混合性粉尘引起的尘肺病(煤矽肺、铁矽肺、硅酸盐矽肺、电焊工尘肺和磨工尘肺),有机粉尘引起的尘肺病(亚麻尘、棉尘、谷粒尘、甘蔗尘等)。美国国立卫生研究院将尘肺病分为:矽肺、石棉肺、煤工尘肺、其他尘肺病和良性尘肺病。欧盟的尘肺病包括:矽肺、矽肺结核、石棉肺、硅酸盐所致的尘肺病。

2. 非职业性尘肺病 非职业性尘肺病指难以病因溯源、难以责任认定、难以获得赔偿的尘肺病。其中,最重要的是农民工罹患的尘肺病,由于我国改革开放以来用工制度的改革,大量流动的农民从事高危粉尘作业,"打零工"为主,小作坊式企业主不断变更注册而游离在法律监管之外,使得农民工缺乏医疗保险的覆盖,这些农民工患的尘肺病是"职业性"但无法获得"职业性尘肺病"诊断,随着我国监管完善,这部分尘肺病将来会与职业性尘肺病有交集,可能会转为职业性尘肺病。其次是接触沙尘引起的风沙尘肺,因沙尘暴环境中含有高浓度的游离二氧化硅,居民在生活中吸入这种高浓度、高分散度的粉尘引起的尘肺与职业无关;还有部分爱好者自己加工含石英的材料导致矽肺病,与职业无关,亦属于非职业性尘肺病。尘肺病社会概念内涵见图 2-1-1。

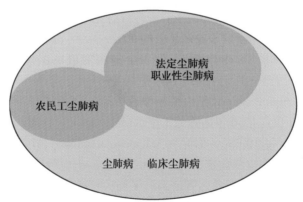

图 2-1-1 尘肺病社会概念内涵

注:农民工尘肺病和职业性尘肺病都与职业活动有关

在我国,法律将医学诊断和归因诊断一体化,尘肺病指《职业病分类和目录》中的职业性尘肺病,要求具有尘肺病诊断资格的医师不仅具有临床知识及掌握职业病诊断标准,而且,还要求有一定的职业卫生现场调查经验。《职业病诊断与鉴定管理办法》规定职业病诊断机构诊断职业病时,应组织职业病诊断医师进行诊断,确保诊断严谨、客观、公正。

(一) 分类

我国 2013 年颁布《职业病分类和目录》,将职业性肺病分为职业性尘肺病及其他呼吸系统疾病共 19 种,包括职业性尘肺病 13 种:矽肺、煤工尘肺、石墨尘肺、炭黑尘肺、石棉肺、滑石尘肺、水泥尘肺、云母尘肺、陶工尘肺、铝尘肺、电焊工尘肺、铸工尘肺、以及根据《尘肺病诊断标准》和《尘肺病理诊断标准》可以诊断的其他尘肺病;其他呼吸系统疾病 6 种:过敏性肺炎、棉尘肺、哮喘、金属及其化合物粉尘肺沉着病(锡、铁、锑、钡及其化合物等)、刺激性化学物所致慢性阻塞性肺疾病、硬金属肺病。

职业性尘肺中矽肺和煤工尘肺最为常见,主要分布煤炭、冶金、有色金属、机械、轻工等行业;水泥尘肺、石棉肺在建材、建筑行业多发;电焊工尘肺在铁路施工、造船行业多见,其他尘肺少见。职业性尘肺中第 13 种,也称为开放性条款,根据《尘肺病诊断标准》和《尘肺病理诊断标准》可以诊断的其他尘肺病,很少见,如蔺草尘肺、牙技师尘肺等。

其他 6 种呼吸系统疾病,均少见。包括从事化学品加工制造业的劳动者长期暴露于各种有毒化学物质,发生慢性阻塞性肺疾病;从事有机粉尘作业,如接触棉尘的生产、运输、纺织的劳动者,其发生职业性的棉尘病、职业性哮喘。农作物生产者接触霉菌代谢产物或者动物性蛋白质可导致过敏性肺炎,如农民肺、蔗尘肺、蘑菇肺、麦芽肺、养鸽者肺等。吸入某些惰性粉尘(锡、铁、锑、钡及其化合物)引起肺内沉着,但不引起肺组织纤维化。以及接触硬金属如碳化钨、含钴粉末引起硬金属尘肺,硬金属尘肺有一定程度肺纤维化。

(二) 发病机制及病理

1. 发病机制　粉尘在体内过程能够进入下呼吸道的粉尘一般在 $10\mu m$ 以下,多数在 $2\sim5\mu m$ 之间,小于 $2\mu m$ 的颗粒随呼吸排出;进入支气管肺泡的粉尘及吞噬粉尘的巨噬细胞能够被肺泡的张弛运动排入呼吸性气道和传导型气道,通过气道表面的黏液纤毛系统转运至喉,引起咳嗽反射排出体外。经呼吸道排出体外的过程分为快速相和慢速相。快速相可在数天内排出粉尘总量的 70%~95%;慢速相约占 10%,粉尘从肺内排出需要 100 天以上,甚至数年。未能从呼吸道排出的粉尘一部分由肺泡巨噬细胞吞噬,主要在肺泡、肺内淋巴管、肺门淋巴结淤积,促使肺纤维化的形成;少部分由淋巴管带入血液循环,由肾脏经泌尿系统排出,或分布于其他器官如肝脏、肾脏等。

尘肺发病的确切机制尚不明确。淤积在肺组织的粉尘可能通过以下 3 条路径促进了肺纤维化的发生:

(1) 巨噬细胞通过吞尘 - 崩解 - 再吞尘循环,引发肺组织炎症因子暴发。巨噬细胞吞入粉尘,和细胞溶酶体结合,但细胞不能降解粉尘且引起溶酶体破裂,导致巨噬细胞崩解,释放粉尘并被其他巨噬细胞吞入,下一批巨噬细胞再次重复此过程,导致巨噬细胞崩解的连锁反应;在巨噬细胞崩解的过程中,释放大量的炎症因子,其中,IL-1、TNF-α、Caspase-1、NALP3 炎症小体等在炎症因子反应中起重要作用。

(2) 肺泡上皮细胞间质转化,失去正常肺泡上皮细胞结构,在 TGFβ1 等细胞因子作用下由扁平细胞向立方细胞转化,并脱离原有位置,肺泡失去气体交换功能。

(3) 肺基质重构,基质不断处于损伤 - 修复循环之中,在局部细胞因子反应中促进成纤维细胞不断向肌成纤维细胞转化,使基质的修复 - 降解平衡破坏,导致肺纤维化的发生。

2. 尘肺病理　尘肺病因的异质性使不同种类粉尘所致肺纤维化不同,但具有相同的基本病理改变。基本病理改变分为:

(1) 尘肺结节:包括了矽结节、煤矽结节、混合型结节、矽结核结节。

(2) 尘性弥漫性纤维化:肺间质呈不同程度纤维型增厚,可见局限性蜂房样改变。

(3) 尘斑及尘斑气肿:肉眼观:呈暗黑色、质软、境界不清、灶周多伴有扩大的气腔(灶周肺气肿);镜检:病灶中网状纤维、胶原纤维与粉尘相间,胶原纤维不足 50%,常伴灶周肺气肿。

(4)尘性块状纤维化：肉眼观：病灶达 2cm×2cm×2cm 及以上，呈灰黑色或者黑色质地坚韧的纤维状团块。镜检：尘肺结节融合，或者大片尘性胶原纤维化，或者表现为各种尘肺病变混杂而成。

(5)粉尘性反应：肺、肺引流区淋巴结、胸膜可见粉尘沉积，伴吞尘巨噬细胞、轻微纤维组织增生等。

(三)临床表现

1. 症状及体征　尘肺病起病隐匿，其临床表现与生产环境中接触的粉尘性质、粉尘浓度、暴露时间、以及累积暴露剂量、防护措施、个体体质有关。患者从接触粉尘开始至出现咳嗽、咳痰、气喘等症，短则 3~5 年，长至 30~50 年，其与患者的肺功能损失量相关，达到一定的阈值其症状就会出现。咳嗽、咳痰是患者原生症状，是粉尘引起支气管肺泡的炎症表现；当患者肺功能损失量达到阈值后即出现气喘、胸闷；胸痛是患者常有症状，多伴随终生，是粉尘随淋巴管逆引流至胸膜所致。随着尘肺的进展，肺功能损害加重，患者逐渐出现运动耐力下降；随着尘肺并发症的出现，可以出现肺结核、肺癌、胸膜间皮瘤、自身免疫性疾病等相关症状。体征如下：

(1)肺气肿体征：逐渐出现桶状胸、肋间隙增宽等表现；

(2)并发右心功能不全体征：心影增大、肺动脉高压($P_2 > A_2$)、颈静脉怒张、肝颈反流征阳性、下肢凹陷性水肿等；

(3)并发呼吸功能不全体征：发绀、球结膜水肿、呼吸节律紊乱等。

2. 影像学表现　X 射线高千伏或数字化摄影(DR)后前位胸片影像学改变是尘肺病诊断的主要依据和首选方法，不仅能够明确病变的存在，还可以显示病变的范围和分布。尘肺 X 线胸片基本表现为小阴影、大阴影、胸膜改变。小阴影根据形态分类为类圆形小阴影，根据直径大小分为 p($\leqslant 1.5mm$)、q($>1.5mm \sim \leqslant 3mm$)、r($>3mm \sim \leqslant 10mm$)，和不规则小阴影，根据小阴影宽度分为 s($\leqslant 1.5mm$)、t($>1.5mm \sim \leqslant 3mm$)、u($>3mm \sim \leqslant 10mm$)。阴影的最长经超过 10mm 即称为大阴影，是尘肺进展证据之一。尘肺病 X 线胸膜改变包括胸膜斑、胸膜粘连和胸积液，常发生在两侧胸壁、膈肌、心缘部位胸膜，是石棉肺的重要证据。

HRCT 检查对早期尘肺小阴影显示有更高的敏感性和特异性(普通 CT 是 HRCT 的早期版本)，能够检出直径<1.5mm 的小阴影，在显示矽肺、煤工尘肺、石棉肺的肺实质、气道和胸膜改变优于高千伏胸片。类圆形小阴影在 HRCT 上仍然显示为圆形或者类圆形，而不规则小阴影显示在 HRCT 与胸片上有较大的差异，由于空间构象改变，胸片压缩的二维图像在 CT 上还原为三维立体构象：表现为小叶内线、小叶间线、肺实质带、磨玻璃影、蜂窝、肺气肿征等改变。在大阴影的检出率上，HRCT 较 X 线胸片更敏感，特别对心影后、膈肌后、脊柱或纵隔旁、肺尖或锁骨后小阴影聚集，能够及早发现；对大阴影的空洞、钙化的检出率也优于 X 线胸片。HRCT 可清晰显示小叶中心型肺气肿和全小叶型肺气肿，远较 X 线胸片敏感。胸膜病变的形态、大小、分布在 HRCT 上能够得到较好的显示；能够识别石棉肺的早期较小的、X 线尚不能发现的胸膜斑改变。

3. 肺功能损害　粉尘在肺内累积量与肺通气功能、换气功能和运动肺功能都有影响，存在剂量-反应关系。反映在两个方面，

(1)随着期别的增加，肺功能损害加重；随着接尘工龄增加，肺功能异常率亦相应增高。

（2）不同性质粉尘引起肺功能损害具有各自特点：煤工尘肺在早期以阻塞型肺通气功能损害为主，随着病情进展，出现混合型损害；矽肺患者以混合型通气功能损害为主，部分患者可出现限制型肺通气功能障碍；石棉肺以限制型肺通气功能障碍为主。运动肺功能中最大氧耗量（VO_{2max}）随尘肺期别增加而下降，可作为评价运动肺功能的良好指标，与呼吸困难程度存在相关关系。

（四）诊断及鉴别诊断

1. 尘肺病的诊断　我国尘肺病包含两套诊断标准，其一是 X 线胸片诊断标准，称为 GBZ 70《职业性尘肺病的诊断》；另一是病理诊断标准，GBZ 25《职业性尘肺病的病理诊断》，两者从不同侧面反映尘肺患者肺损害程度，在法律上具同等效力。

（1）GBZ 70《职业性尘肺病的诊断》：主要根据可靠的生产性矿物性粉尘接触史，以技术质量合格的 X 射线高千伏或数字化摄影（DR）后前位胸片表现为主要依据，结合工作场所职业卫生学、尘肺流行病学调查资料和职业健康监护资料，参考临床表现和实验室检查，排除其他类似肺部疾病后，对照尘肺病诊断标准片，方可诊断。尘肺病诊断分期如下：

1）尘肺壹期有下列表现之一者：

①有总体密集度 1 级的小阴影，分布范围至少达到 2 个肺区；

②接触石棉粉尘，有总体密集度 1 级的小阴影，分布范围只有 1 个肺区，同时出现胸膜斑；

③接触石棉粉尘，小阴影总体密集度为 0，但至少有两个肺区小阴影密集度为 0/1，同时出现胸膜斑。

2）尘肺贰期有下列表现之一者：

①有总体密集度 2 级的小阴影，分布范围超过 4 个肺区；

②有总体密集度 3 级的小阴影，分布范围达到 4 个肺区；

③接触石棉粉尘，有总体密集度 1 级的小阴影，分布范围超过 4 个肺区，同时出现胸膜斑并已累及部分心缘或膈面；

④接触石棉粉尘，有总体密集度 2 级的小阴影，分布范围达到 4 个肺区，同时出现胸膜斑并已累及部分心缘或膈面。

3）尘肺叁期有下列表现之一者：

①有大阴影出现，其长径不小于 20mm，短径大于 10mm；

②有总体密集度 3 级的小阴影，分布范围超过 4 个肺区并有小阴影聚集；

③有总体密集度 3 级的小阴影，分布范围超过 4 个肺区并有大阴影；

④接触石棉粉尘，有总体密集度 3 级的小阴影，分布范围超过 4 个肺区，同时单个或两侧多个胸膜斑长度之和超过单侧胸壁长度的二分之一或累及心缘使其部分显示蓬乱。

（2）GBZ 25《职业性尘肺病的病理诊断》：根据可靠的职业活动中粉尘接触史，按本标准要求的规范化检查方法得出的病理检查结果为依据，参考受检者历次 X 线胸片、病历摘要、死亡志，并排除其他原因可能导致的相似病理改变，方可作出尘肺病的病理诊断。诊断分期见职业病理学相关章节。

2. 鉴别诊断　尘肺病需要和具有类圆形、不规则性小阴影以及大阴影的疾病相鉴别。类圆形特征性疾病包含了一大类 110 多种疾病，根据结节大小分为细结节，又称粟粒结节（2~3mm）；粗结节（4~6mm）；腺泡结节（6~8mm）又称花瓣结节。临床与尘肺类圆形结节鉴别的常见疾病主要是肺结核,特别是粟粒性肺结核,肺转移瘤,肺含铁血红素沉着症,肺结节病,肺泡微石症。以不规则小阴影为特征的非尘肺疾病:特发性肺间质纤维化,结缔组织疾病(胶原性疾病),肺泡蛋白沉积症。需与尘肺大阴影相鉴别的疾病:肺癌,肺结核球,炎性假瘤,真菌病,肺脓肿等。

(1)以类圆形小阴影表现为主的疾病

1)粟粒性肺结核:为血行播散型肺结核,分为急性、亚急性、慢性3种类型。急性者起病急骤,伴有高热、呼吸困难、血沉增快,痰涂片或者痰结核菌培养阳性或 XpertMTB/RIF 结核分枝杆菌及利福平耐药快速检测阳性;X 线胸片表现为广泛分布的粟粒状小斑点状阴影,直径 1~3mm,密度较淡,边缘模糊,呈现密度、大小、分布"三均匀"特征;与尘肺小结节不同点在于其密度较淡,倾向于内侧分布,经过抗结核治疗,肺部阴影很快消失;多见于儿童和青少年。亚急性和慢性可见病灶大小不均,部分病灶新老并存,及钙化表现;一般血沉快,伴发热,XpertMTB/RIF 多呈阳性。

2)肺转移瘤:临床症状与原发灶及肺部转移灶均有关系,多属中晚期,消瘦、无力、咳嗽、咯血、胸痛、呼吸困难。X 线胸片表现为两肺中下肺野多发、散在小结节阴影,以肝癌、胰腺癌、甲状腺癌多见;淋巴道转移多见于两肺中下结节、网状阴影;随着原发灶的进展,转移灶随之增大。

3)肺含铁血黄素沉着症:多继发于风湿性心脏病二尖瓣狭窄,多有咳嗽、咯血、发热、心脏杂音,痰中找到含铁血黄素的巨噬细胞;X 线可见典型二尖瓣狭窄心脏病特征,肺门附近可见 1~3mm 粟粒状阴影,密度可高可低,边缘清晰;原发性肺含铁血黄素沉着症者少见,见于女性儿童,X 线示两肺中下肺野斑点状阴影,部分融合,也可呈云絮状阴影,肺出血停止后,肺部阴影可部分消失。

4)肺结节病:属于全身性肉芽肿性疾病,主要累及淋巴结和肺,30~40 岁多见,X 线早期可见双侧肺门和纵隔淋巴结肿大,伴肺内粟粒状、结节状或团块状阴影,晚期可见肺内弥漫性肺纤维化阴影,两肺可见广泛的网状、斑片状或结节样阴影,可并发肺大疱。皮质激素有效和 Kveim 实验阳性具有鉴别诊断的作用。诊断困难者,可行浅表淋巴结(颈部、腋下、前斜角肌脂肪垫淋巴结)的组织活检或经气管镜活检,有助于明确诊断。

5)肺泡微石症:临床少见,患者多无不适,多因体格检查或因其他疾病检查中被发现。X 线表现为肺部均匀分布细小砂粒状阴影,直径 1mm 左右,密度高,边缘光滑,形态不规则,不融合,下肺野较上肺野多,特别是肺底部和靠近心缘处更多,可多年不改变。

(2)以不规则小阴影形态为主的疾病

1)特发性肺间质纤维化:病因不明确,多发生 40~60 岁,进展快,多数患者 2~6 年内死亡;表现为进行性呼吸困难和缺氧表现,并逐渐加重,晚期两下肺背部可听 Velcro 音,杵状指;CT 可见肺间质炎症反应和肺泡渗出为主,逐渐出现两下肺细网状阴影或者索条状阴影,伴有牵张性支气管扩张,可伴肺大疱及蜂窝,少部分患者有磨玻璃影,无粉尘接触史。明确诊断需要影像学、病理学及临床多学科合作才能完成。

2)结缔组织病:主要见于类风湿关节炎、系统性红斑狼疮、肌炎皮肌炎等症,胸部 CT 可见两肺中、下肺野纹理增粗、扭曲成网状,或混有小结节改变,逐渐发展成蜂窝状。确诊依赖原发病的特异性生物标志物及病理检查结果。

3)肺泡蛋白沉积症:因呼吸性支气管及肺泡腔内积聚大量肺表面活性物质,巨噬细胞不能清除,表现为咳嗽、进行性气促、发绀、胸痛等症;胸部 CT 见磨玻璃影(ground-glass opacity,GGO)、病变与正常肺组织形成明显分界,在肺野中呈地图样改变,小叶间隔增厚交织成"铺路石"征,肺泡实变区可见"空气支气管"征。确诊依赖肺泡灌洗液有 PAS 染色阳性的蛋白样沉积物、阿辛蓝染色阴性物质。

(3)需与大阴影相鉴别的疾病

1)外周型肺癌:由于尘肺易合并肺癌,因此对于叁期尘肺大阴影其病灶不断增大,失去周边气肿带,病灶呈分叶、毛刺,转移至肺门或者胸膜者,需要警惕合并肺癌,早期行痰脱落细胞检查,肿块穿刺活检,肺癌相关标志物检查以确诊。

2)肺结核球:多见于结核好发部位,双肺上叶尖后段及下叶背段,呈外缘光滑病灶,部分有空洞,空洞内可见随体位活动而改变的菌丝。病灶可钙化,多有卫星灶。

3)真菌病:多在两肺中下肺野呈球形病灶,部分可有空洞;多伴有长期大量抗生素、免疫抑制剂、或化疗药使用史,伴发热、咳嗽、咳痰、咯血等病史。痰涂片或培养找到真菌菌丝和孢子,G 试验或者 GM 试验检查阳性有助于确诊。

4)炎性假瘤:多伴有咳嗽、痰中带血,部分患者有发热、胸痛,各叶均可发生,但多见于下叶近胸膜,宽基底并易于胸膜相连;MSCT 上 MPR 重建可显示病灶内支气管充气征,病灶边界清楚或边缘有长毛刺,粗大呈锯齿状,易于和尘肺大阴影相鉴别。

(五) 并发症

尘肺病是一个没有医疗终结的疾病,在其漫长的病程中,呼吸道和肺泡损伤不断加重,抵抗力下降,常常发生各种并发症,如不同程度的呼吸道损伤:慢性支气管炎 - 阻塞性肺气肿 - 肺源性心脏病,以及肺部感染。因此尘肺病患者均存在并发症,且部分患者数个并发症并存。

临床最常见的尘肺并发症分别为肺部感染、COPD、肺心病、呼吸衰竭、气胸、肺癌等。肺部感染包括呼吸道病毒、细菌、真菌、结核感染,每年于冬春季节呼吸道感染频发,随着机体抵抗力减弱,几乎每个月均可发生感染而失去季节性特点;尘肺和结核相互促进,并随着尘肺期别增加结核并发率增加。尘肺由于损害了气道,多数患者合并不同程度 COPD、肺心病和呼吸衰竭。石英粉尘和石棉粉尘被国际癌症研究机构(International Agency for Research on Cancer,IARC)列为人类确定致癌物,因此,尘肺患者是否合并肺癌只与接尘时间、累积剂量和患者的个体差异有关。

(六) 治疗及康复

尘肺病的基本病理改变是不断进展的肺纤维化,引起肺组织结构和功能改变;现有抗肺纤维化药物尚不能逆转肺纤维化的进展,这就注定尘肺病的治疗应该是综合治疗。因此,尘肺病的治疗原则是:加强全面的健康管理,积极开展临床综合治疗,包括对症治疗、并发症 / 合并症治疗和康复治疗,尝试抗肺纤维化治疗、干细胞治疗以及肺灌洗治疗,达到减轻患者痛苦、延缓肺纤维化进程,提高生活质量和社会参与程度,增加生存获益,延长患者寿命。

1. 健康管理主要包含以下几个方面

(1)脱离粉尘作业:尘肺病一经诊断必须立即脱离粉尘作业岗位,对于病情较轻者可从事非粉尘轻体力劳动。

(2)参加健康监护:无论是否诊断为职业性尘肺病,都必须每年参加体检,以监控病情进展。

（3）自我管理：尘肺患者应该戒烟、加强营养、适度锻炼，保持规律作息，增强机体免疫力。

（4）对于确诊为职业性尘肺病患者，需要向卫生行政管理部门登记报告，便于随时了解病情、安排职业健康检查等。

2. 综合治疗　包含了基础治疗、氧疗、并发症和合并症的治疗。

（1）基础治疗：包括镇咳、祛痰、平喘的对症治疗。

1）镇咳：治疗咳嗽是尘肺的始发症状，进入气道的粉尘，在患者尚未达到尘肺病诊断标准的时候就会引起咳嗽；当尘肺加重或者合并肺部感染时咳嗽频发。常用的镇咳药物有中枢和外周性两种，前者抑制延髓咳嗽中枢，后者抑制咳嗽反射感受器和效应器而起作用。

①可待因：中枢镇咳药，镇咳作用强，易于依赖和成瘾；不作为镇咳首选药，仅当咳嗽无痰，严重影响休息，或者手术时使用。口服每次 15~30mg，3 次 /d。

②右美沙芬：中枢镇咳药，镇咳作用强，且无成瘾性；临床常用，有片剂、糖浆及复方制剂；适用咳嗽无痰或者少痰。口服每次 15~30mg，3 次 /d。

③那可丁：外周镇咳药，无成瘾性，常制成复方制剂，如复方甲氧那明等。口服每次 15~30mg，3 次 /d。

2）祛痰：尘肺患者呼吸道黏液纤毛系统多呈高分泌状态，若合并感染，分泌物更多，适当使用祛痰药物，有利于清除痰液及其病原微生物。常用祛痰药物其作用点为溶解黏痰，易于咳出。

①多糖纤维分解剂：使酸性糖蛋白纤维断裂，降低痰液黏稠度。常用药物：溴己新，口服，8~16mg/ 次，3 次 /d；氨溴索片，作用较溴己新更强，口服，30~60mg/ 次，3 次 /d，氨溴索注射剂静脉注射，每次 15mg/ 次，2~3 次 /d。

②二硫键裂解剂：通过分解糖蛋白分子间二硫键使痰液黏稠度降低。代表药物 N- 乙酰半胱氨酸，片剂、颗粒剂、泡腾片，对胃肠道有刺激作用；每次 600mg/ 次，1~2 次 /d；羧甲司坦，每次 500mg/ 次，3 次 /d。

③植物类黏痰溶解药：属于挥发性植物油，可重建呼吸道黏液纤毛清除系统，增强纤毛运动，稀化痰液；具有抗炎作用，减轻支气管黏膜肿胀，使支气管管腔扩大。代表药物标准桃金娘油，口服每次 300mg/ 次，3 次 /d。

④蛋白分解酶抑制剂：溶解痰液黏蛋白。舍雷肽酶，口服每次 5~10mg/ 次，3 次 /d。

3）平喘：治疗主要药物有 β_2 受体激动剂、茶碱类药物和抗胆碱能药物。

① β_2 受体激动剂：主要通过刺激支气管平滑肌 β_2 肾上腺素能受体，增加细胞内环磷酸腺苷，使气道平滑肌松弛。不良反应主要有肌肉震颤、窦性心动过速等。分为短效、长效制剂。短效制剂特别是气雾剂，可直接作用于呼吸道，局部浓度高，具有作用迅速、用药剂量小及不良反应少等优点。代表药物有沙丁胺醇气雾剂、特布他林雾化溶液。长效类 β_2 受体激动剂具有高亲脂性，对 β_2 受体有较高的选择性，吸入后其舒张呼吸道平滑肌的作用可持续 12 小时以上，且可有效抑制呼吸道高反应性及炎性介质释放作用，代表药物沙美特罗、福莫特罗等。

②茶碱类药物：其可通过抑制磷酸二酯酶，增加环磷酸腺苷在细胞内的含量，扩张支气管平滑肌；同时抑制细胞因子的合成与释放，达到抗炎效果。因茶碱有效血药浓度与其发生毒副作用的浓度十分接近，因此有条件时，建议监测茶碱类药物血药浓度，指导临床调整剂

量。现临床常用茶碱类药物为茶碱控释片、氨茶碱及茶碱缓释片。

③抗胆碱类药物:胆碱能受体是毒蕈碱型受体(M 受体)的简称,广泛存在于迷走神经节后纤维支配的效应器细胞上。呼吸道内 M 受体主要有 3 种亚型,M_1 受体分布于气道内的胆碱能神经节,引起迷走神经兴奋和胆碱能反射,支气管收缩反应;M_2 受体主要分布于胆碱能神经节后纤维及交感神经末梢,有反馈性抑制胆碱能神经释放乙酰胆碱的作用;M_3 受体主要分布于气道平滑肌、腺体、杯状细胞、血管内皮细胞和气道上皮细胞,M_3 受体激动时引起气道平滑肌收缩和腺体分泌。抗胆碱能药物是非选择性 M 受体阻滞剂,可阻断节后迷走神经传出支,通过降低迷走神经张力而舒张支气管,起效时间慢,作用弱于 β_2 受体激动剂,对中央气道的作用强于对周围气道的作用。分为短效和长效制剂,其中短效药物异丙托溴铵有雾化溶液和气雾剂,5 分钟起效,30~60 分钟达最大作用,维持 4~6 小时。长效抗胆碱能药物(LAMA):噻托溴铵干粉或软雾制剂,1 次 /d 给药,作用持续 15 小时以上。

(2)氧疗:氧疗在尘肺病治疗中占重要地位,能够减轻因缺氧引起肺血管收缩,直接改善组织缺氧。通过增加吸入氧浓度,提高肺泡氧分压,加大肺泡膜两侧氧分压差,促进氧气弥散,从而提高动脉血氧分压和血氧饱和度,改善全身器官的氧气供给。研究表明,长期氧疗(每天吸氧超过 15 小时)可提高静息状态下严重低氧血症的慢性呼吸衰竭患者的生存率。

1)氧疗指征:尘肺病患者静息呼吸室内空气时,$PaO_2<7.3kPa$,或 $SaO_2<88\%$,伴或不伴高碳酸血症;PaO_2 在 7.3kPa 和 8.0kPa 之间,伴有充血性心力衰竭或继发性红细胞增多症(红细胞比容 >55%)。

2)氧疗方法:分鼻导管(或鼻塞)给氧和面罩。

①鼻导管和鼻塞:使用简单、价廉,是临床最常用的针对轻中度低氧血症患者的给氧方法。吸入氧浓度与吸氧流量关系:吸入氧浓度 =21+4× 吸入氧流量 /min。由于尘肺并呼吸衰竭多属 II 呼吸衰竭,既有缺氧,又存在二氧化碳潴留,但是此时二氧化碳已经失去刺激呼吸中枢的作用,主要依靠低氧维持中枢兴奋性,因此需要控制吸氧浓度,保持吸氧流量不超过 3L/min 为宜。随着小型制氧机价格走低,居家吸氧成为可能。

②面罩给氧:面罩给氧浓度稳定,可提供中等氧浓度,一般适用于需要较高氧浓度的患者。简单面罩给氧适用于无 CO_2 潴留的明显低氧血症的患者;文丘里面罩(Venturi 面罩)给氧,氧气通过狭窄的孔道进入面罩时在喷射气流周围产生负压,携带空气进入面罩,其边缘大小调节氧气与空气的比率,由于高速气流不断冲洗面罩内部,使呼出 CO_2 无法在面罩中滞留,吸氧浓度可以准确控制,适用于低氧血症伴高碳酸血症的患者。面罩给氧缺点是使用时不方便,咳痰、进食和说话必须停用。

(3)合并症 / 并发症治疗:我国尘肺患者住院的主要动因是并发症的治疗,其中最常见的是各种呼吸道感染问题,如病毒、细菌、真菌、结核等感染;其次,是 COPD 急性加重、呼吸衰竭、以及由此延伸的肺源性心脏病和心功能不全;其他原因如气胸、尘肺合并肺癌等亦占有一定比例。

1)尘肺合并细菌和病毒感染:尘肺合并细菌性肺炎,包括尘肺合并社区获得性肺炎(community acquired pneumonia,CAP)、医院获得性肺炎(hospital acquired pneumonia,HAP)及呼吸机相关性肺炎(ventilator associated pneumonia,VAP)。其中,CAP 最常见,致病菌主要见于肺炎链球菌、流感嗜血杆菌、金黄色葡萄球菌、肺炎克雷伯菌等。

治疗方案:首先留取呼吸道痰标本作细菌培养加药物敏感试验,根据地区 CAP 常见致病菌谱,选择相应抗生素覆盖,等待痰培养结果,及时调整抗生素治疗药物组合,达到精准治疗。注意尘肺合并肺部感染入院者,其可能在社区反复使用不同种类抗生素无效才考虑入院,所以,入院时要详细了解患者抗生素使用史,挑选尚未使用的抗生素作为起始治疗。HAP与VAP患者病程长,反复使用多种抗生素,寻找致病菌有时很困难,应积极多种途径留取痰标本,包括咳痰、高渗盐水诱导痰、气管镜获取支气管肺泡分泌物;常见的致病菌为鲍曼不动杆菌、铜绿假单胞菌、金黄色葡萄球菌、肺炎克雷伯菌及大肠埃希菌等。如果多种途径仍未获得致病菌,可采用宏基因组二代测序协助寻找病原菌。抗生素选择没有标准方案,只能根据药物敏感实验选择敏感药物,注意联合使用不同作用靶点抗生素,积极给予支持治疗,才能赢得抢救时机。

尘肺合并呼吸道病毒感染,患者原有尘肺病症状加重,在鼻塞、流涕、咳嗽、咳痰基础上出现发热等症,部分患者病情呈自限性,多数进展为气管支气管炎,常见病原体为腺病毒、冠状病毒、流感病毒、鼻病毒等。如果患者经过抗病毒治疗不能痊愈,会向下蔓延转为病毒性肺炎,或者并发细菌性肺炎。我国成人呼吸道病毒感染很少做病毒分离培养,特效抗病毒药物也不多。如果呼吸道流感病毒血清学检测阳性,患者伴有发热等症,则可使用神经氨酸酶抑制剂(奥司他韦、扎那米韦),而不必等待核酸检测结果。

2)尘肺合并真菌感染:尘肺病合并肺部真菌感染是指尘肺合并侵袭性真菌感染,不包括真菌寄生和过敏所致的肺部病变。采用分级诊断模式,诊断依据由宿主(危险)因素、临床证据、微生物学证据和组织病理学4部分组成,分为确诊、临床诊断及拟诊三个级别。肺组织活检病理学检查或无菌标本真菌培养阳性是确诊的必要条件;虽无病理学依据但有微生物学证据,结合尘肺患者真菌感染高危因素和临床特征,可临床诊断;只具备高危因素和临床特征,缺乏微生物学和病理学证据为拟诊。

治疗原则:积极去除危险因素,加强支持治疗,包括全身和局部的综合治疗;及时抗真菌治疗,合理选用抗真菌药物。根据药敏试验选择敏感药物,疗程足够,一般6~12周以上至症状消失,或血培养连续2次阴性,或者肺部病灶大部分吸收、空洞闭合。严重感染者应采用有协同作用的抗真菌药物联合治疗;常用抗真菌药物包括氟康唑、伏立康唑、伊曲康唑、卡泊芬净、米卡芬净或阿尼芬净、两性霉素B脂质体等;使用中需均衡药物敏感试验、价格、毒副作用及药物相互作用,多数需静脉注射,密切注意心、肝、肾毒性;对于肺部曲菌球空洞并大出血者,如频繁或大量咯血时建议手术切除,若不能耐受手术,可采用支气管动脉栓塞术;配合积极抗真菌治疗,首选伏立康唑,也可选卡泊芬净、两性霉素B等药物治疗。

3)尘肺结核的治疗:肺结核是尘肺最常见的并发症,是尘肺患者主要死亡原因之一。尘肺结核确诊依赖:两次痰涂片阳性;1次涂片阳性+1次痰培养阳性;病理组织检查符合肺结核诊断;胸部影像学有结核样改变+分子生物学核酸检测阳性,等等。对于没有病原学证据者,如临床症状及影像学符合肺结核表现+免疫学指标阳性(PPD强阳性、干扰素释放试验阳性、结核分枝杆菌抗体阳性)可作为尘肺结核的临床诊断,同样需要抗结核治疗。治疗原则:"早期、规范、全程、适量、联用"的化疗原则。推荐的初治方案:异烟肼(Isoniazid,INH,H)、利福平(Rifampicin,RFP,R)、乙胺丁醇(Ethambutol,EMB,E)、吡嗪酰胺(Pyrazinamide,PZA,Z)(加或不加链霉素(Streptomycin,SM,S))联用,强化治疗3个月,H、R、E巩固治疗9~15个月,总疗程12~18个月(3HREZ(Z OR S)/9HRE~15HRE)。复治方案:尽量选用敏感药物,强化期不少于5种药物,巩固期3~4种药物,强化期以3~6个月为宜,总疗程为18~24个月。

4）尘肺并慢性阻塞性肺疾病治疗：慢性阻塞性肺疾病（chronic obstructive pulmonary disease，COPD）发展缓慢，病程长，治疗强调全程管理，其目标是控制当前症状和减少未来风险。控制当前症状包括改善症状，改善运动耐量，提高生活质量。减少未来风险包括延缓疾病进展，预防和治疗急性加重，减少死亡。

根据 GOLD 2020 全球倡议，FEV_1 占预计值百分比确定气流受限严重程度（GOLD 1~4），然后根据症状及急性加重史将患者分为 A、B、C、D 四组（参见本章《刺激性化学物所致慢性阻塞性肺疾病》中 GOLD 2020 分类标准）。气流受限严重程度、症状、急性加重风险均被用于指导治疗，从而实现患者的个体化治疗。制定 COPD 综合管理策略，包括药物治疗和非药物治疗。

① COPD 药物治疗：支气管扩张剂吸入制剂的选择：对于新诊断 COPD 患者，选择的原则如下：对于 A 组患者，给予单支气管扩张剂；C 组患者，给予单 LAMA 治疗；B 组患者，可予一种长效支气管扩张剂治疗（LABA 或 LAMA）；D 组患者，给予 LAMA 或 LAMA+LABA（症状严重时使用）或 ICS+LABA（当血嗜酸性粒细胞 ≥ 300/μl 时可使用 ICS）。加强吸入制剂的管理非常重要，正确的使用技巧及病情评估可以改善 COPD 患者的转归，建议个体化选择装置、常规评估吸入技术，并加强吸入装置使用的教育与培训。

经过以上吸入制剂治疗后仍出现急性加重、气流受限严重的患者，可以考虑吸入制剂基础上加用磷酸二酯酶 4 抑制剂（PDE4）：罗氟司特片 0.5mg/ 次，每天一次。

黏痰溶解剂可以减少慢阻肺急性加重的发生风险，在一定程度上改善健康状态。盐酸氨溴索、N- 乙酰半胱氨酸、标准桃金娘油都可选择。

② COPD 非药物治疗：包括戒烟、康复训练、疫苗接种及手术治疗；主要目标是减少风险因素暴露、增强体质、肺康复训练及通过手术改善肺功能。

适应证对于 A 组患者，戒烟是最重要的减少风险暴露手段；推荐参加体育锻炼，参考当地的指南，接种流感疫苗和肺炎球菌疫苗。对于 B、C、D 组患者，在戒烟基础上，积极肺康复护理是最为重要的治疗措施；推荐参加体育锻炼，参考当地指南，接种流感疫苗和肺炎球菌疫苗。

肺减容及肺移植术经气管镜肺减容术可降低患者呼气末容积，提高活动耐量、健康状况及肺功能。经气管镜放置支气管内单向活瓣可使 97% 的患者达到肺减容目的，肺容积平均减少 1 195ml，治疗后 6 个月，患者的 FEV_1、6 分钟步行距离及健康状况均有改善。晚期 COPD 患者肺功能丧失殆尽，寻找合适供体行肺移植手术对改善尘肺并 COPD 预后有一定作用；因各种原因，肺减容手术及肺移植术不可作为尘肺合并 COPD 的常规治疗手段。

疫苗接种：流感疫苗可减少 COPD 患者疾病加重及死亡的发生率，尤其对老年患者更为有效；对伴有严重合并症的年轻患者亦可使用。

5）尘肺并发肺源性心脏病：尘肺合并肺源性心脏病主要指慢性肺心病，其中绝大多数是在尘肺合并慢性支气管炎、肺气肿、肺间质纤维化等疾病基础上合并肺部感染所致。因此，积极治疗基础病和肺部感染是避免肺心病发生的根本措施。对已经发生肺心病患者，应针对心功能代偿期和失代偿期分别加以处理。呼吸道感染是诱发心力衰竭的重要诱因，必须积极处理。

心功能代偿期的治疗对稳定肺心病和预防心力衰竭至关重要。预防呼吸系统感染，加强营养，提高抵抗力是缓解期治疗的主要内容；积极氧疗、呼吸康复训练、调整身心、避免与呼吸道感染患者密切接触尤为重要。

心功能失代偿期治疗包括：

①控制呼吸系统感染,根据社区病原菌谱选择抗生素;

②对症处理咳嗽、咳痰、气喘及其氧疗;

③控制心力衰竭,适当选用强心、利尿或血管扩张药;

④控制心律失常,经控制感染、纠正缺氧、纠正酸碱失衡和电解质紊乱后,心律失常如果持续存在,可根据心律失常的类型选用药物,避免药物副作用;

⑤肾上腺皮质激素的合理运用,在有效控制感染的情况下,若出现哮鸣音可酌情短期应用肾上腺皮质激素;

⑥积极纠正酸碱平衡失调和水电解质紊乱、消化道出血、休克、弥漫性血管内凝血等并发症。

6)尘肺并发呼吸衰竭:尘肺并发呼吸衰竭多属于慢性呼吸衰竭。治疗原则:积极治疗原发病、保持气道通畅和适当氧疗。

①氧疗:尘肺合并慢阻肺常伴有 CO_2 潴留,氧疗时需注意保持低流量吸氧,防止血氧含量过高,减弱了低氧血症对颈动脉体、主动脉体化学感受器的刺激,使低氧血症对呼吸的驱动力下降,造成通气状况进一步恶化。吸入氧浓度以动脉血氧饱和度 ≥90% 为准。

②抗感染:慢性呼吸衰竭急性加重的常见诱因是感染。应在呼吸道分泌物引流通畅情况下,参考痰细菌学培养及药物敏感试验结果选择抗生素,具体内容可以参考相关章节。

③建立通畅气道:尽可能采用各种措施保持呼吸道通畅,包括吸痰管吸痰,清理胃、食管反流物,胃肠减压以减少误吸,化痰药使痰液稀薄易于排出,扩张支气管平滑肌以舒张支气管,必要时可采用气管镜吸痰、以及气管插管建立人工气道。可根据病情选用无创机械通气或有创机械通气。慢阻肺急性加重早期及时应用无创机械通气可以防止呼吸功能不全加重,缓解呼吸肌疲劳,减少后期气管插管率,改善预后。当无创通气不能改善低氧血症,可以建立人工气道行有创机械通气,根据压力 - 容积曲线(P-V)以及肺泡通气量和肺泡二氧化碳分压关系曲线,选择一个合理的通气参数。

④呼吸兴奋剂的合理使用:一般不主张慢性呼吸衰竭患者使用呼吸兴奋剂,当呼吸道痰液清除后,如存在睡眠呼吸暂停综合征、安眠药过量、特发性肺泡低通气综合征等,可以适当使用。若出现肺炎、肺水肿、ARDS 和肺广泛性肺间质纤维化等以换气功能障碍为特征的呼吸衰竭,呼吸兴奋剂有害无益。呼吸兴奋剂使用过程中,应增加吸氧浓度,减轻肺部及气道的机械负荷,如分泌物的引流、支气管解痉剂的使用,消除肺间质水肿等。

⑤纠正酸碱平衡失调:慢性呼吸衰竭常有肺部感染、CO_2 潴留、肺心病、心功能不全,导致酸碱代谢紊乱,血钠、钾、氯离子浓度异常,应积极纠正,但要预防矫枉过正。

7)尘肺合并气胸:尘肺患者肺间质纤维化周围易出现代偿性肺气肿、肺大疱,肺大疱破裂是尘肺并发气胸的主要原因。治疗目的是促进患侧肺复张、消除病因及减少复发。具体措施有保守治疗、胸腔减压、经胸腔镜手术或开胸手术等。应根据气胸的类型与病因、发生频次、肺压缩程度、病情状态及有无并发症等适当选择。部分轻症者可经保守治疗治愈,但多数需作胸腔减压帮助患肺复张,少数患者(10%~20%)需手术治疗。

①保守治疗:适用于稳定型、首次发生的症状较轻的闭合性气胸。应严格卧床休息,酌情予镇静、镇痛等药物。由于胸腔内气体分压和肺毛细血管内气体分压存在压力差,每日

可自行吸收胸腔内气体容积(胸片的气胸面积)的 1.25%~2.20%。高浓度吸氧可加快胸腔内气体的吸收,经鼻导管或面罩吸入 3L/min 的氧,可达到比较满意的疗效。保守治疗需密切监测病情改变,尤其在气胸发生后 24~48 小时内。如患者年龄偏大,并有肺基础疾病如 COPD,其胸膜破裂口愈合慢,呼吸困难等症状严重,即使气胸量较小,原则上亦不主张保守治疗。

②胸腔穿刺抽气:对于肺压缩 20% 以下,心肺功能尚好的闭合性气胸患者,抽气可加速肺复张,迅速缓解症状。通常选择患侧胸部锁骨中线第 2 肋间为穿刺点,局限性气胸者,根据影像学选择穿刺部位。皮肤消毒后用气胸针或细导管直接穿刺入胸腔,连接于 50ml 或 100ml 注射器或气胸机抽气并测压,直到患者呼吸困难缓解为止。一次抽气量不宜超过 1 000ml,每日或隔日抽气 1 次。张力性气胸病情危急,应迅速解除胸腔内正压以避免发生严重并发症,如无条件时,可用粗针头迅速刺入胸膜腔以达到暂时减压的目的。亦可用粗注射针头,在其尾部扎上橡皮指套,指套末端剪一小裂缝,插入胸腔作临时排气,此时高压气体从小裂缝排出,待胸腔内压减至负压时,套囊即行塌陷,小裂缝关闭,外界空气即不能进入胸膜腔。

③胸腔闭式引流:适用于不稳定型气胸,呼吸困难明显、肺压缩程度较重,交通性或张力性气胸,反复发生气胸的患者。无论其气胸容量多少,均应尽早行胸腔闭式引流。插管部位一般多取锁骨中线外侧第 2 肋间,或腋前线第 4~5 肋间,如为局限性气胸或需引流胸腔积液,则应根据 X 线胸片选择适当部位插管。在选定部位局麻下沿肋骨上缘平行做 1.5~2cm 皮肤切口,用套管针穿刺进入胸膜腔,拔去针芯,通过套管将灭菌胶管插入胸腔。或经钝性分离肋间组织达胸膜,再穿破胸膜将导管直接送入胸膜腔。目前多用带有针芯的硅胶管,经切口直接插入胸腔,拔去针芯即可,使用方便;压缩的肺在数小时至数天内复张。

3. 抗纤维化治疗 尘肺肺纤维化是一个动态过程,只要粉尘没有从机体清除,肺纤维化就不会停止,抗肺纤维化治疗就有存在的价值;积极探索和开展以延缓或阻断尘肺纤维化进展的药物治疗有其现实和理论意义。从 1964 年研制合成克矽平,到 29 纪 70 年代的哌喹、磷酸羟基哌喹、柠檬酸铝、矽宁、粉防己碱等,至近年来正在临床试验中的药物吡非尼酮,尘肺抗纤维化治疗靶点逐渐清晰,初步显示药物抗纤维化的价值。

(1)汉防己甲素(粉防己碱):该药是从防己科千金藤属植物粉防己块根中提取的双苄基异喹啉类生物碱。其作用机制是阻滞细胞 Ca^{2+} 通道及降低钙调蛋白活性;Ca^{2+} 可通过与钙调蛋白结合形成第二信使复合体,降低细胞内环磷酸腺苷(cyclicadenosine monophosphate,cAMP)的水平,增加细胞内胶原基因的表达。汉防己甲素抑制这一体内过程,从而降低胶原合成,并使肺胶原纤维松散、降解等。用药方法:口服,每次 60~100mg,每日 3 次,服用 6 天,停药 1 天,疗程 3 个月。

(2)吡非尼酮:吡非尼酮具有抗纤维化、抗炎和抗氧化作用,其抗纤维化机制为通过抑制转化生长因子 -β、肿瘤坏死因子 -α(TNF-α)的生成和下游活化信号的活化,抑制其参与前胶原的加工、分泌,减少平滑肌肌动蛋白和 I 型胶原蛋白的表达,抑制致纤维化血小板源性生长因子和碱性纤维母细胞生长因子的表达和活性。2008 年、2012 年、2014 年分别在日本、欧盟、美国上市,用于特发性肺纤维化(IPF)抗纤维化治疗。而用于尘肺抗纤维化的临床试验正在进行中。

4. 康复治疗 尘肺的康复治疗是一个系统工程,其目标是:储备和改善呼吸功能,延缓病情进展,减少临床症状,减轻患者痛苦,增强患者抗病信心,最大限度地提高患者生活质量,实现带病延年的生存目标。包括了健康教育、呼吸康复、心理康复、营养康复等。

(1)健康教育:主旨是让患者认识尘肺病发生、发展及转归,了解尘肺病药物及氧疗方法,提高治疗依从性;认识康复治疗的重要性、长期性。

(2)呼吸康复:呼吸康复是尘肺康复治疗中最基本的组成要素,其主要目的是增强呼吸肌功能,储备和发挥呼吸代偿潜能,增加肺活量,改善缺氧,缓解症状。评价指标:肺功能检查、6分钟步行距离、心肺运动功能检测,以及日常生活活动能力评价、生活质量评价、康复心理评定。呼吸康复方法:包括呼吸控制训练、呼吸肌训练、胸廓放松训练、咳嗽训练、体位排痰法、耐力训练和有氧运动(全身性呼吸体操)。

(3)心理康复:尘肺病患者逐渐丧失劳动能力,并需要反复门诊和住院治疗,经历了经济收入下降并治疗费用增加的过程,入不敷出,导致普遍存在焦虑、恐惧、孤独、自卑、自责情绪等不良心理,严重影响生活质量。需要心理治疗师、临床医生、护士共同开展心理疏导,使其相信通过康复能够部分回归社会、能够给家庭减轻经济负担。通过讲座、宣传手册、示范指导、患者之间交流鼓励、学习新知识和新的训练技能等方法减轻或消除不良情绪,增强战胜疾病的信心。

(4)营养康复:尘肺病营养支持疗法能够增强免疫能力、增强呼吸肌收缩力、减少感染发作次数,从而改善肺功能,改善患者的预后。

5. 肺灌洗治疗　肺灌洗治疗能够有效清除残留在肺泡内的游离粉尘、吞尘巨噬细胞以及相关的致纤维化因子和炎症介质,延缓尘肺病变的发展,改善患者的咳嗽、咳痰、胸闷、胸痛等临床症状。据一份5 000例尘肺肺灌洗研究报告,一次全肺灌洗术,可清除每侧肺粉尘3 000~5 000mg,其中游离二氧化硅70~200mg,说明肺灌洗术能够使肺泡粉尘负荷量下降,能够从源头上减轻肺纤维化进程。根据灌洗液量的不同,分为全肺大容量肺灌洗和经气管镜小容量肺灌洗术。

(1)大容量肺灌洗:需要由经验丰富的呼吸科、麻醉科医生和护士共同协助,术前必须全面评估患者一般情况及心肺功能,严格筛选适应证,排除禁忌证。在心电监护下,经全麻诱导后,取平卧位插入双腔气管插管,经支气管镜定位,对双肺纯氧通气20分钟去除肺泡中氮气,在呼气末隔离一侧肺,向另一侧肺内灌注37℃无菌生理盐水,每次灌注500~1 500ml,单肺灌洗9~12次,以灌洗回收液由黑色浑浊转为无色澄清为止。也可在单侧肺灌洗完后,行呼气末正压双肺纯氧通气,致氧分压大于13.3kPa、血气分析无酸碱紊乱、生命体征平稳可行另一侧肺灌洗。大容量肺灌洗需要严格掌握适应证,降低不良反应发生率。

(2)小容量肺灌洗(支气管肺泡灌洗):20世纪60年代后期随着可曲纤维支气管镜(简称"纤支镜")的开发与应用,逐渐兴起支气管肺泡灌洗技术。中华医学会呼吸病学分会根据我国具体情况分别于1993年和2002年制定出有关支气管肺泡灌洗液细胞学检查技术规范(草案),使此项检查技术在国内得到推广应用。小容量肺灌洗(支气管肺泡灌洗)只需熟练掌握支气管镜操作技术的呼吸科医生,在护士配合下,术前给予安定、阿托品药物肌注,采用利多卡因复合气道表麻,然后用无菌生理盐水每次25~50ml,通过气管镜注入特定的肺段,并借助吸引器负压抽出,如此反复。灌洗液总用量一般约每个肺叶300~500ml,每次灌洗1个肺叶,间歇3~5天灌洗另1个肺叶,直至完成各肺叶灌洗。小容量肺灌洗我国有比较明确的技术规范,临床比较成熟。

(七) 预防

ILO/WHO 于 1995 年在国际职业卫生联合会(International Commission on Occupational Health,ICOH)发出"全球消除矽肺国际规划",提出近期目标是推动各成员国制定全国性消除矽肺计划,2010 年使矽肺发病率显著降低;远期目标到 2030 年消除矽肺病这个职业卫生问题。25 年过去了,我国尘肺病新发病例数不仅没有减少,反而出现了增加。据统计,1950—1986 年 37 年间全国累计发病数 39.3 万例,1987—2016 年 30 年间新发生尘肺病例 43.7 万。其主要原因:一是大量小煤矿、小水泥厂、小矿山等高危粉尘作业企业的出现,用人单位防尘主体责任未得到有效落实;二是农民工职业健康保护意识不强。

1. 构建尘肺病综合预防体系

(1)建设基本职业卫生服务网络,完善省、市、县、乡四级尘肺预防控制体系,并赋予其职业卫生管理职能。

(2)用人单位工作环境和劳动保护要符合国家职业卫生标准。限制或淘汰职业病危害严重的技术、工艺、设备、材料等,坚决取缔不受职业卫生管理的"黑作坊"。

(3)建设一支高素质的职业卫生监管队伍,严格执法和监督管理。

2. 对工作面继续实施防尘"八字方针"　我国针对防尘降尘制定了八字方针,即"革、水、密、风、护、管、教、查"。"革",即技术革新,改革工艺过程,革新生产设备,使生产过程中不产生或少产生粉尘;"水",即湿式作业,降低作业场所粉尘的产生和扩散;"密",即密闭尘源,隔离操作;"风",即通风除尘,排风除尘;"护",即个体防护;"管",即加强防尘设备的维护管理和规章制度的建立;"查",即加强对接尘工人的健康检查;"教",即宣传教育,使粉尘作业人员了解生产性粉尘及尘肺病防治的基本知识。

3. 完善三级预防体系　包括:

(1)加强一级预防,严格执行防尘"八字方针",构建尘肺病综合预防体系,使该系统覆盖所有接尘工人,包括农民工。

(2)开展健康监护和医学筛查,早期发现职业病患者及疑似职业病患者,及早采用干预措施,做好二级预防。

(3)对已经诊断为尘肺病患者,做好三级预防,防治并发症,提高生命质量,延长患者寿命。

二、其他职业性呼吸系统疾病

(一) 过敏性肺炎

过敏性肺炎系反复吸入真菌孢子、细菌、鸟类蛋白质、异氰酸盐等有机或无机粉尘而引起的变态反应肺炎的总称,也称外源性过敏性肺泡炎,属于职业病目录中其他职业性呼吸系统疾病。根据暴露的抗原不同,过敏性肺炎可分为 30 多种以上的疾病。其中,常见的有农民肺、蘑菇工肺、蔗渣工肺、麦芽酒工人肺、游泳池肺、热浴肺、禽类饲养工肺、湿化器和空调工肺等;抗原可来自动物、植物和部分化学性粉尘(异氰酸盐等),其中,嗜热放线菌最常见,是引起多种过敏性肺炎的致病菌,生长于潮湿、霉烂的干草中,劳作中通过气溶胶吸入。Ⅲ型超敏反应是本病的主要发病机制,致敏个体再次接触抗原后,肺间质形成抗原抗体复合物并激活补体,引起急性炎症和组织损伤;T 淋巴细胞介导的Ⅳ型变态反应在本病中起一定作用,是肺组织中肉芽肿形成基础。病例特点为过敏性肺泡炎,累及肺泡、肺泡间隔、血管及终末支气管,表现为急性期非干酪肉芽肿性间质性肺炎和慢性期肺弥漫性间质纤维化。

1. 临床表现和影像学特点　过敏性肺炎分为急性型和慢性型。

(1) 急性型:是指易感者暴露于大量抗原后数小时(一般 4~8 小时)突发症状,如发热、寒战、干咳和呼吸困难;脱离接触后数小时或者数天症状逐渐减轻,再次暴露可再发,常有劳力性呼吸困难和气喘。X 线胸片可见弥漫、边缘模糊的气腔实变,和边缘模糊的小结节阴影。胸部 HRCT 可见磨玻璃影、马赛克灌注及边缘模糊小叶中心性结节;急性重症过敏性肺炎 HRCT 可表现为气腔实变影。

(2) 慢性型:是长期吸入低剂量抗原或再次暴露低剂量抗原所致。表现为逐渐加重的呼吸困难,伴有咳嗽但不显著,多呈隐匿进展,直至出现呼吸功能不全、肺源性心脏病。X 线胸片呈肺部广泛分布网状、结节状阴影,肺体积缩小,蜂窝肺改变。胸部 HRCT 典型改变为纤维化改变:小叶内间质增厚、小叶间隔增厚、蜂窝、牵张性支扩或细支气管扩张;磨玻璃阴影或小叶中心性结节;呼气 HRCT 呈现空气潴留征。肺功能表现:早期呈限制性肺通气功能障碍,晚期呈混合性肺通气功能障碍。

2. 治疗及预防　糖皮质激素对本病有显著疗效,明确诊断后应及早使用;对于晚期已经形成广泛肺纤维化者,疗效不好。预防在于避免接触有机粉尘,改善生产环境、防尘降尘从而减少暴露;定期健康体检,及早发现疑似患者,做好二级预防;对确诊者,积极治疗原发病及并发症,完善三级预防。

(二) 棉尘病

棉尘病是由于长期接触棉、麻等植物性粉尘引起的、具有特征性的胸部紧束感及气短等症状,并有急性通气功能下降的呼吸道阻塞性疾病。长期反复发作可致慢性通气功能损害。棉尘是棉纤维尘和土杂尘的总称,主要由有机物质和无机物质组成,通常又分为纤维性物质和非纤维性物质(颗粒性粉尘)两类;棉尘含有游离二氧化硅,其含量随着纺织工艺不同而变化,最高者可达 21% 以上。棉尘肺发病除了与空气中粉尘(粒径<15μm 的粉尘)浓度有关,还与粉尘中游离二氧化硅含量可能有一定关系。接触工种主要包括:纺织、弹棉、制毡、纺线及棉纺车间的清洁工。发病工龄一般 10 年以上,若棉质差、粉尘浓度大,其工龄可缩短至 4 年左右。

1. 临床特征　早期表现为公休后第一个工作日发生胸部紧束感,或伴有胸闷、气短和咳嗽等症,称为"星期一症状",多于第二天恢复。随着工龄的延长,上述症状可每日发作而失去上述特点,并逐渐出现慢阻肺及其并发症表现。肺功能改变属于阻塞性肺通气功能损害。X 线表现:急性期无特异性改变,慢性期可见肺纹理增多、增粗、紊乱,可见网影等肺间质纤维化的改变;部分患者可见胸膜肥厚。

我国《棉尘肺》诊断标准(GBZ 56):根据症状和肺功能,将棉尘病分为棉尘肺 I 级和 II 级,棉尘肺 I 级:指经常出现休息后工作第一天,或工作周内几天均发生胸部紧束感和 / 或胸闷、气短等特征性呼吸系统症状,FEV₁ 班后较班前下降幅度不超过 10%。棉尘肺 II 级:呼吸系统症状持续加重,并伴有慢性通气功能损害,FEV₁ 或用力肺活量 FVC 小于预计值 80%。

2. 治疗　停止职业暴露,按照慢性阻塞性肺疾病治疗。

(三) 哮喘

职业性哮喘是指职业活动中因接触某些化学物质引起的由多种细胞包括嗜酸性粒细

胞、肥大细胞、T淋巴细胞、中性粒细胞、平滑肌细胞、气道上皮细胞等细胞组分参与的气道慢性炎症性疾病,伴有可变的气流受限和气道高反应性;是病因明确的支气管哮喘。

常见的变应原包括高分子量的致喘物,如:动物皮毛及排泄物、昆虫(尘螨)、植物中棉麻及谷物、微生物如霉菌等;以及低分子量致喘物,如:有机物如异氰酸酯、酸酐类、甲醛、染料等,无机化学物如刺激性气体、药物(青霉素和头孢菌素类)等。

1. 临床典型表现　为发作性伴有哮鸣音的呼气性呼吸困难,可伴有气促、胸闷或咳嗽,和相应的肺功能改变。特点:

(1)常常超过1个症状,如喘息、气短、胸闷和咳嗽;

(2)诊断哮喘之前往往有过敏性鼻炎症状;

(3)当患者对职业过敏原敏感,极低的暴露水平即可诱发严重的急性加重;

(4)职业暴露时间越久,发作越频繁,直至出现不可逆气流受限;

(5)肺功能变异越大,诊断越明确。

2. 诊断　依据我国国家职业卫生标准GBZ 57《职业性哮喘的诊断》,职业活动中较长时间变应原接触史,或短时间内吸入大量气态、烟雾等呼吸道刺激性化学物病史,反复发作性喘息、气急、胸闷或咳嗽等哮喘症状,且哮喘的发生、发展与致喘物暴露存在因果关系,结合特异性变应原试验结果,参考现场职业卫生学调查,排除其他病因所致的哮喘或其他呼吸系统疾患后,方可诊断。

职业性哮喘确诊通常分为四个步骤:第一明确支气管哮喘的诊断;第二,确认哮喘的发生与职业接触的关系;第三,区分职业性哮喘类型;第四,特异性变应原的确认。临床类型分为职业性变应性哮喘和职业性反应性气道功能不全综合征。

(1)职业性变应性哮喘诊断依据

1)有确切的数月以上的职业性变应原接触史;

2)出现发作性的喘息、气急、胸闷或者咳嗽等症状,并符合支气管哮喘的临床诊断;

3)早期哮喘的发生与工作具有相关性,症状、体征多发生于工作期间或班后数小时,经脱离或治疗后可缓解,但再次接触后又发作;

4)接触常见职业性变应原以外的化学物质,进行特异性吸入试验呈阳性;

5)对于职业接触和哮喘发作关系不明确者,应进行特异性吸入试验且结果阳性;

6)对于职业接触与哮喘发作关系不明确者,且不具备开展特异性吸入试验的条件和要求,可进行变应原特异性IgE抗体检测或特异性变应原皮肤试验,结果阳性;同时符合1)2)3),或2)3)4),或1)2)5),或1)2)6)者,可诊断为职业性变应性哮喘。

(2)职业性反应性气道功能不全综合征,应同时满足以下条件:

1)短时间内有确切的大剂量刺激性化学物等职业吸入史;

2)接触后即出现流泪、咽痛、咳嗽等黏膜刺激症状;

3)吸入后24小时内出现支气管哮喘症状,且症状持续时间大于3个月;

4)肺功能检查表现为可逆性阻塞性通气功能障碍,或非特异性气道高反应性;

5)既往无慢性支气管炎、慢性阻塞性肺疾病等呼吸系统疾病史。

3. 职业性哮喘治疗　包括:

(1)诊断明确后,立即调离原职业活动环境,避免再次接触;

(2)积极处理哮喘急性发作,尽快缓解症状,解除气流受限和低氧血症;

(3)按照哮喘的长期管理目标,达到症状控制,减少未来风险;

(4)制定个体化的治疗管理策略,从而改善预后。

(四)金属及其化合物粉尘肺沉着病(锡、铁、锑、钡及其化合物等)

1. **基本概念**　指在职业活动中长期吸入锡、铁、锑、钡及其化合物粉尘,引起吞噬金属及其化合物粉尘的肺巨噬细胞在终末细支气管及周围肺泡腔内聚集并沉积的肺部疾病,可伴有轻度肺组织纤维增生。此类金属粉尘进入肺部仅在支气管肺泡沉着,基本不伴有胶原纤维增生/或极轻度纤维增生,因此被称为"良性粉尘"。1971年国际劳工组织根据病理学观点将尘肺定义为"尘肺是由于粉尘在肺内的蓄积和组织对粉尘存在的反应",这种反应包括胶原纤维增生和非胶原纤维增生。因此,过去尘肺被分为胶原纤维为主的尘肺(吸入二氧化硅、石棉等粉尘)和非胶原纤维为主的尘肺(吸入锡、锑、铁、钡等粉尘),由此金属化合物粉尘所致肺部病变均称为尘肺。直至2013年我国《职业病分类和目录》将金属及其化合物粉尘所致的肺病确定为其他职业性呼吸系统疾病:金属及其化合物粉尘沉着症。

2. **影像学特点**　X线胸片表现为"弥漫性小结节影",呈双肺弥散分布,点状、圆形或类圆形阴影,直径常小于5mm,可伴有不规则阴影,无融合团块形成;脱离粉尘接触后病变多无进展,部分患者数年后肺内结节影可逐渐变淡、减少,甚至消失。胸部CT有助于本病的诊断和鉴别诊断,表现为双肺弥漫分布小结节影,可呈磨玻璃影或高密度结节,呈小叶中心分布,也可沿淋巴管分布,可伴有支气管血管束增粗紊乱,以及小叶间隔增厚。

3. **临床表现及治疗**　本病患者多无显著的临床表现,可伴有不同程度的咳嗽、咳痰及胸闷等症;如果金属粉尘中混有二氧化硅等粉尘,会伴有肺纤维化病变,则属于混合性尘肺范畴,具混合性尘肺的临床特点,参见相关章节。由于本病症状轻微,一般不需要特殊处理,对症支持治疗即可。

(五)刺激性化学物所致慢性阻塞性肺疾病

1. **基本概念**　刺激性化学物所致慢性阻塞性肺疾病是指在职业活动中长期从事刺激性化学物高风险作业引起的以肺部化学性慢性炎症反应、继发不可逆的阻塞性通气功能障碍为特征的呼吸系统疾病;属于慢性阻塞性肺疾病(chronic obstructive pulmonary disease, COPD)范畴。刺激性化学物指由于自身特性,在小剂量即可对生物体黏膜、皮肤产生刺激毒性的化学物,主要包括:化学烟雾如氯气、二氧化硫、氮氧化物、氨、甲醛、光气、一甲胺、五氧化二磷,以及工作中粉尘如二氧化硅粉尘、电焊烟尘、煤尘、谷仓的有机及无机粉尘等。

2. **诊断**　根据国家职业卫生标准GBZ/T 237《职业性刺激性化学物致慢性阻塞性肺疾病的诊断》,凡是具有长期刺激性化学物高风险职业接尘史、相应的呼吸系统损害的临床表现和实验室检查结果,以及发病、病程和职业暴露的关系,结合工作场所动态职业卫生学调查、有害因素监测资料及上岗前的健康检查和系统的职业健康监护资料,综合分析,排除其他非职业因素的影响,方可作出诊断。

3. **临床表现**　特征性症状是指慢性和进行性加重的咳嗽、咳痰和呼吸困难。咳嗽常为首发症状,初起呈间歇性,晨起为著,后期早晚均有咳嗽;咳痰为白色黏痰,合并感染时多为黄痰,痰量增加;呼吸困难呈劳力性气短并逐渐加重,严重者日常活动甚至休息时亦感气短。体征呈典型肺气肿体征,晚期伴有肺源性心脏病、心功能不全和呼吸功能不全体征,如发绀、下肢浮肿、颈静脉怒张、肝颈征阳性、肺性脑病等。

《慢性阻塞性肺疾病全球倡议》(Global Initiative for Chronic Obstructive Lung Disease,

GOLD）2020 指南将 COPD 分为四组：①根据肺功能评估气流受限的严重程度确定慢阻肺诊断，GOLD1：FEV_1 占预计值≥80%，GOLD2：50%~79%，GOLD3：30%~49%，GOLD4：<30%；②根据急性加重史和改良的英国医学研究委员会呼吸困难量表（mMRC）/慢阻肺评估测试（CAT）评估症状严重程度和急性加重风险，以及既往住院史，将患者分为 A、B、C、D 组。见图 2-1-2 及表 2-1-1。

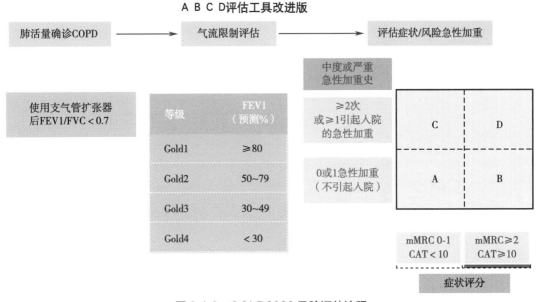

图 2-1-2 GOLD2020 风险评估流程

表 2-1-1 改良的英国医学研究委员会呼吸困难量表

在下列方框内打钩，只能打一次钩，级别 0~4		
mMRC 0 级	用力劳动时才气喘	☐
mMRC 1 级	平地用力行走或上小的斜坡气喘	☐
mMRC 2 级	走平路比同龄人慢、呼吸费力；或走平路自由行走都要停下来呼吸。	☐
mMRC 3 级	走 100 米、或走几分钟就要停下来休息。	☐
mMRC 4 级	因呼吸困难不能离开家，或因呼吸困难不能自己穿、脱衣服。	☐

慢阻肺采用综合管理策略，将诊断 - 初始评估 - 初始管理 - 随访评估 - 方案调整形成不断调整的动态链条。动态评估 COPD 患者病情、不断调整治疗方案（图 2-1-3）。

（六）硬金属肺病

1. 基本概念 硬金属肺病指长期接触硬金属粉尘引起的间质性疾病，其特征性病理改变为巨细胞间质性肺炎。硬金属粉尘是指硬金属作业中接触了含有碳化钨、金属钴粉尘，包括硬金属生产（混料和烧结等）、硬金属工具生产（如钨钢球及各种刀具）和硬金属应用（使用硬金属工具进行切割和研磨等）。从粉尘暴露至发病时间差异较大，从几年到几十年不等，平均 12 年左右。2013 年我国《职业病分类和目录》将硬金属肺病列为法定职业病。

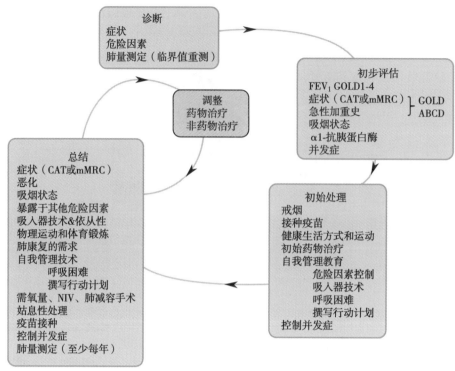

图 2-1-3 COPD 综合管理策略

2. 临床特征及诊断 硬金属肺病临床表现包含了间质性肺炎、过敏性哮喘和过敏性肺炎症状；三者之间单从临床症状难以截然区分，均表现为咳嗽、咳痰、胸闷、气促和呼吸困难等症。根据我国职业卫生标准 GBZ 290《职业性硬金属肺病的诊断》，确诊需要同时具有下述要点：

(1) 有明确长期吸入硬金属粉尘的职业接触史：如果硬金属粉尘接触史不明确，可行下列实验室检测，符合其中一项即可确认：测定所接触粉尘中含有钨、钴成分；或肺组织或肺泡灌洗液中检测出钨、钴成分。

(2) 具有相应的呼吸系统临床表现：多数患者慢性起病，出现不同程度的咳嗽、咳痰、胸闷和胸部紧束感、进行性呼吸困难等症状，肺部可闻及爆裂音、捻发音或哮鸣音；部分患者表现为过敏性哮喘和过敏性肺炎（参照 GBZ 57 和 GBZ 60 诊断）。

(3) 胸部影像学表现：胸片表现为急性期双肺野磨玻璃阴影，可见边缘模糊的粟粒样或腺泡样小结节影，或片状致密影。慢性期主要表现为线状、细网状或网结状影，严重者可出现弥漫性肺间质纤维化、牵张性支气管扩张及蜂窝肺。HRCT：急性期可表现为肺野薄雾状密度减低或磨玻璃影、斑片状影、弥漫模糊小结节影。慢性期可见磨玻璃影、线条影、网格影，可局限或弥漫分布。可见小叶间隔不规则增厚，支气管血管束增粗、僵直、扭曲，不规则索条影，局限性肺气肿征，晚期可见囊状影和 / 或蜂窝样改变。

当上述各项同时具备时，仍不能诊断者，需要肺组织病理学检查；其特征性病理表现为巨细胞间质性肺炎样改变，少数表现为其他间质性肺炎病变。

（蒋文中）

第二节 尘 肺 病

一、矽肺

矽肺是由于长期吸入游离二氧化硅或者矽尘引起肺部纤维化为主的全身性疾病。其特征是患者呼吸道暴露于二氧化硅粉尘,肺泡巨噬细胞吞尘并导致细胞溶酶体破裂,触发了炎症因子系列反应,引起了肺组织重构并纤维化;随着病情进展损害了肺功能,继发其他器官损害。在我国,矽肺是危害最为严重的职业病,占尘肺患者总数的 50% 左右。

根据临床特征可将矽肺分为简单型矽肺、快速进展型矽肺和急性矽肺。

简单型矽肺:多接触游离二氧化硅含量低于 30%,起病潜隐,开始多无症状,体检无异常发现;常规 X 线胸片发现肺部阴影而确诊。胸片见弥漫、小圆形密度增高影,两上肺野多见,可见肺门淋巴结钙化;HRCT 可见胸膜下结节状钙化。简单型矽肺可进展为复杂型矽肺,伴随咳嗽、咳痰、气喘,肺部可闻及干湿性啰音;肺功能可表现为限制型或者混合型肺通气功能障碍。

快速进展型矽肺:接触游离二氧化硅含量在 40%~80% 之间,此型患者起病即有症状,咳嗽、咳痰、气喘并进行性加重;常规 X 线胸片显示肺部阴影不再局限于上肺野,结节阴影显著增多、增大、致密,可呈片状样改变;肺功能损害呈进行性加重,往往数年进展至严重肺通气和换气功能障碍。

急性矽肺:亦称矽性肺泡蛋白沉着症,多见于高浓度二氧化硅粉尘暴露,如掘进工等;X 线胸片或者胸部 CT 可见类似肺水肿的磨玻璃影;肺泡灌洗液可见富含蛋白和脂质物质,类似于肺泡蛋白沉着症灌洗液。此型在各型中预后最差,病死率高。

(一) 理化性质

二氧化硅是地球上储量最为丰富的矿物质,以晶体二氧化硅和无定型二氧化碳形式存在。其中,晶体二氧化硅是硅原子和氧原子以共价键形成立体网状结晶,如石英、水晶等,其密度:$2.648g/cm^3$、熔点:1 723℃、沸点:2 230℃、折射率 1.6,不溶于水;无定型二氧化硅指不能形成晶体的二氧化硅,为白色固体或粉末状,如硅藻土等。工作场所致人类肺纤维化的主要是结晶二氧化硅,包括石英、鳞石英、方石英等,其致纤维化能力依次为鳞石英>方石英>石英;石英在自然界中可以自然形成,或存在于砂岩(石英含量 67%)和花岗岩(含量 25%~40%);方石英和鳞石英自然存在于岩浆中,或石英及无定型二氧化硅在高温下形成。其他少见的有热液石英、柯石英、超石英;无定型二氧化硅主要见于猫眼石、硅藻土、富硅玻璃、硅粉、矿棉、石英玻璃等,无定型二氧化硅亦可致肺纤维化,但其能力弱于晶体二氧化硅。

决定二氧化硅致肺纤维化程度受多种因素影响,除了上述的结构因素外,还与二氧化硅加工过程有关。同样的晶体二氧化硅,新鲜破碎者其致纤维化能力更强。非晶型纳米化二氧化硅具有一定致肺纤维化作用;水泥本身含少量二氧化硅,但是如果和砂石制成混凝土再经过切割、研磨、打钻就生成大量呼吸性矽尘;密闭空间如沉箱中打钻可致矽尘暴露。硅藻土或其他无定型二氧化硅和非致纤维化的硅酸盐共同作用可致混合型尘肺;甚至,暴露于沙尘暴中喜马拉雅地区儿童亦可引起矽肺发生。

矽肺是否发生及其严重程度与①粉尘累计剂量密切相关,累积剂量高者矽肺的病理积分亦高,反应肺纤维化的羟脯氨酸浓度增高。②矽尘中是否含有金属,金矿、锡矿和钨矿粉尘环境中含微量二氧化硅即可致矽肺,可致严重肺纤维化;而煤矿粉尘矽肺纤维化严重程度就轻很多。

(二) 职业接触

自然界中,二氧化硅在地壳中广泛存在,主要存在于硅石、石英、硅藻、水晶、沙子,是重要的工业原料。职业接触的机会十分广泛,主要见于以下行业。

1. 采矿业　几乎所有的矿山均含有不同程度的游离二氧化硅,在开采加工过程中可产生呼吸性矽尘(直径<10μm)。主要工种为凿岩工、放炮工、支柱工、运输工等;其中干式凿岩工,接触矽尘浓度最高,发病率也高。

2. 石材加工业　各类石材的加工,特别是需要近距离接触的宝石切割、研磨、雕刻等,患者口鼻几乎贴近研磨机械,吸入高浓度新鲜破碎的石英粉尘。其他工种如破碎、运输、打磨等均是矽肺高发群体。

3. 道路桥梁业　隧道、岩洞、公路、铁路路基施工中风钻工、爆破工、运输工等均可接触高浓度矽尘。

4. 建筑装修业　建筑石材的采石、轧石、石料粉碎;装修业中打磨、风钻工、水泥砂浆的喷涂等可接触一定浓度矽尘。

5. 石英加工行业　石英的粉碎、研磨、运输过程中可接触矽尘而致病。

6. 耐火材料行业　耐火材料生产过程中原料准备、制造、焙烧等工种可接触呼吸性矽尘。

7. 机械制造业　铸钢车间的型砂造型、浇铸、开箱、清砂、喷砂等工种接触石英粉尘,其发病率高、发病工龄短,进展快。而铸铁车间常用河沙掺入黏土、石墨、滑石粉等,属于混合性粉尘,其发病工龄长,进展缓慢。

8. 其他如水泥、玻璃等行业　其原材料均含一定量二氧化硅,其生产过程中均可接触呼吸性矽尘而致病。

(三) 病理及发病机制

矽肺的基本病理改变为矽结节、进行性大块纤维化、矽性肺泡蛋白沉着症和弥漫性肺纤维化。大体病理学检查可见两肺散在的坚硬结节,呈白色或者乳白色,可融合成块,两上肺叶多见;这些结节沿淋巴管分布,肺门及支气管淋巴结常常肿大,以刀片切之有沙砾感。

矽结节是矽肺特有的病变,直径1~5mm。根据结节内细胞含量分为细胞型矽结节和纤维型矽结节,前者多见于矽结节形成早期,中央为小血管样结构,周围是混杂了细胞的层层紧密排列的胶原纤维,细胞成分主要为吞尘巨噬细胞及成纤维细胞和肌成纤维细胞;纤维型矽结节呈洋葱头样,中心少量坏死的血管支气管结构伴大量胶原纤维,周围漩涡状排列的尘细胞、游离粉尘及大量的纤维结缔组织。偏振光显微镜下可见矽结节中心存在双折射结晶颗粒,多见于硅酸盐,亦可见于二氧化硅结晶。

进行性大块纤维化是矽结节聚拢、融合、基质重构而成,形成最长径达1cm以上,多数在2cm以上甚至超过右上肺区最长径。其内血管和支气管破坏,营养不良出现中央区坏死和空洞形成,可继发分枝杆菌及真菌感染,局部反复损伤、修复,易出现组织癌变。镜下可见萎缩、破坏的肺泡腔内充满尘细胞和各种粉尘,及大量胶原和无定型物质。大块纤维化周围出现代偿性肺气肿,形成周边气肿带。

矽性蛋白沉着症临床少见,肺泡结构并未破坏,肺泡内充满PAS染色阳性的含二氧化硅渗出液,肺泡壁增厚,大量炎性细胞浸润,较少的胶原沉积,纤维化不严重,矽结节亦较其他类型少见。

弥漫性肺纤维化是指呼吸性细支气管、肺泡、小叶间隔和小血管周围、胸膜下区因粉尘沉积所致的弥漫性胶原纤维增生。根据病变占全肺面积比率将肺纤维化分级,1级:病变占全肺面积大于等于25%,小于50%;2级病变占全肺面积大于等于50%,小于75%;3级:病变占全肺面积75%以上。

呼吸性矽尘进入远端气道及肺泡引起矽肺病的发生,涉及多种机制相互促进,构成肺部炎症反应,在不断损伤、修复过程中形成肺纤维化的正反馈,最终导致不可挽回的肺功能损害。

1. 进入肺泡的二氧化硅,多数终身留存于肺组织,并且被局部巨噬细胞反复吞吐,成为肺纤维化的原始触发启动点。

2. 细胞因子网络的形成,招募炎性细胞至肺组织,并在肺组织活化使局部成为炎症的战场。起重要作用的如肿瘤坏死因子-α(TNF-α)、表皮生长因子(EGF)、转化生长因子β及α、血小板衍化生长因子(PDGF)、白介素(IL-1、IL-8)、巨噬细胞炎症蛋白1α和1β(MIP-1α,1β)、巨噬细胞炎症蛋白2(MIP-2)、中性粒细胞趋化因子(CINC)、单核细胞趋化蛋白(MCP)等。

3. 氧化应激损伤攻击细胞膜,使肺组织多种细胞完整性受损。活性氧族(ROS)和活性氮族(RNS)产生大量自由基,能够氧化细胞膜上多不饱和脂肪酸,细胞膜流动性和通透性下降,导致细胞破裂死亡。

4. 细胞信号传导通路激活,使二氧化硅能够撬动细胞核DNA转录,控制细胞增殖、凋亡、肺泡上皮间质转化等过程。丝裂原活化蛋白激酶(MAPK)能够引起细胞增殖、细胞分化、细胞凋亡;MEK/ERK激活能够调控成纤维细胞增殖与分化;核因子kβ(NF-kβ)控制炎症反应、肺纤维化严重程度;Fas/FasL能够控制肺组织多种细胞凋亡的严重程度。转化生长因子β1能够促进肺泡上皮间质转化,在肺纤维化中具有重要的作用。

(四) 临床表现

1. 症状

(1)咳嗽和咳痰:是矽肺患者最早期症状,早在患者从事粉尘作业过程中,就出现此类症状,其机制是尘源性支气管炎,通过咳嗽排出吸入的矽尘;因症状轻微,多数并未就诊,往往被患者甚至医师忽视。随着病程进展,症状逐渐显现成为就诊的主诉。

(2)胸闷、气短和呼吸困难:这是一组严重程度递进的、反应有效气体交换面积减少的症状。由于肺部通气和换气有一定的储备,只有当肺损害越过储备临界点才会递次出现这组症状。

(3)胸痛:呈胀痛、隐痛、刺痛,多为一过性,咳嗽时加重,随着矽肺病情进展逐渐频繁发作,部分患者耐受而不显著;其机制为矽尘经淋巴管引流至胸膜,致无菌性胸膜炎。当胸痛剧烈,或呈压榨样痛,需要和冠状动脉粥样硬化性心脏病、肺栓塞、肺梗死相鉴别。

(4)发绀:当毛细血管内还原血红蛋白超过50g/L(5g/dl)时皮肤黏膜出现发绀。多见于矽肺致肺组织广泛破坏,氧合不足引起。

2. 体征 矽肺早期无并发症者多无体征;随着病情进展,逐渐出现慢性阻塞性肺疾病体征:桶状胸,胸廓前后径增加、肋间隙增宽、呼吸动度下降;语颤减弱;叩诊过清音;听诊呼吸音减弱,并发感染者可闻干、湿性啰音;部分患者可出现发绀。

3. 实验室检查 分为特异性检查和非特异性检查,前者指肺活检,包括经气管镜肺活检、经皮肺穿刺活检、经胸腔镜肺活检、开胸肺活检、尸体病理学检查,镜下找到矽肺结节,以及在矽结节中心发现双折射结晶。非特异检查包括血、尿常规、肝肾功能、血气分析；以及反映肺纤维化程度的羟脯氨酸、铜蓝蛋白、TGFβ₁ 等检查，对判断病情具有一定的作用。

4. 肺功能检查 矽肺病肺功能损害呈渐进性，随着期别增加，肺功能损害逐渐加重；但是肺功能与矽肺期别不完全平行，其原因是矽肺期别反映 X 线形态学特征，而肺功能更多地与肺气肿相关，随着肺气肿进展，矽肺结节被肺气肿掩盖，而使患者 X 线晋期延后。

矽肺肺功能损伤主要表现为 VC、FVC、FEV_1、FEV_1/FVC% 下降，随着期别增加而进行性降低；但早期 FEV_1/FVC%、MMEF 下降较 VC、FVC 严重，出现一过性阻塞性肺通气功能障碍；随着矽肺病的快速进展，肺容量指标快速下降，表现为混合型肺通气功能障碍；少数患者肺组织弹性差，早期即表现肺容量的快速减少，仅表现为限制性肺通气功能障碍；伴肺弥散功能下降。

5. 影像学表现

(1)X 线胸片：矽肺 X 线胸片表现包含特征性小阴影、大阴影和淋巴结蛋壳样钙化，以及非特异性慢阻肺改变：肺纹理、肺门结构、胸膜、心影改变等。

1)小阴影：矽肺小阴影特点以类圆形小阴影为主，p、q、r 均可见到，p 型小阴影最为多见，针尖状、密度较高、边缘较清晰；早期多见于下肺野，逐渐扩展至整个肺野。随病程进展，p 型阴影可逐渐增大，而出现 q 影和 r 影；三种类圆形小阴影均可出现小阴影聚集，多见于上中肺野，部分出现融合而成大阴影。部分矽肺病在类圆形小阴影基础上可见不规则小阴影，如 s、t 影，患者多从事混合工种，临床少见。

2)大阴影：矽肺大阴影是指阴影最长径超过 10mm，常呈双翼或者腊肠样分布于两上肺野，多呈对称、"八"字形；也有单侧分布，球形或者其他形状；融合团块致密、均匀，有周边气肿带，外侧缘多见；形成机制多为矽肺结节不断聚拢，小阴影聚集、融合；其中，局部炎症因子反应、大量胶原沉积并收缩起重要作用。

国际劳工组织(ILO)根据大阴影最长径分为：A 型(10mm<最长径≤50mm)、B 型(单个大阴影最长径/多个大阴影最长径总和>50mm，不超过右上肺区最长径)、C 型(单个大阴影最长径/多个大阴影最长径总和达到或超过右上肺区最长径)。

3)淋巴结蛋壳样钙化：是矽肺特征性影像表现，多见于肺门区域。形成机制是吞尘巨噬细胞沿着淋巴管向肺门引流，肺门淋巴结局部炎症反应剧烈、局部纤维化导致淋巴结破坏并出现钙化。

4)矽肺 X 线非特异改变：主要表现为尘源性支气管炎、阻塞性肺气肿、肺源性心脏病、心力衰竭的影像学改变。肺纹理增粗、变形、紊乱、残根样改变，随着肺气肿加重、大阴影收缩并向肺尖和纵隔移动，肺纹理可呈垂柳样改变。肺气肿征逐渐加重。随着肺动脉高压出现，右心室肥厚、扩张，心脏顺钟向转位，肺心病的 X 线征亦可出现。

(2)胸部 CT 表现：与传统 X 线胸片比较，胸部 HRCT 对矽肺病变具更高敏感性：

1)类圆形小阴影显示更清晰，能够显示直径<1.5mm 小阴影，并且其边缘和形态显示良好；发现符合矽肺特征的类圆形小阴影比 X 线胸片为早。

2)大阴影显示更准确、不遗漏；能够发现心影后、膈后、脊柱和纵隔旁大阴影；能够发现大阴影质地和边缘形态，如大阴影内空洞、钙化、以及大阴影并发结核和肺癌的特征。

3)清晰显示肺门淋巴结以及肺门结构。

4)检出胸膜病变的敏感性和特异性更高。

5)CT 结合示踪技术(^{18}F-FDG)的 SPECT/CT,对鉴别矽肺大阴影良恶性具较大价值。

除此之外,多层螺旋 CT(MSCT)多平面各向同性重建(MPR)能够以冠状、矢状面显示整个肺野内小结节的形态、质地、边缘;能够重建最大密度投影(MIP)将类圆形小阴影和血管断面区别开来;不同阅片者对同一矽肺患者胸部 CT 评价一致性更高;HRCT 定量分析(计算矽肺结节密集度指数)能够间接反映功能损害,并且与患者临床气促严重程度、气流阻塞严重性、肺容量损失和肺部弥散量的下降具有较好的相关性。

目前尚无国际公认的 CT 尘肺分期诊断标准,不能作为诊断职业病的依据。但其可以作为 X 线诊断的补充,对早期发现矽肺病、提高鉴别诊断的准确性有很重要的参考价值。

6. 矽肺合并症　矽肺合并症中以下疾病需特别关注:感染(结核、其他分枝杆菌感染、真菌、细菌)、COPD、恶性肿瘤(肺癌、胃癌及食管癌等)、自身免疫疾病(硬皮病、类风湿关节炎)、肾损害(慢性肾损害)等。

(1)矽肺合并肺结核:矽肺易并发结核,呈现以下特点:

1)随着矽肺期别增加,肺结核合并率增高。1986 年我国尘肺流行病学调查资料显示,壹期、贰期、叁期矽肺结核合并率分别为 18.21%、17.6%、37.07%。

2)随着时间延长,矽肺结核并发率有下降趋势。1986 年全国矽肺现患病例中,肺结核合并率 19.35%,2000—2013 年数据显示矽肺结核并发率 14.4%。

矽肺合并肺结核的诊断需要考虑以下几点:①肺结核的症状学是疑诊肺结核的起点。低热、盗汗、咯血一般都有,如果不加干预,以上症状会逐渐显现。②肺结核诊断分为病原学诊断和临床诊断。理论上肺结核确诊应该获得结核菌在肺部感染的证据,如痰涂片、痰培养、支气管灌洗液涂片或培养、胸积液涂片或培养、肺组织或胸膜活检找到结核菌;肺组织活检符合肺结核病理特征;肺结核菌核酸检测阳性。

临床诊断指患者具有肺结核症状学及影像学特征,肺结核间接指标阳性,如结核抗体、结核菌素试验、γ 干扰素试验等,但是各种取材都未找到结核菌;这时可以考虑试验性抗结核治疗,如果症状好转、病灶影像学改善或消失,临床诊断成立。

(2)矽肺合并肺癌:矽尘暴露促使肺癌合并率增加,两者之间属于弱相关关系。国际癌症研究机构(IARC)于 1997 年将职业暴露中吸入晶体二氧化硅(石英和方石英)确定为人类致癌物;临床似乎难以获得矽尘导致肺癌发病增加的证据;在巢式病例对照研究中,控制混杂因素,发现随着矽尘累积剂量增加,15 年后肺癌患病危险度稳定上升,但曲线坡度很小;由此,IARC 于 2009 年再次确认晶体二氧化硅粉尘为人类致癌物。

矽肺肺癌的诊断需要:

1)标本肺癌标志物阳性;

2)影像学具有矽肺合并肺癌特点;

3)确诊需要病理依据。

(3)矽肺并自身免疫性疾病:矽肺易并发类风湿关节炎、硬皮病、红斑狼疮、进行性系统硬化症。可呈现抗核抗体、类风湿因子或其他自身抗体阳性,以及各种免疫球蛋白、免疫复合物升高。甚至部分矽尘暴露患者出现肾病综合征、或肾衰竭而肺部无矽肺影像学证据,需要进一步研究。

(五)诊断及鉴别诊断

1. 矽肺诊断　依据 GBZ 70《职业性尘肺病的诊断》进行诊断。

矽肺属于尘肺病,其诊断按照尘肺病诊断原则进行:根据可靠的生产性矿物性粉尘接触史,以技术质量合格的 X 线射线高千伏或数字化摄影后前位胸片表现为主要依据,结合工作场所职业卫生学、尘肺流行病学调查资料和职业健康监护资料,参考临床表现和实验室检查,排除其他类似肺部疾病后,对照尘肺病诊断标准片,方可诊断。

劳动者临床表现和实验室检查符合尘肺病的特征,没有证据否认其与接触粉尘之间必然联系的,应当诊断为尘肺病。

根据以上诊断原则,多数矽肺易于确诊,但对于急性矽肺的诊断需要谨慎。因其部分肺泡中矽尘肺泡蛋白沉着,X 线胸片呈磨玻璃样改变,影响矽肺小阴影显现和确认;可行支气管肺泡灌洗,病理检查肺泡内有过碘酸 - 希夫(PAS)染色阳性的蛋白,并观察到双折射结晶而获得正确诊断。

2. 鉴别诊断

(1)肺结核:主要指血型播散型肺结核。包括急性、亚急性和慢性血型播散型肺结核;此型肺结核有粟粒影,与矽肺类圆形小阴影相似,非职业病科临床医师常将矽肺判为肺结核。急性粟粒性肺结核呈两肺均匀分布粟粒状影,上肺野多见,可融合;亚急性和慢性血型播散型肺结核因结核菌先后多次进入血液,在肺部播散,病灶新旧并存,新病灶呈渗出性改变、而旧病灶已经纤维化、钙化;病灶大小不一,部分病灶融合成斑片状。患者有肺结核症状,如午后低热、盗汗、咯血、胸腔积液等改变;痰液、支气管肺灌洗液、血液、胸积液有病原学证据而获得确诊。

(2)结节病:结节病是原因未明多系统非干酪性肉芽肿性疾病,常累及肺、皮肤、眼、浅表淋巴结、肝、脾、肾、骨髓等器官,其中,肺部受累最为常见。X 线表现为双侧肺门及纵隔淋巴结对称性肿大,伴有肺内网状、结节状、或片状阴影。根据胸部 X 线特征对胸内结节病进行分期,0 期:无异常 X 线表现;Ⅰ期:肺门淋巴结肿大,而无肺部异常,此型最多见;Ⅱ期:肺门淋巴结肿大伴肺部弥漫性浸润,呈弥漫性粟粒状、片状、结节状浸润;Ⅲ期:肺部弥漫性病变,无肺门淋巴结肿大;Ⅳ期:进行性肺间质纤维化,可伴有囊状支气管扩张。Kvein 试验阳性;组织活检可见非干酪性类上皮细胞样细胞肉芽肿而获得确诊。激素或细胞毒药物有一定的治疗效果。

(3)肺泡蛋白沉着症:原因未明,可能与粒细胞 - 巨噬细胞集落刺激因子抗体(GM-CSF)有关;起病隐匿,经过多年发展逐渐出现渐进性呼吸困难,乏力、胸痛、体重减轻,最终发展为呼吸衰竭。CT 特别是 HRCT 显示两肺斑片状阴影,可见支气管充气征,边缘清晰,呈地图状、磨玻璃状、"碎路石征"。需与急性矽肺相鉴别:①矽肺都有粉尘接触史;②支气管肺泡灌洗液均可见 PAS 染色阳性的蛋白样物质,矽肺可见双折射结晶,而肺泡蛋白沉着症则无此结晶。

(4)肺泡微石症:原因不明的两肺肺泡内存在微结石的罕见疾病。多数患者无症状,多因体检而发现;X 线表现为两肺弥漫性分布以两下肺野及内侧带为主的密集、细小砂粒样结石影,边缘锐利。X 线表现和临床症状不一致,常见 X 线满布细小结石影而患者无症状。确诊依赖支气管肺泡灌洗或者经气管肺镜肺活检发现微结石。

(5)肺癌:周围型肺癌需与大阴影相鉴别。鉴别要点:①肺癌多为单侧发病,矽肺大阴影多双侧、大致对称。②肺癌多中心生长而呈分叶状,边缘有细毛刺,癌肿增殖迅速者中央出现缺血坏死性空洞;矽肺大阴影边缘清晰,有周边气肿带,虽然贴近胸膜,但一般不和胸膜融合。③矽肺大阴影周围可见弥散分布的小阴影,而肺癌肿块周围肺野一般无分布均匀的小阴影。④矽肺大阴影变化较慢,肺癌阴影进展较快,数月即可倍增。⑤肺癌确诊依赖组织活检。对于怀疑矽肺并发肺癌者,可行正电子发射计算机体层扫描,通过高代谢成像技术早期发现可能的癌变,尽早获得病理诊断。

(六)治疗及康复

1. **矽肺病治疗** 目前没有一种治疗方案能够治愈矽肺病。其原因是:①进入肺泡和肺间质的二氧化硅不能被机体清除、排出;目前设计的药物不能在肺组织溶解矽尘,也不能结合二氧化硅通过代谢排出。②二氧化硅在肺组织内循环不能停止。二氧化硅进入肺组织 - 巨噬细胞吞噬二氧化硅 - 巨噬细胞崩解并释放二氧化硅 - 二氧化硅被其他巨噬细胞吞噬,这个过程在肺组织无限循环,并不断提供一个崭新的病因。③矽尘启动的炎症因子反应、炎症细胞的募集、上皮间质转化、胶原合成和降解,牵涉很多的靶点,目前没有一种药物能够覆盖所有的这些靶点。因此,在解决这些问题之前,矽肺的治疗只能是综合治疗。

(1)加强健康管理:接触矽尘者均应参加健康监护,定期体检发现可疑矽肺影像学改变;对于疑似或者确诊矽肺者,脱离矽尘暴露;加强自我管理,包括戒烟、避免生活中接触粉尘,加强营养并健身,加强心理建设。

(2)矽肺综合治疗:包括对症治疗、氧疗、并发症 / 合并症治疗、康复治疗、肺灌洗治疗和外科干预治疗(主要指肺移植治疗,见尘肺病总论部分)。抗肺纤维化治疗也属于综合治疗一部分,在矽肺治疗中具有一定作用。

1)克矽平:1960 年西德学者报告 PVNO(P204,我国称为克矽平)具有抑制石英粉尘对巨噬细胞的毒性作用,我国 1964 年合成了克矽平并在临床使用,发现该药可以渗入矽结节内部进入细胞,减缓矽肺进展,可能机制是克矽平包裹了矽尘表面,使二氧化硅毒性下降,但是其肝肾毒性限制了其临床使用。受此启发,随后研发了柠檬酸铝等药物,在二氧化硅表面也形成保护层,可减轻患者临床症状。但是该类药物并不能改善矽肺 X 线进程,对肺功能的改善也不明显,不能降低病死率。副作用大,抵消了其临床获益,该类药物在临床很少使用。

2)汉防己甲素:非选择性钙通道阻滞剂,中药汉防己根块中提取的双苄基异喹啉类生物碱,又称粉防己碱。通过直接或间接抑制胶原基因转录,降低胶原合成,促进肺胶原纤维降解。目前没有随机双盲研究结果,多为自身对照;对矽肺纤维化的治疗作用仍在探索之中。

3)吡非尼酮:能够减少肺、肾等器官成纤维细胞转化生长因子 β(TGFβ)、碱性成纤维细胞生长因子(bFGF)、结缔组织生长因子(CTGF)和金属蛋白酶组织抑制剂 1(TIMP1)的表达,胶原合成减少。在 2015 年美国胸科学会 / 欧洲呼吸学会 / 日本呼吸学会 / 拉丁美洲胸科协会共同颁布的特发性肺间质纤维化(IPF)指南中修订为条件性推荐使用。大鼠矽肺模型中,吡非尼酮可减轻矽肺肺纤维化程度,并减少组织羟脯氨酸含量。吡非尼酮用于治疗矽肺的二期临床试验在我国已获批准,研究正在进行中。

2. **矽肺病患者康复** 康复治疗是临床治疗的延续,是涉及多学科的个体化干预,涵盖了呼吸内科、运动医学科、营养科、心理科的学科知识。对矽肺患者设计针对性个体化康复方案,包括:

(1)心理治疗,消除患者对矽肺的恐惧、焦虑心理;

(2)有氧运动,提高呼吸肌力量和协调性;

(3)胸部理疗、缩唇呼吸、腹式呼吸、呼吸操;

(4)长期低流量家庭氧疗,每天吸氧超过 15 小时;

(5)营养支持,均衡营养,补充足够的能量和维生素;

(6)肺保护策略,必须戒烟及避免二手烟吸入;防止生活中粉尘吸入,如生物燃料,及冬季取暖煤炉的烟雾;预防呼吸道的病毒和细菌感染;注射流感疫苗和肺炎球菌疫苗等。

(七) 预后

矽肺病预后取决于医疗资源的可及性及患者接受健康教育的水平。我国因用工制度改革,大量农民工出现,小微企业法律意识淡薄,使得部分接尘农民工患矽肺病后得不到医疗/工伤保险的覆盖,患者出现矽肺并发症不到严重威胁生命时刻不去医院就诊,影响了患者的预后。而如果做好健康保障,在现代医学技术水平支持下,可以减少并发症的发生,或并发症得到及时控制,生存至 80 岁是常见的。国内很多研究表明,矽肺患者在医疗覆盖下,患者平均年龄 68~78 岁,部分患者可达 90 多岁。

(八) 预防

矽肺是完全可以预防的疾病,病因明确,理论上只要控制矽尘吸入,就可以消灭矽肺病。据此,1995 年 ILO/WHO 联合提出"全球消除矽肺规划",我国政府也制定了中国防治尘肺规划纲要。

矽肺病预防策略的基础是三级预防。一级预防是指防尘降尘,我国提出"八字方针":水、风、密、革、护、宣、管、查(见总论部分),使矽肺患者发病年龄由 20 世纪 50 年代的 35 岁延长到 80 年代后期的 51 岁,证明这个防尘措施是切实有效的。二级预防是指实施健康监护,早期发现疑似矽肺病患者,及早采取医学干预。三级预防是指并发症的预防,对已经诊断矽肺病患者,通过健康教育等手段,预防并积极治疗并发症,如细菌和病毒等病原体感染、COPD、气胸、肺癌、呼吸和循环功能不全等。

(蒋文中)

二、煤工尘肺

煤工尘肺是指煤矿工人长期吸入生产性矿物性粉尘,引起肺内弥漫性间质纤维化和煤矽结节的形成。根据工种不同,工人可分别接触到煤尘、煤矽混合粉尘和矽尘;其中,从事单一的岩石掘进的工人,接触矽尘,所患的尘肺为矽肺,约占 11.4%;既从事岩石掘进、也从事采煤的工人,接触的粉尘为煤矽混合粉尘,所患的尘肺称为煤矽肺,约占 87.6%;单纯从事采煤的工人,接触的粉尘为煤尘,所患的尘肺属于煤肺,约占 1.0%;我国幅员辽阔,各地地质条件不同,粉尘中二氧化硅含量差异很大,煤矿工人多数从事过多个工种,很难确认某一工人只接触单一粉尘。因此,一般把煤矿工人接触上述粉尘所致的肺纤维化统称为煤工尘肺。据统计,我国的尘肺每年新增病例中约近一半来源于煤炭业。

(一) 理化性质

煤炭是地球上蕴藏量最丰富,分布地域最广的化石燃料。构成煤炭有机质的元素主要有碳、氢、氧、氮和硫等;此外,还有极少量的磷、氟、氯和砷等元素。属于多孔性固体,由固定碳、灰分、挥发分及水分组成;其中,灰分中矿物质包括粘土或页岩、方解石、黄铁矿及其他微量成分组成;主要通过完全氧化作用,释放大量热能而作为能源加以利用;其次,深度加氢作用使煤转为液体产物和少量气态烃成为煤化工的原料。作为单纯煤尘引起的肺部病变病程较缓慢,多在 20~30 年后表现出明显的症状,病变以形成肉眼可见的尘斑为特征;煤矽混合尘因含有矽尘,侵袭性较强,在正常情况下无法被肺组织清除,随着时间和数量的累积,逐渐与煤尘融合,形成煤矽混合性结节,并引起弥漫性肺间质纤维化,病变进展到晚期,可出现大块纤维化。

(二) 职业接触

煤炭是当今世界上的主要能源与化工原料之一,我国是世界上最大的煤炭生产和使用的国家。煤炭生产、使用、排放均会产生粉尘。其中,煤炭生产过程中产生的粉尘危害较大,来源于井下开采和露天开采。几乎覆盖了开采的所有工序,如掘进工序:凿岩、爆破、装渣、运输等;采煤工序:采煤机割煤、打眼、爆破、支柱、运输等;选煤工序:选煤、洗煤、装库、运输等。几乎涵盖煤炭生产、使用、排放所有工种,主要有煤矿的掘进工、采煤工、爆破工、支柱工、装煤工、运输工,选煤车间的洗煤工、装卸工,煤炭使用过程中的码头煤炭装卸工、锅炉工、炼钢车间的投料工、煤球制造工等。我国从事煤炭生产的人员达数百万人,当中接触煤炭粉尘工人超过百万人以上。

(三) 发病机制及病理

1. 发病机制　煤工尘肺综合了矽尘、煤尘、煤矽尘致病过程,具体表现形式取决于患者接触的不同种类粉尘的累积剂量。呼吸性粉尘进入呼吸性支气管和肺泡后,被巨噬细胞吞噬后:

(1) 矽尘为主者引起巨噬细胞溶酶体破裂,巨噬细胞死亡,释放出矽尘并被其他巨噬细胞再次吞噬,形成巨噬细胞吞噬 - 崩解 - 再次被其他巨噬细胞吞噬的过程,引发了自由基及炎症因子反应,导致炎症细胞募集、成纤维细胞向肌成纤维细胞转化、胶原形成和降解不平衡导致基质重构。

(2) 煤尘为主者引起巨噬细胞体积增大,阻塞淋巴管网致淋巴的淤滞,引起肺间质增厚;在煤尘和功能受损的巨噬细胞共同作用下,引起一定程度的炎症、基质破坏和肺纤维化过程。

(3) 煤矽尘为主者兼有上述两种机制存在。

2. 病理特点　煤工尘肺的病理表现形式取决于患者所接触的煤尘与矽尘的比例,当粉尘中二氧化硅含量>18%,矽尘多于煤尘者,病理改变类似矽肺;当二氧化硅含量<18%,煤尘超过矽尘,其肺脏病理表现为煤肺或煤矽肺。因此,有人将煤工尘肺分为矽煤肺型、煤矽肺型、煤肺型、进行性块状纤维化型。因矽煤肺型和煤矽肺型两者均可见煤斑、矽结节、煤矽结节、尘斑气肿和间质纤维化等,两者之间难以截然区分,现在少用。目前,将煤工尘肺基本病理特征描述为煤斑或者尘斑、尘斑气肿、矽结节、煤矽结节、弥漫性肺纤维化、进行性块状纤维化。

(1) 煤斑或者尘斑、以及尘斑气肿:是煤工尘肺最基本的病理特征。煤斑也称煤尘灶、尘斑,圆形或不规则形,直径多为 2~5mm,由煤尘、吞噬细胞、网状纤维和少量胶原纤维所组成,也称为煤尘细胞灶,周围呈星状延伸,与肺泡间隔或间质相连,往往伴有灶周气肿,亦称尘斑气肿;多位于细支气管周围及呼吸性支气管周围。

(2) 煤矽结节:为圆形或不规则形,黑色点状,切面密实,质地坚硬,直径 1~5mm 或更大。典型的煤矽结节中心胶原纤维构成,略呈同心圆形,可呈玻璃样变,外周有显著煤尘沉积区,多呈星芒状延伸。

(3) 大块纤维化:亦称进行性块状纤维化、复杂煤工尘肺,是煤工尘肺晚期的一种表现形式。分为两种:一种为弥漫性纤维化,由结缔组织包围了很多碳素粉尘组成,其内很少有煤矽结节,胶原纤维也较矽结节为少,多分布在两肺上部和后部,大块的中央由于缺血可发生坏死,出现含有黑色液体的空洞;另一种为煤矽结节融合而成,其内含有较多的煤矽结节改变。在大块形成的过程中,肺组织有明显的收缩,常于大块纤维化周围形成肺大疱和代偿性肺气肿。

(四) 临床表现

1. 症状体征　煤工尘肺早期可无任何症状或症状轻微,轻微干咳,如合并肺部感染时,咳嗽次数和咳痰量均明显增加。若患者咳出大量黑色油墨状痰液时,提示肺组织大块纤维病变有坏死空洞的形成。咳嗽持续存在,并有咯血时,应考虑支气管扩张和肺结核的可能性。大多数患者有不同程度的胸闷、胸痛。突然剧烈胸痛并伴有呼吸困难者,应考虑有自发性气胸可能。在重劳动时气促可先出现,其后渐加重。煤工尘肺体征多表现为肺气肿体征,肺部可闻及呼吸音粗糙或减弱,当有合并感染时,出现相应部位干湿性啰音等体征。

2. 影像学表现

(1)X 线胸片:煤工尘肺 X 线胸片表现:

1)类圆形小阴影:分 p、q、r 三类,以 p、q 类圆形小阴影为主,p 直径最大不超过 1.5mm,q 直径大于 1.5mm,不超过 3mm。常成簇地出现,开始多数先出现在中、下肺野,以右侧为著。随着病变的进展,小阴影分布越来越广泛,可逐渐弥漫分布到全肺野。

2)不规则形小阴影:分 s、t、u 三类,以 s、t 类不规则小阴影为主,s 宽度最大不超过 1.5mm,t 宽度大于 1.5mm,不超过 3mm。开始多见于肺中野的内中带,逐渐扩展到外带及上、下肺野,表现为界限模糊而不整的索条阴影相互交织成网状,密度较高。

3)大阴影:指直径或宽度大于 10mm 的阴影,也称大块融合或进行性大块纤维变,多呈对称性的出现于两肺上中野,常见"八"字形、圆形或椭圆形。

4)胸膜斑:不同程度的胸膜肥厚、粘连及钙化改变,形成胸膜斑。

5)肺门改变:肺门阴影扩大,密度增高,有时可见钙化的淋巴结。

(2)计算机断层扫描成像:

1)直径 2.0~5.0mm 的小结节病变在肺内成簇出现,一般密度较高,边缘锐利,以类圆形最为常见。开始多数先出现在中、下肺野,以右侧为著,随着病变的进展,结节阴影分布越来越广泛,可逐渐弥漫分布到全肺野。

2)肺内大阴影:指直径大于 1cm 的阴影,多呈对称性的出现于两肺上中野,常呈圆形或椭圆形。若病变持续发展,可向下延伸,或向上、下扩展纵穿全肺,或与其下方的融合块相互串联成长条形。

3)肺间质性改变:肺小叶内肺小动脉和终末细支气管周围间质增厚,前者表现为点状或分支状,邻近肺周边部,在附近多可见增厚的小叶间隔或变形的肺小叶。终末细支气管周围间质增厚和 / 或纤维化牵拉,致细支气管扩张,使在正常时不可见的细支气管显示。

4)肺气肿:分为小叶中心性肺气肿、全小叶性肺气肿以及肺大疱,表现为肺野局部的透亮度增强,肺纹理稀疏,形态各异。

3. 肺功能改变　早期煤工尘肺患者虽然有弥漫性肺间质纤维化,但肺功能可无明显改变,随着病情发展,逐渐表现为阻塞性肺通气功能障碍及弥散功能障碍;病变进展过程中,出现通气 - 血液比例失调,在静息时动脉血氧分压和氧饱和度降低,但是动脉血二氧化碳分压通常在正常范围;晚期肺功能损害表现为混合型通气功能损害为主,可出现二氧化碳潴留引起高碳酸血症。

肺功能损害除与有效肺容量损失有关外,还与患者年龄、工龄、以及心肺合并症有关,年龄越大、工龄越长、心肺合并症越多,肺通气功能损害比例增加;但是煤工尘肺肺功能损害与工种无显著相关,可能系煤工尘肺患者实际接触的粉尘属于混合性粉尘,各工种之间肺功能损害难以截然区分。

4. 实验室检查 目前尚无煤工尘肺特异的生物标志物检测项目,能够反映煤工尘肺特征的实验室检查为肺组织活检,病理检查镜下可见煤斑及尘斑气肿、矽结节、煤矽结节、PMF等。反映肺纤维化的实验室指标包括血铜蓝蛋白、羟脯氨酸等检查,对评估肺纤维化进展有一定的价值。非特异检查包括煤工尘肺合并症的相关检查,如血气分析、血常规、尿常规、肝肾功能等,见总论部分。

(五) 诊断及鉴别诊断

1. 诊断 煤工尘肺诊断首先要有可靠、详细的煤尘接触史。其次,要有技术质量合格的X射线后前位胸片,胸片可以采用X射线高千伏或数字化摄影,合格的胸片是指质量达到优、良的胸片;除此之外,还要进行鉴别诊断,排除其他类似的肺部疾病;并对照尘肺病诊断标准片,按照GBZ 70《职业性尘肺病的诊断》,做出煤工尘肺分期及合并症的诊断。

2. 鉴别诊断 煤工尘肺患者接触混合粉尘,因此,X线胸片类圆形小阴影、不规则小阴影均可见到,部分患者可见大阴影。①与类圆形小阴影易于混淆的疾病包括:肺结核、结节病、含铁血黄素沉着症、肺泡微石症等;其中与肺结核相鉴别最为重要,部分尘肺患者在非职业病科就诊时被诊断为急性血型播散型肺结核(粟粒性肺结核)而接受抗结核治疗;②与不规则小阴影相鉴别的疾病包括:特发性肺间质纤维化(idiopathic pulmonary fibrosis, IPF)、过敏性肺炎等;③与大阴影相鉴别的疾病包括肺癌等。

(1)粟粒性结核病:急性粟粒性肺结核X线表现为两肺野均匀分布、密度一致、大小相等的粟粒样阴影。常可见肺门淋巴结肿大。无间质纤维化征象。浓缩法痰液涂片检查可查到抗酸杆菌,结核分枝杆菌培养常阳性。患者症状重、进展快、血沉快,经抗结核治疗,粟粒状阴影可消退。

(2)含铁血黄素沉着症:特发性者多见于儿童。继发性含铁血黄素沉着症在风湿性心脏病二尖瓣狭窄患者多见,尤其有心衰病史且反复发作者。胸片上可见二尖瓣型心影,两肺弥漫分布粟粒状影,近肺门区较多,肺尖部可见。根据明显心脏病史,无粉尘接触史,心衰控制后肺部粟粒状阴影可消失;并有反复咯血、低血红蛋白贫血、杵状指、肝脾肿大等可以鉴别。

(3)肺泡微石症:为少见疾病,多发于青中年。其特征是肺泡内含有细砂样结石;临床上有进行性气急症状。多无粉尘接触史。胸片上两肺布满细砂粒状阴影,大小在1mm左右,边缘清楚,以肺内侧多见;肺门多不大,肺纹理无明显变化。病程进展缓慢,多年观察可无变化。本病有家族性,鉴别诊断困难时可对患者家族其他成员一同行胸片检查以进一步明确。

(4)特发性肺间质纤维化:病因不明,多发于40~50岁,偶见于青少年。患者有咳嗽、气促、消瘦、乏力等症状,也可发生咯血,有时也有发热、关节痛和肌肉酸痛。最重要的体征是在肺底部吸气期可闻捻发音和发绀。胸片上见有小结节状、结节网状、广泛性网状、蜂窝影,分布上呈弥漫性、散在性,下野多于上肺野。两肺门无淋巴结肿大。经纤支镜或胸腔镜活检,肺组织病理学见早期为非特异性肺泡炎,晚期为广泛纤维化,无煤矽结节形成。

(5)肺结核球:多见于年轻患者,病灶多位于结核好发部位,即肺上叶后段和下叶背段,一般无症状。病灶边界清楚,可有包膜,密度高,周围常有卫星灶,病灶中常有向心性或密集钙化灶。常多年不变。

(6)支气管肺癌:多见于中年人,常有呼吸道症状如干咳、血痰等。多为单发,肿块影呈分叶状,并可见毛刺等征象。痰检可发现癌细胞。而叁期煤工尘肺的大阴影由煤矽结节融合而成,位于两肺中上肺区外带,呈对称性,早期密度较低,隐约可见其中的结节小阴影,后期密度较高,边缘变清,出现周边肺气肿。这些 X 线征象都有别于支气管肺癌。

(六) 治疗及康复

煤工尘肺已经形成的肺纤维化是不可逆转的,但是只要患者仍然存活,其肺纤维化仍然会进行性进展。因此煤工尘肺的治疗原则是结合全面的健康管理,积极开展综合治疗和康复治疗。

综合治疗包含了对症治疗、氧疗、并发症和合并症的治疗、抗肺纤维化治疗、肺灌洗治疗和肺移植治疗。对症治疗作为基础治疗,包括止咳、化痰、平喘治疗,能够改善患者的主观症状,延缓病情进展。在病情中晚期,建议给予家庭长期氧疗,每天低流量吸氧 15h 左右,能够一定程度上延长患者寿命。积极并发症和合并症治疗,对患者预后尤为重要,特别是一些严重的并发症,如气胸、COPD、肺心病和呼吸衰竭等;积极处理并发症能够使患者度过一段危险期而延长生命。

要积极给予抗肺纤维化治疗,虽然不能逆转已经形成的肺纤维化,但可以一定程度上阻止正在进行的肺纤维化进程,现已经进入临床试验的药物有汉防己甲素和吡非尼酮。

肺灌洗治疗能够清除尘肺患者部分游离粉尘,以及气道分泌物、细胞因子等,具有改善患者症状,在一定程度上减少粉尘负荷,具有一定作用。

煤工尘肺康复治疗是根据不同病情在患者个体化治疗中加入综合性康复方案,通过采取呼吸肌训练、心理干预、健康教育、合理营养等多学科综合干预措施,以期储备和改善呼吸功能,延缓病情进展,减少临床症状,减轻患者痛苦,增强患者抗病信心,最大限度地提高患者生活质量,实现带病延年的生存目标。

(七) 预后

煤工尘肺是尘肺的一种,本身属于慢性进行性加重的疾病,随着病程延长,可能反复合并肺部感染、肺结核、肺心病,甚至出现肺部肿瘤等其他疾病,导致病情不断加重。因此,对煤工尘肺患者要定期进行医学随访观察,并根据其患病状况提出积极的干预措施,以提高他们的生活质量,延长其寿命。

(八) 预防

我国煤工尘肺潜在的患者基数较大,煤矿工人对煤工尘肺认知薄弱,体检环节的缺失,很多患者在出现明显症状时已经错失最佳治疗时机。所以,要切实加强尘肺防治措施的实施,加强对煤矿作业环境的监控。煤矿工人作业时必须采取相应防护措施,当环境粉尘超过一定浓度时停止作业,并启动监管流程,增加对偏远地区煤矿工作的监管,提高煤矿工人对自身权益的认识,加强自身防护,定期进行体检,对可能导致煤工尘肺的因素进行管控,减少煤工尘肺发生。

(陈育全,蒋文中)

三、石墨尘肺

石墨尘肺(graphite pneumoconiosis)是长期吸入较高浓度石墨粉尘导致的以肺部弥漫性纤维化和肺气肿改变为主的尘肺。

(一) 理化性质

石墨是一种银灰色有金属光泽的结晶型碳,排列为四层六角形的层状晶体结构,还含有少量结合的或游离的二氧化硅,以及铅、钙、镁、铁等元素。

石墨分为天然石墨和人工合成石墨两种。天然石墨又称为炭精,主要存在于天然石墨矿石中。石墨矿石中石墨含量一般为 4%~20%,经过加工后成为商品石墨的固定碳含量一般达 90% 左右。天然石墨矿石中含有 5%~49% 的游离二氧化硅,经粉碎、筛选为商品石墨后含游离二氧化硅一般在 0.5%~5% 之间。人工合成石墨是用无烟煤、焦炭、沥青等经 3 000℃高温处理制成,几乎为纯净的结晶碳,游离二氧化硅含量极低,多在 0.1% 以下。

(二) 职业接触

在石墨的生产和使用的过程中,工人均可接触到石墨粉尘。采矿工人接触的是围岩和石墨矿石的混合粉尘,对健康危害性较大,所发生的尘肺为混合性尘肺。石墨矿石的加工程序包括矿石粉碎、选矿、脱水、烘干、过筛、包装等,其中粉碎、选矿工序工人接触岩石和石墨的混合粉尘,选矿以后的各工序工人则主要接触单纯石墨粉尘。合成石墨制品工业,如石墨电极、石墨坩埚及高炉炉膛耐火砖等生产过程中也都能产生石墨粉尘,其中以配料工接触粉尘的浓度较高,所发生的尘肺为石墨尘肺。

(三) 病理改变

大量石墨粉尘吸入肺内可引起细支气管、肺泡、肺小血管周围大量吞噬细胞反应,形成石墨粉尘细胞灶、纤维灶以及灶周肺气肿,酷似煤工尘肺。

肉眼可看到胸膜表面有密集的、大小不等的灰黑色乃至黑色的斑点,有时可看到胸膜轻度增厚及粘连。肺切面可见肺组织几乎都被染成黑色,触摸时有颗粒感,硬度不及矽肺结节;肺门及纵隔淋巴结亦被粉尘染为黑色,轻度增大变硬。镜下可见细支气管、肺泡、肺小血管周围有大量石墨粉尘及尘细胞形成的粉尘细胞灶,并能看到灶周肺气肿。有时还可看到粉尘细胞灶的软化和破溃,形成小的空洞,这种坏死性改变在煤工尘肺则较少看到,因此有人认为石墨尘肺属于单纯肺泡轻度坏死型尘肺。在石墨粉尘灶中,胶原纤维的成分很少。有人发现在石墨尘肺的肺标本中有星状的类似石棉小体样的石墨小体,也称之为假石棉小体,周围包绕一层金黄色的膜状物,由含铁的蛋白质组成。在中小支气管有时可看到慢性支气管炎的表现。单纯石墨尘肺发生大块纤维化病变者较少。

(四) 临床表现

石墨尘肺发病工龄一般在 15~20 年,临床表现具有症状多较轻微、阳性体征较少、病情进展较缓慢的特点。可有咽干、咳嗽、咳黑色痰,还可出现胸闷、胸痛等症状。肺功能可有阻塞性为主的通气功能障碍和肺气肿表现。患者在调离原粉尘作业之后,痰液可由黑色转为白色泡沫痰,但并不能停止肺部病变的发展。常见并发症或合并症有慢性支气管炎、肺结核、支气管扩张、肺气肿等。预后一般较好,严重者也可出现心肺功能不全。

(五) 影像学改变

石墨尘肺胸部 X 线表现与煤工尘肺相似,主要表现为 s 型和 p 型小阴影。多见于两肺中下肺区,密度较低,但其边缘尚可辨认,多见于两肺中下肺区。少数患者胸片上还可见到 t 型或 q 型小阴影,大块融合灶较少见。部分病例可出现肺气肿征,表现为肺底或叶间的透明度增加。肺门阴影密度可增高,但明显增大者少见。胸膜改变以两侧肋膈角变钝或胸膜粘连较为常见。个别病例可出现一侧钙化的胸膜斑。

(六) 诊断与鉴别诊断

根据 GBZ 70《职业性尘肺病的诊断》做出诊断与分期。

石墨尘肺应与以下疾病相鉴别：肺含铁血黄素沉着症、特发性弥漫性肺间质纤维化、肺结核（急性粟粒型肺结核、亚急性或慢性血行播散型肺结核）、肺泡微石症、肺癌（肺泡癌）和外源性过敏性肺泡炎。

(七) 治疗及康复

同其他尘肺病。尘肺患者应及时脱离粉尘作业，并根据病情需要进行综合治疗，包括肺灌洗、抗肺纤维化治疗等，积极预防和治疗肺结核及其他并发症，根据病情进行肺康复治疗，减轻临床症状、延缓病情进展、延长患者寿命、提高生活质量。定期进行随访和检查。

(八) 预防

预防的关键是做好通风防尘工作。井下采用"风""水"为主的综合防尘措施，湿式凿岩等，选矿采用"水、密、风"为主的综合防尘，达到国家规定的粉尘浓度标准。工作场所空气中石墨总粉尘时间加权平均容许浓度为 $4mg/m^3$，短时间接触容许浓度为 $6mg/m^3$，呼吸性粉尘浓度时间加权平均容许浓度为 $2mg/m^3$，短时间接触容许浓度为 $6mg/m^3$。工人应正确选择和使用防尘用品，定期健康监护，早期发现患者并及时处理。

四、炭黑尘肺

炭黑尘肺（carbon black pncumoconiosis）是生产和使用炭黑的工人长期吸入较高浓度炭黑粉尘所引起的尘肺。

(一) 理化性质

炭黑是气态或液态碳氢化合物如石油、焦炭、天然气、松脂等为原料，在氧气不足条件下，经不完全燃烧或热裂解而得的无定型结晶体。碳成分占 90%~99%，含游离二氧化硅 0.5%~1.5%，还含有少量氢、氧、氮、硫和钙、钠、镁等元素。此外，炭黑表面能吸附一些碳氢化合物受热分解产生的复杂有机化合物，如羟基、羰基、羧基、醌基化合物及微量有致癌作用的苯并芘。炭黑粉尘质量轻，颗粒细小，直径一般在 0.04~1.0μm 之间，极易飞扬且长时间悬浮于空气中。

(二) 职业接触

炭黑作为填充剂、着色剂广泛用于橡胶、塑料、电极制造、唱片、颜料、油漆、油墨、墨汁、造纸、冶金等工业中，还用于脱色剂、净化剂、助滤器、炭黑纸的制造。发生炭黑尘肺的主要工种是炭黑厂的筛粉、包装工，其次是使用炭黑制品工人，如电极厂配料、成型工，橡胶轮胎厂投料工等。

(三) 病理改变

炭黑粉尘进入肺内，在肺间质的细支气管、小血管周围（在肺泡、细支气管及肺间质内）形成伴有少量胶原纤维的炭黑粉尘灶及灶周肺气肿。

炭黑尘肺的病理改变与石墨尘肺、煤工尘肺极为相似，病理类型为尘斑型尘肺。尸检可见肺胸膜稍增厚，两肺显著变黑，肺表面及肺切面可见 0.5~3mm 的黑色尘斑，斑点呈多角形、质软且境界不清；有直径 2~5mm 的小叶中心性肺气肿，肺门淋巴结亦有粉尘沉着。镜下见粉尘病变多在呼吸性细支气管和小血管周围，聚集成直径 0.5~1.5mm 的粉尘细胞灶，粉尘灶内有很多聚集成堆的吞噬了大量炭黑粉尘的巨噬细胞，几乎看不清巨噬细胞的胞体及胞膜。在尘细胞间能看到极少量的网状和胶原纤维。肺泡腔内滞留的尘细胞及游离粉尘亦较多。肺门及气管旁淋巴结亦能看到大量的炭黑粉尘,但未形成明显纤维化。肺间质粉尘灶内的血管有轻度内膜增厚,未看到血管闭塞改变。

(四)临床表现

炭黑尘肺的发病工龄较长,至少为15年,多数在30年以上。患者症状多不严重,仅有部分患者有胸闷、气短、咽干、咳嗽、咳痰等症状,在气候变化或劳累后加剧。多数患者能参加正常的生产劳动。很少有阳性体征。少数患者肺功能测定有不同程度减退,主要是阻塞性通气功能障碍或混合通气功能障碍。炭黑尘肺病变进展极为缓慢,预后良好。

(五)影像学改变

炭黑尘肺胸部X线改变与石墨尘肺、煤工尘肺相似。早期可见肺纹理明显增多,以中、下肺野较为明显,随病情进展可见到结节阴影分布在各肺野,密度较低,主要为p型小阴影,有时亦能看到少许s型小阴影,整个肺区呈毛玻璃感,很少有大阴影。肺门阴影密度多增高,但增大者较少。偶尔能看到肺气肿及轻度胸膜增厚、粘连改变。采用高分辨率CT摄影可显示局灶性肺气肿病变。

(六)诊断

根据GBZ 70《职业性尘肺病的诊断》做出诊断与分期。

(七)治疗及康复

同其他尘肺病。尘肺患者应及时脱离炭黑粉尘作业,可参加非粉尘作业的生产劳动,并根据病情需要进行对症治疗,改善通气功能、抗肺纤维化、肺灌洗等治疗,积极预防和治疗肺结核及其他并发症,根据病情进行肺康复,减轻临床症状、延缓病情进展、延长患者寿命、提高生活质量。定期进行随访、复查。

(八)预防

作业车间采用防尘的密闭化,自动化生产,使炭黑粉尘浓度达到卫生标准,工作场所空气中炭黑粉尘(含游离二氧化硅<10%)总粉尘时间加权平均容许浓度为$4mg/m^3$,短时间接触容许浓度为$8mg/m^3$,呼吸性粉尘浓度时间加权平均容许浓度为$2mg/m^3$,短时间接触容许浓度为$4mg/m^3$。

使用炭黑材料时要轻运、轻放、轻倒和轻扫。工人应正确选择和使用防尘用品,定期健康监护,早期发现患者并及时处理。

(陈志军)

五、石棉肺

石棉肺是指生产活动中长期吸入石棉粉尘引起肺弥漫性间质纤维化为主的全身性疾病。石棉肺是硅酸盐所致的尘肺中发现最早、危害最为严重的一种。20世纪初,人类发现石棉可致病,1927年Cooke首次提出"石棉尘肺",随后随着工业化进展,大量石棉被开采和使用,引起石棉肺、石棉引起的胸膜间皮瘤和肺癌的高发。1986年ILO通过《石棉公约(ILO第162号)》要求全球推广安全使用石棉公约。其后,国际职业卫生联盟(ICOH,2013)发表声明,呼吁禁止一切形式的石棉开采、销售和使用,进而消除石棉相关疾病。

(一)理化性质

石棉是单斜晶系构造的矿物质,化学成分为羟基硅酸镁,含有氧化镁、铝、钾、铁、硅等成分。根据其成分的不同,可分为蛇纹石(温石棉)和角闪石石棉(青石棉、透闪石石棉、阳起石石棉、铁石棉、直闪石石棉);前者柔软、易弯曲、纤维较长,后者纤维短、脆、易折断。矿石纤维长度一般2~3cm,最长可达220cm。其中温石棉的产量最大,约占全部石棉产量的93%。各种石棉均具有耐酸、耐碱、抗张强度大、抗腐蚀、绝缘鞋好、导电性低。导热系数为0.104~0.260kcal/(m·℃·h),导电性也很低,是热和电良好绝缘材料。石棉纤维结构含水量为10%~15%,加热至600~700℃时,石棉纤维结构水析出,纤维结构破坏、变脆、搓揉后易变为粉末。

(二)职业接触

石棉由于其耐酸、耐碱、隔热、绝缘的良好特性,一经发现就被广泛使用于工业生产和居民生活中各方面,有甚者用石棉浆做室内墙面而达到冬季保暖。因此,石棉粉尘对环境的污染和人群的健康危害非常广泛,主要包括石棉开采、石棉加工、石棉制品使用及维护等。

1. 石棉矿开采 石棉开采主要是露天作业,牵涉工种主要为采矿工、选矿工、运输工、装卸工及辅助工。因该作业场所主要目的为获得成束的石棉纤维,不主动破坏石棉纤维束,故其对人体危害属中等。

2. 石棉制品的生产和加工 石棉加工过程中对石棉的切割、粉碎、剥离、磨光、钻孔及运输等工序均可产生大量的短的、可吸入的呼吸性粉尘。如石棉纺织业中梳棉、轧棉、纺织;石棉制品如石棉布、石棉瓦、石棉板、刹车片的制造等;各种石棉水泥管的制造等。

3. 石棉使用 石棉作为防火、隔热、绝缘、密封材料,在建筑、造船、航空、交通业使用非常广泛,涉及工业和民用的每一个角落。主要危害来源于对半成品的再加工,包括切割、抛光、研磨、钻孔,以及隔热墙面的石棉喷涂。对废旧石棉制品处理和再生等工序均会产生大量的石棉粉尘。

(三)发病机制及病理

1. 发病机制 石棉肺的发病机制不明确。动物实验发现,接触石棉纤维1小时,这些纤维即可见于呼吸性细支气管和肺泡管,Ⅰ型肺泡上皮细胞吞入纤维,纤维黏贴在肺泡壁,肺泡上皮细胞出现损伤和死亡。48小时后,局部巨噬细胞增多,招募成纤维细胞在局部聚集,产生胶原沉积,弥漫性纤维瘢痕形成,局部出现支气管周围纤维性肺泡炎。其次,由于石棉纤维的长度超过了巨噬细胞,而巨噬细胞又不能降解纤维,导致巨噬细胞破坏,释放更多的细胞碎片和致纤维化因子,不断使成纤维细胞聚集,导致新的瘢痕形成;随着石棉纤维吸入量的增加和时间的延长,这种局部出现的纤维性肺泡炎向周围不断蔓延,最终引起了石棉肺的发生。

2. 病理

(1)大体标本可见:肺体积增大、重量增加、质地变硬,早期仅见两侧胸膜增厚并失去光泽,随着病情进展,肺切面呈现粗细不等的灰黑色纤维化索条和网架,晚期肺萎陷变小,呈无气状;病变以下叶为重,不规则纤维灶和灰白色的纤维网、纤维索条分布全肺。

(2)镜下可见:呼吸性细支气管和肺泡管、肺泡囊及肺泡均可见石棉纤维沉积,石棉纤维被大量巨噬细胞包裹、吞噬,以及附着细胞碎片和胶原纤维及网状纤维。细支气管及肺泡上皮细胞增生、脱落、排列紊乱,周围聚集成纤维细胞共同构成细支气管肺泡炎。可见浆液纤维素进入肺泡腔内,肺泡基底膜裸露,上皮细胞脱落;病变进展者,可见巨噬细胞和成纤维细胞、肌成纤维细胞及胶原、网状纤维共同构成肉芽肿样结构,肺泡结构破坏;随着时间迁延,这种支气管肺泡结构破坏的范围不断增大,可呈蜂窝肺改变,并导致胸膜下纤维增生、肥厚,最终导致胸膜斑形成。

3. 石棉肺胸膜病变　表现为胸膜斑、胸膜渗出和弥漫性胸膜增厚。胸膜斑是石棉接触者特征性病变,其厚度超过 5mm,乳白色或象牙色,表面光滑,局限性,见于壁层胸膜,两侧中、下壁多见。镜下可见玻璃样变粗大胶原纤维束平行排列而成,表面被覆间皮细胞,相对少血管和细胞成分,有时可见钙盐沉积。

石棉小体是石棉纤维被成纤维细胞等分泌的胶原蛋白和黏多糖包裹而成,因有铁盐浸染使之呈金黄色或黄褐色,故又称含铁小体。形状如哑铃状或火柴状,有的分节如油滴状和串珠状,长 10~15μm,茎粗 1~5μm。

(四) 临床表现

石棉肺发病的快慢及严重程度与石棉纤维的种类、粉尘浓度和接触石棉的累计时间有关。患者多较早出现症状,但是肺间质纤维化进展缓慢,因此,症状学和胸部 X 线表现并不平行。

1. 症状体征　患者最常见的症状为呼吸困难,及咳嗽、咳痰,逐年加重;可伴有胸痛,间歇性、隐痛,随呼吸和天气而改变,当出现持续胸痛或者胸痛剧烈,则提示胸膜受累,或者合并冠心病、心肌梗死等症。早期无阳性体征,随着病情进展,中下肺区语颤增强,听诊呼吸音增粗,当伴随支气管扩张时可闻及吸气末湿啰音,难以消除。病情严重者可出现发绀、杵状指;当病情进展至晚期,可出现并发症的症状及体征,如肺部感染、肺心病、呼吸衰竭、心力衰竭及肺癌等相应的症状体征。

2. 影像学表现　石棉肺的影像学表现以肺实质的不规则小阴影改变、胸膜和心包膜改变为主,各有特点。

石棉肺 X 线表现以不规则小阴影为主,两侧中下肺野出现细而稀疏的网状纹理,早期于两下肺野近肋膈角处出现,并逐渐密集、向中肺野蔓延,纹理也逐渐增粗、致密、紊乱,严重者两肺可出现蜂窝肺改变;因两中下肺野纤维化加重,出现两上肺野代偿性肺气肿改变。HRCT 改变:早期于两下叶出现逗点样影,近胸膜处较多,反应细支气管纤维化;出现小叶内线和小叶间线,小叶内线与胸膜平行,或呈分枝状,胸膜下 1cm 左右,小叶间线呈垂直于胸膜、长 1~2cm 线状影。随病情进展,可出现肺实质带,表现为长 2~5cm,宽不等,起于胸膜,向肺野内延伸,多并存胸膜增厚。可伴有蜂窝影及圆形肺不张等影像学表现。亦可见小叶中心肺气肿或全小叶肺气肿。

胸膜影像学改变包括局限性胸膜增厚(胸膜斑)、弥漫性胸膜增厚和胸膜渗出(胸积液),胸膜病变较肺间质纤维化早。胸膜斑是石棉肺特征性影像学改变,多见于下叶侧胸壁、膈面中央部分、侧后壁,少见于心包和叶间胸膜,几乎不发生肺尖及肋膈角;厚度约 5mm,可出现钙化,X 线易于辨认;一般于接尘 10~15 年出现。弥漫性胸膜增厚包含了侧胸壁和纵隔心包的胸膜增厚,在胸膜斑基础上,出现斑块增大、或者多处斑块融合而成,表现为肺野内大块不规则的片状影,经改变投照方向于切线位可见胸膜增厚,或者胸部 CT 检查能够发现胸膜增厚全貌。纵隔心包胸膜增厚常表现为双侧心缘模糊,可与纵隔相连,或者与肺野内纤维影重叠呈"蓬发心",心缘不规则,膈肌局限性僵直,可钙化呈"斗篷"状。由于广泛性胸膜增厚、粘连,胸膜出现炎症改变,如果表现为渗出性胸膜炎,要考虑是否合并胸膜间皮瘤。

3. 肺功能改变　石棉肺肺功能改变表现为限制性肺通气功能障碍为主。晚期随着肺间质纤维化进展可出现弥散功能障碍。

4. 实验室检查 石棉肺特异性检查依赖肺活检获得石棉肺组织学证据,包括发现石棉小体等;以及通过经气管镜获得肺灌洗液,发现石棉纤维、石棉小体或纤维性肺泡炎的证据。

(五) 诊断及鉴别诊断

1. 石棉肺诊断原则 按照可靠的石棉粉尘接触史、以技术质量合格的高千伏 X 线胸片或数字化摄影后前位胸片表现为主要依据,结合工作场所职业卫生学、尘肺流行病学调查资料和职业健康监护资料,参考临床表现和实验室检查,排除其他疾病后,对照尘肺病标准片作出诊断。

2. 石棉肺诊断及分期 依据 GBZ 70《职业性尘肺病的诊断》诊断。石棉肺分期需要特别关注胸膜斑的出现及大小,对不够壹期和叁期者影响较大。

3. 鉴别诊断 特发性肺间质纤维化:原因不明,胸部 CT 表现为纤维化改变:蜂窝、牵张性支气管扩张、小叶内间隔增厚,不规则小叶间隔增厚;下肺野及后侧为主;胸膜下为著;部分可出现磨玻璃影,病情进展很快,多数生存期 3~5 年。通过询问石棉尘职业史,参考序列影像学改变,易于鉴别。

(六) 治疗及康复

石棉肺治疗按照尘肺病治疗原则进行,主要是综合治疗为主,结合健康教育和康复计划。对于石棉肺并发肺癌和恶性胸膜间皮瘤的治疗及康复,见职业性肿瘤(石棉所致肺癌或间皮瘤)有关章节进行。

(七) 预后

石棉肺预后除与其本身的并发症有关外,石棉肺进一步进展还有可能出现肺癌和胸膜间皮瘤以及其他部位癌肿可能,目前,普遍的观点认为其预后不良。除此之外,石棉粉尘对居民的健康危害也逐渐显现出来,如日本大阪居民尸检组织 79.2% 见到石棉小体,这种低浓度长期暴露有恶性肿瘤发生的可能。随着对石棉危害的进一步认识,这种低剂量石棉粉尘致癌的机制会被揭示出来。

(八) 预防

第 58 届 WHO 会议要求各成员国要特别关注来自工作场所和环境的致癌化合物,指出石棉是目前为止最重要的致癌物之一,占职业性癌肿死亡一半以上。于 2007 年第 60 届 WHO 会议发布了"全球消灭石棉相关疾病"2008—2017 纲要。石棉相关性疾病的关注焦点从石棉肺转移到石棉致癌问题。我国是 ILO/WHO 成员国,仍然有温石棉的生产和使用,关闭了一些石棉矿厂,开始研究石棉替代品,并出台了 GB 16241《车间空气中石棉纤维卫生标准》、GB 18077《石棉制品厂卫生防护距离标准》,以及 GB/T 8071《温石棉》,并于 2002 年修订了工作场所空气中石棉纤维国家职业卫生标准 GBZ 2《工作场所有害因素职业接触限值》。预防措施包括:

1. 减少吸入石棉粉尘是预防的根本措施,应该尽最大努力关停石棉矿厂,杜绝使用含石棉成分的产品;将我国生产企业工作环境石棉粉尘含量与国际接轨,才能使石棉生产和使用的工厂减少和停止,转而寻求替代品。

2. 严格执行我国防尘降尘的"八字方针",即"革、水、密、风、护、管、教、查"。

3. 严格接尘工人健康体检,做到早期发现。

4. 对于已经发生石棉肺者,做好三级预防,积极治疗,减轻并发症,改善预后。

(蒋文中)

六、滑石尘肺

滑石尘肺(talc pneumoconiosis)是由长期吸入滑石粉尘所引起的以肺组织纤维化为主的疾病,属于硅酸盐类尘肺。

(一)理化性质

滑石是一种次生矿,化学成分是含水硅酸镁,是由含镁的硅酸盐或碳酸盐蚀变而成,其中往往含有一定量的闪石类石棉和游离二氧化硅等杂质。由于蚀变程度的不同,不同的矿床其滑石的组成差异极大。较纯净的滑石,呈叶片状或颗粒状;也有含不等量的石棉、直闪石、透闪石的滑石,其呈纤维状、针状的矿物存在,并具有石棉样生物作用。两者可引起不同的病理、临床和胸部 X 射线改变。纯滑石为白色,不溶于水,化学性质稳定,具有润滑性,质软、耐酸碱、耐腐蚀、耐高温,导电及导热性能差,吸附性强等特性。

滑石粉尘引起的肺部疾病与滑石成分、粉尘浓度和分散度以及暴露时间有密切关系,特别是低品级滑石中常混有石棉、二氧化硅及闪石类矿物成分,对滑石尘肺的病变性质和患病率均有一定的影响。含有透闪石纤维状滑石对人健康危害更大,它比长的纤维致纤维化作用更强,含透闪石的滑石是和石棉性质极相似的硅酸盐,有些滑石又含一定量的石棉,故认为这类滑石尘肺发病机制和石棉肺发病机制相似。

(二)职业接触

滑石的工业应用极为广泛,主要应用于橡胶、造纸、纺织、陶瓷、电工、建筑、机器制造、医药、化妆品、农药等部门。滑石的开采、选矿、粉碎和加工、贮存、运输和使用的工人可能接触滑石粉尘。

(三)病理改变

滑石尘肺的病理改变包括三种:即结节型病变、弥漫性间质纤维化和异物性肉芽肿。滑石尘肺的结节不像矽肺结节那样典型。在肺内可以找到"石棉小体",胸膜有局限性增生,即胸膜斑(亦称"滑石斑")。部分患者有肺气肿和肺不张。

1. 结节型病变 肺切面可见灰白色结节遍及全肺,以肺中野为重,偶尔可见大块纤维化。显微镜下所见:主要在呼吸性细支气管及血管周围有巨噬细胞集聚,并形成小的星芒状病变,呈放射状的纤维组织,破坏的肺泡间隔及弹力纤维等组成。

2. 弥漫性间质纤维化 含有透闪石的纤维状滑石其生物学作用和石棉相似,病理学改变以弥漫性间质纤维化为主。显微镜下病变主要发生在呼吸性细支气管周围,肺泡壁增厚,有巨噬细胞浸润,小动脉内膜炎等改变。长期吸入高浓度叶片状或颗粒状滑石粉尘也会引起缓慢进展的肺间质纤维化。

3. 异物性肉芽肿 由上皮样细胞、组织细胞和异物巨细胞组成的肉芽肿,这是一种早期的可逆改变。异物巨细胞内有双折射性滑石颗粒和 / 或星状包涵体,包涵体中有小的颗粒。活检的肺组织用电镜观察、能谱分析、X 射线衍射等方法研究,可见病变处多为 $0.2\mu m$ 以下的滑石颗粒。较小的滑石颗粒被巨噬细胞吞噬成为异物巨细胞。较大的滑石颗粒常被异物巨噬细胞所包绕。滑石颗粒在偏光下呈双折射性,并被铁所包裹,在许多巨噬细胞中也能发现这种铁,即含铁小体。

以上三种病变可单独发生或各种病变同时发生,这决定于所接触粉尘的组成。结节型病变可因滑石为石英污染或在生产中同时使用石英,或在煅烧的滑石中的含有石英所致。

弥漫性肺间质纤维化可由滑石中所含透闪石、直闪石引起,或在同一生产过程中,既使用滑石,也使用石棉等物质。异物肉芽肿可能为纯净的叶片状滑石粉所致。滑石尘肺病变中所含有不同种类的粉尘,依靠金属分析法可以鉴别。

石棉样小体可见于呼吸性细支气管内和大块纤维组织内,末端呈杵状、分节或不分节,敷有含铁血黄素颗粒,不能与石棉肺时的石棉小体区别。有人认为这种石棉样小体可能由透闪石形成。在灰化的肺内,透闪石的含量低时,石棉样小体也少。

在接触含有透闪石和直闪石的滑石粉尘工人中,可以有局限性胸膜肥厚,多发生在侧胸壁的壁层胸膜、膈肌腱部、纵隔和心包等的壁层胸膜,增厚的胸膜可以发生透明性变、钙化,称为滑石斑,这与石棉工人所见的胸膜斑极为相似。

一次大量吸入滑石粉者可引起支气管炎、细支气管炎、气道阻塞、肺不张等。

(四) 临床表现

滑石尘肺发病工龄一般在 10 年以上,多在 20~30 年间。在某些粉尘浓度高,或滑石粉尘中游离二氧化硅含量高的接尘者中,发病工龄可短于 5 年。

滑石尘肺的临床表现也与石棉肺相似。早期无任何临床症状,随病情进展出现劳动及活动后气短,伴咳嗽、咳痰、胸痛等症状。根据病变特征及进展可出现相应的体征,如结节型病例结节融合时,胸腔扩张度减弱,局部呼吸音减弱;弥漫纤维化型病例早期可在双肺基底部及腋下出现捻发音;当合并支气管炎,肺气肿或支气管扩张时,可出现呼吸音减弱或粗糙,呼气时间延长,散在性干、湿啰音;晚期患者有杵状指、发绀等表现。肺功能以弥散功能障碍为主。含有透闪石等的纤维状滑石粉尘对肺功能危害更大。

(五) 影像学改变

滑石尘肺的 X 线胸片表现与滑石的组成有密切关系。暴露较纯净的滑石粉尘,X 射线表现多以混合型小阴影为主,即在不规则小阴影的基础上有散在的圆形小阴影。不规则小阴影以 s 型、t 型多见,圆形小阴影以 p 型、q 型多见,少数病例可出现 r 型小阴影,阴影密度较淡,轮廓清楚,以中下肺野较多,上肺野较少。部分病例 X 射线表现以不规则小阴影为主,类似石棉肺。晚期病变可蔓延到两肺上区,小阴影较密集,并可出现大阴影。滑石尘肺的大阴影可为典型"八"字形出现于两肺上区,亦有个别病例,大阴影呈单个并出现在肺下区。肺门稍有增大,结构紊乱。胸膜可有局限性增生肥厚(滑石斑),有时可见到钙化,钙化的胸膜斑呈现条状或层块状金属样致密阴影,长 1~3cm,多发生在侧胸壁、膈肌或心包等部位。滑石斑的发生可能与接触石棉者的胸膜斑的发生机制相似,有学者认为胸膜斑仅见于滑石中混有透闪石者,纯滑石粉尘不引起胸膜斑。

(六) 诊断与鉴别诊断

根据 GBZ 70《职业性尘肺病的诊断》做出诊断与分期。

滑石尘肺应注意与肺结核、矽肺、石棉肺、胸膜间皮瘤及其他肺弥漫性纤维化疾病相鉴别。

(七) 治疗及康复

滑石尘肺尚无有效的治疗方法。尘肺患者应及时脱离粉尘作业,并根据病情需要进行综合治疗,包括肺灌洗、抗肺纤维化治疗等。积极预防和治疗肺结核及其他并发症,根据病情进行肺康复治疗,减轻临床症状、延缓病情进展、延长患者寿命、提高生活质量。定期进行随访、复查。

(八) 预后

滑石尘肺一般预后较好,病变进展慢,接触的滑石中含有石棉的滑石尘肺则病变进展较快。晚期病例可并发呼吸道感染、肺心病,还可并发肺结核,有严重并发症者则加剧病变的进展。

(九) 预防

滑石粉尘危害的预防与其他尘肺预防相同。生产现场采用降尘、密闭、通风及加强管理等办法控制滑石尘的污染,经常监测粉尘浓度,使其控制在国家规定的最高允许浓度之下。工作场所空气中滑石粉尘(游离二氧化硅含量<10%)总粉尘容许浓度为 $3mg/m^3$,短时间接触容许浓度为 $4mg/m^3$,呼吸性粉尘浓度时间加权平均容许浓度为 $1mg/m^3$。

加强个体防护,作业时佩戴自吸过滤式防尘口罩。定期健康检查,发现活动性肺结核、慢性支气管及肺疾病,严重心血管系统疾病,以及显著影响肺功能的胸膜、胸廓疾病的患者禁止从事滑石粉尘作业;发现 X 线胸片有不能确定的肺尘埃沉着病样影像学改变的,应调离工作岗位,脱离接触。

采用毒性较低的物质,如油酸钠、碳酸钙等代替滑石粉来防止橡胶商品及半成品的粘连。

对商品性滑石应控制其质量,对于属透闪石或直闪石纤维状类滑石应按石棉粉尘的卫生要求加以控制;生活用的滑石制品,如制药、化妆品、食品所用滑石,应控制游离二氧化硅的含量。

七、水泥尘肺

水泥尘肺(cement pneumoconiosis)是长期吸入水泥粉尘(包括生料、熟料及成品水泥)而引起肺部弥漫性纤维化的一种疾病,属于硅酸盐类尘肺。

(一) 理化性质

水泥分为天然水泥和人工水泥。天然水泥是将有水泥结构的自然矿物质经过煅烧、粉碎而成。人工水泥也称为硅酸盐水泥,为人工合成无定型硅酸盐,原料主要为石灰石、硅酸盐以及粘土、铁粉、矿渣、石膏、萤石等各种矿物。有的还含游离二氧化硅较高的砂子和藻石等。原料经破碎、磨细、混匀成为生料,生料煅烧为熟料,再加适量石膏或添加剂磨细制成品水泥。无论是水泥原料或水泥成品均含有一定量的二氧化硅,含量的多少取决于水泥的原料和品种。水泥熟料所含硅量为 20%~24%,大部分是硅酸盐,成品水泥含游离二氧化硅一般多在 10% 以下,一般仅为 2% 左右。水泥粉尘尚含有钙、铝、铁、镁等氧化物以及铬、钴、镍等少量化学元素,尤其铬、钴、镍等元素对人体有危害作用。

(二) 职业接触

水泥生产和使用人员(如原料破碎工、配料工、混合工、研磨工、成品包装工、运输搬运工、维修工和拌料工等)均可因接触水泥粉尘而罹患尘肺。

(三) 病理改变

病变以细支气管以下部分最为显著,正常结构几乎完全消失,而被结缔组织所代替,常见粉尘纤维灶,呈星芒状,多位于呼吸性支气管和小血管周围。粉尘纤维灶主要由游离尘粒、尘细胞、成纤维细胞、淋巴细胞、"水泥小体"以及不等量交错走行的胶原纤维组成。"水泥小体"核心的元素成分与生料、熟料、成品粉尘的元素成分一致,外壳为含铁蛋白质。粉尘纤维灶与肺气肿相互伴随形成灶周肺气肿,这种气肿主要表现为破坏性小叶中心性肺气肿。偶见大块纤维化形成,多发生在肺上叶,靠近胸膜,呈不规则形,黑灰色,发亮、质硬。镜检,由粗大密集多向走行的胶原纤维和大量粉尘构成。大块纤维化中含有与水泥尘相同的元素成分。其中硅的重量百分比明显低于矽肺大块纤维化中硅的重量百分比。大块纤维化分离出的粉尘颗粒大部分为硅酸盐结晶,石英极少。因此,水泥尘肺大块纤维化的形成不单纯由于游离二氧化硅的作用,可能为水泥尘中各种成分共同作用的结果。

(四)临床表现

水泥尘肺的发病工龄较长,一般发病工龄在 10~20 年,平均在 15 年以上,病情进展缓慢,临床症状相对较轻。

临床表现主要是以气短为主的呼吸系统症状,早期出现轻微气短,平路急走、爬坡、上楼时加重;其次咳嗽,多为间断性干咳,与季节无关。体征多不明显,很少出现啰音。如并发呼吸道感染时可出现咳嗽、咳痰加重,胸部可听到呼吸音粗糙、干湿性啰音。

水泥粉尘具有刺激作用,还可引起尘性慢性支气管炎、支气管扩张、支气管哮喘以及其他器官系统的改变,如慢性鼻炎、鼻窦炎,慢性咽喉炎,眼结合膜炎和角膜混浊,皮肤溃疡和湿疹等。水泥中铬、钴、镍含量与水泥性皮炎有关。

长期吸入水泥粉尘,能引起阻塞性肺通气功能障碍或混合性肺通气功能障碍。这种改变往往先于自觉症状和胸部 X 线表现,故对接触水泥粉尘的劳动者发现肺功能损伤而 X 线胸片未出现小阴影时,应加强职业健康监护。

(五)影像学改变

胸部 X 线表现除肺部纹理增多、扭曲、中断等改变外,最主要的有粗细、长短和形态不一的致密交叉的 s 型小阴影,在其背景下亦可见到密度较淡、分布稀疏的 p 型小阴影。病变早期主要分布在中下肺野,随着尘肺病变的进展,小阴影数量逐渐增多、增大,可出现 t 型和 q 型小阴影,可发展到上肺区。少数病例在两肺上区可出现典型的大阴影,呈圆形或长条形,与肋骨走行相垂直的"八"字形的融合病灶,周边有气肿带,与其他尘肺大阴影在形态、部位、分布等特征相似。

(六)诊断与鉴别诊断

根据 GBZ 70《职业性尘肺病的诊断》做出诊断与分期。

水泥尘肺应注意与肺结核、慢性支气管炎、慢性阻塞性肺疾病,以及其他肺部弥漫性疾病相鉴别。

(七)治疗及康复

同其他尘肺病。尘肺患者应及时脱离粉尘作业,并根据病情需要进行综合治疗,包括肺灌洗、抗肺纤维化治疗等,积极预防和治疗肺结核及其他并发症,根据病情进行肺康复治疗,减轻临床症状、延缓病情进展、延长患者寿命、提高生活质量。定期进行随访和检查。

(八)预防

工作场所采取通风除尘工程措施,粉尘浓度不超过国家规定的工作场所有害因素职业接触限值。水泥粉尘(游离二氧化硅含量<10%)总粉尘时间加权平均容许浓度不超过 $4mg/m^3$,呼吸性粉尘浓度时间加权平均容许浓度为 $1.5mg/m^3$。

工作时加强个体防护,作业时佩戴自吸过滤式防尘口罩。定期健康检查,早发现、早治疗。发现 X 线胸片有不能确定的尘肺样影像学改变的,应调离工作岗位,脱离粉尘接触。

八、云母尘肺

云母尘肺（mica pneumoconiosis）是在云母开采或加工过程中长期吸入云母粉尘所引起的肺部弥漫性纤维化的一种疾病，属于硅酸盐类尘肺。

（一）理化性质

云母为天然含铝硅酸盐，与钾、镁或铁相结合的复合体，呈层状晶体结构的矿物。自然界分布广、种类繁多、成分复杂。根据云母中含有的成分不同，将其分为白云母、黑云母和金云母等，应用最多的为白云母，其次为金云母。白云母也称钾云母，含结合二氧化硅39%~53%，为无色透明薄片，具有高度完整的片裂性，隔热、绝缘和耐酸碱，硫酸不能使其分解；金云母可被硫酸分解，其他特性与白云母类同；黑云母也称铁镁云母，含结合二氧化硅39%~40%，色泽呈棕、黑或深绿色，且有杂质和斑点。

国内云母产地主要在四川和内蒙古。由于云母矿地质构造特性，其伴生花岗岩、花岗伟晶岩游离二氧化硅含量高。开采云母时主要接触的粉尘，其中游离型二氧化硅含量可高达36%~55%；加工云母时主要接触的是纯云母粉尘，纯云母主要含结合型二氧化硅，游离型二氧化硅含量一般在10%以下。云母粉尘所含的游离型二氧化硅含量不同，其致肺纤维化的程度不同，如接触单纯的云母粉尘所引起的尘肺可以认为是云母尘肺，而云母粉尘中游离二氧化硅含量较高时产生的病变可能是云母尘肺。

（二）职业接触

云母广泛用于电器材料和国防工业。接触云母的职业主要为采矿和加工，接触云母尘的行业有建筑材料及其他非金属云母采矿、选矿业、云母制品业、电子及通信设备制造业等。

（三）病理改变

云母尘肺的病理改变主要是肺间质纤维化和不同程度的结节肉芽肿，肺泡间隔、血管及支气管周围组织增生和卡他性脱屑性支气管炎，伴明显的支气管扩张和局限性肺气肿。在血管、支气管周围云母尘成堆积聚的部位，可见轮廓不清的粉尘灶，并可见到呈片状、棒状或丝状的"云母小体"。在气管分叉和支气管淋巴结内，可见大量云母粉尘灶，并有明显的纤维灶和透明性变。

（四）临床表现

云母尘肺可分为云母采矿工尘肺和云母加工工尘肺。

云母采矿工尘肺，由于接触的粉尘中游离二氧化硅含量较高，其发病工龄短，国内报道为7~25年（平均17.9年），国外报道为13~17年。病变进展较快，患者自觉症状较多，主要有胸闷、气短、咳嗽症状。少数患有鼻炎。肺部体征不明显。合并肺结核较多，可表现有结核的症状。

云母加工工尘肺，由于接触的粉尘中游离二氧化硅含量较低，其发病工龄较长，通常在15~20年或以上。病情进展缓慢，症状亦较少。

云母粉尘对上呼吸道也有刺激作用，工人有鼻腔干燥、鼻塞等症状，多数工人患有慢性鼻炎、慢性支气管炎。

肺功能有不同程度的通气功能损害。

（五）影像学改变

云母尘肺胸部X线表现是以网织阴影为主的不规则形小阴影（s型小阴影为主），肺野呈磨玻璃样。在此基础上可见到细小、密度较淡、不规整形、边缘模糊的圆形小阴影(主要为p型小阴影)。随病情进展,小阴影由少到多,越来越密集。一般分布两肺中下肺区。肺门不大,但密度高。胸膜改变一般不明显,少数见胸膜钙化。采用高分辨率CT扫描可显示弥漫性纤维化和局灶性蜂窝样改变。

(六) 诊断与鉴别诊断

根据GBZ 70《职业性尘肺病的诊断》做出诊断与分期。

云母尘肺需与肺结核、特发性肺纤维化、肺癌、肺含铁血黄素沉着症、肺泡微石症、外源性变应性肺泡炎等疾病相鉴别。

(七) 治疗及康复

同其他尘肺病。尘肺患者应及时脱离云母粉尘作业,可参加非粉尘作业的生产劳动,并根据病情需要进行对症治疗,改善通气功能,抗肺纤维化、肺灌洗等治疗,积极预防和治疗肺结核及其他并发症,根据病情进行肺康复,减轻临床症状、延缓病情进展、延长患者寿命、提高生活质量。定期进行随访、复查。

(八) 预防

作业车间采用防尘的密闭化,自动化生产,使云母粉尘浓度达到卫生标准,工作场所空气中云母粉尘总粉尘时间加权平均容许浓度为 $2mg/m^3$,短时间接触容许浓度为 $4mg/m^3$。呼吸性粉尘浓度时间加权平均容许浓度为 $1.5mg/m^3$,短时间接触容许浓度为 $3mg/m^3$。

工作时加强个体防护,定期健康检查,早发现、早治疗。发现X线胸片有不能确定的尘肺样影像学改变的,应调离工作岗位,脱离粉尘接触。

九、陶工尘肺

陶工尘肺(potter's pneumoconiosis)是陶瓷制造工和瓷土采矿工长期吸入大量陶土粉尘而引起的以肺组织纤维化为主的疾病。

(一) 理化性质

陶瓷的原料主要有黏土、长石、石英、石膏等。黏土是含水的硅酸盐,长石是钾、钠、钙及钡的铝硅酸盐,石英的主要成分为二氧化硅。

陶工尘肺与煤工尘肺、矽肺比较,具有平均接尘工龄长,平均发病年龄偏大的特点。因为陶瓷工人接触的是混合性粉尘,其中的硅酸盐降低了游离二氧化硅的表面活性,使其致病能力受到影响。

(二) 职业接触

我国陶瓷工业发展迅速,目前陶瓷种类主要包括日用陶瓷、美术陶瓷、工业陶瓷和建筑陶瓷。陶瓷工业的基本生产工序为瓷土开采、原料粉碎、配料、制坯、成型、干燥(烘干)、修坯、施釉、熔烧。由于陶瓷制品工艺流程比较复杂,且各地制坯的原料不一致,配方也不同,因此,不同工种和不同区域的工人接触粉尘的性质和所含的游离二氧化硅的量也不一致,游离二氧化硅含量通常 8.7%~65% 之间,分散度小于 $5\mu m$ 的占 70%~90%。根据所接触的粉尘性质不同,工人可发生硅酸盐尘肺、矽肺及混合尘肺等,由于此类工人的岗位调动频繁,可接触各种粉尘,故将此行业的尘肺统称为陶工尘肺。

(三) 病理改变

陶工尘肺尸检肉眼观肺脏体积无明显变化,质地软,表面及切面散在灰褐色直径 1~4mm

的尘斑,大块纤维化病变不少见,多呈灰褐色,质硬,但远不如矽肺大块病变严重,块内组织可因缺血坏死、液化、坏死物流出形成空腔。镜检病灶多为尘斑及混合尘结节,位于呼吸性细支气管周围,呈星芒状或不整形,由疏松的网状纤维和胶原纤维组成。肺泡及腺泡间隔,支气管、小血管周围尘性纤维化也比较突出,肺血管常常扭曲变形,走行紊乱,支气管常见增生、肥厚,管腔呈不同程度狭窄、变形,重症病例可继发支气管扩张。大块纤维化病变可由走行不定的胶原纤维束及埋藏其中的粉尘构成,也可由混合尘结节构成,组织学改变很像煤工尘肺的进行性大块纤维化。肺引流淋巴结内常能见到细小的粟粒样矽结节,偶有融合结节形成。

陶工尘肺一般均伴有灶周肺气肿、小叶中心性肺气肿。胸膜肥厚常以两肺上部尤其肺尖处明显,与煤矽肺、矽肺的表现显然不同。

(四) 临床表现

陶工尘肺和典型矽肺相比,其具有发病率低、平均发病工龄长、轻型尘肺多、进展缓慢、合并肺结核多的特点。据国内资料发病工龄最短为 7 年,最长为 58 年,确诊病例中接尘史低于 20 年的仅占少数,大部分病例的接尘史大于 30 年。

临床症状较轻,早期有轻度咳嗽,少量咯痰,多无呼吸困难,当体力劳动或爬坡时才感到胸闷、气短。如果患者合并阻塞性肺气肿时,可出现明显呼吸困难。晚期由于肺组织广泛纤维化,肺循环阻力增加,患者不能平卧,呼吸困难明显,出现发绀,心慌等症状。多数陶工尘肺临床无阳性体征,但如合并支气管炎、肺炎、支气管扩张等,肺部可出现干、湿啰音或管状呼吸音,杵状指等。肺气肿严重患者,可有桶状胸,肺下界动度减少等。

肺功能测定有轻度损害,以阻塞性通气障碍为主。容易并发肺结核,仅次于矽肺。

(五) 影像学改变

X 线胸片上表现以不规则小阴影为主,最早出现部位是两肺中下区,早期小阴影细而稀疏,表现为 s 型小阴影;随着病变进展,不规则小阴影渐渐增粗、致密,互相交织呈网状、蜂窝状,表现为 s、t 型小阴影。两肺中下区常能见到 p 型小阴影,多数 p 型小阴影密度不高,边缘不够清晰,呈簇状分布或散于不规则小阴影中间,与煤工尘肺表现有些相似。随着尘肺病变的进展,圆形小阴影的数量日益增多、直径增大、密度增高,表现为 q 型小阴影,小阴影分布范围渐扩大,向两上肺区中外带发展,或显示"发白区"、斑片条,或有小阴影局部聚集形成融合灶、团块大阴影。典型大阴影,呈圆形、椭圆形或长条形,周边常有肺气肿。大阴影以两上中肺区较多见,一般对称;可由小阴影聚集融合形成,也可由斑点、条索状阴影融合而成。矽结节、淋巴结、胸膜均可见钙化。易见结核病灶。体层摄影、CT 检查有助于尘肺病变的鉴别诊断。

(六) 诊断与鉴别诊断

根据 GBZ 70《职业性尘肺病的诊断》做出诊断与分期。

陶工尘肺应注意与肺结核、慢性支气管炎、慢性阻塞性肺疾病,以及其他肺部弥漫性疾病相鉴别。

(七) 治疗及康复

同其他尘肺病。尘肺患者应及时脱离粉尘作业,并根据病情需要进行综合治疗,包括肺灌洗、抗肺纤维化治疗等,积极预防和治疗肺结核及其他并发症,根据病情进行肺康复治疗,减轻临床症状、延缓病情进展、延长患者寿命、提高生活质量。定期进行随访和检查。

(八) 预防

工作场所采取通风、湿化、除尘措施,控制粉尘浓度。工作时加强个体防护,佩戴自吸过滤式防尘口罩。定期健康检查,早发现、早治疗。发现 X 线胸片有肺尘埃沉着病样影像学改变的,应调离工作岗位,脱离粉尘接触。

十、铝尘肺

铝尘肺(aluminum pneumoconiosis)是长期吸入金属铝尘或氧化铝粉尘所致的肺部弥漫性纤维化。

(一) 理化性质

铝是一种银白色轻金属,分布广泛,占地壳重量的 7.45%,仅次于氧和硅,在金属元素中居第一位。由于铝的还原性强,自然界中无单质的铝存在,铝矾土是铝在自然界存在的主要矿石。从铝矾土中首先提取较纯的三氧化二铝,再通过电解制取金属铝。

(二) 职业接触

铝尘一般是指金属铝、铝合金及氧化铝粉尘。在冶炼铝和生产铝粉等过程中产生金属铝粉尘和氧化铝粉尘。铝粉尘粒极小(小于 5μm 占 63%,小于 10μm 占 83%),且荷正电,相互排斥,能长时间悬浮于空气中。

(三) 病理改变

尸检肉眼观察两肺大小正常或略缩小,有时明显皱缩。表面灰黑色,质硬。胸膜可广泛增厚,常伴有气肿泡和肺大疱。切面可见散在分布全肺的灰黑色纤维块和纤维条索,纤维延伸穿过小叶间隔到达胸膜,沿支气管和血管到达肺门。支气管正常或扩张,可含有渗出物凝块。血管中等度增厚,淋巴结色素沉着,变硬,轻度增大。镜下可见弥漫性肺间质纤维化。肺泡壁增厚,其间有细胞浸润,纤维组织增生。纤维条带之间的肺泡腔可部分闭锁和受压,一些肺泡腔内含有大量游离的含尘或不含尘巨噬细胞。有时可见尘灶或尘性纤维灶,圆形、椭圆性或星芒状,多位于小支气管、血管及呼吸性细支气管周围的肺泡腔内,由大量黑色粉尘和不等量网状纤维构成,也可见少量胶原纤维。呼吸性细支气管可因粉尘沉着而增厚,管腔和所属肺泡腔扩张,形成小叶中心性肺气肿。小血管周围可见纤维组织增生。肺门淋巴结可见大量黑色粉尘沉着和疏松网状纤维和胶原纤维增生。

(四) 临床表现

据现有资料分析,金属铝尘肺发病工龄为 6.8~20 年,平均为 13.3 年;氧化铝尘肺为 6~28 年,平均为 21.7 年。

患者早期症状较轻,主要表现为咳嗽、气短、胸痛、胸闷,也可有心悸、倦怠、乏力、食欲缺乏、失眠等。肺部早期多无阳性体征,少数患者可有呼吸音减弱,在合并支气管和肺部感染时,可闻及干、湿性啰音。晚期病例可并发自发性气胸、呼吸衰竭。肺功能检查早期可见小气道功能减弱,严重病例可见明显肺通气功能障碍,以限制性通气功能障碍为主。

因铝粉尘具有很强的氧化性、吸附性和吸水性,对鼻腔损害是明显的,主要表现鼻黏膜和鼻甲充血、鼻塞和鼻腔干燥等改变。

常见的合并症有支气管炎、肺结核、自发性气胸、伴发脑病和氟骨症(电解铝工人)等。

尿液检查可发现尿铝排出增加。

(五) 影像学改变

X 线胸片表现主要为两肺中下肺区的中外带可见细小而广泛的不规则 s 影,部分呈网织状。有的病例由于不规则小阴影增多,使整个肺野的透明度降低,形成所谓磨玻璃影。随着病情进展,在中下肺区,特别是中肺区的中外带出现相当于 p 的小圆形阴影,密度较低,境界不十分清晰,散在、稀疏地出现在两侧网织影的背景上。少有融合影出现,往往不发展到叁期。患者脱离粉尘作业后,结节状阴影可有消退现象。肺门可有增大,密度增高,结构紊乱,淋巴结可发生钙化。因肺部纤维化显著,肺门可出现移位等现象。胸膜轻度肥厚粘连。常见肺气肿改变,呈泡性和 / 或弥漫性肺气肿,可发生自发性气胸。

(六) 诊断与鉴别诊断

根据 GBZ 70《职业性尘肺病的诊断》做出诊断与分期。

铝尘肺应注意与肺结核、慢性支气管炎、慢性阻塞性肺疾病,以及其他肺部弥漫性疾病相鉴别。

(七) 治疗及康复

同其他尘肺病。尘肺患者应及时脱离粉尘作业,并根据病情需要进行综合治疗,包括肺灌洗、抗肺纤维化治疗等,积极预防和治疗肺结核及其他并发症,根据病情进行肺康复治疗,减轻临床症状、延缓病情进展、延长患者寿命、提高生活质量。定期进行随访和检查。

(八) 预防

工作场所采取通风除尘措施,使工作场所粉尘浓度不超过国家规定的工作场所有害因素职业解触限值。工作场所空气中铝、铝合金粉尘总粉尘时间加权平均容许浓度为 $3mg/m^3$,短时间接触容许浓度为 $4mg/m^3$。氧化铝粉尘总粉尘时间加权平均容许浓度为 $4mg/m^3$,短时间接触容许浓度为 $6mg/m^3$。

工作时加强个体防护,定期健康检查,早发现早治疗。发现 X 线胸片有不能确定的肺尘埃沉着病样影像学改变的,应调离工作岗位,脱离粉尘接触。

十一、电焊工尘肺

电焊工尘肺(welder's pneumoconiosis)是长期吸入高浓度的电焊烟尘而引起的以慢性肺组织纤维增生损害为主的一种尘肺。

(一) 理化性质

电焊烟尘的化学成分随着焊条种类和被焊金属的不同而不同,其中大部分为氧化铁,其次可有氧化锰、无定形二氧化硅和镁、铜、锌、铬、镍等其他微量金属以及氮氧化物、臭氧、一氧化碳等有毒气体,碱性焊条尚含有可溶性氟化物。

焊接工艺不同,烟尘中的化学成分也相应改变。例如二氧化碳保护焊采用实芯焊丝时,由于在液态金属表面不断形成氧化硅并随即气化,导致烟尘中含硅量相应增加;碳弧气刨作业主要用于金属材料焊接前的刨槽及各种铸件冒口、缺陷的修整,碳弧气刨阳极棒成分为石墨,电极温度可达 3 000℃以上,当用压缩空气吹除槽内已被熔化的金属熔渣时,可产生大量烟尘,其烟尘成分与手工电焊时相似。

电焊烟尘粒径很小,多在 1μm 左右,吸入可直达肺泡。长期接触高浓度的电焊烟尘,特别是在密闭容器内或通风不良的环境中进行电焊作业时,可引起电焊工尘肺。此外,还有电焊过程中产生的紫外线、红外线、高频电磁波、热辐射、噪声等也可对身体产生危害。

(二) 职业接触

焊接技术是现代工业不可缺少的一种工艺,焊接工艺种类很多,主要有手工电弧焊、自动保护焊、二氧化碳保护焊、氩弧焊、埋弧焊、气焊和碳弧气刨等。焊药、焊芯和焊接材料在电弧高温（3 000~6 000℃）作用下,熔化蒸发逸散至空气中经氧化、凝聚,会产生大量的金属氧化物及其烟尘,并以气溶胶状态散发到空气中,经过迅速冷凝形成"电焊烟尘"。

(三) 病理改变

肉眼观察两肺呈灰黑色,体积增大,重量增加,弹性减低;肺内可见散在大小不等、多呈不规则形或星芒状的尘灶,直径多在 1mm 以下,少数直径在 1~2mm,直径达 3mm 者很少;常有局限性胸膜增厚及气肿。镜下见两肺散在 1~3mm 黑色尘斑或结节,常伴有灶周肺气肿。尘灶由大量含尘巨噬细胞及少数单核细胞构成,胶原纤维含量均在 50% 以下,部分尘灶为单纯粉尘沉着,不含或含少量胶原纤维,以尘斑形式存在。尘斑分布在肺泡腔、肺泡间隔、呼吸性细支气管和血管周围。肺内可见散在的 2mm 左右的结节,其中粉尘较少,胶原纤维成分较多。部分结节可密集成堆,质韧,结节内可见多量的较粗大的胶原纤维,也可发生玻璃样变。在尘斑和结节周围可见到程度不同的灶周气肿。尘粒呈棕褐色,铁染色呈深蓝色强阳性反应,证明主要是氧化铁粉尘。由于焊接烟尘及氮氧化物等有害气体的作用,肺内大小支气管可发生扩张和炎症。

(四) 临床表现

电焊工尘肺发病较为缓慢,发病工龄一般在 10 年以上,多在 15~20 年,最短发病工龄为 4 年左右。

早期无或仅有轻微症状,如咽干、鼻干、轻度干咳、少量痰、胸闷、胸痛等。在 X 线胸片已有改变时仍可无明显自觉症状和体征。随病程发展,尤其是出现肺部感染或并发肺气肿后,可出现相应的临床症状。可合并有锰中毒、氟中毒和金属烟雾热等其他职业病。

肺功能检查早期基本在正常范围,并发肺气肿等病变后肺功能才相应地降低。

(五) 影像学改变

X 线胸片上首先在两肺中下肺区出现一些 s 型不规则形小阴影,交织成细网状,有时也可出现少量 t 型不规则小阴影。随着病情的进展,在两肺中下肺区开始出现密度较淡的 p 型圆形小阴影,分布较疏散。圆形小阴影逐渐增多,当两肺中下肺区密集度达到 1 级尚未达到 2 级时,两上肺区即开始出现 p 型小阴影,甚至在肺尖部也出现。极少出现大阴影。肺门较少改变。可并发肺气肿,但多较轻。并发肺结核者少见。

(六) 诊断与鉴别诊断

根据 GBZ 70《职业性尘肺病的诊断》做出诊断与分期。

电焊工尘肺应注意与肺结核、慢性支气管炎、慢性阻塞性肺疾病,以及其他肺部弥漫性疾病相鉴别。

(七) 治疗及康复

同其他尘肺病。尘肺患者应及时脱离粉尘作业,并根据病情需要进行综合治疗,包括肺灌洗、抗肺纤维化治疗等,积极预防和治疗肺结核及其他并发症,根据病情进行肺康复治疗,减轻临床症状、延缓病情进展、延长患者寿命、提高生活质量。定期进行随访和检查。

(八) 预防

工作场所采取通风除尘措施,使工作场所粉尘浓度不超过国家规定的工作场所有害因素职业接触限值。工作场所空气中电焊烟尘总粉尘时间加权平均容许浓度为 4mg/m³。

工作时加强个体防护,增强自我保护意识。大力提倡采用自动焊接代替手工电弧焊,以低锰焊条替代高锰焊条。定期健康检查,早发现早治疗。发现 X 线胸片有不能确定的肺尘埃沉着病样影像学改变的,应调离工作岗位,脱离粉尘接触。

十二、铸工尘肺

铸工尘肺(founder pneumoeoniosis)是指在铸造作业中长期吸入含游离二氧化硅量很低的粘土、石墨、煤粉、石灰石和滑石粉等混合性粉尘,所引起的以结节型或尘斑型并伴有肺间质纤维化损害为主的尘肺。

(一) 理化性质

铸造生产是机械制造工业的重要部分。铸造生产的铸件常分为铸钢、铸铁和铸有色合金件。铸钢的浇铸温度为 1 500 ℃左右,配料用耐火性强的石英砂(游离二氧化硅含量 77%~98%);铸铁温度为 1 300 ℃,可用耐火性稍差的天然砂(游离二氧化硅含量 70%~85%);铸有色金属合金温度为 1 100 ℃以下,也多用天然砂并混有耐火粘土、石墨粉、焦炭粉等混合性材料。其生产过程包括型砂配制、砂型制造、浇铸、开箱、打箱清砂,在整个生产过程中都会有烟尘产生,以配砂、开箱、打箱及清砂几个环节产生粉尘最大。型砂原料主要是天然砂,二氧化硅含量一般为 70% 以上;其次是黏土,主要成分是硅酸铝。型砂虽二氧化硅含量很高,但因使用型砂时要搅拌配成湿料,且颗粒较大,故不易患矽肺,仅致铸工尘肺。

(二) 职业接触

在铸造过程中,因型砂的粉碎、搅拌、运输和使用以及在砂箱拆开、清砂和清理铸件时,都可产生大量的粉尘,所引起的尘肺,过去统称为铸工尘肺。但实际上,无论是铸钢还是铸铁,在其配砂、打箱和清砂作业中产生的粉尘,其主要成分是含游离二氧化硅量在 70% 以上的砂。罹患的尘肺,其发病工龄短,病情进展快,是一种典型的矽肺。铸工尘肺应当是指吸入含游离二氧化硅量较低的黏土(高岭土和粘土)、石墨、煤粉、石灰石和滑石粉等混合性粉尘而引起的尘肺。发病工种主要是砂型制造工,特别是铸铁的砂型制造工。

影响铸造粉尘致病的因素与铸工尘的成分构成、工作场所粉尘的浓度、游离二氧化硅含量、分散度、接触时间、防护措施及个体条件等有关。

(三) 病理改变

病理改变多见两种类型:结节型和尘斑型,均伴间质纤维化。结节型患者多见铸钢工人,病变与煤矽肺相似,肺内结节以混合结节多而矽结节少。淋巴结多见典型矽结节及大量粉尘沉积。尘斑型则主要见于铸铁工人。尘斑呈黑色星芒状,多不融合,间质纤维化较结节型明显。

铸工接触的粉尘含游离二氧化硅量低,以炭素类和硅酸盐类粉尘为主,这类粉尘引起的病变与炭素类尘肺和部分硅酸盐尘肺相似。病理检查可见肺表面和肺切面上有大小不等的灰黑色或黑色斑点。镜下可看到在肺泡、小叶间隔、细支气管和血管周围有大量的尘细胞灶及由尘细胞、粉尘和胶原纤维形成的粉尘纤维灶。肺泡腔内有大量粉尘和尘细泡充塞,在粉尘灶周围常伴有小叶中心性肺气肿,有时可看到肺泡呈轻度坏死性改变。有部分病例除粉尘纤维灶外,尚可见少量典型或不典型矽结节。

(四) 临床表现

发病工龄较长,一般都在 20~30 年,高者可达 40 年左右。

发病缓慢,初期多无自觉症状,随着病变的进展,出现的胸闷、轻度胸痛、咳嗽、咯痰、气短等症状,多不严重。由于作业的空气中烟尘较大,且存在劳动姿势不良等原因,常可并发慢性支气管炎和肺气肿。病变初期肺功能多属正常,以后可逐渐出现阻塞性或以阻塞为主的混合性肺通气功能障碍。

(五) 影像学改变

X线表现为两肺出现不规则形小阴影,以中下肺区较明显,密集度较低,多为 s、t 小阴影,随病情进展,小阴影向两上肺区发展,呈网状或蜂窝状,密度增高。常伴有明显肺气肿。部分病例在不规则小阴影的基础上,还可看到散在的、细小的圆形小阴影,以 p 阴影为主,密度较低,数量不多。有时与不规则小阴影交混在一起,不易辨认。大阴影极为少见。在铸造工艺中有时应用石棉,因此在生产过程中如长期接触石棉尘还可在侧胸壁上看到胸膜斑,双侧多于单侧,有时在膈肌上也能看到。

(六) 诊断与鉴别诊断

根据 GBZ 70《职业性尘肺病的诊断》做出诊断与分期。

铸工尘肺应注意与肺结核、慢性支气管炎、慢性阻塞性肺疾病,以及其他肺部弥漫性疾病相鉴别。

(七) 治疗及康复

尘肺患者应及时脱离粉尘作业,并根据病情需要进行综合治疗,包括肺灌洗、抗肺纤维化治疗等,积极预防和治疗肺结核及其他并发症,根据病情进行肺康复治疗,减轻临床症状、延缓病情进展、延长患者寿命、提高生活质量。定期进行随访和检查。

(八) 预防

工作场所采取通风除尘措施。工作时加强个体防护,增强自我保护意识。定期健康检查,早发现早治疗。发现 X 线胸片有不能确定的肺尘埃沉着病样影像学改变的,应调离工作岗位,脱离粉尘接触。

(陈志军)

十三、其他尘肺病

我国 2013 年颁布的《职业病分类和目录》将尘肺病分为 13 种,其中,前 12 种是常见尘肺病,第 13 种尘肺为开放性条款,即根据 GBZ 70《尘肺病诊断标准》和 / 或 GBZ 25《尘肺病理诊断标准》可以诊断的其他尘肺。尽管前 12 种尘肺涵盖了 99% 的常见尘肺病种,但是我国幅员辽阔,工种繁多(我国 2015 年《中华人民共和国职业分类大典》将职业分为 8 大类 1 838 细类 4 700 多个工种),那些接尘人数少,肺部病变符合我国尘肺病 X 线诊断标准和 / 或尘肺病理诊断标准的患者,按照我国《中华人民共和国职业病防治法》也应该同样享受国家法定职业病待遇,但是其发病人数少,工种属于小众,所患尘肺病被笼统分类为其他尘肺病。

(一) 牙技工尘肺病

牙技工尘肺病指牙科技师在制作牙体材料中,吸入含有瓷粉(含石英、氧化铝等)、聚甲基丙烯酸甲酯、铍、钴、铬、钼、硅、锰、汞及一些贵金属如金、银、钯等呼吸性粉尘,引起的尘肺病,亦称牙技师尘肺病。Siltzbach LE 最早于 1939 年报道了牙技工尘肺病。随着牙体修复技术不断进展,需要对修复体进行研磨、抛光,产生大量金属、各种合金、和二氧化硅混合粉尘,其浓度超过国家标准。有研究发现固定桥牙体预备、铸造金属全冠打磨、可摘局部义齿打磨工作面粉尘时间加权平均容许浓度超标率达 100%,长期加工过程中不注意防护,易致牙技工尘肺。

临床表现：早期患者多无症状，易于疲劳，咳嗽、咳痰占患者总数 10% 左右，斜坡活动后气喘（约占 21%）。随着病情进展，咳嗽、咳痰、气喘症状逐渐加剧，部分患者出现进行性呼吸困难、呼吸功能不全、心功能不全等并发症。肺功能改变以 FVC 和 FEV_1 下降为主，随粉尘暴露年限增加而下降；主要表现为限制性肺通气功能障碍并肺弥散功能下降；部分患者随着病情加重，出现混合型肺通气功能障碍，甚至出现阻塞性肺通气功能障碍。X 线胸片呈弥漫网状结节影，肺门区域为主，随着病情进展，可出现蜂窝影；胸部 CT 显示广泛肺纤维化伴肺大疱，多见于两上肺，同时伴有下肺区代偿性肺气肿。

（二）蔺草工染土尘肺病

蔺草工染土尘肺病系指蔺草作业中接触染土粉尘导致的肺组织弥漫性纤维化为特征的疾病。蔺草是制作"榻榻米"席的原材料，蔺草收割后，为了保持草茎翠绿，提高干燥度及预防草茎吸水发黄，需要将蔺草放入一种称为"染土"的矿粉悬液中浸泡，旋即捞出烘干备用，随后的工序包括出仓、拔草、切跟、练草、湿润、编织、修席、烘席、检验和成品包装。染土的成分以高岭土、石英、明矾为主，以及少量其他矿物质组成的混合性矿粉，含 25%~30% 的游离二氧化硅；因此，蔺草工染土尘肺中致纤维化因素为染土。Fujii T 于 1970 年报道了日本首例蔺草工染土尘肺；20 世纪 80 年代我国引种日本蔺草，1999 年有作者对蔺草加工作业场所粉尘浓度检测，发现游离二氧化硅粉尘含量明显超过国家标准；2002 年我国首次报告蔺草工染土尘肺。

1. 病理学检查 支气管血管束、终末细支气管及肺实质周围弥漫结节状纤维化病灶，其内富含染尘巨噬细胞，邻近肺间质纤维化、肺泡壁增厚、气腔塌陷；未见呈漩涡状排列的透明胶原纤维的矽结节结构。部分呈肺泡内纤维灶，可见粉尘沉积，镜下可见长 1~20μm 针样颗粒，偏光镜下可见双折射结晶颗粒。

2. 临床表现 咳嗽、咳痰与患者接尘浓度有关，高浓度、无防护者早期即可出现咳嗽、咳痰等症状，随着累计接尘剂量增高，逐渐出现胸闷、气促、胸痛。体征有肺部啰音，随着病情进展，出现肺气肿体征及并发症的体征。肺功能改变：FVC、FEV_1 下降，以限制性肺通气功能障碍为主，并肺弥散功能下降；随着病情进展可呈现混合性肺通气功能障碍。

3. 影像学改变

（1）X 线胸片改变：呈类圆形 p 或 q 型小阴影为主，主要分布于两上肺区，右上叶较左上叶为著，随着病情进展，小阴影可向中下肺区蔓延。可出现小阴影聚集，多呈大片状，右侧多见；亦可见大阴影。

（2）胸部 CT：主要表现为类圆形小阴影，直径多在 3μm 以下，小叶中心分布，以上肺区为主；部分可见磨玻璃衰减及气腔实变，牵张性支气管扩张、气道壁增厚、肺气肿征。胸部 CT 异常和肺功能相关性好。

（三）风沙尘肺病

风沙尘肺病系指吸入风沙中含有游离二氧化硅粉尘，导致以肺部弥漫性肺纤维化为特征的疾病。主要发病对象指沙漠地区沙尘暴环境中生活和工作的人群，包括沙漠地域的世居居民和职业人群；其中，职业人群所患风沙尘肺又称为职业性风沙尘肺，其对象包括地质勘探、石油开采、建设兵团、农场、路桥从业人员以及军人等。

1. 流行病学 自 1952 年 Policard 首次报道撒哈拉大沙漠居民的风沙尘肺后，世界各地风沙尘肺报告病例逐渐增多,我国 1979 年报道了赶羊工风沙尘肺后,其后分别于新疆和田、且木县、古尔班通古特、塔里木地区,甘肃明花区,西藏那曲地区有风沙尘肺报告。不同地区沙尘暴的原尘和降尘的浓度和 SiO_2 含量不同,按照我国《工作场所空气中粉尘测定》检测新疆和兰州市区环境中原沙中游离 SiO_2 含量 51.76%~69.49%,降尘中 SiO_2 含量 17.36%~48.09%;降尘中可吸入尘($<10\mu m$)比例 63.3%~84.1%,其中小于 $5\mu m$ 尘粒占 75% 左右;总粉尘最大浓度可达 9.43mg/m³、平均 4.16mg/m³,呼吸性粉尘最大浓度 1.8mg/m³,平均 1.61mg/m³。小样本调查显示当地 35 岁以上世居居民患病率可达 10%~40%,因此,风沙尘肺对当地居民健康状况构成严重威胁。

2. 临床表现　沙漠粉尘多为老化的粉尘,其二氧化硅粉尘的致炎性和致纤维化能力均较新鲜研磨的粉尘弱。患者可在相当长的时间内无明显自觉症状,症状潜伏期可达 30 年之久,随着累积粉尘剂量增加,逐渐出现胸闷、气短、咳嗽、咳痰、胸痛、乏力等症;进一步可并发肺结核、COPD、感染、呼吸衰竭和心力衰竭等并发症。肺功能改变以限制性肺通气功能障碍为主,亦可见阻塞性、混合性通气功能障碍。X 线影像学:主要见肺纹理增多增粗,两肺可见类圆形小阴影为主,多数呈 p、q 型影为主,亦可见两肺细网状阴影;壹、贰、叁期均可见到。肺组织活检可见矽结节病理改变及大量尘细胞,偏光镜下可见双折射结晶。

3. 诊断原则　根据可靠的风沙粉尘接触史,以技术质量合格的 X 线高千伏或数字化摄影后前位胸片表现为主要依据,结合工作场所职业卫生学、尘肺流行病学调查资料和职业健康监护资料,参考临床表现和实验室检查,排除其他类似肺部疾病后,对照尘肺病诊断标准片,方可诊断风沙尘肺。

4. 诊断分期　参照 GBZ 70《职业性尘肺病的诊断》和 / 或 GBZ 25《职业性尘肺病的病理诊断》标准执行。

治疗及预防参照尘肺病总论部分。

(蒋文中)

第三节　其他呼吸系统疾病

一、过敏性肺炎

过敏性肺炎(hypersensitive pneumonitis,HP)也称外源性变应性肺泡炎(extrinsic allergic alveolitis,EAA),是指易感个体短时间或反复多次吸入致敏原后诱发的免疫介导性肺部疾病。以淋巴细胞渗出为主的间质性肺炎、细胞性细支气管炎(气道中心炎症)和散在分布的非干酪样坏死性肉芽肿为特征性病理改变。常见的抗原包括微生物、动植物蛋白、以及与宿主蛋白结合形成半抗原的低分子量化合物。

既往流行病学资料显示过敏性肺炎发病率为 0.3~0.9/100 000 人年,位居间质性肺疾病的第 3~4 位,为较常见的间质性肺疾病之一。其临床表现、严重程度和自然病程受多种因素影响,主要有暴露抗原的强度和时间、吸入抗原的量及其特性、以及包括基因易感性的宿主免疫反应。诱发 HP 的暴露抗原近年来越来越多样化并更加隐匿,导致过敏性肺炎的诊断更为困难,据报道 53% 的过敏性肺炎患者未能识别可疑的致敏抗原物质。目前,过敏性肺炎的诊断主要是根据疾病的潜伏期、病程、呼吸系统症状、体征及胸部影像学检查等主要指标进行综合判定,必要时可结合支气管肺泡灌洗和肺活检病理检查。

(一) 职业接触

许多职业或环境因素暴露可以引起过敏性肺炎。农民肺是 HP 的一种典型形式,1932年,Cordeiro 等首次描述农民肺,在晾晒麦秆、稻草时吸入真菌、细菌或有机粉尘引起。其他在工作中接触到微生物和有机粉尘,如蔗尘肺、蘑菇工肺、萨克斯肺、湿化器肺、桑拿肺、橡树软木粉尘、热浴盆肺、软体动物壳加工等;还可以接触动物蛋白引起,如饲鸽者肺、鱼饵工人肺及动物饲养员肺、木制品加工、烟草工人、面粉工等。接触异氰酸酯类及金属加工(包括机器操作者、金属工作液)、氩弧焊、纺织等行业也可发生 HP。虽然 HP 由特异抗原诱发,但需要遗传和环境作为"触发因素"诱发疾病的发生,所以 HP 抗原虽然分布广泛,但只有少数发病。引起 HP 的致病因素大致包括六大类:细菌、真菌、动物糖蛋白、植物糖蛋白、低分子化合物和金属,见表 2-3-1。

表 2-3-1 引起过敏性肺炎的抗原分类

抗原分类	具体抗原	抗原来源或职业暴露
细菌	嗜热放线菌属	发霉干草、粮食、甘蔗渣、堆
	伞状毛霉菌	肥、通风管道
	不动杆菌属、苍白杆菌属	农场
	白色链霉菌	金属加工液
	产酸克雷伯菌	堆肥
	枯草芽孢杆菌	加湿器
	鸟复合分枝杆菌和其他非结核分枝杆菌	洗涤剂生产
	分枝杆菌属	温泉浴场
		金属加工油、机械操作员
真菌	链格孢属	湿化器、伐木工人
	曲霉菌属	建筑、烟草、麦芽
	皮肤毛孢子菌属	夏季过敏性肺炎
	光滑青霉	软木塞工人
	娄地青霉菌	奶酪工人
	鲜绿青霉	食品加工器
	沙门柏干酪青霉	食品加工器
	黄暗青霉	泥煤苔加工工人
	皮质隐子座菌	枫树皮、花店
	葡萄孢菌	葡萄酒生产
	卜支状毛霉菌	辣椒切片机
	红酵母属	加湿器
	各种各样的蘑菇真菌	蘑菇工人

续表

抗原分类	具体抗原	抗原来源或职业暴露
酶类	肌醇六磷酸酶、枯草杆菌蛋白酶	动物饲料、清洁器
动物和昆虫蛋白	鸟羽毛或血清蛋白	饲养鸟
	老鼠血清蛋白	实验室工作人员
	珍珠	珍珠加工
	软体动物贝壳	贝壳加工
	蚕丝	纺织工人
	胭脂红	食品和化妆品加工
	麦子象鼻虫	农民
植物蛋白	洋地栗	食品加工业
	豆荚科(如黄豆)	食品加工业
	麦芽	食品加工业
	藻酸盐	海藻
	树木(白木、松木)	伐木工人
	针茅尘埃	粉刷工人
低分子化学物质	二异氰酸盐	化学和聚氨酯行业、油漆工
	酸酐	塑料制造、飞机制造工业
	丙烯酸酯化合物	牙科技师
	三(环氧丙基)异氰尿酸酯	粉末涂料
	药物:青霉素类、头孢菌素类	制药工业
	邻苯二甲酸二甲酯、苯乙烯	游艇制造
金属	钴	硬金属工人
	锌	冶炼工人
	锆	陶瓷工人

(二)发病机制及病理

过敏性肺炎的发病机制目前尚未完全清楚,可能是宿主免疫系统与外界抗原之间的反应,同时受到遗传因素和环境因素的影响。既往认为免疫复合物介导的炎性反应产生急性肺损伤,随着病程进展,T 细胞介导的变态反应占主导地位,导致慢性炎症、肉芽肿形成以及肺间质纤维化。与支气管哮喘 T 细胞介导的变态反应不同,过敏性肺炎是 Th1 介导的免疫反应,Th1 细胞产生并释放肿瘤坏死因子(TNF)、IFN-γ、IL-12、IL-18 发挥作用。然而 HP 向纤维化进展的免疫病理尚不清楚。有研究,分泌 IL-17 和 IL-22 的 Th17 细胞参与过敏性肺炎肉芽肿性炎症的发病,吸入抗原后 Th17 细胞增多可能会促进肺部胶原沉积从而促进肺纤维化的进展。相反,$\gamma\delta$T 细胞通过 IL-22 产生抗肺纤维化作用。

过敏性肺炎的特征性病理改变包括以淋巴细胞渗出为主的间质性肺炎、细胞性细支气管炎和散在分布的非干酪样坏死性小肉芽肿,但依发病形式和所处的疾病阶段不同,组织病理学改变也各有特点,分布上呈现不均型性、形态多样性。

急性期过敏性肺炎主要是肺间质淋巴细胞浸润、水肿、非干酪化肉芽肿和毛细支管闭塞性脉管炎;肺泡间质内发现泡沫状胞浆的巨噬细胞。亚急性过敏性肺炎病理表现是以细支气管为中心,周围肺组织间质内淋巴细胞、浆细胞浸润为主的炎症,有时散在少量嗜酸性粒细胞。典型表现为"三联征",即以细支气管为中心的富细胞性炎症、间质内非坏死性松散的肉芽肿结节及灶性机化,具有诊断意义。

慢性过敏性肺炎病理上通常是在亚急性病变的基础上出现纤维组织增生即纤维化,广泛纤维化是其突出特征,包括细支气管周围的纤维化、桥接纤维化、寻常型间质性肺炎(usual interstitial pneumonitis,UIP)型纤维化、非特异性间质性肺炎(non-specific interstitial pneumonia,NSIP)型纤维化等,表现为小叶及小叶内间隔增厚、牵引性支气管扩张、蜂窝肺。细支气管周围纤维化可以是慢性 HP 患者唯一的纤维化病变,常可见成纤维细胞灶,这有助于区别 IPF(idiopathic pulmonary fibrosis,特发性肺纤维化)/UIP。

(三) 临床表现

1. 症状和体征

(1) 急性过敏性肺炎:一般在接触相关抗原 4~8 小时后出现干咳、胸闷、呼吸困难,常伴有寒战、发热、全身不适、肌痛等流感样症状,肺部听诊可有吸气相细湿啰音,一般无哮鸣音,反应强度与吸入抗原的量以及暴露时间有关,脱离抗原后可能在 24~48 小时症状改善或消失。孤立的、短促的、吸气末高调音是急性过敏性肺炎最具特征性的临床表现,可能由于吸气相后期小气道打开发生快速震动导致。

(2) 亚急性过敏性肺炎:反复的急性发作,则表现亚急性形式,症状持续 48 小时以上至 4 个月,临床特点主要为持续咳嗽和进行性加重的活动性呼吸困难,可有低热。如果持续暴露,接触和症状发作的关系可能不明显。

(3) 慢性过敏性肺炎:长期暴露于低强度抗原或机体与外界抗原发生低强度的免疫反应可导致慢性 HP,发生不可逆的肺间质纤维化,因此慢性 HP 往往隐匿起病,在几个月到几年的病程中表现为慢性咳嗽、不同程度的劳力性气促、呼吸困难等,伴或不伴乏力、体重下降及杵状指。体检时两下肺可闻及固定性吸气末期细小爆裂音,具有特征性的吸气终末期喘鸣音,典型的呈短促的吸气相吱吱声或鸟叫、鸟鸣声。病情进展,终末期的慢性 HP 常出现肺纤维化和肺动脉高压,甚至右心功能不全。

2. 影像学检查

(1) 胸部 X 线检查:有些过敏性肺炎患者的胸部 X 线表现正常。急性过敏性肺炎表现为弥漫性结节影,边界不清,或者斑片状毛玻璃影,或者实变影,分布以双侧中下肺野为主。停止抗原暴露 4~6 周,结节影或毛玻璃影可消失。亚急性过敏性肺炎可见网结节影,由细线条纤维束、结节共同形成的。慢性过敏性肺炎则可见网状影、粗线条状纤维影、结节影,或蜂窝样改变,分布以中上肺野为主。

(2) 胸部高分辨率 CT(high-resolution computer tomography,HRCT):目前公认 HRCT 是临床上评估过敏性肺炎的主要方法,但 8%~18% 的过敏性肺炎患者 CT 表现正常。

1) 急性过敏性肺炎:表现为弥漫性磨玻璃影(ground-glass opacities,GGO)、边界模糊的细结节影及气腔实变影,主要分布在中下肺。GGO 通常是双侧对称的,部分不对称或斑片状。

2) 亚急性过敏性肺炎：特征性 HRCT 表现包括双肺斑片状或 GGO，边界不清的小叶中心结节，吸气相上小叶范围的低衰减区（马赛克衰减）、血管分布减少和呼气相上的空气潴留，称为"奶酪头"征（headcheese sign）。GGO 和"奶酪头"征可以是急性和亚急性 HP 的主要表现形式，而边界不清的小叶中心结节可能是亚急性过敏性肺炎在 HRCT 上主要或唯一的异常表现。结节影全肺分布，以中上肺区为主，呈典型的小叶中央性分布，通常小于5mm，数量多，很少为不典型分布。直径大于 10mm 不规则结节可能是局部的机化性肺炎。大约 13% 的亚急性 HP 有薄壁肺囊肿；大小 3~25mm；通常与毛玻璃样浑浊相关。

3) 慢性过敏性肺炎：肺囊肿似乎更多见，高达 50% 的慢性过敏性肺炎发现 1~3 个肺囊肿。慢性过敏性肺炎的 HRCT 和病理学特征常常与 NSIP 和 UIP 相重叠，表现外周网格影、结构紊乱、牵拉性支气管扩张、GGO 和蜂窝影，主要分布在胸膜下和支气管血管周围，也以中上肺为主，肺底部相对较轻。

3. 支气管肺泡灌洗（bronchoalveolar lavage，BAL）和经支气管肺活检（transbronchial lung biopsy，TBLB）　在临床表现和影像学检查难以确定诊断时，BAL 和 TBLB 可以帮助明确诊断。过敏性肺炎支气管肺泡灌洗液（bronchoalveolar lavage fluid，BALF）中淋巴细胞计数对诊断有重要意义，但其数量受到抗原暴露时相、吸烟状态和年龄等因素影响，在过敏性肺炎所处的不同疾病阶段差异也较明显，并与过敏性肺炎的组织类型相关。寻常型间质性肺炎（UIP）型慢性过敏性肺炎的 BALF 淋巴细胞明显低于 NSIP 型和机化性肺炎（organizing pneumonia，OP）型慢性过敏性肺炎。

细胞总数增多是急性和亚急过敏性肺炎的 BALF 典型特征，以淋巴细胞显著增加为主，超过 50%，其中 CD8$^+$T 细胞为主导。慢性过敏性肺炎的 BALF 中淋巴细胞占 20% 以上，以 CD4$^+$ 细胞为主。由于过敏性肺炎的 CD4$^+$/CD8$^+$ 比值受到抗原暴露的时间、抗原性质和抗原暴露强度等因素的影响，变化范围较大，因此目前不推荐常规进行 T 细胞亚群的检测，仅在临床怀疑是淋巴细胞相关性疾病或 BALF 细胞分类的初步结果提示为淋巴细胞增多型时进行检测。BALF 中同时检出浆细胞、肥大细胞和胞质呈泡沫样巨噬细胞，则更加支持过敏性肺炎的诊断。需要注意的是，BALF 淋巴细胞数正常并不能完全排除过敏性肺炎的诊断。

有研究，过敏性肺炎的 BALF 检测到某些暴露原的 DNA 片段，能为某些类型 HP 的诊断提供有价值的线索，而部分与肺损伤和肺泡炎相关的细胞因子在过敏性肺炎的 BALF 中表达升高，也有可能作为生物标志物用于过敏性肺炎的诊断和病情评估。

组织病理学仍然是诊断过敏性肺炎的最有效手段。在缺乏 TBLB 诊断样本的情况下，应考虑使用经支气管冷冻肺活检（transbronchial cryobiopsy）或手术肺活检。经支气管冷冻肺活检能够获得大量的组织样本，可作为慢性过敏性肺炎手术取肺活组织的替代方法。

4. 肺功能测定　对于过敏性肺炎，肺功能检查目的主要是明确肺生理异常和损伤程度，并指导治疗。有 10%~17% 的急性过敏性肺炎肺功能可表现正常，其余则表现为限制性通气功能障碍伴有弥散功能降低，用力肺活量（forced vital capacity，FVC）和肺总量（total lung capacity，TLC）减低。慢性过敏性肺炎表现限制性通气功能障碍和肺容积降低。少数有轻度气道阻塞和气道阻力增加，这可能与过敏性肺炎引起细支气管炎和肺气肿有关。极少数患者存在非特异性气道高反应性，支气管激发试验可呈阳性。

(四) 诊断和鉴别诊断

依照 GBZ 60《职业性过敏性肺炎的诊断》进行诊断。

1. 诊断原则　根据短时间或反复多次吸入生物性有机粉尘或特定的化学物质的职业史,出现以呼吸系统损害为主的临床症状、体征和胸部影像学表现,结合实验室辅助检查结果,参考现场职业卫生学调查,综合分析,排除其他原因所致的类似疾病后,方可诊断。

2. 接触反应　吸入生物性有机粉尘或特定的化学物质数小时后出现呼吸困难、干咳、胸闷,胸部影像学检查未见肺实质和间质改变,方可诊断。

3. 诊断分级

(1) 急性过敏性肺炎:常在短时间吸入生物性有机粉尘或特定的化学物质数小时后,出现下列表现者:

1) 干咳、胸闷、呼吸困难,并可有高热、畏寒、寒战、出汗、周身不适、食欲缺乏、头痛、肌痛等,肺部可闻及吸气性爆裂音;

2) 胸部影像学检查显示双肺间质浸润性炎症改变。

(2) 慢性过敏性肺炎:常有急性过敏性肺炎发作的历史,亦可由反复吸入生物性有机粉尘或特定的化学物质后隐匿发生,出现下列表现者:

1) 渐进性呼吸困难及咳嗽、咳痰,体重明显下降,双肺可闻及固定性吸气性爆裂音;

2) 胸部影像学检查显示肺间质纤维化改变。

4. 鉴别诊断

(1) 急性过敏性肺炎与急性气管支气管炎、反应性气道功能不全综合征、隐源性机化性肺炎、粟粒性肺结核、结节病等进行鉴别:

1) 急性气管支气管炎:咳嗽和咳痰,肺部可有干、湿性啰音,但年老体弱者易感,常发生于寒冷季节或气候突变时,胸部 X 线大多为肺纹理增强,而且无相关职业史。

2) 反应性气道功能不全综合征(reactive airway dysfunction syndrome, RADS):既往无呼吸道疾病,短时间吸入大量刺激性化学物,可有流泪、咽痛等黏膜刺激症状,24 小时内出现哮喘样临床表现(咳嗽、喘息和呼吸困难等),至少持续 3 个月,肺功能检查显示为可逆性阻塞性通气功能障碍或非特异性气道高反应性。

3) 隐源性机化性肺炎:50~60 岁发病较多,多为亚急性过程,表现为流感样症状,可伴周身不适、厌食、体重减轻、Velcro 啰音,少部分影像学表现两肺弥漫性浸润、小结节状或网织状改变,易与 HP 混淆。但其无相关职业史,病理以肉芽肿为主,而无其他类型的病理异常。

4) 粟粒性肺结核:多发生于免疫低下患者,有午后低热、盗汗、疲乏无力、体重减轻等全身中毒症状,痰中可找到结核分枝杆菌,抗结核治疗有效,予以鉴别。

5) 结节病:多见于 25~45 岁成人,缓慢起病,常累及肺外器官,如眼葡萄膜炎、皮肤红斑、关节炎等。肺部 CT 表现为沿支气管血管束、小叶间隔、叶间裂分布的结节样改变,并有肺部对称性淋巴结肿大,同时无相关职业史而易于鉴别。

(2) 慢性过敏性肺炎与特发性肺纤维化、支气管肺泡癌等进行鉴别:

1) 特发性肺纤维化(IPF):主要发生于老年人,以气急和肺功能渐进性恶化为特征,最终导致呼吸衰竭。HRCT 缺乏马赛克衰减模式、空气潴留、中上叶的小叶中心性 GGO,BALF 呈现中性粒细胞增高,病理上支气管周围纤维化少见成纤维细胞灶,同时无相关职业史,可以鉴别。

2)支气管肺泡癌:影像学表现两肺大小不等的结节,边界清、密度高,进行性发展和增大,组织病理学检查可以鉴别。

(五) 治疗及康复

脱离致敏原和防止致敏原再次暴露,在治疗过敏性肺炎中起到至关重要的作用,并决定预后。然而,许多过敏性肺炎患者不脱离原工作,疾病也没有明显进展,提示疾病是依赖环境和宿主(基因)相互作用的。

1. 急性过敏性肺炎　通常在脱离致病因素后可自行缓解,但是如果严重,可能需要吸氧和/或短期糖皮质激素支持治疗。

2. 亚急性或慢性过敏性肺炎　常规初始使用糖皮质激素治疗,近期疗效肯定,但远期疗效不确定。一般推荐泼尼松起始剂量 0.5~1mg/(kg·d)(最大剂量为 60mg/d),持续 4~8 周,逐渐减量至 10mg/d 的维持剂量,根据患者临床症状、影像学和肺功能变化决定维持治疗时间。

3. 慢性进展性过敏性肺炎

(1)免疫抑制剂:Morisset 等多中心回顾性研究显示使用吗替麦考酚酯或硫唑嘌呤能改善患者的气体交换并减少激素用量。

(2)抗纤维化药物:如吡非尼酮(pirfenidone,PFD)。基于慢性过敏性肺炎与 IPF 在发生纤维化机制方面重叠证据,考虑慢性过敏性肺炎是否可同样获益。Behr 等开展的多中心、双盲、随机对照的临床二期试验正在进行当中,其中入组的非 IPF 患者中包含慢性过敏性肺炎。

4. 过敏性肺炎的康复　包括健康教育、运动训练、用药指导、营养指导和社会心理支持。其中运动是康复的基石,以呼吸功能锻炼为主,腹式呼吸、缩唇呼吸、横膈式呼吸和呼吸体操,配合散步、太极拳等全身运动,有助于改善患者肺功能和增加运动耐力。其他如控烟、避免辛辣刺激性食物、糖皮质激素的规范使用、体位管理、积极预防呼吸道感染、消除合并症和并发症诱因、心理疏导和干预、健康宣教等。

(六) 预后

疾病预后的好坏取决于接触致敏原的强度及机体的免疫能力。一般过敏性肺炎预后较好,大部可缓解或稳定,急性过敏性肺炎经及时治疗可痊愈。慢性 HP 患者生存不利因素有高龄、吸烟史、肺部啰音、基线肺总量和弥散量较低、BALF 中淋巴细胞缺乏、影像学和/组织病理学上出现纤维化征象等,可因反复肺部感染、肺气肿、肺大疱、气胸,或因广泛肺间质纤维化致呼吸功能严重损害,继而发生慢性肺心病,出现右心衰竭、呼吸衰竭,预后较差。

(七) 预防

1. 一级预防　避免或减少致病抗原的暴露以及进行健康和安全教育,如佩戴防尘口罩,使用空气滤过装置,改进通气通风设施,改良生产工艺,合理工作流程,间断或轮班作业,并进行上岗前职业健康检查,有过敏史或禁忌证人员,不宜从事该类工作。

2. 二级预防　早发现,早诊断,早治疗,按规定进行在岗期间职业健康检查,及时发现不宜从事人员,并调离该岗位。对已经诊断有过敏性肺炎患者的工作环境及时进行风险评估,采取相应干预措施,并筛查同一工作环境中的其他员工是否也受到影响。

3. 三级预防　对已经诊断的过敏性肺炎患者给予适合的治疗,必要时接种流感疫苗,减少呼吸道感染,减缓疾病进展速度及并发症的产生,尽量防止病残,并康复医疗和随访。

二、棉尘病

棉尘病(byssinosis),也称棉尘肺或棉尘症,是由于吸入棉、麻等植物性粉尘引起的,以支气管痉挛、气道阻塞为主要临床特性的疾病,多在周末或放假休息后再工作时发生,故又称"星期一症状"。临床上具有特征性的胸部紧束感和/或胸闷、咳嗽等症状,伴有急、慢性肺通气功能损害,但肺部病理并无类似尘肺的纤维化改变。长期接触后在其他工作日也可发生。棉尘病患者随工龄延长,发病逐渐频繁,持续时间延长,症状逐渐加重,以接触有机粉尘10~20年后更为明显。

棉尘是棉纤维尘和土杂尘的总称,它存在于棉纺厂各工序。棉尘主要是由有机物质和无机物质组成,通常又分为纤维性物质和非纤维性物质两类。棉尘粒径小于 15μm 的粉尘称之微尘,是可吸入性粉尘,这部分对人体健康危害最大。它沉积于肺泡中,使肺的通气功能受阻,引发支气管痉挛、通气功能下降,直至发展成棉尘病。棉尘病发病率和空气含尘浓度有关。含尘(15μm 以下)浓度 <1.0mg/m³ 时发病率不高,含尘浓度超过 3.0mg/m³ 发病率激增。而且棉尘累积接触剂量与棉尘病患病率之间存在明显相关。棉尘中存在游离二氧化硅,含量低于 10% 可导致一定程度的肺间质纤维化改变;含量超过 10%(如开清棉车间),棉尘浓度超过 2.0mg/m³,发生尘肺的可能性大。

另外,亚麻粉尘可以燃烧而且具有爆炸性。

(一)职业接触

棉花尘、亚麻尘、软麻尘等可引起棉尘病。棉尘主要存在于纺织、弹棉、制毡、制绒等作业,如棉纺厂的前纺车间包括开棉、清棉、并条、粗纱工序,后纺(细纱工序等)和织布车间。各棉纺厂的车间辅助工,清扫地道废花的清洁工也可接触到高浓度的棉尘。棉布面料的制衣过程中的裁剪和缝制、棉花收购、棉籽油生产、造纸、合成纤维、硝化棉制造过程也有棉尘接触。

(二)发病机制和病理

棉尘病的发病机制尚不完全清楚,可能是多种因素的联合作用。目前认为主要有以下三种学说。

1. 组织胺释放学说　支气管痉挛为棉尘病的表现之一。调查发现,棉尘的水溶性提取物可使组织胺释放增加,导致支气管平滑肌痉挛。棉尘病的急性期症状可用该学说进行解释。

2. 内毒素学说　吸入纯品内毒素后诱发的呼吸系统急性症状与棉尘暴露后观察到的症状非常相似。实验室研究及流行病学调查表明,棉尘病急性症状的发生率与内毒素含量及革兰氏阴性杆菌活菌数呈剂量-反应关系。内毒素量的升高可引起急性肺功能下降的比例升高,尤以第一秒用力呼气容积(FEV_1)下降的最显著。

3. 细胞免疫反应学说　肺泡巨噬细胞被棉尘浸出液激活,其分泌多种递质导致气道平滑肌痉挛、炎症反应与发热反应。

动物实验显示,棉尘引起的病理改变主要为早期肉芽肿,后期逐渐消失,以局限性肺气肿及肺泡间隔增厚为主,无纤维化。接触棉尘20年工人的肺组织中,肺实质内未见肉芽肿形成,间质纤维结缔组织增生不明显,无尘性纤维化,也未见棉尘小体。

(三)临床表现

1. 症状和体征　早期特征性呼吸系统症状表现为在工休后第一个工作日数小时之后

出现的胸部紧缩感和 / 或胸闷、气短、咳嗽等,由急性支气管痉挛所致,可伴有恶心、疲乏、无力等症状。以上症状可于第二日恢复,但重者可持续数天。随工龄延长,如工作 5~10 年后,甚至每天工作后均出现上述症状,并逐渐加重恶化。此时,虽脱离工作岗位,持续性支气管痉挛及其他各种症状和体征亦不能缓解。体格检查早期多无肺部阳性体征。晚期可有啰音、呼吸音减低及肺气肿体征等。长期反复发作可致慢性阻塞性肺疾病、支气管扩张和肺源性心脏病。

2. 肺功能　棉尘引起的肺功能损伤以急性改变较为明显,主要表现为 FEV_1 降低,上班后与上班前比较下降 15% 以上,经休息后可恢复,属于可逆性改变。除大气道通气功能改变外,小气道功能改变也明显,FEV_1、用力肺活量(FVC)、第一秒用力呼气容积占用力肺活量比值($FEV_1/FVC\%$)、最大呼气中段流量(MMF)、呼气峰值流速(PEF)、最大中期呼气流速(FEF_{25-75})、75% 用力呼气流速(FEF_{75})降低。慢性肺功能改变以持久性气道阻塞表现为主,FEV_1、$FEV_1/FVC\%$、FVC、肺总量(TCL)均呈持久性降低,小于预计值的 80%。残气量($residual\ volume$,RV)增加。棉尘浓度愈高,急性肺通气功能改变检出率愈大;接尘工龄愈长,慢性肺功能改变检出率也越高。吸烟可加重棉尘对呼吸功能的影响。

3. 胸部影像学　急性时 X 线胸片上无特异性改变。慢性时可出现肺门增大,肺纹理结构紊乱,形成索条和网状影,出现程度不同的间质纤维化。除此尚有轻度胸膜肥厚及基底部气肿。与慢性支气管炎的影像不易鉴别。

4. 实验室检查　支气管舒张试验(bronchodilatation test,BDT):用于测定气道气流的可逆性,吸入支气管扩张剂后,用药后 FEV_1 较用药前增加>12%,且 FEV_1 绝对值增加>200ml,判断 BDT 阳性,提示存在可逆性的气道阻塞。

(四) 诊断及鉴别诊断

依照 GBZ 56《职业性棉尘病的诊断》进行诊断。

1. 诊断原则　依据长期接触棉、麻等植物性粉尘的职业史,具有胸部紧束感和 / 或胸闷、气短、咳嗽等特征性呼吸系统症状为主的临床表现和急性或慢性肺通气功能损害,结合工业场所职业卫生学调查结果及健康监护资料,综合分析并排除其他原因所致类似疾病,方可诊断。

2. 诊断分级

(1)棉尘病壹级:工作期间发生胸部紧束感和 / 或胸闷、气短、咳嗽等特征性的呼吸系统症状,脱离工作后症状缓解,第一秒用力呼气容积(FEV_1)上班后和班前比较下降 15% 以上,或支气管舒张试验阳性。

(2)棉尘病贰级:呼吸系统症状持续加重,且脱离工作环境后症状不能完全缓解,并伴有慢性肺通气功能损害,第一秒用力呼气容积(FEV_1)及用力肺活量(FVC)小于预计值的 80%。

3. 鉴别诊断

(1)非职业性的慢性阻塞性肺疾病:多为中年发病和有长期吸烟史,症状缓慢进展。晚期的棉尘病可出现慢性阻塞性症状而不易鉴别,但有棉尘暴露的职业史。

(2)支气管哮喘:多为早年发病,夜间和清晨症状明显,可有过敏史、家族史、鼻炎和 / 或湿疹,无典型的“星期一症状”。

(3)左心衰竭引起的呼吸困难:患者多有高血压病、冠状动脉粥样硬化性心脏病、风湿性心脏病等病史和临床表现,突发严重呼吸困难,咳粉红色泡沫痰,双肺大量湿啰音和哮鸣音,心率快,第一心音减弱,第三心音奔马律,胸部影像学可见心脏增大、肺淤血征。

(4)间质性肺病:如特发性肺间质纤维化,临床经过缓慢,仅有咳嗽咳痰,偶有气短,胸部下后侧可闻爆裂音(Velcro 啰音),血气分析动脉血氧分压降低,而二氧化碳分压可不升高。胸部高分辨率 CT 检查可确定诊断。

(五)治疗及康复

1. 棉尘病一经确诊,应立即调离棉尘作业。

2. 棉尘病壹级应积极抗非特异性炎症、降低气道反应性等治疗,可吸入糖皮质激素及对症治疗。

3. 棉尘病贰级按阻塞性呼吸系统疾病治疗原则,给予吸氧、支气管舒张治疗及对症治疗。支气管舒张剂有 β_2 受体激动剂、胆碱能受体阻断剂和甲基黄嘌呤,长效优于短效,也可吸入糖皮质激素、N-乙酰半胱氨酸抗氧化治疗等。

4、康复治疗:可以改善患者的活动能力、提高生活质量,包括健康教育、运动锻炼、营养支持、物理治疗和心理治疗等措施,诸如教育患者了解棉尘病,避免接触危害因素,知晓就诊时机,掌握有效咳嗽和排痰方法(体位引流、叩打、振动、压迫、哈气等多种气道廓清技术)以及缩唇呼吸、腹式呼吸的呼吸策略,并可配合散步、太极拳,甚至低负荷有氧锻炼的瑜伽呼吸操,其他有戒烟指导、合理用药、积极预防呼吸道感染等。

(六)预后

早期发现,早期诊断,尽早调离棉尘作业及抗非特异性炎症治疗,多数可恢复。长期接触、反复发作,逐渐加重恶化,则可并发支气管炎、慢性阻塞性肺疾病、肺源性心脏病等。

(七)预防

防止棉尘病的关键是控制生产场所棉尘浓度,采用不产生或产生粉尘少的操作和设备,如添加除尘剂、蒸汽处理原棉、密闭尘源,加强通风与除尘,改进生产工艺流程及生产设备技术,加强对员工岗位技能及职业防护知识培训,增强劳动者自我防护意识,如佩戴防尘口罩,做好二级预防的健康监护,重点对象为接尘工龄 10~20 年者。对拟接触棉尘的新员工或转岗人员进行上岗前职业健康检查,有职业禁忌证(活动性肺结核病、慢性阻塞性肺疾病、伴肺功能损害的疾病)者不宜从事此类工作。对接触棉尘的职业人群进行在岗期间职业健康检查,及时发现不宜从事人员,并调离该岗位。对已诊断棉尘病者给予恰当的治疗。

(易卫平)

三、哮喘

支气管哮喘(bronchial asthma,简称哮喘)是由多种细胞包括气道的炎性细胞(如嗜酸性粒细胞、肥大细胞、T 淋巴细胞、中性粒细胞)和结构性细胞(如平滑肌细胞、气道上皮细胞等)以及细胞组分参与的气道慢性炎症性疾病。其病理生理特征主要为气道高反应性(airway hyperresponsiveness,AHR)和气道重构。AHR 通常表现为可逆的气流受限,并引起反复发作性的喘息、气急、胸闷或咳嗽等症状。气道重构使患者出现不可逆或部分不可逆的气流受限,以及持续存在的 AHR,降低对吸入激素治疗的敏感性。在职业活动中因接触某些化学物质引起的哮喘,即职业性哮喘。若患者既往已患支气管哮喘,因职业接触导致哮喘症状加重或使已终止发作的哮喘重新发作,称为工作加剧性哮喘,与职业性哮喘均属于工作相关性哮喘。

特定激发因素触发哮喘的发作在患者间表现不同,但其净效应在性质上是相似的。职业性哮喘可分为两大类:①变应性哮喘,又称过敏性哮喘,是指在职业活动中吸入变应原后引起的以间歇发作性喘息、气急、胸闷或咳嗽等为特点的气道慢性炎症性疾病,主要受辅助T淋巴细胞2(Th2)免疫反应驱动,发病机制涉及特应质、过敏反应或变态反应,具有一段时间的潜伏期。②刺激性哮喘,通常是指反应性气道功能障碍综合征(reactive airways dysfunction syndrome,RADS),即在职业活动中短时间内吸入大剂量气态、烟雾等呼吸道刺激性化学物后,在24小时内出现以咳嗽、喘息和呼吸困难为主要表现的慢性气道神经源性炎症性疾患,症状时间大于3个月;还包括较长时间暴露于一定浓度的刺激性物质后非即刻发生的RADS。

在许多发达国家,职业性哮喘已取代尘肺病成为最常见的职业性疾病,且发病呈逐年上升的趋势。全球范围来看,职业性哮喘患病率和发病率因地区而异,年发病率介于0.22%(南非)~1.74%(芬兰)。过敏性职业性哮喘比较常见,占病例总数量的90%以上。国外研究报道,成人哮喘中职业因素的人群归因风险比例约为15%。职业性哮喘的发病率与致喘物的性质有关,如长期接触异氰酸酯的工人职业性哮喘的发病率为5%~10%;从事去污剂工业而长期与蛋白水解酶接触的工人发病率高达50%,甚至更高。日本的职业性哮喘横断面研究发现,高患病率见于油漆工(异氰酸酯)、面包师和缝纫工、护士、化学品工作者、动物管理员、电焊工、食品加工从业者和伐木工等。随着工业发展,中国职业性哮喘的发病率也在逐年增加。我国对职业性哮喘的研究明显少于美国、加拿大和一些欧洲国家。

（一）职业接触

呼吸系统是职业及环境有害物质进入机体的最主要途径,因此也最容易遭受气态毒物的损害。职业性哮喘可由于工作场所中存在的某种特定致敏原通过机体免疫反应而诱导哮喘发生,或存在的刺激性化学物所致气道上皮损害而最终导致RADS。目前记录在册的致喘因子有250余种,引起过敏性职业性哮喘的物质一般分为高分子量化合物(high-molecular-weight,HMW)和低分子量化合物(low-molecular-weight,LMW),最常见的HMW致敏剂主要有面粉、酶、橡胶和烟草等;LMW致敏剂则主要有异氰酸酯类化合物、酸酐和金属等。常见的职业性变应原及工种见表2-3-2。与之相应的,在长期从事金属制造业、橡胶和塑料生产行业的人群中,职业性哮喘的发生率较高。而引起刺激性职业性哮喘的则主要为一些刺激物,如氯气、二氧化硫等。可导致职业性RADS的常见刺激性化学物见表2-3-3。呼吸道吸入是职业性变应性哮喘的主要接触途径,病历资料显示,个别化学物可通过皮肤接触引起职业性变应性哮喘,如皮肤接触乳胶引起的职业性变应性哮喘。

（二）常见致喘物理化性质

1. 异氰酸酯类化合物　分子中均含有氰酸基(—N＝C＝O),而成为活性极高的化学物。它容易与含有活泼氢原子的化合物如胺、水、醇、酸、碱发生反应,特别是与氢氧化钠和叔胺发生难以控制的聚合反应,并产生大量热。异氰酸酯与水反应生成二氧化碳,是聚氨酯泡沫塑料制造过程中的关键反应之一。此外,其分子结构中的—N＝C＝O也可与人体内蛋白质的酰氨基和氨基起反应。甲苯二异氰酸酯(TDI),是最常见的异氰酸酯类化合物,无色或淡黄色的液体,有刺激性气味,不溶于水,易溶于有机溶剂,遇明火、高热具有可燃性。有2,4-TDI和2,6-TDI两种同形异构体,市场上出售的多是65%:35%或80%:20%的二者的混合物,以80%:20%多见,属于高毒有机化合物。TDI主要应用于聚氨酯树脂泡沫、油漆、

表 2-3-2 可导致职业性变应性哮喘的常见变应原及工种

化学物	行业与工种
高分子物质	
动物过敏原(如蚕丝、蚕蛾毛、鸟禽粪便及绒毛、哺乳动物皮毛等)	养蚕、丝绸加工、养殖、农民、动物实验室工作人员、羊毛加工、兽医等
植物(如剑麻)	温室工人、农民
植物产品(如天然橡胶乳胶)	乳胶手套生产工人和使用者
谷物类	农民、谷物工人、面包工人
其他食物(如奶粉、蛋清)	食品生产工人、厨师
大型真菌	办公室人员、实验室人员
酶:米曲霉 α- 淀粉酶、枯草杆菌蛋白酶、木瓜蛋白酶	实验室人员、药厂工人、面包工人
昆虫	农民、温室工人
鱼类和甲壳类	鲱鱼或雪蟹搬运工人
植物胶(如瓜耳胶和刺槐)	地毯制造工人
低分子物质	
异氰酸酯类:甲苯二异氰酸酯(TDI)、二苯亚甲基二异氰酸酯(MDI)、六亚甲基二异氰酸酯(HDI)和萘二异氰酸酯(NDI)等	聚氨酯泡沫生产工人、使用聚氨酯颜料的画家、聚氨酯胶粘剂或聚氨酯模具工人、固定石膏模型的矫形外科医师、使用涂层增强剂的房屋油漆工
酸酐:邻苯二甲酸酐(PA)、马来酸酐(MAH)、偏苯三酸酐(TMA)、四氯苯酐(TCPA)、六氢苯酐(HHPA)等	聚氯乙烯塑料、环氧树脂、聚酯树脂制造工人,粘合剂、染料、涂料、油漆、农药及安全玻璃等工业部门工人
丙烯酸	化工厂工人、牙科工作人员、美甲师
甲醛	化工厂工人、皮革加工工人
铂复合盐	炼油厂工人、珠宝工人
木粉尘:西方红雪松、东方白雪松、伊罗科木、黑黄檀木、非洲枫木等	木匠、锯木厂工人、林业工人
金属盐类:镍、钴、铬等	金属电镀工、涂料厂工人、硬质合金制造厂工人
杀菌剂:戊二醛、氯己定	医疗卫生工作者
苯酚甲醛树脂	木制品制造工人、铸造工人
过硫酸盐:过硫酸钾、过硫酸钠、过硫酸铵等	理发师
药物:含 7- 氨基头孢霉烷酸(7-ACA)的头孢菌素类、含 6- 氨基青霉烷酸(6-APA)结构的青霉素类、四环素、甲砜霉素、万古霉素、多黏菌素、铂类抗肿瘤药物等	药厂工人、药剂师
多胺类:乙二胺、二乙烯二胺、三乙基四胺、氨基乙基乙醇胺、对苯二胺、哌嗪等	油漆处理工、焊接工人、喷漆工、清洁工

表 2-3-3　可导致职业性 RADS 的常见刺激性化学物

化学物
酸类：硝酸、盐酸、硫酸、铬酸、氯磺酸等
氮的氧化物：一氧化氮、二氧化氮、五氧化二氮等
氯及其化合物：氯、氯化氢、二氧化氯、光气、双光气、氯化苦、二氯化砜、四氯化硅、四氯化钛、三氯化锑、三氯化砷、三氯化磷、三氯氧磷、三氯硫磷、五氯化磷、三氯化硼等
硫的化合物：二氧化硫、三氧化硫、硫化氢等
氨
臭氧
酯类：硫酸二甲酯、甲酸甲酯、甲苯二异氰酸酯、氯甲酸甲酯等
金属及其化合物：铍、镉、汞、锰、氧化银、硒化氢、羰基镍、五氧化二钒等
醛类：甲醛、乙醛、丙烯醛、三氯乙醛等
氟代烃类：八氟异丁烯、氟光气、六氟丙烯、氟聚合物的裂解残液气和热解气等
混合烃类：汽油、煤油、润滑油、柴油等
有机农药：有机磷酸酯、氨基甲酸酯、溴甲烷、百草枯等
军用毒气：氮芥气、亚当气、路易气等
其他：磷化氢、氟化氢、一甲胺、二甲胺、二硼氢、四氯化碳、环氧氯丙烷、五氧化二磷、三氯氢硅、某些物质燃烧烟雾等

涂料、塑料等工业生产中，是引起职业性哮喘的主要原因之一。长期接触和使用，还可引起过敏性皮炎、肺炎、肝脏损伤、DNA 分子损伤、脂质过氧化等多种有害效应。国际癌症研究机构（International Agency for Research on Cancer，IARC）将 TDI 归为 2B 类致癌物。我国规定工作场所空气中 TDI 的时间加权平均容许浓度（PC-TWA）为 $0.1mg/m^3$、短时间接触容许浓度（PC-STEL）为 $0.2mg/m^3$。

2. 酸酐（organic acid anhydrides）　是一组低分子量化学物，其分子结构中均有 $(CO)_2O$，易于发生脱羧、酰化、磺化、酯化等反应。偏苯三酸酐（tri-mellitic-anhydride，TMA）是已知的化工、印染等工作环境中经常接触并容易引发职业性哮喘的小分子致喘物。

3. 乙二胺（ethylenediamine）　化学式：$C_2H_8N_2$，式量：60.12，无色或微黄色黏稠液体，有类似氨的气味，呈强碱性。易燃，低毒，大鼠经口 LD_{50} 为 1.46g/kg，有腐蚀性，蒸汽对黏膜和皮肤有强烈刺激性，接触该品蒸汽除引起职业性哮喘外，还可引起结膜炎、支气管炎、肺炎或肺水肿，并可发生接触性皮炎，对肝、肾有损害，皮肤和眼直接接触其液体可致灼伤。我国规定工作场所空气中时间加权平均容许浓度（PC-TWA）为 $4mg/m^3$、短时间接触容许浓度（PC-STEL）为 $10mg/m^3$。

（三）发病机制及病理

职业性哮喘的发病机制较为复杂，职业性变应原或刺激性化学物的侵入是主要的致病因素。职业性变应性哮喘与普通哮喘相比，其病理改变、临床表现、肺功能改变、治疗等并无差别，T 细胞介导的免疫调节失衡与慢性气道炎症的发生是最重要的哮喘发生机制，气道重构与慢性炎症和上皮细胞损伤修复相关，气道慢性炎症与气道重构共同导致 AHR 的发生，见图 2-3-1。高分子量的致敏物质可能是通过与变应原相同的变态反应机制致患者诱发哮喘,低分子量致敏物质的作用机制尚不明确。

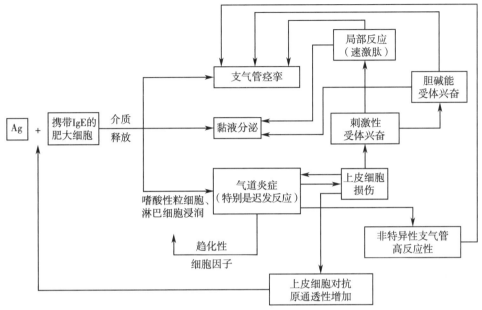

图 2-3-1 抗原介导的哮喘发病机制示意图

1. 免疫性炎症机制 目前研究认为辅助性 Th2 细胞介导的对变应原的高反应在哮喘的发病中占主导地位,但辅助性 Th17、Th9 和调节性 T 细胞(Treg 细胞)在某些类型哮喘中也发挥作用。

(1)IgE 介导的、T 淋巴细胞依赖的炎症途径:当过敏原进入机体后,被抗原递呈细胞(如树突状细胞、单核巨噬细胞等)内吞并激活 T 细胞,活化的辅助性 T 细胞(主要是 Th2 细胞)分泌白介素(IL-4)调控 B 淋巴细胞生成 IgE,后者与肥大细胞、嗜碱性粒细胞和嗜酸性粒细胞上的特异性受体结合,使之处于"致敏状态";当再次接触同种过敏原时,抗原与特异性 IgE 交联结合,从而导致炎症介质链式释放,引起气道平滑肌痉挛,黏膜微血管通透性增加,气道黏膜水肿、充血,黏液分泌亢进,并诱发 AHR。根据效应发生时间和持续时间,可分为速发性哮喘反应和迟发性哮喘反应。大多数面包师哮喘患者,可检测出特异性 IgE 抗体,对致敏工人进行面粉提取物特异性吸入试验可出现速发性哮喘反应,也可出现迟发性和双相哮喘反应。

低分子量致敏原也可诱导产生 IgE。TDI 所致职业性哮喘的研究认为,TDI 作为一种半抗原,在体内经亲核加成反应与气道蛋白形成结合物,从而导致机体致敏。对 161 名暴露于头孢菌素的医疗卫生工作者的调查发现,头孢菌素与血清白蛋白结合后,致敏率达到了 17.4%。

(2)非 IgE 介导的、T 淋巴细胞依赖的炎症途径:活化的 Th2 细胞分泌的细胞因子(如 IL-4、IL-5、IL-13 等)可直接激活肥大细胞、嗜酸性粒细胞及肺泡巨噬细胞等多种炎症细胞,使之在气道浸润和募集,并相互作用分泌多种炎症介质和细胞因子,如组胺、前列腺素(PG)、白三烯(LT)、嗜酸性粒细胞趋化因子(ECF)、中性粒细胞趋化因子(NCF)、转化生长因子

（TGF）、血小板活化因子（PAF）等，促发炎症反应。越来越多研究证实，哮喘是异质性疾病，存在多种表型，如嗜酸性粒细胞和非嗜酸性粒细胞表型。目前已发现 Th17 细胞对于激素抵抗型哮喘患者出现的以中性粒细胞为主的气道炎症起促进和维持作用。Th9 细胞的数量在过敏性疾病患者中增高，可能通过对肥大细胞的激活促进过敏反应。Treg 细胞以产生 TGF 和 IL-10 为主要特征，具有免疫调节作用，哮喘患者 IL-10 分泌减少，不能有效抑制炎症或促炎症细胞因子的合成及释放，可能是导致或加重气道炎症的原因之一。

在气道的炎症反应中，抗原的激活可使免疫效应细胞激活释放可溶性介质，进而刺激内皮细胞表达细胞表面的黏附分子，进而使白细胞通过滚动移行致靶组织，发生可逆性黏附及白细胞激活。

2. 气道重构机制 气道重构也是哮喘的重要特征，是指哮喘患者气道结构发生的一系列结构改变，包括：气道上皮损伤修复、基底膜厚度增加、气道平滑肌增厚、杯状细胞化生与气道血管和淋巴管增生。

部分化学物如异氰酸酯、酸酐等，直接导致的气道上皮损伤及伴随发生的修复过程在气道重构的发生发展中起了重要作用。Plopper 等最先提出了上皮间质营养单位（epithelial mesenchymal trophic unit，EMTU）这一概念，指出气道上皮受环境刺激损伤后，一些炎症介质如 TGF-β、EGF 等分泌增加，同时细胞间黏连蛋白减少，上皮细胞发生变形，并高分泌基质金属蛋白酶和细胞外基质，该过程称为上皮间质转化（epithelial mesenchymal transition，EMT）。紧靠上皮的星形成纤维细胞在各种因素刺激后也发生变化，转化为肌成纤维细胞，分泌细胞外基质（ECM），同时也释放一系列炎症介质，促进气道重构的发生。

3. AHR 发生机制 AHR 是指气道对正常不引起或仅引起轻度应答反应的刺激物出现过度的气道收缩反应，是支气管哮喘患者的共同病理生理特征。气道炎症是导致 AHR 的最重要的机制，最主要的炎症细胞有嗜酸性粒细胞、T 淋巴细胞（尤其是 Th2 细胞）和肥大细胞。然而，有 AHR 者并非都是支气管哮喘，如长期吸烟、病毒性上呼吸道感染、慢阻肺、过敏性鼻炎、支气管扩张等患者也可出现。在职业性哮喘患者中，可观察到的气道重构主要病理特征有：基底膜玻璃变性、假性增厚、上皮细胞脱落、成肌纤维细胞数量增加、平滑肌细胞和黏液细胞增生。

4. 神经 - 受体调节机制 支气管受复杂的自主神经支配，除肾上腺素能神经、胆碱能神经外，还有非肾上腺素能非胆碱能（NANC）肺内感觉神经系统。

（1）β 受体功能低下：在人类气道及肺组织内存在高密度的 β 受体，受体密度随气道管径变小而逐渐增高，且中央及外周气道平滑肌上全部为 β_2 受体。β 受体激动剂是支气管和细支气管的强力扩张剂。β 受体功能低下、β_2 受体自身抗体的产生是哮喘发病的一个重要环节。

（2）迷走神经功能亢进：从大气道到终末细支气管的气道平滑肌和黏液腺体内均有胆碱能神经（迷走神经）分布，随着气道变小，迷走神经纤维的分布越来越稀疏。当迷走神经受刺激其末梢释放乙酰胆碱（ACh），后者与 M 受体结合引起气道痉挛和黏液分泌增加。哮喘患者体内 M_1、M_3 受体数量增加、功能亢进，而 M_2 受体数量减少、功能低下，故易导致大气管平滑肌收缩和黏液分泌亢进。

（3）NANC 神经功能失衡：NANC 神经系统分为抑制性 NANC 神经系统（i-NANC）和兴奋性 NANC 神经系统（e-NANC）。哮喘与 i-NANC/e-NANC 失衡有关。i-NANC 是气道平滑肌松弛的主要神经系统,其主要神经递质包括血管活性肠肽(VIP)、一氧化氮(NO)。哮喘时 VIP 合成和释放减少,哮喘患者呼出气 NO 含量较正常人高 2~3 倍。e-NANC 是一种无髓鞘感觉神经系统,其神经递质为感觉神经肽,包括 P 物质(SP)、神经激肽 A(NKA)、神经激肽 B(NKB)、降钙素基因相关肽(CGRP)。

5. 药理机制 某些职业性致喘物具有药理激动剂作用,可刺激气道组织直接释放组胺。实验证明,棉尘浸出液可使游离的人体及动物肺组织释放组胺,棉尘浸出液本身也含有少量组胺,这在棉尘所致急性支气管收缩中起重要作用。北美红刺柏所含的刺柏酸成分,也可引起药理性支气管收缩。TDI 可阻断细胞表面的肾上腺素受体的兴奋,使 cAMP/cGMP 下降,导致炎症介质释放,支气管平滑肌收缩。有机磷农药可抑制胆碱酯酶,使肺组织内乙酰胆碱积聚,兴奋胆碱能受体,使平滑肌收缩,分泌物增加。

6. 病理 哮喘气道的基本病理改变为气道炎症和重塑。疾病早期,肉眼观解剖学上很少见器质性改变。纤维镜下可见支气管黏膜肿胀、充血,分泌物增多,气道内炎症细胞浸润,气道平滑肌痉挛等可逆性的病理改变。随着疾病发展和反复发作,病理学变化逐渐加重。肉眼可见肺膨胀及肺气肿,支气管及细支气管内含有黏稠痰液及黏液栓,可发现肺不张。显微镜下可见支气管呈慢性炎症改变,表现为柱状上皮细胞纤毛倒伏、脱落,上皮细胞坏死,黏膜上皮层杯状细胞增生,黏液蛋白产生增多,支气管黏膜层大量炎症细胞浸润(包括肥大细胞、巨噬细胞、嗜酸性粒细胞、淋巴细胞与中性粒细胞)、黏液腺增生、基底膜增厚和透明样变、支气管平滑肌增生,最终进入气道重塑阶段。支气管壁中血管增殖导致气道黏膜下血管数目明显增多。

(四) 临床表现

1. 症状体征

(1) 职业性变应性哮喘:有确切的数月以上的职业性变应原接触史,常在接触变应原 6 个月至 10 年中发病,最短者可在 2 个月内发病。相对来说,暴露于低分子物质的发病时间短于高分子物质。典型症状为工作期间或工作数小时后出现喘息、气急、胸闷或咳嗽等,早期常伴过敏性鼻炎或结膜炎症状。通常工作日的第一天症状更为明显,周末、节假日、脱离工作场所或经治疗后症状可缓解或消失,因此有人也称之为"星期一综合征"。再次接触后又可发作。

(2) 职业性反应性气道功能不全综合征:短时间内接触或吸入大剂量刺激性化学物后,出现流泪、咽痛、咳嗽等黏膜刺激症状,24 小时内出现支气管哮喘症状,且症状持续时间大于 3 个月。

临床上,根据一次性暴露于职业性致喘物质后出现的肺通气功能变化,将职业性哮喘分为 3 种类型:①速发型:是指吸入致喘物质后数分钟至 1 小时内出现阻塞性通气障碍(以 FEV_1 下降 15% 以上为阳性)。②迟发型:吸入致喘物当时症状不明显,但在 4~6 小时甚至更长时间后出现了典型的阻塞性通气障碍。③双相型:两种反应均有。

哮喘发作时典型体征为两肺对称的以呼气相为主的散在或广泛哮鸣音,呼气相延长,有时吸气、呼气相均有干啰音。轻度发作可无哮鸣音。当气道极度收缩加上黏液栓阻塞时,气流减弱,哮鸣音减弱甚至完全消失,临床上称为"静止肺"或"沉默肺",预示着病情危重,随时会出现呼吸骤停。哮喘发作时还可有肺过度充气体征,如桶状胸,叩诊过清音,呼吸音减弱等,严重发作时还会有三凹征、奇脉、心率增快、胸腹矛盾运动、发绀等。非急性发作期可无异常体征。

2. 影像学表现 其重要价值在于鉴别诊断。哮喘发作期胸部 X 线片可见两肺透亮度增高,膈肌低平等肺过度充气表现;缓解期或轻度发作者多无明显异常。部分患者胸部 CT 可见支气管壁增厚、黏液阻塞,与慢性气道炎症有关。同时注意有无肺部感染、肺不张、气胸、纵隔气肿、支气管扩张和肺气肿等并发症的存在。

3. 肺功能改变 肺功能检查有助于职业性哮喘的确诊,也是评估哮喘严重程度的主要依据之一,主要包括:常规肺通气及容量检测、职业性变应原支气管激发试验(A-BPT)、支气管舒张试验(BDT)、最大呼气流量(PEF)及 24 小时 PEF 变异率测定等。

(1)常规肺通气及容量检测:哮喘发作时呈阻塞性通气功能障碍的表现,呼气流速指标如第 1 秒用力呼气容积(FEV_1)、1 秒率(FEV_1/FVC%)以及最大呼气流速(PEF)及最大呼气中段流速(MMEF)均下降;肺容量指标如用力肺活量(FVC)减少、残气量以及残气量与肺总量的比值增高。肺弥散功能正常。哮喘缓解期,上述通气功能指标均可逐渐恢复正常或接近正常。日连续峰值流量测定对 OA 的诊断具有较高的敏感性和特异性,然而,由于准确的呼气峰流速监测取决于患者的努力程度,因此应考虑数据的可靠性。

(2)职业性变应原支气管激发试验(A-BPT):使用可疑的职业性变应原吸入或进入可疑的致喘环境,观察患者是否产生气道反应、反应程度及反应类型,以判断职业环境或接触物与发生气道阻塞之间的关系,也称为特异性吸入试验。国际上并没有制订职业性哮喘诊断的金标准,目前认为,特异性吸入试验是最接近诊断金标准的方法,适用于非哮喘发作期、FEV_1 在正常预计值 70% 以上的患者。该试验需要具备比较高的临床辅助条件,确保安全,必须严格掌握禁忌证,包括:曾经有过致死性哮喘发作或近 3 个月内曾因哮喘发作并需机械通气治疗者、吸入激发剂后有明确的超敏反应者、FEV_1 占预计值百分百<60% 或成人肺功能的 FEV_1<1L 者、不能解释的荨麻疹患者、心和 / 或肺功能不全、主动脉瘤、近期有心肌梗死或脑血管意外、未经控制的高血压、甲状腺功能亢进、妊娠、近期上呼吸道感染(<2 周)等。对于某些强变应原(如青霉素等)或既往有高敏感状态史(如过敏性休克)者也不宜进行试验。

目前有两种方式:①实验室内变应原支气管激发试验:除密切观察吸入变应原后 2 小时内的反应外,还应注意观察 4~6 小时内发生的迟缓型或双相反应。结果判断以引起 FEV_1 下降 15% 的变应原浸液(提取液)的浓度来表示气道反应性的高低。②作业现场支气管激发试验:受试前后均需测定基础呼出气一氧化氮(Fractional exhaled nitric oxide,FeNO)值,根据情况可在现场停留 1~2 小时。FEV_1 下降 15% 以上,判定为阳性;激发试验后 FeNO 值增加 20% 以上(激发试验前 FeNO>50ppb)或 FeNO 值增加 10ppb 以上(激发试验前 FeNO ≤ 50ppb),判定为阳性。两种试验方式下,如激发后出现明显症状、体征,如胸闷、气短、剧咳、肺部哮鸣音等,应放宽上值,FEV_1 下降 10% 以上也可判为阳性。

(3)支气管舒张试验:用以检测气道阻塞的可逆性,常用的吸入支气管舒张剂有沙丁胺醇、特布他林、异丙托溴铵等。在吸入支气管舒张剂 20 分钟前和后,重复测定肺通气功能,FEV_1 较用药前改善率增加 ≥ 12%,且其改善绝对值增加 ≥ 200ml,则判定为支气管舒张试验阳性,提示气道阻塞完全可逆。对已知的支气管舒张剂过敏者则禁用该类舒张剂;对严重心功能不全者慎用 β2 受体激动剂;患有青光眼和前列腺肥大排尿困难者慎用胆碱能受体拮抗剂;具有肺量计检查的其他禁忌证者也应禁止通过用力肺活量进行气道可逆性改变的评价。

(4)最大呼气流量(maximal expiratory flow,MEF)及 24 小时 PEF 变异率测定：哮喘发作时，MEF 下降。若 PEF 平均每日昼夜变异率 ≥ 10%，或 MEF 周变异率 ≥ 20%，提示存在可逆性的气道阻塞。

4. 实验室检查

(1)血嗜酸性粒细胞计数：变应性哮喘患者可增高，有助于与慢性支气管炎等疾病鉴别。

(2)痰液检查：可用于区别哮喘表型及炎症状态。

(3)特异性变应原检测：有体外的血清特异性 IgE(S-IgE)检测及体内的变应原皮肤点刺试验(skin prick test,SPT)，两者对由大部分高分子物质所致 OA 的敏感性通常比较高，但尚不足以诊断 OA。目前存在的主要问题是，如同缺乏标准化的职业性致敏原提取物一样，部分变应原亦缺乏标准化的抗体检测试剂。

(4)呼出气一氧化氮检测(FeNO)：近年来，检测呼出气一氧化氮含量成为一种重要的反映气道炎症水平的手段，特别是嗜酸性粒细胞相关的炎症。我国成人正常值 5~25ppb，FeNO 越高，过敏性气道炎症越严重，FeNO>50ppb，预示对吸入激素治疗反应好，并对诊断过敏性哮喘有帮助。然而，由于糖皮质激素、吸烟等因素的影响，FeNO 用于职业性哮喘的诊断还存在不足。

(五) 诊断及鉴别诊断

依据 GBZ 57《职业性哮喘的诊断》进行诊断。

1. 确认哮喘的临床诊断 依据最新的国内、国际指南进行，如全球哮喘防治倡议(global initiative for asthma,GINA)发布的全球性哮喘诊断与管理指南以及我国的支气管哮喘防治指南。

(1)典型哮喘的临床症状和体征：

1)反复发作喘息、气急，伴或不伴胸闷或咳嗽，夜间及晨间多发，常与接触变应原、冷空气、物理、化学性刺激以及上呼吸道感染、运动等有关；

2)发作时双肺可闻及散在或弥漫性哮鸣音，呼气相延长；

3)上述症状和体征可经治疗缓解或自行缓解。

(2)可变气流受限的客观检查：

1)支气管舒张试验阳性(吸入支气管舒张剂后，FEV_1 增加>12%，且 FEV_1 绝对值增加>200ml)；

2)支气管激发试验阳性；

3)呼气流量峰值(PEF)平均每日昼夜变异率>10%，或 PEF 周变异率>20%。

符合上述症状和体征，同时具备气流受限客观检查中的任一条，并除外其他疾病所引起的喘息、气急、胸闷及咳嗽，可以诊断为哮喘。

2. 确认哮喘与职业暴露的因果关系 可通过哮喘症状发生和工作暴露的时间序列关系、职业暴露前后的系列肺功能指标、非特异性气道反应性测试或气道炎症因子等变化情况来判断。

3. 确认特异性致喘物 如哮喘和职业暴露的因果关系确定，且工作场所职业有害因素的检测存在致喘物，则可基本确定。可通过特异性 IgE 测定、皮肤点刺试验、或特异性吸入试验来证实，可视情况选择所需的检查项目。

4. 确认职业性哮喘的类型　根据变应原或刺激性化学物的暴露特点,结合临床表现,明确职业性变应性哮喘及职业性反应性气道功能不全综合征的诊断。在致敏性哮喘的诊断中,诊断率随着多次检查和病史的结合而提高。

5. 鉴别诊断　职业性哮喘需要与其他原因导致的哮喘或其他导致气喘、咳嗽、哮鸣音的疾病相鉴别。

(1)上气道阻塞:可见于中央型支气管肺癌、气管支气管结核、复发性多软骨炎等气道疾病或异物气管吸入,导致支气管狭窄或伴发感染时,可出现喘息或类似哮喘样的呼吸困难,肺部可闻及哮鸣音,但主要表现为吸气性呼吸困难。通过痰液细胞学或细菌学检查、胸部 X 线、CT 或支气管镜检查等,常可明确诊断。

(2)变态反应性肺浸润:职业性过敏性肺炎、嗜酸性粒细胞性肺炎、变态反应性支气管肺曲菌病、变态反应肉芽肿性血管炎等,这类患者可有生物性有机粉尘接触史,除有喘息外,胸部 X 线或 CT 检查可见弥漫性肺间质病变。常有肺外的其他表现。哮喘患者亦可合并这些疾病。

(3)慢阻肺:多见于老年人,多有长期吸烟或有害气体接触史及慢性咳嗽咳痰史,亦有呼吸困难,但以活动后明显。有肺气肿体征,两肺或可闻及湿啰音。大部分患者对支气管扩张剂和抗炎药疗效不如哮喘,气道阻塞的可逆性差。肺功能检查与支气管激发试验或舒张试验有助于鉴别慢阻肺和哮喘。慢阻肺可与哮喘同时存在。

(4)左心衰竭引起的喘息样呼吸困难:过去称为心源性哮喘,患者多为有高血压、冠心病、风湿性心脏病的老年人,年轻患者常见于急性心肌炎和扩张型心肌病。特点为阵发性咳嗽,常咳出粉红色泡沫痰,两肺可闻及广泛的湿啰音和哮鸣音,左心界扩大,心率增快,心尖部可闻及奔马律。胸部 X 线检查可见心脏扩大,肺淤血征;超声心动图可发现心脏相应结构异常或左室射血分数降低。难于鉴别时,可雾化吸入 β_2 受体激动剂或短时间内重复吸入 β_2 受体激动剂的气雾剂做诊断性治疗,若能迅速缓解喘息可排除左心衰竭。未确诊前,禁用肾上腺素及吗啡。

(5)肺栓塞:是指各种栓子(常见血栓、瘤栓、脂肪栓塞、气栓等)堵塞肺动脉系统而致血流不通的一组疾病,主要表现为胸闷、憋气、呼吸困难,急性期可伴有胸痛及咯血。慢性肺血栓栓塞则以呼吸困难、低氧、肺动脉高压、右心功能不全等临床表现为主。但肺栓塞患者一般肺部听不到哮鸣音,平喘药治疗无效。进一步的确诊需借助核素肺通气/灌注扫描、肺动脉造影、D-二聚体、肺部螺旋 CT 及 MRI 检查等。

(6)特发性肺纤维化:少部分患者可能由结缔组织病、职业相关因素、过敏原刺激等原因引起。表现为进行性呼吸困难、活动后气短,无季节性,无明显发作性特点,肺内无哮鸣音,但常可闻及捻发音或爆裂音,肺功能为限制性通气功能障碍、弥散功能下降,肺部 X 线检查及肺 CT 可见肺间质改变及蜂窝肺的表现。

(六) 治疗

应根据哮喘防治指南进行治疗和管理,目标在于尽快缓解症状、解除支气管痉挛和改善缺氧,恢复肺功能,预防进一步恶化或再次发作,防治并发症。

1. 尽早将患者调离原职业活动环境,脱离过敏原,避免和防止哮喘再次发作。

2. 急性哮喘发作者,应尽快缓解症状,解除气流受限和低氧血症。药物治疗方法主要是重复吸入速效支气管舒张剂、口服或静脉使用糖皮质激素、静脉应用氨茶碱等。严重哮喘发作合并急性呼吸衰竭者,必要时予以机械通气治疗。

3. 哮喘长期治疗根据病情严重程度选择适当的治疗方案,目标是达到并维持症状控制,维持正常的活动水平,尽可能维持肺功能正常。

4. 治疗药物

(1) 支气管舒张剂

1) β_2 受体激动剂:是目前作用最强的支气管舒张剂,通过兴奋气道平滑肌和肥大细胞膜表面的 β_2 受体,舒张气道平滑肌,减少肥大细胞和嗜碱性粒细胞脱颗粒及炎性介质释放,降低微血管通透性,增加气道上皮纤毛摆动等机制缓解哮喘症状。

哮喘急性发作时,应选用能在数分钟内起效的短效 β_2 受体激动剂(SABA),包括沙丁胺醇和特布他林等,沙丁胺醇每次吸入 100~200μg 或特布他林 250~500μg,必要时每 20 分钟重复一次。需间歇使用,不建议长期、单一或过量应用。不良反应有骨骼肌震颤、低钾血症、心律失常等,一般少见。吸入 SABA 较口服和静脉给药起效更快,安全性更好。长效 β_2 受体激动剂(LABA),舒张支气管平滑肌的作用可维持 12 小时以上,有吸入、口服和透皮给药等途径。我国临床使用的吸入型 LABA 有两种:沙美特罗,给药后 30 分钟起效,平喘作用维持 12 小时以上,推荐剂量 50μg,每天 2 次吸入;福莫特罗,给药后 3~5 分钟起效,平喘作用维持 8~12 小时以上,平喘作用具有一定的剂量依赖性,推荐剂量 4.5~9μg,每天 2 次吸入。LABA 不应长期单独使用,临床推荐联合 ICS,两者具有协同抗炎和平喘的作用。

2) 抗胆碱能药物:吸入型抗胆碱能药物可阻断节后迷走神经传出支,通过降低迷走神经张力而舒张支气管。其舒张支气管的作用比 β_2 受体激动剂弱,起效也较慢。

短效抗胆碱能药物如溴化异丙托品,有气雾剂和雾化溶液两种剂型。经压力型定量手控气雾剂(pMDI)吸入溴化异丙托品气雾剂,常用剂量为 40~80μg,每日 3~4 次;经雾化泵吸入溴化异丙托品溶液的常用剂量为 125~250μg,每日 3~4 次。短效抗胆碱能药物对妊娠早期妇女、青光眼或前列腺肥大者应慎用,与 SABA 联合应用具有协同舒张支气管的作用。长效抗胆碱能药物如噻托溴铵,主要选择性抑制 M_1 和 M_3 受体,每天 1 次吸入给药,与 β_2 受体激动剂联合应用具有协同、互补作用。

3) 茶碱类药物:具有舒张支气管平滑肌作用,也有强心、利尿、扩张冠状动脉、兴奋呼吸中枢和呼吸肌等作用,低浓度茶碱还具有抗炎和免疫调节作用。茶碱的"治疗窗"窄,有效、安全的血药浓度范围为 6~15mg/L,超出这一范围容易引起心律失常、血压下降,甚至死亡等不良反应,建议使用过程中监测其血药浓度,及时调整浓度和滴速。茶碱与激素和抗胆碱能药物联合应用具有协同作用,但茶碱与 β 受体激动剂联合应用时易于出现心率增快和心律失常,应慎用并适当减少剂量。

氨茶碱加入葡萄糖溶液中,缓慢静脉滴注,适用于哮喘急性发作且近 24 小时内未用过茶碱类药物的患者。负荷剂量为 4~6mg/kg,维持剂量为 0.6~0.8mg/(kg·h)。不推荐静脉推注氨茶碱。多索茶碱的作用与氨茶碱相同,但不良反应较轻,用法:将多索茶碱 300mg 加入 5% 葡萄糖注射液或生理盐水 100ml 中,缓慢静脉滴注,每日 1 次。二羟丙茶碱(又名喘定)舒张支气管的作用比氨茶碱弱,不良反应也较轻,用法:口服 0.2~0.4g,每日 3 次;静脉滴注每日 1~2g,以 5% 葡萄糖液稀释后静脉滴注,速度 50~100mg/h。

(2) 抗炎药物

1) 糖皮质激素:无直接舒张气道平滑肌的作用,但是最有效的抗变态反应性炎症的药物。给药途径有吸入、口服和静脉给药。

吸入糖皮质激素(ICS)的局部抗炎作用强,可直接作用于呼吸道,全身不良反应少,是哮喘长期治疗的首选药物。Gina 提出所有成人和青少年轻度哮喘患者都应使用含有低剂量 ICS 的控制药物治疗方案,以减少发作风险。轻度哮喘患者按需使用低剂量 ICS+LABA,与单独使用 SABA 相比,哮喘急性发作显著减少;与维持使用 ICS 相比,哮喘症状控制的差异很小或没有差异,但 ICS 的平均使用量更低。

哮喘合并 COPD 的患者也应使用含 ICS 的药物治疗方案,与单独使用 LABA 相比,可以降低患者住院和死亡风险。局部不良反应包括声音嘶哑、咽部不适和念珠菌感染,吸药后及时漱口,选用干粉吸入剂或气雾剂加用储物器可减少局部不良反应。

目前有证据表明,成人每天吸入低 - 中剂量激素,不会出现明显的全身不良反应。长期高剂量 ICS 可出现的全身不良反应包括皮肤瘀斑、肾上腺皮质功能抑制和骨质疏松等。目前常用的 ICS 有丙酸倍氯米松、布地奈德、丙酸氟替卡松三种药物,其干粉吸入装置使用方便,局部不良反应较轻,是目前较好的剂型。

哮喘急性发作时易选用布地奈德溶液等吸入激素,以压缩空气或高流量氧气为动力的射流装置雾化吸入,用法:每日 0.5~1mg,每日 2 次;中重度患者每次 1~2mg,每日 3 次。大剂量雾化吸入激素可部分替代全身激素。

口服激素适用于中重度哮喘急性发作、慢性持续哮喘吸入大剂量 ICS 治疗无效的患者和作为静脉应用激素治疗后的序贯治疗。中重度哮喘急性发作患者推荐用法:泼尼松或泼尼松龙 0.5~1.0mg/kg,或等效甲泼尼龙片。泼尼松的维持剂量推荐 ≤ 10mg/d。具体使用要根据病情的严重程度,当症状缓解时应及时减量,避免突然停药。长期口服糖皮质激素可能会引起骨质疏松症、高血压、糖尿病、下丘脑 - 垂体 - 肾上腺轴的抑制、肥胖症、白内障、青光眼、皮肤菲薄导致皮纹和瘀斑、肌无力等不良反应。

静脉给药常应用于哮喘严重的急性发作患者或不宜口服激素的患者。推荐用法:甲泼尼龙 40~80mg/d,或琥珀酰氢化可的松 400~1 000mg/d 分次给药,剂量应个体化。无激素依赖倾向者,可在短期(3~5 天)内停药,有激素依赖倾向者应酌情延长给药时间,控制哮喘症状后改为口服给药,如静脉使用激素 2~3 天,继之以口服激素 3~5 天。

2)白三烯调节剂:抗炎作用不如 ICS,与糖皮质激素联合应用,可减少中重度哮喘患者每天吸入糖皮质激素的剂量。本药尤其适用于伴有过敏性鼻炎哮喘患者的治疗。口服给药,扎鲁司特 20mg,每天 2 次;孟鲁司特 10mg,每天 1 次。需警惕孟鲁司特钠引起的包括自杀在内的严重神经精神不良反应,开具处方时应告知风险。

3)色甘酸钠和尼多酸钠:是一种非皮质激素类抗炎药,可抑制 IgE 介导的肥大细胞释放介质,并可选择性抑制巨噬细胞、嗜酸性粒细胞和单核细胞等炎症细胞介质的释放。吸入给药,不良反应较少。

4)抗 IgE 单克隆抗体:是一种人源化的重组的抗 IgE 单克隆抗体(omalizunab,奥马珠),阻断 IgE 与 IgE 效应细胞(肥大细胞、嗜碱性粒细胞)表面的 IgE 受体结合,从而减少炎症介质释放,发挥抗炎作用。目前推荐用于经 ICS 联合 LABA 治疗仍未控制的重度过敏性哮喘患者。使用方法:皮下注射,根据患者治疗前 IgE 水平和体重确定注射剂量,每 2 周或 4 周给药,疗程一般不少于 6 个月。

(七) 管理

我国哮喘的长期规范治疗比例非常低,患者对病情重视不够,正在接受药物治疗的职业性哮喘患者,应避免自行减量或停药。根据 2000 年亚太地区哮喘治疗现状调查,中国哮喘患者使用吸入糖皮质激素治疗的比例仅为 6%(亚太地区平均水平为 9%),而同期美国 86% 的哮喘患者长期吸入糖皮质激素制剂。上海一项研究表明,仅 57.6% 患者对支气管哮喘知识比较熟悉,哮喘的规范治疗情况不佳。因此,哮喘的教育和管理是哮喘防治工作中十分重要的组成部分,哮喘的现代治疗理念强调哮喘的管理是哮喘维持控制的保障。建立医患之间的伙伴关系是实现有效的哮喘管理的首要措施。

2012 年欧洲呼吸学会职业性哮喘管理工作组回顾分析了职业性哮喘管理相关的 1 329 篇文献,并给出了具体建议:①患者、企业和医生都应明确,持续暴露于致喘物可导致哮喘症状和气道阻塞恶化;②患者及医生应明确,完全终止暴露可最大程度地缓解病情,但并不一定会完全康复;③为了尽量减轻社会经济的不良影响,减少暴露可作为替代完全避免暴露的选择。然而,目前没有足够的证据可表明减少暴露可作为首选治疗策略,该方法需要对患者进行密切的医疗监护,以早期发现症状是否恶化;④呼吸防护用品的佩戴并不是完全保证安全的方法,特别是对于长期接触和重度哮喘患者;⑤药物治疗不应作为改善工作环境的替代方法;⑥应根据哮喘相关指南,对哮喘患者给予合适的药物治疗。

哮喘患者教育是哮喘管理的重要组成部分,通过教育使患者掌握以下知识:①通过长期规范治疗能够有效控制哮喘;②避免触发、诱发因素方法;③哮喘的本质、发病机制;④哮喘长期治疗方法;⑤哮喘先兆、哮喘发作征象和相应自我处理方法,如何、何时就医;⑥哮喘防治药物知识;⑦如何根据自我监测结果判定控制水平,选择治疗;⑧心理因素在哮喘发病中的作用。

(八) 预后

1. 减少或终止暴露后患者的预后情况 已有较多的观察证明,职业性哮喘患者如果能够早期诊断,早期脱离原工作岗位,一般可有明显的好转或痊愈。诊断时的呼吸功能、接触病原体的时间和诊断时的年龄对预后均有明显的影响,暴露时间越长、年龄越大,其预后越差。有学者对职业性哮喘患者减少暴露后的 FEV_1、非特异性气道反应性等指标进行了文献回顾分析,不到一半的研究提示 FEV_1 有所改善,约有 1/3 的研究提示非特异性气道反应性有好转。有学者对职业性哮喘患者终止暴露后的症状和肺功能情况进行了系统的文献回顾分析,不同研究中哮喘患者恢复的比例波动较大,平均约 32%(95%CI,26%-38%),症状恢复的平均时间为 31 个月。高分子物质暴露者,约 90% 患者持续存在气道高反应性,高于低分子物质暴露人群约 65%。大多数变应性哮喘患者,即使在终止暴露后,其非特异性气道高反应性仍可持续数年。对于接触高分子致敏原的患者来说,即使症状消失、气道反应性正常,仍应避免再次暴露。

2. 持续暴露患者的预后情况 有学者对 138 名持续暴露于致喘物的职业性哮喘患者进行了随访,其中 134 名患者哮喘症状持续存在。亦有研究评估了哮喘患者经药物维持治疗状态下持续暴露的肺功能情况,发现尽管使用了糖皮质激素等药物控制了患者病情,但 FEV_1 仍可持续下降。目前尚无足够证据表明糖皮质激素和长效 β_2 受体激动剂可遏制职业性哮喘患者持续暴露的病情进展。

(九) 预防

一级预防主要是避免接触工作环境中的变应原从而预防疾病的发生,如:避免采用新的可能致敏物质进入工作场所；如存在有可替代的安全物质，避免使用已知的过敏原，如采用丁腈手套替代乳胶手套等；改变已知过敏原的物理化学性质以降低暴露风险（如降低挥发性、使用聚合物），如异氰酸酯类物质，可降低其挥发性、尽量使用多聚体替代单体；职业卫生干预措施（如改善通气、佩戴呼吸防护用品、使用机器人）；工人安全健康教育；工作场所致敏原浓度监测与控制，以确保其浓度低于职业接触限值。

二级预防主要是早发现、早诊断和早治疗，以早期阻止病程进展或延缓疾病发展。包括对暴露人群开展职业健康检查，包括入职前和定期或周期性的呼吸问卷调查、肺功能测试、免疫学测试，对出现哮喘症状的人群需进一步确认，并终止暴露；职业卫生管理人员应有足够的关于职业性哮喘的知识，能对出现哮喘症状的患者进行早期识别；对工人进行职业性哮喘相关知识的宣教等。根据 GBZ 188《职业健康监护技术规范》，接触致喘物的劳动者在岗期间健康检查周期：初次接触致喘物的前两年，每半年体检 1 次，2 年后改为每年 1 次；在岗期间劳动者新发生过敏性鼻炎，每 3 个月体检 1 次，连续观察 1 年，1 年后改为每年 1 次。

即使在终止暴露数年之后，仍有约 70% 的职业性哮喘患者存在哮喘症状和气道高反应。在职业性哮喘诊断之后采取适当措施，除了避免进一步暴露，还需根据临床指南积极进行药物治疗并预防并发症（三级预防）。

四、金属及其化合物粉尘肺沉着病（锡、铁、锑、钡及其化合物等）

(一) 概述

职业性金属及其化合物粉尘肺沉着病（occupational pulmonary thesaurosis induced by dust of metal and its compounds），是指在职业活动中长期吸入锡、铁、锑、钡及其化合物粉尘，引起吞噬金属及其化合物粉尘的肺巨噬细胞在终末细支气管及周围肺泡腔内聚集并沉积的肺部疾病，可伴有轻度肺组织纤维增生。过去将这类粉尘引起的肺损害称之为铁尘肺、锡尘肺等，由于其致肺纤维化作用相对较弱，有一定的自愈性，所以又被称为"良性尘肺"，但长期吸入高浓度此类金属及其化合物粉尘，也会造成肺脏不可逆损害。随着对疾病研究的进展和认识深入，我国在 2013 年新颁布的《职业病分类和目录》中，增加了职业性金属及其化合物粉尘肺沉着病（锡、铁、锑、钡及其化合物等），并研制颁布了诊断标准（GBZ 292）。

1. **职业接触** 产生这类粉尘的主要行业有：

(1) 金属的生产：金属冶炼、提取、电解、矿碴处理、锡条、锡丝、锡膏等生产；锑合金生产等。金属矿山开采主要接触的是以二氧化硅为主的粉尘，主要职业病为矽肺病。

(2) 金属化合物的生产：如工业漆料氧化铁红的生产加工；硫酸钡、碳酸钡、钛酸钡的生产；锑白（三氧化二锑）、三硫化二锑、五硫化二锑生产；钛白粉生产等。

(3) 金属及化合物的应用行业：金属打磨、抛光、除锈、焊接、电镀；催化剂、扩充剂和充填剂的生产和使用；锡画、锡雕等工艺品制作；马口铁生产应用；钢结构制造；金属颜料制造应用；磁材制造、电子工业等。

2. **发病机制及病理** 目前其发病机制尚不十分清楚，巨噬细胞及中性粒细胞在金属粉尘肺沉着病患者气道炎症中起重要作用。锡、铁、锑、钡及其化合物等金属粉尘进入呼吸道内，可对支气管黏膜产生刺激作用，同时刺激肺泡腔内的巨噬细胞处于活化状态，向金属粉尘趋化并吞噬，释放 IL-8 等一系列细胞因子因子，伴有少量中性粒细胞、淋巴细胞、脱落残存的肺泡上皮细胞等渗出成分，形成巨噬细胞肺泡炎。肺泡上皮细胞增生，出现网状纤维，并逐渐转变为胶原纤维,形成结节,肺泡基底膜和细支气管平滑肌相继受损,引发气道炎症改变,造成呼吸性支气管腔的部分或完全闭锁。随着金属粉尘的大量聚集,逐步形成由吞噬尘粒的巨噬细胞(尘细胞)为主,单核上皮样细胞和少数成纤维细胞组成的尘细胞灶。其病理改变的实质是被肺泡巨噬细胞吞噬的金属及其化合物颗粒在肺内的沉积。沉积的颗粒可缓慢地沿淋巴途径向肺门淋巴结转移,即"自净"作用。轻微的肺纤维化改变,可能是由异物刺激性或炎症反应引起的,这种纤维化可随着粉尘沉着的减轻或消失而好转。

3. 临床表现

(1)症状体征:本病患者一般无明显的临床症状和体征,多是在健康检查时发现。偶可伴有不同程度的咳嗽、胸闷等呼吸系统损害临床表现,但不具有特异性。肺通气功能改变不明显。部分患者可出现轻度肺气肿表现。并发肺结核少见。

(2)影像学表现:金属及其化合物粉尘肺沉着病胸部影像主要表现为弥漫分布大小不等的气腔结节、小气道结节,伴或不伴有磨玻璃影和(或)网格影。部分患者可有肺气肿、肺大疱改变,支气管血管束增粗。患者脱离接触后病变多无进展,部分患者数年后肺内结节阴影可逐渐变淡、减少,甚至消失,肺门阴影明显致密,呈现所谓"自净"作用。

四种不同粉尘沉着病所引起的影像学改变在共性的基础上,可有不同的特征性改变。如锡所致肺沉着病的"铸型征"较为突出,即肺野内可见指向肺门的条索状阴影,可能是锡尘沿支气管、血管周围沉着的阴影,宛如金属铸型;铁所致肺沉着病为分布均匀,密度较低的小结节影,有时可出现磨玻璃影;锑所致肺沉着病常见边缘清楚的小结节影、网状纹理和磨玻璃影的改变;钡所致肺沉着病表现为致密小结节影,部分肺门阴影明显致密而呈块状阴影。

胸部 CT 影像表现尚无大量报道,但与胸片相比,胸部 HRCT 识别病变的敏感性高,有助于疾病的早期诊断。

(3)肺功能改变:肺功能多无损害,病情较重的可伴有限制性或阻塞性、混合型通气功能障碍。脱离粉尘作业,经过合理治疗后,肺功能可有明显好转。合并慢性阻塞性肺疾病者,肺功能呈现不同程度阻塞性通气功能障碍。肺功能检查对金属粉尘沉着症的诊断与鉴别诊断、评估病情及治疗转归有很好的参考作用。

(4)实验室检查:实验室检查主要根据病情需要,重点是鉴别诊断,以排除其他 X 线影像学表现与本病相类似的疾病。

1)常规检查:合并感染时血常规检查是必要的,痰液的细菌学培养可以指导临床治疗。痰液的结核菌检查对是否合并肺结核具有重要意义。肺门的团块影需要和肺癌鉴别时,痰液的细胞学检查可能是有帮助的。

2)其他检查:检测支气管肺泡灌洗液、尿液、外周血中锡、锑等金属及其化合物的浓度,目前尚无确切的临床意义。

4. 诊断及鉴别诊断 依据国家相关诊断标准,金属及其化合物粉尘肺沉着病的诊断主要依据可靠的职业接触史和 X 线胸片检查。职业接触锡、铁、锑、钡及其化合物粉尘五年以上,同时排除接触游离二氧化硅、含硅酸盐、含碳元素为主的粉尘接触史。胸片表现为双肺弥漫性的小结节影。可伴有不同程度咳嗽、胸闷等呼吸系统损害临床表现。

本病主要与其他原因引起的细支气管炎、过敏性肺炎、尘肺病、结节病、肺泡微石症、肺癌或肺转移瘤及血行播散型肺结核等疾病相鉴别。

(1)电焊工尘肺:均有粉尘接触史及胸片改变,但电焊工尘肺所接触烟尘为多种金属氧化物、二氧化硅、氟化物等的混合粉尘,可引起迟发性肺纤维化。金属及其化合物粉尘肺沉着病一般无明显肺纤维化表现,脱离接触后有"自净"作用。可做胸部CT及支气管纤维镜冲洗液检查进一步明确诊断。肺部影像学上电焊工尘肺以规则、不规则的混合改变为主,动态观察变化不大;金属粉尘沉着症则以规则小阴影为主,密度相对较淡,边界不清,动态观察小阴影逐渐变小、变淡,数量逐渐减少。

(2)过敏性肺炎(hypersensitivity pneumonitis,HP):多是由于吸入各种有机粉尘而引起的特异性免疫反应,主要病理表现为肉芽肿性炎症反应。X线检查可见双下肺纹理增粗,全肺呈磨玻璃状,广泛的或以双下肺为主的小结节影(<3mm),结节可融合成片。急性病例X射线改变多在几周后恢复正常,反复发作的慢性病例胸片可表现为索条状阴影、蜂窝肺,两下肺代偿性肺气肿。职业接触史和特殊的临床表现是鉴别的要点。

(3)结节病(sarcoidosis):是一种原因不明的以非干酪样坏死性上皮细胞肉芽肿为病理特征的系统性疾病,最常侵犯的部位是双侧肺门和纵隔淋巴结,其次是肺脏、皮肤、眼睛、浅表淋巴结、肝脏等几乎全身各器官。Ⅱ期结节病肺门淋巴结肿大,伴有肺部浸润,肺部病变广泛对称地分布于两侧,呈结节状、点状或絮状阴影。Ⅲ期结节病肺部呈现纤维化改变,而肺门肿大淋巴结消失。临床表现多种多样,可以无明显临床症状可以有发热、胸痛、咳嗽、咳痰或/和其他器官受累的症状。结节病的诊断主要依据胸部X线和CT改变、组织学活检及Kvein试验阳性。

(4)肺泡微石症(pulmonary alveolar microlithiasis,PAM):是一种较为罕见的、以肺泡内磷酸钙盐微结石广泛沉积为特征的慢性肺部疾病,多数患者有家族史。X线胸片表现为双肺弥漫性分布、边缘锐利、大小基本一致、呈钙化密度的砂粒样微结节,肺下野多余肺上野。随病情进展,两肺结节影密集,可出现病灶聚集融合,心膈模糊,呈"沙暴"或"雪暴"样改变。病情较重者呈"白肺样"表现。临床症状轻微而影像学改变明显是本病最大特征,有助于诊断。

5. 治疗及康复 金属及其化合物粉尘肺沉着病的治疗原则主要是综合对症治疗。

(1)脱离粉尘作业环境,定期复查,动态观察肺部X线的改变。

(2)避免诱发加重因素,如戒烟、积极预防感冒等肺部感染、避免接触生活性烟雾、粉尘、刺激性气体接触等。

(3)对症治疗,如抗感染、止咳消痰、保持呼吸道清洁通畅等。

(4)支持疗法,平衡膳食,注意营养。维持水电解质平衡。重症患者给予合理氧疗、补液等。中医药辨证施治,增强对疾病的抵抗力。

(5)对于尿检阳性患者,可用二巯基丙磺酸钠进行驱锡、锑治疗,以减轻肺部病变。

(6)康复训练,进行适当的体育活动,提高自身抵抗力,如户外行走、慢跑等;进行呼吸锻炼,改善肺功能,如腹式呼吸和缩唇呼吸等。

6. 预后 绝大多数患者病情进展缓慢,脱离接尘后病变可停止进展,甚至逐渐消失,预后较好。金属粉尘沉着具有"自净"现象。在各种金属粉尘沉着症中,钡尘预后最好。张忠群等对9例钡及化合物粉尘沉着病患者进行追踪观察,发现脱离粉尘环境5~6年后胸片点状影明显减少,直径缩小,密度降低,肺纹理明显较前清晰,9年后表现为正常肺纹理。钟金球对28例锡末沉着症患者进行25年的间隔随访,发现自5~10年起,近半数患者胸片阴影的密集度降低、数量减少或阴影逐渐变小、模糊甚至消失,肺野逐渐变得清晰。吸入并潴留于肺内的三氧化二锑粉尘也有一定的"自净作用",但这一过程相对比较长。

7. 预防　做好三级预防,控制尘源,遵循防尘降尘"八字方针":水、风、密、革、护、宣、管、查。加强金属冶炼、焊接、电镀等工序的机械化、密闭化,加强个人防护,从事操作时应合理佩戴防尘口罩,禁止在工作场所中吸烟、进食。并应定期进行职业健康检查,对肺部影像学的改变进行动态观察。

(二) 铁及其化合物粉尘肺沉着病

1. 理化性质　铁(Iron),元素符号 Fe,原子序数 26,原子量 55.85,密度 $7.86g/cm^3$,纯铁呈银白色,带有金属光泽,熔点 1 535℃,沸点 2 750℃。有较强的可锻性和可塑性,是人类应用最广泛的金属。在自然界中,铁常以氧化物形式存在,如赤铁矿,呈砖红色,以 Fe_2O_3 形式存在,其铁含量为 70%;褐铁矿,棕色,以 $[FeO(OH)] \cdot nH_2O$ 形式存在,铁含量约 63%;磁铁矿,带有磁性,以 Fe_3O_4 形式存在,铁含量约 25%。

2. 职业接触　金属铸件的机械加工,如铲边、磨光,钢铁制品的研磨等过程中可接触铁及其化合物粉尘;钢铁焊接作业中可产生以氧化铁(Fe_2O_3)为主要成分的电焊烟尘;除锈;工业漆料氧化铁红(Fe_2O_3)的生产加工;银和钢抛光时经常需要高分散度的氧化铁,氧化铁还用于抛光玻璃板、石器等。

3. 流行病学　吸入金属铁或氧化铁粉引起的"铁末沉着症",发病工龄一般为 10~20 年或更长。单纯的肺部铁末沉着症十分少见,因在某些含铁粉尘作业环境中可同时存在一定量的二氧化硅,工人吸入后可发生"铁尘肺",如赤铁矿工尘肺等;近年来许多研究认为,部分大量接触电焊烟尘的电焊工,接触以三氧化二铁为主的混合金属烟尘。其病理和影响改变符合铁尘肺沉着病。

4. 病理表现　动物实验发现,气管注入 Fe_2O_3 后,一周内可见肺和肺门淋巴结内有多量含铁血黄素沉着;吸入 Fe_2O_3 粉尘后,肺间质内可见散在的铁末沉着,5 个月后产生局灶性肺泡壁增厚、肺不张和肺气肿。氧化铁沉积在胸膜淋巴管,使肺表面呈铁锈褐色或深砖红色,肺切面可见灰色或铁锈褐色尘斑,1~4mm,质软,分布均匀,但很难区分单个病变。镜下可见大量铁尘颗粒和含尘巨噬细胞沉积在血管和支气管周围、肺泡腔与肺泡壁内,肺间质有轻度网状纤维增生,无胶原纤维化。实验证明氧化铁尘有轻度致纤维化作用,可能与氧化铁尘可损伤巨噬细胞溶酶体及巨噬细胞膜有关。4 例电焊工人肺活检检查,皆在肺泡中及肺间质发现粉尘沉积,铁染色阳性,其中 1 例有肺泡间隔纤维组织增生。

5. 临床表现　铁粉尘沉着症发展缓慢,病程较长,发病早期症状少而轻微,随病程的进展可出现有咳嗽、咳痰、胸痛及胸闷、气喘等呼吸道阻塞症状,总体临床症状不及尘肺明显。部分患者可出现轻度肺气肿表现。并发肺部感染时症状和体征增多,患慢性气管炎的危险性增加。脱离铁尘接触后肺部病变可停止进展。肺功能检查有的患者可见通气功能损害,主要表现为肺活量减低,最大通气量(MVV)和第 1 秒时间肺活量(FEV_1)均减低。

6. 影像学表现　X 线胸片可见双肺肺野出现 0.5~2mm 圆形或类圆形小阴影,多分布于两中下肺区,可成簇出现,无融合现象;肺纹理无明显改变,或出现增多和延长;肺门淋巴结密度增浓,但无增大。脱离接触多年后,圆形小阴影变淡甚至消失。近年来有学者认为,电焊工尘肺患者胸片中不规则小阴影是电焊烟尘致肺纤维化的 X 线胸片表现,而圆形小阴影是金属铁及氧化物肺沉着病的表现。

朱晓莉等对铁氧体粉尘(主要成分是 Fe_2O_3)暴露致金属粉尘肺沉着病的影像特征研究发现,胸部 HRCT 主要表现为弥漫分布的小叶中心性气腔结节和少许磨玻璃影,而且其对本病的诊断分级和诊断率均高于高千伏 X 线胸片。

7. 诊断及鉴别诊断

(1)诊断:依据 GBZ 292《职业性金属及其化合物粉尘(锡、铁、锑、钡及其化合物等)肺沉着病的诊断》进行诊断。

(2)鉴别诊断

1)铁及其化合物粉尘肺沉着病与电焊工尘肺的鉴别:

①接触粉尘:前者接触的粉尘为更加单一的铁及其化合物,后者接触的电焊烟尘中具有导致纤维化的其他物质。

②影像学:前者在脱离接触后有"自愈"倾向,而后者则继续进展。

③病理:前者仅有含铁血黄素的沉着,无纤维化表现,后者有肺组织的纤维化,有纤维结节。

④预后:前者较后者预后好。

2)与铁尘肺的鉴别:某些铁粉尘作业环境中同时存在一定量的 SiO_2 粉尘,如铁矿石开采等,吸入这样的混合粉尘所致的肺组织纤维化,其 X 线表现与铁末沉着症不同,如赤铁矿工肺。

(三) 锡及其化合物粉尘肺沉着病

1. 理化性质 锡(Tin),元素符号 Sn,原子序数 50,原子量 118.71,密度 $5.75g/cm^3$,银白略带蓝色,熔点 232℃,沸点 2 260℃。具有很好延展性,抗空气腐蚀,常温下不与稀硫酸、稀盐酸反应,但可溶于稀硝酸和热碱。在 13.2℃以下时,锡可发生晶形转变,成为粉状的灰锡。自然界中多以二氧化锡(SnO_2)化合状态存在。

2. 职业接触 锡矿开采及冶炼工人,可接触较多的 SnO_2 粉尘和烟尘。我国是锡工业大国,锡可用作金属的保护涂面,如食品罐头的内层、镀锡电线等;还常用于焊接金属;锡锌合金常用作水闸部件的保护壳,锡镉合金可用作机器部件的涂料;镀锡铜带被用作太阳能光伏组件电池片的连接,传输电能。锡的无机化合物常用于纺织、玻璃、搪瓷等工业。金属锡和无机锡化合物目前被发现至少有 214 种。我国推荐工作环境空气中二氧化锡(以锡计)的时间加权平均容许浓度(PC-TWA)为 $2mg/m^3$。

3. 流行病学 1944 年 Beintker 在德国首次报道了锡冶炼工尘肺。1952 年英国在炼锡工人中检出 121 例"金属锡尘肺"。我国广西有学者曾在普查的 561 名炼锡工人中,发现 81 例锡尘肺。发病者工龄最短 6 年,长则 10 余年。

4. 病理 通过研究发现,锡尘沉着病是一种单纯的粉尘沉积,不导致成纤维作用及胶原纤维化;当与少量的石英粉尘混合时,可加强石英的致病作用,引起与单纯石英粉尘一样的致纤维化作用。肺切面可见较大量 1~3mm 大小的灰黑色圆形病灶,分布于全肺,不突出于切面。肺门淋巴结色黑,但不硬。镜下可见大量含尘巨噬细胞在肺泡壁、血管和支气管周围及胸膜下堆积沉着。大量粉尘颗粒沉积在肺门淋巴结中。可见少量网织纤维和胶原纤维,无明显肺气肿和纤维化改变。有动物实验表明锡可能增强石英的致纤维化作用。

5. 临床表现 一般无明显症状和体征,只在 X 线胸片显示大量密集的斑点阴影时才开始出现轻度呼吸系统症状,如咳嗽、咳痰、疲倦、胸痛等。多数患者无肺功能改变,少数患者

MVV 及 FEV$_1$ 可降低。脱离粉尘作业后,肺部病变不再进展。

6. X 线表现　两侧肺野可见密度较高、边缘锐利的类圆形小阴影,以 p 影为主,不融合,无大片状影,分布以中下肺野较密集。有些类圆形小阴影可集合而成花瓣状。不规则阴影较少。肺纹理轻度改变或无明显改变,有的肺野可有薄雾或面纱感,有的可见网影,随着肺内小阴影增多,肺纹理被掩盖,甚至完全消失。肺野内可见指向肺门的条索状阴影,可能是锡尘沿支气管、血管周围沉着的阴影,宛如金属铸型,称为"铸型征",见于气管并沿其周壁凝集弥散者,称为"凝霜征"。肺门一般大小正常,但密度增高呈金属密度。当肺内小阴影密集度达 2 级时,多数能见到肺门金属样块状阴影,其形状多样,有圆点状、碟状、枯树枝状,个别呈蛋壳样。脱离接触后病变多无进展,随着时间延长,肺内类圆形小阴影可逐渐变淡、减少,肺门阴影明显致密而呈金属块状阴影,可能是锡尘沿淋巴途径移向肺门淋巴结的"自净"作用所致。

7. 诊断　依据 GBZ 292《职业性金属及其化合物粉尘(锡、铁、锑、钡及其化合物等)肺沉着病的诊断》,根据可靠的职业性锡及其化合物粉尘接触史,X 线胸片表现为双肺弥漫性的小结节阴影,"铸型征"较为突出,临床症状较少,可伴有不同程度咳嗽、咳痰、胸痛等症状,结合工作场所职业卫生学、流行病学调查资料及职业健康监护资料,排除其他肺部类似疾病,方可诊断。

(四) 锑及其化合物粉尘肺沉着病

1. 理化性质　锑(Antimony),元素符号 Sb,原子序数 51,原子量 112.76,密度 6.68g/cm^3,是一种质硬、脆的银白色金属,微带蓝色,熔点 630.9℃,沸点 1 587℃,易溶于浓硫酸。常温下不易被氧化。大鼠腹腔实验测得最小致死量为 100mg/kg。锑在地壳中的含量为0.000 1%,主要以单质或辉锑矿(Sb_2S_3)、方锑矿(Sb_2O_3)、硫氧锑矿、硫汞锑矿的形式存在,目前已知的含锑矿物多达 120 种。

2. 职业接触　金属锑最大的用途是与铅和锡制作合金,用来提升焊接材料、子弹及轴承的硬度和强度,还可用于制造电池极板、电缆包皮等,用作化工催化剂、缩聚催化剂;高纯锑是半导体硅和锗的掺杂元素。锑化合物用途广泛,如锑白(三氧化二锑,Sb_2O_3)是搪瓷、油漆的白色颜料和阻燃剂的重要原料;硫化锑(五硫化二锑,Sb_2S_5)是橡胶的红色颜料;生锑(三硫化二锑,Sb_2S_3)可用于生产火柴和烟剂,被广泛用于阻燃剂、搪瓷、玻璃、橡胶、涂料、颜料、陶瓷、塑料、半导体元件、烟花、医药及化工等行业。含锑的药物也曾用作治疗血吸虫病和利什曼病等。20 世纪 50 年代,国外报道炼锑工人可出现广泛间质性肺炎及锑尘肺。在20 世纪 60~70 年代,广西、贵州、湖南相继报道过 300 多例锑尘肺。

3. 病理　1968 年,国外一项大鼠吸入锑尘的实验发现,早期为急性局灶性化学性肺炎改变,两个月后吞噬锑尘的巨噬细胞可积聚形成细胞性结节,且积聚的锑尘逐渐廓清,未见明显纤维化和胶原性结节形成。1983 年,辛业志的动物实验发现,家兔吸入 Sb_2O_3 尘后 12个月,肺内主要存在粉尘细胞性病灶,未见胶原纤维增生。停止染尘后,粉尘细胞灶逐渐消散,粉尘日趋自净。曾有报道 10 年以上的炼锑工人其病理改变主要为慢性支气管炎、轻度支气管扩张、大疱性肺气肿,小支气管周围及肺泡间隔有纤维增生,肺组织及肺门淋巴结内有锑尘沉积等。李小萍等对 3 例接触 Sb_2O_3 粉尘并诊断为 I 期锑尘肺的工人进行肺活体组织病理检查,除金属粉尘样颗粒沉着外,还可见肺组织弥漫性炎性病变和少量胶原纤维形成,提示有轻度肺间质纤维化改变;电镜下可见肺泡 I 型上皮细胞减少,肺泡 II 型上皮细胞增生；肺泡巨噬细胞增生，其胞质内含有许多溶酶体和大小不一、形状不规则、电子密度高的异噬体颗粒。脱离粉尘接触4年后，症状较前改善，X线胸片见肺门密度增高影较前增加，但肺野中弥漫性分布的圆形或不规则性影与4年前比较无明显改变。以上研究表明，Sb_2O_3尘有一定的致纤维化作用，但程度较轻。

4. 临床表现　患病者工龄多在10年以上，临床症状轻微，仅有气促、咳嗽、咳痰、胸痛等，无明显体征。肺功能无明显变化。患者合并锑中毒时，可出现乏力、头晕、头痛、失眠、食欲减退、恶心、腹痛、广泛性肌肉痉挛、齿龈色素沉着（蓝线）等。锑冶炼工人的血、尿锑含量均显著高于正常对照组，但与肺内异常改变无明显相关关系。Sb_2O_3包装工人平均尿锑含量是正常对照组的十余倍，脱尘后逐年减少。

5. X射线表现　早期于双侧中下肺野可见直径为0.5~2.0mm大小的致密结节状阴影，多呈类圆形，中心致密，边缘淡薄，不甚锐利；随病情进展结节可逐步弥漫于全肺，且密度增高、数量增多。未见到结节融合成团的趋向。肺网状纹理是出现最早和最常见的一种征象，有的可延伸到肺外带，故肺野透明度减低呈"磨玻璃"或"薄雾状"外观。肺门可见扩大，结构模糊，有的密度增高，未见明确的淋巴结肿大。胸膜一般无改变。脱离粉尘后，肺部X线改变大部分变化不大。

6. 实验室检查　有人对炼锑工人血、尿、毛发中含锑量进行了一系列调查，提出了尿锑（1mg/L）、血锑（2mg/100ml）的安全值。但其临床意义仍值得探讨。肺功能一般无明显变化。有研究者对70名锑冶炼作业工人进行肺功能检查，发现肺通气功能有不同程度的影响，且主要表现为气道阻塞尤其小气道功能损害。

7. 诊断　依据GBZ 292《职业性金属及其化合物粉尘（锡、铁、锑、钡及其化合物等）肺沉着病的诊断》，根据可靠的职业性锑及其化合物粉尘接触史，X线胸片表现为双肺边缘清楚的小结节阴影、网状纹理和磨玻璃影的肺部改变，结合工作场所职业卫生学、流行病学调查资料及职业健康监护资料，参考呼吸系统临床表现，排除其他肺部类似疾病，方可诊断。

（五）钡及其化合物粉尘肺沉着病

1. 理化性质　钡（barium），元素符号Ba，原子序数56，原子量137.34，密度3.5g/cm³，为银色重金属，质软，熔点725℃，沸点1 640℃。在地壳的含量约为0.05%，钡的化学性质活泼，极易氧化，主要存在于重晶石和毒重石中，多以化合物形式存在，如硫酸钡、氧化钡、碳酸钡等。金属钡及不溶性钡盐（如硫酸钡等）无毒，氯化钡、碳酸钡、氢氧化钡、硝酸钡、醋酸钡、硫化钡、氧化钡等可溶解的钡化合物均具毒性，钡盐的毒性与溶解度有关，溶解度愈高，毒性愈大，以氯化钡的毒性最强。

2. 职业接触　职业接触钡或不溶性钡盐（如硫酸钡、氧化钡、碳酸钡等），主要是在重晶石矿的开采、加工以及硫酸钡或锌钡白的研磨、包装等作业中。日常生产中最常接触的是硫酸钡，主要作为扩充剂和充填剂广泛应用在造纸业、纺织业、染料业、油印业、玻璃陶瓷制造、电子工业等行业中，在医学上还用于胃肠道等X线检查的不透光介质等。金属钡可用作消气剂（除去真空管和显像管中的痕量气体）、精制炼铜时的优良去氧剂、球墨铸铁的球化剂，还是轴承合金的组分；锌钡白（又名立德粉，硫化锌和硫酸钡的混合物）用作白漆颜料；重晶石用于石油钻井；钛酸钡用于制造电容器等。长期吸入过量的钡或不溶性钡盐粉尘，可引起钡及其化合物粉尘肺沉着病。有学者报道了在一家钡工厂118名工人中，有48名诊断为钡尘肺。

3. 发病机制 经呼吸道吸入并沉积在肺泡的钡盐粉尘,部分被吞噬细胞吞噬,沿淋巴系统运至肺门淋巴结;部分则沉积在肺泡和肺间质中,形成粉尘小灶,其周围一般不引起纤维组织增生,或仅有轻微的纤维化改变。钡尘可随肺泡、支气管分泌物排出体外。

4. 病理 病理检查可见肺脏表面有许多分散、大小均匀、触之坚硬的斑点,呈灰色或黑色,直径为 1~3mm;肺切面可见许多散在、触之无感觉的斑点,无融合团块,肺门淋巴结不大。镜下可见肺内有较活跃的含钡尘的巨噬细胞反应,在肺间质、小支气管和血管周围可见大量钡尘沉着,与肺锡末沉着症和铁尘肺类似。一般不引起肺纤维化或仅引起轻微的纤维增生。

5. 临床表现 临床表现常不明显,可有轻微咳嗽、咳痰,但一般无气促或呼吸困难。肺功能检查多无明显异常。

6. X射线表现 X线胸片检查可见两肺有均匀而较密集的高密度小结节影,直径 1~3mm,边缘清晰锐利,不融合,接尘几个月即可出现。肺纹理和胸膜一般无明显异常。Kerley B 线明显,肺门淋巴结增密,但无增大。停止接尘后呈现"自净"作用,肺内结节影可对称性消退,肺野逐渐清晰。

7. 诊断 依据 GBZ 292《职业性金属及其化合物粉尘(锡、铁、锑、钡及其化合物等)肺沉着病的诊断》进行诊断。

(六) 钛白粉末沉着症

钛白粉即二氧化钛(titanium dioxide,TiO_2),化学性质十分稳定,是一种惰性白色颜料,它有金红石型和锐钛型两种结构,其中金红石晶体稳定性好,且无毒,被广泛用于橡胶、轮胎、运动器材、化妆品、瓷器、食品、医药等生产,还用作各类表面涂料、纸张涂层及填料、塑料及弹性体成分。近年来,纳米 TiO_2 开始大量生产、使用,目前为止尚未发现纳米 TiO_2 对人体产生不良反应的报道。我国规定,TiO_2 总尘的时间加权平均容许浓度(PC-TWA)为 $8mg/m^3$。

有报告指出,长期吸入钛白粉尘,可以引起肺钛白粉末沉着症,但发病缓慢,发病工龄多在 10 年以上。呼吸系统症状轻微,体征不明显。胸部 X 线检查可见双肺散在小圆形阴影,多为 p 型,无聚合趋势,肺纹理增重,肺门无增大。脱离接触后 2~3 年,肺内阴影开始减少。肺功能一般无改变。钛白粉生产工人肺功能检查发现 1 秒用力呼气容积(FEV_1)、用力肺活量(FVC)和 FEV_1/FVC 均低于对照组。

(七) 锌粉尘肺沉着病

从事锌粉包装的 4 名工人诊断"金属粉尘肺沉着病",影像学改变表现为全肺弥漫性分布的致密性高的圆形小阴影,以 p 影为主,偶伴少量不规则 s 形小阴影,边缘清晰,以中、下肺为著,未见小阴影聚集、融合;肺门形态变化不大,个别病例上肺野也可见小阴影;肺纹理和胸膜无明显异常改变。脱尘 6~9 年后小阴影开始逐渐减少,有病例部分肺区小阴影可消失。

(范晓丽、闫永建)

五、职业性刺激性气体所致慢性阻塞性肺疾病

慢性阻塞性肺疾病(chronic obstructive lung disease,COPD)是全球关注的慢性呼吸性疾病,也是我国最常见的多发病、慢性病之一。世界卫生组织(WHO)调查数据显示:全球约有 6 亿人患有慢阻肺(COPD),每年超过 300 万人死于慢阻肺,是全球第四大致死疾病,预计到 2020 年它将成为全球第三大致死疾病。2019 年 4 月我国王辰院士团队完成的大规模人群

研究在《柳叶刀》上发文报道：我国 20 岁以上成人慢阻肺患者约为 1 亿人，患病率为 8.6%，而 40 岁以上的人群患病率则超过 13.7%，60 岁以上的人群患病率更是高达 27%，近十年间上涨了 67%，成为仅次于高血压、糖尿病的中国第三大常见慢性病。由于 COPD 危险因素的持续暴露和人口老龄化，COPD 的患病率将在接下来 30 年中持续升高，预计全球 COPD 疾病负担将会逐渐上升，至 2030 年估计有 450 万人将死于 COPD 相关疾病。

职业接触刺激性烟、雾、尘、气体是 COPD 不可忽视的重要病因。1966 年，William Briscoe 在美国科罗拉多州的肺气肿大会上最早提出 COPD 的概念，2001 年 WHO 多国专家，发布了第一版《慢性阻塞性肺疾病全球倡议》（Global Initiative for Chronic Obstructive Lung disease，GOLD），对 COPD 的诊断、处理和预防起到了技术引领作用。2002 年中华医学会参考 GOLD 提出了我国《慢性阻塞性肺疾病诊治指南》（简称《指南》），并于 2007 年、2013 年进行了两次修订，2018 年又提出《慢性阻塞性肺疾病基层诊疗指南》。近二十年间 GOLD 进行了持续改进，每年进行更新，平均每 5 年进行一次较大修订。2011 年修订版 "Global strategy for the diagnosis, management and prevention of chronic obstructive pulmonary disease（Revised 2011），根据 COPD 临床研究的最新进展进行了重大修改，将定义修改为" COPD 是一种可以预防和治疗的常见疾病，其特征是持续存在的气流受限。气流受限呈进行性发展，伴有气道和肺脏对有毒颗粒或气体所致慢性炎性反应的增强。"新定义以" 持续存在的气流受限 "取代了旧定义中的" 不完全可逆性气流受限 "，并将" 急性加重和并发症 "写入定义，急性加重和并发症影响疾病的严重程度和对个体的预后。明确指出" 有毒颗粒或气体可致慢性炎性反应的增强" 是 COPD 的主要病因和导致病情加重的主要因素。强调任何有呼吸困难、慢性咳嗽或多痰的患者，并且有暴露于危险因素的病史，在临床上需要考虑 COPD 的诊断，职业性粉尘和化学因素被列为三大最主要的危险因素之一。

可见职业暴露在 COPD 的发生、发展中占有不可被忽视的重要地位。2011 版还修改了 COPD 治疗目标，并引入 COPD 评估的全新概念，从症状、肺功能、急性加重风险、合并症的单项评估到综合评估，对 COPD 的整体诊断以及疾病的综合控制管理起到了积极的作用。2014 版 GOLD 和全球哮喘防治倡议（GINA）联合提出哮喘 - 慢阻肺重叠综合征（ACOS）的概念，GOLD2015 版专门设附录介绍了 ACOS，提出了 COPD 综合保健计划（Integrate Care Program），在 COPD 急性加重（AECOPD）评估及药物治疗方面提出了新的建议和循证医学的依据。GOLD2016 版在 COPD 死亡危险因素识别、系统性糖皮质激素应用评估、药物选用等问题上提出新的推荐意见。GOLD2017 版在 COPD 定义中强调了以持续的呼吸道症状和气流受限为特征及超常有毒颗粒物或气体暴露的致病作用。GOLD2018 版仍然强调慢阻肺的综合评估和个体化治疗，指出肺功能是诊断慢阻肺的金标准，但不是仅依赖一次肺功能检查，需要动态随访，评估是否存在气流受限时，单次使用支气管扩张剂后 FEV_1/FVC 为 0.6~0.8 时，应在另一场所重复肺功能检查以确诊。GOLD2019 版从 "起始治疗" 和 "随访治疗" 两个角度，对稳定期慢阻肺的药物治疗路径进行了更为详尽和明确的推荐，并纳入血嗜酸细胞作为指导 ICS 临床应用的生物标志物。GOLD2020 版指出慢阻肺起始治疗包含吸入激素的联合治疗，同时吸入激素的治疗建议医生根据血嗜酸性粒细胞（EOS）来决定诊疗方案的选择。

（一）职业接触

职业接触与吸烟一样，对 COPD 的发生关系密切。职业性接触化学性烟雾或有害气体可导致慢性气流阻塞。职业暴露(包括有机或无机粉尘、化学介质及烟尘)是一个被严重低估的 COPD 危险因素。目前对于职业因素导致 COPD 的研究范围涉及化学性烟雾气体、无机粉尘、有机粉尘等以及与其他因素的混合作用。其致病作用与因素本身致病特性、强度、存在形态、接触时间、防护情况等有关。

在工作环境中,长期吸入低浓度或反复吸入较高浓度刺激性化学物质可导致慢性气流阻塞,刺激性化学物可以气体、蒸汽、粉尘、烟雾(VGDF)等多种形态存在。常见的刺激性气体有:氯气、SO_2、氮氧化合物、甲醛、氨气、光气等。美国胸科协会发表的结论职业暴露占符合 COPD 的症状或肺功能损伤的成因的 10%~20%。在监管更不严格的地区,职业暴露的所导致的风险可能会远高于北美及欧洲的报告。COPD 和慢性支气管炎患者中 15% 与工作因素相关——归结为"VGDF 或他们的复合物"。很多职业环境中很难将粉尘、烟雾与刺激性气体截然分开,无机、有机粉尘对刺激性气体的致病性有协调作用。

国外报道对 4 521 名室内清洁工人横断面调查表明,慢性暴露吸入漂白粉释放出的氯气、氯化氢和氨气等,增加女性清洁工出现哮喘症状和患慢性支气管炎的危险性;调查 145 名金刚砂生产工人,平均每天暴露 8 小时 SO_2,平均浓度为 0.69mg/m³(其中 20% 暴露于 2.7~4.0mg/m³ 浓度),发现工人咳痰、喘息和呼吸困难的发生率显著高于对照组,而且暴露浓度越高呼吸症状的发生率也越高。纸浆生产工接触氯气、SO_2、H_2S 等有害气体,不同岗位对呼吸系统影响有显著性差异,漂白岗位工人肺功能明显降低,异常呼吸症状患病率明显升高。酸洗工可接触大量酸雾,化学性支气管炎的发生率明显增高,长期反复接触可发生 COPD。铸造车间含有多种粉尘和气体烟雾,如矿尘、二氧化硅尘、煤尘、熔炉挥发的刺激性气体和烟雾如金属气体、金属氧化物、碳化物、硫化物和氮化物等;焦炉工人暴露于混合烟尘、多环芳烃、石棉、铁末粉尘等,焦炉工慢性支气管炎患病率有增高趋势。一项横断面研究通过 CT 扫描,发现不论男性或是女性,自我报告的工作场合的粉尘及烟尘吸入不仅与气流受限和呼吸道症状增加相关,也与更多肺气肿和气体陷闭相关。近年我国调研也观察到,职业性接触苯乙烯、聚氯乙烯和甲基丙烯酸甲酯对 COPD 的影响可能比吸烟更危险。电池处理作业工人镉烟尘暴露与 COPD 风险具有剂量反应关系。职业性接触焦炉逸散物对肺功能有影响,在控制与 COPD 有关的危险因素如吸烟、年龄等因素后,发现职业性焦炉逸散物接触仍为 COPD 主要危险因素。

研究发现,无论无机粉尘还是有机粉尘暴露均被认为是 COPD 的危险因素。英国的一项针对煤矿工人的研究,在排除工人年龄、吸烟的干扰后,发现每年由于职业粉尘暴露可以导致 1 秒钟用力呼气量(FEV_1)下降 8ml;一项来自美国的研究报告指出职业性粉尘暴露和刺激性气体在导致 FEV_1 下降的同时可增加慢性气道阻塞和呼吸道症状的发生概率。接触谷物尘可导致慢性气流阻塞,谷尘中含有大量的无机粉尘、有机粉尘及霉菌孢子等微生物及过敏物质,这些都可能导致出现呼吸道症状、肺功能下降和 COPD 发生。

我国一项关于职业粉尘和烟雾对慢性阻塞性肺疾病的大型流行病学调查中发现,随着职业暴露年限的增加,患 COPD 和出现呼吸道症状的危险性增加。本研究详细描述了职业粉尘和有害烟雾暴露对慢阻肺和呼吸道症状的归因危险度,23.6% 的慢阻肺患者有职业接触粉尘烟雾史。职业粉尘和有害烟雾暴露对慢阻肺的人群归因危险度(PAR)为 3.94%;调查发现 24.2% 有呼吸道症状的患者有职业粉尘烟雾暴露史。

职业粉尘和有害烟雾的暴露对呼吸道症状的 PAR 为 7.05%。将职业暴露定义为职业接触有害气体烟雾超过 1 年,从职业暴露到发生职业病或职业性慢性疾病谓潜伏期,不同的职业危险因素、不同的职业环境,潜伏期不同,多数发病过程迁延,发病时间难以确定。在控制吸烟、年龄和内毒素等因素后发现,职业环境中棉尘的累积暴露剂量与 FEV_1 有明显的负相关,棉尘是公认的可引起气流受限的物质。软木尘、木尘和纸尘也可诱发作业工人慢性气流阻塞。

(二) 发病机制

国内外对 COPD 的影响因素研究较多,但迄今为止,其发病机制仍不完全清楚。研究报道涉及分子遗传学机制、蛋白酶 / 抗蛋白酶失衡学说、炎症反应、氧化 / 抗氧化机制等。

1. 分子遗传学机制 COPD 是一种具有多基因遗传倾向的复杂疾病,其发病的确切分子遗传机制亟待阐明。对易感基因的筛查有助于确定易感人群,对疾病的早期预防具有重要价值。

(1)α_1 抗胰蛋白酶(α_1-AT):是研究较为清楚的 COPD 遗传易感因子。编码 α1-AT 的基因位于染色体 14q32.1,到目前已识别了 75 个显性等位基因,其中 α1-AT*M 等位基因及其亚型最常见,该基因频率约为 900/1 000;MM 基因型的个体血清 α1-AT 水平正常,而分别带来 α1-AT 基因外显子 V 和 Ⅲ 区域点突变的 α1-AT*Z 和 α1-AT*S 等位基因的个体血清 α1-AT 水平明显降低。在缺乏或 α1-AT 水平降低时蛋白酶可引起肺组织蛋白降解。另一个抗蛋白酶基因即 α1- 抗胰凝乳蛋白酶(ACT)基因也怀疑与 COPD 的遗传易感性有关。该基因位于 14 号染色体,与 α1-AT 邻近。遗传性 α-1 抗胰蛋白酶缺乏(AATD)是记录最详尽的遗传因素。尽管 AATD 只占世界人口的很小一部分,但它却很好的描绘了遗传与环境的相互作用致使部分个体倾向于发生 COPD。患有严重 COPD 父母的吸烟子女们有很高的概率出现气流受限,表明遗传和环境可以影响易感性。单个基因如基因编码金属蛋白酶 12(MMP12),与肺功能下降相关。基因组研究发现了与 COPD(或 FEV_1,FEV_1/FVC 作为表型)相关的几个基因位点,包括 α- 烟碱乙酰胆碱受体、人音猬因子相互作用蛋白(HHIP)附近的标记点和其他几个。

(2)肿瘤坏死因子 -α(TNF-α):其诱导炎症反应、促进中性粒细胞黏附、增强对细胞外弹性蛋白的溶解活性,在 COPD 气道慢性炎症的发生、发展中起重要作用。肿瘤坏死因子 -α(TNF-α)基因位于染色体 6 上的主要组织相容性复合物区域,TNF-α 异常与 COPD 密切相关,但有显著的种族差异,多态性分析多集中于启动子 308 位(TNF-α-308),TNF-α-308*2 可能与亚裔 COPD 患者有关,而与白种人 COPD 患者无关。TNF-α 可以区分吸烟与非吸烟者 COPD 患者的炎症过程。

(3)维生素 D 结合蛋白(VDBP):可直接与中性粒细胞相互作用,增加中性粒细胞对活化的补体成分 C5a 的趋化作用,且还能转化为潜在巨噬细胞活化因子(MAF)进一步破坏肺实质。

(4)其他:细胞色素 P450(CYP450)、微粒体环氧化物水解酶(mEPHX)和谷胱甘态 -S-转移酶(GST)为支气管上皮细胞重要的代谢酶,其基因多态性也可能与 COPD 遗传易感性有关。

2. 蛋白酶 / 抗蛋白酶失衡的分子机制 蛋白酶 / 抗蛋白酶失衡是 COPD 发病机制的经典学说,在此过程中,引起肺部破坏的酶主要有中性粒细胞弹性蛋白酶(NE),组织蛋白酶 G(CatG)及蛋白酶 3(Pr₃),巨噬细胞组织蛋白酶 B、L 和 S,基质金属蛋白酶(MMP)等;抗蛋白

酶主要有 α_1-AT、α_1 抗糜蛋白酶（α_1-ACT）、分泌型白细胞酶特异性抑制剂（SLPL）、弹性蛋白酶特异性抑制剂（ESI/elafin）、组织金属蛋白酶抑制剂（TIMPS）。

3. 炎症反应的分子机制：

（1）炎症细胞：COPD 是以气道中炎症细胞数量增多为特征的慢性气道炎症。这些炎症细胞包括细胞毒性 T 淋巴细胞（CD8$^+$ 细胞）、中性粒细胞和肺泡巨噬细胞。

（2）炎性介质：COPD 病理生理过程中有多种炎症细胞浸润和炎性介质释放，同时产生多种细胞因子，它们能与相应的细胞表面受体结合，在局部产生生物效应。气道炎症可能部分起因于气道细胞活化后所释放的细胞因子的作用。

4. 氧化 / 抗氧化的细胞分子机制　过氧化对肺部可造成损伤：

（1）直接损伤：烟雾中氧化剂和其他毒性物质可穿过防护层，对气道上皮细胞直接损伤。

（2）氧化应激加剧了肺部的炎症反应：①氧化剂可减弱中性粒细胞的变形能力，致中性粒细胞在肺微循环的滞留、募集和活化；肺部炎症的发生，引起趋化因子、细胞因子等炎症介质进一步促进中性粒细胞的聚集。②氧化应激可激活 NF-κB 和激活蛋白 1（AP-1），从而调节炎症介质释放，促进中性粒细胞在肺内的滞留、活化。③氧化剂可调节促进炎症因子的释放。

（三）病理

在刺激性化学物等外来因素作用下，中性粒细胞、巨噬细胞、淋巴细胞局部浸润，引起 TNF-α、IL-6、IL-8、IL-1 等多种炎症介质的释放，长期的慢性炎症或不良刺激引起气道壁结构重塑、胶原含量增加及瘢痕形成，可引起 COPD 外周气道黏膜上皮杯状细胞增殖，发生鳞状上皮化生，小气道表现出包括细支气管狭窄和闭塞，细支气管扭曲及肺泡附着处的消失，杯状上皮化生，鳞状上皮化生，单核细胞、巨噬细胞和淋巴细胞等细胞浸润，平滑肌增殖，色素沉着，气道微血管的再生等病理改变，即气道重塑。气道重塑是 COPD 的关键性病理变化，因此抑制气道重塑成为 COPD 治疗的关键靶点。

COPD 后期，气道管壁增厚，成纤维细胞数量增加，并有 I 型胶原沉积以及平滑肌细胞增厚，这些病理改变引起气道壁厚度的增加，管腔狭窄。COPD 患者肺小气道由于缺乏支气管腺体结构，增生的杯状细胞过度分泌黏液潴留在气道内，加重了已狭窄气道的阻塞，表现为不可逆的气流受限。

COPD 的病理改变特征出现在气道、肺实质及肺脉管系统。观察到 COPD 病理改变包括：导致肺的不同部位出现特异性炎症细胞增多的慢性炎症，反复损伤、修复造成的结构改变。总体上说，气道的炎症性和结构性变化随疾病的严重性及吸烟的持续时间而增加。大多数病理数据来自于吸烟者，当有其他因素参与时，这种气道和肺实质疾病的平衡可能不一致。可能存在系统性炎症，并且在 COPD 患者的许多合并症中起一定作用。

（四）临床表现

1. 症状　特征性症状是慢性和进行性加重的呼吸困难，咳嗽和咳痰。慢性咳嗽和咳痰常先于气流受限多年而存在，然而有些患者也可以无慢性咳嗽和咳痰的症状。常见症状：

（1）慢性咳嗽：慢性咳嗽常常是 COPD 的首发症状，但常常被患者归咎于吸烟或者环境暴露的结果。最初咳嗽可能是间断性的，随后可能每天都存在，并常常持续一整天。COPD 的咳嗽可以伴或不伴咳痰。部分显著气流受限的患者可能不伴有咳嗽。初期咳嗽呈间歇性，清晨较重，以后早晚或整日均有咳嗽，但夜间咳嗽并不显著，少数病例虽有明显气流受限但无咳嗽症状。

（2）气短或呼吸困难：呼吸困难作为 COPD 的特征性症状，是导致疾病致残和焦虑的主要原因。患者常描述为气短、气喘和呼吸费力等，早期仅在劳力时出现，之后逐渐加重，以致日常活动甚至休息时也感到气短。

（3）咳痰：COPD 患者咳嗽时会咯出少许黏稠痰液。一般咳少量黏液样痰，清晨较多，少数病例咳嗽无痰；合并感染时痰量增多，常有脓性痰。

（4）喘息：这不是 COPD 的特异性症状，部分患者特别是重症患者有明显的喘息，胸部紧闷感通常于劳力后发生，与呼吸费力和肋间肌收缩有关。

（5）其他症状：病情较重者可能会出现全身一般症状，如食欲减退、外周肌肉萎缩和功能障碍、精神抑郁和/或焦虑等，长时间剧烈咳嗽可导致咳嗽性晕厥，合并感染时可咳血痰或咯血等。

GOLD 推荐采用 COPD 评估测试（CAT）或临床 COPD 问卷（CCQ）、改良的英国医学委员会呼吸困难量表（mMRC），对症状进行综合评估。

2. 体征　COPD 患者早期体征可不明显，随疾病进展，可出现呼吸急促、不同程度缺氧表现，体重下降，慢性病容，肺气肿和肺心病的体征等。

（1）视诊和触诊：可见胸廓形态异常，典型者呈桶状胸，呼吸变浅、频率增快、辅助呼吸肌参与呼吸运动，重症可见呼吸急促及胸腹矛盾运动，缩唇呼吸，呼吸困难加重时常采取前倾坐位；低氧血症患者可见皮肤、黏膜发绀，伴右心衰者可见下肢水肿、肝脏增大。

（2）叩诊：肺过度充气可使心浊音界缩小，肺肝界降低，肺叩诊可呈过清音。

（3）听诊：两肺呼吸音可减低，呼气延长，可闻及广泛的吸气相或呼气相哮鸣音，但临床上如果听诊未闻及哮鸣音，并不能排除 COPD 的诊断，合并感染、心功能不全等双肺底可闻及湿啰音；心音遥远，剑突部心音较清晰响亮。

（五）实验室及特殊检查

1. 肺功能　肺功能检查是判断气流受限的客观指标，对 COPD 的临床诊断、严重程度评价、疾病进展、预后及治疗反应等均有重要意义。气流受限以 FEV_1/FVC 降低来确定，可敏感检出轻度气流受限；FEV_1 占预计值的 % 是评价中、重度气流受限的良好指标；应用支气管扩张剂后 $FEV_1/FVC<70\%$，表明存在持续性气流受限，即可诊断 COPD，再按照 FEV_1 占预计值下降的比值 80%、50%、30%，把气流受限的程度分为四级。

肺功能测定应注意年龄矫正，随着年龄增长，肺容积和气流可能受到影响，$FEV_1/FVC<70\%$ 这个固定比值可能导致某些健康老年人被冒诊为轻度 COPD。气流受限可导致肺过度充气，使肺总量、功能残气量和残气容积增高，肺活量减低，残气/肺总量比值增高。肺泡间隔破坏及肺毛细血管床丧失可使弥散功能受损，DLCO 降低，DLCO/肺泡通气量指标更敏感。深吸气量与肺总量比值是反映肺过度膨胀的指标，在反映 COPD 呼吸困难程度甚至预测 COPD 生存率方面具有意义。

支气管舒张试验作为辅助检查，但不能可靠预测疾病的进展和患者对治疗的反应。目前气流受限的可逆程度没有作为 COPD 的诊断条件，也未用于和哮喘的鉴别诊断。

2. 胸部影像检查　对确定 COPD 并发症及鉴别诊断具有重要意义。

（1）胸部 X 线平片：早期可无明显变化，后出现肺纹理增多、紊乱等非特征性改变；主要征象为肺过度充气征：肺容积增大，胸腔前后径增长，肋骨走向变平，肺野透亮度增强，横膈位置低平,心脏悬垂狭长,肺门血管纹理呈残根状,肺野外周血管纹理纤细稀少等,可见肺大疱形成。并发肺动脉高压和肺源性心脏病时,除右心增大外,还可有肺动脉圆锥膨隆,肺门血管影扩大及右下肺动脉增宽等。

(2)胸部 CT:对 COPD 一般不作为常规检查,但对相关疾病的鉴别有很好的辅助诊断价值。高分辨率 CT(HRCT)可辨别小叶中央型或全小叶型肺气肿及确定肺大疱的大小和数量,对预计肺大疱切除或外科减容手术等效果有一定价值。

3. 氧饱和度(SpO₂)监测和血气分析 COPD 稳定期患者如果 $FEV_1\%<40\%$,或临床症状提示有呼吸衰竭或右心衰竭时应监测 SpO_2,如果 $SpO_2<92\%$,应进行血气分析检查。血气可表现为不同程度低氧血症,重者合并高碳酸血症。呼吸衰竭的血气分析诊断标准为 $PaO_2<60mmHg$,$PaCO_2>50mmHg$。

4. 其他相关指标:

(1)血液:外周血嗜酸性粒细胞计数可预测 ICS 对未来急性加重的预防作用(在维持支气管扩张剂治疗基础上增加 ICS)。最近的研究表明对于血嗜酸性粒细胞水平较低的患者,全身激素的疗效可能较小。低嗜酸细胞水平无效或者效果差,而嗜酸细胞计数越高,ICS 效应越强。可采用嗜酸性粒细胞细胞计数作为一个指导应用 ICS 治疗预防急性加重的生物学标志。低氧血症 $PaO_2<55mmHg$ 时,血红蛋白和红细胞可以增高,血细胞比容>0.55 可诊断为红细胞增多症。肺表面活性蛋白-D(SP-D):与 COPD 严重程度及治疗反应相关;C-反应蛋白(CRP)、白细胞介素-6、肺趋化因子和纤溶酶原激活物等指标,对判定 COPD 急性加重及预后有参考价值。

(2)痰液:痰液中性粒细胞和嗜酸性粒细胞:提示稳定期 COPD 病理生理过程。痰培养:可检出各种病原菌,对合并感染抗菌药物筛选有指导意义。

(3)支气管肺泡灌洗液(BALF):稳定期 COPD 肺组织中存在巨噬细胞及 $CD8^+$ T 淋巴细胞侵润。与健康非吸烟者相比,COPD 患者 BALF 中 $CD8^+$ 的百分比显著升高,而 $CD4^+$ 百分比明显减低。随着病情加重,嗜酸性粒细胞及嗜酸性细胞活化趋化因子及其受体的表达均增加。

(4)呼出气(EBC):COPD 患者 EBC 中亚硝酸盐及亚硝酸基脲水平显著增高,呼出气一氧化氮(eNO)可作为 COPD 患者是否适用于类固醇治疗的参考指标。

(5)WHO 建议所有诊断了 COPD 的患者均应进行 α-1 抗胰蛋白酶缺乏(AATD)筛查。

(六)诊断与鉴别诊断

1. 诊断原则 根据长期高风险的职业性刺激行气体密切接触史、相应的呼吸系统损害临床表现和实验室检查结果,以及发病、病程与职业暴露的关系,结合工作场所动态职业卫生学调查和检测/监测资料、职业健康监护资料,综合分析职业病因权重,排除其他非职业因素的影响,方可做出诊断。

首先应全面采集职业接触史,有长期致 COPD 高风险化学性刺激物职业接触史是诊断职业性 COPD 的前提条件。病史调查包括症状发生、症状消长与职业接触危险因素接触的关系、既往史和系统回顾等,还要注意吸烟史及其他危险因素接触史如环境中有毒刺激物等。职业性与非职业性 COPD 相比,在临床表现上没有特异性,但发病早期,能够动态观察到其症状的发生、消长与接触高风险职业因素的关系。如果职业危险因素和其他危险因素同时存在,也不能冒然否定职业性 COPD,应综合分析各种危险因素的病因权重,同时做好鉴别诊断。如果职业接触情况不清楚,最好进行现场调查。

2. 诊断　根据 GBZ/T 237《职业性刺激性气体致慢性阻塞性肺疾病的诊断》,确定诊断一般应具备下列条件:

(1)有长期高风险职业性粉尘或刺激性化学物接触史;

(2)上岗前无慢性呼吸系统疾病史;

(3)发病早期症状的发生、消长与工作中接触粉尘或刺激性化学物密切相关;

(4)慢性咳嗽、咳痰,伴进行性劳力性气短或呼吸困难。肺部听诊:双肺呼吸音明显增粗,肺气肿时呼吸音减低,可闻及干湿性啰音;

(5)X 线胸片可显示双肺纹理明显增多、增粗、紊乱,延伸外带。可见肺过度充气征;

(6)除外已知原因的慢性咳嗽及心肺疾患;

(7)无明确长期吸烟或其他非职业性致病因素暴露史;

(8)肺功能存在持续性气流受限,应用支气管扩张剂后 $FEV_1/FVC < 70\%$。

3. 诊断分级　在满足上述基本条件的基础上,根据 FEV_1 占预计值的 % 将职业性 COPD 分为四级:

(1)轻度:$FEV_1 \geqslant 80\%$ 预计值;

(2)中度:$50\% \leqslant FEV_1 < 80\%$ 预计值;

(3)重度:$30\% \leqslant FEV_1 < 50\%$ 预计值;

(4)极重度:$FEV_1 < 30\%$ 预计值;

4. 鉴别诊断　应注意鉴别与职业性 COPD 临床表现相似的疾病,如支气管哮喘、支气管扩张症、充血性心力衰竭、肺结核、闭塞性细支气管炎和弥漫性泛细支气管炎等。对一些慢性哮喘患者,不易与 COPD 进行清晰鉴别。2014 版 GOLD 和 GINA 联合提出哮喘 - 慢阻肺重叠综合征(ACOS)的概念,并在 2015 版中对 ACOS 的五步确定法进行了介绍。ACOS 病情一般较重,肺功能下降快,急性加重反复发生,预后差。

(七) 治疗及康复

职业性 COPD 一经确诊,应立即调离刺激性气体、粉尘、烟雾等可致病情加重的作业岗位,并尽量避免接触其他非职业性风险因素。

职业性 COPD 的治疗原则依病程而定,病情稳定期主要是减轻症状,减少急性发作的频率和严重程度,改善患者的健康状态和运动耐量。改善活动能力,提高生活质量,降低病死率。急性加重期主要是积极抗炎、处置并发症。每一个患者的治疗方案都应个体化。

1. COPD 的综合评估　根据患者的临床症状、急性加重的风险、肺功能异常程度以及合并症情况进行综合评估,目的是确定疾病的严重程度,指导疾病管理和治疗。目前临床上采用 CAT 评分或 mMRC 分级作为症状评估方法,CAT 评分 ≥ 10 分或 mMRC 分级 ≥ 2 级表示症状较重。急性加重风险评估:

(1)肺功能评估法,气流受限分级 III 或 IV 级表明具有高风险;

(2)根据急性加重病史判断,在过去 1 年中急性加重次数 ≥ 2 次或因急性加重住院 ≥ 1 次表明具有高风险。

2. 稳定期的管理　管理目标:

(1)减轻当前症状包括缓解症状、改善运动耐量和改善健康状况;

(2)降低未来风险:包括防止疾病进展、防止和治疗急性加重及减少病死率。主要管理内容：

1）教育和管理：包括了解疾病知识、避免危险因素、腹式呼吸及缩唇呼吸锻炼、社区定期随访管理等。通过教育和管理提高患者自身处置疾病的能力，减少反复加重，维持病情稳定，提高生命质量。

2）药物治疗：减轻或控制症状，减少急性加重的频率和严重程度，改善患者的健康状况和运动耐量。根据病情确定个性化治疗方案。

①支气管舒张剂：是控制 COPD 症状的主要措施。主要有 β_2 受体激动剂、抗胆碱药、甲基黄嘌呤类药物。首选吸入治疗，长效制剂方便、药效稳定，联合用药或复方制剂，可以增强疗效，减少不良反应。

a. β_2 受体激动剂：主要有沙丁胺醇和特布他林等，为短效定量雾化吸入剂；福莫特罗为长效定量吸入剂，疗效持续 12 小时以上，茚达特罗是新型长效 β_2 受体激动剂。

b. 抗胆碱药：主要有异丙托溴铵和噻托溴铵，前者可阻断 M 胆碱症状，起效较短效 β_2 受体激动剂慢，但持续时间长，30~90 分钟达高峰，疗效持续 6~8 小时，不良反应小；后者为长效抗胆碱药，可选择性作用于 M_3 和 M_1 受体，作用长达 24 小时以上。

c. 茶碱类药物：主要解除气道平滑肌痉挛。缓释或控释型茶碱每日口服 1~2 次可以达到稳定血浆浓度。监测茶碱的血浓度对估计疗效和不良反应有一定意义，血液中茶碱浓度 >5mg/L 即有治疗作用；>15mg/L 时不良反应明显增加。

老年人、持续发热、心力衰竭和肝功能损害较重者，以及同时应用西咪替丁、大环内酯类药物、氟喹诺酮类药物和口服避孕药等均可增加茶碱的血浓度。

②糖皮质激素（以下简称"激素"）：不推荐对慢阻肺患者采用长期口服激素及单一吸入激素治疗。长期规律吸入激素治疗适用于 FEV_1 占预计值 %<50%（Ⅲ级和Ⅳ级）且有临床症状及反复加重的 COPD 患者。COPD 稳定期长期吸入治疗并不能阻止其 FEV_1 的降低趋势。吸入激素和 β_2 受体激动剂联合应用较分别单用的效果好，目前已有氟替卡松 / 沙美特罗、布地奈德 / 福莫特罗两种联合制剂。外周血嗜酸细胞计数可帮助临床医师评估在基础治疗上增加 ICS 可能取得的预防急性加重方面的收益，从而可作为一个生物学指标，与临床评估一起，协助医师决定 ICS 的使用，见图 2-3-2。

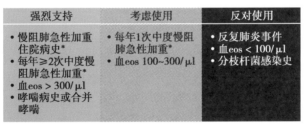

图 2-3-2　慢阻肺起始治疗包含吸入技术的联合治疗需要考虑的因素

③磷酸二酯酶 4（PDE-4）抑制剂：主要作用是通过抑制细胞内环腺苷酸降解来减轻炎症。罗氟司特（roflumilast），每日 1 次口服。对于存在慢性支气管炎、重度至极重度慢阻肺、既往有急性加重病史的患者，罗氟司特可使需用激素治疗的中重度急性加重发生率下

降 15%~20%。罗氟司特联合长效支气管舒张剂可改善肺功能,罗氟司特与茶碱不应同时应用。

④其他药物:祛痰药:常用药物有盐酸氨溴索(ambroxol)、乙酰半胱氨酸等;抗氧化剂:N-乙酰半胱氨酸、羧甲司坦等,可降低疾病反复加重的频率;免疫调节剂;疫苗:可降低 COPD 患者的严重程度和病死率,流感疫苗分灭活疫苗和减毒活疫苗,应根据每年预测的流感病毒种类制备,可每年接种 1 次(秋季)或 2 次(秋、冬季)。中医中药治疗:某些中药具有抗炎、祛痰、支气管舒张和免疫调节等作用。α1 抗胰蛋白酶补充治疗,静脉补充治疗可能延缓肺气肿病程。抗病毒治疗,没有确定性的证据表明抗病毒治疗对 COPD 患者有益。血管扩张剂,对存在严重的肺动脉高压的 COPD 患者,血管扩张剂并未得到恰当的评估。

(3)氧疗:COPD 稳定期患者长期家庭氧疗,可以提高慢性呼吸衰竭患者的生存率,对血流动力学、血液学特征、运动能力、肺生理和精神状态都会产生有益的影响。长期家庭氧疗一般是经鼻导管吸入氧气,流量 1.0~2.0L/min,每天吸氧持续时间>15 小时。应用指征:①PaO_2 ≤ 55mmHg 或 SaO_2 ≤ 88%,有或无高碳酸血症;②PaO_2 为 55~60mmHg 或 SaO_2<89%,并有肺动脉高压、心力衰竭水肿或红细胞增多症(血细胞比容>0.55)。

(4)康复治疗:对进行性气流受限、严重呼吸困难而很少活动的 COPD 患者,可以改善其活动能力,提高生命质量。纳入治疗前患者应被细致的评估,包括确定患者的目标、需要的特殊治疗、吸烟状态、营养状况、自我管理能力、健康常识、心理健康状态、社会环境、运动、能力与运动受限情况以及合并症的情况。康复治疗包括呼吸生理治疗、肌肉训练、营养支持、精神治疗和教育等多方面措施。最佳治疗效果出现在持续 6~8 周的治疗中,推荐一周进行两次监护下的运动训练,其训练方式可以是耐力训练、间歇训练、阻力/力量训练的任意组合;最好包括步行锻炼及上下肢训练;也可纳入柔韧性、吸气肌训练以及神经肌肉电刺激。

(5)外科治疗:包括肺大疱切除术、肺减容术、支气管镜肺减容术以及肺移植术等。

3. COPD 急性加重的管理 COPD 急性加重是指患者以呼吸道症状加重为特征的临床事件,其症状变化程度超过日常变异范围并导致药物治疗方案改变。急性加重与病死率增加相关。COPD 急性加重常见原因有:气管、支气管感染;环境、理化因素改变;稳定期治疗不规范等。每年急性加重>2 次,为频繁急性加重。

(1)COPD 急性加重诊断:主要依靠临床过程,特征是呼吸系统症状恶化超出日间的变异。表现气促加重,常伴有喘息、胸闷、咳嗽加剧、痰量增加、痰液颜色改变及发热等,可出现嗜睡、意识不清等全身表现。患者运动耐力下降、胸部影像学异常,也可能为慢阻肺急性加重的征兆。

(2)COPD 急性加重严重程度评价:基于患者病史、反映严重程度的体征及实验室检查。病史包括慢阻肺气流受限的严重程度、症状加重或出现新症状的时间、既往急性加重次数(总数/住院次数)、合并症、目前治疗方法和既往机械通气使用情况等。与急性加重前的病史、症状、体征、肺功能测定、动脉血气检测结果和其他实验室检查指标进行对比,对判断 COPD 急性加重及其严重程度评估甚为重要。对于严重 COPD 患者,意识变化是病情恶化和危重的指标,一旦出现需及时送医院救治。动脉血气分析:静息状态下在海平面呼吸空气条件下,PaO_2<60mmHg 和/或 $PaCO_2$>50mm Hg,提示有呼吸衰竭;如 PaO_2<50mmHg,

$PaCO_2 > 70mmHg$，$pH < 7.30$ 提示病情严重。

（3）COPD 急性加重的治疗：根据 COPD 急性加重和 / 或伴随疾病的严重程度，选择院外或住院治疗。多数患者可以使用支气管舒张剂、激素和抗生素在院外治疗。

1）院外治疗：包括增加支气管舒张剂的剂量及频度，单一吸入短效 β_2 受体激动剂或联合应用短效抗胆碱药物。对较严重的病例可给予较大剂量雾化治疗数日。急性加重患者全身使用激素和抗生素对治疗有益，症状较重及有频繁急性加重史的患者除使用支气管舒张剂外，可考虑口服激素，泼尼松龙每日 30~40mg，连用 10~14 天，也可用激素联合 SABA 雾化吸入治疗。COPD 有脓痰时应积极给予抗生素治疗，疗程一般为 5~10 天。

2）院内治疗：病情严重的 COPD 急性加重患者需要住院治疗，根据病情评估严重程度，采取相应的治疗措施。

①氧疗：采用面罩吸氧，调节氧流量以改善患者的低氧血症、保证 88%~92% 氧饱和度为目标，氧疗 30~60 分钟后应测定动脉血气分析，以确定氧合满意而无二氧化碳潴留或酸中毒。

②药物治疗：

a. 抗菌药物：指征：呼吸困难加重、痰量增加和脓性痰是 3 个必要症状；需要有创或无创机械通气治疗时。抗生素选择要考虑有无铜绿假单胞菌感染的危险：对无铜绿假单胞菌危险因素的病情较轻者，推荐使用青霉素、阿莫西林加或不加用克拉维酸、大环内酯类、氟喹诺酮类、第 1 代或第 2 代头孢菌素类抗生素；病情较重者可用 β- 内酰胺类 / 酶抑制剂、第 2、第 3 代头孢菌素类、氟喹诺酮类。有铜绿假单胞菌危险因素者，则可选用环丙沙星、抗铜绿假单胞菌的 β- 内酰胺类，可加用氨基糖苷类药物。

b. 支气管舒张剂：短效雾化吸入较适用，对于病情较严重者可考虑静脉滴注茶碱类药物，联合应用 β_2 受体激动剂、抗胆碱能药物作用更强。

c. 激素：宜在应用支气管舒张剂的基础上，口服或静脉滴注激素，剂量要权衡疗效及安全性。

d. 辅助治疗药物：维持液体和电解质平衡；胃肠或静脉营养；肝素或低分子量肝素抗凝治疗，排痰治疗，合并症及并发症治疗等。

③机械通气：可通过无创或有创方式实施机械通气。

（八）预防

1. 在存在刺激性烟雾尘气体的生产环境，应督促企业积极改进生产工艺，提高机械化、自动化、密闭化作业程度，减少刺激性化合物的跑冒滴漏。

2. 加强生产环境的通风排毒，包括全面通风、局部通风等通风排毒设施，尽可能降低生产环境刺激性化合物暴露的浓度。

3. 从事刺激性气体作业的职工应加强个人防护，特别是在加料、人工混料、采样、检维修等存在高浓度暴露风险的作业时，合理选择、正确佩戴防毒口罩等个人防护用品，及时更换过滤元件。

4. 加强对高风险刺激性气体作业的应急管理，积极防治刺激性气体中毒，避免反复高浓度暴露导致的气道损伤。

5. 依法开展刺激性气体作业上岗前、在岗期间职业健康监护，对个体敏感者、有呼吸系统基础疾病伴肺功能异常等职业禁忌者，宜尽早脱离刺激性气体接触。

六、硬金属肺病

(一) 概述

硬金属肺病(hard metal lung disease HMLD):是由于反复或长期吸入硬金属粉尘引起的以肺间质或肺泡炎症病变为主的呼吸系统疾病。硬金属是以碳化钨(≥80%)为主要成分,金属钴(5%~20%)作为粘结剂,并加入少量镍、钛等金属,经粉末冶金工艺制成的一类超硬合金。其生产和应用始于1920年的德国,我国是硬金属生产大国,产量约占世界硬金属生产总量的40%。因具有极高的物理硬度、耐磨、耐热、抗腐蚀,应用较为广泛。硬金属生产的主要工序有:①钨、钴等金属的冶炼、制粉;②钨粉等的碳化生成碳化钨(tungsten carbide WC);③碳化钨、钴粉、其他辅料的配制混合;④压制成型;⑤烧结;⑥成品检验。生产硬金属的球磨、混合、压制和成型过程以及加工使用中的研磨、切削过程,均可产生硬金属粉尘,其中以混合和研磨过程接触粉尘浓度最高。工人接触硬金属粉尘可致皮肤过敏、职业性哮喘以及硬金属肺病。

(二) 职业接触

硬金属生产、加工及应用企业均可接触到硬金属粉尘:

1. 硬金属生产　如混料、压制、烧结等工序。

2. 硬金属工具生产:如钨钢球、钨钢铣刀、齿轮刀具、螺纹刀、拉刀、铣刀、铰刀、钻头、车刀、牙具、喷丝板及镍氢电池(储氢合金粉)等生产过程。

3. 使用含硬金属成分的刀具、磨具:如切削、研磨、磨削、钻探、凿岩等。

(三) 发病机制

硬金属粉尘致病的机制尚未明确。Harding首次报道了通过单独气管内滴入钴尘,会引起大鼠肺组织的出血和水肿,单独滴入碳化钨则不会造成伤害,故认为导致硬金属作业工人肺部病理损害的主要原因是钴尘,这一点目前争议不大,碳化钨对其致病性有协同作用。主要观点:

1. Nemery等指出HMLD涉及到超敏反应机制,不像传统的尘肺,粉尘浓度不是决定疾病严重程度的主要因素。硬金属疾病的发生有遗传易感性(HLA-DBβ链残基Glu-69)。钴的离子型可能起半抗原作用,在体内能迅速与蛋白发生反应,从而可以解释为何低浓度钴也可以引起硬金属肺病的发生。

2. Zanetti等认为钴和碳化钨与氧相互作用产生了有毒性作用的活性氧,钴本身难于被氧化,在单独存在的条件下,较难与氧发生反应。碳化钨是惰性物质,但可作为电子传递体,当钴和碳化钨同时存在时,钴的电子传递到碳化钨颗粒的表面,氧得电子形成氧自由基,钴被氧化生成钴离子,进而增强了钴的溶解度及生物利用度。钴引起肺纤维化的机制,认为系由吸入的硬金属微粒中的钴溶于肺泡细胞外富于蛋白的液体,这种含钴液体的吸收可能通过抑制酮酸氧化作用诱致细胞缺氧而导致细胞死亡,最后由纤维化所代替。

3. 巨噬细胞通过CD163吞噬碳化钨颗粒,细胞毒性T细胞在HMLD的纤维化过程中发挥重要作用。

4. 硬金属中的钴可作用于线粒体脱氢酶,抑制细胞呼吸等。

5. 硬质合金(WC-Co)颗粒反应中的氧,可能直接引起DNA损伤以及钴离子能抑制DNA修复机制,在HMLD患者肺癌的发生中起可能起到协同作用。但是,这一假说尚未得到证实,炎性疾病与肺癌的发展仍不清楚。

(四) 病理

巨细胞间质性肺炎(giant cell interstitial pneumonia GIP)样改变是硬金属肺病的特征性病理改变,肺泡腔内可见巨噬细胞和大量的多核巨细胞聚集,多核巨细胞胞质不均匀,其内可见被吞噬的炎症细胞和较小的多核巨细胞,病变多位于围绕细支气管周围的间质。此外,可见肺泡间隔纤维组织增生,慢性炎症细胞浸润。但 GIP 样改变不是硬金属肺病的唯一病理改变,其他组织病理学改变包括:过敏性肺炎样改变、结节病样肉芽肿改变、肺间质纤维化及蜂窝肺等多种组织学改变。肺组织病理学检查是诊断硬金属肺病的金标准。可采用支气管镜、胸腔镜、CT 引导下肺穿刺取材活检,支气管镜简单易行但取材少,胸腔镜取肺活检效果好,目前应用较多。硬金属肺病典型的病理学特征为 GIP,但后者并非硬金属肺病所特有,查不到多核巨细胞也不能排除硬金属肺病的诊断。为提高肺组织病理检查阳性率,应注意挑选病变密集部位,尽量避开纤维化严重的区域。肺组织病理学检查同时测定钴、钨成分,可作为诊断的重要依据。也可通过支气管肺泡灌洗(BAL)的检查,发现多核巨细胞,但是,如果在灌洗液中未发现这些细胞,诊断需要进行活检,见图 2-3-3。

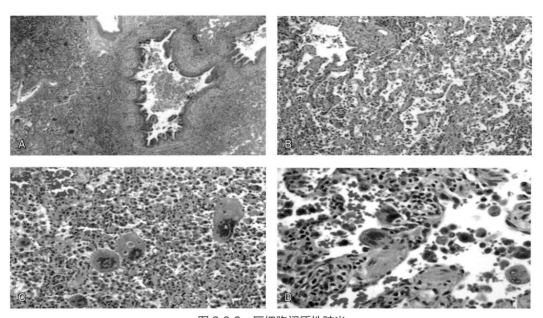

图 2-3-3 巨细胞间质性肺炎

A. HE 染色特征性的肺泡内巨噬细胞和多核巨细胞,支气管周围呈慢性炎症和纤维化表现。B. 高分辨率显示轻度间质性肺炎和纤维化,肺泡内见巨噬细胞、多核巨细胞。C. 更高分辨率下的多核巨细胞,特征性光环周围见吞噬的炎症细胞。D. 显示多核巨细胞的高倍视野。

(五) 临床表现

1. 潜伏期 一般认为,硬金属肺病的罹患与职业暴露的时限长短没有相关性,暴露 2 年后可发病,但多数通常在暴露后 10~20 年发病,平均时间为 12.6 年。过敏性肺炎以暴露后 2~5 年发病居多。硬金属诱发的支气管哮喘从暴露至发病的中位时间在 0.5~3 年。

2. **症状及体征**　患者通常有黏膜刺激症状,包括打喷嚏、流鼻涕、鼻塞、咽喉痛和咳嗽。呼吸道症状通常有干咳、进行性呼吸困难、喘息、胸痛,少数可以发生气胸。随着纤维化的进展,可出现杵状指、发绀等症状,并进展至肺动脉高压和肺心病。部分患者伴有乏力、消瘦等全身症状。大多数间质性肺病患者双肺底可闻及 Velcro 啰音。早期通常这些症状往往在职业暴露时加重,脱离后可缓解,再次接触时症状加重。支气管哮喘患者的症状发作和工作暴露明显有关,即在工作时或工作后发生,而在假日、周末或病休时减轻或消失。

(六) 影像学表现

X 线胸片早期表现为磨玻璃影、实变影和弥漫性小结节影;晚期不规则小阴影增粗、增密,形成网状,双肺肺门阴影增大、密度增高,出现牵拉性支气管扩张、囊状阴影及蜂窝状肺。

肺部 HRCT 表现急性期可表现为肺野薄雾状透光减低或磨玻璃影、斑片状影、弥漫模糊小结节影及实变影。慢性期可见线条影、网格影、小结节影及实变影,晚期可见囊状影和/或蜂窝样改变(图 2-3-4)。

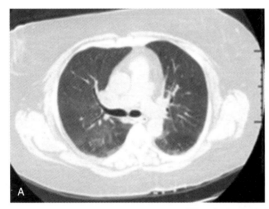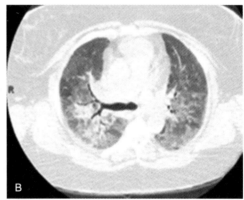

图 2-3-4　巨细胞间质性肺炎

A. 经病理组织学证实为 GIP 的患者的横截面 CT 图像显示弥漫性毛玻璃样改变。B. 同一患者在 4 年后的高分辨率 CT 图像显示弥漫性毛玻璃样改变及斑片状影,在支气管周围逐步进展加重。

(七) 实验室检查

车间空气中硬金属粉尘的暴露情况主要通过测定空气中钨、钴的含量来确定。国际上已有十余个国家制定了工作环境空气中钨、钴含量的测定方法和卫生标准,我国于 2004 年颁布了车间空气中钨、钴含量的测定方法,且已制定相应的职业接触限值,钴:PC-TWA(permissible concentration-time weighted average,时间加权平均容许浓度)0.05mg/m³,PC-STEL(permissible concentration-short term exposure limit,短时间接触容许浓度)0.10mg/m³;钨:PC-TWA 5.00mg/m³,PC-STEL 10.00mg/m³。

关于硬金属暴露的生物标志物,国外报道可以检测尿钴、肺组织中硬金属的成分等。钴为硬金属肺病主要致病因素,主要经尿液排泄,尿钴不仅体现机体内暴露剂量,而且与作业场所钴尘暴露浓度平行,所以尿钴可作为硬金属肺病的生物标志物。可采用石墨炉原子吸收光谱法或电感耦合等离子体质谱法(ICP-MS)测定。目前我国尚未制订尿钴生物接触限值。日本 JSOH 尿钴生物接触限值(BEIs)为：工作周末班末尿钴 35μg/L；美国政府工业卫生师协会(Association Advancing Occupational and Environmental，ACGIH)尿钴生物接触限值为：工作周末班末尿钴 15μg/L。非职业性接触钴的个体尿钴含量一般很少超过 1μg/L。血钴含量一般低于 2μg/L。接触粉尘成分分析、支气管肺泡灌洗液及肺组织标本中检测到硬金属成分，可为疾病诊断提供佐证。可采用 ICP-MS 或电子探针显微分析或 X 线衍射能谱分析(energy dispersion X-ray microanalysis)测定，通常只有 10% 左右的硬金属肺病患者可在肺组织中检测到钴。

肺功能检查可能发生阻塞或混合性通气功能障碍，钴相关的呼吸系统疾病可能存在阻塞或混合通气功能障碍，尤其是职业性哮喘，最常见还存在与钴暴露有关的肺部疾病。在没有哮喘的情况下，肺功能可能伴有限制和扩散能力的降低。

(八) 诊断

根据反复或长期吸入硬金属粉尘的职业接触史、以呼吸系统损害为主的临床表现、肺部影像学异常改变，结合肺组织病理学及实验室检查结果，参考工作场所职业卫生学和职业健康监护资料，排除其他原因引起的类似病变，综合分析，方可诊断。依据国家 GBZ 290《职业性硬金属肺病的诊断标准》至少要同时符合以下 1~3 三个条件，仍不能明确诊断者，需要肺组织病理学检查。

1. 有明确的反复或长期吸入硬金属粉尘的职业接触史。如果硬金属粉尘接触史不明确，可行下列实验室检测，符合其中一项者可确认：

(1) 测定所接触粉尘中含有钨、钴成分；

(2) 肺组织或肺泡灌洗液中检测出钨、钴成分。

2. 具有相应的呼吸系统临床表现：

(1) 多数患者慢性起病，出现不同程度的咳嗽、咳痰、胸闷或胸部紧束感、进行性呼吸困难等症状。肺部可闻及爆裂音、捻发音或哮鸣音。

(2) 部分患者表现为过敏性哮喘和过敏性肺炎，参照 GBZ 57《职业性哮喘的诊断》和 GBZ 60《职业性过敏性肺炎的诊断》标准进行诊断。

3. 肺部影像学表现：

(1) 胸片：急性期典型改变为双肺野磨玻璃样改变，可见边缘模糊的粟粒样或腺泡状小结节影，或片状致密影。慢性期主要表现为线状、细网状或网结节影。晚期或严重病例可见弥漫性间质纤维化、牵拉性支气管扩张及蜂窝状肺。

(2) HRCT：急性期可表现为肺野薄雾状密度减低或磨玻璃影、斑片状影、弥漫模糊小结节影。慢性期可见磨玻璃影、线条影、网格影、小结节影及实变影，可局限或弥漫分布。可见小叶间隔不规则增厚，支气管血管束增粗、僵直、扭曲，不规则索条影，局限性肺气肿征，晚期可见囊状影和/或蜂窝样改变。

4. 肺组织病理学检查 特征性病理表现为 GIP 样改变；少数表现为其他间质病变。肺组织中查见硬质金属成分高度支持本病的诊断。

(九) 治疗

无特殊治疗药物。一经确诊，宜尽早脱离硬金属作业环境。根据病情可适量使用糖皮质激素治疗，并给予吸氧、抗过敏、抗感染、止咳、平喘、抗纤维化等对症处理。硬金属肺病早发现、早脱离、早治疗，多可治愈。重症患者或反复发作、迁延不愈的患者多有肺功能损伤。

（十）预防

改进硬金属生产工艺,提高机械化、自动化、密闭化程度,减少人工操作,避免扬尘,特别是配料、研磨等岗位。加强生产环境通风除尘,配料、混料、打磨等岗位,如需人工作业,需增加局部密封罩和局部通风装置。尽可能地降低职工暴露水平。加强职工职业健康监护,由于硬金属致病与个体敏感性关系密切,建议在上岗职业健康检查中,严格筛查有过敏病史者,上岗后半年内,注意筛查有接触性皮炎、哮喘等易感者。在岗期间职业健康检查,对有呼吸系统症状或 X 线胸片发现异常者,应注意动态观察,及时调离。

（薛宁、闫永建）

第三章

职业性皮肤病、眼病及耳鼻喉口腔疾病

皮肤既是神经系统的感觉器、机体反应效应器,也是生产性有害因素首先接触的器官,由表皮、真皮、皮下组织三层组成。多数化学物可通过皮肤吸收进入体内,导致皮肤局部损害和全身反应。GBZ 18《职业性皮肤病的诊断总则》中将职业性皮肤病临床类型分为:职业性皮炎(含接触性皮炎、光接触性皮炎、电光性皮炎、药疹样皮炎)、职业性皮肤色素变化(含职业性黑变病、职业性白斑)、职业性痤疮、职业性皮肤溃疡、职业性接触性荨麻疹、职业性皮肤癌、职业性感染性皮肤病、职业性疣赘、职业性角化过度与皲裂、职业性痒疹、职业性浸渍与糜烂、职业性指甲改变及其他。

眼睛是人体最敏感、最重要的感觉器官之一。眼睛的结构极为复杂、精细,包括视网膜、瞳孔、虹膜、角膜、晶状体和视觉神经。眼睛是人体最容易受到伤害的器官,法定的职业性眼病包括化学性眼灼伤、电光性眼炎和职业性白内障(含放射性白内障、三硝基甲苯白内障)和激光所致眼损伤。

职业性耳鼻喉口腔疾病包括噪声聋、爆震聋、铬鼻病及牙酸蚀病。职业性噪声聋最为常见,是作业工人处于噪声环境下工作引起的听力损伤,具有较典型的听力损失特征;爆震聋是瞬间受到强烈冲击波或强脉冲噪声下造成的听力损失;铬鼻病是接触铬及其化合物后导致以鼻中隔黏膜糜烂、溃疡,鼻中隔软骨部穿孔的为主要临床表现的鼻部损伤;牙酸蚀病是由于长时间接触各种酸雾或酸酐所引起的牙体硬组织脱钙缺损。

第一节　职业性皮肤病

职业性皮肤病临床类型众多,临床表现各异。同一致病因素可引起不同临床表现,同一临床表现又可由多种因素引起,因此,职业接触史对职业性皮肤病的诊断具有重要意义。

一、接触性皮炎

(一) 职业接触

职业性接触性皮炎是在劳动或生产环境中直接或间接接触具有刺激和(或)致敏作用的

化学物引起的急、慢性皮肤炎症性改变。这一类型皮肤病发病率高,临床多见,致病因素多,涉及行业广。据资料统计接触性皮炎占职业性皮肤病的 90%~95%。李林峰等对我国近 20 年职业性接触性皮炎研究报告分析显示,化工、食品加工、机械加工、染料加工、木材加工、制药、电子和纺织等行业职业性接触性皮炎高发。

(二) 发病机制

角质层是皮肤最外层组织,是一层无生命结构,但对外来化学物有着重要的屏障功能。埃利亚斯(Elias)提出角质层的"砖墙"理论认为,含有丰富蛋白质的细胞群和含有大量中性脂肪的细胞间质组成了角质层,形成了水溶性化学物经皮渗透的主要屏障,也是脂溶性化学物经皮渗透的主要途径。当皮肤接触刺激性化学物后可以表皮双脂质结构破坏,产生大量促炎性细胞因子,引起血管扩张,引发刺激性接触性皮炎。而变态性接触性皮炎是一种细胞介导的超敏反应,接触的化学物作为抗原在皮肤接触部位启动免疫反应,表皮朗格汉斯细胞在其发病中起着关键作用。研究证明,作为主要效应细胞,表皮角质形成细胞在启动和传递接触刺激反应中起着关键作用。Buters J 等研究表明,各种半抗原触发先天免疫途径和 / 或诱导细胞毒性是引起皮肤刺激性反应原因之一。六价铬可诱导线粒体活性氧积累,活性氧依次激活 NLRP3 炎性体,IL-1β 分泌增加,导致的过敏性皮炎,这可能是铬诱导的皮肤毒性和致敏的基础。

(三) 临床表现

职业性接触性皮炎可发生于手背、前臂、面颈部等直接接触化学物的部位。

1. 刺激性接触性皮炎

(1)急性皮炎呈红斑、水肿、丘疹,或在水肿性红斑基础上密布丘疹、水疱或大疱,疱破后呈现糜烂、渗液、结痂。自觉灼痛或瘙痒。慢性改变者,呈现不同程度浸润、增厚、脱屑或皲裂。

(2)皮损局限于接触部位,界限清楚。

(3)病程具自限性,去除病因后易治愈,再接触可再发。

(4)在同样条件下,大多数接触者发病。

2. 变态性接触性皮炎

(1)皮损表现与刺激性接触性皮炎相似,但大疱少见,常呈湿疹样表现。自觉瘙痒。

(2)初次接触不发病,致敏后再接触常在 24 小时内发病。

(3)皮损初发于接触部位,界限清楚或不清楚,可向周围及远隔部位扩散,严重时泛发全身。

(4)病程可能迁延,再接触少量即能引起复发。

(5)以致敏物做皮肤斑贴试验常获阳性结果。

(6)在同样条件下,接触者仅少数人发病。

(四) 诊断

依据 GBZ 20《职业性接触性皮炎的诊断》进行诊断。

1. 有明确的职业接触史。

2. 有典型的临床表现。

3. 斑贴试验阳性结果。

(五) 治疗

1. 脱离工作环境,清洗皮肤,去除化合物。

2. 对症治疗 病情较轻者可服用抗组胺类药物,控制和缓解症状;病情严重者可使用糖皮质激素类药物,根据病情决定激素的用量和疗程,进行激素个体化治疗。

3. 局部治疗 根据皮损的不同表现和程度进行局部治疗。皮肤局部可涂硼酸、炉甘石洗剂、软膏等。

4. 变态性接触性皮炎患者调离有致敏物的环境。

(六) 预防

1. 避免和减少化学物的直接接触,是预防职业性皮肤病的最有效方法。

2. 加强个人防护,工作时穿戴工作服、口罩和手套,并常清洗,保持清洁。

3. 定期体检,对职业性皮肤病做到早发现、早治疗、早处理。

二、光接触性皮炎

(一) 职业接触

光接触性皮炎,原称职业性光敏性皮炎。主要是在工作过程中接触焦油、沥青及所含的醌、蒽、菲和吖啶,药品生产的氯丙嗪、噻嗪及中间体等化学物质后,在日光照射下引起皮肤炎症反应。由于此类化学物质已广泛应用,因而涉及的行业较多。如,石油加工、橡胶制造、有机化工合成、涂料及颜料生产、钢铁冶炼、医药制造等行业都是光接触性皮炎发生的高危行业。

(二) 发病机制

光接触性皮炎是由复杂的内外激发因子引起的变态反应性皮肤病。职业性光接触皮炎根据其发病机制不同,可分为职业性光毒性接触性皮炎和职业性光变应性接触性皮炎。

光毒性皮炎是接触或吸收某种化合物后,经日光照射直接引起的皮肤损伤。此过程没有发生免疫反应,首次接触光敏物质并经光照即可发病。醌、蒽、酚、荧光增白剂、噻嗪等化学物等光敏物质在受到强光照射,紫外线被光敏物质吸收,使其电子激活而活化,激活后的光敏物质对皮肤发生毒理作用而导致皮损,称为光毒性皮炎。

职业性光变应性接触性皮炎与变应性接触性皮炎发病机制类似,是一种抗原 - 抗体反应,所不同的是在其发病过程中必需有光能参与才能致病。被光激活的光敏物成为半抗原与组织中蛋白质结合形成全抗原引起Ⅳ型变态反应。

(三) 临床表现

光毒性皮炎引起的皮损主要分布在与光敏物接触的暴露部位,有明显的光照界线,呈局限性片状红斑、瘙痒,重者表现为烧灼感和疼痛,甚至出现大小不等的水疱,从而继发感染。可伴有头痛、头晕、乏力、口渴、恶心等全身症状。皮炎消失后留有色素沉着,并可逐渐加深。

光变应性皮炎引起的皮损主要表现为水肿性红斑,边缘不清,有小丘疹或水疱,有不同程度的瘙痒。初次接触可不发病,致敏后再接触常在 24 小时内发病,且病程迁延,有时持续数月。一般不伴有全身症状,愈后也无明显色素沉着。

(四) 诊断

依据 GBZ 21《职业性光接触性皮炎诊断标准》进行诊断。

1. 发病前有明确的光敏物质接触史,并受到日光照射。

2. 有典型的皮损症状。

3. 同工种仅少数人发病。

4. 光斑贴试验呈湿疹性反应。

(五) 治疗

1. 脱离工作接触,及时清洗皮肤,去除光敏物质,避免日光照射。

2. 对症治疗。急性期以收敛、消炎、散热为主。可服用抗组胺类药物,控制和缓解瘙痒等症状。病情严重者可使用糖皮质激素类药物。

3. 局部治疗。根据皮损的不同表现和程度进行局部治疗。用药以粉剂,洗剂为宜,可局部涂敷润肤露或凡士林。

4. 变态性接触性皮炎患者调离有致敏物的环境。

(六) 预防

1. 改善劳动条件,生产过程尽可能做到自动化、密闭化、自动化,减少光敏性物质的接触。

2. 加强通风排毒,降低工作环境中光敏物质浓度。

3. 加强个人防护,工作时穿防护工作衣,戴工作帽和口罩,对污染的服装及时更换及清洗。

4. 有接触性皮炎病史的人员不得从事接触光敏性物质的工作,应调换工种,避免接触。

三、电光性皮炎

(一) 职业接触

职业性电光性皮炎多在接触人工紫外线光源,如电焊弧光、碳精灯、水银石英灯等劳动者中引起。

(二) 发病机制

电光性皮炎的皮损表现为急性皮炎,其反应程度,视光线强弱、照射时间长短而定,轻者表现为界限清楚的水肿性红斑,重者可发生水疱或大疱,甚至表皮坏死。电光性皮炎的发病机制还不完全清楚,一般认为与遗传、环境、机体免疫因素有关。皮肤接触外源性光敏物质或吸收后,在紫外线照射下,皮肤中某些物质作为半抗原和机体载体蛋白共价结合成为全抗原,引起皮肤局部过敏反应,同时通过持续刺激作用引起迟发性超敏反应。免疫组化研究显示,光敏性皮炎患者的表皮和真皮内浸润的单个核细胞主要为 T 细胞,而且主要为 Tc 细胞。正常体内 Th/Tc 细胞及亚群 Th_1/Th_2 和 Tc_1/Tc_2 维持动态平衡,类风湿性关节炎、接触性皮炎、系统性红斑狼疮、硬皮病等与 Th_1/Th_2 失衡有关。紫外线照射对人体的作用机制极为复杂,紫外线即可致皮肤病,也可治皮肤病,现有的研究结果存在争议,因此,对电光性皮炎机制仍需进一步研究。

(三) 临床表现

1. 皮损处剧痒、烧灼感、针刺样疼痛感。

2. 常伴眼痛、畏光、流泪。

3. 严重者可发生水疱或大疱,甚至表皮坏死,疼痛剧烈。

(四) 诊断

依据 GBZ 19《职业性电光性皮炎诊断标准》进行诊断。

1. 有明确的职业接触史,于照射后数小时内发病。

2. 皮损发生在面、手背和前臂等暴露部位。

（五）治疗

1. 对症治疗。可口服烟酸和维生素 C，肌注维生素 B_{12}。

2. 皮肤局部可涂硼酸、炉甘石洗剂等。

3. 轻者暂时避免接触数天，适当安排其他工作；重者酌情给予适当休息。

（六）预防

1. 严格执行操作规程，作业时必须穿防护服、戴防护眼镜或面罩、手套。

2. 加强健康监护，对日光过敏者不宜安排此类工作。

四、黑变病

（一）职业接触

在生产劳动过程或作业环境中长期接触煤焦油、沥青、蒽油、汽油、润滑油、染料、油彩等多环芳烃、芳香族碳氢化学物以及杂环化学物，均可能引起接触者慢性皮肤色素沉着性改变，导致职业性黑变病的发生。

（二）发病机制及病理

黑变病的发病机制目前尚不清楚，致病因素复杂。发病机制主要有以下观点：

1. 炎症引起　大多数黑变病患者在发病初期有皮炎、瘙痒等皮炎症状。炎症可促进巯基氧化，增加酪氨酸酶活性，在黑变病发展过程中起促进作用。但许多反复反作的皮炎病例并不发生黑变病。

2. 血铜改变　酪氨酸酶是一种含铜酶，来源于胚胎神经峭细胞，是黑素代谢和儿茶酚胺的关键酶，也是目前唯一已明确的黑色素代谢酶，是结构复杂的多亚基的含铜氧化还原酶。夏宝凤等对 158 例职业性黑变病临床研究发现，黑变病组铜蓝蛋白与正常对照组在统计学上有显著性意义。

3. 内分泌因素　夏宝凤等观察发现黑变病组部分病例尿 -17 羟内固醇低于正常值，但与正常组无统计学意义，不能判断黑变病与肾上腺皮质功能相关。

王文岭等对 28 例黑变病病例中的 8 例进行了病理学观察，发现其主要病理改变为：表皮轻度萎缩，基底细胞灶性液化变性，真皮浅层色素失禁，噬色素细胞增多，伴淋巴细胞浸润。

（三）临床表现

1. 职业性黑变病呈渐进性慢性发展过程，以暴露部位皮肤色素沉着为主要临床表现，严重时泛发全身。部分黑变病患者早期在暴露部位常有不同程度的红斑和瘙痒，可出现接触性皮炎反复发作。

2. 职业性黑变病皮损形态多可分为网状和斑（点）状。斑（点）状色素沉着呈散在小片或融合成弥漫性斑片，界限不清楚；网状色素沉着常表现为青褐色至紫褐色网状沉着，有的呈现以毛孔为中心的小片状色素沉着斑。少数可见毛细血管扩张和表皮轻度萎缩。

3. 患者一般无明显全身症状，少数有轻度乏力、头晕等症状。

4. 脱离接触化学物后，色素沉着可有不同程度的减轻。

（四）诊断

依据 GBZ 22《职业性黑变病诊断标准》进行诊断。

1. 明确的职业接触史。

2. 典型的临床表现、病程经过及动态观察。

3. 现场调查和相关实验室检查,排除其他色素沉着性皮肤病和继发性色素沉着症。

(五)治疗

1. 脱离工作环境。

2. 对症治疗 维生素C能阻止黑色素代谢中的氧化过程,抑制黑色素的形成;β-巯乙胺可增加组织中巯乙基含量,络合铜离子,抑制酪氨酸酶活性,阻止黑色素形成;中药六味地黄丸、刺五加也具有一定疗效。

3. 局部治疗 外涂水杨酸钠软膏等。

(六)预防

1. 尽量避免和减少相关化学物的直接接触。

2. 加强个人防护,工作时穿戴工作服、口罩和手套。

3. 定期体检,对黑变病做到早发现、早治疗、早处理。

五、痤疮

(一)职业接触

职业性痤疮以皮肤毛囊、皮脂腺系统慢性炎症为特点。职业性痤疮可由多种致病物引起,临床表现各不相同。根据致病物和临床表现不同,可分为油痤疮和氯痤疮两大类。油痤疮多因接触天然石油及其高沸点分馏产品,如机油、润滑油、凡士林、植物油、沥青、杂酚油等引起;氯痤疮多因接触卤素化合物,如多氯萘、多溴萘、多氯二苯、多溴二苯、多氯二苯呋喃、多溴二苯呋喃等引起。

(二)发病机制及病理

近来研究表明,氯痤疮主要因接触氯化烃类化合物,如:二噁英、多氯二苯呋喃、氧化偶氮苯和氯酚等致病原引起,其病情严重程度与氯痤疮致病原的暴露强度有关。氯痤疮致病原可使毛囊、皮脂腺和汗腺丧失其特征,出现表皮样分化,形成角质细胞。二噁英致氯痤疮研究显示,在二噁英作用下毛囊皮腺的干细胞募集进入循环周期,活化短暂增殖细胞进而向表皮细胞途径优先分化,这种分化使毛囊和皮脂腺分化减少,导致毛囊出现表皮增生和角化过度。

病理改变表现为毛囊壶腹部出现增生,逐渐毛囊漏斗部外毛根鞘和皮脂腺导管部位细胞开始增殖、变厚,皮脂腺小叶萎缩,皮肤腺细胞减少并被角质形成细胞取代,毛囊漏斗部持续扩张增厚,形成粉刺。但其诱导氯痤疮的分子机制仍未阐明。氯痤疮致病原还可引起非皮肤器官的损害,如:肝损害、支气管炎和周围神经病变等。

油痤疮主要是矿物油本身刺激表皮或矿物油机械阻塞,使毛囊口上皮细胞增生角化过度。

(三)临床表现

1. 氯唑疮主要表现 其典型皮损是非炎症性粉刺及稻草颜色囊肿,偶见脓疱、脓肿及瘢痕形成。暴露致氯痤疮原后,接触部位出现红斑、水肿,随即可发生成片的毛囊性皮损,表现以黑头粉刺为主。初发时常在眼外下方及颧部出现密集的针尖大的小黑点,日久则于耳廓周围、腹部、臀部及阴囊等处出现较大的黑头粉刺,伴有毛囊口角化,间有粟丘疹样皮损,炎性丘疹较少见。耳廓周围及阴囊等处常有草黄色囊肿。

2. 油痤疮主要表现　接触部位发生多数毛囊性损害,表现为毛孔扩张、毛囊口角化、毳毛折断及黑头粉刺,毛囊口角化、扩张,常有炎性丘疹、毛囊炎、结节及囊肿。较大的黑头粉刺挤出黑头脂质栓塞物后,常留有凹陷性瘢痕。皮损一般无自觉症状或有轻度痒感或刺痛。多发生于眼睑、耳廓、四肢伸侧,特别是与油类浸渍的衣服摩擦的部位,而不限于面颈、胸、背、肩等寻常痤疮的好发部位。

(四) 诊断

依据 GBZ 55《职业性痤疮诊断标准》进行诊断。

1. 明确的职业接触史。

2. 典型的临床表现、发病部位及病情动态观察。

3. 参考工龄、发病年龄、作业环境调查及流行病学调查资料,排除寻常痤疮及非职业性外源性痤疮。

(五) 治疗

1. 脱离痤疮致病原的接触,及时清除皮肤上存留的致病物。

2. 对症治疗　正确使用维 A 酸类药物、过氧化苯甲酰、水杨酸等药物。

(六) 预防

1. 加强上岗前体检,有明显皮脂溢出及严重寻常痤疮者不得从事直接致痤疮原的工作。

2. 工作中尽量避免和减少相关化学物的直接接触。

3. 加强个人防护,工作时穿戴工作服、口罩和手套。

4. 定期体检,对痤疮做到早发现、早治疗、早处理。

六、溃疡

(一) 职业接触

职业性皮肤溃疡多见于生产及使用铬、铍、砷等化合物的电镀、鞣革、胶版印刷、铬矿冶炼、颜料、印刷、照相制版、合金钢、火柴、电池等行业。以电镀铬多见,可导致皮肤出现形态较特异、典型的呈鸟眼状、病程较慢性的溃疡,如铬溃疡(铬疮)、铍溃疡等。

(二) 发病机制及病理

职业性皮肤溃疡的致病物主要为六价铬化合物、铍化合物和砷化合物。常见的六价铬化合物有铬酐(三氧化铬)、铬酸、铬酸钠、铬酸钾、重铬酸钠、重铬酸钾、重铬酸铵等。这些化合物在高浓度时是剧烈的氧化剂,具有明显的刺激性和腐蚀性。研究表明铬溃疡(铬疮)是因为六价铬经伤口或直接穿透皮肤引起皮肤腐蚀所致。

病理表现为溃疡多呈圆形,直径为 2~5mm,溃疡四周逐渐高出皮面。表面常有少量分泌物,或覆以灰黑色痂,周边为宽 2~4mm 的质地坚实的暗红色堤岸状隆起,使整个皮损状似鸟眼。

(三) 临床表现

1. 皮损初起多为局限性水肿性红斑或丘疹,继之中心演变成淡灰色或灰褐色坏死,并于数天内破溃,绕以红晕。

2. 典型"似鸟眼状"皮损,溃疡前多有皮炎、抓破等皮外伤。

3. 恢复过程中溃疡变浅、缩小、愈合,炎症逐渐消退,最后堤岸状隆起逐渐变平,遗留轻度萎缩性瘢痕。

4. 溃疡可有轻度压痛,一般不明显,但可于接触强刺激物后加重。

(四) 诊断

依据 GBZ 62《职业性皮肤溃疡诊断标准》进行诊断。

1. 有铬、铍、砷等化合物的职业接触史。

2. 有典型溃疡特征和皮损部位。

(五) 治疗

1. 脱离致病原的接触,及时清除皮肤上存留的致病物。

2. 对症治疗　可采用 10% 依地酸二钠钙、庆大霉素交替湿敷;使用维生素 E 软膏、醋酸可的松尿素软膏涂抹;结合抗感染、促进肌肤生长等对症疗法。

(六) 预防

1. 加强上岗前体检,有皮肤疾患者不得从事接触上述致病原的工作。

2. 工作中尽量避免和减少相关化学物的直接接触。

3. 加强个人防护,工作时穿戴工作服、口罩和手套。

4. 定期体检,及时发现,尽早处理。

七、化学性皮肤灼伤

(一) 职业接触

化学性皮肤灼伤常见于皮革加工、酸碱制造、化学农药制造、染料制造等生产和使用酸、碱及酚类等其他化学品的企业。引起化学性皮肤灼伤化学物有硫酸、硝酸、盐酸、石炭酸、氢氧化钠、甲醛、酚、磷等。调查表明,有 133 种化学物可引起化学性皮肤灼伤,其中酸类和无机化合物占了 66.2%。酚类及其他有机化学物占 17.6%。

(二) 发病机制

化学性皮肤灼伤的致伤机制根据化学物类别不同,特性不一。其造成的局部损害有氧化作用、还原作用、腐蚀作用、原生质毒、脱水作用及起疱作用等。

强酸可使皮肤角质层蛋白质凝固坏死,呈界限明显的皮肤烧伤,并可引起局部疼痛性凝固性坏死。不同酸烧伤,其皮肤产生的颜色变化也不同。硫酸创面呈青黑色或棕黑色;硝酸烧伤先呈黄色,以后转为黄褐色;盐酸烧伤则呈黄蓝色;三氯醋酸的创面先为白色,以后变为青铜色等。此外,颜色的改变还与酸烧伤的深浅有关,潮红色最浅,灰色、棕黄色或黑色则较深。

氢氟酸对皮肤表层有脱水作用,当氟化物穿透皮肤及皮下组织时,可以引起组织液化坏死以及伤及骨组织的脱钙作用,引起深组织剧烈疼痛。氢氟酸致皮肤灼伤作用包括两个方面,一是作为腐蚀剂作用于表面组织;二是氟离子具有强大的渗液力,它可引起组织骨化坏死,骨质脱钙和深部组织迟发性剧痛。

石炭酸烧伤时可使皮肤产生较厚的凝固坏死层,形成无血管屏障,这可以阻止石炭酸的进一步吸收。

碱烧伤的致伤机制是碱有吸水作用,使局部细胞脱水,强碱烧伤后创面呈黏滑或肥皂样变化。

酚类对皮肤黏膜有强烈的腐蚀作用,能经无损伤的皮肤吸收,局部创面为干性或湿性,呈黄褐色至棕褐色,局部有酚类物质特有气味故。严重酚烧伤可伴有不同程度的全身中毒。酚属剧毒类物质,为细胞原浆毒物,低浓度时能使蛋白质变性,高浓度时能使蛋白蛋沉淀,故对各种细胞有直接损害。

(三) 临床表现

化学性灼伤多为急性皮肤损害,局部症状主要有:红斑、水泡、焦痂等。有的因本身燃烧而致烧伤,如磷烧伤。有的本身对健康皮肤并无损害,一旦着火燃烧,造成皮肤烧伤,药物即可通过创面吸收入体内,引起中毒反应。一般酸烧伤,由于组织蛋白凝固,形成一层痂壳,可预防进一步损害。

氢氟酸属于弱酸,但具有很强的渗透性和腐蚀性,产生无法忍受的迟发性、顽固性、剧烈性疼痛。局部表现为手指红、肿、热、痛,渐发展成白色质稍硬的水疱,其中充满脓性或干酪样物质,或皮肤凝固、变性,创面发青、肿胀。氢氟酸酸雾还可引起皮肤瘙痒及皮炎。

碱烧伤后形成脂肪皂化,并可产生可溶性碱性蛋白,故对局部创面有继续损害的过程。磷烧伤后形成磷酸,可继续使组织损害。

化学性皮肤灼伤除对引起皮肤损害外,化学物可通过皮肤吸收,产生全身反应。

(四) 诊断

依据 GBZ 51《职业性化学性皮肤灼伤诊断标准》进行诊断。

1. 有明确接触某种化学物职业史。

2. 有与所接触化学物所致皮肤灼伤的临床表现。

3. 伴有与所接触化学物所致的全身症状。

4. 根据灼伤程度不同,分为:

(1)轻度灼伤:1% 以上的 I 度灼伤或 10% 以下的 II 度灼伤。

(2)中度灼伤:10%~30% 的 II 度灼伤或 III 度及以上灼伤 10% 以下。

(3)重度灼伤:II 度及 II 度以上灼伤>30% 且 ≤50% 或 III 度及 III 度以上灼伤总面积 ≥10% 且 ≤20%。

(4)特重度灼伤:II 度及 II 度以上灼伤总面积 ≥50% 或 III 度及 III 度以上灼伤总面积 ≥20%。

(五) 治疗

1. 迅速脱离接触,脱去衣服,大量清水冲洗。

2. 局部中和剂应用。强酸灼伤用弱碱溶液(5% $NaHCO_3$)中和,强碱灼伤用弱酸溶液(3% H_3BO_3)中和;氢氟酸灼伤可配制氢氟酸浸泡液(5% 氯化碳 20ml、2% 利多卡因 20ml、地塞米松 5mg、二甲基亚砜 20ml)湿敷和浸泡,另用 10% 葡萄糖酸钙局部注射。

3. 彻底清创,去除坏死组织。

4. 有些化学物质通过破损皮肤更易吸收,因而在处理局部皮损时要充分考虑其他靶器官的损害。

5. 伴有眼、呼吸道损伤和全身症状,应及时请专科处理。

(六) 预防

1. 严格按操作规程操作,不违规作业。

2. 加强个人防护,工作时穿戴具防酸、碱功能的工作服、手套和眼镜。

3. 一旦身上沾有可致灼伤化学物,应迅速脱去被化学物污染的衣服、手套、鞋袜等,并立即用大量流动清水彻底冲洗身体接触部位,防止皮肤灼伤。

八、白斑

(一) 职业接触

职业性白斑可因长期接触苯基酚、烷基酚类等化学物质而引起,常见于石油化工、合成树脂、橡胶、木材加工、油漆制造、胶粘剂生产和印刷等行业。可致职业性白斑的化学物众多,按化学结构可主要分为两类:一类为苯酚和邻苯二酚及其衍生物;另一类是巯基胺类化学物。宁晓洪等对包头钢铁公司接触酚类化合物作业工人进行的调查发现,接触含酚化合物工人引起职业性白斑的发病率可达 24.4%。马希叔等调查胶粘剂生产企业 184 人中,发现职业性白斑 6 人,淡色白斑 5 人,特发性色素脱失症 9 人,且均有接触对叔丁酚职业史。

(二) 发病机制及病理

职业性白斑病因复杂,目前发病机制不甚明确。学术上主要有四种学说,即化学结构竞争性抑制学说、氧化应激学说、细胞凋亡学说和接触性皮炎学说。

化学结构竞争性抑制学说认为,酚和邻苯二酚及其衍生物在结构上与酪氨酸相似,通过选择性破坏黑色素细胞和阻止黑色素传输引起碎纸样白斑,在白斑发病过程中起到了细胞毒性作用;氧化应激学说认为,酚和邻苯二酚及其衍生物对酪氨酸相关蛋白 -1 具有催化转换作用,产生氧分子,提高了毒性作用;细胞凋亡学说认为,酚和邻苯二酚及其衍生物的毒性作用不是通过酪氨酸酶的作用途径,而是通过细胞凋亡来实现;接触性皮炎学说认为,报道显示 75% 的人对斑贴试验产生阳性反应,部分患者在斑贴处逐渐出现白斑,提示接触性致敏可能导致接触性白斑。

白斑患者皮肤病理显示,表皮缺少黑色素细胞和黑色素颗粒,基底层完全缺少多巴染色的黑色素细胞。动物实验表明,豚鼠表皮涂抹 1% 对叔丁基酚,30 天后实验组豚鼠均出现皮肤变白,有的出现白斑。病理显示豚鼠表皮基底层、棘层可见黑染的黑色素细胞,毛囊内黑色素表达下降,部分毛囊无着色。

(三) 临床表现

1. 多数患者无自觉症状,在不知不觉中出现白斑或在皮炎愈后数周出现白斑。

2. 皮损好发于手、腕及前臂等直接接触部位,也可发生在胸、颈、背、腹等非暴露部位。

3. 皮损呈大小不一、不规则点或片状色素脱失斑,境界较清楚,部分白斑中央可见岛屿状色素沉着,少数皮损边缘色素略为增深。

(四) 诊断

依据 GBZ 236《职业性白斑的诊断》进行诊断。

1. 有明确的接触苯基酚类或烷基酚类等化合物的职业史。

2. 接触致病物 1 年或更长时间后发病。

3. 典型的临床症状和发病部位。

(五) 治疗

1. 脱离致病原的接触,及时清除皮肤上存留的致病物。

2. 对症治疗。一般以局部治疗为主,常用药物有补骨脂类、氮芥和皮质激素类。

(六) 预防

1. 加强上岗前体检,有皮肤疾患者不得从事接触上述致病原的工作。

2. 工作中尽量避免和减少相关化学物的直接接触。

3. 加强个人防护,工作时穿戴工作服、口罩和手套。

4. 定期体检,及时发现,尽早处理。

(杨新跃)

第二节 职业性眼病

一、化学性眼部灼伤

(一) 职业接触

在职业活动中,如防护不当,眼部直接接触各种化学物质如工业生产使用的原料、制成的化学品和 / 或剩余的化工废料等引起的腐蚀破坏性损害。致眼损伤的化学物质大约有 10 余大类,主要为碱性、酸性化学物,其次为金属腐蚀剂、有机溶剂和表面活性剂等。

(二) 发病机制及病理

化学性眼灼伤的程度与化学物质的种类、浓度、剂量、作用方式、接触时间以及面积、温度、压力、所处状态有关。其局部作用机制有:①氧化作用:如高锰酸钾;②还原作用,如盐酸;③腐蚀作用:如酚;④原生质毒:如三氯醋酸、蚁酸等与组织蛋白质形成盐类,抑制机体存活必需的钙质或其他无机离子;⑤脱水作用:如硫酸;⑥起泡作用:如芥子气等。

化学物质眼灼伤程度还取决于化学物质穿透眼组织的能力。角膜的上皮、内皮和结膜是亲脂性组织,水溶性物质不容易透过,而角膜实质层和巩膜属于亲水性组织,脂溶性物质不易溶解和透过;而具有水溶性,又具有脂溶性的物质则易于透过眼组织。眼球壁的这种特性,只是对稀薄的化学药物在治疗上而言,若较高浓度的酸碱物质进入结膜囊内,菲薄的眼组织是不能抵御的,且极易被破坏。

碱性化学物质能与组织细胞结构中的脂类发生皂化反应,形成的化合物具有双向溶解度,既能水溶又能脂溶,使碱类物质能很快穿透眼组织,因此,碱性化学物质极易渗入深部组织,在组织表面的碱性物质即使被冲洗干净或停止接触后,已渗入组织内的碱性物质也可以继续扩散,引起内眼组织的破坏,故在眼的碱性化学灼伤时,眼部组织的破坏是持续性的,可因角膜孔或其他并发症而失明。在常见的几种碱性化学物质眼灼伤中,如果浓度和接触时间相同,则以氨对组织的损伤最重,钠和钙次子之。氨水在 15 秒内即可进入前房,20% 氢氧化铵及 5% 氢氧化钠 30 秒可使房水 pH 升高。酸分为有机酸和无机酸。有机酸中以三氯醋酸的腐蚀力较强。酸性溶液基本上是属于水溶性的。酸性化学物质灼伤可使组织蛋白发生凝固,形成所谓的凝固性坏死,在结膜及角膜表层组织上形成焦痂。这种焦痂可以减缓酸性物质继续向深部组织扩散。酸性化学物质对眼组织的渗透性和破坏性虽不及同等浓度的碱性物质强,但也不可轻视。

病理改变如下:

1. 结膜 轻度灼伤时,结膜组织及毛细血管充血水肿,白细胞浸润,加之损伤组织的碎片,形成无菌性黏液脓性分泌物。严重灼伤则由于血管内皮丧失,血管破裂,而有局部组织多发性出血或血栓形成。24 小时后上皮开始增值,1 周后结缔组织形成,黏膜组织被高度增生的纤维组织所代替,在眼睑和眼球之间形成条索组织,发生睑球前粘连或后粘连,结膜穹隆消失。

2. 角膜 首先表现为细胞核和胞质改变。当细胞水肿变性时,裂隙灯下观察可见细胞水肿,透明度增加,与此同时。组织黏附力减低,以致在上皮细胞间液体积聚,导致前弹力层与上皮层间分离。重者胞核碎裂,细胞破裂、整个细胞凝固,胶原凝结,类黏蛋白变性,结构蛋白遭到破坏,以致角膜实质层在几天内发生溶解,而导致眼球穿孔。如果损伤在角结膜缘部位,可见结膜上皮向角膜内移行,大片结膜细胞覆盖角膜,结膜下结缔组织也可伴随上皮细胞移行,临床表现为"假性翼状胬肉"。角膜实质层改变常继发于角膜上皮和角膜内皮的损害,尤其是角膜内皮的损害。内皮细胞对化学性损害较上皮更为敏感,一旦角膜上皮和内皮受损,实质层即发生水肿、混浊。新生血管形成通常是化学性眼灼伤的显著特点,分浅层和深层新生血管。浅层新生血管位于角膜表层,深层新生血管位于实质层浅层。如果灼伤组织完全凝固、脱落并为纤维组织所代替,则形成纤维血管化角膜翳甚至角膜白斑,成为永久性损害。

(三)临床表现

化学性眼部灼伤是以酸、碱为主的化学物质所致的腐蚀性眼损伤。按化学物质性质、浓度及接触时间的长短,可引起眼组织不同程度的损害。

1. 化学性结膜角膜炎 表现有明显眼部刺激症状如眼痛、灼热感或异物感、流泪、眼睑痉挛等,眼部检查:结膜充血、角膜上皮有损伤,但无角膜实质层的损害。

2. 眼睑灼伤 轻度灼伤时眼睑皮肤充血、肿胀,重者起水泡,肌肉,睑板等均受到破坏。灼伤如在内眦附近,则伤后瘢痕变化常造成泪点或泪小管的阻塞,引起溢泪。面积广泛的灼伤,则可形成睑外翻、睑裂闭合不全、睑内翻、睑球粘连等。

3. 眼球灼伤 主要指结膜、角膜和巩膜的灼伤。临床上常以组织学的急性破坏、修复及其结局为依据,将其灼伤后的临床演变过程分为急性期、修复期和并发症期。

(1)急性期:一般认为从灼伤后数秒至24小时。主要表现为结膜的缺血性坏死,角膜上皮脱落,结膜下组织和角膜实质层水肿、混浊,角膜缘及其附近血管广泛血栓形成,急性虹膜睫状体炎,前方积脓,晶状体、玻璃体混浊及全眼球炎等。实验室检查发现,角膜实质层黏多糖减少,房水和角膜实质层中葡萄糖及维生素 C 含量锐减。

(2)修复期:伤后 10 天至 2 周。组织上皮开始再生,多形核白细胞和成纤维细胞亦伴随血管新生进入角膜组织,巩膜内血管逐渐再通,新生血管开始侵入角膜,虹膜睫状体炎趋于稳定状态。

(3)并发症期:灼伤 2~3 周后即进入并发症期,表现为反复出现角膜溃疡、睑球粘连、角膜新生血管膜,继发性内眼改变如葡萄膜炎、白内障和青光眼等。

在临床上,从灼伤开始到角膜组织完全修复,炎症过程是贯穿始终的。一些患者在灼伤后数小时内尚存有一定视力,随着病情进展,特别是进入并发症期以后,由于反复溃疡、葡萄膜炎、白内障、前房角机构遭破坏等一系列病理变化,病情常有很大的不同,患者亦有时轻时重的主观感觉。

(四)诊断

依据 GBZ 54《职业性化学性眼灼伤的诊断》进行诊断。

根据明确的眼部接触化学物质的职业史,和眼睑、结膜、角膜等组织损害的临床表现,参考作业环境调查,综合分析,排除其他有类似表现的疾病,方可诊断。诊断及分级标准如下:

1. 壹级眼灼伤　具备以下任何一项者,即可诊断:

(1)眼睑皮肤充血、水肿和水疱;

(2)结膜充血、出血、水肿;

(3)角膜上皮损伤(上皮缺损),损伤未累及角膜缘,无角膜缘外周缺血。

2. 贰级眼灼伤　具备以下任何一项者:

(1)角膜上皮部分缺损,角膜基质浅层水肿混浊,但仍可见虹膜纹理;

(2)角膜缘损伤(角膜缘处上皮荧光素染色或角膜缘附近有缺血表现)累及范围大于 1 个钟点小于等于 3 个钟点。

3. 叁级眼灼伤　具备以下任何一项者:

(1)角膜上皮全部缺损,角膜基质深层水肿混浊,看不清虹膜纹理,可看见瞳孔;

(2)角膜缘损伤(角膜缘处上皮荧光素染色或角膜缘附近有缺血表现)累及范围大于 3 个钟点小于等于 6 个钟点。

4. 肆级眼灼伤　具备以下任何一项者:

(1)眼睑皮肤、皮下组织、及肌肉损伤,和深层睑板的损伤,修复期出现瘢痕性睑外翻,和 / 或瘢痕性睑内翻,睑裂闭合不全;睑缘畸形、睫毛脱失或乱生;或结膜出现坏死,修复期出现睑球粘连;

(2)角膜全层混浊呈瓷白色,看不见虹膜纹理及瞳孔,或出现角膜穿孔;

(3)角膜缘损伤(角膜缘处上皮荧光素染色或角膜缘附近有缺血表现)累及范围大于 6 个钟点小于等于 9 个钟点。

5. 伍级眼灼伤　具备以下任何一项者:

(1)继发性青光眼;

(2)角膜缘损伤(角膜缘处上皮荧光素染色阳性或角膜缘附近有缺血表现)累及范围大于 9 个钟点小于等于 12 个钟点。

6. 陆级眼灼伤　具备以下任何一项者:角膜缘损伤(角膜缘处上皮荧光素染色阳性或角膜缘附近有缺血表现)累及范围达到 12 个钟点,即角膜缘损伤累及角膜缘全周。

(五) 治疗

1. 常规治疗　伤后必须脱离接触,争分夺秒进行眼部冲洗。

(1)急救:眼球灼伤者应立即就近冲洗;冲洗至少 30 分钟以上,冲洗液不得少于 1 000ml。冲洗液可用生理盐水、自来水或其他净水。如为碱灼伤,则继续用 3% 硼酸液冲洗;酸灼伤再用 2% 碳酸氢钠液冲洗。冲洗时要充分暴露上下穹隆部,去除残留化学物质。

(2)中和治疗:中和组织内的酸性与碱性物质。酸灼伤用弱碱性溶液,如 2% 碳酸氢钠、磺胺嘧啶钠 0.5ml 结膜下注射。碱灼伤选择维生素 C 注射液 0.5~1ml 作结膜下注射,每日 1~2 次。也可作前房冲洗。针对石灰烧伤病例,可滴用 0.5%EDTA(依地酸钠),促进深入角膜的钙质渗出。

(3)为防止虹膜后粘连,可用 1% 阿托品眼膏充分散大瞳孔,当瞳孔散大后可使用复方托品酰胺滴眼液,每日一次,避免瞳孔长期处于散大状态。

2. 特殊治疗　治疗围绕促进上皮愈合,控制溃疡发生或促进愈合和防止并发症发生。

(1)促进上皮创面修复,改善组织营养:选下列一项或一项以上。

　　1）泪液替代物和润滑剂：玻璃酸钠滴眼液、卡波姆眼用凝胶、重组牛碱性成纤维细胞生长因子滴眼液、小牛血去蛋白眼用凝胶等，每日 3~4 次滴眼。

　　2）严重的干眼用泪小点封闭术。

　　3）闭合眼睑（加压包扎，睑缝合术）。

　　4）治疗性软性角膜接触镜。

　　5）自家血清表面生长因子：使用自体血结膜下注射或取血清滴眼。使用方法为：每日 4~6 次滴眼，或结膜下注射，隔日一次。自体血清分离后需 4℃冷藏或 –20℃冷冻保存。

　　6）眼表（结膜或角膜缘）移植。

　　7）羊膜移植。

　　（2）控制溃疡发生或促进愈合：预防感染，局部或全身应用抗生素控制感染。局部或全身使用糖皮质激素，以抑制炎症反应和新生血管的形成。但在伤后 2~3 周，角膜有溶解倾向，应停用，除非上皮完全愈合。同时配合以下治疗（选择一项或一项以上）：

　　1）应用胶原酶抑制剂：持续的胶原酶活性升高，是角膜溶解的原因之一。为防止角膜穿孔，可应用胶原酶抑制剂。局部滴用 2.5%~5% 半胱氨酸眼液，每日 3 次；全身应用四环素类药物，每次 0.25g，每日四次。抗坏血酸（维生素 C）可抑制胶原酶，促进角膜胶原合成，可局部及全身大量应用。

　　2）滴用 10% 柠檬酸钠：常用生理盐水配制成 5%~10% 的溶液（pH=7.2）滴眼。

　　3）组织粘合剂和软性角膜接触镜。

　　4）球结膜覆盖。

　　5）角膜移植：修补植片，板层移植，穿透移植。

　　（3）防止并发症　选下列一项或一项以上。

　　1）抗青光眼药物（通常用减少房水生成药）：在 2 周内都应滴用，如布林佐胺滴眼液，每日两次。

　　2）睫状肌麻痹剂：托品酰胺滴眼液等。

　　3）结膜粘连分离（玻璃棒）。

　　4）维 A 酸：维 A 酸是体内维生素 A 在体内代谢所产生的活性物质，常用方法为维 A 酸配制成 0.3mg/L 浓度的溶液滴眼，每日 4 次。维 A 酸在阳光下不稳定，溶液需避光保存。

　　5）应用抗生素滴眼液控制感染：如左氧氟沙星滴眼液、妥布霉素滴眼液等。

　　6）切除坏死组织：如果球结膜有广泛坏死，或角膜上皮坏死。可做早期切除，防止睑球粘连。一些患者在 2 周内出现角膜溶解变薄，需行全角膜板层移植术，并保留植片的角膜缘上皮，以挽救眼球。也可作羊膜移植、角膜缘干细胞移植，或自体口腔黏膜和对侧球结膜移植。每次换药时用玻璃棒分离睑球粘连，或安放隔膜。

　　3. 晚期治疗　针对并发症进行。如烧伤后矫正睑外翻、睑球粘连，进行角膜移植术等。严重眼睑畸形者可施行眼睑成型术。出现继发性青光眼时应用药物降低眼压，或行睫状体冷凝术或 810 激光光凝术。另外合并有继发性青光眼的病例，应先将青光眼有效控制以后再实施角膜移植手术。

　　（六）预后

　　1. 壹级眼灼伤　预后良好，多在数天内完全恢复，视力一般不受影响，痊愈后可以恢复原工作。

2. 贰级至陆级眼灼伤　常产生不同程度的并发症和后遗症,视功能可不同程度受损,严重可引起眼球丧失。单眼灼伤者应脱离接触化学物,适当休息后,根据恢复情况安排适当工作;双眼灼伤者,应根据医疗终结时的残留视力,决定其工作与否。

（七）预防

1. 改进设备、工艺　从源头上控制危害,如在危害产生设备上安装有效的机械防护罩等。

2. 佩戴防护用品。

3. 加强安全防护教育　严格执行操作规程,以及有光化学物质防护、自救与急救知识等的教育,以提高自我保护和自救、互救能力。操作岗位应配备洗眼器、洗眼装置或有流动水源以备应急时使用等。

二、电光性眼炎

（一）职业接触

电光性眼炎是电焊作业人员中发病率最高的一种法定职业病,任何接触紫外辐射而无防护者皆可发生。在高原、冰川雪地、海面或沙漠上作业和旅游而发病者称日光性眼炎或雪盲。

（二）发病机制

电光性眼炎多为急性发作,引起眼组织的损伤取决于吸收的总能量而不是吸收率,因此与辐射程度和持续时间密切相关。Pitts(1977)实验表明兔发生电光性眼炎的最小阈限值是,波长 270nm 的紫外线为 $50J/m^2$,310nm 为 $550J/m^2$。220~250nm 的紫外线被角膜上皮吸收后立即发病,但消失亦快。250~310nm 的紫外线被角膜间质亦吸收,发病较迟,消退亦慢。紫外线对眼组织有光化学作用,使蛋白质凝固变性,角膜上皮点状脱落。

（三）临床表现

1. 症状及体征　紫外线有累积作用,电光性眼炎的潜伏期长短取决于吸收紫外线的总能量,以 3~8 小时多见。本病特征是起病急,多双眼同时发病,常在晚上或夜间发生。有强烈的异物感,眼剧痛,畏光流泪,眼睑痉挛,皮肤潮红,结膜混合性充血或伴有球结膜水肿。角膜上皮点状脱落,荧光素染色(+),瞳孔缩小,严重者角膜上皮大片剥脱,感觉减退。如无感染,一般经 6~8 小时自行缓解,24~48 小时痊愈。

2. 实验室检查/特殊检查　角膜荧光素染色(+):裂隙灯显微镜下观察呈细点状染色或有相互融合的片状染色。

（四）诊断及鉴别诊断

依据 GBZ 9《职业性急性电光性眼炎(紫外线角膜结膜炎)诊断标准》进行诊断。

1. 诊断　有紫外线接触史,并具有下列表现者即可诊断。眼部异物感、灼热感加重,并出现剧痛,畏光,流泪,眼睑痉挛;角膜上皮脱落,荧光素染色阳性;并可见到上下眼睑及相邻的颜面部皮肤潮红。结膜充血或伴有球结膜水肿。

2. 鉴别诊断　浅层点状角膜炎:根据有明确的职业接触史,可以鉴别。

（五）治疗

1. 脱离接触紫外线作业或休息 1~2 天,重者可适当延长(不超过一星期)。

2. 急性发作期　早期应采用局部止痛,如局部冷敷或针刺合谷穴,或滴 10mg/ml 丁卡因眼水 1~3 次可立即消除剧痛,但注意表麻药不宜过多使用,以免妨碍角膜上皮生长。据报道,对于重症患者,可以使用 0.75% 罗哌卡因与 2% 利多卡因混合液球结膜下注射,效果明显。

3. 防止感染的治疗,涂广谱抗生素眼膏包眼,次日复诊。

4. 促进角膜上皮修复的治疗,如玻璃酸钠滴眼液、重组牛碱性成纤维细胞生长因子滴眼液等。

(六) 预后

该病预后良好,治愈后视力一般不受影响。

(七) 预防

1. 要改善电焊工作业环境,增加防护屏,尤其是多机联合作业,可避免电焊工、电焊辅助工、以及同车间其他人员的眼部受到大量直接或间接反射的紫外线照射。

2. 增加安全宣传教育,要求相关人员在工作时佩戴防护面罩外可戴橙色玻璃眼镜。

三、白内障(含放射性白内障、三硝基甲苯白内障)

常见的职业性白内障包括电离性、非电离辐射性、电击性、中毒性白内障等。电离性白内障主要指放射性白内障,其临床表及诊断下面会详细阐述。非电离辐射性白内障:主要有微波白内障、红外线白内障和紫外线白内障。微波白内障脂劳动者暴露于电磁波中 300MHz~300GHz 频率范围或 1m~1mm 波长,受到超过职业接触限值的高强度的微波辐射,特别是在短时间暴露强度等于或大于 5mm/cm^2 所致的眼晶状体损伤;红外线白内障指高温作业等环境下即波长短于 3×10^{-4} 红外线辐射所致晶状体所致损伤;波长大于 295nm 的紫外线主要为晶状体吸收,紫外线辐射所致眼组织损伤的病理效应分为随机和非随机效应。非随机效应与辐射线直接相关,主要为速发的电光性眼炎,白内障为迟发效应,但截至目前,国内未见相关报道;非电离辐射性白内障的晶状体损伤改变主要表现在晶状体后囊下及后囊下皮质、晶状体前囊及前皮质的变性混浊,不具有特征性,有待研究。中毒性白内障,最主要为三硝基甲苯。以下详细阐述。

(一) 放射性白内障

由 X 射线、γ 射线、中子及高能 β 射线等电离辐射所致的晶状体混浊称为放射性白内障。

1. 职业接触 多见于接触电离辐射的放射事故伤员、放疗患者及放射诊疗工作人员。

2. 发病机制 晶状体是人体对电离辐射最敏感的器官之一,由透明纤维蛋白构成,无血管分布,含水量高,是电离辐射的靶器官。在正常情况下,晶状体上皮细胞不断地进行有丝分裂,当放射性粒子引起晶状体上皮细胞内 DNA 损伤,则有丝分裂受抑制和细胞异常生长。间接作用为射线粒子引起细胞内的水分子发生电离,产生大量 H$_2$O$^+$、H$_2$O$^-$ 和 H、OH 等自由基,自由基与细胞内的有机化合物相互作用,形成氧化物而破坏细胞内的代谢过程,引起晶状体细胞染色体畸形、核碎裂及变性等。这些受损伤而发生变性的上皮细胞移行和堆积在晶状体的后极部,借助裂隙灯检查,可见其为点状及颗粒状混浊。日本学者研究发现,放射性白内障发生和发展有两个方面的因素,一是放射线照射对晶体的直接作用,二是放射性对虹膜睫状体血管系统影响,引起房水循环动态的变化,降低晶体在房水中的液体交换。

3. 临床表现 电离辐射所引起的晶状体混浊的潜伏期长短相差很大,最短 9 个月,最长 12 年,平均为 2~4 年。年龄愈小,潜伏期愈短;剂量愈大,潜伏期愈短。

放射性白内障临床形态的特征,只有用裂隙灯检查才能发现早期症状。

(1)第一期:在晶状体的后极部后囊下皮质出现数个粉末状混浊小点,呈白色、灰色或金色、彩虹色,且伴有小空泡,这个阶段不引起视力损害。

(2)第二期:经过一段时间发展,后囊下皮质内的细点状混浊逐渐增多,排列呈环形,并有小空泡及细微丝混浊散在其间。新形成的空泡向深部皮质内扩散,同时前囊下可出现点状及线状混浊,但比后极部变化轻微。

(3)第三期:病程时间更长,后囊下的混浊更多,渐形成盘状,外形不规则,混浊的外层密度加大。裂隙灯下见混浊的后层沿晶状体的弯曲度向后凸起,混浊的前层则大致为平面状。也有数层混浊呈重叠状。盘状混浊的外周有散在的小点状混浊,混浊区渐向赤道方向及前面扩大,同时晶状体赤道部发生楔形混浊。

(4)第四期:晶状体全部混浊,看不出前三个阶段的晶状体改变,也不能和老年性白内障鉴别。

4. 诊断及鉴别诊断

依据 GBZ 35《职业性白内障诊断标准》进行诊断。

(1)诊断及其分期标准

1)一期:晶状体后极部后囊下皮质内有细点状混浊,可排列成较稀疏、较薄的近似环形,并伴有空泡,见图 3-2-1。

2)二期:晶状体后极部后囊下皮质内呈现盘状混浊且伴有空泡。严重者,在盘状混浊的周围出现不规则的条纹状混浊向赤道部延伸。盘状混浊也可向皮质深层扩展,可呈宝塔状外观。与此同时,前极部前囊下皮质内也可出现细点状混浊及空泡。视力可能减退,见图 3-2-2。

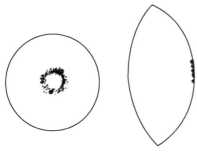

图 3-2-1　一期放射性白内障图示

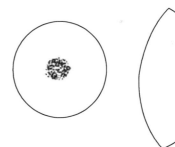

图 3-2-2　二期放射性白内障图示

3)三期:晶状体后极部后囊下皮质内呈现蜂窝状混浊,后极部较致密,向赤道部逐渐稀薄,伴有空泡,也可有彩虹点,前囊下皮质内混浊加重,有不同程度的视力障碍,见图 3-2-3。

4)四期:晶状体全部混浊,严重视力障碍。

(2)鉴别诊断

1)其他物理因素化学中毒所致的白内障:如微波白内障、红外线白内障、电击白内障、药物(肾上腺皮质激素)或毒性物质(二硝基酚、萘和甾体类化合物)引起的白内障。

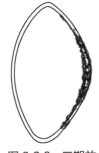

图 3-2-3　三期放射性白内障图示

2) 并发性白内障：由视网膜色素变性及高度近视和糖尿病引起的白内障。

3) 老年性白内障；起始于后囊下皮质的白内障。

以上鉴别的关键是结合病史及职业史，在确诊放射性白内障时，必须有辐射剂量材料作为根据。

5. 治疗

(1) 首先及时脱离放射工作岗位，接受定期检查或治疗。一般每半年或一年复查一次晶状体。

(2) 眼部试用谷胱甘肽溶液等治疗白内障的眼药。

(3) 口服维生素 C、维生素 E、维生素 B_1、维生素 B_2。

(4) 对晶状体混浊所致视功能障碍影响生活和工作的病例，可以施行白内障摘除术及人工晶体植入术。

6. 预后　本病视力预后良好。一期对视功能无明显影响；二至四期则对视功能有不同程度的影响，严重可致盲，但手术治疗后可获得满意效果。

7. 预防

(1) 接触放射性工作时穿防护服并佩戴防护眼镜，防止射线的直接照射，同时定期进行晶状体健康检查。

(2) 用人单位应加强个人防护、职业健康教育及其健康监护。

（二）三硝基甲苯白内障

1. 职业接触　三硝基甲苯 (TNT) 为国防工业和矿山建设中常用的炸药。在生产和使用过程中，主要通过呼吸道和污染皮肤吸收，也可通过消化道吸收。TNT 白内障发病率与作业工种和工龄密切相关。同时还与工作条件、个人防护、个人卫生习惯和卫生条件有关系。常见于装药、铸药、粉碎、包装、搬运等 TNT 作业工种。

2. 发病机制及病理　TNT 导致白内障的机制还不清楚。一种观点认为 TNT 白内障的发生关键在于 TNT 在晶状体的蓄积，也有观点认为是 TNT 的代谢产物，或 TNT 毒作用红细胞，由变性血红蛋白沉积于晶状体导致。但近年来的实验研究取得了一些进展，用 ^3H-α-TNT 标记实验结果显示，眼球组织中 96 小时标记物含量最高，说明眼球组织有 TNT 的缓慢蓄积。王敏等研究认为。TNT 引发白内障的机制可能是 TNT 进入晶状体后，在晶状体上皮细胞微粒体中硝基还原酶催化下，经单电子还原形成 TNT 硝基阴离子自由基中间产物，在氧分子存在下将电子转给 O_2，启动晶状体氧化损伤，这种损伤在晶状体内不断累积，导致晶状体混浊，形成 TNT 白内障。这为研究 TNT 白内障的发病机制提供了新的线索，值得进一步探讨。

黄莉莉等通过给大鼠皮下注射 TNT 建立了动物白内障模型，并发现 TNT 染毒大鼠晶状体脂质过氧化物含量升高，谷胱甘肽过氧化物酶和谷胱甘肽 S- 转移酶活性降低。随后，王克维等研究进一步确认了晶状体中脂类过氧化是 TNT 诱发白内障的原因。Kumagai 等发现牛晶状体中的 ζ- 晶状体蛋白可以单电子还原 TNT，导致氧化应激增强，是诱导白内障发病的潜在原因。然而针对 TNT 导致氧化应激的关键过程的认识还是十分缺乏的。这为研究 TNT 白内障的发病机制提供了新的思路，值得进一步探讨。

TNT 白内障在光镜下观察，晶状体皮质浅层及深层均为透明变性，并与深层纤维束间有深嗜伊红色类似血红蛋白的沉积物，核部纤维排列紊乱；电镜下见皮质纤维胞质膜模糊不清、断裂、消失,呈裂隙状及髓鞘状结构,核部纤维细胞结构破坏明显。

3. 临床表现 晶状体为 TNT 中毒最易发病的部位。从事 TNT 作业 1 年以后即可发生 TNT 白内障,一般为 3~5 年后出现,但也有不满 1 年即发生 TNT 白内障的报道。业已证实,TNT 接触者体内有 TNT 慢性蓄积作用,所以接触工龄愈长发病率愈高。

TNT 所致晶状体混浊形态、分布都具有特异性,已得到公认。TNT 晶状体混浊始于晶状体的周边部,病变过程缓慢,检查时应散大瞳孔才能发现。

(1)后映照法检查:晶状体周边部呈环形混浊,环卫多数尖向内、底向外的楔形混浊连接而成,环与晶状体赤道部间有一窄的透明区。少数工龄较长的患者,晶状体中央部也出现一环形混浊,位于晶状体瞳孔区,环的大小等于瞳孔直径,初起可为不完全的环,逐渐加重,混浊致密,呈花瓣状或盘状。

(2)裂隙灯显微镜检查:晶状体混浊是由多数大小不等的灰黄色小点聚集而成,周边部混浊位于前后成人核和前后皮质内,整个周边部皮质透明度降低;中央部混浊位于前成人核和前皮质内。

随着工龄的增加,晶状体混浊加重,楔形混浊向中央部延伸,甚至与中央部盘形混浊融合。

4. 诊断及鉴别诊断 GBZ 45 依据《职业性三硝基甲苯白内障诊断标准》进行诊断。

长期接触三硝基甲苯后,裂隙灯显微镜直接焦点照明检查可见晶状体周边部皮质内有灰黄色均匀一致的细点状混浊,弥散光照明检查或晶状体摄影照相检查时细点状混浊形成半环状或近环形暗影,但尚未形成完整的环形暗影。既可列为观察者。每年复查一次,经连续 5 年观察上述改变无变化者,终止观察。

(1)诊断及分级标准

1)一期白内障:裂隙灯显微镜检查和 / 或晶状体摄影照相可见晶状体周边部皮质内灰黄色细点状混浊,组合成完整的环形暗影,其环形混浊最大环宽不超过晶状体半径的三分之一。

2)二期白内障:晶状体周边部灰黄色细点状混浊向前后皮质及成人核延伸,形成楔状,楔底向周边,尖端指向中心。周边部环状混浊的范围等于或大于晶状体半径的三分之一。或在晶状体周边部混浊基础上,瞳孔区晶状体前皮质内或前成人核出现相等于瞳孔直径大小的完全或不完全的环状混浊。

3)三期白内障:晶状体周边部环形混浊的范围等于或大于晶状体半径三分之二,或瞳孔区晶状体前皮质内或前成人核有致密点状构成花瓣状或盘状晶状体完全混浊。

(2)鉴别诊断

1)点状白内障:为先天性,非进行性的。混浊点较小,数量较少,晶状体皮质透明。

2)花冠状白内障:为先天性,后映照时晶状体周边部也呈环形暗影,裂隙灯检查,混浊点较大,有的呈棒槌形,排列较整齐。点多者呈花冠状,其余部分的晶状体皮质透明,多数为非进行性的。

3)先天性核性白内障:混浊位于晶状体中央部婴儿核内,呈球形,界限清楚,非进行性。

4)早期老年性白内障:见于老年人,一般晶状体混浊开始于鼻下方,多呈片状致密的灰白色混浊或大小不一的楔形,两眼的混浊程度、部位、形状不一定对称。

5)其他中毒性白内障:二硝基酚和萘均可致白内障,开始于晶状体囊下,迅速累及皮质,短期内晶状体完全混浊。

5. 治疗

(1)首先应调离三硝基甲苯作业;三期患者可适当从事轻工作。

(2)眼部试用谷胱甘肽溶液等治疗白内障的眼药。

(3)口服维生素 C、维生素 E、维生素 B_1、维生素 B_2。

(4)对晶状体混浊所致视功能障碍影响生活和工作的病例,可以施行白内障摘除术和人工晶体植入术。

6. 预后 本病预后良好。早期 TNT 白内障的视功能能不受影响。进入二期以后视功能(视力和视野)受到不同程度的影响。但手术治疗后,视功能可达到满意效果。

7. 预防

(1)上岗前必须进行眼科检查,特别是晶状体的检查,上岗后定期进行眼科晶状体检查,及时防治,做到早发现、早调离。

(2)要降低车间空气中 TNT 的浓度,加强车间通风和密闭系统,加强个人防护,上班穿工作服,戴帽子、口罩、手套以及下班后应睁眼淋浴,冲出眼球表面的粉尘。

(3)用人单位应设轮换制作业,间断脱离接触 TNT,使眼部发病率不致因工龄增长而上升。适时更换工种。

(4)粉尘浓度较高的工种,建议采用机械作业。

(曹 敏)

第三节 职业性耳鼻喉口腔疾病

一、噪声聋

职业性噪声聋是由于劳动者于工作场所中长期接触噪声而发生的一种以耳蜗病变为主的渐进的感音性听觉损害,主要症状为进行性听力减退、耳鸣及头晕头痛等症状。其特点表现为初期高频段听力下降,耳蜗基底部组织细胞受损变性、坏死,随着接触噪声时间延长,病情加重,向语言频段发展,最终导致耳蜗大部或全部受损,尤其是当顶部受损时就会出现明显语言听力障碍。

(一)职业接触

在生产过程中,机械的转动、撞击、摩擦及气流的排放、汽笛的鸣放均可产生工业噪声。

1. 按所接触工业噪声的物理特性可分为:

(1)机械性噪声:物体间的撞击、摩擦以及运转的机械零件轴承、齿轮等产生噪声。

(2)空气动力性噪声:通风机、鼓风机、压缩机、发动机等叶片高速旋转,使叶片两侧的空气发生压变,激发声波发出的声音。

(3)电磁性噪声:电机的电流和磁场的相互作用产生的噪声。

2. 按所接触工业噪源的时间特性可分为:

(1)稳态噪声:指噪声声压级的变化较小(一般不大于 3dB),且不随时间有大幅度的变化的噪声。

(2)非稳态噪声:指噪声强度随时间而有起伏波动(声压变化大于 3dB),呈周期性变化的

噪声

（3）脉冲噪声：指持续时间小于1s的单个或多个突发声组成，声压级原始水平升至峰值又回至原始水平所需的持续时间短于500ms，其峰值声压级大于40dB的噪声。

噪声作业是指工作场所噪声强度超过"工作场所有害因素职业接触限值"的作业，即8小时等效声级（A计权）≥85dB。每周工作5天，每天工作8小时；每周工作日不是5天，需计算40小时等效声级。

（二）发病机制

1. 机械损伤学说　认为是声波机械冲击引起的听觉器官损伤，主要包括以下几个观点：

（1）高强度的噪声经听骨链或蜗窗传导后，可引起强烈的内、外淋巴液流动，形成涡流，强大的液体涡流冲击蜗管，可使前庭膜破裂，导致内外淋巴液混合和离子成分的改变及螺旋器细胞的损伤，继发血管纹萎缩和神经纤维变性。

（2）强烈的基底膜震动可使前庭膜破裂，导致内外淋巴液混合和离子成分的改变及螺旋器细胞的损伤，继发血管纹萎缩和神经纤维变性。

（3）强烈的基底膜震动使网状层产生微孔致使内淋巴渗入到毛细胞周围，引起内环境中钾离子过高，毛细胞的细胞膜暴露于异常的高钾环境中，从而受损。

（4）螺旋器与基底膜分离。

（5）盖膜与毛细胞分离。

这些机械性的损伤又可加重或继发引起血管性和代谢性的病变。

2. 血管学说　噪声暴露后可损害耳蜗内的微循环，导致耳蜗缺血、缺氧，造成毛细胞和螺旋器的退行性变。大量动物实验表明，强噪声刺激作用下耳蜗血管可发生一系列改变，引起血管痉挛收缩或扩张，血流速度变慢，局部血液灌注量减少；血管内皮肿胀、通透性增加，血液浓缩导致黏滞度显著增高；血小板和红细胞聚集、血栓形成；从而导致微循环障碍，耳蜗血流量下降，内耳供血不足，内外淋巴液氧张力下降。上述血管改变引起局部缺血缺氧，使得耳蜗内环境的代谢紊乱，毛细胞代谢降低、能量储备与供应障碍，酶系统的功能障碍，从而导致毛细胞包括螺旋器形态结构的损伤和声 - 电转换的功能障碍等一系列病理生理改变。用氢清除法或激光多普勒血流测量法发现高、中频纯音或噪声都可引起耳蜗血流量降低，而光镜观察结果提示微血管变化程度与毛细胞损伤有关。

3. 代谢学说　噪声可引起毛细胞、支持细胞酶系统严重紊乱，导致氧和能量代谢障碍，细胞变性、死亡。持续的噪声刺激影响耳蜗毛细胞使其三磷酸腺苷需要量增加，毛细胞和支持细胞的耗氧量、耗葡萄糖量增加，出现局部相对缺血，自由基含量增加及细胞内 Ca^{2+} 的超载引起细胞结构、静纤毛、DNA 及蛋白质的异常，最终导致细胞的坏死和凋亡。此外，由于噪声引起的耳蜗淋巴液氧分压降低，供氧减少，又加剧影响了三磷酸腺苷酶的活性。噪声还可以通过直接损伤血管致局部微循环障碍，组织水肿，血氧降低，血管纹 K^+-Na^+-ATP 酶活性降低，使得内淋巴中的阳离子浓度梯度及蜗内电位不能维持，从而导致螺旋器和毛细胞的功能障碍。

4. 耳蜗自由基变化　对高频噪声听力损伤患者进行氮自由基检测发现，患者耳蜗毛细胞、血管纹处及螺旋神经节处的氮自由基明显升高，提示氮自由基变化是造成听力损伤的机制之一。

5. 耳蜗内金属蛋白酶含量变化　有研究报告发现耳蜗受到高频噪声刺激或受伤后可

对基质金属蛋白酶进行激活,导致耳蜗内金属蛋白酶含量升高,从而影响血管内部的紧密连接蛋白,对患者血-迷路屏障造成破坏。

6. 其他 最近有研究发现一氧化氮合成酶Ⅱ(NOS Ⅱ)在噪声损伤的耳蜗中表达呈阳性,尤以血管纹和螺旋神经节细胞为甚。周彬等人通过动物实验证明在噪声暴露耳蜗中存在着细胞凋亡,并且得出在声损伤的早期细胞凋亡是听力下降的主要原因。现在噪声性聋易感基因已成为学术界的研究热点,相关易感基因家族包括氧应激基因、钾离子循环途径基因、热应激蛋白基因、单基因遗传性耳聋基因等。

(三) 临床表现

噪声对人体多个系统,如神经、心血管、内分泌、消化等系统都可造成危害,但主要的和特异性损伤在听觉器官。

1. 耳鸣 常出现于噪声损害耳聋之前,因其听力损失以高频为主,耳鸣多呈双耳持续性高调声。

2. 听力减退 为缓慢进行性,最先受损的是高频部分,而低频不受影响,此时主观感觉无听力障碍,也不影响正常语言交流和社交活动。听力受损进一步发展,由高频段向低频段延伸、扩展,损失程度加重。当语言频率听力损失到一定程度,就会出现听力障碍,使语言交流和社交活动受到影响。

3. 其他系统症状 长期接触强噪声,还可引起大脑皮质、自主神经系统、心脏、内分泌及消化系统等组织器官的功能紊乱。

4. 听力特点 纯音测听呈感音神经性聋;早期典型听力曲线为4 000Hz呈V形下降;以后邻近的3 000~6 000Hz或2 000~8 000Hz之间的听力亦下降,曲线呈U形;晚期则所有频率均下降,但高频区仍甚于低频区,曲线呈下降型,发展为全聋者罕见。噪声聋多为双侧对称性。噪声性聋听力图见图3-3-1。

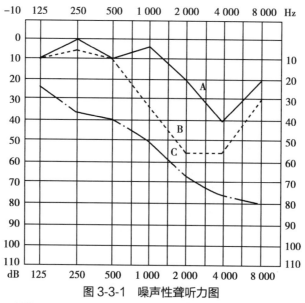

图3-3-1 噪声性聋听力图

A.早期听力曲线呈V形(楔形曲线);B.中期听力曲线呈U形
(乙形曲线);C.晚期听力曲线呈下降型。

(四) 诊断及鉴别诊断

依据 GBZ 49《职业性噪声聋的诊断》进行诊断。

1. 诊断原则:

(1)连续 3 年以上职业性噪声作业史。

(2)出现渐进性听力下降、耳鸣等症状,纯音测听为感音神经性聋。

(3)结合职业健康监护资料和现场职业卫生学调查。

(4)排除其他原因所致听觉损害。

2. 诊断分级 符合双耳高频(3 000Hz、4 000Hz、4 000Hz)平均听阈 ≥ 40dB 者,根据较好耳语频(500Hz、1 000Hz、2 000Hz)和高频 4 000Hz 听阈加权值进行诊断和诊断分级。

单耳平均听阈加权值:

$$(\text{MTWV dBHL}) = \frac{\text{HL}_{500\text{Hz}} + \text{HL}_{1\,000\text{Hz}} + \text{HL}_{2\,000\text{Hz}}}{3} \times 0.9 + \text{HL}_{4\,000\text{Hz}} \times 0.1$$

(1)轻度噪声聋:26~40dB(HL);

(2)中度噪声聋:41~55dB(HL);

(3)重度噪声聋: ≥ 56dB(HL)。

3. 鉴别诊断 应与其他致聋因素相鉴别:伪聋、夸大性听力损失、药物(链霉素、庆大霉素、卡那霉素等)中毒性聋、外伤性聋、传染病(流行性脑脊髓膜炎、腮腺炎、麻疹等)性聋、家族性聋、梅尼埃病、突发性聋、各种中耳疾患及听神经瘤、听神经病等。

可进行客观听力检查,如:脑干听觉诱发电位、40Hz 听觉相关电位、多频稳态听觉诱发电位、中耳分析、耳声发射等检查,以排除伪聋和夸大性听力损失的可能。必要时行 CT、MRI 等检查排除相关疾病。

(五) 治疗

1. 对于噪声性听力损失,目前尚无有效的治疗措施,治疗原则与其他感音神经性聋相同。可以选用血管扩张剂、改善内耳微循环、神经营养药物及能量制剂等。一般为永久性听力损失,通过治疗恢复听力的可能性甚小。对伴有耳鸣者可对症治疗。

2. 噪声聋患者均应调离噪声工作场所。

3. 对噪声敏感者(上岗前职业健康体检纯音听力检查各频率听力损失均 ≤ 25dB,但噪声作业 1 年之内,高频段 3 000Hz、4 000Hz、6 000Hz 中任一耳,任一频率听阈 ≥ 65dB)应调离噪声作业场所。

4. 对话障碍者可佩戴助听器。

(六) 预防

1. 控制噪声源 预防职业性噪声聋的根本途径就是消灭噪声或减小噪声,这就要求生产企业一定要积极使用噪声较小的生产机械设备,同时使用一些减震、消声、吸声、阻尼等技术方法,尽量将机械设备产生的声音降到最低(80dB 以下)。

2. 加强个人防护 生产企业一定要提高对职工进行防护的意识,保证防护资金,购买符合防护要求的耳塞、耳罩等用具,指导职工在工作中正确佩戴。如果工作环境的噪声达到 80dB,必须佩戴耳塞。同时,按照工作环境噪声每增加 3dB,工作时间减半的原则,合理安排工作时间。

3. 合理安排休息时间 让职工的听觉系统得到有效的休息。

4. 加强噪声防控的宣传和教育 积极开展噪声危害、控制、预防和治疗等科学知识和法律法规的宣传、普及、教育工作,同时注意加强职业卫生和职业病防治人员的专业技能培训,增强对噪声的防控意识。

5. 定期进行听力检查 定期进行上岗前、在岗期间、离岗时职业健康体检,如发现有听力损失,应及早采取有效措施。

二、铬鼻病

(一)职业接触

在工业生产中,接触铬及其化合物的机会很多。凡从事开采、冶炼、镀铬、颜料、染料、油漆、鞣皮、橡胶、陶瓷、照相和印刷业的劳动者,都有机会接触到铬化合物。职业性铬鼻病发病需较长时间接触铬酐、铬酸、铬酸盐及重铬酸盐等六价铬化合物,原则上职业接触时间不低于3个月。

(二)发病机制

职业性铬鼻病是由于长期接触铬所引起的一种慢性鼻部损害。三价铬不易通过细胞膜,六价铬则可通过皮肤、呼吸道和消化道进入人体,而呼吸道是六价铬进入人体的主要方式。六价铬进入人体后可迅速进入红细胞,与氧结合成氧化铬,并经谷胱甘肽、维生素C等还原成三价铬,再与血清转铁蛋白结合,使血红蛋白变成高铁血红蛋白,破坏细胞氧结合能力,导致细胞内窒息。六价铬还原成三价过程中的反应性中间产物如四价铬、五价铬以及环氧化物等可与DNA反应,并使DNA产生断链、去碱基以及产生Gr-DNA加合物、DNA-DNA交联、DNA-蛋白质交联、去碱基化及氧化反应等。当长期吸入浓度>0.1mg/m³铬酸雾或铬酸盐尘时可发生职业性铬鼻病。

职业性铬鼻病发病的部位主要在鼻部血管较少的鼻中隔前部,少数情况发生于鼻甲黏膜。这可能是由于鼻中隔前下方黏膜较薄,血管较少,黏膜常发生上皮化生,呈现小血管扩张和表皮脱落,气流常在此发生流向改变,故铬尘易在此沉积。不良习惯,比如当鼻受刺激不适应时污染的手指挖鼻亦可使此处黏膜接触大量的铬而更易受刺激和损伤。

(三)临床表现

职业性铬鼻病早期症状有流涕、鼻塞、鼻出血、鼻干燥、鼻灼痛、嗅觉减退等,其临床体征主要是鼻黏膜糜烂、溃疡形成以及鼻中隔穿孔,发生率依次为28.4%、5.35%和3.4%。并可伴有不同程度鼻黏膜充血、肿胀、干燥或萎缩等其他非特异性体征,其发生率依次为24.4%、16.7%、16.8%以及6.7%。鼻中隔穿孔由米粒大小到直径1~2cm。由于鼻穿孔部位多在距离鼻中隔软骨前下端1.5cm处,该部位神经分布稀少,不会产生疼痛感,患者可不易发觉。

(四)诊断及鉴别诊断

依据GBZ 12《职业性铬鼻病的诊断》进行诊断。

1. 诊断原则 根据较长时间的六价铬化合物职业接触史和鼻中隔或鼻甲损害的相关临床表现,结合现场职业卫生学调查,排除其他原因所致鼻部病变,方可诊断。

2. 诊断分级

(1)轻度铬鼻病:具有下列临床表现之一者。

1)鼻中隔、鼻甲黏膜糜烂面积≥4mm²;

2)鼻中隔或鼻甲黏膜溃疡。

(2)重度铬鼻病:鼻中隔软骨部穿孔。

3. 鉴别诊断　职业性铬鼻病的部分临床表现与慢性鼻炎相似。鼻中隔软骨部穿孔也可由其他毒物五氧化二钒、氟盐等引起，或因梅毒、结核、外伤等原因发生。诊断时应详细询问病史，特别是铬化合物接触史或其他毒物接触史。结合上岗前职业健康体检资料、患者职业接触史和现场职业卫生学调查及临床资料等进行鉴别诊断。

（五）治疗

1. 脱离铬作业环境。

2. 病因治疗　以局部治疗为主，可应用促进黏膜修复的制剂；如局部使用维生素C溶液擦洗，5%硫代硫酸钠软膏涂敷。鼻黏膜糜烂及溃疡可使用重组人表皮生长因子或碱性成纤维细胞生长因子治疗。已形成的鼻中隔穿孔者可行鼻中隔修补术，常用移位缝合法、减张缝合植皮法、下鼻甲黏膜瓣修补法、游离中鼻甲黏骨膜瓣修法等。

（六）预防

1. 镀铬作业是接触铬酸雾引起铬鼻病的主要原因。因此，应尽可能使用密闭设备和机械化上下料流水线，镀铬槽上加盖密闭以防止酸雾逸出。

2. 无法密闭设备时，应加强整体通风和机械排风，减少酸雾的逸散。同时应加强各项机械排风装置的日常维护和检修，保证通风排酸雾的效果。

3. 缩短与铬酸盐接触时间，采用轮班制。

4. 工作时应佩戴橡皮或塑胶手套、穿工作服加防酸围裙和胶靴、佩戴防酸口罩和防护眼镜。工作服应勤更换清洗、工作后宜沐浴清洁全身皮肤。

5. 应加强宣传教育，定期开展有关职业病防治的讲座，增强铬作业人员的自我防护意识，养成良好的个人卫生习惯，正确佩戴相关防护用品。

6. 按规定进行上岗前、在岗期间、离岗时职业健康体检。

三、牙酸蚀病

牙酸蚀病是较长时间接触各种酸雾或酸酐所引起的牙体硬组织脱钙缺损所导致的疾病。其临床表现除前牙牙冠有不同程度缺损外，还有牙齿对冷、热、酸、甜等刺激敏感，严重者牙冠大部分缺损或仅留下残根，是生产和使用酸的工人的一种较常见口腔职业病。

（一）职业接触

盐酸、硫酸、硝酸是工业上接触机会较多，而且腐蚀性较强的化学物质。常见职业接触为盐酸制造（接触氯化氢和盐酸雾）、硫酸制造（接触SO_2、SO_3和硫酸雾）、硝酸制造（接触NO_2和硝酸雾）等。

（二）发病机制

职业性牙酸蚀病的主要过程是酸雾或酸酐所引起的牙体硬组织脱钙缺损。酸酐进入口腔后，遇水即形成酸而腐蚀牙面，长期暴露在酸雾或酸酐环境中工作的人群较易患牙酸蚀病。体外试验表明，当pH低于3.7时，牙齿即可产生明显的酸蚀，面在活体口腔内盐酸达pH 6.2、硫酸和硝酸达pH 5.8时，牙釉质即可发生酸蚀。还有研究表明，有机羧酸比无机酸对牙齿的酸蚀作用更大。因为无机酸引起的牙釉质酸蚀是自限性的，它可形成一种不溶性的终末产物，而有机酸枸橼酸形成一种可溶性枸橼酸钙络合物。职业性牙酸蚀病主要损害直接接触含酸空气的牙齿，即中切牙、侧切牙的唇面，后牙基本没有牙酸蚀病。发病早期仅有牙冠切端釉质外观改变，牙釉质混浊，呈毛玻璃样，无牙实质缺损。随着牙酸蚀发展，牙本质暴露,牙冠缩短,开始出现牙冠缺失,当牙酸蚀达第三度时,牙冠几乎全部缺损,切面平坦、光滑,成 45° 角倾斜,并可看到牙体横断面结构,牙本质常呈黑色或红棕色。

(三) 临床表现

长期接触低浓度的酸雾或酸酐及其他酸性物质,其主要的慢性危害是对牙齿的损伤,临床表现除前牙牙冠有不同程度缺损外,还有牙齿对冷、热、酸、甜等刺激敏感。严重者牙冠大部分缺损或仅留下残根,可有髓腔暴露和牙髓病变,不但影响患者的体貌外观,而且妨碍人体正常的咀嚼和对食物的消化。

(四) 诊断

依据 GBZ 61《职业性牙酸蚀病的诊断》进行诊断。

1. **诊断原则**　根据较长时间接触酸雾、酸酐或其他酸性物质的职业史,以前牙硬组织损害为主的临床表现,结合现场职业卫生学调查结果,进行综合分析,排除其他牙齿硬组织疾病后,方可诊断。

2. **牙酸蚀的判定**

(1) 一级牙酸蚀(Ⅰ): 仅有唇面牙釉质缺损,多见于侧唇切端 1/3,切缘变薄、透亮;或唇面中部牙釉质呈弧形凹陷性缺损。缺损面表面光滑,与周围牙釉质无明显分界线。

(2) 二级牙酸蚀(Ⅱ): 缺损达牙本质浅层,多呈斜坡状,从切缘起,削向牙冠唇面。暴露的牙本质呈黄色,周围可见较透明的牙釉质层。

(3) 三级牙酸蚀(Ⅲ): 缺损达牙本质深层,在缺损面暴露牙本质的中央,即相当于原髓腔部位,可见一网形或椭圆形的棕黄色牙本质区。但无髓腔暴露,也无牙髓病变。

(4) 四级牙酸蚀(Ⅳ): 缺损达牙本质深层,虽无髓腔暴露,但有牙髓病变;或缺损已达髓腔;或牙冠大部分缺损,仅留下残根。

3. **诊断分度:**

(1) 壹度牙酸蚀病: 前牙区有两个或两个以上牙齿为一级牙酸蚀。

(2) 贰度牙酸蚀病: 前牙区有两个或两个以上牙齿为二级或三级牙酸蚀。

(3) 叁度牙酸蚀病: 前牙区有两个或两个以上牙齿为四级牙酸蚀。

(五) 治疗

牙酸蚀病是一个慢性而连续的过程,早发现、早诊断、早治疗是关键。

1. 有牙本质过敏症状者,可给予含氟或防酸脱敏牙膏刷牙或含氟水漱口,必要时可用药物进行脱敏治疗。

2. 壹度牙酸蚀病是否要作牙体修复,可视具体情况决定。贰度牙酸蚀病应尽早作牙体修复。叁度牙酸蚀病可在牙髓病及其并发症治疗后再进行牙体修复。

3. 注意饮食习惯、口腔卫生习惯。控制酸性食物摄入量,特别在晚上应避免进食酸性食物和饮料。

(六) 预防

1. 密闭酸源,定期监测,合理布局,加强通风。

2. 加强职业卫生培训,佩戴使用个人防护用品。

3. 建立职业健康监护档案,加强对酸作业工人的口腔医疗保健工作,定期进行口腔检查,建立个人口腔档案,定期轮岗。

4. 定期进行上岗前、在岗期间、离岗时职业健康体检。

四、爆震聋

爆震聋,即暴露于瞬间发生的短暂而强烈的冲击波或强脉冲噪声所造成的中耳、内耳或中耳及内耳混合性急性损伤所导致的听力损伤或丧失。

(一) 职业接触

职业性爆震聋多见于矿业开采和化工行业。军人及公安等公务人员在执行任务时受到枪炮、炸弹等压力波影响时也属职业接触。

职业性爆震接触史是指爆破作业近距离暴露;或在工作场所中受到易燃易爆化学品、压力容器等发生爆炸瞬时产生的冲击波及强脉冲噪声的累及。我国 GJB 2A《常规兵器发射和爆炸时噪声和冲击波对人员听觉器官损伤的安全限值》中明确规定,最大峰值低于6.9kPa(170.7dB)者称为噪声,而最大超压峰不小于此值者称为冲击波。由于在很多情况下二者难以区分,按国际通常叫法,我们统称为压力波。

(二) 发病机制

由于爆炸发生时爆破物体由固态或液态瞬间转变为气态,体积急剧增大产生强大的冲击波和强脉冲噪声可对听觉器官造成急性外伤,发生鼓膜破裂、听小骨脱位、骨折和鼓室出血、内耳组织损害出血。另外,冲击波(压力波)由正压相和负压相组成。两者所释放的能量大致相等,而且爆炸形成高压的速度愈快,短时间形成的压差愈大,其爆破性也愈大。冲击波(压力波)的峰值强度愈大,单位面积作用于听觉器官的损伤愈大。

(三) 临床表现

爆震对听觉系统的损害及影响属急性声损伤,瞬间强大的冲击波和噪声对听觉系统的损伤可因暴露距离、爆炸物体的量能大小发生鼓膜穿孔、听骨损伤及内耳损伤,形成传导性耳聋、感音神经性聋或混合性耳聋。受震者往往可当即发生单(双)耳失听、耳鸣、耳痛等症状,有时伴有眩晕、恶心、呕吐,重者可产生一时性昏迷。轻者一般 2 周内可以自行恢复,重者可致永久性听力损失。中耳损伤是指鼓膜破裂,中耳黏膜出血,听骨脱位,听骨链断裂。中耳并发症是指因爆震性中耳损伤所致急慢性中耳炎,以及继发性中耳胆脂瘤。

(四) 诊断

依据 GBZ/T 238《职业性爆震聋的诊断》进行诊断。

1. 诊断原则 根据确切的职业性爆震接触史,有自觉的听力障碍及耳鸣、耳痛等症状,耳科检查可见鼓膜充血、出血或穿孔,有时可见听小骨脱位等,纯音测听为传导性聋、感音神经性聋或混合性聋,结合客观测听资料,现场职业卫生学调查,并排除其他原因所致听觉损害,方可诊断。

2. 诊断步骤

(1)确定职业性爆震接触史。

(2)耳科常规检查,怀疑听骨链断裂时可进行 CT 检查。

(3)在作出诊断分级前,至少应进行 3 次以上的纯音听力检查,每次检查间隔时间至少 3 天,而且各频率听阈偏差 ≤10dB;诊断评定分级时应以气导听阈最小值进行计算。

(4)诊断时应排除的其他致聋原因,主要包括:药物(链霉素、庆大霉素、卡那霉素等)中毒性聋、外伤性聋、传染病(流脑、腮腺炎、麻疹等)性聋、家族性聋、梅尼埃病、突发性聋、中枢性聋、听神经病以及各种中耳疾患等。

(5)对纯音听力测试不配合的患者,或对纯音听力检查结果的真实性有怀疑时,应进行客观听力检查,如听性脑干反应测试、40Hz听觉相关电位测试、声导抗、镫骨肌声反射阈测试、耳声发射测试、多频稳态听觉诱发电位等检查,以排除伪聋和夸大性听力损失的可能。

3. 诊断分级　分别计算左右耳500Hz、1 000Hz、2 000Hz、3 000Hz平均听阈值,并分别进行职业性爆震聋诊断分级。

单耳平均听阈按公式计算:

$$单耳平均听阈(dBHL)=\frac{HL_{500Hz}+HL_{1\,000Hz}+HL_{2\,000Hz}+HL_{3\,000Hz}}{4}$$

(1)轻度爆震聋:26~40dB(HL);

(2)中度爆震聋:41~55dB(HL);

(3)重度爆震聋:56~70dB(HL);

(4)极重度爆震聋:71~90dB(HL);

(5)全聋:≥91dB(HL)。

(五)治疗

1. 中耳损伤的处理

(1)鼓膜穿孔:根据穿孔大小及部位行保守治疗或烧灼法促进愈合。单纯鼓膜穿孔者,防止耳道进水,不可滴药或冲洗。经保守治疗3个月鼓膜穿孔未愈者可行鼓膜修补术。

(2)听骨脱位、听骨链断裂者应行听骨链重建术。

2. 中耳并发症的处理

(1)并发中耳炎的患者按急、慢性中耳炎的治疗方案进行治疗,用抗生素或滴耳剂。

(2)合并继发性中耳胆脂瘤的患者应行手术治疗。

3. 内耳损伤　停止噪声暴露,可采用药物和高压氧舱综合治疗方法。治疗所用药物主要为糖皮质激素、促进内耳血液循环和神经营养药物,以促进听毛细胞修复。

4. 双耳500Hz、1 000Hz、2 000Hz、3 000Hz平均听力损失≥56dB(HL)者应佩戴助听器。

(六)预防

1. 从事爆破作业人员工作时应正确佩戴耳塞、耳罩,加强听力防护,不可在没有任何防护的条件下作业。

2. 对从事爆破作业人员进行上岗前体检,发现职业禁忌证时不得从事爆破及噪声相关作业。

3. 定期进行职业健康检查,疑似有听力损伤者应脱离噪声作业。

4. 进行健康宣教,加强劳动防护及安全监督。

(周华萍)

第四章 职业性化学中毒

第一节 概　述

一、基本概念

毒物是指在一定条件下进入人体,影响机体代谢过程,引起机体暂时或永久的器质性或功能性异常的外源化合物。导致组织器官出现器质性或功能性损伤而引起的全身性疾病称中毒。

生产性毒物是指在生产过程中产生和使用的各种化学毒物,也指存在于工作环境空气中的化学毒物。职业性中毒是劳动者在生产环境或劳动过程中过量接触生产性毒物导致的中毒。

我国于2015年颁布了《职业病危害因素分类目录》,其中列举了375种化学因素常见的行业和岗位。我国颁布的《职业病分类和目录》列举的10大类132个条款中,职业性中毒占60个,其中第60条是开放性条款。

对"职业性中毒"而言,需要认真与其他毒物引起的中毒,如药物、环境性毒物、生活性毒物、有毒嗜品、有毒动植物等引起的中毒等进行鉴别,方能达到正确诊断的目的。由于生产性毒物的毒性、接触浓度和时间、个体差异等因素的影响,职业性中毒可表现为三种临床类型。

1. **职业性急性中毒**　指毒物一次或短时间(几分钟至数小时)大量进入人体而引起的中毒。如职业性急性汞中毒、职业性急性氨气中毒等。

2. **职业性慢性中毒**　长时间接触小量毒物可引起慢性中毒,此类中毒起病较缓,病程较长,临床表现不典型,多数缺乏特异性诊断指标,确定疾病与毒物关系困难,易误诊和漏诊。如职业性慢性汞中毒、职业性慢性苯中毒等。

3. 亚急性中毒和亚慢性中毒是实验毒理学的概念。

此外,脱离接触毒物一定时间后才呈现中毒临床病变,称迟发性职业中毒。毒物或其代谢产物在体内超过正常范围,但尚未出规该毒物所致的临床表现,处于亚临床状态,急性一般称为"接触反应或吸入反应",慢性一般称为"观察对象",如慢性锰观察对象、铅吸收等。一般这一类患者病情较轻,短期内可以恢复,所以为了避免纠纷,在职业中毒的诊断中宜淡化处理。

二、生产性毒物进入人体的途径

在生产劳动过程中毒物主要经呼吸道进入人体,亦可经消化道、皮肤进入,但经消化道进入人体的实际意义较小。毒物对机体产生毒性作用的快慢、强度和表现与毒物侵入途径和吸收速度有关。

(一) 呼吸道

呼吸道是生产性毒物进入人体的主要途径。因肺泡表面积较大和肺毛细血管丰富,经呼吸道吸入的毒物能迅速进入血液循环发生中毒,比经消化道吸收入血的速度快 20 倍。大部分呈气体、蒸汽和气溶胶状态的毒物经此途径进入人体而导致中毒发生。毒作用发生较快。影响毒物经呼吸道吸收的因素有:接触毒物的水平;血 / 气分配系数;水溶性的大小。还有劳动强度、肺通气量、肺血流量及劳动环境的气象条件等因素。气溶胶状态的毒物在呼吸道的吸收情况颇为复杂,其影响因素包括气道的结构特点、粒子的形状、分散度、溶解度以及呼吸系统的清除功能等。

(二) 皮肤

尽管皮肤对一些外来化合物具有屏障作用,但有些化合物如芳香族氨基和硝基化合物、金属有机化合物(如四乙基铅)等可经过完整皮肤吸收而引起中毒。在生产劳动过程中毒物经皮肤吸收中毒者也较常见。经皮肤吸收途径有两种,一是经表皮屏障到达真皮,进入血液循环;经该途径吸收的毒物需穿透皮肤角质层,其与毒物的分子量大小、脂溶性有关,分子量大于 300 的物质一般不易透过此层。另一种是通过汗腺,或通过毛囊与皮脂腺,绕过表皮屏障到达真皮。有些毒物能损伤皮肤(如砷化物、芥子气等)。还有些毒物可经眼球结膜吸收引起中毒。在皮肤多汗或有损伤时,都可加速毒物吸收。

影响毒物经皮吸收的因素有:毒物本身的化学特性,如脂溶性等;毒物的浓度和黏稠度;接触的皮肤部位、面积;以及溶剂种类,环境气温、气湿等。

(三) 消化道

生产性毒物经消化道进入体内导致职业中毒的事例甚少。不可忽略的是进入呼吸道的难溶性气溶胶被清除后,可经咽部进入消化道,通过小肠吸收进入血液循环。手被毒物污染后与食物接触,随食物进入消化道可能被口腔黏膜、消化道、肠道吸收引起中毒。

三、毒物在体内的过程

(一) 吸收、分布、蓄积与转化

以活性形式到达作用部位的速率及浓度是毒物得以充分发挥毒性作用的基本条件,毒物吸收入血后,与红细胞或血浆中某些成分相结合,分布于全身的组织和细胞。如 AsH_3、CO 等主要与血红蛋白结合,重金属类除与血浆蛋白结合外,尚与肽、有机酸、氨基酸等小分子物质结合等。脂溶性较大的非电解质毒物在脂肪和部分神经组织中分布量大;不溶于脂类的非电解质毒物,穿透细胞膜的能力差。大多数毒物在体内相对集中于某些特定的组织器官,如铅、氟集中于骨骼;一氧化碳集中于红细胞;此外在组织器官集中分布的毒物会随时间推移及生理状态的变化而呈动态分布,其取决于毒物进入细胞的能力及与组织的亲和力。

进入体内的毒物,有的直接作用于靶部位产生毒效应,并可以原形排出体外。有的毒物吸收后受到体内生化过程的作用,其化学结构发生一定改变,称为毒物的生物转化。主要包括氧化、还原、水解和结合四类反应。大多数毒物经过生物转化可使其毒性降低,使亲脂性的物质转变为更具极性和水溶性的物质,便于更快地随尿或胆汁排出体外。有些毒物经过生物转化毒性反而增强(如四乙基铅可在肝内转化为毒性强的三乙基铅等)。许多致癌物(如芳香胺)经过体内生物转化而被激活。

(二) 排出

进入体内的毒物可经转化后或不经转化而排出。排出的途径有:

1. 肾脏　是从体内排出毒物极有效的器官,水溶性毒物经肾脏排泄较快,使用利尿药可加速肾脏毒物排泄。

2. 呼吸道　气体及挥发性毒物可经肺呼出,潮气量越大,排泄毒物作用越强。

3. 消化道　许多金属毒物(如铅、锰、镉等)及生物碱随胆汁由肠道排出。但粪便中的金属包括了经口摄入而未被吸收的部分;肝胆系统亦是外源性化合物的重要排泄途径,需要注意的是不少化合物排入肠道后又可被重吸收,形成所谓"肠肝循环"。

4. 其他途径　有些毒物可经乳汁、唾液及汗液排出,但其量甚微。头发和指甲虽不是排泄器官,但有些毒物(如砷、汞、铅、锰等)可积聚于此。毒物排泄速度与其在组织中溶解度、挥发度、排泄和循环器官功能状态有关。

(三) 蓄积

毒物进入体内后,如解毒和排出的速度低于吸收的速度,毒物在体内逐渐增加,称为蓄积。蓄积作用是引起慢性中毒的物质基础。当毒物蓄积于靶器官则容易发生慢性中毒。若毒物蓄积于非靶器官则可以在一定程度上起到保护作用,使毒物处于相对无活性状态,但体内平衡状态被打破时,可能导致毒物释放入血,诱发或加重毒性反应。

毒物进入体内后主要集中在靶部位、代谢转化部位、排泄部位及储存部位,而使这些部位成为最可能的损伤点。其速率则取决于器官组织对毒物的亲和力及毒物本身的脂溶性、与血浆蛋白的结合力等因素。

四、中毒的发病机制

(一) 中毒的主要机制

毒物进入人体后产生毒性作用,导致机体功能障碍或/和器质性损害,引起疾病甚至死亡。中毒的严重程度与毒物剂量或浓度有关,多呈剂量-效应关系。不同毒物的中毒机制不同,常见有直接损伤作用、破坏细胞膜的功能,影响细胞的正常代谢功能,干扰体内活性物质(神经介质、激素、信使及活性物质等)功能,导致机体生理生化过程紊乱,如砷化氢可大量消耗红细胞的还原型谷胱甘肽。干扰酶的活性而干扰人体的新陈代谢,生物氧化作用不能正常进行;阻碍氧的交换、输送和利用,人体细胞不能利用氧,造成中毒。还有损害机体免疫功能及通过多种机制产生毒性作用。如:长期接触镉可影响红细胞超氧化物歧化酶活力,引起贫血和血红蛋白的减少;此外,镉亦可对白细胞产生毒性还可以损害机体的免疫功能,造成淋巴细胞的 DNA 损伤。

中毒的机制尚未完全搞清,但随着基因组学、蛋白质组学等新技术和新方法的研究应用,从而帮助了解毒物毒性的分子机制,为中毒的防治工作提供坚实的理论依据。

（二）生产性毒物对机体损害的程度和特点

主要取决于下列因素和条件。

1. 毒物化学结构 物质的理化性质和化学活性在某种程度上决定了其毒性。目前已掌握了一些物质化学结构变化与其相应的生物学作用变化之间的规律，毒物的理化特性对其进入人体的机会及体内过程有重要影响，如分散度高的毒物，其化学活性大。挥发性大的毒物吸入中毒的危险性大。毒物的溶解性也影响其毒作用的特点，如刺激性气体因其水溶性差异，对呼吸道作用部位和速度也不相同。

2. 剂量、浓度、接触时间 在接触毒物的作业中，中毒的概率、损害的程度与进入机体的量或空气中毒物浓度及作用时间有直接联系。即剂量、浓度及接触时间必须达到一定程度才可致机体损害。

3. 毒物的联合作用 生产环境中常常数种毒物同时存在联合作用于人体。这种联合作用表现为独立作用、相加作用、相乘作用或拮抗作用。应注意生产性毒物与生活性毒物的联合作用，例如，酒精可增强苯胺、硝基苯的毒作用。环境条件的变化如气温、气湿等也可影响毒物毒作用。在高温环境下，毒物对机体的作用比常温条件下大，如高温条件下接触对硫磷可增加皮肤吸收。劳动强度大时，毒物吸收多，耗氧量大，导致机体对缺氧的毒物更加敏感。

4. 个体易感性 不同个体接触相同剂量的毒物，出现的反应可有差异。引起这种差异的因素很多，如性别、年龄、健康状况、生理变动期（孕期、月经期、哺乳期）、内分泌功能、营养状况等。有时与某种遗传性缺陷有关，如 α- 抗胰蛋白酶缺陷者，对刺激性气体的作用特别敏感。

五、临床表现

由于毒物本身的毒性和毒作用特点、接触剂量等各不相同，职业中毒的临床表现各异，尤其是多种毒物同时作用于机体时更为复杂，可累及全身各个系统，出现多脏器损害；同一毒物可累及不同靶器官，不同毒物也可损害同一靶器官而出现相同或类似的临床表现。

（一）局部刺激损伤表现

具有腐蚀性或刺激性毒物造成侵入部位灼伤，甚至组织坏死。强酸、强碱、甲醛、苯酚等腐蚀性毒物接触造成接触部位皮肤及黏膜灼伤，酸性腐蚀剂引起组织凝固性坏死，碱性腐蚀剂使脂肪皂化，引起组织液化性坏死，后者穿透力强，常使深部组织受损。皮肤黏膜接触硝酸可使痂皮呈黄色，盐酸痂皮呈棕色，硫酸痂皮呈黑色，百草枯原液也可导致皮肤损伤；刺激性气体吸入损伤呼吸道黏膜出现急性咽喉炎、急性气管 - 支气管炎。

（二）中毒性神经系统表现

许多毒物可选择性损害神经系统，尤其是中枢神经系统对毒物更为敏感，以中枢和周围神经系统为主要毒作用靶器官或靶器官之一的化学物统称为神经毒物。生产环境中常见的神经性毒物有金属、类金属及其化合物、窒息性气体、有机溶剂和农药等。

1. 中毒性神经症 早期多有中毒性神经症，甚至精神障碍表现，脱离接触后可逐渐恢复。

2. 中毒性脑病 中毒性脑水肿在急性中毒的早期或潜伏期症状可不典型，仅有轻微的头晕、头痛、乏力、嗜睡或失眠、情绪激动等，易被忽视。急性中毒性脑水肿多呈弥漫性，急性、亚急性有机金属和有机溶剂中毒可经 1 天至数天潜伏期发病,3~7 天进展至脑水肿高峰。个别病例可出现癔症样抽搐,提示脑水肿进展可能。

3. 中毒性谵妄综合征 以精神症状为主,如过度兴奋、忧郁、幻觉等,也可表现为伴有精神障碍的意识障碍,如酩酊、朦胧、谵妄状态和错乱状态等。颅内高压表现不明显,常缺乏中枢神经局灶性体征和脑膜刺激体征,以四乙基铅、有机汞、三甲基锡、汽油、苯、二硫化碳等中毒较多见。以上两种类型常有交叉,病程中可互相转变。

4. 中毒性周围神经病 多为毒物对周围神经的直接损害所致,症状多从四肢远端开始,表现为感觉异常、运动障碍,常见于有机磷农药、砷、铊、正己烷、丙烯酰胺、磷酸三邻甲苯酯(TOCP)等化合物的急性中毒,砷、铊中毒以下肢疼痛过敏表现突出。自主神经失调出现肢端发凉,局部温度降低,两侧皮肤温度不对称,肤色发紫,掌跖多汗,皮肤干燥、脱屑、角化过度或皲裂等。神经 - 肌电图显示神经源性损害,表现为肌肉静止时出现纤颤波、正锐波等自发的失神经电位,小力收缩时运动单位电位平均时限延长、多相电位增多,大力收缩时运动电位数明显减少;神经传导减慢等。

5. 中毒性神经肌肉接头病 某些毒物及生物毒素可引起神经 - 肌接头传导障碍,导致肌肉失去收缩能力。如:急性有机磷农药中毒“中间期综合征”。

(三) 中毒性呼吸系统表现

呼吸系统是毒物进入机体的主要途径,最容易遭受气态毒物的损害。直接损害气道黏膜及肺泡组织,出现化学性咽喉炎、气管 - 支气管炎、支气管肺炎。见于各种酸类、氮氧化物、氨、氯及其化合物、硫的化合物、酯类、金属化合物、醛类、氟代烃类、硼烷、氯甲醚、四氯化碳、一甲胺等刺激性气体中毒。严重时,可产生化学性肺炎、化学性肺水肿及成人急性呼吸窘迫综合征(acute respiratory distress syndrome,ARDS)。急性刺激性气体中毒急性期症状基本缓解后 2 周左右,咳嗽、咳痰、进行性呼吸困难、发绀等又出现;胸部 X 线显示两肺有粟粒状或结节状阴影;伴有低氧血症,这一病变称中毒性迟发性阻塞性细支气管炎。吸入液态有机溶剂如汽油等还可引起吸入性肺炎;有些毒物如二异氯酸甲苯酯(TDI)可诱发过敏性哮喘;砷、氯甲醚类、铬等可致呼吸道肿瘤。

(四) 中毒性消化系统表现

消化系统是毒物吸收、生物转化、排出和经肝循环再吸收的场所。如接触汞、酸雾等可引起口腔炎;汞盐、三氧化二砷、有机磷农药急性中毒时可出现急性胃肠炎;经皮肤、呼吸道吸收引起的急性有机磷农药、二甲基甲酰胺中毒,常较早出现呕吐、腹痛、腹泻等症状。在胃肠道症状和出现全身中毒现象之间,可存在短暂的缓解期,此时症状缓解病情相对稳定,可误以为病情已经好转。四氯化碳、氯仿、砷化氢、三硝基甲苯、三氯甲烷、二氯乙烷、三氯乙烷、氯乙烯、三氯乙烯、氯丁二烯、多氯联苯等卤烃类、二甲基甲酰胺、对乙酰氨基酚等,苯胺、硝基苯等芳香族氨基及硝基化合物等,具有肝毒性的毒物中毒可引起急性或慢性中毒性肝病,也见于黄磷烧伤。也可造成暴发型肝功能衰竭,出现意识障碍,肝脏缩小,胆 - 酶分离现象,伴有出血倾向、多脏器功能衰竭、肝性脑病、继发性感染等,病情凶险、预后不良。毒物摄入后至出现暴发型肝功能衰竭之间常有相对稳定阶段,症状无特异性,仅表现乏力、恶心、食欲降低,肝区疼痛并不严重,易被忽略。

(五) 中毒性泌尿系统表现

肾脏是毒物最主要的排泄器官,也是许多化学物质的贮存器官之一,所以泌尿系统尤其是肾脏成为许多毒物的靶器官。主要毒效应可在肾单位不同部分或区域,近端小管是大多数肾毒性抗生素、抗肿瘤药物、卤代烃、真菌毒素和重金属的靶部位,髓袢/集合管是氟离子,髓部/乳头部是慢性止痛剂的主要靶部位,毒物如金属汞诱导的大分子免疫复合物主要作用在肾小球。当损害较轻时可仅有尿 β_2 微球蛋白增加,严重时出现急性肾衰竭。引起泌尿系统损害的毒物很多,其临床表现大致可分为急性中毒性肾病、慢性中毒性肾病、泌尿系统肿瘤以及其他中毒性泌尿系统疾病,以前两种类型较多见。如铅、汞、铜、四氯化碳、砷化氢等可致急、慢性肾病;芳香胺可致化学性膀胱炎,表现为尿频、尿急、尿痛和耻骨上区不适等。β-萘胺、联苯胺可致泌尿系统肿瘤。

(六) 中毒性血液系统表现

许多毒物对血液系统具有毒作用,可分别或同时引起造血功能抑制、血细胞损害、血红蛋白变性、出血凝血机制障碍等。

1. 急性再生障碍性贫血　短期接触高浓度苯蒸气可出现急性再生障碍性贫血,开始有头晕、头痛、无力、失眠等症状,以后出现瘀点、瘀斑、鼻出血、齿龈出血等全身出血,可继发感染诱发多脏器功能障碍而死亡。偶见于氮芥、噻替哌等中毒。

2. 高铁血红蛋白血症　正常人血高铁血红蛋白(MetHb)仅占血红蛋白总量的 1% 左右,并且较为恒定。当血中 MetHb 量超过 1% 时称为高铁血红蛋白血症。皮肤黏膜青紫程度与缺氧症状不相应是其特点。可直接氧化形成 MetHb 主要见于亚硝酸盐。亚硝酸戊酯、硝酸甘油、次硝酸铋、硝酸铵、硝酸银、氯酸盐及苯醌等过量摄入时也可形成高铁血红蛋白血症;间接氧化形成 MetHb 大多为苯的硝基和氨基化合物,多见于硝基苯、苯胺、乙酰苯胺、三硝基甲苯等中毒,甲脒类杀虫剂间接产生高铁血红蛋白血症也是其中毒机制之一,间苯二酚、非那西汀、磺胺药、苯佐卡因、毛果芸香、利多卡因等过量摄入也可形成高铁血红蛋白血症。

3. 溶血　砷化氢为最常见最强烈的溶血性毒物。铜离子对红细胞有氧化作用使红细胞膜损伤而导致溶血。苯胺、硝基苯等中毒也可致溶血。萘、碲化氢、锑化氢、甲基氰、异丙醇、苯酚、邻苯二酚、杀虫剂、敌稗、二氯丙醇等化学物皆可引起溶血。农药抗枯宁(含硫酸、氟络合铜)、花生病克(硫酸四氨络合铜)也具溶血作用。

Heinz 小体溶血:致 MHb 形成的多数毒物作用于红细胞形成 Heinz 小体,并在单核-巨噬细胞系统(主要在脾脏内破坏)引起溶血。见于肼、乙酰苯肼、羟胺、氯酸钾、氯酸钠等化学物有类似毒作用。

4. 出血　急性中毒引起凝血功能障碍时出现出血倾向。血管、血小板及凝血机制受损是造成出血的主要因素。汞化合物、金制剂、路易士毒气、砷化合物等可使小动脉和毛细血管壁受损,通透性增加导致血浆渗出和出血;有机氯农药、有机溶剂等与血清白蛋白结合成抗原产生抗体,抗原-抗体复合物作用于血管壁,引起过敏性紫癜。很多毒物如苯、有机氯农药、酚类以及阿司匹林、潘生丁、丙米嗪、甲基黄嘌呤等药物可致血小板减少或功能异常而致出血。凝血机制障碍多见于抗凝血类杀鼠剂中毒。严重急性中毒可引起弥散性血管内凝血(disseminated intravascular coagulation,DIC),所致出血多见于疾病终末期。

5. 白细胞减少和急性粒细胞缺乏症　氯霉素、氯丙嗪、地西泮、磺胺类等药物皆可致白细胞减少。急性粒细胞缺乏症多由药物引起常见于保泰松、羟基保泰松、硫氧嘧啶、甲巯咪唑、磺胺类、氮芥、噻替哌等恶性肿瘤化疗药物。

6. 中毒性心血管系统表现 循环系统毒物可引起心血管系统损害,临床可见急、慢性心肌损害、心律失常、房室传导阻滞、肺源性心脏病、心肌病和血压异常等多种表现。

毒物不仅可以直接作用于心脏及血管系统引起心血管结构和功能损害,也可通过其他器官和系统损害给心血管带来继发改变。如影响神经内分泌活性间接造成心血管系统损害。直接毒性作用通常取决于心肌和血管系统接触毒物的浓度和暴露时间,严重者出现中毒性心肌病、心律失常、心力衰竭、中毒性休克甚至心源性猝死。

(1)急性中毒性心肌病:毒物直接作用于心肌组织引起心肌的水肿、变性甚至坏死等结构和功能损害,出现心功能不全的症状和体征。临床表现乏力、胸闷、心悸、气短,可有心前区隐痛、严重者脉细弱、肺部闻及湿啰音、心率快、心音低钝、心尖区可闻收缩期吹风样杂音,出现舒张期奔马律以及各种类型心律失常可伴有四肢发绀。

(2)心律失常:急性有机溶剂、五氯酚钠等中毒可引起尖端扭转型室性心动过速,有机溶剂、锑、钴、一氧化碳、苯肼、有机锡等中毒可致房室传导阻滞,苯、汽油、二氯乙烷、三氯乙烯及四氯化碳类等多种有机溶剂中毒使心脏对肾上腺素的敏感性增加,心肌应激性增高,可发生心室颤动,急性四乙基铅、有机锡、二硫化碳、丙烯腈等中毒可兴奋迷走神经产生心动过缓。

(3)中毒性休克:毒物的直接和间接毒性作用使有效循环容量减少,心排血量不足或周围血流分布失常引发器官血液灌注不足,组织缺氧,严重微循环障碍的中毒性临床综合征。临床表现有脉搏细速、脉压缩小、血压下降、末梢发凉、皮肤湿冷发花、尿少或无尿、后期出现DIC 和多器官功能衰竭。中毒性休克是急性中毒危象如严重锑、铊、甲醛、环氧乙烷及多种有机溶剂中毒诱发休克,主要是心肌器质性损害,收缩功能明显减退或心律失常导致心排血量显著降低所致。化学烧伤则由于血浆渗出和剧烈的吐泻导致血容量减少,血管舒缩中枢麻痹引起周围血管扩张导致血流分布异常,主要见于神经中枢抑制性中毒,心脏功能也常受抑制。

(4)急性心肌梗死:多见于急性一氧化碳、有机磷农药、有机氯农药、硫化氢及有机溶剂等化学物中毒。临床上可出现心肌梗死的症状,也可因被其他症状所掩盖或由于昏迷状态而症状不明显。

(5)其他:亚硝酸盐可致血管扩张,血压下降;长期接触一定浓度的一氧化碳、二硫化碳的工人,冠状动脉粥样硬化、冠心病或心肌梗死的发病率明显增高。

7. 中毒性骨骼系统表现 氟可引起氟骨症,黄磷可引起下颌骨坏死,长期接触氯乙烯可导致肢端溶骨症,镉中毒可引起骨软化。

8. 中毒导致的电解质紊乱及酸碱失衡 急性钡盐、三烷基锡、苯酚中毒出现严重低钾血症,出现心律失常及肌麻痹。甲醇、丙二醇、水杨酸、碘甲烷、砷、砷化氢、苯酚、间苯二酚等中毒时,代谢性酸中毒更为明显。氟硅酸钠或其他可溶性氟化物中毒常伴有低钙血症出现四肢麻木、抽搐等,心电图 Q-T 间期延长。而吸入氟化物气体或蒸气后一般症状较轻。黄磷进入体内使血清中磷酸含量增高,促使钙离子向骨及软组织沉积,也可加速体内钙排出而使血钙降低。

六、诊断

(一) 诊断原则

职业中毒诊断要综合分析职业接触史、劳动卫生条件调查资料、临床表现及实验室检查资料,并排除非职业性疾病的可能性。

充分了解职业接触史。了解患者接触毒物有关的情况,从而判断其在生产劳动中是否接触毒物,程度如何,这是诊断职业中毒的前提条件。

(二) 现场调查

进行职业卫生现场调查。深入生产现场弄清患者所在岗位的生产工艺过程、可能接触的职业性有害因素、空气中毒物浓度、个体防护与个人卫生情况等,从而判断患者在该环境中工作是否有中毒的可能性,这是诊断职业中毒的基本依据。

(三) 症状与体征

根据临床表现来判断符合哪类毒物中毒,出现的症状与所接触毒物的毒作用是否相符。特别要了解临床症状的出现,在时间上是否与接触毒物有密切关系。在诊断中尤其要注意与相类似的非职业性疾病相鉴别。

(四) 实验室检查

实验室检查对职业中毒的诊断具有十分重要的意义。应围绕以下三方面进行实验室检查:

1. 反映毒物吸收的指标。如血铅、尿酚等。

2. 反映毒作用的指标,如铅对卟啉代谢的影响导致 δ- 氨基 -γ- 酮戊酸等指标的改变;应注意选择"窗口"的时间性。如中毒早期,血液检测乃最佳侦检窗口,数日后尿液则为毒物侦检的重要途径,血中常难再检出毒物。

3. 反映毒物所致病损的指标。毒物进入体内的量大、时间长可产生组织脏器的损害,如血、尿常规,肝、肾功能及某些酶活力的改变,可以反映毒物对人体组织器官是否产生了损害及判断损害的程度。

作为诊断与鉴别诊断的参考指标,要排除正常膳食成分等在体内消化、代谢后产生的影响,使得所选生物监测指标缺乏特异性,故应进行综合分析判断。

七、治疗原则

(一) 急性职业性中毒的救治

迅速脱离中毒环境并清除未被吸收的毒物;促进毒物清除;解毒药物应用;对症治疗与并发症处理。

1. **现场急救** 立即脱离现场停止接触毒物,尽快将患者移至上风向或空气流通处,保持呼吸道畅通。污染的衣服须更换,污染的皮肤须用温水或肥皂水洗净。如出现休克、呼吸障碍、心搏停止等,应按内科急救原则,立即进行紧急抢救,注意对心、肺、脑等重要器官的保护。

2. **防止毒物继续吸收** 促进毒物排泄的主要方法:

(1)清洗;

(2)氧疗:气体或蒸气吸入中毒时,可给予吸氧,加速毒物经呼吸道排出;

(3)催吐、洗胃、肠道净化:经口中毒,须尽早催吐、洗胃及肠道净化,肠道净化包括导泻和肠道灌洗;

(4)强化利尿:碱化尿液,尿液 pH 保持在 7.5~8.5 之间加速毒物排出的功效最大;

(5)血液净化:常用方法有血液透析、血液滤过、血液灌流、血浆置换等。以血液灌流最常用,有条件、有适应证时应尽早进行。

3. 解毒及排毒

(1)特殊解毒药物:金属中毒时尽快使用络合剂,如依地酸二钠钙、二巯丙磺钠、二巯基丁二酸钠等。急性有机磷农药中毒使用阿托品或氯磷定等,盐酸戊己奎醚(长托宁)对胆碱能受体亚型具有高度选择性,抗胆碱作用强而全面,持续作用时间长,是近年用于治疗有机磷农药中毒解毒药之一。亚硝酸异戊酯和亚硝酸钠(亚硝酸盐—硫代硫酸钠法)为氧化剂,可将血红蛋白中的二价铁氧化成三价铁,形成高铁血红蛋白而解救氰化物中毒,羟钴胺素(维生素 B_{12})可用于氰化物中毒。亚甲蓝(美兰)氧化还原剂,用于亚硝酸盐、苯胺、硝基苯等中毒引起的高铁血红蛋白血症。甲吡唑是乙醇脱氢酶的强效抑制剂,是甲醇中毒的首选解毒剂,也可用于乙二醇。

(2)一般解毒药物:能保护黏膜、通过形成毒性小的化合物吸收,降低生物转化、阻止吸收、减轻毒性、拮抗毒性作用。

(3)氧疗:不仅是一种对症处理方法,还是一种治疗手段。高压氧疗法是一氧化碳、硫化氢等中毒的特殊疗法,要及时给予吸氧及高压氧治疗。

4. 对症支持治疗　由于多数职业性中毒并无特殊解毒药物,故对症支持治疗实际上是主要治疗措施,是维持生命、争取抢救时间的重要保障,更是修复机体功能、促进机体康复的必要基础。目的是保护重要器官,使其恢复功能,维护机体内环境稳定。在抢救治疗重症中毒合并循环与呼吸功能障碍,包括呼吸、心搏骤停复苏后的患者,体外膜氧合(extracorporeal membrane oxygenation,ECMO)可提高存活出院率。

5. 其他　血液净化在中毒患者中得到应用并获得较好的临床疗效,但因缺乏大规模、前瞻性的临床实验,特别是缺乏毒物动力学资料,其疗效尚缺乏确切的循证医学证据。

开发新型有效救治各类中毒的新药,成为今后该领域的研究热点。如:络合剂排铅的同时也有毒副作用,包括对机体脏器损伤,也可能排出钙、锌等多种人体所必需的元素。国内外研究越来越多聚焦于抗氧化剂的螯合与修复作用,既具有抗氧化性质,修复损伤,还能加速排铅,疗效比螯合剂好。二硫代氨基甲酸盐类可驱排肾镉,不导致镉通过血 - 脑屏障,毒性也较小,但尚处于动物或临床试验阶段。治疗急性百草枯中毒所致急性肺损伤,靶向补体抑制剂已经在体内体外获得了成功;免疫、基因及细胞治疗如干细胞技术修复化学中毒患者的脏器损伤的研究值得期待。

(二) 慢性职业性中毒的治疗

1. 病因治疗　早期常为轻度可逆的功能变化,长期接触则可能演变为严重损害,要立足于早期发现、早期诊断、早期治疗。

2. 特效解毒剂　有特效解毒剂的要尽早按要求使用,常用有金属络合剂如 NaDMS、$CaNa_2EDTA$ 等。

3. 对症治疗　针对慢性中毒的常见症状及靶器官的损害进行治疗。

适当的营养和休息也有助于患者的康复。治疗后应进行劳动能力鉴定,并作合理的工作安排。

(三) 康复治疗

职业性急性化学物中毒后遗症指职业性急性中、重度化学物中毒病例,自急性中毒发生一年后,有中毒导致的、应用现有医疗条件不能完全治愈的、经客观医学显示有靶器官(系统)器质性的损害。主要包括神经系统和呼吸系统后遗症。神经系统后遗症主要包括中枢神经系统损害、周围神经系统损害和器质性精神障碍。呼吸系统后遗症肺间质性病变伴肺功能异常或低氧血症,支气管哮喘、气道狭窄。还有慢性中毒靶器官的损害。临床治疗后仍会遗留长期甚至终身的器质性损害,需要康复治疗,来提高患者的劳动能力和生存质量。

传统的康复技术是通过物理治疗、作业治疗、言语康复、心理康复、康复工程等规范的康复流程和康复评定,最大限度地减轻障碍和改善功能,提高日常生活能力,对降低急性中毒的致残率,提高患者的生存质量。其最终目的是使患者回归家庭,回归社会。其中的物理治疗因没有化学药品所常有的各种副作用,不会对胃肠道产生刺激,在脑、呼吸、周围神经的康复应用较多,需要注意包括中医针灸综合康复治疗方法的选择以及必要的康复护理。

传统的康复技术主要以康复手法为主,存在一定的局限性。随着计算机技术的日新月异,人工智能将广泛应用于中毒后遗症的康复领域。

八、预防

预防职业中毒必须采取综合措施,防毒措施的具体办法有根除毒物、降低毒物浓度、加强个体防护、安全卫生管理及环境监测与健康监护等。从生产工艺流程中消除有毒物质,在保障不影响产品质量的前提下,用无毒或低毒物质代替有毒物质。达到根除毒物。通过技术革新,控制毒物的逸散或消除工人接触毒物的机会;加强通风排毒;缩小毒物波及的范围,以便减少受毒物危害的人数;通过改变工艺建筑布局,减少人员毒物暴露机会等措施来降低空气中毒物浓度使之达到或低于最高容许浓度。通过生产设备的维修和管理,特别是化工生产中防止跑、冒、滴、漏,以及建立健全安全生产的各项规章制度来加强安全卫生管理。个人防护与个人卫生虽不是根本措施,但在许多情况下起着重要作用。常用的个人防护用品有防护服装、防护面具(包括防毒口罩与防毒面具)。个人卫生设施中应设置盥洗设备、淋浴室及存衣室、配备个人专用更衣箱。此外,健全的职业卫生服务在预防职业中毒中极为重要,要定期监测作业场所空气中毒物的浓度。做好就业前健康检查和定期健康检查工作,以便早期发现工人健康受损害情况并及时处理。

(赖　燕)

第二节　金属与类金属中毒

一、铅及其化合物(不包括四乙基铅)

(一) 理化性质

铅(Pb)为灰白色质软的重金属,原子量207.19,比重11.34,熔点327.5℃,沸点1 740℃,不溶于水,可溶于热浓硝酸、硫酸、盐酸等,加热至400℃以上时即有大量铅蒸气逸出,并在空气中迅速氧化为铅氧化物。

常见铅的无机化合物有:一氧化铅(PbO),分黄色粉末(黄丹)和橘黄色结晶(密陀僧)两种,可溶于水和酸、碱中;二氧化铅(PbO_2),为棕褐色结晶,不溶于水,但溶于酸、碱;四氧化三铅(Pb_3O_4),为鲜红色粉末,称为红丹、红铅或铅丹,不溶于水,可溶于冰醋酸、盐酸;碱式碳酸铅[$PbCO_3 \cdot 2Pb(OH)_2$],为白色粉末,又称铅白、铅粉、铅锡、胡粉、宫粉等,不溶于水,溶于醋酸、碳酸;碱式硫酸铅[$PbSO_4·3PbO·H_2O$],为白色粉末,不溶于水和酸;硫化铅(PbS),为黑褐色结晶,溶于稀盐酸;硫酸铅($PbSO_4$),为白色结晶;铬酸铅($PbCrO_4$),为黄色粉末,又称铅铬黄,不溶于水,可在强酸、强碱中分解,对弱酸无反应;醋酸铅[$Pb(CHaCOO)_2·3H_2O$],称"铅糖",极易溶于水及稀盐酸;砷酸铅[$Pb_3(AsO_4)_2$]不溶于水,可溶硝酸及碱等。

（二）职业接触

1. 铅矿的开采及冶炼。

2. 蓄电池行业,其中以铅酸蓄电池耗铅量最多。

3. 制造含铅化工设备、管道、构件、放射线防护材料,金属铸造业的铅预热处理,罐头生产中的锡焊作业,化工生产制造各种含铅化合物等。

4. 交通运输行业,如火车轴承挂瓦、桥梁工程、拆修或制造船舶。

5. 电力电子行业,如制造保险丝、电缆、电子显像管、压电陶瓷等。

6. 军火工业的子弹制造,射击试验等。

7. 铅的化合物的接触机会更多,如含铅油漆、颜料(铅白、铅丹、铅铬黄、密陀僧等)、釉彩、陶瓷、玻璃;塑料工业(碱式硫酸铅、碱式亚磷酸铅、硬脂酸铅等);橡胶工业(氧化铅、硫化铅等);军火工业[叠氮化铅(PbN_6)];汽油防爆剂(四乙基铅);自来水与暖气管道的连接(铅白)等的生产和使用。

（三）发病机制及毒理

铅化合物毒性的强弱与其种类、溶解度、铅烟尘颗粒的大小、侵入途径及形态等有密切关系。同时还受机体因素(如年龄、生理、营养状况)及遗传因素的影响。国际癌症研究机构已将其定为人类可疑致癌物(2A类)。

1. 吸收　主要通过呼吸道与消化道吸收,一般不能透过完整皮肤。职业性铅中毒多由呼吸道吸收所致,铅烟和细小铅尘在肺内吸收率可达30%以上。铅由胃肠道的吸收率为7%~10%。空腹时可达45%;食物中缺钙、铁、锌和高脂肪等均可增加铅的吸收。胃肠道对不同铅盐的吸收率主要取决于它的溶解度,如溶解性较大的醋酸铅、氧化铅、氯化铅可迅速吸收,不易溶解的硫酸铅、铬酸铅、碳酸铅等吸收率则稍低。在职业活动中,铅可以通过污染的手指(如在车间内吸烟、进食等)进入消化道。

2. 分布　进入血液的铅90%以上与红细胞结合,仅6%左右与血浆内转铁蛋白或白蛋白结合。红细胞内的铅约有50%左右与Hb结合,另外的部分因和低分子蛋白或红细胞膜结合,故易扩散,而和血浆内铅保持动态平衡,并通过血浆进入其他组织,其中以肝、肌肉、皮肤、结缔组织含量较高,其次为肺、肾、脑。体内铅数周后约90%转移到骨内,其中70%以正磷酸铅形式十分稳定地储存于骨皮质内;其余部分仍可转移至其他组织。

3. 代谢　铅在体内代谢与钙相似,能促进钙沉积的因素也有助于铅的沉积。缺钙、内环境紊乱(酸中毒)、感染、酗酒、饥饿、发热等可使骨内磷酸铅转化为磷酸氢铅而进入血液,如高钙饮食可使铅储存于骨内。

4. 排泄　吸收进入体内的铅主要经肾由尿液排出(75%以上)。经消化道进入的铅大部分由粪便排出,少量经肠道吸收后,多通过肝脏排出,其中一部分仍可为肠道再吸收,进入"肠-肝循环"。经呼吸道吸入的铅,部分可经呼吸道纤毛作用排出,其余部分则被吞入消化道,随粪便排出。体内的铅亦可经汗腺、乳汁、唾液和月经等排泄,但量较少。铅还可通过胎盘,妊娠母亲体内的铅可迅速转运到胎儿,影响子代。血铅的生物半衰期约为19天,软组织铅约为 21 天,骨铅约为 20 年。

5. 中毒机制　目前尚未完全阐明,氧化应激被认为是铅毒性的主要机制。影响一氧化氮的代谢调节,细胞正常功能受损;铅能与体内生物活性物质结合,使其结构和功能改变,如与还原型谷胱甘肽分子中的巯基结合,改变其结构,使之失去抗氧化活性,导致氧化应激形成。如在血红素生成途径中,它能与 δ- 氨基 -γ- 酮戊酸脱氢酶结合,使之不能进行下一步合成反应,血红素合成受阻,δ- 氨基 -γ- 酮戊酸不断蓄积,此物质会诱导氧化应激形成,对铅毒性的形成有协同作用。另一致病机制是它的离子能替代体内其他二价阳离子如 Ca^{2+}、Mg^{2+}、Fe^{2+} 和单价阳离子如 Na^+,干扰机体各种基本生物学过程,如细胞内和细胞外信号转导、细胞粘连、蛋白质折叠(protein folding)和成熟、细胞凋亡、离子转运、酶调节、神经递质释放等。铅的这种“离子机制”主要影响神经系统,如替代钙离子后,铅可以以可观的速度竞争性通过血脑屏障,蓄积在星形神经胶质细胞中,铅的毒性还可能表现在影响神经递质的合成与释放、干扰细胞信号转导通路和影响学习记忆形成等。主要累及神经、造血、消化、肾脏、肝脏及心血管系统,有以下几点:

(1)对造血系统的影响:

1)影响血红蛋白的合成在铅中毒机制研究中,卟啉代谢障碍是其重要和较早的变化之一,临床常选用尿中 ALA、粪卟啉及血液中 FEP 或 ZPP 作为铅中毒重要的辅助诊断指标。

2)溶血多见于急性铅中毒,因铅可抑制红细胞膜 Na^+-K^+-ATP 酶活性,使红细胞内 K^+ 逸出,导致细胞膜崩溃而发生溶血;另外铅还可与红细胞膜表面的磷酸盐结合,使红细胞机械脆性增加,亦为引起溶血的原因。

(2)对神经系统的影响:铅引起体内 ALA 增多,可通过血脑屏障进入脑组织,因其与 γ-氨基丁酸(GABA)结构相似而可与之竞争突触后膜上的 GABA 受体,影响 GABA 的功能;铅抑制血红素的合成,也会导致脑内细胞色素 C 浓度减低,而影响氧化磷酸化过程,因血红素是细胞色素的辅基;铅模拟钙对神经系统的生理作用,干扰神经递质的释放,造成神经功能紊乱。此外,铅可引起神经细胞节断脱髓鞘、轴索变性及施万细胞破坏等,以上机制最终可引起脑病和周围神经病。低浓度铅可造成血脑屏障受损,使铅更容易进入脑组织,高浓度下,铅更可直接损伤脑内微血管,影响脑细胞功能。

(3)对消化系统的影响:铅可抑制肠壁碱性磷酸酶和 ATP 酶的活性,造成平滑肌痉挛,引起腹绞痛;铅可能还会引起太阳神经丛病变而导致肠壁平滑肌痉挛,或使小动脉壁平滑肌收缩引起肠道缺血导致腹绞痛;亦有人认为系胃肠道神经节前纤维释放乙酰胆碱减少及 Na^+-K^+-ATP 酶活性受抑制所引起。铅同样可引起肝内细胞色素系统(包括细胞色素 P450 和混合功能氧化酶)功能紊乱,影响肝功能。急性铅中毒时,铅还可直接损害肝细胞并可使肝内小动脉痉挛引起局部缺血,导致急性铅中毒性肝病。

(4)对肾脏的影响:铅可影响肾小管功能,主要是影响近曲小管。慢性铅中毒时,除损害肾小管外,还可引起进行性间质纤维化,最终导致慢性肾衰竭。

(5)对心血管系统作用:与高血压的关系可能与铅可造成肾上腺素—血管紧张素—醛固酮系统功能紊乱,导致血管收缩有关。

(6)其他:铅可影响骨骼的代谢,导致骨骼发育畸形、骨质疏松、骨关节炎等。干扰免疫功能和内分泌功能。铅具有遗传毒性,影响生殖系统,并可通过胎盘屏障和乳汁,引起婴幼儿铅中毒。国际癌症研究机构(International Agency for Research on Cancer,IARC)将无机铅化合物列为人类可疑致癌物,研究发现对实验动物有致癌作用,但尚无充足证据证实铅与人类癌症的发病之间存在剂量-效应关系。

(四)临床表现

1. 症状及体征

(1)急性铅中毒:工业生产中发生急性铅中毒的机会较少,但可见到职业性亚急性铅中毒,其临床表现与急性中毒十分相似。急性铅中毒主要因消化道吸收引起,多见于服用含铅中草药偏方引起。其常有潜伏期,短者4~6小时,一般2~3天,最长者1~2周;中毒后,口内有金属味、恶心、呕吐、腹胀、纳差、便秘(多见)或腹泻,阵发性腹部剧烈绞痛(铅绞痛),及头痛、头晕、乏力、全身酸痛、血压升高、出汗、尿少、苍白面容(铅容)等全身症状。严重时可合并多脏器功能损伤,如中毒性脑病(多见于儿童),可有痉挛、抽搐,甚至因谵妄、高热、昏迷和循环衰竭造成死亡;又如中毒性肝病,可见黄疸,胆红素升高,肝大、压痛,ALT明显升高;中毒性肾病,尿中可见红细胞、白细胞、β_2-微球蛋白增高及严重肾功能障碍;轻或中度贫血;有时尚可见麻痹性肠梗阻及消化道出血等。实验室检查示铅中毒指标明显异常。

(2)慢性铅中毒:长期在超过容许浓度的环境中工作,国内以铅冶炼、蓄电池等行业多会发生职业性慢性铅中毒。非职业因素如环境铅污染、长期服用含铅的中药、长期误食含铅食品等,都可发生慢性铅中毒,通常呈慢性、隐匿过程,疲劳、缺钙、饮酒、饥饿、创伤、感染、发热、骨骼疾病等因素可以诱发,而使症状加重,甚或出现腹绞痛或铅麻痹。

1)神经系统表现

①中枢神经系统早期症状不明显,主要表现为头痛、头晕、乏力、失眠、多梦、健忘等神经症表现;铅通过血脑屏障进入中枢神经系统后可引起中毒性脑病,表现为反应迟钝、定向力障碍等,严重者有剧烈头痛、恶心、呕吐、视物模糊、烦躁、谵妄、昏迷、癫痫样抽搐等。铅还引起耳蜗的毒性损伤,对中枢听觉、外周听觉系统的影响。

②中毒性周围神经病多在接触铅一定时间后发生,病程呈渐进性,起病隐袭,以运动功能受累为著。主要表现为伸肌无力,使用最多的肌肉表现更明显,常伴关节肌肉疼痛及肢体远端对称性感觉障碍及局部自主神经功能障碍。严重时,可发生肌肉麻痹,亦称“铅麻痹”,多见于桡神经支配的手指和手腕伸肌肌无力,使腕下垂,亦称“垂腕症”,或腓神经支配的腓骨肌,伸趾肌肌无力,使足下垂,亦称“垂足症”。神经肌电图检查可提供周围神经损伤的证据,当患者处于亚临床状态时,神经肌电图已可发现神经传导速度减慢、远端潜伏期延长、肌电图改变符合神经源性损害。

2)消化系统表现

①铅线:由于口腔卫生不良,齿龈边缘处可有约1mm的硫化铅沉积造成的蓝灰色“铅线”,急性铅中毒较易见到,有一定的诊断价值。

②消化功能紊乱:可有食欲降低、口内金属异味、腹胀、恶心、便秘、腹部不定部位隐痛。

③腹绞痛:是铅中毒最突出的症状之一,发作前多以腹胀和顽固性便秘作为先兆,并逐渐加重,或伴全身无力。腹绞痛多数为突然发作,每次持续数分钟至数小时,为持续性疼痛阵发性加重;疼痛部位多在脐周围,亦有在上、下腹部,疼痛常剧烈难忍,弯腰屈膝,蜷曲捧腹,且面色苍白、焦虑、全身出冷汗、咬牙呻吟、可有恶心、呕吐;一般止痛药不易缓解,按压腹部稍感缓解。检查见腹部平坦柔软,无固定压痛点,无明显反跳痛,但有时腹肌可稍紧张,肠鸣音可减弱,正常或阵发性增强,常伴有暂时性血压升高,眼底视网膜动脉痉挛;可出现麻痹

性肠梗阻和消化道出血,持续数日至一周。

3)造血系统:贫血是铅中毒最常见的症状之一,多为轻度低色素正常细胞性贫血;可有网织红细胞、碱粒和点彩红细胞增多,白细胞和血小板一般无明显影响。

4)肾脏表现:慢性铅中毒主要损伤近曲肾小管,造成肾小管重吸收功能降低,导致氨基酸尿、糖尿、高磷酸盐尿、低分子蛋白尿及尿中肾小管酶如碱性磷酸酶(AKP)、乳酸脱氢酶(LDH)、N-乙酰-8-D-葡萄糖苷酶(NAG)活性增高。早期肾脏损害经驱铅治疗后有可能恢复;如长期未脱离铅接触和及时治疗,则可导致肾小管萎缩、间质纤维化,甚至肾小球硬化,最终引起慢性肾功能不全。

5)其他:铅与高血压的关系目前尚无明确结论。铅对生殖毒性,女性对铅较敏感,在较低的血铅水平情况下,铅和流产、低体重儿的出生有关;铅亦可引起男性精子活动度减低等;铅还能通过胎盘进入胎儿体内,并通过乳汁引起婴儿中毒。

2. 实验室检查 铅的检测应严格按照国家要求的标准方法和操作规程进行。

(1)尿铅:反映长期铅接触水平的敏感指标之一,也是观察驱铅效果的最好指标。但波动性较大,影响因素较多。国内近年调查的尿铅"生物接触限值"(biological exposure limit,BEL),亦即铅接触者不发生中毒的尿铅最高值为 0.34μmol/L(0.07mg/L);诊断值为 0.58μmol/L(0.12mg/L)。

(2)血铅:反映近期铅接触指标,与其他指标相关性较好,且与中毒程度密切相关。国内血铅生物接触限值为 1.9μmol/L(400μg/L),诊断值为 2.9μmol/L(600μg/L)。血铅水平只与环境铅暴露水平呈平衡关系,不能直接反映机体铅负荷量的高低,同时当机体处于大剂量铅暴露时,不能敏感反映出这种变化。

(3)红细胞锌原卟啉(ZPP):均是铅性贫血的敏感指标,故也作为筛检铅中毒首选指标。ZPP 则为 2.91μmol/L(13μg/gHb)。

(4)尿 δ-氨基-γ-酮戊酸(尿 δ-ALA):敏感性相对较差,只宜和其他指标合用,其诊断值为 61.0μmol/L(8mg/L)。

(5)骨铅:只有骨骼中的铅含量才是正确反映人体铅中毒程度的指标,骨铅可作为评估慢性铅中毒程度好的生物学标志物。建议胫骨铅的蓄积剂量需<15μg/g。方法有待进一步规范。

(五) 诊断及鉴别诊断

依据 GBZ 37《职业性慢性铅中毒诊断标准》进行诊断。

根据确切的铅职业接触史以及神经、消化、造血系统为主的临床表现与有关实验室检查,参考作业环境调查,进行综合分析,排除其他原因引起的类似疾病,方可诊断。

1. 轻度中毒

(1)血铅 ≥2.9μmol/L(0.6mg/L、600μg/L)或尿铅 ≥0.58μmol/L(0.12mg/L、120μg/L);且具有下列一项表现者,可诊断为轻度中毒:

1)尿 δ-氨基-γ-酮戊酸 ≥61.0μmol/L(8 000μg/L)者;

2)红细胞锌原卟啉(ZPP)≥2.91μmol/L(13.0μg/gHb);

3)有腹部隐痛、腹胀、便秘等症状。

(2)络合剂驱排后尿铅 ≥3.86μmol/L(800μg/L)或 4.82μmol/24h(1 000μg/24h)者,可诊断为轻度铅中毒。

注：络合剂驱铅可用依地酸二钠钙 1.0g，加入 5% 葡萄糖液 250ml 中静脉滴注，收集 24 小时尿进行尿铅测定。

2. 中度中毒 在轻度中毒的基础上，具有下列一项表现者：

(1) 腹绞痛；

(2) 贫血；

(3) 轻度中毒性周围神经病。

3. 重度中毒 具有下列一项表现者：

(1) 铅麻痹；

(2) 中毒性脑病。

4. 鉴别诊断 铅中毒性腹绞痛需要与其他急腹症鉴别。铅绞痛发作频繁，持续时间长，部位以下腹为主，但不固定，无腹胀，在疼痛缓解期间腹肌可放松。且有铅接触史、铅吸收的证据以及其他铅中毒症状。铅引起的贫血要与缺铁性及溶血性贫血相鉴别；铅性脑病要与脑炎、脑肿瘤和其他化学物引起的中毒性脑病相鉴别；铅引起的周围神经病要与药物及其他化学物中毒及糖尿病、感染性多发性神经炎等疾病相鉴别。

(六) 治疗及康复

1. 急性铅中毒

(1) 中止毒物接触：经呼吸道吸入者，应立即脱离有毒环境，换洗衣服，清洗皮肤；经消化道急性中毒者，应立即洗胃，导泻，保护胃黏膜。

(2) 驱铅治疗：常用依地酸二钠钙（CaNa$_2$-EDTA）1.0g 加入 5% 葡萄糖 250~500ml 内静脉滴注，每日 1 次，连续 3~4 天为一个疗程。也可使用二巯丁二钠（Na-DMSA）1.0g 用 5% 葡萄糖或生理盐水配成 5%~10% 浓度静脉注射，1~2 次 /d，连用 3~5 天。至急性症状缓解为止。

(3) 腹痛剧烈时可用钙剂或阿托品、654-2 等缓解，但当出现麻痹性肠梗阻、腹胀、顽固性便秘时应慎用；驱铅治疗常更为有效。

(4) 保护肝、肾、心肌功能，营养神经，纠正贫血、脑水肿。

(5) 维持内环境稳定，并给予对症营养支持治疗。

2. 慢性铅中毒

(1) 一般处理：脱离铅作业，适当休息，营养支持，必要时给予维生素类、中草药等治疗。

(2) 驱铅治疗：常用药物为依地酸二钠钙（CaNa$_2$-EDTA）和二巯丁二钠（Na-DMSA），用法同急性中毒。根据驱铅后 24 小时的尿铅值决定是否需要行下一疗程的驱铅治疗；根据病情酌用 3~5 个疗程，两个疗程间隔不要少于 6~7 天，以减少副作用。此外，如多次排铅，还应给予补充微量元素，尤其是锌、铁等；避免患者对络合剂的"过络合综合征"疲劳、乏力、食欲减退等。也可口服二巯丁二酸，剂量为 0.5，2~3 次 /d，3 天为一个疗程，间隔 3~4 天进行第二个疗程。

(3) 对症治疗：腹绞痛、贫血、周围神经病、中毒性脑病等，可参照急性铅中毒，但最有效的治疗仍为驱铅治疗。

3. 康复 一般轻度铅中毒患者是可以完全治愈。中、重度铅中毒患者有中毒性周围神经病，特别是"垂腕、垂足"者应在驱铅治疗同时进行康复治疗，积极配合肢体康复训练，如针灸、推拿和各种理疗，对肌张力低下、肌肉萎缩患者，除加强推拿外，还可以进行肌肉生物反馈电刺激或低中频电刺激等理疗措施,以减少伤残程度。

(七) 预后

慢性轻度、中度铅中毒治愈后可恢复原工作,重度中毒者必须调离铅作业,并根据病情给予治疗和休息。

(八) 预防

首先应在作业场所控制铅的接触水平,应用无毒或低毒材料代替铅,改革工艺产过程密闭化,减少手工操作,降低车间空气中铅的浓度。加强个人防护,铅作业者应穿防护量过滤式防烟尘口罩,严禁在车间进食,坚持湿式清扫。定期监测车间空气中铅浓度,对铅作业者就业前体检与就业后定期健康检查,严格实行职业禁忌管理。职业禁忌证包括贫血、卟啉病及多发性周围神经病。

二、汞及其化合物

(一) 理化性质

汞(Hg),是常温下唯一呈液态的金属,又称"水银"。汞的原子量为200.59,比重13.6,熔点 −38.87℃,沸点为356.58℃。汞在常温下即能蒸发,它不溶于水和有机溶剂,也不溶于盐酸、稀硫酸和碱液,但能溶于脂质;它还可溶解多种金属形成合金——"汞齐",加热此种汞合金使汞蒸发,即可得另一纯净金属。汞易流动,几乎无孔不入;其蒸气尚可吸附于衣物,成为扩大汞污染不可忽视的途径之一。

汞有两种化合价:①亚汞(Hg^+),最常见的亚汞化合物为氯化亚汞(Hg_2Cl_2),也称甘汞,早年曾广泛用作缓泻剂;其次为氧化亚汞(Hg_2O),乃金属汞在空气中缓慢氧化生成。②二价汞(Hg^{2+}),此状态可生成多种稳定化合物,最常见的为氯化汞($HgCl_2$),亦称升汞,是重要的消毒剂及化工原料。其他尚有氧化汞(HgO,亦称三仙丹)、硫化汞(HgS,亦称朱砂)、醋酸汞[$Hg(CH_3COO)_2$]、硝酸汞[$Hg(NO_3)_2$]、硫酸汞($HgsO_4$)等,这些化合物在体内可很快解离出 Hg^{2+}。

(二) 职业接触

除汞矿的开采、冶炼过程有接触汞的机会外,汞的职业性接触主要在于它的应用过程:

1. 化学工业　主要见于水银电解法制碱、有机合成使用汞或其化合物作为触酶或定位剂,以及用汞作原料生产医药(甘汞、升汞及汞撤利等)、农药、试剂等。

2. 仪表行业　主要用于某些仪表制造、维修、校检等,如温度计、血压计、气压计等。

3. 电器行业　主要用于灯具、开关、电子管制造等。

4. 其他　如使用汞齐提取金银、补牙、制镜、制造雷汞(起爆剂),以及用汞盐处理毛绒、制革等。汞和汞的化合物曾经广泛地应用于医药领域,如汞化合物曾被用来治疗梅毒下疳等。值得关注的还有汞齐补牙过程中的汞接触,涉及牙医、技师及接受补牙的患者;汞齐补牙已经有150多年的历史,按照重量计,汞齐的组成为汞50%、35%银、9%锡、6%铜及少量的锌,一次补牙元素汞的使用量在750~1 000mg 之间。

(三) 发病机制及毒理

1. 吸收　汞的吸收及毒性主要取决于汞的化学形式及接触途径。金属汞在室温下为液体,有较强的挥发性,在生产条件下主要以蒸气形式经呼吸道侵入人体;汞蒸气具有脂溶性和高度弥散性,容易经肺泡吸收,且吸收速度快,吸收量可达75%~100%。金属汞经消化道的吸收量甚微,常少于摄入量的 0.01%;金属汞和汞盐不易为完整的皮肤吸收,但无机汞盐则主要经由消化道进入体内,其吸收量主要取决于它的溶解性。非职业性汞中毒主要方式如使用偏方、意外接触、使用含汞美白产品、静脉注射、投毒等,同时注意"二次汞污染"引起的中毒及医源性汞中毒。

2. 分布及代谢 汞吸收入血后,最初主要分布于红细胞中,后被氧化为 Hg^{2+} 而进入血浆,与蛋白质结合,输送到各组织器官中去;而后则逐渐向肾脏尤其是近曲小管集中,储存在肾小管细胞中,与金属硫蛋白结合生成较稳定的汞硫蛋白而失去活性,并进而被溶酶体吞噬,得以较安全地储存于细胞中。一小部分则以元素汞的形式溶解在血脂中,可通过血脑屏障及胎盘屏障,在脑内可被进一步氧化为 Hg^{2+} 而长期储存,这是金属汞中毒较无机汞盐中毒多见中枢神经损害的原因。

3. 排泄 血汞以低分子"可扩散汞"形式不断向全身组织输送,Hg^{2+} 在血中的半衰期为 2~4 天;两个半衰期后,约 90% 的血汞可得到清除。汞在体内的排泄规律则较复杂,一次注射 $HgCl_2$ 后 60 天约可排出 85%,其余的 15% 排出则较缓慢,半衰期约为 100 天,主要经肾排出。长期接触汞时,约有 10% 是以 Hg^0 的形式经呼气或皮肤蒸发排出,肠道则是早期的主要排出途径之一;至少有 50% 是经肾脏排出的,还有少量经汗液、唾液、乳汁等排出。国内学者发现,高强度汞接触时,肾小球亦可排出白蛋白结合汞。金属汞可穿透血脑屏障,与脑内组织蛋白结合紧密,不易透过血脑屏障被排出,主要沉积在大脑皮质及大脑基底节区、某些脑干核团及小脑。

4. 汞的毒性机制

(1)与功能性酶类巯基结合,干扰酶的正常活性及相应抗氧化功能、抑制微管蛋白、破坏线粒体正常功能,引起神经元内部生化动态失衡、干扰神经递质正常活动,从而破坏神经元结构;

(2)二价汞的亲电子性还决定它对 DNA 也具明显攻击性,可造成 DNA 单链断裂,其效应颇似 X 线照射,使汞成为人类新的可疑致癌物;

(3)引起细胞内钙超载,导致磷酯酶 A 激活、大量花生四烯酸产物及超氧阴离子自由基生成,细胞损伤;

(4)肾脏免疫性损伤主要是能与体内蛋白结合形成免疫复合物,通过肾小球滤过膜系统,导致膜性肾病。有学者提出 Hg^{2+} 首先损伤肾小管,导致受损肾小管释放出抗原从而造成肾小球免疫损伤;可与肾小管上皮细胞的 DNA 结合,继而诱导肾小管上皮细胞凋亡,逐渐出现肾小球功能损害。

(四) 临床表现

1. 症状及体征

(1)急性中毒:职业中毒多为急性接触高浓度的金属汞蒸气引起,人吸入 1~3mg/m³ 的汞蒸气数小时可引起急性汞中毒。造成以呼吸系统、神经系统、消化系统及肾脏等多器官损伤。临床表现主要包括金属烟雾热、急性气管 - 支气管 - 肺炎、消化系损伤、肾小管损伤、皮疹。具体如:

1)全身症状:最初仅有口中金属味,连续接触数小时后,患者会感觉胸痛、咳嗽、寒战、乏力,偶有咯血,以及发热(38~39℃)、寒战,还伴有头痛、头晕等症状。

2)呼吸系统症状:出现支气管肺炎表现,出现剧咳、呼吸困难、咳痰、咯血,甚至出现呼吸衰竭。体检可见呼吸急促、肺内广泛啰音;X 线胸片示有广泛不规则阴影,甚至融合成片;实验室检查可有白细胞升高、低氧血症。

3)消化系统症状:1~2 天后即见严重口腔炎表现,牙龈肿胀、出血、化脓,牙齿松动、脱落,及恶心、呕吐、腹痛、腹泻等,严重者可出现肝功能异常、肝大。

4)泌尿系统症状:2~3 天后出现,主要为急性肾小管坏死所致,可见蛋白尿、血尿、颗粒管型尿,伴尿钠增高、滤过钠排泄率(FENa)增加、尿渗透浓度减低,严重者出现急性肾衰竭。

5)皮疹:有些汞化合物是皮肤的直接刺激剂,多在接触后 1~3 天出现,常为散在性斑丘疹,四肢及面部较多,可融合成片或溃疡、化脓,严重者可发生剥脱性皮炎。

(2)慢性中毒:职业性慢性汞中毒多因长期接触较大量的汞蒸气引起,其典型临床特征有三个,即易兴奋症、震颤及口腔 - 牙龈炎。但随着职业卫生条件的改善,工人的接触水平已大大降低,上述典型表现已不多见,但上述特点仍不失为慢性汞中毒临床表现的核心所在。具体表现主要为:

1)神经精神障碍:早期主要为神经衰弱症状,可伴有自主神经功能紊乱、性欲减退。继而出现情绪和性格改变,如急躁、易激动、胆怯、羞涩、孤僻、抑郁、好哭、注意力不集中,甚至出现幻觉;严重可表现为小脑病变或癫痫大发作或精神分裂症。此种性格改变及精神异常乃慢性汞中毒最具特色的临床表现。对周围神经损害表现为四肢麻木、无力、感觉异常、疼痛等表现,患者自述出现"蚁行感"。

2)震颤:最初仅见腱反射亢进,手指震颤,也可伴有眼睑、舌震颤,呈意向性细微震颤,病情进展可逐渐波及前臂、上臂粗大震颤。

3)口腔炎 - 牙龈炎:早期多为牙龈肿胀、酸痛、渗血、流涎,唾液腺肿大;继而发展为牙龈萎缩、牙齿松动甚至脱落,口腔卫生不好者可在龈齿交界处出现蓝黑色"汞线"。

4)肾脏损伤:主要表现为近曲小管功能障碍,如低分子蛋白尿、氨基酸尿等;病情发展时可出现无症状性蛋白尿,甚至引起肾病综合征,病理类型主要为膜性病变和系膜增生性病变。但预后均较好,脱离接触经治疗后,可痊愈。

5)其他:尚可见有汞毒性晶状体炎、皮炎、肝大等;近年还有报告出现全身肌肉疼痛者,因与接触剂量无关,故推测可能与变态反应因素有关。

2. 实验室检查　最为特异的实验室指标为生物样本中汞含量的测定,如尿汞、血汞、发汞、唾液汞等;后二者因取材、操作烦琐,目前已很少在临床应用。

(1)血汞:汞及其化合物一旦进入体内,可迅速出现于血中,且与摄入量(如车间空气中汞浓度等)相关。汞在血中的半衰期为 2~4 天,两个半衰期后,约 90% 的汞已从血中清除;一次摄入后一周左右,血中已很难检出,故血汞仅宜用作检查汞的早期接触指标。我国尚无血汞生物接触指标,国外资料认为,正常人血汞水平不应高于 $0.05\mu mol/mol/L(10\mu g/L)$。

(2)尿汞:一般在汞摄入后 3~5 天后才见增高,1~3 个月达到峰值;停止接触后,尿汞增加仍可持续 6~8 个月,与接触水平和血汞水平均有较好相关性,为临床检测过量汞接触最常用的指标(一般均测尿总汞);但其与脑内的汞沉积量并无相关性,尿汞含量与临床表现比一定平行,所以不能单独用它判定有无中毒,需要结合临床综合分析,尿汞只能反映近期汞的接触水平。我国尿汞的生物接触限值定为 $20\mu mol/molCr(35\mu g/gCr)$。

(五)诊断与鉴别诊断

依据 GBZ 89《职业性汞中毒诊断标准》进行诊断。

1. 急性中毒

(1)轻度中毒:短期内接触大量汞蒸气,尿汞增高,出现发热、头晕、头痛、震颤等全身症状,并具有下列任一项者:

1)口腔-牙龈炎和/或胃肠炎;

2)急性支气管炎。

(2)中度中毒:在轻度中毒基础上,具有下列任一项者:

1)间质性肺炎;

2)明显蛋白尿。

(3)重度中毒:在中度中毒基础上,具有下列任一项者:

1)急性肾衰竭;

2)急性中度或重度中毒性脑病。

2. 慢性中毒

(1)轻度中毒:长期密切接触汞后,具备下列任何三项者:

1)神经衰弱综合征;

2)口腔-牙龈炎;

3)手指震颤,可伴有舌、眼睑震颤;

4)近端肾小管功能障碍,如尿低分子蛋白含量增高;

5)尿汞 $\geq 20\mu mol/mol\ Cr\,(35\mu g/g\ Cr)$。

(2)中度中毒:在轻度中毒基础上,具有下列一项者:

1)性格情绪改变;

2)上肢粗大震颤;

3)明显肾脏损害:尿中出现蛋白、管型及血尿、水肿。

(3)重度中毒:慢性中毒性脑病:以小脑共济失调表现多见,还可表现为中毒性精神病。

3. 鉴别诊断　急性汞中毒需与急性上呼吸道感染、感染性肺炎、药物过敏、传染性疾病、金属热等相鉴别;慢性汞中毒注意与神经衰弱、口腔炎、震颤、肾损害及精神改变等相鉴别。

(六)治疗及康复

1. 急性中毒　急性吸入高浓度的汞蒸气者,应立即脱离中毒现场,淋浴更衣,静卧保暖,并作如下处理:

(1)驱汞治疗:常用二巯丙磺钠(2.5~5.0mg/kg,肌内注射)可每6~8小时一次,2天后改为每日一次,6天为一个疗程;或二巯丁二钠(具体可参见第一节)。但出现明显肾损伤,尤其是发生急性肾衰竭者,则不宜进行药物驱汞,可在血液透析配合下进行药物驱汞。

(2)对症治疗:如化学性肺炎可给吸氧、糖皮质激素、抗生素;口腔炎可给0.1%依沙吖啶或3%双氧水含漱;神经系统症状可用镇静安神药物;严重皮疹可用糖皮质激素;并投用硒化合物、谷胱甘肽、维生素类等,以助解毒排泄。口服汞盐者应及早用温盐水及0.2%活性炭交替洗胃,而后灌入牛奶(或蛋清)和活性炭(20g),并补液利尿,早期实施血液净化治疗,防治肾功能不全。

2. 慢性中毒

(1)驱汞试验:长期接触汞而尿汞正常者,经用5%二巯丙磺钠5ml,一次肌内注射,尿汞>45μg/d,提示有过量汞吸收存在,对诊断有参考意义。

（2）驱汞治疗：驱汞药物与急性汞中毒相同,一般每日1次,3天一个疗程,间隔3~4天,根据驱汞后24小时的尿汞值决定是否需要行下一疗程的驱汞治疗。也可使用二巯丁二酸胶囊（0.5g,3次/d,连续3天,间隔3~4天为一个疗程）口服。一般用药3~5个疗程,注意避免"过络合综合征"。

（3）对症治疗：对神经衰弱症状可使用镇静安眠药、健脑补肾药、维生素类、硒类等,并适当使用脑代谢促进剂,以及护肾和抗氧化自由基治疗。

3. 康复治疗　急性汞中毒二巯基丙磺酸钠驱排治疗应及时规范,肾病综合征者在有效驱排同时监测蛋白尿,不宜单用激素,肾衰竭可血液净化替代治疗,精神障碍者加用抗精神病类药物,病程较长,逐渐出现的主动性缺乏、意志减弱、行为退缩、生活懒散等,严重影响个人参与家庭和社会能力,生存质量大大降低。因此,有效的康复治疗对提高精神疾病患者生存质量有着十分重要的作用。

（七）预后

轻度中毒治愈后可恢复原工作,中、重度中毒治疗后不宜从事毒物作业。

（八）预防

1. 改革工艺及生产设备,控制工作场所空气汞浓度,用无毒原料代替汞。应尽量密闭作业,应有净化装置可以回收汞蒸气,防止环境污染。

2. 加强个体防护,建立操作制度作业场所应严禁吸烟、进食、喝水;下班后应淋浴更衣;工作服不得穿回家,并定期清洗。

3. 认真开展健康监护工作,定期进行健康查;孕妇及哺乳期妇女应调离隶作业岗位;执行职业禁忌证有关规定。

三、锰及其化合物

（一）理化性质

锰（Mn）属黑色金属,原子量54.94,熔点1 244℃,沸点1 962℃,比重7.2,质脆硬,带银灰色光泽。常见价态为+2、+4、+7,也可为+1、+3、+6;化学活性与铁相近,在空气中易被氧化,高温时遇氧或空气可以燃烧。遇水可缓慢生成氢氧化锰;加热时可与卤素,硫、氮等作用;它可溶于稀酸而释出氢气。锰的化合物超过60种,常见的有二氧化锰（MnO_2）、四氧化三锰（Mn_3O_4）、氯化锰（$MnCl_2$）、硫酸锰[$Mn(SO_4)_3$]、碳化锰（Mn_3C）、铬酸锰（$2MnO \cdot CrO_3 \cdot 2H_2O$）、醋酸锰[$Mn(C_2H_3O_2)_2$]等,其中以$MnO_2$最稳定。

（二）职业接触

锰是地壳中含量第二多的重金属,仅次于铁,它作为一种人体必需的微量元素,每天摄入1~5mg。锰的职业性接触接触机会为:

1. 锰的冶炼　如锰矿石的开采、运输、研磨及筛选等。对锰矿石进行煅烧精炼可以得到93%~99.9%的高精度锰,此生产过程可接触到高浓度锰。

2. 冶金工业　锰主要是用来生产锰铁（占总吨位的85%~90%）;它还可以与许多其他金属制成优质合金,如锰铜合金、铝锰合金等。其他较多的应用包括二氧化锰用作炼钢还原剂,脱除钢中的氧和硫。

3. 电焊条制造　金属锰或者锰铁也用作电焊条的生产,焊药、焊料中含锰为 5%~50%,这些作业环境空气中锰浓度常可达 6mg/m³ 以上。

4. 其他用途　用于干电池生产;硅酸锰及四氧化三锰可用作玻璃或者陶瓷的色料,二氧化锰则用作玻璃脱色剂;高锰酸钾用作强氧化剂与消毒剂;代森锰可用作杀菌剂;醋酸锰可用作化肥;锰酸和高锰酸盐作为强氧化剂用于消毒、漂白;氧化锰用作染料;环烷酸锰用作汽油抗爆剂等。

(三) 发病机制及毒理

1. 吸收代谢分布排泄　锰化合物的溶解度很低,口服吸收量很少,97% 以上由粪便排出;皮肤吸收也很少,呼吸道是锰的主要侵入途径,以烟尘形式经呼吸道吸收进入血液。血中的锰与血浆中的 β- 球蛋白结合为转锰素分布于全身,小部分进入红细胞,形成锰卟啉,并迅速从血液中转移到富有线粒体的细胞中,以不溶性磷酸盐的形式蓄积于肝、肾、脑及毛发中,且细胞内的锰 2/3 潴留于线粒体内;少部分经胃肠道吸收的锰入肝,在血浆铜蓝蛋白作用下将 Mn^{2+} 氧化成 Mn^{3+},再经铁传递蛋白转运至脑毛细血管脉络丛,锰在脑中的分布以纹状体最高,但除脑外,各软组织锰的生物转化率较高,故晚期脑内锰含量反远远超过其他软组织。锰烟及锰尘吸入到肺泡内后被肺泡壁巨噬细胞吞噬。进入体内的锰经血浆转运血红蛋白结合,几乎全部随胆汁进入肠道由粪中排出,故粪锰占排出量的 97% 以上,尿中排锰量甚微,只占 6%。

2. 毒性机制　锰的化合物有 8 种不同的化学价,其化学价愈低,毒性越大。慢性锰中毒的具体发病机制尚未完全阐明,主要累及中枢神经系统,临床表现为脑双侧基底神经节(苍白球尤其是内部)局灶性损伤。其特征是该区域内剧烈的耗氧量和多巴胺(DA)的耗竭,并最终导致线粒体功能障碍,过氧化物酶和过氧化氢酶的耗尽,以及儿茶酚胺含量失衡。目前多从对多巴胺转运的影响,线粒体功能障碍,氧化应激,神经递质传输和炎症反应等角度进行探索,基底神经节中胶质细胞的炎症反应与继而发生的神经毒性损伤可能是锰毒性的又一重要机制,表现为神经细胞缺失和星型胶质细胞增生。纹状体也出现类似变化,但程度较轻。星型胶质细胞代谢产生的一氧化氮可能对苍白球和纹状体中间神经元产生进一步的损害。黑质致密部轻微损害,卢氏小体缺失,对尾核、壳核、丘脑下核的影响范围较小。CYP2D 基因突变型可能是与锰中毒有关的易感基因之一。

(四) 临床表现

急性锰中毒少见,慢性锰中毒与锰作业时间、锰烟尘浓度、防护措施有密切关系。锰中毒主要累及中枢神经系统,早期以神经行为毒性为主,晚期则以不可逆的精神和锥体外系运动功能障碍为主。

1. 症状及体征

(1)全身症状:其起病十分缓慢,绝大多数中毒的病例的接触时间都在数年以上。早期主要表现为类神经症和自主神经功能障碍,出现嗜睡,对外周事物缺乏兴趣,还有疲劳、头痛、头晕等症状。部分患者有食欲减退或阳痿,还有四肢麻木,下肢沉重无力,肌肉痛性痉挛等症状。

(2)神经行为的改变及精神症状:认知功能障碍包括记忆力减退、反应迟钝和认知灵活性、智能下降。情绪异常表现为抑郁、易激惹、忧虑、好争斗、烦恼和情感淡漠,不自主哭笑,少数病例可出现短时间的攻击性、性活动增加、幻觉及语无伦次,这些兴奋的临床表现甚至被称为"锰性精神病"。

(3)锥体外系损害症状:是病情加重的重要指征,表现为言语不清、迟钝、"面具脸"、震颤、强直、手灵敏度减弱和步态不稳、有向后倒的倾向及平衡障碍,肌张力障碍是锰中毒性帕金森综合征较常见的症状,在四肢和躯干中都能发生,早期查体有潜隐性肌张力增高,即令患者伸直抬高对侧下肢并缓慢复位时,上肢肌张力可有增高。随后四肢肌张力增高,下肢尤为明显;呈"齿轮样"肌张力增高,行走时双手摆动不协调,共济失调十分明显,闭目站立试验阳性,轮替和连续动作困难,晚期可有不恒定的病理反射、单侧中枢性面瘫、腹壁反射或提睾反射减弱或消失等锥体系损害;也可见局部肌张力障碍,如睑痉挛、表情呆板、脚底明显弯曲、斜颈和动眼神经危象,并有书写微缩现象,也称书写过小症。

震颤通常是运动性震颤。震颤的频率往往较高,在做出各种姿势和运动过程中会出现,多有中等节律和幅度的四肢震颤;晚期出现典型的"帕金森综合征",步态异常表现为与慌张步态不同,转弯"僵住",有分解动作,后退不能,极易摔倒,有前冲趋势,起立时有后倾倒趋势,呈"公鸡步态"(跨步宽大、手臂曲起、挺胸阔步行走),或有周围神经病。

(4)其他:可出现甲状腺功能紊乱,其毒作用机制可能是锰通过损伤甲状腺或导致多巴胺能调节的甲状腺激素合成物失调,直接或间接地影响甲状腺功能。

2.实验室检查

(1)生物材料中锰含量的测定

1)粪锰:体内的锰虽主要随粪便排出,但粪锰排泄量受摄入食物和饮水含锰量的影响较大,而且存在明显的个体差异。我国调查无锰接触史的健康人的粪锰,建议以 12mg/100g 作为粪锰的正常参考值。在排除饮食的影响后,锰作业者粪锰增高可作为锰的接触指标。粪锰亦可供作应用络合剂时判断驱锰疗效的参考。

2)尿锰:肾脏不是排锰的主要途径,尿中排锰仅占 6%,正常尿锰上限为 0.18~0.54μmol/L(10~30μg/L)。尿锰大致可以反映机体近期吸收锰的情况,与工作环境空气中锰浓度有一定关系,但与个体临床中毒表现无平行关系。

3)发锰:国内报道正常发锰上限为 1.3~9.8μg/g,国外报道为 1~3μg/g。锰中毒患者脱离锰作业后,头发中仍可测出较高量的锰。发锰有助于反映体内锰蓄积的状况,但头发的色泽及部位可影响检测结果,体外污染对结果也有影响。随着电焊作业工龄的延长,发锰含量明显升高,提示发锰可能是反映慢性锰暴露的检测指标。

(2)生化检查:锰对神经递质及其相关酶学的影响有研究发现,证实锰暴露者尿中儿茶酚胺代谢产物升高,认为锰可干预儿茶酚胺代谢。锰铁冶炼工人血小板单胺氧化酶(MAO)活性与尿锰呈负相关,血清多巴胺-β-脱氢酶(DBH)及 MAO/DBH 比值均与锰的累积接触指数(接触浓度 × 接触时间)存在剂量 – 反应关系。锰中毒者尿 17- 酮类固醇和脱氢雄酮轻度降低、葡萄糖耐量试验出现反应性低血糖、血清过氧化氢酶活性降低,血清腺苷脱氨酶活性增高等。但上述变化的临床意义尚有待研究。

3.电生理检查

(1)脑电图:α 波率减少,波幅偏低,快波增加或有慢波,锰中毒类神经症的发生与脑电图的改变有一定的相关关系,认为脑电图的改变可考虑为慢性锰中毒的参考指标之一。

(2)神经肌电图:于肌肉放松时可记录到收缩肌及拮抗肌的电位同时以恒定频率出现,亦可见到 H 反射的亢进。周围神经传导速度都有不同程度的异常,神经传导速度的异常因中毒程度不同其改变也不一样,随着中毒程度的加重而改变的异常率有增加的趋势。周围神经传导速度检测可作为慢性锰中毒的诊断参考指标。

4. 神经行为学检查 在长期接触低浓度锰的作业者中,曾发现视运动反应时、叩指试验及数字广度测验的异常改变。在工作场所锰空气中尘(烟)超过 $1mg/m^3$ 时,曾发现工人的手稳定度和记忆力均下降。

5. 神经认知测试评价技术 神经认知功能损伤是中枢神经系统早期受损的一个重要临床指征,神经认知测试评价技术是识别评价锰低剂量早期对神经系统损害方面的有效手段,对慢性锰中毒的早期诊断具有十分重要的意义。

6. 脑影像学检查 CT 扫描多为正常,MRI 在 T1 相显示苍白球高强度影像。晚期患者可见脑室系统扩大及脑萎缩。MRI 能评价脑锰蓄积,观察到锰致脑器质性的病理改变,可用苍白球指数(PI)[等于矢状面 T_1 加权像(WI)的苍白球信号强度值与额叶白质信号强度值之比率乘以 100]来半定量分析评价脑锰蓄积水平。脑 MRI 信号强度对锰暴露十分敏感,MRI T1 加权信号增强可反映出锰暴露,但不一定是锰中毒。有助于了解锰在脑的蓄积与消除。纹状体(尾状核和豆状核)、苍白球和黑质 MRI T1WI 有异常信号增强,该信号改变可用于观察终止锰暴露后脑锰蓄积的消除以及评价不同锰中毒治疗方法的疗效。PET(头部进行正电子发射扫描)检查见脑内 6-氟多巴摄取正常,这一特点与慢性锰中毒病理改变主要损及黑质纹状体系统的突触后通路是一致的。

(五) 诊断与鉴别诊断

目前对慢性锰中毒的早期诊断尚有困难,应结合职业史、劳动卫生状况、典型的临床表现(神经衰弱综合征及自主神经功能紊乱基础上出现肌张力增高及帕金森综合征),综合分析诊断。生物材料中锰含量测定,尤其是驱锰试验后,尿锰明显升高具有重要提示意义。

依据 GBZ 3《职业性慢性锰中毒诊断标准和处理原则》,其将慢性锰中毒分为:

1. 轻度中毒 具有头晕、头痛、容易疲乏、睡眠障碍、健忘等类神经症症状以及食欲减退、流涎、多汗、心悸、性欲减退等自主神经功能紊乱的表现,同时可有肢体疼痛、下肢无力和沉重感等症状。

肌张力增高不恒定,手指明显震颤,并有情绪低落、注意力涣散、对周围事物缺乏兴趣或易激动、多语、欣快感等精神情绪改变。

2. 中度中毒 在轻度中毒基础上,出现恒定的四肢张力增高,常伴有静止性震颤。

3. 重度中毒 在中度中毒基础上具有下列情况之一者,可诊断为重度中毒。

(1)明显的锥体外系损害,如四肢肌张力增高;四肢出现粗震颤,可累及下颌、颈部和头部;步态明显异常。

(2)严重精神障碍:有显著的精神情绪改变,如感情淡漠、反应迟钝、不自主哭笑、强迫观念、冲动行为、智力障碍等。

4. 鉴别诊断 慢性中毒应注意与帕金森病、肝豆状核变性、其他原因(CO、汞、二硫化碳、乙醇、铅等)引起的中毒性脑病、脑动脉硬化、精神病等相鉴别。

慢性锰中毒虽然与特发性帕金森病有许多相似之处,都是侵犯基底神经节,但是锰中毒的特点是:

(1)病因明确,发病年龄<60 岁;

（2）动作性震颤常见；

（3）疾病早期有体位不稳和步态障碍；

（4）精神异常和语言障碍出现较早；

（5）临床体征通常是双侧、对称的。

对抗帕金森病治疗药物例如左旋多巴反应较差，其特有的"公鸡步态"在帕金森病患者中则没有；锰中毒的病理损伤，包括人和动物模型，都显示更为弥散（例如苍白球、尾状核、豆状核、丘脑，可能还有皮质），而特发性帕金森病则相对较集中，主要是损伤色素区域例如黑质致密部，苍白球未受累。锰中毒患者 MRI 检查可见锰在脑组织沉积的特征性信号改变，而特发性帕金森病患者 MRI 检查通常是正常的。PET（头部进行正电子发射扫描）检查见脑内 6- 氟多巴摄取正常。

（六）治疗及康复

慢性中毒一经确诊，即应调离锰作业，停止锰接触，治愈后亦不得继续从事锰作业。

1. 驱锰治疗　一般多用 CaNa$_2$EDTA 常规疗法进行驱锰轻度中毒者经 2~3 个疗程治疗，症状可以得到改善；二巯丁二钠也有驱锰作用，但驱锰治疗的效果一般。对氨基水杨酸钠（PAS）对驱锰及改善锰中毒症状均有一定疗效，口服疗法为每日 8~12g，分 3 次服，3~4 周为一个疗程；也可用 PAS 6g 加入 10% 葡萄糖液中静脉滴注，3 天为一个疗程，间隔 4 日后可开始下一个疗程，一般经 4~5 个疗程后症状可得明显改善。

2. 对症治疗　为慢性锰中毒重要治疗之一，其神经衰弱综合征及自主神经功能紊乱可用谷维素、安定、脑复康等，但不宜用氯丙嗪，因其能增加脑基底神经节内锰含量，有加重中毒症状。肌张力增高、震颤、运动障碍等锥体外系损伤症状可参考帕金森病治疗方案进行处理。常用药物如：

（1）抗乙酰胆碱药物减轻震颤：常用安坦（2~4mg 每日 3 次）、东莨菪碱（0.2~0.4mg 每日 3 次）等，但青光眼患者禁用，老年人慎用。

（2）多巴胺替代疗法：主要采用可透入血脑屏障的左旋多巴（L-dopa），使在脑中脱羧变成多巴胺，以补充生成的不足。初用量为 0.25~0.5g，1~3 次 /d，每 3~5 日增加 0.25~0.5g，直至效果显著而副作用尚轻为止，一般每日需用 3.5~4.5g，分 4~6 次服用。还可以脑外多巴脱羧酶抑制剂与左旋多巴合用，以增加进入脑内的左旋多巴量，常用药物为美多巴、信尼麦等。

（3）多巴胺受体激动剂：如溴隐亭等。

（4）多巴胺释放促进剂：如金刚烷胺，同时加用苯丙胺效果更好。还有报告认为左旋多巴疗效不佳者可试用 5- 羟色氨酸，以补偿脑内 5- 羟色胺的减少，改善症状。中医针灸按摩、神经营养药物均可用，但 B 族维生素有增加锰潴留的作用。

3. 康复　慢性锰中毒起病缓慢，锰中毒诊断起点是肌张力增高，早期缺乏特异性，锰中毒目前尚无特异疗法，早期发现，及时脱离接触就显得尤为重要。治疗和住院时间长、睡眠障碍、学习记忆功能下降、行为活动受限，合理安排住院生活、提高睡眠质量、加强记忆功能训练、功能康复训练等一系列康复很重要，特别是早期包括运动功能的多种功能的康复治疗，在一定程度上保护了劳动力。

（七）预后

慢性锰中毒重在预防，一旦患病症状、体征多迁延不愈，目前各种治疗手段疗效均不理想。

(八) 预防

主要是改进工艺流程,控制锰接触量仍是预防锰中毒发生最重要的办法。加强通风排毒和个人防护。接触锰作业应采取防尘措施和佩戴防毒口罩,焊接作业尽量采用无锰焊条,或用自动电焊代替手工电焊,使用抽风及吸尘装置。禁止在工作场所吸烟和进食。

要坚持锰作业工人上岗前及在岗期间的定期体检,要特别注意性格改变和运动功能障碍的检查,以便发现早期的锰中毒病例,因为处于早期阶段的病例如果能及时停止接触,疾病恢复的可能性最大。下列疾患应列为锰作业禁忌证:神经系统器质性疾病、明显神经官能症、各种精神病、明显内分泌疾病等。

四、镉及其化合物

(一) 理化性质

镉(Cd),原子量112.4,比重8.64,熔点320.9℃,沸点765℃,为银白色富有延展性金属。镉性质较活泼,可与氧、硫、卤素等化合,易与各种金属形成合金;不溶于水,但可溶于氢氧化铵、硝酸和热硫酸。在加热处理镉的过程中释放出的镉烟雾。

常见的镉化合物有醋酸镉、硫化镉(CdS,又称镉黄)、氯化镉($CdCl_2$)、氧化镉(CdO)、碳酸镉($CdCO_3$)和硫酸镉($CdSO_4$),大部分无机镉都溶于水,但氧化镉和硫化镉不溶于水,可以溶于胃酸。

(二) 职业接触

1. 生产熔炼 镉常与锌共生,目前镉主要是有色金属(锌、铜、铅)冶炼的副产物,主要从湿法炼锌的锌浸液的净化置换渣或锌精矿焙烧的含镉烟尘中提取;主要采用镉废渣酸浸后电解,或将浸出液精馏制取。

2. 电镀工业 镉可保护金属免受锈蚀,故被大量应用于电镀工业。

3. 颜料和塑料工业 硫化镉、磺硒化镉等常用作油漆颜料,硬脂酸镉则用作塑料稳定剂等。

4. 电池制造 镉还用以制备光电池、镍-镉电池或银-镉电池。此类电池体积小、电能容量大,是目前镉的主要用途之一。

5. 制造合金 铜镉合金,用于汽车冷却器材料;银钢镉合金用作原子反应堆控制棒;其他如各种钎焊合金、易熔合金等。

6. 焊接工业 如制造焊条,或用作焊接电极、电池电极等。

(三) 发病机制及毒理

1. 吸收分布代谢排泄 可经呼吸道及消化道吸收。镉吸入后为10%~50%滞留在肺泡,与镉尘的粒子大小、水溶性有密切关系。醋酸镉、硫酸镉、氯化镉易溶于水,摄取率高,而硫化镉、氧化镉则不易吸收。消化道吸收除与镉化合物的溶解度有关外,还与摄入量及食物中 Ca^{2+}、Zn^{2+}、Fe^{2+}、蛋白质等含量有关,镉在消化道的吸收率低于10%,这些物质摄取不足时可使镉的摄取增加20%。在血中90%以上进入红细胞内与含硫的低分子蛋白以及肽类、氨基酸(如谷胱甘肽、胱氨酸等)结合,少量留在血浆中的镉则与血浆蛋白(白蛋白和其他大分子蛋白)结合;红细胞内的低分子镉可不断进入血浆,与血浆镉形成动态平衡,分布到全身组织器官。肾和肝是体内镉的主要蓄积器官,肾内镉含量约占体内镉总量的50%~56%,生物半减期长达10~30年。肺、胰、甲状腺、睾丸、唾液腺、毛发中也有镉蓄积;但镉不易透过血脑屏障及胎盘屏障。体内蓄积的镉主要经尿排出,尿镉增加($>5\mu g/gCr$),提示有镉的过量接触,肾脏功能可能受到损伤,可作为慢性镉中毒的重要提示性指标。

2. 中毒机制 镉中毒的机制尚未完全搞清,目前主要有以下几点:

(1)镉对金属硫蛋白(MT)有很强的诱导作用,生成镉金属硫蛋白(CdMT)。当体内吸收镉过多而肾小管细胞内诱导产生的金属硫蛋白不足时,肾小管细胞内不能与金属硫蛋白结合的镉离子增多,对肾细胞产生损伤。故减少游离镉的浓度,使镉不能作用于其靶分子,从而可减轻镉的毒性作用,是重金属在体内的重要解毒机制之一。

(2)镉还可通过与酶类巯基结合或替代,置换出细胞内酶类金属,降低机体抗氧化酶的活性,使机体清除自由基的能力下降,引起氧化损伤,急性镉中毒时引起的氧化损伤与细胞内的谷胱甘肽耗竭有关,而在慢性镉中毒的情况下,则与肾脏内非 MT 结合的镉浓度及微量元素的平衡紊乱有关。镉还能降低机体内多种酶的活性,尤其是含锌、含巯基的抗氧化酶。镉干扰倡导对铁的吸收,使红细胞的脆性增加而出现贫血。另外,镉对血管壁细胞的损害可造成各种器官组织的缺氧性损害等。由于镉的毒性机制较为复杂,有待进一步对其毒性机制深入探讨。

(四)临床表现

1. 症状及体征

(1)急性中毒

1)吸入中毒:一次吸入过量的含镉烟雾可出现化学性支气管炎、肺炎和肺水肿等。吸入镉的烟雾或蒸气(多为氧化镉),大多数在 6~8 小时潜伏期发病,常引起不同程度的头痛、头晕、恶心、乏力、胸闷、咳嗽等症状,严重者可发生化学性肺炎、肺泡性水肿及急性呼吸窘迫综合征,患者咳嗽加重,伴胸痛、泡沫痰、发绀、呼吸困难;听诊可闻及双肺呼吸音低,部分可闻及干、湿啰音;X 线胸片显示双肺纹理增多、增粗,严重的可见双肺弥漫性渗出。尚可并发肝、肾损伤而有黄疸、肝功异常及急性肾衰竭等表现。吸入氧化镉烟雾浓度为 $1mg/m^3$ 时,8小时可致中毒;浓度达 $5mg/m^3$ 时,8 小时常可致死。

2)口服中毒:食入镉盐或用镀镉器皿贮放的酸性食物或饮料,可致急性中毒,为急性化学性胃肠炎的表现,潜伏期甚短,食后 10~20 分钟即可出现恶心、呕吐、腹痛、腹泻,重者可有大汗、虚脱、眩晕甚至抽搐、休克;由于剧烈的呕吐,反使镉的吸收较少,经治疗可较快康复。一般而论,10~20mg 可溶性镉盐即可引起中毒,0.3g 以上可以致死。

(2)慢性中毒:多由长期接触(1 年以上)较高浓度的镉引起。主要引起肾脏的损害,尤以肾小管重吸收功能出现障碍为特征,严重出现肾功能不全。此外,镉中毒还可引起神经系统损害、钙代谢紊乱和免疫力降低等,甚至诱发染色体畸变、致畸和致癌。

1)肾脏损害:是体内镉的主要排泄器官和蓄积部位,是慢性镉中毒损伤的主要靶器官,其中肾皮质是其主要靶部位,长期低剂量接触即可引起肾近曲小管功能障碍,尿中出现低分子蛋白(β_2- 微球蛋白、维生素 A 结合蛋白、溶菌酶和核糖核酸酶等),还可出现葡萄糖尿、高氨基酸尿和高磷酸尿。继之,高分子量蛋白(如白蛋白、转铁蛋白等)也可因肾小球损害而排泄增加。严重的可出现肾小球功能异常,晚期患者的肾脏结构损害,出现慢性肾衰竭。即使脱离接触,肾功能障碍仍将持续存在。在长期接触镉的工人中,肾结石的发病率增高。

2)骨骼损害:病情发展到慢性肾功能不全,可伴有骨质疏松、骨质软化,表现为背和四肢疼痛、行走困难、自发性骨折;X 线检查示肩胛骨、盆骨、股骨、胫骨等有明显骨质疏松。截至目前,我国亦未见镉中毒引起软骨病的病例报道。

3)其他:镉中毒均有不同程度的头晕、头痛、乏力、腰痛、四肢酸痛、关节痛、失眠等症状,镉对中枢神经系统的毒性作用主要表现为注意力下降、记忆力减退、嗅觉异常、听力下降和帕金森病等。镉引起贫血和血红蛋白的减少;对白细胞产生毒性,影响机体的免疫功能。镉还可损伤胎盘,造成孕妇流产或出现新生儿体重下降等。IARC 在 1993 年将镉定为确认致癌物。

2. 实验室检查

(1)尿镉:正常值大多数在 1μg/g 肌酐(或 1μg/L)以下,上限多在 5μg/g 肌酐(或 5μg/L)以下。尿镉反映近期镉接触情况和一定程度上反映体内镉负荷,特别是肾内镉水平。可用作职业性镉接触和镉吸收的生物标志物。故以 5μmol/mol 肌酐的尿镉作为在职工人慢性镉中毒的诊断下限值。

(2)血镉:主要反映近期接触量,半衰期为 2~3 个月。停止接触后,迅速下降。世界卫生组织建议个体血镉临界值为 5μg/L。由于尚不能建立镉的近期吸收量与血镉浓度之间的定量关系,在急性镉中毒时,血镉增高可作为过量接触镉的佐证。

(3)早期肾小管病变的检测指标

1)尿 β_2- 微球蛋白测定(β_2-MG):分子量仅 11 800,由于分子量小并且不和血浆蛋白结合,可自由经肾小球滤入原尿,但原尿中 99.9% 的 β_2-MG 在近端肾小管被重吸收,并在肾小管上皮细胞中分解破坏,仅微量自尿中排出。健康成人尿 β_2- 微球蛋白和为 0.48~0.96μmol/mol 肌酐(50~100μg/g 肌酐),老年人有所增加,但一般在 2.88μmol/mol 肌酐(300μg/g 肌酐)以下。当肾小管重吸收障碍,导致尿 β_2- 微球蛋白含量在 9.6μmol/mol 肌酐(1 000μg/g 肌酐)以上时,可考虑慢性中毒的诊断。因 β_2-MG 在 pH<5.5 的酸性尿中极易分解破坏,故应及时测定。若需贮存批量检测,应将酸性尿调 pH 至 7 左右冷冻保存。

2)尿视黄醇结合蛋白测定(RBP):分子量为 21 400,自肾小球滤出,由近端肾小管上皮细胞吸收。近年来的深入研究表明 RBP 含量改变能够敏感地反映近端肾小管功能。慢性镉中毒时,RBP 含量在 5.1μmol/mol 肌酐(1 000μg/g 肌酐)以上。RBP 作为肾小管功能的敏感指标,且在酸性尿液中的稳定,不易分解。

尿视黄醇结合蛋白、β_2- 微球蛋白均属反映早期镉中毒肾小管功能损害的灵敏指标,易受尿液稀释度的影响,测定单一蛋白不能反映肾功能损害的全貌,最好同时检测尿总蛋白、尿视黄醇结合蛋白(或 β_2- 微球蛋白)和白蛋白(或转铁蛋白)。

(五)诊断与鉴别诊断

1. 急性中毒　根据明确的镉化合物服入或吸入史,结合急性胃肠炎或急性化学性肺炎、肺水肿等表现,诊断多无困难。同食者或同工作者同时发病、血镉和尿镉明显升高有重要提示意义。依据 GBZ 17《职业性镉中毒的诊断》标准将急性吸入中毒分为三级:

(1)急性轻度中毒:短时间内吸入高浓度氧化镉烟尘,在数小时内出现咳嗽、咳痰、胸闷等症状;两肺呼吸音粗糙,或可有散在的干、湿啰音;胸部 X 线检查显示肺纹理增多、增粗、延伸,符合急性气管 - 支气管炎表现。

(2)急性中度中毒:在上述基础上具有下列表现之一者:

1)急性肺炎;

2)急性间质性肺水肿。

（3）急性重度中毒：在上述基础上具有下列表现之一者：

1）急性肺泡性肺水肿；

2）急性呼吸窘迫综合征。

2. 慢性中毒　1年以上密切接触镉及其化合物的职业史，以肾脏损害为主的临床表现，尿镉排出增加，参考现场卫生学调查资料，可作出慢性职业性镉中毒的诊断。

（1）轻度中毒：一年以上密切接触镉及其化合物的职业史，尿镉连续两次测定值高于 $5\mu mol/mol\ Cr(5\mu g/g\ Cr)$ 外，可伴有头晕、乏力、嗅觉障碍、腰背及肢体痛等症状，实验室检查具备下列条件之一者：

1）尿 β_2- 微球蛋白含量在 $9.6\mu mol/mol\ Cr(1\ 000\mu g/g\ Cr)$ 以上；

2）尿视黄醇结合蛋白含量在 $5.1\mu mol/mol\ Cr(1\ 000\mu g/g\ Cr)$ 以上。

（2）重度中毒：在慢性轻度中毒的基础上，出现慢性肾功能不全，可伴有骨质疏松症、骨质软化症。

3. 鉴别诊断　急性镉中毒应注意与食物中毒、急性胃肠炎或流感、金属烟雾热、心源性肺水肿等鉴别。慢性镉中毒病情发展到慢性肾功能不全，可伴有骨质疏松、骨质软化，但应注意与其他各种原因引起的肾脏疾病、药物及其他工业毒物中毒、溢出性蛋白尿、Wilson 病、特发性 Fanconi 综合征、营养不良所致的骨质疏松和软化等疾病相鉴别。

（六）治疗及康复

目前尚无有效的驱排人体内镉的药物，急性和慢性镉中毒临床上主要以对症支持治疗为主。

1. 急性中毒　应迅速脱离现场，保持安静，卧床休息，治疗以对症支持为主。如为吸入中毒者，可给予吸氧、止咳、镇静，维持呼吸道通畅，视病情需要早期给予短程大剂量糖皮质激素。口服中毒者可充分洗胃、导泻、补液等对症处理。一般不必使用驱镉药物，必要时在血液净化治疗配合下试用 EDTA 排镉。

2. 慢性中毒　慢性镉中毒患者应调离镉作业。治疗则以对症支持为主，应加强营养，补充蛋白质，并服用硒锌、维生素 D 和钙剂，注意保护各脏器的功能。因目前尚无可靠药物可以驱排储存于肾脏的镉，如巯基络合剂虽对镉有很强的亲和力，但形成的低分子复合物很易为肾小管重吸收，反起到向肾脏富集镉、加强其肾脏毒性的作用；氨羧络合剂由于不易透入肾细胞，难以驱排肾内的镉，它还可能引起镉在体内重新分布后，使肾镉蓄积量增加，肾脏病变加重，故也不宜使用。近年发现，二硫代氨基甲酸盐类对肾镉有较强驱排作用，不导致镉通过血 - 脑屏障，毒性也较小，但尚处于动物或临床试验阶段。

3. 康复　经规范治疗后，轻度中毒患者可从事其他工作，少数重度中毒者在急性期过后，肺功能恢复需数周至数月。应戒烟。尽量避免上呼吸道及其他部位感染，避免使用肾毒性药物等。以中西医综合疗法为主，控制血糖、血压、血脂，防治骨痛、骨质疏松，辅以理疗等。

（七）预后

急性镉中毒的预后与病情轻重及治疗是否及时合理有关。因此，轻度中毒患者病情恢复后，病情稳定，1~2 周即可工作，重度中毒患者休息时间可适当延长。慢性镉中毒患者均应调离接触镉及其他有害作业。轻度中毒患者可从事其他工作；重度中毒患者需要靶器官康复治疗。

(八) 预防

要加强密闭、局部通风和个人防护。冶炼和应用镉的生产过程中,应有排除镉烟尘的装置,并予以密闭化;镀铜金属板切割或用含镉焊条焊接时,必须在通风良好的环境中进行,操作者戴防毒面具。

认真做好上岗前和在岗期间及离岗时的健康检查,患有肾病和骨骼疏松症者不适宜从事接触镉作业。

五、铍病

(一) 理化性质

铍(Be)为银灰色的轻金属,原子量 9.01,比重 1.849,熔点 1 284℃,沸点 2 970℃,具有质轻、强度大、耐高温、耐腐蚀、非磁性、抗氧化、加工时不产生火花等物理特性。除金属铍外,还有氧化铍、硫酸铍、碳酸铍、氟化铍、氢氧化铍等及其他铍化合物。

(二) 职业接触

铍冶炼、制造铍合金,原子能工业,制造耐高温陶瓷以及 X 线球管和光学镜体材料;铍加工以及科研试验等作业的人员可接触金属铍、氧化铍、硫酸铍、碳酸铍、氟化铍、氢氧化铍及其他铍化合物的烟、尘、雾等,主要经呼吸道吸收,胃肠吸收极少,不经无损皮肤吸收。如防护不当,短期内吸入高浓度的可溶性铍盐如氟化铍、硫酸铍等可引起急性铍病;接触铍及其化合物,尤其是长期接触低浓度氧化铍可引起慢性铍病。高温煅烧的不溶性氧化铍的生物活性低;低温煅烧的氧化铍的生物活性高,致病性强。

(三) 发病机制及毒理

1. 吸收分布代谢排泄　铍的粉尘或烟雾主要通过呼吸道吸收,破损的皮肤也可吸收。取决于铍化合物的溶解度及浓度,即使脱离铍接触后,往往可持续数年或十几年,沉积于肺的氧化铍其排出速度更慢。

2. 毒性机制　铍为高毒类物质。1993 年 IARC 又把铍及其化合物列为 I 类致癌物。急性铍病是吸入高浓度铍引起的对呼吸系统的直接化学毒性刺激和肝肾等脏器的毒性,表现为呼吸道炎症及化学性肺炎为特征的组织形态学改变。急性铍病存在剂量 - 反应关系,其与一般化学毒物中毒的流行特点基本相似。

慢性铍病主要是接触氧化铍及其金属铍的烟尘所致。研究证明氧化铍的生物学特性与焙烧的温度有关。高焙烧的氧化铍,其温度在 1 500℃以上,生物学活性低,不易溶解,致病力弱;而低焙烧的氧化铍在 500~1 100℃时具有高生物活性,致病力强。慢性铍病的流行病学特点是没有明显的剂量 - 反应关系,患病率与接触铍的程度不成正比。目前认为慢性铍病是免疫反应,特别是细胞免疫反应有关,主要表现为肺的肉芽肿及弥漫性纤维化。难溶性氧化铍吸入后,与体内蛋白结合形成特异性铍抗原,并诱导产生抗铍特异性抗体,再次接触后引起铍抗原 - 抗体反应,产生炎性病变,肺泡巨噬细胞吞噬铍颗粒,支气管周围淋巴结增生,肺泡间隔淋巴细胞围绕铍颗粒;肉芽肿形成;肺间质纤维化形成。其潜伏期可数月或数十年不等。

(四) 临床表现

1. 症状及体征

(1)急性铍病:短期内吸入高浓度的可溶性铍盐后主要引起急性化学性鼻咽炎、气管 -

支气管炎、肺炎、肺水肿等。临床类型有 2 种：

1) 突发型：一般吸入后经 3~6 小时的潜伏期出现全身酸痛，乏力头痛、头晕，胸闷气短，咳嗽等症状，并可能致命。

2) 迟发型：潜伏期长，发病常较迟，可以长达 2~3 个月，疾病呈亚急性过程，患者症状逐渐加剧，表现咳嗽、咳痰、胸闷、胸痛、气急、乏力、发热、肺部可有湿性啰音，X 线胸片弥漫的点片状阴影。部分病例可伴有肝脏损害。绝大多数病例在停止接触，经治疗后 1~4 周完全恢复，亦有经 3~5 个月恢复者。少数病例在恢复后数年发生慢性铍病。

(2) 慢性铍病：慢性铍病为淋巴细胞介导的迟发型变态反应性疾病，以肺部肉芽肿和肺间质纤维化为主要病变。

1) 潜伏期：吸入低浓度铍及其化合物（尤其是氧化铍）至发病，一般接触数月至 5 年，有时可达十数年，并可在停止接触数年后发病。一般潜伏期的长短与病情严重程度呈负相关性。

2) 肺部损害：临床表现有胸闷、咳嗽、气急、全身乏力、消瘦等，多数病例早期无阳性体征；重症者有胸痛、呼吸困难、发绀、咯大量黏液痰或血痰、两肺有啰音等。慢性铍病为进行性疾病，肺功能逐渐下降。

3) 皮肤损害：多见于皮肤裸露部位，轻者过敏性皮炎，多在接触的早期，1~2 周内发病。如皮肤原有破损，则可能形成铍溃疡，溃疡不易愈合并向深部发展，周围组织增生，边缘隆起，并可能进一步形成铍肉芽肿。

2. 实验室检查

(1) 急性铍病

1) 尿铍测定：部分病例的尿铍浓度可增高，但其增高程度与病情严重程度无相关性。尿铍可作为接触指标，不作为诊断指标。

2) 胸部 X 线检查：出现符合急性化学性支气管炎、肺炎、肺水肿的影像，是诊断的主要依据之一。

(2) 慢性铍病

1) 尿铍测定：部分病例尿铍浓度可增高，但其与病情无相关性。铍主要经肾脏排泄，可溶性铍盐沉积于骨、肝、脾、肾等，一般排泄较慢，即使脱离铍接触后常可持续排泄数年或十数年；不溶性铍沉积于肺、支气管及其周围淋巴结，排泄更慢。尿铍可作为接触指标。

2) 特异性免疫试验：特异性细胞免疫指标如铍淋巴细胞转化试验（BeLTT）、铍淋巴细胞增殖试验（BeLPT）等，尚有铍皮肤斑贴试验，均可呈阳性反应。可用以早期发现铍致敏个体。用支气管肺泡灌洗液中的淋巴细胞作 BeLTT 或 BeLPT 均较用周围血淋巴细胞为敏感和特异。可作为辅助诊断指标。

3) X 线胸片：是诊断的主要依据，X 线胸片表现以不规则小阴影基础上有颗粒阴影或结节阴影统称小颗粒阴影为特征。

4) 胸部高分辨率 CT（HRCT）：可显示肺野在毛玻璃样背景的变化上，有实质性结节或间隔线，也可有肺门及纵隔淋巴结肿大。HRCT 较 X 线检查敏感。现国内外均有应用。部分病例 HRCT 呈阴性。其对诊断的价值尚待积累经验后判定。

5) 肺组织活检：主要病变是肺部肉芽肿和肺间质纤维化。之前可出现非特异性炎症反应。肉芽肿主要是上皮样肉芽肿，或含多核巨细胞，非干酪样肉芽肿；中心常存在包涵体或铍颗粒。可伴肺间质淋巴细胞、单核细胞浸润和纤维化。如疑有慢性铍病而反复经支气管肺活组织检查阴性,则可考虑行局部肺活组织检查。

6)其他

①支气管肺泡灌洗液中淋巴细胞测定:常有淋巴细胞增多。国外有报道肺泡内淋巴细胞增多>20%。

②肺功能测定:肺功能可有不同程度损害,可有限制性通气功能障碍或一氧化碳弥散功能障碍,后期可有阻塞性通气功能障碍。以上均非特异性试验,不列为诊断指标。

(五) 诊断与鉴别诊断

依据 GBZ 67《职业性铍病的诊断》进行诊断。

1. 急性铍病　根据短时间内吸入大量铍化合物的职业史,出现以呼吸系统损害为主的临床表现和胸部 X 线影像学改变,结合现场职业卫生学调查资料,进行综合分析,排除其他原因所致的类似疾病后,方可诊断。

(1)轻度铍病:短期内吸入大量铍化合物后,出现鼻咽部干痛、剧咳、胸部不适等症状,胸部 X 射线影像学改变符合急性气管支气管炎表现(见 GBZ 73)。

(2)重度铍病:短期内吸入大量铍化合物,并符合下列条件之一者:

1)急性支气管肺炎;

2)肺水肿。

2. 慢性铍病　根据长期接触铍及其化合物的职业史,出现以呼吸系统损害为主的临床表现,以胸部 X 线影像学改变为主要依据,必要时参考其他实验室检查,结合现场职业卫生学调查资料,进行综合分析,排除其他原因所致类似疾病后,方可诊断。

(1)轻度铍病:有较长时间铍及其化合物接触史,出现胸闷、咳嗽、气短等呼吸系统症状,X 线胸片表现有散在分布的圆形和不规则形小阴影,符合肺肉芽肿及轻度肺间质纤维化改变。

(2)重度铍病:胸闷、胸痛症状明显,进行性呼吸困难、发绀,胸部影像学表现为弥漫性肺纤维化,可伴有中度或重度肺通气功能障碍。

3. 鉴别诊断　急性铍病应与其他化学物所致的急性化学性气管 - 支气管炎、肺炎、肺水肿,以及呼吸道感染、心源性肺水肿等相鉴别。慢性铍病应与粟粒性肺结核、肺血吸虫病、含铁血黄素沉着症、尘肺、结节病、肺泡癌、肺微石症及非特异性肺间质纤维化等疾病相鉴别。

(六) 治疗及康复

治疗目前尚无特效解毒剂。急性和慢性铍病均以对症、支持治疗为主。

1. 急性铍病　应迅速离开事故现场。清除体表的污染物。轻度病例对症处理,给予止咳、祛痰、抗生素、维生素等药物;注意卧床休息,补充营养,有呼吸困难或发绀时及时吸氧治疗;注意纠正并发症。重度除内科常规治疗外,可及早应用肾上腺糖皮质激素类药物,减少肺部炎症渗出,改善中毒症状方面有着良好的效果。

急性铍病经治疗后,原则上不再从事铍作业。应密切观察,每半年一次胸部 X 线检查。如连续两年无变化,则可按铍作业人员进行动态观察。

2. 慢性铍病　应及时脱离铍作业。除对症、支持治疗外,根据病情可早期较长时间应用肾上腺糖皮质激素类药物,有免疫抑制、消炎、减轻病理性纤维组织增生作用,可控制病情进展,改善症状;对剂量和疗程尚无统一意见;大剂量或长期应用可引起不良反应,需注意防治。其他在临床上尚需对症治疗及全身支持治疗,加强营养,注意卧床休息,防止肺部感染及呼吸衰竭。慢性铍病因潜伏期较长,病情较轻,进展缓慢等特点,预后较好。

3. 康复 慢性铍病特别是重度铍病是弥漫性肺纤维化,明显的通气和换气功能障碍。除了糖皮质激素,早期开展肺功能康复锻炼非常有必要。通过监测指标进行康复评估,制定营养、药物、运动、治疗的个体化肺康复方案。

(1)呼吸肌锻炼:用鼻子深吸气,缩住口唇缓慢呼出,尽可能将呼吸时间延长,即深吸慢呼。腹式呼吸训练,取平卧位,双手分别置于胸部、腹部,吸气时,胸部手无明显移动,而腹部手感觉上抬,呼气时胸腹部手感相反,可反复示教,训练患者正确的呼吸肌锻炼方式,每天3次,每次 10~15 组。

(2)有效咳嗽、咳痰训练。

(3)运动能力锻炼。

(4)心理护理病情反复,生活质量差,会加重患者焦虑、抑郁等,应实施不同心理疏导,缓解不良情绪。居家继续康复。

(七) 预后

急性铍病若及时处理,预后良好,多能治愈。治疗后,原则上不再从事铍作业,每半年1次胸部 X 射线检查。如连续两年无变化,则可按铍作业人员进行动态观察。急性铍病国内目前未见有急性铍病死亡的病例报道。

慢性铍病应调离铍作业及其他粉尘作业。对轻度病例可安排适当工作,重度病例应住院及休养,弥漫性肺纤维化,明显的通气和换气功能障碍,预后不佳。

(八) 预防

生产工艺过程应密闭化、机械化,尽可能采用湿式作业,避免高温加工。工作时穿戴工作服和鞋帽,工作后淋浴,工作服用机器洗涤。除所述原则外,被作业工人每年应至少体检一次(包括 X 线胸片、至少一项特异性免疫指标检查),并坚持做好就业前体检。下列疾患应视为职业禁忌证:各种过敏性疾病,如哮喘、花粉症、药物或化学物质过敏等,各种心脏、肺、肝、肾疾病,严重皮肤病等。

六、铊及其化合物

(一) 理化性质

铊(Tl),为蓝灰色软性金属,原子量 204.39,比重 11.589,熔点 303.5℃,沸点 1 457℃。铊不溶于水,易溶于硝酸和浓硫酸,其化合物的水溶液无色、无味、无臭。铊可与卤族元素在常温下起化学反应,暴露在空气中易生成一层氧化膜。无机铊有一价和三价两种化合物,在中性水溶液中,铊的一价化合物比同类的三价化合物更稳定;与此相反,有机铊化合物仅在三价时稳定。常见的铊化合物有醋酸铊(CH_3COOTl)、硫酸铊(Tl_2SO_4)、溴化铊(TlBr)和碘化铊(TlI)。

(二) 职业接触

1. 铊矿石焙烧中有含量较高的铊。

2. 铊金属冶炼、制造合金,因其熔点较低,物料中的铊易转变成挥发性的氧化物以烟、粉尘的形式散发。

3. 电子、光学和超导领域 用铊生产高压硒整流片;铊的硫化物用于制作光敏光电管、红外线监测仪；卤化铊晶体壳制作各种高精密度光学棱镜和特殊光学零件；碘化铊填充的高压汞铊灯为绿色光源；溴化铊和硫化铊制成的光纤可用于远距离、无中断、多路通信。

4. 特种玻璃生产　用铊制作彩色玻璃,因添加少量的硫酸铊或碳酸铊,其折光率会大幅度地提高,可与宝石相媲美。

5. 医学、药学方面　早期曾用铊化合物治疗头癣、疟疾、性病、结核等疾病；硫酸铊和碳酸铊是有效的杀鼠剂和杀真菌剂,但由于含铊农药在使用过程中造成二次环境污染,故在许多国家已被限制或禁止使用,但在一些发展中国家仍然沿用至今。现主要用铊作为闪烁显像药物用于放射性同位素扫描,进行疾病的诊断。

6. 铊还用作催化剂、电阻温度计,无线电传真、原子钟表等的脉冲传送器的重要材料；铊离子有极好的核磁反应特性,可用于模仿碱金属离子,作为钾、钠生物学功能研究的探针等。

(三) 发病机制及毒理

1. 吸收分布代谢排泄　铊经呼吸道、消化道或皮肤进入机体。在体内铊离子随血流分布于全身各器官和组织,以肾、肝及脑中浓度较高,大部分蓄积在各组织的细胞内。铊主要经尿、少量由大便排出体外,乳汁及汗腺亦可排泄。

2. 中毒机制　尚未阐明。铊为具有蓄积性。为强烈的神经毒物。铊能与酶分子或蛋白巯基结合,抑制许多酶的活性；与钾离子竞争受体而抑制了钾的生理功能及干扰了核黄素的代谢而产生毒作用。可通过血脑屏障在脑内蓄积从而产生明显的神经毒作用,对甲状腺具有明显的细胞毒作用。动物实验显示铊可通过胎盘屏障影响胎儿发育。有报道硫酸铊可诱发人染色体改变,表现为外周血淋巴细胞微核率升高。

病理解剖可见大脑皮质、苍白球、黑质、脑桥、延髓、小脑、脑神经、脊髓前角及周围神经都可出现变性坏死等改变。胃、肺、肝、心、肾等都有出血、水肿、坏死和变性等各种病理改变。

(四) 临床表现

1. 症状及体征

(1) 急性中毒：职业性急性铊中毒较为少见,其发生原因主要系吸入大量含铊烟尘、蒸气,或可溶性铊盐经皮吸收。急性铊中毒有一定潜伏期,潜伏期长短与接触剂量有关,一般在接触后 12~24 小时出现症状,早期可有消化道症状,数天后出现明显的神经系统障碍。急性铊中毒中典型的三联征胃肠炎、多发性神经病和脱发。

1) 神经系统：中毒后 12 小时至 1 周,一般 2~5 天开始感双下肢酸、麻、蚁走感,足趾、足底及足跟疼痛、并逐渐向上蔓延,轻触皮肤即感疼痛难忍,双足踏地时剧烈疼痛,以致不能站立与行走。因此,下肢特别是足部痛觉过敏是铊中毒周围神经病的突出表现。铊中毒时脑神经常受累及,表现为视力减退、球后视神经炎、视神经萎缩、上睑下垂、眼肌麻痹、周围性面瘫、构音障碍及咽下困难。重者中毒出现急性中毒性脑病,表现嗜睡、谵妄、惊厥、癫痫发作、昏迷。亦可出现精神失常、行为改变、幻觉、痴呆。

2) 脱发：为铊中毒的特异性表现。一般于急性中毒后 1~3 周内出现,也有报道可短至 4 天发生。头发呈一束束地脱落,表现为斑秃或全秃,亦可伴眉毛脱落,但眉毛内侧 1/3 常不受累。严重病例胡须、腋毛、阴毛和眉毛可全部脱落。一般情况下,脱发是可逆的,大约在第 4 周开始再生,至 3 个月完全恢复,然而严重铊中毒可致持久性脱发。

3)皮肤:干燥、脱屑,并可出现皮疹,皮肤痤疮、色素沉着、手掌及足跟部角化过度。指(趾)甲营养不良、于中毒后第4周出现白色横纹(Mees纹)。

4)肌肉与骨骼:关节疼痛,关节局部肿胀、发热、压痛,运动时疼痛加重。肌肉痛以腓肠肌最常见,伴明显压痛,其他部位肌肉亦可受累。

5)其他:部分病例有心肌、肝、肾损害,如肝大、血清转氨酶升高,蛋白尿、管型、血尿等。

(2)慢性中毒:多见于生产和加工铊的工人,起病隐匿,由于铊具有蓄积性,往往发病滞后,多于接触后数月或数年甚至更长时间方起病。症状多不明显,早期常为类神经症表现,如头痛、头晕、乏力、嗜睡、失眠、记忆减退、易激动等,尚可有食欲降低、恶心、呕吐、腹痛腹泻等,随后可出现毛发脱落,如斑秃或全秃。随后可出现外周感觉障碍、下肢疼痛、精神改变、消瘦及失眠;而脱发、晶体和视神经损害是慢性铊中毒的重要体征,单纯脱发很难与其他原因所致脱发相鉴别,尿铊增加是有力的佐证。视力下降是一突出表现,严重病例致残程度重,可出现视觉障碍、失明,下肢肌肉萎缩及劳动力丧失,甚至发生中毒性神经病或中毒性精神病。

2. 实验室检查

(1)生物材料中铊含量测定

1)血铊测定:铊在体内有很大的分布容积,进入体内的铊很快进入细胞内,血铊在摄入后即见增高,4小时内达峰值,急性中毒患者血中铊的生物半衰期为1.9天,24~48小时后已有明显下降,因此血铊浓度不能反映体内铊负荷,仅适合作为中毒早期检测指标。

2)尿铊测定:在一定程度上反映体内负荷,可作为接触指标,也可作为诊断参考指标。尿铊5μg/L作为正常人尿铊的生物接触上限值(正常参考值),职业性铊接触者尿铊生物接触限值为20μg/L,血铊大于100μg/L、尿铊大于200μg/L可供急性铊中毒临床诊断时参考。

(2)神经电生理检查

1)脑电图:显示不同程度的改变,重度中毒患者可见棘波、慢波。当周围神经轴索发生变性时,肌电图显示神经源性改变,如在安静时,出现正锐波或纤颤电位,小力收缩时运动单位平均时限延长。感觉与运动传导速度减慢、远端潜伏期延长。

2)神经肌电图(EMG):诊断中毒性周围神经病和随访神经损伤恢复情况的重要手段,铊中毒性周围神经病病理上以轴索损害为主,可伴随节段性脱髓鞘改变,两种改变同时或相继存在。肌电图检查见四肢远端肌肉出现失神经电位、运动单位数目减少、运动单位电位时限延长及电压降低;神经传导速度检查见波幅下降,潜伏期和传导速度正常或轻度下降。急性铊中毒后神经肌电图异常如纤颤电位大约在肌肉去神经支配后2~3周内出现,故应注意随访神经肌电图改变。对一些临床上仅表现为对称性肢端感觉障碍、而尚未出现肢体运动障碍或肌肉萎缩者,神经肌电图可发现神经源性损害和感觉运动传导速度减慢。

3)视觉诱发电位:其潜伏期和振幅改变可发现视神经伴有继发性脱髓鞘的轴索病变,对鉴别不同病因的视神经病变有帮助。

(五)诊断及鉴别诊断

依据GBZ 226《职业性铊中毒诊断标准》进行诊断。

1. 急性铊中毒 根据短时间接触较大量铊的职业史,以神经系统损害为主要临床表现,参考神经肌电图及尿铊测定,急性铊中毒的诊断一般不困难。

(1)轻度中毒:除具有头晕、头痛、乏力、食欲减退、下肢沉重症状外,同时具备以下任何一项者：

1）四肢远端特别是下肢痛觉过敏、麻木、疼痛，或痛觉、触觉减退呈手套、袜套分布或跟腱反射减弱；

2）明显脱发，指（趾）甲出现米氏纹；

3）神经-肌电图显示有神经源性损害。

（2）中度中毒：轻度中毒基础上，同时应具有以下一项者：

1）四肢远端痛觉、触觉障碍达肘、膝以上，伴跟腱反射消失；或深感觉明显障碍伴感觉性共济失调；

2）四肢受累肌肉肌力减退至 4 级；

3）脑神经损害；

4）发生轻度心、肺、肝、肾、脑损害之一者。

（3）重度中毒：在中度中毒基础上，同时应具有以下一项者：

1）四肢受累肌肉肌力减退至 3 级，或四肢远端肌肉明显萎缩；

2）发生中、重度心、肺、肝、肾、脑损害之一者。

2. 慢性铊中毒　根据长期密切接触铊的职业史，以神经系统损害及脱发为主要临床表现，参考神经肌电图及尿铊测定，即可诊断。

（1）轻度中毒：长期接触后出现乏力或下肢无力，连续两次检测尿铊增高，应同时具有以下任一项者：

1）双下肢疼痛、麻木，下肢对称性袜套样分布的痛觉、触觉或音叉振动觉障碍，伴跟腱反射减弱；

2）神经-肌电图显示有神经源性损害；

3）轻度视神经病或视网膜病；

4）明显脱发。

（2）重度中毒：在轻度中毒基础上，应同时具有以下一项者：

1）四肢远端感觉障碍、跟腱反射消失，伴四肢肌力减退至 3 级或四肢远端肌肉萎缩；

2）视神经萎缩病。

3. 鉴别诊断　急性铊中毒应与癔症、吉兰-巴雷综合征、血卟啉病、肉毒中毒、糖尿病及铅、砷、二硫化碳、一氧化碳等中毒性疾病相鉴别。慢性铊中毒需要排除引起周围神经病及脑病各种疾病，如呋喃类、异烟肼、砷、二硫化碳、氯丙烯、甲基正丁基酮、正己烷等中毒及糖尿病、感染性多发性神经炎等疾病。

（六）治疗及康复

1. 急性铊中毒　立即脱离现场，皮肤或眼受污染者应立即用清水彻底冲洗。

（1）特效解毒剂：普鲁士蓝（钾铁六氰高铁酸盐）为离子交换剂，在胃、胆汁及碱性 pH 的小肠内铊可以与普鲁士蓝上的钾交换，增加粪铊排出并可打断铊的肝肠循环，一般每天用量 250mg/kg，分四次口服，每次需溶入 15% 甘露醇 50ml 中。

（2）补钾治疗：铊与钾离子具有相同的电荷和离子半径大小，在体内分布方式一致。当排除铊的过程中需要补钾，以代替组织中失去的铊离子，补钾可增加铊的排出率，48 小时后铊已分布进入细胞，为避免从细胞内动员铊引起铊的再分布使病情恶化，在头 48 小时内不主张补钾。适当补钾使之维持在正常范围高限（4.5~5.0mmol/L）有利于增加尿铊排出，并多采用口服普鲁士蓝的同时进行补钾治疗。

(3) 血液净化疗法：是有效的体外排铊方法，特别是在铊在体内早期分布相时即使用。血液灌注铊的清除率是 72~139ml/min，血液透析是 47~120ml/min。有助于将铊在 48 小时内排出。目前认为包括血液灌流与血液透析等多种疗法联合治疗是急性铊中毒最为有效的治疗方法，应尽早进行。

(4) 络合剂治疗：急性铊中毒时主张络合剂与血液净化疗法同时进行，可有效避免络合剂导致的副作用。常用的有二巯丙磺酸钠或二巯丁二钠。鉴于二巯丁二钠较前者对金属有更广驱排范围，可静脉缓慢注射二巯丁二钠，0.5g，每日两次，连续 5 天一个疗程。关于络合剂对铊中毒治疗研究主要限于动物实验和病例报道，尚没有在人体的对照试验，还需继续总结经验。

(5) 对症处理与支持疗法：加强营养，使用 B 族维生素。对较重患者早期、足量、短程中毒者需使用肾上腺糖皮质激素。维持呼吸、循环功能。

2. 慢性铊中毒 脱离接触，可用 B 族维生素、含硫氨基酸等药物、能量合剂，并辅以康复治疗及对症治疗。

3. 康复 急性轻度铊中毒健康恢复后可安排工作，急性中、重度中毒应调离原工作。重度铊中毒若未得及时救治，常遗留神经或精神方面后遗症，如失眠、记忆力下降、视觉障碍、下肢轻瘫、震颤、共济失调、精神异常等；应对感觉功能、四肢肌围度与肌力，坐、站、走功能及日常生活活动、情绪等康复评定，理疗以改善组织血液循环，促进脱髓鞘神经等损伤组织的修复，是其他康复治疗的物质基础，同时亦具有镇痛、促进神经肌肉功能恢复的作用。感觉训练可消除肢体的不适，为运动疗法、行走训练等奠定基础。运动疗法可预防关节僵硬、促进萎缩肌肉与本体感觉的恢复及肌力、耐力与关节活动范围改善，为坐、站、走等高级功能的训练提供了保证。坐、站、走的训练是人们日常生活活动的必需。

(七) 预后

慢性铊中毒经治疗恢复后应调离铊作业和其他对神经系统有害的作业。重度铊中毒若未得及时救治，常遗留神经或精神方面后遗症及视力损害。完全丧失劳动力者应申请劳动能力鉴定并持续康复。

(八) 预防

1. 改进含铊金属冶炼工艺，对有色冶炼过程中含铊高的物料，应通过采用提取工艺进行回收。

2. 作业者应加强就业前职业卫生知识培训，严格操作规程，加强个人防护。严禁在接触铊的工作场所进食和吸烟，并戴防护口罩或防毒面具、手套，穿防护服；工作后进行淋浴。

3. 对铊化合物的使用、销售要进行严格管理。

4. 控制污染源，严格限制含铊三废的排放，减小它对环境的污染。

七、钡及其化合物

(一) 理化性质

钡 (Ba) 为略带光泽的银白色碱土金属，以毒重石 (碳酸钡，$BaCO_3$) 和重晶石 (硫酸钡，$BaSO_4$) 的形式存在于自然界。微量钡也存在于水、土壤、植物、空气中。原子量 137.34，化合价为二价；比重 3.5，熔点 725℃，沸点 1 640℃；化学性质十分活泼，容易氧化，粉末与空气接触易自燃,燃烧会生成有毒烟雾,故需浸于矿物油中保存。

钡化合物种类繁多,常见的钡化合物有氯化钡、碳酸钡、醋酸钡、硝酸钡、硫酸钡、硫化钡、氧化钡、氢氧化钡等。金属钡几乎无毒,钡化合物的毒性与其溶解度有关。可溶性钡化合物有剧毒,碳酸钡虽几乎不溶于水,但溶于盐酸形成氯化钡而具毒性。

(二) 职业接触

职业接触钡化合物主要见于钡矿开采、钡矿石冶炼以及制备和使用钡化合物的过程。金属钡主要用作消气剂和制造合金,钡化合物则用途甚广,如氯化钡用于钢材淬火和制造其他钡化合物,硫酸钡用作白色颜料、医用造影剂,以及纺织品、橡胶、肥皂、水泥、塑料等填充剂,碳酸钡用作陶瓷、搪瓷、玻璃工业原料,各种钡盐还用作化学分析试剂。

职业性急性钡中毒主要见于生产或使用过程中的意外事故,如维修碳酸钡烘干炉吸入大量钡化物,钢材淬火液爆溅灼伤皮肤,不慎掉进硫化钡或氯化钡溶液池内等。生活性钡化合物中毒包括误服、自杀或蓄意投毒,主要经消化道吸收中毒。

(三) 发病机制及毒理

1. 吸收分布代谢排泄 可溶性钡化合物可经呼吸道、消化道和损伤的皮肤吸收,高温接触钡化合物(特别是氯化钡),灼伤后经皮肤吸收多见。其次是经呼吸道吸入钡化合物(氯化钡或碳酸钡)粉尘吸入的钡盐粉尘,25% 随气流呼出,50% 沉积在上呼吸道,25% 沉积在肺泡;其 60% 由支气管、气管黏膜上皮细胞的纤毛运动陆续送到咽部被吞咽入胃。经胃肠道吸收后,1 小时内血浆钡浓度可达最高峰,随后迅速转移至骨(约占体内总量的 65%)、肝、肾和肌肉。钡的排泄较快,主要经粪便,小部分经尿和唾液排泄。母体中的钡可通过乳汁和胎盘进入婴儿体内。

2. 中毒机制 金属钡不溶于水,几乎无毒。钡化合物的毒性则与其溶解度有关,溶解度越高,毒性越大;故以氯化钡的毒性最强;碳酸钡虽难溶于水,但摄入后和胃酸反应仍可产生氯化钡。成人氯化钡经口中毒量为 0.2~0.5g,致死量为 0.8~0.9g。当血钡浓度达到 540μg/100ml 时即可出现中毒,≥1mg/100ml 时即可致死。钡具有肌肉毒性,可对各种肌肉组织(包括骨骼肌、平滑肌、心肌)产生强烈的刺激和兴奋作用,血管平滑肌兴奋使血管收缩,血压升高;胃肠平滑肌兴奋时蠕动增强,导致腹痛、腹泻、恶心、呕吐;心肌应激性和传导性增强,心跳加快,严重时发生心室颤动。骨骼肌兴奋引起肌肉抽搐和颤动,最后转为抑制甚至麻痹,导致钡中毒的特征性表现——全身性肌无力、异位心律、心室颤动或心脏停搏、肠麻痹等。其机制是因为钡离子能与体内氨基酸上的巯基、羧基等基团结合,导致体内许多重要的酶失活,使体内重要脏器功能发生障碍,钡离子对细胞膜上的钠钾泵具有兴奋作用,使钾离子逆梯度由细胞外进入细胞内;钡离子可刺激肾上腺髓质分泌儿茶酚胺,活化腺苷酸环化酶,促进 ATP 转化为第二信使 cAMP,增进细胞膜上的 Na^+-K^+-ATP 泵活性,加速细胞外钾离子主动转运,持续由胞外泵至胞内,钡离子又能阻滞钾通道,使细胞内钾不能外移,造成细胞外低钾,导致膜电流抑制,肌肉麻痹,严重的低血钾使四肢、躯干及呼吸肌麻痹,可导致各类心律失常发生,钡离子对中枢神经系统也有先兴奋,后抑制的作用。

(四) 临床表现

1. 症状及体征

(1)急性中毒:与钡化合物种类、接触剂量及途径有关。急性钡中毒的潜伏期为数分钟至 48 小时,多数在 0.5~4 小时内发病。碳酸钡难溶于水,但可溶于盐酸,在胃中经胃酸作用生成氯化钡产生毒性作用,故潜伏期略长。部分接触硬脂酸钡中毒的患者可呈亚急性或慢性中毒,潜伏期可长达1~10个月。早期表现为恶心、呕吐、头晕、腹痛(部分表现为脐周绞痛)、乏力、胸闷、四肢麻木、头痛、心悸、呼吸困难、口周麻木重者出现心律失常甚至呼吸肌麻痹。患者肌力和肌张力均明显减退,不能站立、无法持物,严重者进展为完全性弛缓性四肢瘫痪,包括腱反射减弱,灼伤,心率减慢、心律不齐,血压升高,呼吸肌瘫痪等,血压先升高而后下降,最终可因呼吸肌麻痹和心律失常导致死亡。但如抢救成功,一般不留后遗症。

(2)慢性中毒:多因长期接触可溶性钡化合物的粉尘所致。主要表现为结膜炎及上呼吸道刺激症状,可以出现钙、磷代谢和副交感神经功能障碍,部分工人可出现心脏传导功能障碍、高血压、脱发等。长期服食含氯化钡的井盐者可致血钾降低、口周麻木、四肢无力。

长期吸入不溶性钡粉尘者,可引起钡粉尘沉着症。X线胸片示两肺细小致密结节状阴影,以中、下肺野多见。一般无自觉症状和明显的呼吸功能损害,脱离接触后有些结节可缩小变淡。

2. 实验室检查

(1)低钾血症:为最重要的实验室检查表现,是急性钡中毒的特异性改变,也是病情严重程度的重要指标。严重者呈进行性下降,最低可达2mmol/L以下。且血钾降低愈明显潜伏期越短。此外,还可见一些非特异性改变,如白细胞增高、轻度肝功能损害、血钙降低、酸中毒等。

(2)心电图:急性钡中毒心电图表现多样化,对判断病情及治疗监护也有意义。轻者仅有低钾改变,ST段下降、T波低平、双相、倒置、Q-T间期延长,出现明显U波等;重者显示室性心律失常或传导阻滞,甚至出现室扑、室颤、心室停搏等严重心律失常,是引起患者死亡的主要原因之一。钡中毒所致心律失常可能与以下原因有关:钡是极强的肌肉毒,可对心肌产生强烈的刺激和兴奋作用;钡可使钾离子大量进入并滞留于心肌细胞内,使血清钾明显降低,导致各种心律失常发生。

(3)钡化合物检测:可作为近期过量接触的指标,我国目前对血清钡的检测方法、血清钡正常值范围尚无统一标准,有学者推荐石墨炉原子吸收光谱法(GFAAS)或电感耦合等离子体质谱法(ICP-MS)对钡元素进行定量分析,仍需进一步积累数据。

(五)诊断及鉴别诊断

1. 急性钡中毒 依据GBZ 63《职业性急性钡中毒诊断标准》进行诊断。根据短期内吸入或经受损皮肤吸收大量可溶性钡化合物的职业接触史,出现胃肠道刺激症状、低钾血症、肌肉麻痹、心律失常为主的临床表现,结合心电图、血清钾的检查结果,参考工作场所职业卫生学资料,综合分析,排除其他原因所致类似疾病,方可诊断。非职业性急性钡化合物中毒根据钡化合物的接触史,可参考该标准进行诊断。

(1)轻度中毒:头晕、头痛、咽干、恶心、乏力加重,出现呕吐、胸闷、心悸、腹痛、麻木等症状,3.0mmol/L ≤ 血清钾 <3.5mmol/L,并具有下列表现之一者:

1)肌力4级(见GBZ 76);

2)低钾心电图改变;

3)阵发性室上性心动过速、单源频发室性期前收缩、莫氏Ⅰ型房室传导阻滞等心律失常表现之一者(见GBZ 74)。

(2)中度中毒:轻度中毒症状加重,可出现肢体运动无力等表现,并具有下列表现之一者：

1）2.5mmol/L ≤ 血清钾 <3.0mmol/L；

2）肌力 2~3 级（GBZ 76）；

3）阵发性室性心动过速、多源室性期前收缩、心房颤动、心房扑动、成对室性期前收缩、R-on-T 型期前收缩、莫氏 Ⅱ 型房室传导阻滞等心律失常表现之一者（见 GBZ 74）。

（3）重度中毒：中度中毒症状加重，可出现肢体瘫痪等表现，具有下列表现之一者：

1）血钾 <2.5mmol/L；

2）肌力 0~1 级（见 GBZ 76）；

3）呼吸肌麻痹；

4）心室颤动、心室停搏、Ⅲ度房室传导阻滞、尖端扭转型室性心动过速等心律失常表现之一者（见 GBZ 74）；

5）猝死（见 GBZ 78）。

2. 鉴别诊断　早期肌无力应与进行性肌营养不良、低钾性周期性麻痹、重症肌无力、肉毒杆菌毒素中毒、进行性肌营养不良、周围神经病、急性多发性神经根炎等鉴别；恶心、呕吐、腹绞痛等胃肠道症状应与食物中毒鉴别；低钾血症应详细询问摄食、出汗情况、胃肠道症状、排尿及夜尿情况、利尿剂使用情况，并与代谢性碱中毒、家族性周期性麻痹、原发性醛固酮增多症等疾病鉴别；心律失常、心肌损害表现应与洋地黄中毒、心肌炎、冠心病、克山病等器质性心脏病等鉴别。

3. 慢性钡中毒　慢性钡中毒因缺乏特异性指标，诊断相对较为困难，职业史调查和尿钡测定可以提供较可靠的诊断线索。

钡末沉着症一般无自觉症状和明显呼吸功能损害，诊断参考 GBZ 292《职业性金属及其化合物粉尘（锡、铁、锑、钡及其化合物等）肺沉着病的诊断》，依据钡及其化合物粉尘 5 年以上，X 射线高千伏或数字摄影后前位胸片表现为双肺弥漫性的小结节影。可伴有不同程度咳嗽、胸闷等呼吸系统损害临床表现明确诊断。需注意与其他金属及其化合物粉尘肺沉着病及尘肺病、粟粒性肺结核、间质性肺病等疾病相鉴别。

（六）治疗

1. 急性中毒

（1）清除尚未吸收的毒物：首先脱离污染现场，脱去污染衣物，反复漱口，并口服适量硫酸钠或硫酸镁 20~30g。皮肤污染者，应用清水和 5% 硫酸钠交替冲洗污染部皮肤，然后用 10% 硫酸钠或硫酸镁溶液湿敷，并不断更换敷料，减少钡经皮吸收；口服中毒者用温水和 5% 硫酸钠交替洗胃，然后灌服硫酸钠 20~30g，以使可溶性钡盐生成不溶性硫酸盐，减轻其毒性。

（2）解毒治疗：尽快降低体内钡离子浓度可起到良好的解毒效果，可用硫酸钠、硫代硫酸钠、硫酸镁，首选硫酸钠，主要利用钡离子与硫酸根反应生成不溶性硫酸钡的解毒原理。可静脉缓注 5% 硫酸钠或 10% 硫代硫酸钠 100ml，2 次 /d；症状控制后半量维持 3~5 天。

（3）血液净化治疗：中度、重度中毒患者，早期给予血液净化治疗。在迅速大量补钾治疗后，部分病例可见进行性四肢软瘫，提示钡离子对肌肉细胞仍持续作用，此时可考虑血液净化治疗。

（4）补钾：迅速有效地纠正低钾血症是抢救成功的关键，应及时、足量，即在心电监护及血钾水平严密的监护下补钾,直至指标恢复正常,然后酌情减量,稳定后停药。轻者可给予口服氯化钾 1~2g,每日 3 次即可;当血钾低于 2.5mmol/L 时,应给予静脉补钾,必须在心电监护及血清钾监测下进行,首日给足剂量尤为重要。当病情缓解,心电图、血清钾恢复正常后,减量维持,不可突然停药,以防病情反复。

(5)对症支持治疗:保护心肌、维持酸碱平衡,出现呼吸麻痹,血气分析提示呼吸衰竭时,及时予以机械辅助通气;心律失常者抗心律失常药物、心搏骤停者行心肺复苏等内科治疗措施。

2. 慢性中毒　慢性中毒及钡末沉着症无特殊治疗,除对症支持外,宜加强预防措施,不使病情加重,并减少新患者的发生。

(七) 预后

抢救急性钡化合物中毒的关键是及时纠正低钾血症。抢救及时,可以痊愈,一般不留后遗症。

(八) 预防

1. 生产设备密闭化,安装通风除尘设备,佩戴职业病个人防护用品,作业场所应装设专门的喷淋装置,一旦皮肤污染,立即冲洗。

2. 加强个人防护,直接接触钡化合物时须戴手套,下班后淋浴更衣。

八、钒及其化合物

(一) 理化性质

钒(V)是灰色金属,原子量 50.95,比重 6.119,熔点 1 910℃±10℃,沸点 3 420℃。元素钒耐腐蚀。常见价态有 4 种:+2,+3,+4,+5 价,自然界以 +3 价存在。五氧化二钒(V_2O_5)是最常见的钒化合物,熔点低(690℃),加热形成气溶胶,溶于水呈酸性溶液,遇碱根据 pH 不同形成不同的钒酸盐($VO3-4$)或偏钒酸盐($VO-3$),均为强氧化剂。V_2O_5 还原可形成 VO_2,V_2O_3,V_2O_5 与卤素形成三氯氧化钒($VOCl_3$),三氟氧化钒(VOF_3),三溴氧化钒(VOB_3)等。几乎所有的钒化合物都有刺激性。

(二) 职业接触

1. 冶金工业　75%~85% 的钒用于钢铁工业,以钒铁加于合金形成特殊钢。生产钒接触 V_2O_5 浓度为 0.2~7mg/m³。

2. 化学工业　V_2O_5 和偏钒酸盐(钠、铵)是无机和有机化学工业的重要催化剂,占钒消耗量的 3%。V_2O_5 用作合成硫酸的催化剂。V_2O_5 和偏钒酸铵(NH_4VO_3)用作催化剂。三氯氧化钒用作乙烯、丙烯等烯烃共聚合的催化剂。

3. 纺织工业　硫酸氧化钒($VOSO_4$)、偏钒酸铵、三氧化二钒(V_2O_3)用作媒染剂。

4. 陶瓷玻璃工业　V_2O_5 和偏钒酸铵用作陶瓷釉料。硫酸氧化钒用作玻璃的着色剂。

5. 黑色染料　钒的氧化物和偏钒酸盐用于生产印刷油墨、墨汁和黑色染料。

6. 照相工业　用钒的化合物作显影剂、敏化剂、底片和印片的染料。

7. 燃烧炉　煤和石油中均含钒,燃油锅炉的清扫可接触钒。

(三) 发病机制及毒理

1. 吸收

(1)呼吸道:可溶性钒化合物吸入后沉着于肺,可吸收约 25%,吸收与化合物的粒子大小、溶解度有关。

(2)胃肠道:钒化合物不易由胃肠道吸收,仅吸收 0.1%~1.0%。

(3)皮肤:钒通过皮肤吸收甚少。

2. 分布 人吸收钒后,主要由血浆转运。在血浆中钒 77% 与转铁蛋白结合。第 1 天血中有明显量的钒,第 2 天只有微量。钒吸收后 30 分钟内分布于所有器官,但所有组织中钒浓度很低(1pg/kg)。钒主要贮存于骨,其次为肝、肾、肺。钒可通过血脑屏障进入脑。人体内含钒 0.1~0.2mg。

3. 生物转化 钒化合物在生理状态下的化合价可由 -1 到 +5,但多数为 +5 价。细胞外钒是 +5 价,细胞内钒是 +4 价。

4. 排出 钒由体内排出较快。由呼吸道吸入的钒化合物,3 天内由尿排出约 60%,由粪排出 10%。食入的钒化合物,4 天内由粪排出 87.6%,其余由尿排出。尿钒浓度<0.04μmol/L(2μg/L),大量接触钒的工人,班后尿钒浓度可增加 20~30 倍。

5. 发病机制

(1)皮肤黏膜刺激:钒化合物的主要毒作用是对皮肤黏膜,包括眼和呼吸道黏膜的刺激作用。这可能与钒化合物溶解时的脱水作用和所形成的酸有关。卤化钒还可形成卤酸而具有刺激作用。少数患者接触钒化合物出现湿疹样皮炎,钒酸钠皮试呈阳性,可能与过敏反应有关。

(2)呼吸系统:V_2O_5 引起鼻、咽、呼吸道黏膜刺激现象。高浓度钒还可作用于肺泡巨噬细胞,使其生存率降低,而增加肺的损伤。有些患者出现哮喘,主要与接触大量钒化合物的非特异性高反应有关,少数患者有免疫机制参与。此外,钒可抑制单胺氧化酶,使 5- 羟色胺蓄积而导致支气管痉挛,这也是发生哮喘的原因之一。钒吸收较少,排出快,蓄积不多,因而职业性钒中毒的症状以呼吸道刺激症状为主,而且急性中毒和慢性中毒症状颇多相似。

(3)神经系统:钒中毒患者可出现类神经症。据调查,抑郁症患者血钒浓度增高,血钒浓度恢复正常后抑郁症好转。

(4)心血管系统:动物接触钒的氧化物和盐类可产生心血管改变,如心电图出现期前收缩,T 波增高,随后 ST 段压低。长期吸 V_2O_5 可使大鼠心肌血管周围肿胀和发生脂肪变性。动物血管肌肉痉挛是 V0-3 最一致的药理 - 毒理效应。V0-3 使血压升高,周围阻力增加,冠状动脉、内脏和肾血流明显减少。

(5)肾:小鼠注射偏钒酸钠可发生肾脂肪变性和急性肾小管坏死。钒抑制单胺氧化酶导致肾内 5- 羟色胺增多与此过程有关。钒对大鼠有利尿和促排钠的作用。这是由于钒抑制 Na^+-K^+-ATP 酶引起肾小管重吸收功能障碍。V_2O_5 还能诱发肾皮质匀浆脂质过氧化和膜流动性改变。

(6)代谢:大鼠喂饲 V_2O_5 后,毛发胱氨酸降低,钒作业工人指甲胱氨酸含量减少,表明钒可抑制胱氨酸合成。这可能是由钒与某种非特异酶作用引起的。钒还可使胱氨酸和半胱氨酸分解代谢增强,这与钒激发磷酸吡哆醛(维生素 B_6)有关。胱氨酸减少可影响依赖于胱氨酸的代谢过程,如辅酶、辅酶 Q 的合成。钒可降低年轻动物的胆固醇水平,但不降低年老动物的胆固醇水平,人也有类似的情况。这种现象提示钒有控制胆固醇合成的酶—乙酰基辅酶 A 脱酰基酶的存在。钒在年轻动物可激活此酶,而在年老动物则不能。钒可能降低甘油三酯和磷脂的合成,这是由于乙酰辅酶 A 是脂肪酸的前体。钒抑制琥珀酸脱氢酶、氧化磷酸化解偶联等。钒与酶之间的作用机制尚未完全阐明,但钒的毒作用累及体内很多代谢过程。

（四）临床表现

1. 症状及体征

急性钒中毒:接触 V_2O_5 尘 0.3~1mg/m³ 8 小时,可出现轻度咳嗽,接触 10mg/m³ 可发生急性中毒。

1)症状:短时期内接触高浓度含钒化合物烟尘,潜伏期短,从接触到发生急性中毒的时间由十几分钟到数十小时不等,极少数可在 24~48 小时发病。因此病情观察时间至少 24 小时。出现眼、鼻、咽黏膜刺激症状,多数患者出现明显的呼吸道症状,胸闷、胸骨后疼痛、阵发性干咳、憋气,有时咳痰、咯血、哮喘,可伴有头晕、头痛、心悸、疲乏无力及食欲降低、恶心、呕吐、腹泻等。

2)体征:血压升高,眼、鼻、咽部充血。严重时呼吸困难,哮喘持续时间长,肺部呼吸音粗,可闻及干、湿性啰音和痰鸣音。心率增快,可有期前收缩。部分接触高浓度 V_2O_5 者,可见舌乳头肿大和难以洗去的墨绿色舌苔(是钒引起的一种特征性表现),一般停止接触后 2~3 天可消退。少数人可见手指细小震颤。少数接触时间较长(工作 2~3 天后)的严重患者,可有烦躁、抑郁或嗜睡。

3)肾损害:尿中可偶有蛋白、白细胞、红细胞及管型。

4)心脏损害:可出现心动过缓、心电图可见 P 波改变。

5)皮肤黏膜损害:"绿舌" 在部分接钒工人及急性中毒患者出现,其本身并无毒理学意义,且与中毒程度无关,但颜色深浅在一定程度上与接触钒浓度有关,因此可作为职业接触钒很有价值的客观体征。皮肤接触高浓度钒尘或 V_2O_5 后,易有瘙痒、热感,可出现潮红、丘疹、湿疹样改变等,严重者亦可出现全身性荨麻疹。一般接触次数越多,症状越严重。

2. 实验室检查

(1)生物材料中钒浓度测定

1)尿钒:主要反映近期接触钒的情况,短时期接触大量钒化合物可引起尿钒增高。国外报告正常人 24 小时尿钒平均排出量为 10μg。国内报告尿钒正常值为 (0.039 ± 0.01)μmol/L $[(1.94 \pm 0.49)$μg/L$]$(催化光度法)。接触低浓度钒劳动者尿钒浓度为 0.03~0.20μmol/L (1.5~10μg/L)。

2)血钒:目前无规范检测方法,难以用血钒来评估钒的机体接触情况。

(2)胸部 X 射线检查:为诊断急性钒中毒的必检项目,病情严重时可拍摄床旁胸片。胸部 X 射线影像学检查可见肺纹理增强,或两下肺有分布不规则的斑片状模糊阴影等急性支气管炎或支气管肺炎的征象。

(3)肺功能测定:一般正常。长期接触高浓度钒化合物的劳动者可出现最大呼气中段流量(MMEF)下降,或最大呼气流量 - 容积曲线(MEFV)异常或小气道功能异常。

（五）诊断及鉴别诊断

根据短期内吸入高浓度钒化合物烟尘的接触史,以黏膜刺激征和肺部损害为主的临床表现及胸部 X 线影像学改变,参考尿钒测定结果,可诊断为急性钒中毒。急性钒中毒主要见于钒与钒合金的冶炼及其制造业,清扫或维修燃油锅炉、汽轮机,使用钒催化剂或检修反应堆等等工作。

根据 GBZ 47《职业性急性钒中毒诊断标准》职业性急性钒中毒分度如下:

（1）轻度中毒：短期内吸入大量钒化合物烟尘，出现眼烧灼感、流泪、流涕、咽痛、剧烈咳嗽、气短等眼及上呼吸系统症状，双肺呼吸音粗，肺部出现干性啰音；胸部 X 线检查可见肺纹理增多、增粗、边缘模糊等改变。以上表现符合急性气管或支气管炎。

（2）中度中毒：凡临床表现符合下列诊断之一者：

1）急性支气管肺炎；

2）急性间质性肺水肿。

（3）重度中毒：符合下列表现之一者：

1）肺泡性肺水肿；

2）急性呼吸窘迫综合征（acute respira-tory distress syndrome，ARDS）。

急性钒中毒应与其他金属及刺激性气体所致的化学性气管炎，支气管炎和支气管肺炎，上呼吸道感染，流行性感冒以及喘息性支气管炎等疾病相鉴别。

（六）治疗及康复

1. 立即脱离现场，注意观察病情变化。

2. 根据具体情况给予吸氧、止咳、祛痰、平喘等对症治疗，合并感染者应选择敏感抗生素。有明显皮肤损害者，局部清水冲洗后，涂以氟轻松药膏，同时内服抗过敏药。

3. 目前尚无有效的驱钒药物。急性钒中毒伴尿钒明显增高者，可用依地酸二钠钙等金属络合剂治疗。

4. 康复　急性钒中毒主要是肺水肿等呼吸道损伤，救治及时不留后遗症。重度中毒遗留呼吸系统后遗症者应加强肺康复治疗。

（七）预后

急性中毒患者治疗后可恢复原工作。重症中毒致呼吸系统后遗症者，应结合前后的动脉血气、肺功能检查结果，综合判定后，酌情调离原工作岗位。

（八）预防

作业场所通风除尘，加强密闭通风，操作自动化。V_2O_5 用作催化剂时制成烧结块或丸状可减少粉尘。注意个人防护，穿工作服，戴防尘口罩。工作后淋浴。加强健康监护，定期体检，排除就业禁忌证。

九、磷及其化合物

（一）理化性质

磷（P）是半金属，磷有四种同素异形体，即黄磷（又称白磷）、赤磷（又称红磷）、紫磷、黑磷，其中黄磷毒性最大，其余毒性很小。黄（白）磷，为黄白色蜡状固体，有剧毒；红（赤）磷毒性较小；紫磷和黑磷均十分少见，毒性很低。黄磷分子量 123.88，比重 1.829（20℃），熔点 44.1℃，沸点 280℃，燃点 34℃，蒸气密度 4.4mg/cm³。性质活泼，易与金属、卤素、氢气等化合成磷化物，常温下可蒸发、自燃或摩擦起火。遇湿空气可氧化为次磷酸和磷酸。自然界中，磷不以游离状态存在，在空气中易氧化为三氧化二磷（P_2O_3）和五氧化二磷（P_2O_5），呈白色烟雾，黑暗中发出淡绿色荧光。不溶于水，难溶于酒精、乙醚，易溶于二硫化碳、氯仿和苯。

（二）职业接触

磷是由磷矿石或磷酸钙经焙烧而制取。黄磷是制造磷化合物、磷酸、磷合金、烟幕弹、燃烧弹、信号弹、焰火、爆竹等的原料，也是石油化工做缩合催化剂、表面活性剂、稳定剂、特殊干燥剂及制药、电子、染料、农药、化肥等必不可少的原料。生产、使用黄磷及其制品行业的劳动者,均能接触黄磷蒸气、粉尘、液体及固体,如不注意防护,可引起急、慢性磷中毒。

(三) 发病机制及毒理

1. 吸收、分布、代谢与排泄　磷为人体必需的微量元素。磷及其化合物多以粉尘、烟雾形式吸入,也可经消化道、皮肤黏膜吸收。在潮湿的皮肤和黏膜上,部分磷可转化为磷酸,经皮肤和黏膜吸收。磷进入机体后,可以元素磷形式运送到全身。在血液中,部分被氧化,形成磷的低价氧化物。元素磷及磷的低价氧化物主要贮存于肝、骨、脾中。最终以磷酸盐的形式随尿排出,少量随呼吸和汗液排出。少部分以低价磷酸盐形式循环于血液。吸收后磷早期分布于肝、肾、心等器官,以后主要沉积在肝脏及骨骼。体内的磷最终以磷酸盐形式经肾排出,少量从呼吸道及汗腺排出。

2. 发病机制　黄磷经口致死量为 60~100mg,吸收量达 1.0mg/kg 时可致死。磷化锌致死量为 2~3g。磷化氢在 $10mg/m^3$ 浓度左右接触 6 小时出现中毒症状,$400~846mg/m^3$ 浓度下 0.5~1 小时可致死亡。黄磷及磷的化合物有剧毒,红磷的毒性较小。黄磷除对皮肤及黏膜损害引起强烈的灼伤和腐蚀外,吸收后还可以破坏细胞内酶的功能,主要造成肝、心、肾等实质脏器及横纹肌的脂肪变性,骨骼脱钙,血管受损,导致出血及周围循环衰竭。磷化锌与胃酸作用后产生磷化氢和氯化锌,二者对胃肠道黏膜均有刺激和腐蚀作用,引起炎症、充血、溃疡和出血等。磷化氢作用于细胞内酶,影响细胞代谢,使细胞产生内窒息,以致中枢神经系统、呼吸系统、心血管系统、肝肾功能均受损害,而以中枢神经系统症状出现最早且最明显。

(四) 临床表现

1. 症状及体征

(1)急性中毒:吸入黄磷后数小时出现头昏、乏力、恶心,心动过缓或过速,血压偏低等。黄磷氧化为五氧化二磷遇水形成磷酸,产生的气体为磷酸酸雾。刺激性的酸雾被人体吸入后,可出现化学性支气管炎、肺炎,严重时出现肺水肿、急性呼吸窘迫综合征和呼吸衰竭。2~3 天后上腹疼痛、肝大、黄疸,血清转氨酶升高及肝功能异常。严重者出现急性重型肝炎、肝功能衰竭、肝昏迷,可伴有肾损害,出现血尿、蛋白尿、管型尿、尿少、尿闭、尿素氮升高等肾功能异常或衰竭。除肝、肾损害外,亦可累及其他脏器。

黄磷灼伤后创面有蒜样臭气烟雾,呈棕褐色或黑色,可深达骨骼,于暗处可见荧光。若创面处理不及时或方法不当,黄磷可经创面吸收入体,多于 1~10 天后引起中毒,血磷、尿磷可升高,以致发生急性肝、肾、心功能衰竭。

(2)慢性磷中毒:长期密切接触黄磷蒸气或含黄磷粉尘,临床表现有以进行性牙周组织、牙体及下颌骨损害为主,也可有肝、肾损害。

1)刺激作用:磷的无机化合物多为酸性毒物,对呼吸道黏膜有明显的刺激作用,可引起呼吸道黏膜慢性炎症。早期表现为鼻咽干燥、充血、咳嗽、咳痰等,可伴有口蒜臭味、食欲降低、恶心及肝区不适等消化系统症状。

2)牙周、牙体及下颌骨病变:好发生于双侧后牙、常为多颗牙齿、往往两侧对称,以下颌骨为多,主要表现为牙酸痛、牙周萎缩、牙周袋加深、牙颈部楔状缺损、牙对颌面磨损、牙松动、脱落等,严重者下颌骨坏死、坏疽及畸形等(目前国内已很少见)。

2. 实验室检查

(1)肝功能测定:血清 ALT、AST、胆红素、胆汁酸、前白蛋白及谷氨酰转肽酶等升高。

（2）肾功能测定：尿常规检查可见蛋白、红细胞、白细胞及各种管型，血尿素氮及血浆肌酐升高，尿钠测定及尿量异常。

（3）血磷、钙测定：血磷可升高、血钙可降低。

3. 下颌骨 X 线检查　为诊断慢性磷中毒的必检项目，摄下颌骨左、右侧位像及病牙片，病情需要时加照上颌骨片。下颌骨 X 线改变为牙周膜间隙增宽、变窄或消失，骨皮质增厚，牙根周或根尖透光区、周围伴有较宽的骨密度增高，牙横断成残根，牙槽骨呈水平状吸收，骨质增生与脱钙并存，骨纹理增粗或稀疏、排列紊乱。

4. 病理检查

（1）肝脏：急、慢性黄磷中毒所致肝损害特点不同。急性中毒主要为肝细胞脂肪变性和坏死，慢性中毒为退行性和增殖为主的全肝结构改变，可致肝硬化。急性黄磷毒作用的靶细胞器是线粒体和微粒体。慢性毒性则以颌骨及牙齿损害为主。

（2）肾脏：急性损害为肾小球及近曲小管上皮细胞浊肿、空泡变性、管腔变窄，线粒体肿胀及内质网的改变。严重时可累及整个肾单位。慢性损害主要表现为近曲小管重吸收障碍。

（五）诊断及鉴别诊断

依据 GBZ 81《职业性磷中毒诊断标准》进行诊断。

1. 急性磷中毒　根据短时间内接触大量黄磷史，以急性肝、肾损害为主的临床表现，结合肝、肾功能检查结果，排除其他病因所致的类似疾病，可以做出诊断。急性磷中毒多见于生产事故时，短期内吸入高浓度黄磷蒸气和烟雾，或者黄磷灼伤皮肤后经创面吸收所致。黄磷是亲肝毒物，急性中毒时，首先出现肝损害，继之可有肾损害。虽然心脏及呼吸系统亦可受累，但在其损害之前已有明显的肝、肾损害表现。

（1）轻度中毒：吸入高浓度黄磷蒸气数小时后或黄磷灼伤后 1~10 天出现头痛、头晕、乏力、食欲降低、恶心、肝区疼痛等症状，并有肝脏肿大及压痛，伴有肝功能试验异常，符合急性轻度中毒性肝病；可有血尿、蛋白尿、管型尿，符合急性轻度中毒性肾病。

（2）中度中毒：上述症状加重，并出现下列情况之一者：

1）肝脏明显肿大及压痛，肝功能明显异常，符合急性中度中毒性肝病；

2）肾功能不全，尿素氮及血浆肌酐升高，符合急性中度中毒性肾病。

（3）重度中毒：在上述临床表现的基础上，开出现下列情况之一者：

1）急性肝功能衰竭；

2）急性肾衰竭。

2. 慢性磷中毒　目前缺乏敏感、特异的诊断指标，因此不能仅凭一次检查做出诊断。必须进行动态观察与治疗，以提供接触黄磷后牙齿、颌骨及肝、肾逐年变化的临床动态观察资料；结合长期密切接触史，以牙齿、下颌骨损害为主的临床表现及颌骨 X 射线影像，可作出诊断。

慢性磷中毒多见于黄磷生产的精制工，炉前工，包装工，赤磷生产，热法磷酸生产及生产磷化合物企业的劳动者，长期吸入黄磷蒸气、烟雾或粉尘所致。以牙齿及下颌骨的损害为主，可伴有肝肾损害。慢性磷中毒时常伴有呼吸道黏膜刺激症状及消化系统症状。

（1）轻度中毒：临床动态观察一年以上，经对症治疗，上述症状呈进行性加重、齿槽骨吸收超过根长 1/3 牙周膜间隙增宽、变窄或消失、骨硬板增厚，下颌骨体部可见骨纹理增粗或稀疏、排列紊乱;可有呼吸道黏膜刺激征及消化系统症状。

(2) 中度中毒:上述症状加重,下颌骨后牙区出现对称性骨质致密影,周界不清,可有颏孔增大,边缘模糊。

(3) 重度中毒:在上述临床表现的基础上,下颌骨出现颌骨坏死或有瘘管形成。

3. 鉴别诊断　急性磷中毒应与病毒性肝炎、药物性肝炎及其他毒物引起的急性中毒性肝病和肾病等相鉴别。慢性磷中毒应与非职业性口腔及颌骨疾病相鉴别。非职业性口腔病两者无明显相关,多为单牙或双牙发病,且部位不固定、不对称,亦很少有其他系统症状相伴随。

(六) 治疗及康复

1. 急性中毒

(1)病因治疗

1)吸入高浓度黄磷蒸气后应迅速离开现场,移至空气新鲜处。

2)黄磷灼伤皮肤后应立即用清水冲洗,灭磷火,在暗室内用硝酸银清洗有磷光的创面,清除嵌入组织中的黄磷颗粒,阻止黄磷吸收;再用 2% 碳酸氢钠浸泡或湿敷,再用 2% 硫酸铜涂敷表面。注意:当创面较大时,需控制硫酸铜用量,以免发生溶血和肾损害。

(2)对症及支持治疗

1)可适当选用糖皮质激素、氧自由基清除剂、钙通道阻滞药等;

2)注意保持水、电解质及酸碱平衡;

3)对中毒性肝病采用保肝及营养疗法等对症治疗;

4)对中毒性肾病注意防治血容量不足,改善肾脏微循环等对症治疗与支持治疗,必要时可采用血液净化疗法。

2. 慢性中毒

(1)注意口腔卫生,及时治疗口腔各种疾患,尽早修复牙体;

(2)下颌骨坏死或骨髓炎者应及时给予手术治疗;

(3)注意保护肝、肾功能,并给予对症治疗。

3. 康复　急性中毒处理及时阻止吸收,治疗靶器官促进康复。慢性中毒及时治疗口腔炎症,正确修复牙体疾病都极为重要。

(七) 预后

慢性中毒无特殊治疗,按照颌骨损害范围和程度,以 X 线检查为主要依据定期随访。职业性轻度磷中毒治愈后可从事原工作,中、重度中毒应调离黄磷作业。

(八) 预防

1. 生产和使用黄磷加强密闭、通风和排毒,严防跑、冒、滴、漏。

2. 黄磷存放水中,严防暴露空气中自燃。

3. 加强个人防护,减少接触和吸入黄磷,防止黄磷灼伤,养成良好卫生习惯。

4. 做好健康监护工作包括拍摄下颌骨左右侧位像及病牙片,血、尿常规,肝、肾功能检查等。

5. 职业禁忌证牙周、牙体、颌骨明显病变及慢性肝、肾疾病。

十、砷及其化合物

(一) 理化性质

砷(As),原子序号 33,原子量 74.92;熔点 818℃,沸点 615℃,沸点温度下可升华,比重

5.73。砷为银灰色晶体,具有两性元素性质,质脆而硬;除灰砷外,还有黑砷和黄砷,为三种同素异构体。砷不溶于水,可溶于硝酸和王水,生成砷酸(H_3AsO_4);与苛性碱熔融时可生成砷酸盐。化学性质与磷、锑等相似,常温下可缓慢氧化,加热时迅速燃烧成三氧化二砷,高温下可与硫结合,还能直接与卤素、强氧化剂等剧烈反应,有着火和爆炸的危险。

常见的化合物为三氧化二砷(As_2O_3),又名亚砷酐,俗称砒霜、砒石、信石、白砒;还有三氯化砷($AsCl_3$),五氧化二砷(As_2O_5)、砷酸(H_3AsO_4)、砷酸[$Ca_3(AsO_4)_2$]、砷酸铅[$Pb_3(AsO_4)_2$],亚砷酸钠($NaAsO_2$)及一些有机砷化合物如甲基肿酸锌,甲基肿酸钙、甲基肿酸铁胺等。

(二)职业接触

砷在自然界广泛存在,主要接触机会如下:

1. 砷矿冶炼 砷在自然界主要以硫化物形式存在,如雄黄(As_2S_3)、雌黄(As_2S_3),且与其他金属矿共生。砷主要从焙烧冶炼铅、锌、铜等金属矿的烟道灰或矿渣中提取,因上述过程可生成白砷(As_2O_3),再经过升华提取成高纯度成品后,经加热还原或通入氯气生成三氯化砷,再用氢气还原制得砷。

2. 制造农药 用砷生产砷酸铅、砷酸钙、亚砷酸钠、亚砷酸钙、五氧化二砷、巴黎绿(醋酸铜和偏砷酸的复合盐)等杀虫剂,以及甲基肿酸锌(稻脚青)、甲基肿酸钙(稻宁)、甲基肿酸铁胺(田安)等有机砷化合物杀菌剂,砷酸钠还被用作木材防腐剂、除锈剂、除草剂等。

3. 冶金工业 砷与铅、铜制造合金,可增强其抗腐蚀性和耐磨性,用于制造火车的火箱板、汽车散热器和轴承等。

4. 半导体工业 用以制造砷化镓、砷化铟等半导体。

5. 医药工业 砷化合物用以生产抗梅毒药、抗癌药、枯痔散等。

6. 其他工业用途 如用作纺织,颜料工业染色原料(雄黄、雌黄、砷绿等);有的用作玻璃工业脱色剂(三氧化二砷等)。

(三)发病机制及毒理

1. 吸收分布代谢排泄 砷及其化合物可经消化道、呼吸道及皮肤吸收。职业中毒以后两种途径为主。三价砷化合物(亚砷酸及亚砷酸盐)、五价砷化合物(砷酸、砷酸盐)及一些有机砷化合物在肠道的吸收率可达80%,三氧化二砷的吸收率更高。经呼吸道吸入的砷化合物除与其溶解性有关外,还与其粒子大小有关;直径>5μm的颗粒多随痰排出或吞入消化道被吸收。砷酸、三氯化砷等可经皮肤吸收而引起全身中毒。进入体内的砷先在血中转化为三价砷,并与蛋白质或氨基酸中的巯基结合,随血液分布至全身组织,主要为肝、肾、胃肠道、脾、肌肉、肺等,故从血中清除的速率甚快;其主要蓄积处是毛发、指甲、皮肤和骨骼。砷对血脑屏障的透过力不强,但可透过胎盘屏障。

无机砷在体内主要经甲基化进行解毒,大部分可生成二甲砷酸、甲砷酸,它们和少量原形砷主要经尿排出,每日约可排出日摄取量的70%,2~3天内可全部排出;有机砷的排出稍慢些;粪便、汗液、乳汁、呼气、毛发及皮肤脱屑也能排出少量砷。无机砷在机体内的甲基化代谢过程并不是一个完全解毒的过程。有研究显示,砷的甲基化代谢能力与砷中毒的发生及其病情的严重程度密切相关。除了性别、年龄、砷暴露水平等个体因素以外,环境和遗传因素对机体内砷的甲基化代谢及砷中毒发病风险均具有显著影响。谷胱甘肽 S-转移酶(GST)广泛分布于各种生物体内,能催化谷胱甘肽与亲电子底物的结合反应。GST 在机体内对多种药物、致癌物质和多种内源性化合物的解毒过程中起到重要作用。大量研究表明,

GST的遗传变异是导致多种癌症发生的危险因素。有研究报道,通过人群研究和体外实验发现GSTO1和GSTO2的基因多态性与砷甲基化代谢相关。认为其与砷暴露人群的癌症前期的皮肤损伤以及皮肤癌的发生相关。孟加拉国的一项人群流行病学调查发现,砷暴露人群尿中的二甲基砷酸(DMA)%与血清叶酸水平呈正相关,而无机砷(iAs)%、MMA%均与叶酸水平呈负相关,提示叶酸影响砷的甲基化代谢作用。

2. 中毒机制 砷化合物中以三氧化二砷的毒性最强(0.8~2.0mg/kg可致死),其次为五氧化砷、二氯化砷等;雄黄和雌黄水溶性较低,毒性较小;元素砷基本无毒。砷的毒性机制主要与其对体内巯基的强大结合力有关,因砷可使体内大量含巯基酶类失活,如6-磷酸葡糖脱氢酶,细胞色素氧化酶、磷酸氧化酶、6-氨基酸氧化酶、胆碱氧化酶、单氨氧化酶、氨基转移酶、丙酮酸氧化酶、丙酮酸脱氢酶等,从而阻碍细胞的生化代谢,特别是氧化还原及能量生成过程,导致神经细胞、心、肝、肾受损;它可使巯基化合物谷胱苷肽消耗,使机体抗氧化能力降低,易于导致氧化性损伤;它可通过对血管舒缩中枢的作用及直接损伤毛细血管,使血管平滑肌麻痹,毛细血管扩张,导致血管通透性增加,引起脏器充血及出血;砷还在氧化过程中可生成过氧化氢等活性氧,导致红细胞的过氧化损伤。此外,砷可与DNA聚合酶结合,干扰DNA的合成与修复,五价砷还可以在DNA合成过程中取代磷掺入DNA结构,造成DNA复制和转录错误。

砷具有一定的致畸性。其致突变作用不强,但它是强力的细胞染色体断裂剂,可引起人类和哺乳动物染色体畸变、姊妹染色单体交换率和微核率增加;而砷(主要是三价砷)的致癌性则获公认。通过对人皮肤角质形成细胞(HaCaT)模拟砷暴露后皮肤细胞形态、增殖的变化,并检测亚砷酸钠处理后HaCaT细胞相关角化基因mRNA的表达,研究发现一定浓度范围内的亚砷酸钠可以刺激细胞生长,促进皮肤细胞增殖,但超过一定剂量就会抑制细胞增殖。

(四)临床表现

1. 症状及体征

(1)急性中毒:职业性一般仅见于生产事故、设备检修、或进入收尘收砒系统进行清扫时引起。主要为呼吸道和皮肤黏膜,因此其临床表现首先出现皮肤、黏膜刺激症状,呈皮炎、咽喉炎、结膜和角膜炎、气管和支气管炎和肺炎等,严重者多因呼吸和血管中枢麻痹而死亡。多发性神经炎、中毒性肝炎和心肌炎也较常见。

1)呼吸道损害:因设备事故或违反操作规程吸入砷化物所致职业性急性砷中毒,主要表现为呼吸道症状如咳嗽,喷嚏,胸痛,呼吸困难;对上呼吸道较为明显的损害即为鼻中隔损伤,三氯化砷对呼吸道的刺激作用更大,可引起声门水肿,窒息而死。

2)皮肤损害:经皮肤接触或经皮肤和呼吸道同时暴露致急性砷中毒可致皮肤损害表现:早期表现为皮肤刺痛、肿胀、全身皮肤瘙痒,皮疹,红色丘疹甚至糜烂等,后可演化为皮肤色素沉着和/或脱色,皮疹多分布在身体的暴露部位。

3)神经系统损害:而吸入砷化物烟雾、粉尘而引起的职业性急性砷中毒多表现为头晕、头痛、失眠,部分重度中毒者可在中毒后短时间内或在3~4天后发生急性中毒性脑病,出现眩晕、谵妄、抽搐、躁动、体温升高,甚至昏迷等。还可四肢肌肉灼痛、麻木等周围神经系统症状,浅感觉减退。急性砷中毒还可引起迟发性周围神经系统症状,即从四肢远端向近端发展的感觉型或感觉运动型周围神经病。多数在急性砷中毒1~3周发生,表现为四肢麻木或针刺样感觉异常,继之运动力弱、感觉过敏,患者可因床单或其他物品触及足部而引起"灼痛",重者有垂足、垂腕,甚至有肌肉萎缩,肌电图显示为失神经电位、感觉及运动神经传导速度(SCV、MCV)减慢。轻者可以治愈,重者可遗留肢体麻痹萎缩。

4)心血管损害:急性砷中毒损伤毛细血管导致血管舒张,血浆渗出和休克;砷对黏膜血管的损伤作用,非直接腐蚀,导致液体渗入肠腔,组织碎片脱落,血容量过低;急性砷中毒心脏损伤表现为急性心肌炎。

5)肝肾损害:急性砷中毒所致肝肾损害症状如黄疸,少尿,中毒性肾衰竭偶有,多在中毒后1周左右发生,可见肝大、黄疸、肝功能异常;砷的直接毒作用可引起急性肾小管坏死,甚至导致急性肾衰竭。

6)其他:可有体温升高,皮肤出现皮疹、出血、紫癜;中毒2~3周后还可见贫血、粒细胞减少、血小板减少或全血细胞减少,但可恢复,预后较好。对眼部的损害表现为双眼不适、畏光、流泪、视物模糊、视力下降、结膜充血、眼睑水肿、视神经炎及视野缩小。砷中毒可对免疫系统造成影响。

(2)慢性中毒

1)皮肤损害:多样性的皮肤损害为其重要的临床特点。躯干部及四肢出现弥漫的黑色或棕褐色的色素沉着和色素脱失斑;接触部位还可发生皮炎、湿疹、斑丘疹、水疱,甚至形成溃疡;砷性溃疡呈锅底状,边缘整齐,溃疡面常有坏死组织及分泌物,剧痛,不易愈合。皮肤角化过度以掌跖部位突出,可出现疣状过度角化;非暴露部位的皮肤角化过度常表现为轻微的丘疹样隆起或鳞状的角化斑,而组织学上常属于浅表型基底细胞癌。患者常同时存在色素沉着、角化过度、疣状增生("砒疗"或"砷疗")与浅表型基底细胞癌等多种皮肤改变。

2)肝损害:半数慢性砷中毒患者肝脏肿大,脱离接触后大都可以恢复。尽管慢性中毒者尸检曾有肝硬变的报告,一般较少数患者发展为门脉性肝硬化。

3)脑衰弱综合征:如头痛、头晕、失眠、多梦、乏力等,并可有消化不良、消瘦、肝区不适等症状。

4)周围神经损害:职业性慢性砷暴露引起周围神经损害较为常见,也以四肢周围神经及脑神经的损害多见。在所有的周围神经或脑神经损害当中,四肢远端的"感觉型"损害占主要地位,但也有运动型或混合型神经损害。出现肢端麻木等症状和感觉运动型神经病的体征。如嗅神经、视神经萎缩。神经-肌电图显示为神经源性异常。

5)其他:砷是确认的人类致癌物,可致肺癌和皮肤癌。

2. 实验室特殊检查指标

(1)血砷、尿砷:由于砷在自然界中分布广泛,每人每日均可能有微量砷摄入,且因地域不同而有差异,故各地的本底值也有高低差异。血砷(全血)正常参考值范围可为0.133~8.542μmol/L(0.01~0.6mg/L),故生物材料中砷含量测定,应以当地的正常值作为对照为宜。急性砷接触后血砷立即升高,但其生物半衰期仅1~2天,故临床应用受到很大限制。尿砷在接触砷后4~12小时即见升高,停止接触2周还可测出峰值的35%,故为较好的砷近期接触指标,临床最为常用。及时检测尿砷,若超过正常值上限,即可考虑有过量砷接触可能。

(2)发砷:正常参考值为5μg/g,过可视为过量砷接触;停止砷接触后,发砷仍可长期保持原有水平,故适合作为慢性砷接触的判断指标。测定方法可用二乙基二硫代氨基甲酸银比色法（DDC-Ag）。

3. 神经-肌电图 对慢性中毒性周围神经病的早期诊断以及鉴别诊断有重要意义。肌电图（EMG）鉴别神经源性损害和肌源性损害，反映病变的程度和范围及发现临床病灶。神经传导速度（NCV）的测定可反映周围神经的功能状态，有助于鉴别周围神经髓鞘损害或轴索损害以及损害的程度。

（五）诊断与鉴别诊断

依据 GBZ 83《职业性砷中毒诊断标准》进行诊断诊断。

1. 急性中毒 根据短时间内接触大量砷及其化合物的职业史，出现以呼吸、消化和神经系统损伤为主的临床表现，结合尿砷等实验室检查结果，参考现场职业卫生学调查综合分析，排除其他类似疾病方可诊断。

短时间接触大量砷及其化合物后出现头晕、头痛、乏力、或伴有咳嗽、胸闷、眼结膜充血等症状，并具备以下一项者：

(1) 急性气管-支气管炎、支气管肺炎；

(2) 恶心、呕吐、腹痛、腹泻等急性胃肠炎表现；

(3) 头晕、头痛、乏力、失眠、烦躁不安等症状。

2. 慢性中毒 根据长期接触砷及其化合物的职业史，出现以皮肤、肝脏和神经系统损害为主的临床表现，结合尿砷或发砷等实验室检查结果，参考现场职业卫生学调查综合分析，排除其他类似疾病方可诊断。

(1) 轻度中毒：长期密切接触砷及其化合物后出现头痛、头晕、失眠、多梦、乏力、消化不良、消瘦、肝区不适等症状，尿砷或发砷超过当地正常参考值，并具有下列情况之一者：

1) 手、脚掌跖部位皮肤角化过度，疣状增生，或躯干部及四肢皮肤出现弥漫的黑色或棕褐色的色素沉着，可同时伴有色素脱失斑；

2) 慢性轻度中毒性肝病；

3) 慢性轻度中毒性周围神经病。

(2) 中度中毒：轻度中毒的症状加重，并具有下列情况之一者：

1) 全身泛发性皮肤过度角化、疣状增生；或皮肤角化物脱落形成溃疡，长期不愈合；

2) 慢性中度中毒性肝病；

3) 慢性中度中毒性周围神经病。

(3) 重度中毒：中度中毒的症状加重，并具有下列表现之一者：

1) 肝硬化；

2) 慢性重度中毒性周围神经病；

3) 皮肤癌。

3. 鉴别诊断 急性中毒者如有明确的接触史，典型的临床表现，尿砷或发砷明显增高，诊断并不困难。毒物接触史不清时，应与其他食物中毒、急性胃肠炎等病相鉴别慢性砷中毒肝脏损害与病毒性肝炎、药物性肝病等鉴别；砷中毒性周围神经病要与药物、其他化学物中毒及糖尿病、感染性多发性神经炎等疾病相鉴别。

（六）治疗及康复

1. 急性砷中毒

(1) 阻止毒物吸收：应及时脱离作业场所，并积极清除未被吸收的毒物。

（2）特效解毒剂：二巯丙磺钠 0.25g 肌内注射，或二巯丁二钠 0.5g，盐水或葡萄糖稀释后静脉缓注，2~3 次 /d，2 天后改为 1 次 /d，直至尿砷恢复正常；也可用二巯丁二酸胶囊 0.5g 口服，3 次 /d。如出现急性肾衰竭则不宜做此常规解毒治疗，但可在血液透析治疗配合下，做小剂量的驱砷治疗。

（3）支持对症治疗：早期促进血液中毒物的排泄，积极防治心、肝、肾、脑等各脏器损害，早期防治迟发性周围神经病等。

2. 慢性砷中毒　慢性砷中毒一经确诊，即应脱离砷接触，并行驱砷治疗，如 5% 二巯丙磺钠 5ml 肌内注射或二巯丁二钠 0.5g 稀释后静脉注射，每日一次，3 日为一个疗程；至少间隔 3~4 日，再根据情况开始下一个疗程。对症支持治疗：如皮炎可交替使用 5% 二巯丙醇油膏和可的松类软膏；三氯化砷灼伤可于冲洗后用 2.5% 氯化铵湿敷，尔后再使用上述软膏；周围神经病可使用营养神经并辅用针灸、按摩、理疗、高压氧治疗等措施。

3. 康复　急性砷中毒及慢性重度砷中毒会出现中毒性周围神经病，"垂腕""垂足"，甚至遗留肢体麻痹萎缩，应在积极驱砷的同时开展康复治疗，配合肢体康复训练，如针灸，推拿和各种理疗，除加强推拿外，还可以进行肌肉生物反馈电刺激或低中频电刺激等理疗措施，以减少伤残程度。

（七）预后

急慢性砷中毒积极驱排及对症治疗，疗效尚好。慢性砷中毒者不宜继续从事砷作业。对有中毒性周围神经病遗留肢体麻痹萎缩者，需要持续康复治疗，申请劳动能力鉴定。如不合并恶性肿瘤，在脱离砷接触后病情大多好转，并能从事其他工作。但具有砷性皮肤损害者，应视为砷致职业性肿瘤的高危人群，定期进行健康监护。

（八）预防

在采矿、冶炼及农药制造过程中，生产设备应采取密闭、通风等技术措施，减少工人对含砷粉尘的接触。在维修设备和应用砷化合物过程中，要加强个人防护。砷作业工人应坚持定期体检，包括尿砷或发砷。就业前应进行体检，对职业禁忌证严重慢性皮肤病、多发性周围神经病、慢性肝病应排除。

十一、铀及其化合物

（一）理化性质

铀（U）是银白色金属，原子量 238.03，比重 19.07，熔点 1 132.3℃，沸点 3 818℃。铀是天然放射性元素，放射 α 粒子。天然铀有三种同位素，即 ^{234}U、^{235}U 和 ^{238}U，在天然铀中所占份额分别为 0.006%、0.715% 和 99.28%，其半衰期分别为 2.48×10^9 年、7.13×10^8 年和 4.49×10^4 年，它们的放射性活度分别占天然铀放射性活度的 49.495%、2.26% 和 48.245%。浓缩铀是指 ^{235}U 含量在 2% 以上。铀在衰变过程中生成一系列放射性 α、β、γ 射线的子体，其中尤以 ^{226}Ra、^{222}Rn 和 ^{210}Po 具有较大的生物学意义。

铀的化学性质极为活泼，在空气中易被氧化，高温时可燃烧，在水中可锈蚀，易溶于酸，它与一些阴离子形成可溶性络合物，并可通过生物膜。

（二）职业接触

铀主要作为核燃料用于核武器和核反应堆。在铀矿开采、铀的冶炼纯化、元件的加工制备以及核反应堆元件后处理等工序，可能接触铀。此外，铀可用于冶金工业炼制合金钢；在有机化学制备中用作催化剂;在玻璃、陶瓷和珐琅中用作着色剂等,以上各种应用铀及其化合物的场所,均可接触到铀。在生产中危害最大的是吸入铀的各种化合物气溶胶。在铀矿开采中,还可以接触到铀的子代产物,主要是氡及其子体。

(三) 发病机制及毒理

1. 吸收分布代谢排泄 铀化合物主要以粉尘和气溶胶粒子的形式进入呼吸道,粒子越小,进入细支气管和肺泡越多;铀化合物溶解度越大,吸收越多。胃肠道进入的铀,大部分随粪便排出,吸收很少。皮肤接触易溶性铀化合物水溶液可吸收约 0.1%,吸收率受溶剂影响很大,有机溶剂可促进皮肤吸收。

可溶性铀化合物进入血流后与 HCO_3^- 形成络合物,约占 47%,一部分与血浆蛋白结合,约占 32%,小部分与红细胞结合,约占 20%。吸收入血的铀迅速分布到全身器官组织,24 小时后,主要分布在肾、骨、肝和脾,其他器官含量很少。吸入难溶性铀化合物时,主要滞留在肺淋巴结和肺,肝、脾含铀很少。6 价铀很易由肾排出。铀的排泄有两个时相,未与组织结合的可溶性铀化合物在前 24 小时可从尿中排出 50%~90%,为快相,其平均半排出期为 1~2 天。10%~50% 与组织结合的铀排出较慢,为慢相,半排出期为 70~140 天。沉积于肺的难溶性铀化合物,其排出与铀的化合物种类和颗粒大小有关。食入或由呼吸道清除又吞咽入胃肠道的铀大部分由粪排出。

2. 毒性机制 天然铀是放射性元素,对机体的损伤效应为化学毒和辐射损伤两方面。可溶性铀化合物主要表现为对肾的化学损伤。浓缩铀随 ^{234}U 含量增加,其辐射效应也增加,晚期主要表现为致癌效应,在骨骼沉积部位可产生骨肉瘤,吸入时可产生肺癌。铀矿工肺癌主要是由于铀的子代产物氡及其子体沉积于肺、气管、支气管黏膜上皮的长期照射所诱发。

(四) 临床表现

1. 症状及体征

(1) 急性中毒:急性铀中毒是以肾损伤为主的全身性损害,引起中毒性肾病。最初表现为乏力、食欲下降,数小时至数天后症状加重,出现头痛、头晕、恶心、呕吐、巩膜黄染、尿量减少,尿中出现红、白细胞,管型尿、尿蛋白增多,尿糖、尿氨基酸氮排出增加,尿过氧化氢酶增高。可出现 BUN 增加、CO_2 结合力下降等肾衰竭表现。无尿期后,尿量开始增加,尿比重较低。如吸入 UF_6,由于 UF_6 水解产生 HF,可有一系列呼吸道刺激症状、胸痛、气憋、发绀、咳嗽、咳痰等,严重者可出现肺水肿而危及生命。酸性铀化合物溶液严重污染体表可合并皮肤化学性烧伤、肝损伤。

临床分期如下:

1) 早期:暴露后 1~2 日,出现无力、厌食,肾脏早期损害检验指标阳性并逐渐加重,尿量可一度增加,以后减少。

2) 极期:暴露后 3~7 日,全身状态逐渐恶化,肾脏功能障碍的检验指标阳性并逐渐加重或出现肝脏损害的异常所见。如合并大面积皮肤烧伤,将使病情更加严重。中毒极其严重或抢救不力将发展为急性肾衰竭甚至导致死亡,如中毒较轻或抢救得力将转入恢复期。

3) 恢复期:暴露后 7~30 日,病情好转,各项检验指标逐渐恢复正常。通常不会在远期遗留肾脏的持续性损害。

(2) 慢性中毒:至今未见病例报道,长期小量接触可溶性铀化合物,主要影响肾,如出现尿蛋白。长期接触铀尘,月平均水平高达 3.5mg/m³,尿铀值可达 12.3mg/L。吸入难溶性铀化合物后,铀沉积于肺和肺门淋巴结,长期辐射诱发癌瘤。低浓度铀进入人体表现为化学毒;高浓度铀可引起辐射损伤。

2. 实验室检查

(1)肾内铀含量:考虑可能已经发生铀化合物急性暴露时应尽早开始收集每日尿样,测定尿内铀含量,给出 mgU/L 和 / 或 mgU/24h,2 周后可减少收集和测定次数。假如合并体表面铀污染,应测定体表面污染的水平与面积。按 GB/T 16148 附录 B,根据暴露的铀化合物种类,摄入途径,气溶胶粒子的粒径和暴露不同时间后的尿铀值估算铀的摄入量、吸收量和肾内最大铀含量(mgU)。必要时应估算出不同靶器官在一定时间后的待积当量剂量与待积有效剂量。

(2)肾脏早期损害的检验指标:尿常规检查异常;尿蛋白含量增加特别是低分子量蛋白增加;尿氨基酸氮肌酐比值增加;尿过氧化氢酶增加;尿碱性磷酸酶、乳酸脱氢酶或其他反映肾脏损伤的尿酶增加。

(3)肾脏功能障碍的检验指标:血液非蛋白氮、尿素氮和肌酐增加;血液二氧化碳结合力下降和低血钠与高血钾;肾小球滤过率检验指标下降;少尿或无尿。

(五) 诊断

急性铀中毒是短时间内经不同途径摄入过量天然铀化合物,因化学损伤引起的以急性中毒性肾病为主的全身性疾病。根据铀化合物急性暴露史,铀化合物种类,摄入途径,估算的肾内最大铀含量,以及临床表现与实验室检查结果进行诊断。根据 GBZ 108《急性铀中毒诊断标准》分度如下:

1. 轻度急性铀中毒　有铀化合物急性暴露史,暴露后数日内肾脏早期损害检验指标 3 项以上每次检查均为阳性;血液非蛋白氮增加;估算的肾内最大铀含量大于 3mg;病情无转入极期或出现急性肾衰竭的迹象,并较早转入恢复期。

2. 重度急性铀中毒　有铀化合物严重急性暴露史,估算的肾内最大铀含量大于 10mg,病情很快进入极期,肾功能障碍的全部指标阳性并急剧加重,尿量极度减少或无尿,出现急性肾衰竭。

(六) 治疗

1. 事故后尽快撤离现场,尽早收集 24 小时尿样以便估算肾内铀含量。

2. 尽早开始药物促排治疗,根据尿内含铀量及其变化决定治疗持续时间。重度中毒开始进入极期时(中毒 2 日后)应慎用或不用能增加肾脏损害的铀促排药物。可使用依地酸钙钠或喷替酸钙钠,每天 1g,加入 5% 生理盐水或 5% 葡萄糖溶液 250~500ml 中静脉点滴。也可用 10% 溶液 2.5ml 加 2% 普鲁卡因 1~2ml 肌内注射,每天 1~2 次,3~5 天为一个疗程。已有动物实验证明 N,N'-1,2- 亚乙基双［N-(2,3- 二羟基苯甲基)］甘氨酸(BPCBG)是最佳铀促排螯合剂之一。

3. 合并铀或其他放射性核素体表污染时应尽早清洗去污,监测体表污染水平,必要时局部清创切痂和植皮。

4. 重度铀中毒时应采取各种有效手段,例如补液利尿、改善肾脏灌注、碱性药物纠正酸中毒,以阻断急性肾衰竭的发展,必要时早期开始透析治疗。

5. 对症治疗,保肝治疗,防止发生合并症。

6. 合并严重皮肤烧伤或肺水肿时应及早进行必要的治疗,假如其治疗措施与急性铀中毒的治疗原则相矛盾,应该综合权衡把抢救可能危及生命的损害放在主要位置。

(七) 预后

轻度中毒肾损害可逆,重度中毒肾衰竭者积极血液净化替代治疗,申请劳动能力鉴定。

(八) 预防

应兼顾化学毒与辐射损伤两方面的职业防护。

1. 在生产、使用、运输含铀矿石、浓缩铀、贫铀的过程中,应加强设备检修及经常性的检查,防止跑、冒、滴、漏现象,严格遵守安全操作规程。

2. 对作业人员进行安全生产教育,坚持上岗前职业安全培训制度。

3. 加强接触铀工作人员的个人防护,必须配备专用工作服、手套、鞋、帽;在放射源意外事故或设备检修时,工作人员必须穿戴专业防护服。

4. 坚持定期职业健康检查,患有慢性呼吸系统疾病、肾病、神经系统疾病及明显的皮肤、眼部及心血管疾患者不宜从事铀作业。

十二、四乙基铅

(一) 理化性质

四乙基铅(TEL)是最常见的有机铅化合物。无色黏稠液体,有特殊苹果样气味。其化学结构式为 $Pb(C_2H_6)_4$,分子量为 323.44,比重 1.64,熔点 −1.65℃,沸点 195℃;135℃时铅与乙基开始分解,400℃时完全分解;易挥发,0℃时即可产生大量蒸气,蒸气密度为 11.29;不溶于水,易溶于有机溶剂。其他有机铅类尚有环烷酸铅、四乙酸铅、乙酸铅、双乙酸四羟三铅、四甲基铅等。

(二) 职业接触

因其能增加机动汽油和航空汽油的辛烷值,因而是配制动力汽油的抗爆剂乙基液的主要成分。作业工人在生产四乙基铅、配制动力汽油的抗爆剂乙基液(含精制的四乙基铅占 49%~60%,溴乙烷、氯化萘及少许颜料)以及根据汽油辛烷值的高低将不同量的乙基液(0.6‰~1.2‰)加入汽油配成乙基汽油或称含铅汽油时,皆有职业接触四乙基铅的机会。如在上述生产过程或在运输乙基液、乙基汽油过程中发生意外泄漏而防护不周,或在通风不良的情况下清洗乙基汽油储油罐、或在高温和通风不良的室内大量使用乙基汽油,皆有可能通过呼吸道或皮肤大量密切接触和吸收四乙基铅而发生急性中毒。

一般车用汽油中含四乙基铅的浓度甚低,汽车加油站的工作人员、汽车司机、汽车修理工人中毒机会很少。且近年来各国多已采用新型抗爆剂如甲基叔丁基醚或有机锰化合物(MMT)来取代四乙基铅,故今后职业接触四乙基铅的机会将有所减少。

(三) 发病机制及毒理

1. 吸收分布代谢排泄　主要以呼吸道吸收,且速度较快,皮肤次之,消化道亦可吸收。如果空气中 TEL 浓度达到 $100mg/m^3$(含 Pb 量),吸入 1 小时即可造成中毒。由于四乙基铅具有良好的脂溶性,以含脂量较高的脑、肝、肾中含量最高。在体内可为肝脏微粒体酶逐渐降解为三乙基铅、二乙基铅和无机铅,最后由尿排出。这一过程大概需要 3~14 天。在组织中,脑和肝中铅含量最多,这与一般脂溶性化合物分布的情况相似。

2. 中毒机制　四乙基铅是强烈的神经毒物,可致弥漫性脑损伤,如脑内小血管扩张、血液淤积,神经细胞肿胀、萎缩、空泡变、核变形,最终导致脑水肿,主要损害大脑皮质的额区和海马、丘脑及丘脑下区。它还能引起脑组织 5-羟色胺增高和葡萄糖代谢障碍,ATP 生成减少。导致乳酸增加,引起以大脑白质为著的细胞毒性脑水肿,并可抑制脑中单氨氧化酶,对海马细胞中神经细丝等细胞蛋白起破坏作用,导致脑组织缺氧,出现脑血管扩张、毛细血管淤滞、血管周围水肿,甚至产生弥漫性脑损伤。研究表明,上述毒性并非由四乙基铅本身引起,而是其代谢产物三乙基铅所致,其毒性约比四乙基铅强 100 倍。它与脑组织有较高的亲和力,从而影响中枢神经系统的功能。此外,可引起小鼠脑细胞 DNA 的损伤,且随着浓度的增高,DNA 损伤加重。

(四) 临床表现

1. 症状及体征

(1)急性中毒:急性四乙基铅中毒的症状一般出现于意外接触后数小时或数天,潜伏期长者可达 3 周。从接触至出现中毒症状,疾病发生发展的速度、严重程度与患者接触的量和时间长短有关,与患者的敏感性也有关系。潜伏期的长短与接触四乙基铅浓度有关,高浓度下可立即昏迷,如工作场所空气中四乙基铅浓度达 $100mg\ Pb/m^3$,吸入 1 小时后即可造成急性中毒。急性中毒的临床表现以精神症状和意识障碍为主。

初期或轻度急性四乙基铅中毒患者,大多数首先表现为失眠、噩梦、头痛、头晕、食欲降低、恶心、呕吐、乏力、多汗等类神经症状,其中失眠、头痛、头晕症状最为常见。常无任何诱因而出现入睡困难,或因恐怖的噩梦而惊醒。头痛呈胀疼性质,恶心症状颇为突出,恶心与呕吐以晨起时为重;四肢关节及肌肉可感酸疼不适,出现明显的乏力与多汗,此时如果停止接触四乙基铅,症状可逐渐好转。但部分患者症状可继续加重,出现精神障碍,表现为易兴奋、急躁、易怒、焦虑不安、无故发作苦笑及癔症发作等。症状与四乙基铅接触量相关,接触越多,则精神症状出现越快。严重患者病情迅速进展,出现终日不眠、谵妄、胡言乱语、妄想、幻听、幻视、自知力丧失、昏迷等,严重者会出现自杀行为,如跳楼等,需要进行约束性保护。重度中毒患者除上述精神神经症状外,有部分患者出现手指震颤,有些患者表现为全身或四肢震颤、舌颤、肌张力增高、腱反射亢进、步态不稳等,但未见有病理征阳性患者。体格检查可无特殊体征,可见体温、血压、脉搏均降低的"三低征",此属四乙基铅中毒的典型体征,多在中毒后 4~7 天内发生。对于未出现"三低"征者,不能排除中毒的可能。

一般自发病起,随病情发展可于数日或 2~3 周甚至 1 个月后逐渐出现精神症状或意识障碍,也可突然发生精神异常。失眠越重,噩梦越多者,精神症状出现得也越快而且严重。其中枢神经症状可以分为以下几种:

1)癔病样精神障碍:失眠、噩梦,无故发作哭笑叫喊或自唱自说,或出现四肢抽搐颤动、两手如鸡爪状等癔症型类神经症表现,每次发作约数分钟至半小时。发作前,意识不清,发病时不伴尿失禁或咬破舌头,发作后对发作情况不能回忆。精神刺激或劳累可诱发发作。

2)急性精神病性症状:终日不眠、坐卧不宁、步态蹒跚、谵妄、胡言乱语、哭闹喊叫、狂躁不安、并有迫害妄想及丰富的幻觉,定向力及自知力丧失。患者常因迫害性幻听或幻视而出现恐怖和紧张的情绪,触幻觉多为口内顽固的毛发感,有时因皮肤蚁行感,两手不断在身上乱摸。这些幻听或触幻觉可持续较久,甚至长达一月余。患者同时可有全身震颤、抽搐或痉挛、尿失禁;严重者可拒食、躁动、毁物、自杀、意识混浊、迅速消瘦,以至于衰竭、高热、昏迷而死亡。

3)昏迷:极严重的患者,立即昏迷。常见发作性全身抽搐、角弓反张、牙关紧闭、口吐白沫、瞳孔散大。每次发作数分钟或呈癫痫持续状态。患者大汗、高热,进而出现心动过速,肺水肿,甚至呼吸循环衰竭。

除上述神经系统异常外,部分出现全身多汗,两侧肢体皮肤温度不对称(相差>1℃)等自主神经功能紊乱。半数患者出现手指震颤,严重者震颤粗大,并有意向性。腱反射亢进,或可引出踝阵挛或见提睾反射减弱,但一般无病理反射。经口中毒者可见肝肿大及肝功能障碍。

(2)慢性影响:多因长期接触一定量的四乙基铅引起,主要症状为头晕、头痛、失眠、记忆力减退、多汗等神经衰弱和自主神经功能紊乱症状,可有焦虑或抑郁等精神症状及"三低征"(体温、脉搏、血压偏低)表现。尿铅检测有助于提示患者有铅化合物的接触史,但不能提示有无四乙基铅中毒。

2. 实验室检查

(1)血、尿中铅及有机铅测定:四乙基铅在体内被肝细胞微粒体转化为三乙基铅后产生神经毒作用。三乙基铅无挥发性,在体内至少可稳定存在4天,有报道三乙基铅在人脑中可存留500天。三乙基铅进一步缓慢分解为二乙基铅及无机铅,而后由尿中排出。多数急性四乙基铅中毒时,血、尿铅并不增高,部分患者虽然血铅及尿铅增高,但与临床表现并无平行关系,且于停止接触后,迅即降低。乙基铅患者的血铅、尿铅水平不但与接触四乙基铅的时间、浓度有关,而且检测时间有很大影响。不能以血铅、尿铅指标增高作为诊断指标,也不能因血铅、尿铅正常而否定中毒。

(2)血、尿 δ- 氨基 -γ- 酮戊酸脱水酶(δ-ALA-D):降低明显,甚至在中毒症状或其他生化改变尚未出现之前,已可出现 ALA-D 活性的下降。这与四乙基铅在体内转化为二乙基铅有关,后者与二价铅类似,有抑制红细胞 ALA-D 的作用。但尿中 δ- 氨基 -γ- 酮戊酸(尿 δ-ALA)未见异常。

3. 脑电图　可呈现脑波失律,半数以上出现慢波增多。重度中毒患者后期脑影像学检查可发现脑室系统普遍扩大。脑电图能客观反映四乙基铅中毒对大脑脑功能的影响程度、病情演变及转归,因此可作为观察疗效及判断预后的客观指标之一。

4. 头颅 MRI 表现　重度中毒患者头颅影像学可出现异常,主要表现为脑室系统扩大。发现脑不同程度白质弥漫性脱髓鞘改变,表现为双侧半卵圆中心、双侧脑室周围白质见片状、云絮状长 T1、长 T2 异常信号影,且伴有脑沟、脑裂增宽,脑室增大。然而,部分四乙基铅中毒患者脑 MR 检查可无明显异常。其异常的程度与中毒程度呈正相关。

(五)诊断及鉴别诊断

1. 急性中毒　根据 GBZ 36《职业性急性四乙基铅中毒诊断标准》,具有短期内接触大量四乙基铅的职业史,出现以急性脑病及精神障碍为主的临床症状、体征,排除其他类似表现的疾病后,方可诊断。根据病情可分为:

(1)轻度中毒:四乙基铅作业人员出现严重失眠、噩梦、剧烈头痛、头晕等症状,可出现基础体温、血压或脉搏降低,可伴有血铅和 / 或尿铅增高,并具有下列情况之一者:

1)情感障碍:如易兴奋、急躁、易怒、焦虑不安或淡漠、对答迟滞;

2)癔症样精神障碍。

(2)重度中毒:具有下列情况之一者:

1)精神病样症状;

2)谵妄状态或昏迷;

3）癫痫样发作或癫痫持续状态。

2. 鉴别诊断 急性中毒时,应与急性汽油中毒、精神病、中枢神经系统感染、酒精中毒等相鉴别。如确定患者有四乙基铅接触史,结合典型的精神症状和自主神经功能紊乱的临床表现,相同作业中可能有类似患者,鉴别诊断并不困难。血、尿铅值与中毒程度的相关性尚无统一意见,对急性四乙基铅中毒没有诊断意义。

3. 慢性中毒 慢性中毒尚无国家统一的诊断标准,主要根据明确的职业史、不良作业环境状况、临床表现,参考尿铅增高、尿 δ-ALA 升高等检测结果,综合分析后作出诊断,但难度较大,不易与一般神经衰弱综合征、焦虑症等鉴别。

(六)治疗及康复

1. 急性中毒 治疗原则与一般急性职业中毒相同。针对四乙基铅的具体措施主要有:

(1)清除毒物:迅速脱离四乙基铅接触,污染衣物应脱除,皮肤、指甲、毛发等处可用肥皂水及清水洗净,注意保温。

(2)医学监护:对短期内接触较大量的四乙基铅者,当时虽无明显临床表现或仅轻微症状者,一般需医学监护 72 小时,给予必要的检查及处理。

(3)络合剂治疗:如巯乙胺 200~400mg,加入 5% 葡萄糖液 250ml 中静脉滴注,以络合体内的四乙基铅,阻止其透过血脑屏障,每日一次,5~7 日为一个疗程,但肝、肾功能不全者不宜使用;也可试用 Ca_2Na_2-EDTA。

(4)对症支持治疗:如积极防治脑水肿;使用冬眠药物或镇静安眠药物处理躁动、抽搐等症状。

2. 慢性中毒 尚无特殊治疗方法,以对症支持治疗为主,必要时可调离四乙基铅作业。部分中毒患者恢复不全可出现神经系统后遗症,如精神淡漠、记忆力明显减退、智力减退、肌肉无力和震颤。在治疗中对于中毒后遗的精神障碍的治疗仍是棘手的问题,有待进一步研究。

3. 康复 四乙基铅是强烈的神经毒物,尽早防治脑水肿,控制精神症状,改善自主神经,严重遗留脑病和自主神经紊乱加强康复治疗和护理,申请劳动能力鉴定。

(七)预后

轻度中毒患者治疗效果不错,愈后从事原工作,重度患者疗效差,少数可遗留神经系统后遗症,如智力减退、精神迟钝等,影像学检查可显示脑萎缩;部分患者有脑衰弱综合征或癔病样的症状。

(八)预防

1. 做到密闭化、自动化、管道化操作至关重要。

2. 作业场所应合理设置机械抽风装置。

3. 作业人员配备个人防护用品,避免经皮肤接触和直接吸入;工作服严禁穿回家中,下班后必须淋浴更衣。

4. 定期职业健康监护。职业禁忌:明显的神经症、精神疾病、神经系统器质性疾病、严重肝或肾疾病、内分泌疾病。

十三、有机锡

(一)理化性质

有机锡化合物有 4 种类型:四烃基锡化合物(R_4Sn)、三烃基锡化合物(R_3SnX)、二烃基锡化合物(R₂SnX₂)和一烃基锡化合物(RSnX₃),以上通式中 R 为烃基,可为烷基或芳基等;X 为无机或有机酸根、氧或卤族元素等。有机锡化合物多为固体或油状液体。如三甲基锡常温下是一种无色有腐草气味的结晶,相对分子量为 199.27,熔点 38.5℃,沸点 148℃,遇热易挥发,既溶于水又溶于脂,比空气重,常温下易挥发。不溶或难溶于水,易溶于有机溶剂。部分此类化合物可被漂白粉或高锰酸钾分解形成无机锡。

(二) 职业接触

有机锡是锡深加工的重要产品。四烃基锡为制备其他有机锡化合物的中间体。三烷基锡化合物曾用作农业杀菌剂、种子消毒剂、合成橡胶稳定剂和阻氧化剂、木材和纺织材料的防腐剂、油漆防霉剂、水下防污剂、灭鼠药等。由于三烷基锡化合物毒性较大,目前已很少直接将其应用于工农业生产。近年来,无毒或低毒类二烷基锡化合物常用作聚氯乙烯塑料热稳定剂、液晶面板透明导电薄膜,在其制作过程中因工艺、技术等原因,成品中可含有三甲基锡等杂质,故在生产、使用中如防护不当、设备故障或违规操作,职业接触多为有机锡稳定剂生产、塑料加工成型和回收塑料加工等可引起急性或亚急性中毒。

(三) 发病机制及毒理

1. 吸收分布代谢排泄　　有机锡一般可经呼吸道吸收,经皮肤和消化道吸收的程度因其品种而异。例如轻链烷基锡经胃肠道吸收较快,三环己基氢氧化锡极少经胃肠道吸收。三烃基锡一般经皮肤吸收,但三苯基氯化锡、三苯基乙酸锡不易透过无损皮肤。有机锡化合物进入血液后,三甲基锡和三乙基锡由于与血红蛋白有亲和力,主要分布在红细胞内,其次分布在肝、肾、脑中。有机锡化合物大部分经肝微粒体酶脱烷基,降解为二烷基锡、一烷基锡,最后经肾脏和消化道排出。某些种类的有机锡可从唾液、乳汁排出。

2. 毒性机制　　有机锡化合物具有高度或中度毒性。短链烷基(如甲基、乙基)锡的毒性比长链烷基锡的毒性大。烷基数增加毒性增大,如三乙基锡的毒性比一乙基锡强 10 倍。有机锡化合物种类繁多,其毒性及毒作用靶器官不一,其发病机制尚不完全清楚。二烷基锡主要损害肝胆系统;三烷基锡、四烷基锡主要引起中枢神经系统损害。三烷基和四烷基锡抑制了氧化磷酸化过程的磷酸化环节,作用于 ATP 形成前的阶段,而不是干扰电子传递系统。此种作用不能被含巯基的药物(如二巯丙醇)所阻止。三乙基锡具有中枢神经髓鞘毒,能引起脑白质水肿,可引起颅内压增高。三甲基锡最明显的神经病理在于边缘系统,引起实验大鼠中枢神经系统严重的、永久性的损伤,病理特征为神经元坏死。三苯基锡除神经毒性外,尚有肝脏毒性。而烷基锡对机体免疫功能的影响可能由于影响了胸腺的能量代谢,造成胸腺萎缩所致。某些有机锡如二丁基锡和三丁基锡等为皮肤或黏膜的强刺激剂。

(四) 临床表现

1. 症状及体征

(1)急性中毒:潜伏期与接触途径和接触剂量有关,一般为 1~5 天。大量接触后,可在短期内出现头痛、头晕等症状。有机锡品种较多,由于其对人体的作用不同,故其临床表现亦不尽相同:

1)二烷基锡:急性中毒报道少见,主要累及肝胆系统,可见肝大,肝功能及胆道功能异常。一些二烷基锡如二氯二丁基锡和二月桂酸二丁基锡,对眼和呼吸道黏膜有刺激作用,轻度中毒时,可有眼刺痛、流泪、流涕、喷嚏、咽喉干燥、干咳等。严重时可发生肺炎和肺水肿,出现咳嗽、胸闷、呼吸困难、肺部有干湿性啰音。

2）三甲基锡：急性中毒早期可有头痛，但其主要症状包括低钾血症和小脑 - 边缘系统症状两大方面，可伴有代谢性酸中毒、心动过缓、心肌损伤、肝损伤、肾损伤。如有耳鸣、听力减退、定向力障碍、多语、遗忘、攻击行为、食欲亢进、性功能障碍、眼球震颤、共济失调等症状，并可有抽搐。职业中毒中出现烦躁、精神异常、昏迷和攻击行为等精神行为异常的比例高。

三乙基锡、四乙基锡急性中毒除有流泪、鼻干、咽部不适等黏膜刺激症状外，主要表现为中枢神经系统症状。头痛常最早出现，早期呈阵发性，后期为持续性，可十分剧烈。患者精神萎靡，常有头晕、明显乏力、多汗、恶心、呕吐、食欲减退及心动过缓。

严重患者可突然昏迷、抽搐、呼吸停止。但在中毒早期常无明显体征，故对可疑中毒患者应予留院，严密观察其精神状况和生命体征。

（2）慢性影响：长期接触有机锡化合物可对工人产生慢性影响，表现为神经衰弱综合征。症状以头晕、头痛、乏力为主，可有食欲减退及消瘦等。有报道慢性三甲基锡中毒的临床表现与急性三甲基锡中毒基本相似。

（3）有机锡引起的皮损：主要为接触性皮炎，多见于夏季，常在暴露部位出现丘疹、疱疹、糜烂和溃疡。脱离接触后，可逐渐恢复。此外，三丁基和二丁基锡化合物可引起灼伤。

2. 实验室检查

（1）尿锡测定：尿锡反映近期接触水平，可作为接触指标。目前对其排泄规律及与中毒程度的相关性研究尚无统一意见，中毒程度与尿锡水平无相关性。在正常接触者中尿锡可增高，而在部分病例中尿锡可正常，尿锡正常也不能排除诊断。

（2）脑电图：检查异常表现发生率高，可作为急性三甲基锡等中毒诊断的辅助指标。主要表现为弥漫性或局限性异常，常见阵发性 δ 或 θ 波，棘波或棘 - 慢复合波，脑电图异常程度与临床病情程度较密切相关，反映了基础性脑功能活动和癫痫型电活动。偶有脑电图异常而无临床发作者。异常 EEG 随着病情好转而恢复，可作为判断疗效的指标之一。

（3）头颅 CT、MRI 检查：可见脱髓鞘改变，病变部位见于海马、胼胝体等边缘系统，可同时累及小脑。在重症病例尚有脑白质广泛改变报道，需引起注意。MRI 改变的时间晚于临床症状，一般出现在起病后 1 周以后。

（4）电测听检查：急性三甲基锡中毒时可呈蜗性听力损失。

（5）其他：有肝功能异常和血钾降低等。

（五）诊断及鉴别诊断

因不同种类的有机锡化合物损伤的靶器官及病理改变不尽相同，其临床表现有所差异。GBZ 26《职业性急性三烷基锡中毒诊断标准》中，将急性三烷基锡化合物中毒分为三甲基锡中毒和三乙基锡中毒两大类，每类均按病情分为轻、中、重三级。

1. 急性三甲基锡中毒

（1）轻度中毒：接触后经数小时至数日潜伏期出现较明显的全身乏力、头痛、头晕、睡眠障碍、精神萎靡，可伴有恶心、呕吐、食欲降低等症状，且具有下列情况之一者：

1）低钾血症；

2）轻度情感障碍，如近事记忆障碍、焦虑、注意力不集中等；

3）单纯部分性癫痫发作。

（2）中度中毒：除上述表现加重外，并具有下列情况之一者：

1）明显的情感障碍，如思维迟缓、淡漠、抑郁、烦躁、易激惹等；

2)复杂部分性或全身强直 - 阵挛性癫痫发作。

(3)重度中毒:具有下列情况之一者:

1)精神病样症状,如幻觉、妄想、暴怒、错构、虚构、行为异常等;

2)重度意识障碍;

3)癫痫持续状态;

4)小脑性共济失调。

2. 急性三乙基锡中毒

(1)轻度中毒:接触后经数小时至数日潜伏期出现下列情况之一者:

1)轻度意识障碍;

2)轻度颅内压增高表现,如头痛、恶心、呕吐,并可伴 Cushing 反应。

(2)中度中毒:除上述表现加重外,并具有下列情况之一者:

1)中度意识障碍;

2)中度颅内压增高表现,如剧烈头痛、频繁呕吐、视乳头水肿,可伴有锥体束征阳性、浅反射减弱或消失;

3)明显的情感障碍,如烦躁、易激惹、欣快感,可伴有一过性幻觉;

4)全身强直 - 阵挛性癫痫发作。

(3)重度中毒:具有下列情况之一者:

1)重度意识障碍;

2)重度颅内压增高表现,如视乳头高度水肿或出血、去大脑强直状态、脑疝等。

3. 鉴别诊断 中毒初期临床表现无特异性,大多有头痛、头晕、四肢无力等症状,与普通感冒症状极为相似。中毒性脑病应与脑炎、脑膜炎、急性药物中毒、占位性病变、精神分裂症等其他疾病所致精神障碍等相鉴别。抽搐与癔症、癫痫或其他疾病引起的抽搐鉴别。

(六) 治疗及康复

目前尚无特效解毒剂,早期足量持续补钾、积极防治脑水肿是主要的治疗措施。

1. 立即脱离事故现场,卧床休息;皮肤或眼受污染者,应立即用清水彻底冲洗。

2. 出现急性中毒性脑病的按有关对症治疗方法进行抢救,如对出现精神症状或躁动的患者在给予足量的镇静剂后尚未能控制,可交替使用几种镇静剂及抗癫痫剂,直到精神运动性兴奋得到控制,以防兴奋过度而衰竭;同时加强护理,防止意外事故发生。有肝功能损害者,不宜选用巴比妥类药物。

3. 纠正低钾血症。应在严密监护临床表现、血钾和心电图变化下静脉补钾,可适当提高口服补钾量,常在 2 周以上逐渐恢复正常。

4. 康复 轻度中毒治疗效果好,治愈后可从事正常工作,但宜调离有机锡作业。中、重度中毒控制精神症状及抽搐,积极防治脑水肿是关键,开展高压氧康复治疗。

(七) 预后

无特效解毒剂,在于及时清除毒物,轻度中毒可治愈。中、重度中毒主要是中毒性脑病有可能遗留中枢神经系统后遗症。

(八) 预防

1. 加强上岗前培训和职业卫生知识教育。

2. 尽量使用不含有机锡（TMT）的稳定剂替代有机锡塑料稳定剂。

3. 有机锡塑料稳定剂生产、使用作业场所，尤其是回收塑料的破碎、成形、加热工艺应加强通风排毒，做好工人卫生防护，有机锡在常温下能挥发，处理有机锡化合物要严加小心以免吸入和皮肤接触。防止毒物经呼吸道和皮肤吸收。皮肤一旦接触有机锡化合物，要用洗涤剂和清水彻底洗净。

4. 做好职业健康监护工作，健康检查应包括血清钾测定、肾 B 超检查。

十四、羰基镍

（一）理化性质

羰基镍 $[Ni(CO)_4]$ 是一种剧毒金属有机化合物，是由镍和一氧化碳在一定温度和压力下反应生成；常温下为无色透明状液体，受日光照射后可变成棕黄或草灰色，具有潮湿尘土味；分子量 170.7，比重 1.29（25℃），溶点 −25℃，沸点 43℃。羰基镍极易挥发，在室温下即可分解为氧化镍（NiO）和一氧化碳（CO），可爆易燃，60℃时即爆炸，蒸气能沿地面扩散，引起远处火种着火。它难溶于水，易溶于苯、乙醇、氯仿等有机溶剂。

（二）职业接触

羰基镍为无色透明易挥发液体。受日光照射后可变成棕黄色或草灰色液体。在制备羰基镍，进行高压羰化、然后进行粗羰基镍精炼时可接触到羰基镍。提炼纯度极高的镍粉，用来制造高级钢，当一氧化碳通入金属镍反应釜中起反应时可有羰基镍逸出。合成丙烯酸盐的过程中将氯化镍溶解于氨中，再用一氧化碳处理生成羰基镍。另外，在有机合成、橡胶和石油工业中，羰基镍用作催化剂。在电子工业和精密仪表工业，还用于镍的喷涂。

（三）发病机制及毒理

1. 吸收分布代谢排泄　羰基镍是吸收最快、最完全的镍化合物，急性中毒主要是经呼吸道吸收引起，经皮肤吸收在急性中毒中的作用也不容忽视。羰基镍蒸气具有脂溶性，经呼吸道吸入可迅速穿过肺泡膜的磷脂层，通过肺毛细血管进入血液循环，在细胞内分解而释放出 Ni^{2+} 和 CO，Ni^{2+} 与蛋白质和核酸结合后，进入血浆与白蛋白结合，随血流分布到全身，导致肺、肝、脑、肾、肾上腺和胰腺等多脏器损伤。在职业暴露人群，以吸入引起的羰基镍急性中毒最为常见。

动物实验发现，吸入 $Ni(CO)_4$ 2~4 小时后，除经尿排泄外，肺也是主要的排泄器官，30%~40% 的羰基镍以原形经肺呼出。大鼠静脉注射 $Ni(CO)_4$ 后第 1 小时，肺呼出是羰基镍的主要排泄途径，而一旦 $Ni(CO)_4$ 经生物降解后，尿即为其排出的主要途径；染毒 3~4 天可从呼出气中检出注射剂量的 40%，而从尿液中亦能获得相同数量。$Ni(CO)_4$ 在体内无明显蓄积，一次急性吸入后 24 小时，体内仅存吸入量的 17%，第 6 天已检测不到镍的残留。

2. 中毒机制

（1）直接毒性：羰基镍的直接毒性在中毒早期起主要作用。羰基镍由羰基和镍两部分组成，两者结合很不稳定，易于分解，以往曾推测急性中毒可能与分解产生的镍和 CO 的毒性作用有关，但不少研究结果支持羰基镍急性中毒是由于整个分子的毒作用所致。以往多将羰基镍视为"刺激性气体"，因急性肺损伤是急性羰基镍中毒最突出的表现。值得注意的是，羰基镍并无明显刺激性，且其引起肺水肿的潜伏期较长，提示肺损伤可能并非羰基镍本身，而可能是血中 $Ni(CO)_4$ 经肺泡外排时，在富含氧气的肺泡上皮进行氧化分解，其羰酰基解离过程引起的肺泡脂质过氧化可能是羰基镍导致化学性肺炎和肺水肿的主要原因。

(2)致癌性、致畸性和致突变性:1937年,Baader首次发现并报道了镍作业工人肺癌的高发性;1958年,Doll对威尔士镍作业工人的死因调查发现,有35.5%的镍工死于肺癌和上呼吸道癌,而煤矿工人仅为1.5%。但国际癌症研究机构(IARC)2014年致癌因素分类,已将羰基镍列入人类致癌物。

(四) 临床表现

1. 症状及体征

(1)急性中毒:急性羰基镍中毒时肺脏是急性羰基镍中毒的靶器官,肺泡上皮细胞和肺毛细血管内皮细胞是主要的受损靶点,在临床上主要表现为可引起间质水肿和肺泡水肿和化学性肺炎,患者具有早发症状和晚发症状的不同表现:

1)早发症状:短时间内大量吸入羰基镍可产生急性中毒。根据吸入浓度和量的大小不同,多数病例在5~30分内出现头晕、头痛、步态不稳、视物模糊、恶心、呕吐、眼刺痛、流泪、咽痛、干咳、胸闷等神经系统症状和黏膜刺激表现。轻者脱离中毒环境后上述症状逐渐好转,一周左右可恢复正常。

2)晚发症状:部分患者早发症状缓解或减轻后,经8~36小时不等的"好转"期出现咳嗽突然加重,气短、呼吸快而浅,心跳加速,咳出大量泡沫血痰、发绀、端坐呼吸。检查体温可正常或升至38℃左右,两肺有大量干、湿性啰音,心动过速,血压下降。重者可因脑缺氧导致抽搐、呼吸衰竭及昏迷。少数患者伴发心、肝、肾损害。

(2)慢性毒性:长期接触低浓度羰基镍的作业者多有明显的神经衰弱综合征与呼吸系统损害,随工龄增加通气功能也逐步下降,其中最大呼气中期流速(MMF)和50%肺活量最大呼吸流速在各项指标中最敏感,且常同时出现,可作为羰基镍对小气道损伤的敏感指标。长期接触羰基镍者植物血凝素-淋巴细胞转化率均较低工龄组有减低趋势。但目前对羰基镍的慢性毒性及长期危害缺乏充分认识,密切接触人群尚无早期医学监护指标,在实际工作中应引起重视。

2. 实验室检查

(1)胸部X线检查:发病初期可见肺纹理增多,肺野模糊,肺门阴影致密、增大;肺部损害加剧时两肺可产生广泛的斑片状或云絮状阴影。胸部HRCT较胸片能够更好地显示肺水肿征象,常在12小时内发现异常。

(2)血、尿镍测定:通常在中毒后迅速增高,血镍正常参考值为2.7~7.0μg/L。尿镍正常参考值为<70μg/L(原子吸收石墨炉法),并于中毒后第1~2天达高峰,其排出量可超过正常人尿镍含量的数倍至数十倍。一般在脱离接触后7~10天可恢复或接近正常。

(3)血、尿常规:血WBC总数升高,核左移,可出现中毒颗粒;尿中有时可检出蛋白和管型。

(4)其他:严重患者血清ALT、AST和胆红素增高,心电图示心率失常和心肌损害。

(五) 诊断及鉴别诊断

依据GBZ 28《职业性急性羰基镍中毒诊断标准》,患者有短期内接触大量羰基镍的职业史,出现以急性呼吸系统损害为主的临床表现,排除其他类似的疾病后,方可作出急性羰基镍中毒的诊断。急性羰基镍中毒可分为三级:

1. 轻度中毒　有头昏、头痛、乏力、嗜睡、胸闷、咽干、恶心、食欲降低等症状;体检可见眼结膜和咽部轻度充血,两肺闻及散在干、湿性啰音胸部 X 线检查正常或示两肺纹理增多、增粗、边缘模糊;以上表现符合急性支气管炎或支气管周围炎。

2. 中度中毒 轻度中毒症状明显加重,出现发热、烦躁不安、咳嗽、痰多、呼吸增快,两肺出现广泛干性或湿性啰音;胸部 X 线检查显示肺门阴影增大,两肺纹理粗乱、模糊,出现点片状阴影或肺透亮度降低,呈磨玻璃样改变,符合急性支气管肺炎或急性间质性肺水肿。血气分析呈轻度至中度低氧血症。

3. 重度中毒 具有下列情况之一者:

(1)咳大量白色或粉红色泡沫痰,明显呼吸困难;出现发绀,两肺弥漫性湿啰音;胸部 X 线片显示两肺野有大小不一、边缘模糊的片状或云絮状阴影,有时可融合成大片状或呈蝶状分布;以上表现符合肺泡性肺水肿,血气分析常呈重度低氧血症。

(2)急性呼吸窘迫综合征。

(3)昏迷。

4. 鉴别诊断 急性羰基镍中毒需要与上呼吸道感染、心源性肺水肿及其他金属和刺激性气体急性中毒所致的呼吸系统损害的疾病鉴别。

(六) 治疗及康复

1. 急性中毒患者应立即移离现场,脱去污染衣物,清除体表的污染物,静卧休息。

2. 保持呼吸道通畅,必要时吸氧。

3. 防治肺水肿,应早期、足量、短程给予肾上腺糖皮质激素,并控制液体入量。亦可雾化吸入去泡沫剂。

4. 积极防治感染及其他并发症,维持电解质平衡。

5. 重症患者如肾功能良好,可进行镍的促排。有报道认为早期应用二乙基二硫代氨基甲酸钠(Na-DDC)对羰基镍所致中毒性肺水肿有预防作用。本药口服疗效差,且胃肠反应多见。在用药期间禁用水合氯醛和副醛类镇静药物,并禁止服用酒精饮料,以防产生协同反应。

6. 康复 急性轻度、中度中毒患者可治愈,恢复原工作。急性重度中毒患者并有肺纤维化的应积极加强肺康复治疗,锻炼肺功能,并调离羰基镍作业。

(七) 预后

轻度、中度中毒患者治疗效果可。重度中毒并肺纤维化患者预后差。

(八) 预防

1. 做好密闭化和自动化。

2. 加强个人防护,设备检修及排除操作过程中的故障时,防止直接吸入,应戴防毒面具。

3. 接触羰基镍的职工应进行定期体格检查,实施健康监护。

(赖 燕)

十五、铟及其化合物

(一) 理化性质

铟是一种银灰色,质地极软的易熔金属,熔点 156.61 ℃。沸点 2 060 ℃。相对密度 d7.30。铟有很好的延展性,它比铅还软,用指甲可划痕,与其他金属摩擦时能附着上去,甚至在液态温度下还能保持软性。铟与硼、铝、镓和铊同属元素周期表中第ⅢA族元素,常称为硼分族。本族的价层电子层构型为nS^2np^1。铟有1、2和3三种氧化态,三价最常见。三价铟在水溶液中是稳定的,而一价化合物受热通常发生歧化。

(二)职业接触

目前全世界70%以上的铟用于ITO(Indinm-Tin Oxide)靶材、透明导电薄膜。由于ITO靶材在我国众多液晶显示面板制造企业中使用,已形成数量庞大的职业接触人群。虽然从铟的冶炼、提纯到ITO靶材的生产和使用等有一系列的产业链,都有可能导致职业接触。但至今国内外铟及其化合物致人肺部损害的临床病例报道只有10例,分别来自日本(7例)、美国(2例)和中国(1例),均为接触ITO所致;其中5例主要从事ITO烧结后的打磨工作,2例从事ITO烧结工作,1例从事ITO生产,2例从事废旧ITO烧结物或含铟废料回收、手机液晶显示器表面喷涂设备的清洗工作等。职业接触时间最短1年,最长12年,其中3例工作时从未佩戴呼吸防护用具,2例佩戴一次性防尘口罩,5例佩戴简易呼吸防护器。

(三)毒理及发病机制

1. 毒理　铟及其化合物进入人体的途径主要是呼吸道和消化道,其次是可溶性铟盐的皮肤和眼暴露。铟在人体内的分布和代谢相关研究尚未见报道,动物实验表明,动物种属、性别等因素都可影响铟的吸收、分布及代谢。铟主要是以尿铟和粪铟形式排出体外。

2. 发病机制

(1)生殖毒性机制:铟生殖毒性的研究开展的最早,尤其是可溶性铟盐的动物实验,不溶性铟尘的生殖毒性仅局限于雄性动物。口服或注射染可溶性铟盐均可导致孕体发育受阻及死胎,并可诱导胚胎畸形。但可溶性铟盐对小鼠无致畸性,高剂量染毒只可引起死胎率升高。孕体对可溶性铟盐敏感性远高于成年鼠,铟对孕体表现出直接毒性,铟胚胎毒性的关键因素是暴露浓度,而非暴露时间。动物实验研究显示铟对人体的生殖毒性风险较低,除非发生意外的高水平暴露。铟对人体的生殖毒性未见报道。

(2)肺毒性机制:吸入可溶性铟盐及不溶性铟化合物粉尘均被证实可造成实验动物肺部的急性损伤,可溶性铟盐肺毒性仅围绕急性染毒开展。Fischer 344大鼠气管灌注低剂量氯化铟即可引起肺部炎症细胞聚集,导致支气管肺泡灌洗液(BALF)中纤维连接蛋白(FN)、肿瘤坏死因子(TNF-α)显著升高并与染毒剂量相关。即使是可溶性铟盐,其在体内的清除也非常缓慢,多数实验动物在2个月左右出现肺纤维化。

(3)遗传毒性机制:体外及体内实验研究表明,可溶性铟盐可致小鼠骨髓嗜多染红细胞微核率上升,中国仓鼠肺细胞生长抑制及微核率升高,原代培养的人外周血淋巴细胞微核升高。游离铟可致活性氧(ROS)产生,过氧化氢酶及还原剂处理可降低细胞微核升高,氧化应激引起的DNA断裂损伤被推测为可溶性铟盐导致的细胞微核升高的机制之一。

(四)临床表现

目前认为,铟中毒患者早期无任何临床症状和体征。许多研究发现,在长期铟接触人员中,虽然已发现血铟增高、肺Ⅱ型细胞表面抗原阳性和/或胸部高分辨CT显示一定程度的肺间质性改变,但临床仍无任何症状和体征发现。随着肺部损伤加重,可能出现肺泡蛋白沉着症(pulmonary alveolar proteinosis,PAP)和间质性肺部疾病(interstitial lung disease,ILD)的相关症状和体征。

1. 症状

(1)病例报道：主要是呼吸系统的损伤表现，表现为干咳9例，呼吸困难6例，咳痰4例，胸部不适感3例，发生气胸2例。所有病例中，没有任何症状和体征1例，只有咳嗽症状1项者1例，有咳嗽和呼吸困难2项者1例，咳嗽、咳痰2项者1例，咳嗽、呼吸困难和咳痰3项者1例，咳嗽、呼吸困难和胸部不适3项者2例，咳嗽、呼吸困难、咳痰和胸部不适4项者1例。

(2)PAP：起病十分隐匿，临床症状为进行性呼吸困难，干咳或咳白黏痰、团块状痰，乏力、胸痛、体重减轻，发热偶见。晚期随病情发展可出现明显气促及呼吸衰竭。少数患者也可无自觉症状。

(3)ILD：起病隐匿，早期可无任何症状或仅轻微干咳，有的表现为活动后气促，随着病情进展，咳嗽趋于明显，甚至剧烈干咳，气促症状进行性加重，合并感染可有咳痰、咯血。可伴有食欲减退、消瘦、无力等全身症状。

2. 体征

(1)病例报道：肺部听诊可闻肺泡爆裂音2例，杵状指3例，出现气胸2例。其中1例表现为气胸、肺部肺泡爆裂音和杵状指。其余6例患者没有任何体征发现。所有病例中，既有症状又有至少1项相关临床体征4例。其中，伴有全身症状体征者2例。首例日本诊断为ILD患者除咳嗽和呼吸困难外，临床检查有肺泡爆裂音、杵状指、气胸以及全身其他症状体征，表现为夜间盗汗，厌食和消瘦，在10个月内体重减轻10kg。中国报道1例PAP有咳嗽、呼吸困难、咳痰和胸部不适，同时有肺泡爆裂音和发热等全身症状体征表现。

(2)PAP：体检很少发现临床体征。病程较长者可出现杵状指、发绀，肺底部可闻及少量捻发音。也有报道可出现咯血。临床症状与胸部X线表现不平衡是该病特征之一。

(3)ILD：体检双肺可闻吸气末肺泡爆裂音，多数可见杵状指趾。后期呼吸困难加重，不能胜任日常体力活动，出现呼吸频率增快，口唇和甲床发绀等急性或慢性Ⅰ型呼吸衰竭表现。

(五) 实验室检查

1. 血液常规项目检测　由于铟及其化合物中毒患者的临床表征主要体现在肺部疾病(间质性肺疾病、肺泡蛋白沉积症)及肾脏疾病，故应注意通过白细胞计数、白细胞五项分类计数(中性粒细胞、淋巴细胞、嗜酸性粒细胞、嗜碱性粒细胞、单核细胞)等参数鉴别是细菌性感染性肺病或是非细菌性炎症反应。

2. 血液生化项目检测　具体项目有谷丙转氨酶(ALT)、谷草转氨酶(AST)、总蛋白(TP)、白蛋白(ALB)、球蛋白(GLB)、碱性磷酸酶(ALP)谷氨酰转肽酶(GGT)、总胆红素(TBIL)、直接胆红素(DBIt)、肌酐(Crea)、尿酸(Ua)、尿素氮(BUN)、血糖(GLU)、甘油三酯(TG)等。不同项目组合在一起分别反映肝脏功能、肾脏功能等生理、病理状况，为临床提供诊疗依据以及反映疾病预后状况。

3. 血气与酸碱分析　肺泡蛋白沉积症往往导致患者限制性通气功能障碍，并有一氧化碳弥散功能下降(DLCO)部分严重患者可有Ⅰ型呼吸衰竭的表现，因此应进行血气与pH测定。临床多用血气酸碱分析仪同时测出动脉血中的O_2、CO_2分压和pH三项指标，由此计算出气体及酸碱平衡诊断指标。具体参数包括：血氧分析、酸碱度、二氧化碳分压、二氧化碳总量、实际碳酸氢盐和标准碳酸氢盐、碱剩余、阴离子间隙、缓冲碱。

4. 生物材料中铟的检测

(1)全血铟测定：全血中铟常用电感耦合等离子体质谱法测定,回收率较高,适用于大批量的样本检测,能满足暴露人群全血铟的测定需要。石墨炉原子吸收光谱法由于灵敏度偏低(检出限 0.33μg/L),只能用于高浓度全血铟检测。

参考范围：正常健康人群,男性和女性、各年龄组血铟<0.03μg/L,德国正常健康人群血铟水平<0.009μg/L；职业接触人群目前国内外无全血铟生物限值标准。

主要临床意义：全血中铟测定为评估特殊人群铟的暴露剂量水平和铟中毒状况提供了重要参考依据。

(2)血清铟测定：血清铟测定与全血中铟一样,电感耦合等离子体质谱法优于石墨炉原子吸收光谱法。

参考范围：正常健康人群血清铟<0.09μg/L,职业接触人群目前日本职业卫生学会推荐的生物接触限值,血清中铟为 3.0μg/L。

主要临床意义：血清铟测定为评估特殊人群铟的暴露剂量水平和铟中毒状况提供了重要参考依据。

(3)尿铟检测：尿铟常用电感耦合等离子体质谱法测定。

参考范围：正常健康人群尿铟<0.12μg/L。职业接触人群目前国内外无尿铟生物限值标准。

主要临床意义：尿铟测定为评估特殊人群铟的暴露剂量水平和铟中毒状况提供了重要参考依据。

5. 生物标志物的检测

(1)血清 KL-6 测定：KL-6(Krebs Von den Lungen-6,即涎液化糖链抗原,也称人Ⅱ型肺泡细胞表面抗原)。血清 KL-6 常以酶联免疫法测定。

1)参考范围：血清 KL-6<466.7U/ml。

2)主要临床意义：KL-6 是由肺泡Ⅱ型上皮细胞(AEC-Ⅱ)合成释放和分泌,其含量的高低与肺组织是否被感染密切相关,在反映肺部感染指标中其敏感性高于 SP-D 和 SP-A,而且可以用于早期肺部感染的指标(若有条件肺部灌洗液比血清更加敏感)。

(2)GM-CSF 自身抗体检测：粒细胞巨噬细胞集落刺激因子(granulocyte-macrophage colony stimulating factor,GM-CSF),GM-CSF 常以酶联免疫法测定。

1)参考范围：正常人:GM-CSF<3.0mg/ml。

2)主要临床意义：GM-CSF 是细胞内的多能因子,其水平的变化是机体免疫系统发挥功能或发生异常的直接体现,其调节力巨噬细胞的抵抗肿瘤细胞的功能与活性是 GM-CSF 在肿瘤发生、发展过程中最重要的两个功能的体现,因此认为 GM-CSF 具有潜在的肿瘤诊断、判断预后及治疗效果的功能。

(3)血清 SP-D 检测：肺表面活性蛋白 D(SP-D),SP-D 常以酶联免疫法测定。

1)参考范围：正常人(SP-D):0.935~18.9ng/ml。

2)主要临床意义：SP-D 具有肺脏特异性,其在肺部起非常重要的天然免疫防御作用,可通过调理吞噬、结合过敏原、与多种免疫分子相互作用来调节急慢性炎症反应。SP-D 有促进细菌的聚集,抑制细菌进入细胞内,防止病原菌的扩散和全身分布,调节细菌细胞壁的渗透性以及通过呼吸爆发导致细菌的杀伤,增强吞噬细胞的调理作用。一方面 SP-D 促进机体免疫系统对病原体的清除,另一方面又抑制炎症介质的释放和淋巴细胞的增生。

6. 肺功能测定　铟及其化合物所致肺部疾病主要表现为肺泡蛋白沉积症(PAP)和间质性肺疾病(ILD)。肺功能可表现为:

(1)通气功能改变:FVC 下降,FEV_1 下降或正常,FEV_1/FVC% 正常。少数患者表现为阻塞性通气功能障碍,FVC 正常,FEV_1 下降或正常,FEV_1/FVC% 下降。部分患者肺通气功能正常,随着病情进展出现通气功能障碍。

(2)肺容量改变:TLC、肺活量(VC)下降,残气量(RV)下降或正常,RV/TLC% 可以正常、增加或减少。

(3)弥散功能改变:由于肺组织纤维化,有效呼吸面积减少,通气/血流比例失调,一氧化碳弥散量(DLco)明显下降。典型间质性肺疾病在不同疾病时期其肺功能改变的特点可各有不同。

7. 影像学表现

(1)PAP 影像学表现

1)X 线胸片表现:主要表现为肺泡填充所致的实变和磨玻璃密度改变,不具有特异性。典型表现为两肺野对称性分布的实变或磨玻璃密度影,以肺门区和两下肺野为著;不典型表现包括两肺野多发不对称性分布的实变或磨玻璃密度影,或弥漫性分布的多叶多段实变或磨玻璃密度影。PAP 的实变和磨玻璃密度影通常密度均匀,还可伴有边界模糊的腺泡结节(直径约为 5mm),部分可出现融合。某些病例还可伴发间隔增厚及网状改变,但很少单独出现。PAP 一般不累及肺尖和肋膈角,膈上薄层区域不受累是其特征性表现,可能是由于膈肌运动将蛋白物质挤压出邻近的气腔。

2)PAP 胸部常规 CT 和高分辨率 CT(HRCT)的表现

①两肺弥漫性随机分布磨玻璃影或实变阴影,早期典型表现为磨玻璃样改变,病变密度较淡,内可见肺纹理,其病理基础是取决于肺泡腔内蛋白样物质的多少,当肺泡腔内被少量蛋白样物质充填表现为磨玻璃影,而大量蛋白样物质充填肺泡腔时则表现为实变影。根据病变分布,可分为中央型和外围型,中央型和外围型可交替出现,对称或不对称,主要累及双侧肺门周围和中下肺野。中央型表现为蝶翼状阴影,病变区与正常肺组织分界清楚,对称分布于两侧肺门周围,其内可见"支气管充气征"。中心性分布可类似肺水肿,但该病无心脏改变、肺淤血和间质性水肿表现。外围型表现为多发性条片状、斑片状及斑块状高密度影,弥散、对称或不对称分布于两肺或一侧肺外围部位。

②地图样分布。磨玻璃影与正常肺组织分界清楚,且边缘形态各异,如直线状、规则或成角等,类似地图样分布,这主要是由于病变的边界即为肺小叶的边界和/或肺叶的边界,其病理基础是肺泡内富磷脂蛋白样物质充盈,肺泡间隔正常或轻度慢性炎症,以小叶为单位,小叶间隔在一定程度上限制了病变的蔓延,以及病变周围相对正常肺组织存在一定程度的代偿性肺气肿有关。

③碎石路征。网状结构叠加于磨玻璃密度影的背景,形成"碎石路征"表现,在磨玻璃影病灶中可看见密度较高多边形、不规则形的网格状影,PAP 的"碎石路征"改变随机分布,且较为广泛、双侧受累,但可以某部分肺组织为主,其病理基础是肺泡间隔淋巴细胞浸润、水肿、成纤维细胞增生及胶原纤维沉积形成小叶间隔增厚,而非纤维组织增生,增厚的小叶间隔则是由于水肿和明显扩张的淋巴管所造成;磨玻璃密度改变的病理学基础是蛋白在肺泡

内的沉积。虽然 PAP 的小叶间隔增厚为间质水肿的表现,但是一般不出现胸腔积液和心影增大。"碎石路"征也可见于心源性肺水肿、肺泡出血、肺部感染、外源性脂样肺炎和支气管肺泡癌等。大多数 PAP 病例(75%)在 HRCT 上表现有碎石路征,但也有少数(25%)病例仅表现为磨玻璃密度阴影而没有明显的间隔线。

④支气管充气征,在中央区的磨玻璃影或实变影中可见到充气支气管影,表现为气管腔细小且数量和分枝稀少。PAP 患者肺野一般无明显实变、空洞形成及蜂窝状改变,纵隔及肺门一般无淋巴结肿大,胸腔无积液,由于 PAP 患者的巨噬细胞和中性粒细胞功能受损,因此很容易并发感染,包括病原菌、机会菌、真菌和病毒,发生率可达 15%,是 PAP 治疗前死亡的主要原因。当 PAP 病患者出现局部实变、空洞、胸腔积液等表现则应该考虑有并发感染的可能性。

(2)ILD 影像学表现:大量的实验均证明铟及其化合物可引起间质性肺炎及肺纤维化。间质性肺炎病理上为细小支气管壁与其周围及肺泡壁的浆液渗出及炎性细胞浸润,发生狭窄或梗阻,从而充血性肺气肿或肺不张。间质性肺炎的临床表现有发热、咳嗽、气急及发绀,临床症状明显而体征较少。

肺部 CT 或高分辨率 CT 对肺组织和间质能细致显示其形态结构变化,对早期肺纤维化以及蜂窝肺的确立很有价值,CT 影像的特点包括结节影,支气管血管壁不规则影,线状影和肺野的浓度等 4 种影像,结节可出现在小叶的中心、胸膜、静脉周围、细静脉和支气管血管壁的不规则影处。同样,支气管血管壁不规则出现于小叶中心,支气管动脉和静脉及细静脉的周围。高分辨率 CT 影像对间质性肺病的诊断明显优于普通 X 线胸片,对于早期的肺纤维化以及蜂窝肺的确立很有价值。尤其 CT 影像在判定常以周边病变为主的 ILD 具有独特的诊断价值。

影像表现肺纹理增浓,纹理边缘模糊。肺内出现网状及小点状影,病变分布两肺下野及肺门周围,病理为肺泡壁及小叶间隔的渗出性炎症。由于小气道的狭窄或梗阻而致两肺弥漫性肺气肿改变,可见两肺透亮度增高。肺间质纤维化 X 线表现为两肺中下肺野毛玻璃样密度影。进一步发展可表现细网状影及点状阴影,病变进展可向中上肺野扩展。

晚期病变可呈两肺广泛网状或结节状阴影,呈蜂窝状改变,以两肺外周多见。CT 显示毛玻璃样阴影分布肺外周,代表活动性肺泡炎症。小叶间隔增厚形成 CT 上网状改变,进一步发展,在肺外周形成蜂窝状阴影及胸膜下肺间质纤维化的胸膜下线影。小气道变窄或阻塞形成小叶中心型肺气肿。合并感染可伴肺实变阴影等影像改变。

8. 支气管镜检查 铟及其化合物中毒所致肺损伤需与肺水肿、肺炎、肺霉菌病、肺孢子菌肺炎、结节病、结缔组织疾病相关的间质性肺炎、尘肺病以及特发性间质性肺炎等疾病相鉴别,而支气管镜检查是诊断鉴别的重要手段。铟及其化合物中毒肺损伤主要表现为弥漫性的肺部病变,支气管镜下有时可观察到支气管黏膜弥漫性充血、水肿。支气管镜检查除了观察气管支气管的病变外,还主要用于留取支气管肺泡灌洗液及经支气管肺活检做相关检查。

(六) 诊断及鉴别诊断

参照 GBZ 294—2017《职业性铟及其化合物中毒的诊断》进行诊断。

1. 诊断原则 根据 6 个月以上接触较高浓度铟及其化合物的职业史,出现以呼吸系统损害为主的临床表现,胸部影像学和病理检查符合肺泡蛋白沉积症或间质性肺疾病,结合职业卫生学调查和血铟的检测结果,参考职业健康监护资料,综合分析,排除其他原因所致类似肺部疾病,方可诊断。

2. 诊断

(1)PAP:接触较高浓度铟及其化合物6个月以上。出现渐近性呼吸困难,可伴有咳嗽、咳痰、胸闷等症状,且同时满足以下两条:

1)X线胸片常表现为双肺对称的弥漫细小的羽毛或结节状浸润影,并可见支气管充气征,肺门旁浸润阴影多延伸至外带,呈"蝴蝶状"分布,双肋膈角常不受累及。胸部CT多表现为双肺多发磨玻璃结节影,呈"地图"样分布,小叶内和小叶间隔增厚,典型者呈"铺路石征",部分可见散在片状模糊影及实变影、支气管充气征,晚期少数病例有肺间质纤维化的表现。

2)支气管肺泡灌洗液或肺组织病理见过碘酸雪夫(PAS)染色阳性颗粒状富磷脂蛋白样物质,且电镜下见嗜锇板层小体。

(2)ILD:接触较高浓度铟及其化合物2年以上。出现咳嗽、咳痰、胸闷,可伴有呼吸困难等症状,体格检查双下肺常闻及吸气末爆裂音(Velcro啰音),晚期可伴有杵状指(趾),且同时满足以下两条:

1)X线胸片早期显示双下肺野模糊阴影,密度增高如磨玻璃样,病情进展可出现双肺弥漫性网状或网状结节状浸润阴影。晚期有大小不等的囊状改变,呈蜂窝肺,肺体积缩小,膈肌上抬,叶间裂移位等。胸部CT常表现为两肺局部或广泛磨玻璃影,小叶中心结节、不规则线状影或网格状影,可见纤维化改变(蜂窝影、牵引性支气管扩张)和肺气肿。

2)病理检查符合间质性肺炎的改变,可见胆固醇结晶、胆固醇肉芽肿、巨噬细胞吞噬胆固醇晶体、巨噬细胞吞噬颗粒等。

3. 鉴别诊断　铟化合物所致肺部疾病,早期可无任何症状,病情发展亦无特异性检查,常需要与以下疾病相鉴别。

(1)急性间质性肺炎:急性间质性肺炎是一种原因未明、起病急骤、病情危重,以肺部弥漫性浸润并迅速发展为呼吸衰竭为特征的肺部疾病。较短时间内出现呼吸衰竭,预后不良。绝大部分患者在起病初期有类似上呼吸道病毒感染的症状,半数以上患者突然发热、干咳,伴进行性加重的呼吸困难,双肺底可闻及散在的细捻发音,实验室检查不具有特异性。影像学检查提示双肺广泛弥漫性浸润阴影,诊断需排除各种已知原因的急性肺疾病方能确定。

(2)隐源性机化性肺炎:不明原因的机化性肺炎,是一种以细支气管、肺泡管、肺泡腔内肉芽组织形成为特征的肺部非特异性炎症过程,也称为闭塞性细支气管炎伴机化性肺炎。表现为干咳、呼吸困难,呼吸困难多为活动后气短,部分患者可出现发热、纳差、体重下降,影像学表现为双侧斑片状浸润影,主要分布在胸膜下及肺野外带,具有游走性、多发性、多态性等特点,抗生素治疗无效,糖皮质激素效果一般较好。

(3)尘肺:尘肺为长期生产活动中吸入生产性粉尘,导致肺部进行性纤维组织增生的全身性疾病,属于间质性疾病的一种。常见的有矽肺、煤工尘肺、石棉肺等。职业接触史为诊断尘肺的基本条件。早期可无任何症状,逐渐出现咳嗽、咳痰、胸痛、呼吸困难等症状,可有喘息、咯血等,查体可出现双肺呼吸音增粗、干湿性啰音等,并发肺部感染、结核、肿瘤、肺心病时出现相应体征。检查可出现血气异常,表现为低氧血症和/或二氧化碳潴留,肺功能下降,早中期以限制性通气功能障碍为主,晚期可出现混合性通气功能障碍。诊断的主要依据为影像学资料,如高千伏胸片或胸部CT,影像学质量与评定参照《尘肺病诊断标准》。

（4）肺部感染：肺部感染常急性起病，多有受凉、熬夜、淋雨、疲劳等诱因，出现发热、咳嗽、咳痰等症状，可出现胸痛、咯血、呼吸困难。查体肺部呼吸音增粗，可闻及湿啰音和/或捻发音，细菌感染白细胞增多，可伴明显的核左移与中毒颗粒，C-反应蛋白、降钙素原等感染指标可升高。痰涂片、痰培养、血培养、纤维支气管镜取标本可能发现病原学依据。胸部影像学多见病变部位斑片状渗出性病变，也可出现大片状、球形肺炎，或伴有空洞、胸腔积液等。抗感染治疗后可痊愈。

（5）肺结核：青壮年发病为主，具有多样性、复杂性。典型的肺结核患者多有低热、盗汗、午后潮热、乏力、纳差等结核中毒症状，呼吸道症状以咳嗽、咳痰、咯血、胸痛为主，血常规检查白细胞可升高，多以淋巴细胞升高为主，血沉快，PPD阳性，痰涂片找到抗酸杆菌可作为肺结核诊断金标准。胸部影像学表现形式多样，可表现为粟粒样、结节、斑片状、卫星灶、空洞、纤维化等多种形式。抗结核治疗有效。预后大多数良好。

（6）支气管肺泡癌：多数发病为老年人，有吸烟史，进行性体重减轻，常出现咳嗽、咳痰、咯血、胸痛、乏力、呼吸困难等症状，合并感染时可出现发热、咳痰增多，查体可见浅表淋巴结肿大，肺癌相关肿瘤标志物升高，胸部影像学可出现结节样、团块、斑片状、毛玻璃样，团块及结节边缘常不清楚，可有毛刺，出现空洞多为偏心空洞，壁不光滑。胸部增强CT可见病灶增强明显。痰找肿瘤细胞、纤维支气管镜活检、肺穿刺组织活检等病理结果为金标准。

（7）其他原因所致肺泡蛋白沉积症

肺泡和细支气管腔内充满不可溶性富磷脂蛋白质物质的疾病。以隐袭性渐进性气促和双肺弥漫性阴影为特征。典型症状为活动性气促，逐渐进展为静息时也气促，咳白色或黄色痰。体征常不明显，肺底偶闻及少量捻发音，重症病例出现呼吸衰竭时相应的体征。胸部影像学表现为两肺弥漫性磨玻璃影，逐渐出现斑片状影和融合实变影，常有支气管气相。HRCT可清晰地判断肺泡填充的影像学改变。主要根据临床、影像学和支气管肺泡灌洗物特点（牛奶状、放置后沉淀、脂蛋白含量高和PAS染色阳性），或经支气管镜肺活检病理诊断。无铟及其化合物的接触史。

（七）治疗

1. 药物治疗

（1）PAP的药物治疗：PAP诊断后，是否需要治疗与疾病严重程度有关。对无症状、肺功能轻度（弥散功能轻度下降）或无异常的患者，尽管存在明显的影像学病变，可选择定期观察临床症状，肺功能，影像学变化。对有症状，但较轻，休息时血氧正常，运动时有低氧血症的患者，给予吸氧等对症处理或粒细胞巨噬细胞集落刺激因子（granulocyte-macrophage colony stimulating factor，GM-CSF）替代疗法；对有严重的呼吸困难和低氧血症的患者，推荐在双腔气管插管下行全肺灌洗。以往文献报道对PAP患者多种药物的治疗，诸如使用糖皮质激素、饱和碘化钾溶液及雾化吸入胰蛋白酶、乙酰半胱氨酸和肝素等药物的治疗现均被认为无效。GM-CSF替代疗法和针对抗GM-CSF抗体抑制治疗，对部分获得性PAP患者有较好的治疗效果，有临床应用前景。

（2）抗肺纤维化药物治疗：大多数ILD都有共同的病理基础过程，慢性炎症和异常的修复导致肺间质细胞增殖，产生大量的胶原和细胞外基质，肺间质纤维化和"蜂窝肺"形成，铟及其化合物中毒所致的ILD也是如此。特发性肺纤维化（IPF）是一种典型的以肺纤维化表现为主的ILD，以下是《特发性肺纤维化诊断和治疗中国专家共识》的相关内容。铟及其化合物中毒所致的 ILD 尚无特异的治疗方案,临床上可酌情借鉴 IPF 的治疗。IPF 尚无肯定显著有效的治疗药物。根据近年来的随机对照临床试验的结果,结合我国临床实际情况,可以酌情使用下列药物。

1)吡非尼酮:吡非尼酮是一种多效性的吡啶化合物,具有抗炎、抗纤维化和抗氧化特性。在动物和体外实验中,吡非尼酮能够抑制重要的促纤维化和促炎细胞因子,抑制成纤维细胞增殖和胶原沉积。吡非尼酮能够显著地延缓用力呼气肺活量下降速率,可能在一定程度上降低病死率,但副作用包括光过敏、乏力、皮疹、胃部不适和厌食。推荐轻到中度肺功能障碍的 IPF 患者应用吡非尼酮治疗。重度肺功能受损的 IPF 患者服用吡非尼酮治疗能否获益,以及药物服用的疗程需要进一步研究。

2)尼达尼布:尼达尼布是一种多靶点酪氨酸激酶抑制剂,能够抑制血小板衍化生长因子受体、血管内皮生长因子受体及成纤维细胞生长因子受体。尼达尼布能够显著地减少 IPF 患者 FVC 下降的绝对值,一定程度上缓解疾病进程,希望可为 IPF 的治疗增加选项。最常见的不良反应是腹泻,大多数病情不严重,无严重不良事件发生。推荐轻到中度肺功能障碍的 IPF 患者应用尼达尼布治疗。重度肺功能障碍的 IPF 患者服用尼达尼布治疗能否获益,以及药物服用的疗程需要进一步探讨。

2. 肺灌洗治疗 肺灌洗主要有经支气管镜的支气管肺泡灌洗(bronchoalvoelar lavage,BAL)和全麻下经 Carlens 双腔气管内导管行全肺灌洗术(whole lung lavage,WLL)两种。目前大多采用 WLL,病情较轻或不能耐受全肺灌洗者,可采用经支气管镜肺段灌洗治疗。

肺灌洗最早始于 1960 年,当时美国的 Ramirez 等对患者进行肺段灌洗来清除肺泡内沉积的物质。1967 年 Ramirez 成功应用 WLL 治疗肺泡蛋白沉积症。1986 年国内学者将此技术引进中国。1990 年前,国内外全肺灌洗术只能在一次全身麻醉后灌洗一侧肺脏,数天以后再全身麻醉灌洗另一侧肺脏称之为"单肺分期全肺灌洗术"。1991 年 4 月中国实施了世界上第 1 例双侧同期序贯全肺灌洗,即一次麻醉下"双肺同期灌洗",通过纯氧正压通气与负压吸引,使刚刚"进水"的肺脏迅速恢复肺功能后,再行另一侧肺灌洗。

(八) 预防

铟及其化合物是生产工艺过程中存在或产生的职业病危害因素,如铟矿开采业的开采作业、液晶显示器制造业的 ITO 靶材镀膜作业等,在此作业过程中对从事职业活动的劳动者可能导致职业性铟及其化合物中毒,预防和控制铟的职业健康危害应遵循以下预防原则:

1. 最大限度地降低铟及其化合物等有害物质的泄漏和扩散。

2. 充分考虑铟及其化合物等所有的暴露途径。

3. 针对暴露途径制订相对应的控制措施。

4. 选择最有效和最可靠的控制措施把铟及其化合物的扩散减至最低水平。

5. 在控制措施难以达到职业接触限值的情况下,采用个体防护装置,并与其他控制措施合并使用。

6. 定期检查和评价控制措施的各个环节,确保控制措施持续有效。

7. 告知和培训所有劳动者,使其知晓工作中可能接触到的铟及其化合物等健康危害因素和风险,以及如何使用已采取的风险控制措施。

8. 定期进行职业健康检查,确保采取的控制措施不会增加总体的健康和安全风险。

(张镏琢、李智民)

第三节　刺激性气体

一、氯气

(一) 理化性质

氯气为黄绿色、具有异臭和强烈刺激性气味的气体,在高压下液化为琥珀色的液态氯。分子量 70.91,凝点 $-100.98\,℃$,沸点 $-34.6\,℃$,密度为 $3.214mg/ml\,(0\,℃)$。氯易溶于水和碱溶液,也易溶于二硫化碳和四氯化碳等有机溶剂,难溶于饱和食盐水。干燥的氯在低温下并不活泼,但有痕量水分存在时其反应活性即大幅增加。遇水首先生成次氯酸和盐酸,次氯酸又可再分解为氯化氢和新生态氧,因此是强氧化剂和漂白剂。在高热条件下可与一氧化碳作用,生成毒性更大的光气。氯气可因其比重大于空气,而在空气中下沉向地面接近,从而易被接触者吸入呼吸道,群体性发病多见。

(二) 职业接触

氯气(chlorine,Cl_2),别名高纯氯气,主要由电解食盐产生,在化学原料制造、合成橡胶制造、日用化学品制造业、制药业、皮革业、造纸业、印染业以及医院、游泳池、自来水的消毒等方面都有应用。作为重要的工业原料,氯用于制造杀虫剂、杀菌剂、除草剂、植物生长刺激剂、漂白剂、消毒剂、溶剂、颜料、塑料、合成纤维、洗涤剂原料等,还可制造盐酸、次氯酸钠、光气、氯仿、氯化苯、氯乙醇、氯乙烯、三氯乙烯、过氯乙烯等各种氯化物。工业上用于海水提溴。氯气还曾被用作化学战剂,在战争中使用。在氯气的灌注、运输、贮存和使用中可因如贮氯钢瓶、液氯蒸发罐和缓冲罐的爆炸,输氯管道失修爆裂,液氯钢瓶超装、错装以及运输途中暴晒等发生意外事故,导致接触人员急性中毒。

(三) 发病机制及毒理

氯气是一种工业上广泛应用的有毒气体,对眼、皮肤和呼吸道有强烈刺激性,甚至极低浓度也具有刺激性气味。氯气主要由呼吸道侵入体内,在呼吸道黏膜表面与水分发生反应,生成盐酸和次氯酸;生成的盐酸和次氯酸属强酸,对局部黏膜有刺激和烧灼作用,可迅速透过细胞膜,破坏其完整性、通透性及肺泡壁的气 - 血、气 - 液屏障,使大量浆液渗透至组织,引起眼和呼吸道黏膜水肿、充血,甚至坏死,造成呼吸困难,所以氯气中毒的明显症状是发生剧烈的咳嗽;进入呼吸道深部的氯气可损伤肺泡上皮,破坏其表面活性物质,引起肺水肿。氯气的强氧化性可使其在肺内产生脂质过氧化损伤,可以穿透细胞并形成可损伤细胞完整性的 N- 氯代衍生物。次氯酸还可与半胱氨酸的巯基起反应,抑制多种酶活性。氯气的浓度与毒性存在明显的剂量反应关系。氯气损伤部位及程度随吸入浓度大小而异,低浓度吸入主要引起上呼吸道黏膜损伤;高浓度吸入则损伤深部小气道和肺泡。氯气对心肌细胞有直接毒性,特别是心脏传导系统,也可因缺氧、体内代谢紊乱及血流动力学改变而致心肌损害,还可引起自主神经功能紊乱,如通过兴奋迷走神经引起心搏骤停,导致"闪电式死亡"。氯气急性毒性:LC_{50} $850mg/m^3$(大鼠吸入,1 小时)。工作场所空气中氯的最高容许浓度(MAC)为 $1mg/m^3$。

(四) 临床表现

1. 症状及体征

(1)急性中毒:急性氯气中毒主要为呼吸系统损害。起病及病情变化一般均较迅速,通常无潜伏期,或潜伏期很短。其损伤部位、性质及程度随吸入氯气量而异。

一般在吸入少量低浓度氯气时,可出现一过性眼和上呼吸道黏膜刺激症状,如畏光、流泪、咽痛、呛咳等,病程在数小时内自行缓解。在吸入较低浓度氯气时,出现眼、上呼吸道黏膜及急性气管 - 支气管炎或支气管周围炎为主表现,病程多在 1~2 天缓解。

在吸入较高浓度氯气时,出现下呼吸道、肺间质改变为主表现,可发生急性化学性支气管肺炎、局限性肺泡性肺水肿、间质性肺水肿,甚至呈哮喘样发作;肺部听诊闻及干、湿啰音或大量哮鸣音;病程多在 4~5 天缓解。

在吸入高浓度氯气时,一般以肺泡病变为主表现,可在 1~2 小时内,少数可在 12 小时内发生肺水肿;患者表现为进行性呼吸频数、呼吸困难、发绀、心动过速、咳白色或粉红色或血性泡沫痰、顽固性低氧血症等,甚至可出现昏迷、脑水肿或中毒性休克;肺部听诊可闻及广泛干、湿性啰音及哮鸣音;病程多在 1~2 周。

在吸入极高浓度氯气时由于呼吸道黏膜内末梢感受器受刺激,致声门痉挛或水肿、支气管痉挛或反射性呼吸中枢抑制,重者可导致窒息。有时还可引起迷走神经反射性心搏骤停而发生电击式死亡。

急性氯气中毒潜伏期短,迅速出现的呛咳、胸闷、气短、喘息等上呼吸道刺激症状,促使患者迅速脱离现场,或及时就诊,从而早期获得阻止氯气向深层肺组织渗透的措施。相对而言,急性氯气中毒发生肺泡性肺水肿的比率较低,病死率也较低。

急性氯气中毒的合并症、并发症主要有心肌损害、气胸、纵隔气肿、肺部感染等,另外还可有肝、肾功能损害,上消化道出血等。

氯可引起急性结膜炎,高浓度氯气或液氯可引起眼灼伤及皮肤暴露部位急性皮炎或灼伤。由食管进入人体的氯气可使人出现恶心、呕吐、腹痛、腹泻等不适表现。

(2)慢性影响:长期接触一定浓度的氯气,可引起上呼吸道、眼结膜、皮肤的刺激症状,接触者慢性咽炎、慢性支气管炎、支气管哮喘、慢性阻塞性肺疾病的发病率增高。

长期接触者还可有头昏、乏力等神经衰弱症状,可出现似胃炎症状,以及牙齿酸蚀现象。皮肤暴露部位可发生痤疮样皮疹或疱疹。但长期以来,对氯气慢性危害的认识和研究报道结果不一。曾有全国重点氯碱企业及部分中型企业对氯气慢性危害进行了调查研究,结果认为在氯浓度不超标的情况下,无论接触年限长短,均未造成慢性中毒,但可对人体有轻微影响,且与其他致病因素有协同作用或相互影响。

2. 实验室检查　胸部 X 线检查因病情轻重和不同的检查时间,可出现急性气管 - 支气管炎、肺炎、肺水肿等 X 线影像学征象,表现为如两肺纹理增多、增粗、边缘不清,一般以下肺野较明显;两肺可见沿肺纹理分布的不规则斑片状模糊阴影,或见两肺野肺纹理模糊,有广泛网状阴影或散在性细粒状阴影,肺野透明度降低;甚至出现弥漫性肺炎或肺泡性肺水肿,有大片均匀密度增高阴影,大小与密度不一和边缘模糊的片状阴影,广泛分布两肺野,少数呈蝴蝶翼状,可伴两下肺实变、胸腔积液、纵隔气肿等。

当临床症状、体征与 X 线征象不平行时,应以 X 线征象为主进行综合诊断。胸部 CT 检查对肺内细微病变,纵隔、胸膜等隐蔽区域病变优于常规 X 线检查,能较 X 线胸片检查能更早发现病变,范围更明确,并可早于临床体征的出现。

血气分析是判断急性氯气中毒病情轻重的重要参考指标,中重度中毒常有不同程度的低氧血症或高碳酸血症,表现为呼吸性碱中毒或呼吸性或代谢性或混合性酸中毒。在轻度中毒时血气分析一般无低氧血症；在中度中毒时血气分析常出现轻度或中度低氧血症；在重度中毒时出现重度低氧血症，氧合指数降低，甚至符合急性呼吸窘迫综合征表现。

肺功能检查肺通气功能障碍，部分患者可表现为气道阻塞或非特异气道高反应性。支气管镜检查可见呼吸道黏膜充血、水肿、坏死等损伤，瘢痕、管腔狭窄。心电图检查可表现为心动过速、传导阻滞、异位起搏心律、ST-T 改变等异常表现。还可出现血常规白细胞总数、中性粒细胞升高等异常，肝功能、肾功能的一过性异常。

（五）诊断及鉴别诊断

1. 急性中毒　依据 GBZ 65《职业性急性氯气中毒诊断标准》，根据在职业活动中短期内吸入较大量氯气后迅速发病，结合临床症状、体征、胸部 X 线表现，参考现场职业卫生学调查结果，综合分析，排除其他原因引起的呼吸系统疾病方可诊断。

2. 诊断分级

（1）轻度中毒：出现呛咳、可有少量痰、胸闷，两肺散在性干、湿啰音或哮鸣音，胸部 X 线表现可无异常或下肺野纹理增多、增粗、延伸、边缘模糊等急性气管 - 支气管炎或支气管周围炎临床表现。

（2）中度中毒：凡临床表现符合下列诊断之一者：

1）急性化学性支气管肺炎：如有呛咳、咳痰、气急、胸闷等，可伴有轻度发绀；两肺有干、湿性啰音；胸部 X 线表现常见两肺下部内带沿肺纹理分布呈不规则点状或小斑片状边界模糊、部分密集或相互融合的致密阴影。

2）局限性肺泡性肺水肿：除上述症状、体征外，胸部 X 线显示单个或多个局限性轮廓清楚、密度较高的片状阴影。

3）间质性肺水肿：如胸闷、气急较明显；肺部呼吸音略减低外，可无明显啰音；胸部 X 线表现肺纹理增多模糊，肺门阴影增宽境界不清，两肺散在点状阴影和网状阴影，肺野透亮度减低，常可见水平裂增厚，有时可见支气管袖口征及柯氏 B 线。

4）哮喘样发作：症状以哮喘为主，呼气尤为困难，有发绀、胸闷；两肺弥漫性哮鸣音；胸部 X 线可无异常发现。

（3）重度中毒：符合下列表现之一者：

1）弥漫性肺泡性肺水肿或中央性肺水肿；

2）急性呼吸窘迫综合征（ARDS）；

3）严重窒息；

4）出现气胸、纵隔气肿等严重并发症。

3. 刺激反应　若少量接触氯气，出现一过性眼和上呼吸道黏膜刺激症状，肺部无阳性体征或偶有散在性干啰音，胸部 X 线无异常表现，可列为刺激反应，不属于急性中毒范畴。

4. 鉴别诊断　急性氯气中毒应与其他刺激性气体所致的急性喉炎、化学性支气管炎、支气管炎、肺炎和肺水肿，以及呼吸道感染、细菌性或病毒性肺炎、心源性肺水肿等鉴别。

（六）治疗及康复

1. 急性中毒

（1）现场处理：立即脱离中毒现场，移至上风向或空气新鲜处，保持安静及保暖。

（2）合理氧疗：鼻导管或面罩给氧，使动脉血氧分压维持在 8~10kPa，$O_2SAT>90\%$。在发生严重肺水肿或急性呼吸窘迫综合征时，可给予鼻面罩持续正压通气（CPAP）或机械通气。

晚近有报道对重度氯气中毒伴 ARDS 患者,早期给予小潮气量、高 PEEP 的机械通气,在高气道压和肺顺应性下降的情况下,出现纵隔气肿,导致氧合指数进一步下降、血流动力学的不稳定,采用了 VV-ECMO(体外膜肺氧合)模式顺利缓解了上述矛盾,并救治成功。

(3)糖皮质激素:原则是早期(吸入后即用)、足量(地塞米松每日 10~80mg)、短程,一般 3~5 天,不超过 7 天,用药时间的长短主要根据临床症状的改善和胸部 X 射线表现决定,并注意预防激素副作用。

(4)维持呼吸道通畅:可给予支气管解痉剂和药物雾化吸入,如有指征应及时施行气管插管或气管切开术。

(5)防治肺部感染:对呼吸道症状明显、肺部有病变、咽喉部有溃疡者应及早使用抗生素治疗。

(6)对症支持治疗:肺水肿时可用二甲基硅油(消泡净)等消泡剂;病程早期应适当控制进液量,慎用利尿剂,一般不用脱水剂;适当使用血管活性药物改善微循环功能;氧自由基清除剂可减轻氯气产生的氧化性损伤。维持血压稳定,防治休克,补充血容量,纠正酸碱失衡和电解质紊乱,良好的护理及合理的营养支持等。

2. 眼和皮肤损伤　立即用清水或生理盐水彻底冲洗污染的眼和皮肤,给予 0.5% 可的松眼药水及抗生素眼药水;皮肤酸灼伤用 2%~3% 碳酸氢钠溶液湿敷。

3. 康复　急性氯气中毒患者易出现精神紧张、焦虑等不良情绪,且可因患者咳痰无力,痰液引流不畅等影响患者的治疗及预后,因此给予患者各种个体化非药物综合管理措施非常必要,并且对急性氯气中毒患者的呼吸康复治疗应贯穿于整个病程,包括急性期呼吸生理与血流动力学监测、心理疏导、健康宣教、消除合并症及并发症诱因、氧疗与雾化治疗、胸部物理治疗(体位引流,胸部振动排痰,咳痰训练,经鼻、口及人工气道负压吸痰),呼吸康复锻炼等。

根据病情和实际情况,进行被动性运动、腹式呼吸、缩唇呼吸训练,保持情绪稳定,去除不安、恐惧、焦虑等心理,保持心情舒畅,积极配合治疗。恢复期在最大呼吸耐受水平上选择步行或慢跑、瑜伽、太极拳等有氧运动训练。

(七) 预后

急性中毒是否遗留后遗症及后遗症的严重程度及持续时间与急性中毒的严重程度、治疗情况、个体差异及患者有无吸烟史等有关。多数急性氯气中毒患者在及时治疗后数天内痊愈,无后遗症,少数重度中毒患者肺功能恢复可能需数周或数月,个别患者可能出现刺激后反应性气道功能不全综合征、支气管哮喘、喘息性慢性支气管炎、慢性阻塞性肺疾病等后遗症,肺功能异常,其诊断可参照 GBZ/T 228《职业性急性化学物中毒后遗症诊断标准》。

(八) 预防

1. 在氯气的生产、运输、储存、使用过程中尽量做到密闭化、管道化、自动化;氯对金属设备和管道有较强的腐蚀性,因此应定期检查、维修、更新设备、管道,防止跑、冒、滴、漏,加强通风;作业现场应设置滤毒罐式或供氧式防毒面具,并有标志清楚的安全通道。处理含氯废水和废气,可用石灰或氢氧化钠等作为净化剂。

2. 氯气作业人员应进行岗前职业卫生及防护知识培训,为氯气作业人员配备个人防护用品,并指导和监督正确使用;严格施行职业禁忌制度,禁止患有支气管哮喘、慢性阻塞性肺疾病、慢性间质性肺病的劳动者从事氯气作业。

二、二氧化硫

(一) 理化性质

二氧化硫在常温下为无色气体,具强烈辛辣刺激性气味。分子量 64.07,密度 2.3g/L,溶点 -72.7℃,沸点 -10℃。溶于水、甲醇、乙醇、硫酸、醋酸、氯仿和乙醚。易与水混合,生成亚硫酸(H_2SO_3),随后转化为硫酸。不能燃烧及助燃。

(二) 职业接触

二氧化硫(sulfur dioxide,SO_2),又名亚硫酐(sulfurous acid anhydride),在硫酸、亚硫酸盐、硫酸盐等化工原料制造,硫化橡胶,制冷、漂白、消毒,熏蒸杀虫,石油精炼加工,化学肥料制造,涂料及染料制造,化学助剂制造,合成药置换、加成、聚合、裂解,陶瓷烧成,磨料炼制,金属冶炼,食品饮料制造,燃烧含硫燃料,熔炼硫化矿石,烧制硫黄等作业中皆有可能接触二氧化硫。另外,二氧化硫也是常见的工业废气及大气污染的成分。

(三) 发病机制及毒理

二氧化硫属中等毒类,对眼和呼吸道有强烈刺激作用,呼吸道是二氧化硫毒性作用的主要靶器官。二氧化硫主要经呼吸道吸收,鼻咽部可吸收吸入量的 90% 以上。故健康人经鼻吸入要比经口吸入同一浓度所引起的肺部症状为轻。亦可由眼结膜吸收。吸收后迅速进入血液,与蛋白结合,主要分布在血浆中,部分在红细胞中,随血流分布至全身各器官,以气管、肺、肺门淋巴结和食管中含量最高,其次为肝、肾、脾等。吸入的二氧化硫部分以原形从呼吸道排出,进入体内的部分生成亚硫酸盐,随后被肝、心、肾等组织中的亚硫酸氧化酶氧化成硫酸盐随尿排出。

二氧化硫易被眼结膜和呼吸道黏膜湿润表面所吸收生成亚硫酸,部分再氧化成硫酸,对眼及呼吸道黏膜产生强烈的刺激作用。可引起眼结膜和支气管黏膜分泌增加及局部炎性反应,甚至腐蚀组织引起坏死;尚可引起支气管和 / 或喉头痉挛,引起剧烈咳嗽;高浓度二氧化硫吸入时,可刺激神经末梢,立即引起喉痉挛,甚至猝死。二氧化硫可引起肺血管反射性收缩,损伤肺毛细血管和肺泡细胞膜,使气道阻力增加、通气 / 灌流比例失调,导致低氧血症。缺氧又可进一步引起毛细血管痉挛,毛细血管压力进一步升高,致肺水肿加速发展,损伤程度和二氧化硫浓度呈一定剂量 - 效应关系。

吸入二氧化硫可使实验动物脑、肺、心、肝、肾等器官组织的脂质过氧化物水平显著升高,导致细胞膜及其他生物膜结构和功能破坏,引起膜受体、膜免疫功能失常,进一步引起细胞衰老加快,甚至凋亡。二氧化硫的氧化损伤还表现为超氧化自由基生成增多,蛋白质过度氧化,抗氧化酶超氧化物歧化酶和谷胱甘肽过氧化物酶活性显著降低,还原型谷胱甘肽等抗氧化物质显著降低,机体氧化 - 抗氧化失衡,提示氧化损伤亦是其毒性作用的机制之一。有报道在二氧化硫长期作用下,呼吸道防御功能受到破坏,气道 pH 改变,促使气道产生和释放 TNF-α、IL-1、IL-6、IL-8 等细胞因子,引起呼吸道炎性反应,也是其毒性作用的机制之一。有报告二氧化硫引起的窒息和细胞毒作用可使中枢神经受损,双侧基底节区变性坏死。亚硫基离子和氧生成的游离基可切断脱氧核糖核酸(DNA)链,造成 DNA 损伤。

(四) 临床表现

1. 症状及体征　接触二氧化硫后很快出现双眼流泪、畏光、视物不清,鼻、咽、喉部烧灼感及疼痛,干咳等眼和上呼吸道刺激症状。较重者可有声音嘶哑、胸闷、胸骨后疼痛、剧烈咳嗽、咯血、心悸、气短、头痛、头晕、乏力、恶心、呕吐及上腹部疼痛等。

查体可见眼结膜和鼻咽黏膜充血水肿,鼻中隔软骨部黏膜可见小片发白的灼伤,呼吸急促,两肺呼吸音粗糙,可闻及干湿性啰音。患者症状大多于数日内消失。严重中毒者可在数小时内发生肺水肿、呼吸中枢麻痹,出现呼吸困难和发绀,咳粉红色泡沫痰等急性肺泡性肺水肿表现。吸入较高浓度二氧化硫时还可能因肺泡上皮破裂,引起自发性气胸,导致纵隔气肿。吸入极高浓度二氧化硫时可立即引起喉痉挛、喉水肿,迅速窒息死亡。有的患者可能在广泛的化脓性细支气管炎好转后,经相当时间(十数天至数月)因细支气管周围纤维化而发生严重肺气肿,导致呼吸循环功能障碍。

液态二氧化硫污染皮肤或溅入眼内,可造成皮肤灼伤和角膜上皮细胞坏死,形成白斑、瘢痕。个别患者有中毒性心肌炎或癔症样抽搐,或出现脑双侧基底节区变性坏死。

2. 实验室检查 胸部 X 线检查可见肺纹理增强、增粗、增多、紊乱,双肺透光度降低或边缘模糊呈网状阴影,或散在斑片状、融合团块状高密度阴影,密度不均,呈毛玻璃样改变。X 线异常表现与临床表现可不平行,其恢复常较临床表现的恢复慢。肺功能检查可表现小气道功能障碍。动脉血气分析可出现动脉血氧分压下降,重度中毒患者出现呼吸性或代谢性或混合性酸中毒,氧合指数下降。部分患者可出现一过性血常规白细胞计数增高、心肌酶谱增高等。

(五) 诊断及鉴别诊断

1. 急性中毒 依据 GBZ 58《职业性急性二氧化硫中毒的诊断》,根据短时间内接触高浓度二氧化硫的职业史及典型的临床表现,结合现场职业卫生学调查,综合分析,排除其他类似疾病后可诊断。

2. 诊断分级

(1)轻度中毒:短时间内接触高浓度二氧化硫后,出现畏光、流泪、眼痛、咽痛、咳嗽、咳痰、气促等眼及上呼吸道刺激症状,尚伴有头痛、恶心、呕吐、乏力等全身症状;眼结膜、鼻黏膜及咽喉部充血水肿,肺部有明显干性啰音或哮鸣音;胸部 X 线可仅表现为肺纹理增强。

(2)中度中毒:除轻度中毒临床表现加重外,尚有胸闷、剧咳、痰多、呼吸困难等;并有气促、轻度发绀、两肺有明显湿性啰音等体征;胸部 X 线征象示肺野透明度降低,出现细网状和 / 或散在斑片状阴影,符合肺间质性水肿或化学性肺炎征象。

(3)重度中毒:除中度中毒临床表现外,出现下列情况之一者,即可诊断为重度中毒。

1)肺泡性肺水肿;

2)ARDS;

3)较重程度气胸、纵隔气肿等并发症;

4)窒息或昏迷。

3. 刺激反应 短时间内接触高浓度二氧化硫后,出现一过性眼及上呼吸道刺激症状,短期内(1~2 天)能恢复正常,胸部体检及 X 线征象无异常,刺激反应不属于中毒范畴。

4. 鉴别诊断 需与急性气管炎、支气管炎、肺炎等呼吸系统感染、支气管哮喘、其他刺激性气体中毒等鉴别。出现意识改变者与脑血管意外等疾病鉴别。

(六) 治疗及康复

1. 立即移离中毒现场至空气新鲜处,松开衣领、静卧、保暖。立即用生理盐水或清水彻底冲洗眼结膜囊及被液体二氧化硫污染的皮肤。

2. 保持呼吸道通畅,稳定患者情绪。积极纠正缺氧,视病情轻重给予鼻导管或面罩吸氧,使 SaO_2 保持在 90% 以上。对于重症患者及时给予机械辅助通气。必要时气管切开呼吸机辅助通气。

3. 早期、足量、短程应用肾上腺糖皮质激素,积极防治化学性肺炎、肺水肿、ARDS。合理控制输液量和输液速度。需要时可用二甲基硅油消泡剂。

4. 防治继发性感染。适当给予胃黏膜保护剂,防治应激性溃疡。及时纠正水电解质酸碱失衡。营养心肌、抗休克等。

5. 如有皮肤灼伤或角膜损伤,及时进行专科处理。

6. 吸入高浓度二氧化硫后,虽无客观体征,但有明显刺激反应者,应密切观察不少于 48 小时,严格限制活动,卧床休息,保持安静,并对症治疗。

7. 康复　急性中毒患者易出现精神紧张、不安、恐惧、焦虑等不良情绪,可进行心理疏导、健康宣教,保持其情绪稳定,去除焦虑等不良心理,积极配合治疗。此外根据病情和实际情况,给予患者各种个体化非药物综合管理措施,包括呼吸生理与血流动力学监测、消除合并症及并发症诱因,急性期氧疗与雾化治疗、体位引流,咳痰训练,进行被动性运动、腹式呼吸、缩唇呼吸训练,病情恢复期在最大呼吸耐受水平上选择步行或慢跑、瑜伽、太极拳等呼吸康复锻炼等。

（七）预后

急性二氧化硫中毒患者经及时治疗可在数天内治愈,无后遗症,个别重度中毒可能出现如支气管炎、支气管哮喘、喘息性慢性支气管炎、慢性阻塞性肺疾病等等后遗症,肺功能异常,其诊断可参照 GBZ/T 228《职业性急性化学物中毒后遗症诊断标准》。中毒是否遗留后遗症及后遗症的严重程度及持续时间与急性中毒的严重程度、治疗情况、个体差异及患者有无吸烟史等有关。

（八）预防

1. 生产和使用场所空气中二氧化硫浓度不应超过 $5mg/m^3$（PC-TWA）、$10mg/m^3$（PC-STEL）的容许浓度。定期检查生产设备,防止跑、冒、滴、漏,加强通风。

2. 对作业人员加强安全教育,应进行岗前职业卫生及防护知识培训,使其具有一定的自身防护能力;严格按照刺激性气体操作规程;做好个人防护。工作后可用 2% 碳酸氢钠溶液漱口。

3. 施行职业禁忌制度,禁止患有支气管哮喘、慢性阻塞性肺疾病、慢性间质性肺病、以及其他伴有肺功能异常的肺部疾病的劳动者从事与二氧化硫有关的作业。

三、光气

（一）理化性质

光气（phosgene，$COCl_2$）化学名为二氯碳酰,又名碳酰氯,纯光气在常温、常压下为无色有霉变干稻草味或腐烂苹果味气体。分子量 98.92,可压缩成液体储存。微溶于水,并水解成二氧化碳和氯化氢。易溶于醋酸、氯仿、苯、甲苯等有机溶剂。在室温（20℃）时,光气是一种发烟液体,其蒸气压为 1 180mmHg,沸点为 7.6℃。光气比空气重,20℃时其相对密度比值为 4.39。利用这一特性,可在低洼区采集光气。较高浓度时,有辛辣味,出现明显的刺激或烧灼感,并导致快速的嗅觉疲劳。光气易被多孔性物质吸附,防毒面具能够有效地防护光气。

(二) 职业接触

光气是由一氧化碳和氯气的混合物通过活性炭而制得。在应用光气作原料的塑料、染料、农药、医药工业、有机化工原料制造业、催化剂及各种化学助剂制造业、石墨及碳素制品业等行业中,因输送管道或容器爆炸、设备故障或检修过程中等意外,有光气泄漏,可导致接触者急性中毒。此外,在金属冶炼、脂肪族氯代烃类燃烧或受热时,以及聚氯乙烯塑料制品燃烧时,均可产生光气。救火现场和化学实验室的作业人员都有接触到光气可能。

(三) 发病机制及毒理

光气以气体形式经呼吸道进入人体,因水溶性小,吸入后,可到达呼吸道深部,立即与肺组织发生酰化、氯化、水解反应。光气在肺部代谢和排泄快,部分以原形由呼吸道排出,代谢产物由肾和肺排出,在体内无蓄积作用。对人的急性毒性存在明显的剂量-反应关系。光气浓度在 $30\sim50mg/m^3$ 时,即可引起急性中毒,在 $100\sim300mg/m^3$ 时接触 15~30 分钟即可引起重度中毒,甚至死亡。病变危重时可导致心肌、中枢神经等多脏器损害及休克。

光气属高毒类,毒性比氯气大十倍,主要毒作用是呼吸系统损害。光气经呼吸道侵入人体后,导致肺血气屏障的通透性增加,引发肺损伤或肺水肿,造成气体交换功能障碍,机体急性缺氧、窒息,严重者可导致死亡。光气中毒所致急性肺损伤/肺水肿的发病机制尚未阐明,目前有多种学说。

1. 直接损伤学说 光气暴露后,直接作用于毛细血管壁和肺泡壁,造成血管内皮细胞、神经元胞体和肺泡上皮细胞崩解,肺泡壁破裂,渗出增加。下呼吸道的纤毛细胞断裂、脱失和倒伏,使肺内分泌物排出受阻而易继发感染,加重缺氧和肺水肿。

2. 酰化学说 光气是一种强效的酰化剂,可以与亲核物质如胺类、硫化物或羟基发生酰化反应。光气、双光气的羰基(—CO—)与肺组织内许多含氨基(—NH2)、羟基(—OH)和巯基(—SH)的氨基酸、蛋白质、酶等发生酰化反应,引起广谱的肺酶系统的抑制,影响了细胞正常代谢和功能。使毛细血管壁通透性增强,发生肺水肿。

3. 肺血流动力学变化学说 光气中毒后,肺组织内血管紧张素转化酶活力增高,使血管紧张素Ⅰ加速转化为血管紧张素Ⅱ,后者可使肺毛细血管收缩,肺微循环障碍,从而促进肺水肿。

4. 花生四烯酸代谢产物学说 肺组织细胞受损可激活磷脂酶 A_2,在此酶作用下,细胞膜磷脂被裂解生成花生四烯酸(AA),AA 的代谢产物能舒张小血管,增加微血管通透性,促进肺水肿。

5. 肺神经内分泌学说 光气中毒后,肺组织大量存在的肺神经内分泌细胞大量释放 5-羟色胺、P 物质和血管活性肠肽等生物活性物质,它们使血管运动、通透性及呼吸道功能的调节失衡,从而促进肺水肿形成。

6. 氧化应激学说 光气中毒后可引发炎症反应,释放大量 TNF-α、白介素等炎症介质,产生大量氧自由基和脂质过氧化,造成机体氧化-抗氧化失衡,促进肺泡和肺血管损伤,组织液大量渗出,导致肺水肿发生。

(四) 临床表现

1. 症状及体征 光气中毒临床表现取决于中毒时毒剂浓度、暴露时间长短以及机体状态。光气水溶性弱,对呼吸道黏膜刺激小,早期常无刺激反应,起始症状轻微,大多表现为轻微咳嗽、气短、胸闷症状,有一定潜伏期。光气潜伏期长短常与吸入量成反比,吸入量多,则潜伏期短,病情危重,吸入后活动量大可缩短潜伏期。潜伏期间可无明显临床症状及体征,极易被临床忽视而延误早期救治,直至光气潜入至呼吸道深部,导致肺泡和毛细血管急性损伤,通透性增强,突发呼吸困难,血氧饱和度进行性下降,缺氧难以纠正等严重后果,出现迟发性 ALI/ARDS,应予高度重视。临床表现可分为四期:

(1)刺激期:即暴露初期产生的眼和呼吸道的刺激症状。表现为双眼畏光、流泪、咽干、咳嗽、胸闷、气急等。

(2)潜伏期:即脱离毒剂接触后,刺激症状减轻或消失,自觉症状好转,但病理过程仍在发展,肺水肿在逐渐形成中,潜伏期一般可持续 2~8 小时,有时长达 24~72 小时。

(3)肺水肿期:从潜伏期到肺水肿期可突然发生或缓慢发生,肺水肿发生越早,程度越严重,危险性就越大。典型的症状和体征为呼吸困难逐渐加重、咳嗽、胸痛、烦躁不安、口鼻溢出大量淡红色泡沫状液体,发绀,肺部有明显的干、湿啰音,血液浓缩,缺氧情况逐渐发展,此期一般为 1~3 天。少数患者可发生气胸、纵隔及皮下气肿等并发症。

(4)恢复期:中毒较轻或经治疗后肺水肿液可于发病后 2~4 天内吸收,全身情况好转,一般在中毒后 5~7 天基本痊愈,2~3 周可恢复健康。

2. 实验室检查　胸部 X 线片是发现肺水肿,判断光气中毒病情程度、治疗效果及预后的重要检测手段。依据病情不同胸片可表现为支气管炎、肺炎、肺水肿等 X 线征象,轻度中毒的胸片有的仅为双肺纹理增多、增粗、模糊或肺野透亮度减低,磨玻璃样改变;中度中毒患者可表现为肺野小结节、粟粒及或小斑片状浸润影,沿支气管分布;重度中毒患者双肺有不同程度改变,主要为双肺云絮状、蝶翼状阴影,有时融合成片,符合肺泡性肺水肿影像特点。

有的患者症状不明显,仅胸片显示双肺纹理增多、增粗和模糊,不能单纯认为是由于吸烟或年龄较大支气管的改变而漏诊,须结合光气接触史做出正确诊断。胸片复查极其重要,轻度中毒经治疗后肺部 X 线改变可较快恢复,中、重度中毒随治疗病情逐渐好转,胸片显示逐渐吸收和好转,具诊断价值,也为临床抢救和诊治措施的效果评估、调整治疗方案提供依据。

动脉血气分析检查在急性中毒早期可有动脉血氧分压下降,可伴呼吸性碱中毒,中毒后期伴二氧化碳潴留,并有呼吸性或代谢性或混合性酸中毒,严重时氧合指数下降,$PaO_2/FiO_2 \leq 26.6kPa$。在病程中动态监测动脉血气,可指导治疗和评估预后。

肺功能检查可有阻塞性通气功能障碍及弥散功能障碍。心电图可见心动过速、ST 段下降等心肌损害表现。外周血可有白细胞总数、中性粒细胞升高,及一过性肝、肾功能、心肌酶谱异常等。

(五) 诊断及鉴别诊断

1. 急性中毒　依据 GBZ 29《职业性急性光气中毒的诊断》,根据短时间光气接触职业史,以急性呼吸系统损害的临床症状、体征、X 线胸片改变为主要依据,结合实验室检查和现场职业卫生学调查资料,经综合分析排除其他病因所致类似疾病后可诊断。

2. 诊断分级

(1)轻度中毒:短时间吸入光气后,出现急性气管 - 支气管炎表现。

(2)中度中毒:凡具有下列情况之一者:

1)急性支气管肺炎；

2)急性间质性肺水肿。

(3)重度中毒：凡具有下列情况之一者：

1)肺泡性肺水肿；

2)急性呼吸窘迫综合征；

3)休克。

3. 刺激反应 短时间少量光气暴露后出现一过性的眼和上呼吸道黏膜刺激症状，肺部无阳性体征，X线胸片无异常改变。通常经 72 小时医学观察，上述症状明显减轻或消失。不属于中毒范畴。

4. 鉴别诊断 刺激期需与上呼吸道感染、流行性感冒等相鉴别。肺水肿期需与其他刺激性气体所致肺部疾病、支气管哮喘以及心源性肺水肿等相鉴别。

(六) 治疗及康复

1. 现场急救 光气中毒目前尚无特效解毒药物，现场急救原则是尽快终止继续暴露。迅速脱离现场到空气新鲜处；立即佩戴防护面具，或用浸有碱液或水的纱布、口罩、毛巾等掩盖口鼻；有条件时进行局部洗消，如冲眼、洗鼻和漱口等；依中毒轻重分类，中毒较重者，应首先后送治疗。

2. 纠正缺氧 减少氧耗量，保持安静、绝对卧床休息，注意保暖，防止躁动和不必要的活动，慎用镇静剂。

3. 保持呼吸道通畅 早期可吸入碱性合剂。肺水肿出现后，可吸入消泡净(二甲硅油气雾剂)，消除液气泡造成的阻塞，还可采用体位引流。必要时，可行气管切开术或气管插管术，吸出气管内的泡沫液。

4. 给氧 尽早吸氧提高动脉血氧饱和度从而纠正缺氧现象，防止或减轻因缺氧造成的代谢障碍及各种系统功能紊乱，并切断缺氧与肺水肿的恶性循环，限制或减轻肺水肿的发展。吸入氧浓度(FiO_2)不宜超过 60%。

5. 防治肺水肿 根据肺水肿形成原理进行防治。在潜伏期，应尽早发现肺水肿和采取防治措施。

6. 激素的应用 早期、足量、短程应用肾上腺糖皮质激素，控制液体输入。肾上腺皮质激素可减低毛细血管通透性和炎症反应，减轻肺水肿。当得知可能有急性光气暴露后，即可尽早预防用肾上腺糖皮质激素，可根据病情给予适量甲强龙或地塞米松。或口服强地松 5~10mg 或地塞米松 0.75~1.5mg，一日 3~4 次。在发生肺水肿后，一般用地塞米松 5~10mg，一日 3~4 次；或氢化考地松 100~300mg，加入 10% 葡萄糖溶液中，静脉滴注，一日 1~2 次。病情好转后停药。

7. 其他治疗 呼吸衰竭时，可依病情选用呼吸兴奋剂；维持水、电解质、酸碱平衡；控制感染；防治心血管功能障碍等。慎用利尿剂、脱水剂。

8. 康复 急性中毒患者易出现精神紧张、不安、恐惧、焦虑等不良情绪，可进行心理疏导、健康宣教，保持情绪稳定，去除焦虑等心理，保持心情舒畅，积极配合治疗。此外根据病情和实际情况，给予患者各种个体化非药物综合管理措施，包括呼吸生理与血流动力学监测、消除合并症及并发症诱因，急性期进行氧疗与雾化治疗、体位引流、咳痰训练、经鼻、口及人工气道负压吸痰，进行被动性运动、腹式呼吸、缩唇呼吸训练；恢复期患者在最大呼吸耐受水平上选择步行或慢跑、瑜伽、太极拳等呼吸康复锻炼等。

(七) 预后

急性光气中毒患者经急救治疗后,多数在数天内恢复或痊愈,不遗留后遗症。个别重度中毒可能出现如肺气肿、支气管炎、支气管哮喘、喘息性慢性支气管炎、肺活量及肺弥散功能下降、气道阻力增加等后遗症,是否遗留后遗症及后遗症的严重程度及持续时间与急性中毒的严重程度、治疗情况、个体差异及患者有无吸烟史等有关。后遗症的诊断可参照 GBZ/T 228《职业性急性化学物中毒后遗症诊断标准》。

(八) 预防

1. 改进生产和制造工艺,尽量做到密闭化、自动化,反应器及管道保持负压。定期对设备进行检修,杜绝跑冒滴漏现象,管道要用热蒸汽冲洗,使液体光气蒸发和破坏,在确实无光气存在时方能拆修。对生产场所进行光气浓度定期测定,如发现光气浓度超标,应采取积极措施加以消除,确保生产场所的光气浓度不超过国家规定的卫生标准。

2. 对作业人员加强安全教育,进行岗前职业卫生及防护知识培训;严格操作规程;做好个人防护。

3. 实行就业前和定期体检。禁止患有支气管哮喘、慢性阻塞性肺疾病、慢性间质性肺病的劳动者从事与光气有关的作业。

4. 若发生光气中毒事故,在光气浓度较高的救护现场,救护人员应首先佩戴好氧气呼吸器以及其他可行的防毒面具,在未做好上述个人防护措施时,不可进入现场救护,以免事态的进一步扩大。

四、氨

(一) 理化性质

氨(ammonia, NH_3),在常温、常压条件下是无色具有强烈的辛辣刺激性气味的气体。分子量 17.032,凝点 -77.77℃,沸点 -33.5℃,密度 0.597g/cm³。氨极易溶于水,被称之为氨水,常温、常压条件下 1 体积水可溶解 700 倍体积的氨。氨容易液化,在常压条件下冷却至 -33.5℃或在常温条件下加压至 700KPa-800KPa,气态氨液化成无色液体,同时放出大量的热。液态氨气化时要吸收大量的热,使周围物质的温度急剧下降,因此常作为制冷剂使用。

(二) 职业接触

氨用于生产氨水、氮肥(尿素、碳铵等)、铵盐、纯碱、磺胺药、聚氨酯、聚酰胺纤维和丁腈橡胶等人工合成物质,广泛应用于化工、轻工、化肥、制药、合成纤维、塑料、染料、制冷剂等生产领域。由于氨具有显著的刺激、腐蚀作用,生产企业会采取密闭化、自动化操作生产方式,作业人员接触剂量有限。急性中毒大多是由于液氨容器泄漏、爆炸,液氨管路断裂或阀门失灵,运输过程交通事故等意外事件所导致。动植物腐败可产生氨气,新装修居室中可残留氨气,某些家用清洗剂也含有氨。

(三) 发病机制及毒理

氨以气态形式通过呼吸道进入人体,进入肺泡的氨部分被 CO_2 中和,部分吸收进入血液,被吸收的氨在肝脏解毒形成尿素,吸入大量氨后,血和尿中的尿素含量可以增高,少量被吸收的氨随汗液、尿液和呼出气排出体外。氨易溶于水,为碱性水溶性刺激性气体,腐蚀性强。氨与湿润黏膜表面的水分结合形成碱性化合物,使组织蛋白变性、脂肪皂化,进而破坏细胞膜结构,对皮肤、眼、呼吸道黏膜产生强烈刺激作用。

人对氨的嗅觉阈值为 $0.5\sim1mg/m^3$,在 $700mg/m^3$ 浓度条件下接触 30 分钟,接触者会出现剧烈咳嗽等呼吸道刺激症状;在 $1\,750\sim3\,500mg/m^3$ 浓度条件下接触 30 分钟,能够危及接触者的生命。

急性氨中毒导致化学性肺水肿的机制,主要是氨的直接刺激作用使呼吸道黏膜充血、水肿,产生大量分泌物;同时也促使肺毛细血管通透性增加,损伤肺泡表面活性物质,加之中毒后交感神经兴奋,使淋巴管痉挛引起淋巴回流障碍,导致肺水肿。高浓度氨还可引起反射性呼吸、心搏停止,导致中毒者猝死。

长期吸入低浓度氨,对上呼吸道黏膜有刺激和轻微损伤,被损伤的黏膜易受病菌、病毒感染,形成慢性炎症。

(四) 临床表现

1. 症状及体征　急性氨气中毒主要为呼吸系统损害。起病及病情变化一般均较迅速,通常无潜伏期,或潜伏期很短。接触一定浓度的氨后立即出现流泪、畏光、咽痛、咳嗽、胸闷、气急等眼及上呼吸道刺激症状,以及声音嘶哑、喉鸣、呼吸困难等喉阻塞症状。

体检可见眼睑、球结膜充血、水肿,角膜上皮剥脱;口腔及咽部黏膜充血、水肿、糜烂、白色伪膜形成、喉头水肿。深部呼吸道损害时,多表现有呛咳、胸闷、呼吸困难;病情严重者出现咯大量粉红色泡沫痰,口唇发绀、两肺满布干、湿性啰音,发热等。高浓度氨吸入,还可反射性引起心跳、呼吸骤停。

高浓度氨与呼吸道黏膜表面的水分结合形成的碱性化合物,可使组织蛋白变性、坏死,脱落坏死的气管、支气管黏膜可导致患者气道阻塞,出现明显吸气性呼吸困难,明显三凹征,甚至窒息。

氨易溶于水,具强碱性,液氨泄漏直接污染人体,患者有可能出现暴露部位不同程度的皮肤化学灼伤及角膜灼伤,眼结膜充血水肿、角膜溃疡、晶体混浊,甚至角膜穿孔。临床表现为眼部灼痛、视物模糊,严重者失明。引起的皮肤灼伤,以颜面、颈部及腹股沟等潮湿部位多见,且创面往往较深,易感染。

2. 实验室检查　急性氨中毒时,胸部 X 线检查可有不同程度肺损伤影像学表现。轻度中毒者表现为肺纹理增多、增粗、紊乱,可以延伸至外带。中度中毒患者肺纹理呈网格状改变等急性化学性支气管炎表现,或斑片状模糊阴影等化学性肺炎表现;重度中毒患者 X 线胸片表现有两肺门影增浓、模糊,肺野片状、云雾状阴影,边缘模糊,并以下部肺野明显,甚至融合成大片状或蝶翼状阴影。

急性氨中毒时纤维支气管镜检查,可发现喉头水肿、气管、支气管黏膜充血、水肿,支气管散在假膜,晚期出现上皮散在或片状瘢痕,支气管开口狭窄等。

动脉血气分析可见动脉血氧分压降低。动脉血气检查结果可作为判断中毒严重程度、确定救治方案的参考依据。

由于急性氨中毒时气道损伤严重,易发生自发性气胸和纵隔气肿,急性期慎做肺功能检查。急性氨中毒时,由于患者机体处于应激状态、呼吸道化学性损伤以及合并呼吸道感染等因素的影响,血常规检查可以见到白细胞计数和中性粒细胞比例的增高。可出现血氨、肝功能、肾功能、尿常规的异常。心电图可出现窦性心动过速、窦性心动过缓、窦性心律不齐,

ST-T 改变等多种异常。重度中毒患者心肌酶谱检查还可出现可有磷酸肌酸激酶、肌酸激酶、肌酸激酶同工酶、乳酸脱氢酶、肌钙蛋白 T 等异常。

(五) 诊断及鉴别诊断

1. **急性中毒** 依据 GBZ 14《职业性急性氨气中毒的诊断》，根据短时间内吸入高浓度氨气的职业接触史，以呼吸系统损害为主的临床表现，胸部 X 线影像，结合血气分析检查及现场劳动卫生学调查结果，综合分析，排除其他病因所致类似疾病后进行诊断。

2. **诊断分级**

(1) 轻度中毒：接触氨后，具有下列表现之一者：

1) 咳嗽、咳痰、咽痛、声音嘶哑、胸闷，肺部出现干性啰音，胸部 X 射线检查显示肺纹理增强，符合急性气管 - 支气管炎表现；

2) 一至二度喉阻塞。

(2) 中度中毒：接触氨后，具有下列表现之一者：

1) 剧烈咳嗽、呼吸频速、轻度发绀，肺部出现干、湿啰音；胸部 X 射线检查显示肺野内出现边缘模糊伴散在斑片状渗出浸润阴影，符合支气管肺炎表现；

2) 咳嗽、气急、呼吸困难较严重，两肺呼吸音减低，胸部 X 射线检查显示肺门阴影增宽、两肺散在小点状阴影和网状阴影，肺野透明度减低，常可见水平裂增厚，有时可见支气管袖口征或柯氏 B 线，符合间质性肺水肿表现；血气分析常呈轻度至中度低氧血症；

3) 有坏死脱落的支气管黏膜咳出伴有呼吸困难、三凹症；

4) 三度喉阻塞。

(3) 重度中毒：接触氨后，具有下列表现之一者：

1) 剧烈咳嗽、咯大量粉红色泡沫痰伴明显呼吸困难、发绀，双肺广泛湿啰音，胸部 X 射线检查显示两肺野有大小不等边缘模糊的斑片状或云絮状阴影，有的可融合成大片状或蝶状阴影，符合肺泡性肺水肿表现；血气分析常呈重度低氧血症；

2) ARDS；

3) 四度喉水肿；

4) 并发较重气胸或纵隔气肿；

5) 窒息。

3. **接触反应** 短时间吸入氨气后，出现流泪、流涕、咽干、呛咳等眼和上呼吸道刺激症状，肺部无阳性体征，胸部 X 线检查无异常发现，48 小时内症状明显减轻或消失。不属于中毒范畴。

4. **鉴别诊断** 需要与其他刺激性气体中毒、上呼吸道感染、支气管哮喘、肺炎、心源性肺水肿等类似疾病相鉴别。

(六) 治疗及康复

1. **尽快终止毒物吸收** 迅速将患者移至氨泄漏的上风向及空气新鲜处；有皮肤、黏膜污染者，须尽早、彻底用清水冲洗被氨污染的体表部位。

2. **保持呼吸道通畅** 可给予支气管解痉剂、药物雾化吸入疗法，改善气道通气功能。对于中、重度急性氨中毒患者应考虑施行气管切开，进行呼吸道分泌物的引流，防止气管、支气管坏死黏膜脱落导致的气道梗阻。

3. **防治肺水肿** 应安静卧床休息，密切观察 24~48 小时。对已经发生肺水肿的急性氨中毒患者,可以取半卧位,严密观察呼吸、心率、血压的变化,建立静脉通路,严格控制液体入量。早期、足量、短程应用糖皮质激素,不仅可以预防和治疗肺水肿,还可以减轻和预防后期的肺部纤维化。

4. 合理氧疗 一般采用鼻导管低流量吸氧,有明显低氧血症者给予面罩给氧。谨慎采取间歇正压呼吸和呼气末正压呼吸模式,减少发生自发性气胸等合并症。

5. 防治肺部感染 急性氨中毒时呼吸道的继发性感染于中毒早期即可发生,且病程长、易反复,可贯穿疾病全过程。严重者可致肺脓疡,是常见死因之一。急性氨中毒时肾上腺皮质激素的应用,也成为肺部感染的常见诱因。因此,及时、合理应用抗生素,防治继发感染,对于控制病情,改善患者预后具有重要意义。

6. 眼、皮肤灼伤治疗 皮肤灼伤者及早进行洗消,可予 3% 硼酸溶液湿敷;眼灼伤者用清水、维生素 C 溶液洗眼,维生素 C 球结膜下注射,阿托品扩瞳,抗生素眼药水滴眼等治疗。

7. 康复 对急性中毒患者进行心理疏导、健康宣教,去除精神紧张、不安、恐惧、焦虑等不良情绪,保持心情舒畅,积极配合治疗。根据病情和实际情况,给予患者个体化非药物综合管理措施,包括呼吸生理与血流动力学监测、消除合并症及并发症的诱因。

急性期可进行咳痰训练、体位引流,经鼻、口及人工气道负压吸痰,进行被动性运动、腹式呼吸、缩唇呼吸训练。恢复期患者在最大呼吸耐受水平上选择步行或慢跑、瑜伽、太极拳等呼吸康复锻炼等。

(七) 预后

大多数急性氨中毒患者经及时治疗可于数天内痊愈,无后遗症。个别重度中毒患者可能出现支气管扩张、肺气肿、喘息性慢性支气管炎、肺活量及肺弥散功能下降、气道阻力增加等后遗症,气道黏膜严重损伤患者可能遗留瘢痕性气道狭窄。是否遗留后遗症及后遗症的严重程度及持续时间与急性中毒的严重程度、治疗情况、个体差异等因素有关。

(八) 预防

1. 在氨气生产、运输、储存、使用过程中,尽量做到密闭化、管道化、自动化:定期维护检修设备,防止跑冒滴漏现象。将工作场所职业病危害因素浓度控制在国家职业卫生标准之内。

2. 对作业人员加强安全教育,进行岗前职业卫生及防护知识培训;严格操作规程;做好个人防护。在工作场所标识危害因素,配备必要的急救物品和洗消设施。

3. 实行就业前和定期的健康检查。患有支气管哮喘、慢性阻塞性肺疾病、慢性间质性肺病的劳动者不宜从事与氨气有关的作业。

五、氮氧化合物

(一) 理化性质

氮氧化合物(nitrogen oxides,NO$_x$)是指由氮、氧两种元素组成的化合物,包括多种化合物,如氧化亚氮(一氧化二氮 N$_2$O)、一氧化氮(NO)、二氧化氮(NO$_2$)、三氧化二氮(N$_2$O$_3$)、四氧化二氮(N$_2$O$_4$)、五氧化二氮(N$_2$O$_5$)等,除二氧化氮外,其他氮氧化合物均不稳定,遇光、湿、热变成 NO$_2$ 及 NO,NO 又变成 NO$_2$,因此氮氧化合物所引起的急性中毒,其主要的效应成分是二氧化氮。

一氧化氮分子量 30.01,熔点 -163.6℃,沸点 -151.5℃,溶于乙醇、二硫化碳,微溶于水和硫酸,水中溶解度为 4.7%(20℃),化学性质不稳定,在空气中容易氧化为二氧化氮。二氧化氮分子量 46.01,熔点 –11.2℃,沸点 21.2℃,溶于碱、二硫化碳和氯仿,微溶于水,性质稳定。一氧化氮的相对密度接近空气,一氧化二氮、二氧化氮比空气略重。氮氧化合物系非可燃性物质,但均能助燃,如一氧化二氮、二氧化氮和五氧化二氮遇高温或可燃性物质能引起爆炸。

(二) 职业接触

氮氧化合物在多种生产过程中和在生活中都可接触到。如制造硝酸或使用硝酸清洗金属;制造硝基炸药、硝化纤维、苦味酸等硝基化合物;苯胺染料的重氮化过程以及有机物(如木屑、纸屑)接触浓硝酸时;硝基炸药的爆炸、含氮物质和硝酸燃烧;卫星发射时火箭推进所产生的气体也含有大量的氮氧化合物气体。电焊、亚弧焊、气割及电弧发光时,产生的高温能使空气中氧和氮结合成氮氧化合物;汽车发动机排出的尾气中也含有氮氧化合物。另外,某些青饲料和谷物中含有硝酸钾,在通风不良、缺氧条件下发酵,可生成亚硝酸钾和氧,亚硝酸钾可以进一步衍变为亚硝酸,当仓内发酵温度增高时,亚硝酸分解成氮氧化合物和水,可能导致"谷仓气体中毒"。氮氧化合物对环境的危害作用显著,属于主要的环境污染物,它既是形成酸雨的主要因素之一,也是形成大气中光化学烟雾的重要物质和消耗臭氧的一个重要因子。

(三) 发病机制及毒理

氮氧化合物在常温、常压条件下大都为气态物质,侵入途径均为经呼吸道吸入。二氧化氮是一种生物活性大、毒性很强的气体,其毒性是一氧化氮的 4~5 倍,80~90% 被人体吸入。由于在水中溶解度小,氮氧化合物对上呼吸道和咽黏膜刺激作用小,但到达下呼吸道后,缓慢地溶解于肺泡表面的液体及含水蒸气的肺泡中,与水起反应,形成硝酸及亚硝酸,从而对肺组织细胞产生剧烈的刺激与腐蚀作用,使肺毛细血管的通透性增加,导致肺水肿,严重者可导致 ARDS 而死亡。吸入的氮氧化合物能够损伤肺泡表面活性物质,使肺泡萎缩,肺泡顺应性受损,毛细血管流体静压升高,体液由血管内外渗,影响呼吸功能导致组织缺氧。氮氧化合物能够使细胞内环磷酸腺苷含量下降,损害生物膜的功能。部分氮氧化合物如一氧化氮能够使血红蛋白衍变为高铁血红蛋白,出现高铁血红蛋白症,当体内高铁血红蛋白含量达 15% 以上时,即出现发绀,影响红细胞携带氧的功能,加重机体缺氧。侵入机体的氮氧化合物还可启动脂质过氧化反应,氧化 - 抗氧化的失衡造成局部组织细胞的损伤。

(四) 临床表现

1. 症状及体征　急性氮氧化合物中毒主要损害的靶器官是呼吸系统,不同的暴露浓度和暴露时间,会导致不同程度的急性中毒,出现不同的临床表现。

患者接触氮氧化合物后 0.5~1 小时可出现流泪、流涕、咽干、咽痛等眼、鼻、咽喉刺激症状,甚至由于痉挛性阵咳而引起呕吐,检查可见球结膜及鼻咽部黏膜充血水肿。脱离接触后症状可以逐渐缓解。

由于氮氧化合物水溶性较小,对上呼吸道和咽黏膜刺激作用较弱,部分患者可能无明显刺激症状,经过一定的潜伏期出现迟发型肺水肿,给临床诊治带来困难。潜伏期通常为数小时,或长达 24~48 小时,此时多数患者症状轻微,部分患者有头昏、无力、烦躁、失眠、食欲减退等症状。患者一般在接触氮氧化合物后数小时至 72 小时,轻者出现咳嗽、咳痰、气短、胸骨后疼痛等症状;体检可有发热,肺部可闻散在的干啰音。重者出现剧烈咳嗽、咳痰、呼吸困难。体检有发热、发绀,肺部可闻干啰音或湿啰音。更严重患者可突发严重呼吸困难,伴有胸痛、胸闷、咳嗽,咳大量白色或粉红色泡沫样痰,肺部可闻大量干、湿啰音。

部分氮氧化合物吸收入血后,可形成亚硝酸盐和硝酸盐,能够使血红蛋白衍变为高铁血红蛋白,出现明显发绀。

氮氧化合物急性中毒后期,个别患者可以发生迟发性阻塞性细支气管炎,应引起重视,主要表现为肺水肿基本恢复后 2 周左右,患者再次发生咳嗽、胸闷及进行性呼吸窘迫等症状,查体有明显发绀,两肺可闻及干啰音和 / 或细湿啰音。有的患者咳嗽、咳痰、胸闷、气短等症状可迁延持续较久。

2. 实验室检查　胸部 X 线摄片检查轻者表现为肺纹理增强、紊乱、模糊等急性支气管炎的征象。中度中毒者表现为肺纹理增多、紊乱、模糊呈网状阴影,或有局部点片状阴影,或相互融合成斑片状阴影,边缘模糊。严重患者 X 线胸片表现有两肺满布密度较低、边缘模糊的斑片状阴影,或呈大小不等的云絮状阴影。部分患者氮氧化合物急性中毒后期发生迟发性阻塞性细支气管炎时,胸部 X 线检查表现为两肺满布粟粒状阴影。

动脉血气分析在呼吸空气条件下轻度中毒患者动脉氧分压可低于预计值 10~20mmHg。而中度中毒患者通常在吸低浓度氧(低于 50%)的情况下,动脉血气分析的血氧分压才能够维持在 60mmHg 以上。重度中毒患者通常在吸高浓度氧(高于 50%)的情况下,动脉血气分析的血氧分压依然在 60mmHg 以下。

心电图可出现窦性心动过速、ST-T 改变等异常。外周血白细胞总数升高,部分中毒患者可出现高铁血红蛋白血症。

(五) 诊断及鉴别诊断

1. 急性中毒　依据 GBZ 15《职业性急性氮氧化物中毒的诊断》,根据短期内吸入较大量的氮氧化物的职业接触史,呼吸系统损害的临床表现和胸部 X 线征象,结合血气分析及现场劳动卫生学调查资料,综合分析,并排除其他原因所致的类似疾病后可诊断。

2. 诊断分级

(1)轻度中毒:出现胸闷、咳嗽等症状;肺部有散在干啰音。胸部 X 线征象表现为肺纹理增强,可伴边缘模糊。符合急性气管 - 支气管炎或支气管周围炎表现。

(2)中度中毒:胸闷加重,咳嗽加剧,呼吸困难,咳痰或咯血丝痰等症状;体征有轻度发绀,两肺可闻及干、湿性啰音。胸部 X 射线肺野透亮度减低,肺纹理增多、紊乱、模糊呈网状阴影,符合间质性肺水肿;或斑片状阴影,边缘模糊,符合支气管肺炎。血气分析常呈轻度至中度低氧血症。

(3)重度中毒:具有下列之一者:

1)明显的呼吸困难,剧烈咳嗽,咳大量白色或粉红色泡沫痰,明显发绀,两肺满布湿性啰音。胸部 X 线征象:两肺野有大小不等、边缘模糊的斑片状或云絮状阴影,有的可融合成大片状阴影,符合肺泡性肺水肿。血气分析常呈重度低氧血症;

2)急性呼吸窘迫综合征;

3)并发较重程度的气胸或纵隔气肿;

4)窒息。

3. 接触反应　出现一过性胸闷,咳嗽等症状,肺部无阳性体征,胸部 X 线检查无异常表现,不属于中毒范畴。

4. 鉴别诊断　急性氮氧化合物中毒需要与其他刺激性气体中毒、上呼吸道感染、支气管哮喘、细菌性或病毒性肺炎、心源性肺水肿等类似疾病相鉴别。迟发性阻塞性细支气管炎需要与粟粒性肺结核、矽肺、含铁血黄素沉着症及其他原因引起的阻塞性细支气管炎相鉴别。

(六) 治疗及康复

1. 立即终止毒物接触,迅速将氮氧化合物接触人员撤离现场至空气新鲜处。

2. 保持患者呼吸道通畅,使患者静卧休息,排除呼吸道分泌物,有呼吸困难者,可以给予鼻导管吸氧或面罩给氧。给予呼吸道雾化吸入 5% 碳酸氢钠溶液可中和氮氧化物的酸性产物,以减轻其毒性作用,并可以起到湿化气道、稀释痰液的作用,可以配合雾化吸入消除气道炎症和支气管解痉药物。对于接触较高剂量(浓度)氮氧化合物者,需要严密观察 48~72 小时,注意急性肺水肿的发生。

3. 氧疗　鼻导管或面罩吸氧,对于经常规氧疗,氧饱和度不能维持在 90% 以上及气道分泌物较多的患者,应及早予以气管插管或气管切开,同时加强翻身拍背及吸痰等护理措施,以保证气道通畅,防止窒息。对存在呼吸衰竭及合并 ARDS 的患者尽早使用机械辅助通气。

4. 糖皮质激素　能改善毛细血管通透性,减少液体渗出,有助于预防、治疗肺水肿。对于氮氧化合物急性中毒患者的糖皮质激素使用剂量及疗程,目前没有统一的治疗规范,长期大剂量使用,有可能诱发感染、内分泌紊乱及股骨头坏死等副作用。

5. 对有发绀或血压偏低的氮氧化合物急性中毒患者,应当检测血氧饱和度及高铁血红蛋白定量。对于合并高铁血红蛋白者,给予小剂量亚甲蓝(1~2mg/kg)及维生素 C 以缓解高铁血红蛋白血症。

6. 重度氮氧化合物急性中毒患者,在疾病后期易发生迟发性阻塞性细支气管炎,早期的合理治疗,包括糖皮质激素的应用,能够减少合并迟发性阻塞性细支气管炎的概率。发生迟发性阻塞性细支气管炎后,使用糖皮质激素治疗可获痊愈。

7. 康复　急性中毒患者易出现精神紧张、不安、恐惧、焦虑等不良情绪,可进行心理疏导、健康宣教,保持情绪稳定,去除焦虑等心理,保持心情舒畅,积极配合治疗。根据病情等实际情况,给予患者各种个体化非药物综合管理措施,包括呼吸生理与血流动力学监测、消除合并症及并发症诱因,急性期进行氧疗与雾化治疗、体位引流,咳痰训练,经鼻、口及人工气道负压吸痰,进行被动性运动、腹式呼吸、缩唇呼吸训练;恢复期在最大呼吸耐受水平上选择步行或慢跑、瑜伽、太极拳等呼吸康复锻炼等。

(七) 预后

多数急性氮氧化合物中毒患者可于数天内痊愈,不遗留后遗症,个别重度中毒可能出现如肺气肿、支气管炎、支气管哮喘、喘息性慢性支气管炎、肺活量及肺弥散功能下降、气道阻力增加等后遗症,急性中毒是否遗留后遗症及后遗症的严重程度及持续时间与急性中毒的严重程度、治疗情况、个体差异及患者有无吸烟史等有关。其诊断可参照 GBZ/T 228《职业性急性化学物中毒后遗症诊断标准》。

(八) 预防

1. 改进生产工艺过程,实现密闭化生产;加强职业卫生防护措施,定期检修,杜绝跑、冒、滴、漏现象;工作场所空气中氮氧化物浓度在国家卫生标准容许范围内。

2. 在应急处置氮的氧化物泄漏的现场,作业人员必须佩戴防护面具,穿着防护服。

3. 作业人员应进行岗前职业卫生及防护知识培训,患有支气管哮喘、慢性阻塞性肺疾病、慢性间质性肺病的人员不宜从事氮氧化合物作业。

(张雪涛)

第四节 窒息性气体

一、一氧化碳

一氧化碳(carbon monoxide,CO)为无色、无味、无刺激性气体。微溶于水,易溶于氨水、乙醇、苯、氯仿等有机溶剂,易燃易爆。一氧化碳是重要的化学原料,工农业生产和日常生活中时常用到一氧化碳。

化学工业中,一氧化碳作为合成气和各类煤气的主要组分,是合成一系列基本有机化工产品和中间体的重要原料,如氨、光气以及醇、酸、酐、酯、醛、醚、胺、烷烃和烯烃等。同时,利用一氧化碳与过度金属反应生成羰络金属或羰络金属衍生物的性质,可以制备有机化工生产所需的各类均相反应催化剂。

冶金工业中,利用羰络金属的热分解反应,一氧化碳可用于从原矿中提取高纯镍,也可以用来获取高纯粉末金属(如锌白颜料)、生产某些高纯金属膜(如钨膜和钼膜等)。同时,一氧化碳可用作精炼金属的还原剂,如在炼钢高炉中用于还原铁的氧化物。此外,一氧化碳和氢气组成的混合物(合成气)可用于生产某些特殊的钢,如直接还原铁矿石生产海绵铁。

除化学工业和冶金工业的广泛应用外,一氧化碳还可用作燃料,高纯一氧化碳则主要用作标准气体。其中,一氧化碳标准气体可应用于石油化工工艺控制仪器的校准和检测、石油化工产品质量的控制、环境污染物检测、汽车尾气排放检测、矿井用报警器的校准、各种工厂尾气的检测、医疗仪器校验、电力系统变压器油质量检测、空分产品质量控制、交通安全检测仪器的校正、地质勘探与地震监测、冶金分析、燃气具实验与热值分析、化肥工业仪器仪表校准等。

此外,一氧化碳还常用于鱼、肉、果蔬及袋装大米的保鲜,特别是生鱼片的保鲜,又因可以使肉质品色泽红润而被作为颜色固定剂。

(一) 理化性质

一氧化碳 CAS 号:630-08-0,分子量:28.01,外观与性状:无色无味气体,熔点 / 凝固点(℃):-205.02,沸点(℃):-191.5,闪点(℃):<-50,燃烧热:-2 412cal/g,相对蒸气密度(空气 =1):0.968,临界温度(℃):-140,临界压力(MPa):3.5,爆炸上限[%(V/V)]:74.2,爆炸下限[%(V/V)]:12.5,相对密度(水 =1):1.25(0℃),溶解性:微溶于水,0℃时 100ml 水中溶解 3.5ml,20℃时溶解 2.3ml;溶于氨水、乙醇、苯、氯仿等多数有机溶剂。

(二) 职业接触

一氧化碳的职业接触机会有:冶金工业的炼焦、炼钢、炼铁,矿井放炮,化学工业的合成氨、合成甲醇、甲醛、丙酮和光气,内燃机车试车,制造羰基金属,碳素厂石墨电极制造,煤气发生炉等作业。

(三) 毒理及发病机制

1. 吸收、摄入与贮存 一氧化碳吸入后,通过肺泡进入血液循环,其中 90% 以上一氧化碳与血红蛋白结合成碳氧血红蛋白（HbCO），约 7% 的一氧化碳与肌红蛋白结合成碳氧肌红蛋白，仅少量与细胞色素结合。实验表明一氧化碳在体内不蓄积，动物吸入 200ppm 一氧化碳持续 1 个月，停毒后 24 小时一氧化碳已完全排出，其中 98.5% 是以原形经肺排出，仅 1% 在体内氧化成二氧化碳。

2. 转运与分布　鼻咽和气道的上皮细胞是一氧化碳扩散的重要屏障。因此，即使在高一氧化碳浓度下，组织的扩散和气体吸收也将非常缓慢；大部分一氧化碳仅溶解在气道黏膜中。

除了外源性一氧化碳，人类还暴露于内源产生的少量一氧化碳。任何导致红细胞破坏增加和其他血红蛋白加速分解的干扰都会增加内源性一氧化碳的产生。血肿、红细胞血管内溶血、输血和无效红细胞生成都会提高血液中的一氧化碳浓度。在贫血（溶血、铁粒幼红细胞、镰状细胞）、地中海贫血、伴有溶血的吉尔伯特综合征和其他血液疾病等病理条件下，红细胞的降解也会加速一氧化碳的产生。

内源性一氧化碳的产生源于血红蛋白分解代谢期间，原卟啉环中 α- 甲烷碳原子在血红素加氧酶作用下的代谢，并导致血中的碳氧血红蛋白水平达到 0.4%~0.7%。

3. 排泄　一氧化碳吸收与排出，主要取决于空气中一氧化碳的分压和血液中碳氧血红蛋白的饱和度（即血红蛋白总量中被一氧化碳结合的百分比）。次要的因素为接触时间和肺通气量，后者与劳动强度直接有关，人接触一氧化碳的浓度和时间相同时，静坐者形成的碳氧血红蛋白要比活动者少得多，走与坐之比为 2∶1，活动与静止之比为 3∶1。

血液中碳氧血红蛋白在平衡状态的饱和度，以及达到此饱和度的速度，主要取决于空气中一氧化碳浓度，浓度越高，则碳氧血红蛋白饱和度的百分比愈高，到达此饱和度的时间愈短。

如一氧化碳浓度在 $115mg/m^3$（100ppm）时，达到平衡状态需 7~8 小时（碳氧血红蛋白的饱和浓度为 12%~13%）；而相同浓度接触 1 小时，碳氧血红蛋白只达到 4% 左右。这个现象说明在评价一氧化碳危害时，时间是一个十分重要的数据。

空气中氧分压也影响一氧化碳的吸收与排出。饱和潜水中提高氧分压有助于对抗一氧化碳的毒性影响。一氧化碳中毒治疗时提高氧分压能加速一氧化碳排出。实验表明，停止接触后吸入气体的氧分压与半排出期呈反比关系，如用 1 个标准大气压的纯氧吸入，平均半排出期为 80.3 分钟，而 3 个标准大气压的纯氧吸入，半排出期则缩短到 23.3 分钟。此现象是采用高压氧治疗一氧化碳中毒的理论依据。

4. 一氧化碳中毒发病机制　人体吸入一氧化碳后，其通过肺泡进入血液，并在血液中与血红蛋白结合，形成碳氧血红蛋白，碳氧血红蛋白无携氧功能。因一氧化碳与血红蛋白的亲和力比氧气与血红蛋白的亲和力大 240 倍左右，致使血液携带氧气能力下降；而碳氧血红蛋白一旦形成，其解离速率又比氧合血红蛋白慢 3 600 倍，碳氧血红蛋白的存在影响了氧合血红蛋白的解离，阻碍了氧气的释放和传递，导致低氧血症，引起组织缺氧。由于人体中枢神经系统对缺氧最为敏感，吸入高浓度一氧化碳引起的急性中毒是以急性脑缺氧为主要表现的全身性疾病。

（四）临床表现

1. 症状及体征

（1）急性中毒：急性一氧化碳中毒以中枢神经系统症状为主，轻者头痛、眩晕，重者昏迷，呈去皮质综合征和痴呆等。接触者血液中碳氧血红蛋白的含量与空气中一氧化碳浓度成正比关系,可以血中碳氧血红蛋白含量推测中毒程度,其间关系见表 4-4-1。

表 4-4-1 接触者血液中碳氧血红蛋白含量与空气中一氧化碳浓度及中毒程度关系表

吸入一氧化碳分压 /kPa	相当于常压下一氧化碳浓度 /（mg·m⁻³）	吸收半量时间 /min	平衡状态时 HbCO%	人体反应
5.1×10^{-3}	57	150	7	轻度头痛或无明显症状
1.0×10^{-2}	115	120	12	中度头痛、眩晕,轻度中毒
2.5×10^{-2}	285	120	25	严重头痛、眩晕,轻度中毒
5.1×10^{-2}	570	90	45	恶心、呕吐、可能虚脱,中度中毒
0.1	1 150	60	60	昏迷,重度中毒
1.0	11 500	5	90	死亡

紧张的体力劳动、疲劳、贫血、饥饿、营养不良等,均可提高机体对一氧化碳的感受性,高温或在有氮氧化物、二氧化碳、氰化物、苯、汽油等有害气体同时存在时,也能增高机体对一氧化碳的敏感性。

依据临床表现,急性中毒可分为三级。

1)轻度中毒:表现为头痛、眩晕、耳鸣、眼花、颈部压迫及搏动感,并可有恶心、呕吐、心前区疼痛或心悸、四肢无力等,甚至有昏厥。血碳氧血红蛋白 10%~30%。脱离中毒环境,吸入新鲜空气,症状可迅速消失。

2)中度中毒:除上述症状外,初期尚有多汗、烦躁、步态不稳、皮肤黏膜樱红,可出现意识模糊,甚至可进入昏迷状态。血碳氧血红蛋白 30%~50%。及时抢救,一般数小时苏醒,数日恢复,一般无明显并发症或后遗症。

3)重度中毒:除具有中度中毒的全部或部分症状外,患者可迅速进入不同程度的昏迷。可出现阵发性和强直性痉挛,生理反射消失,有病理反射出现。皮肤、黏膜可由樱红色转呈苍白或发绀。部分患者 CT 扫描可显示大脑皮质下白质(包括半卵圆形中心与脑室周围白质)密度减低或显示苍白球对称性密度减低,后期可见脑室扩大、皮质萎缩。重度中毒有心肌损害、肺炎、肺水肿及水电解质紊乱等严重并发症。少数急性一氧化碳中毒患者经救治清醒后,经过数天至数周的"假愈期",突又再发生精神神经障碍,称为神经精神迟发症或迟发性脑病。主要表现为:

①精神异常:可有幻视、幻听、迫害妄想、忧郁、烦躁不安、激动、木僵等,一部分患者在持续相当时间后可逐渐恢复,少数发展至进行性痴呆综合征。

②锥体外系症状:在缺氧后不久或经过一段时间可发生帕金森病综合征,经过数月至数年也可恢复,少数则病情持续加重,个别表现为手足徐动症或舞蹈病。

③其他脑部症状:可有单瘫、偏瘫、截瘫、四肢瘫、发音含糊、吞咽困难、运动性失语、偏盲、皮质性失明,甚至去皮质综合征、惊厥、再度昏迷等。

④周围神经炎:在中毒后数天内发生肢体瘫痪,皮肤感觉缺失,有的发生球后视神经炎

或其他脑神经麻痹。

迟发症又称双相型一氧化碳中毒脑病，如能及时正确治疗，预后较单相型脑病为好。

急性一氧化碳中毒虽以中枢神经系统损害为主，但中毒致心肌缺氧，进而导致急性循环衰竭，常为一氧化碳中毒死亡的原因，对原有心脏病患者更易受损。此外，急性一氧化碳中毒还可造成肺、肾、皮肤和前庭功能的损害。国内最近报告发现急性一氧化碳中毒患者双眼周边视野缩小，尤其是中毒当时昏迷 5 小时以上的患者视野缩小更显著。一氧化碳中毒死亡者尸检见到皮肤黏膜呈樱桃红色，血液呈流动性，色鲜红。咽、气管、食管均有充血现象。心脏呈樱桃红色，偶有冠状动脉血栓形成。肺显著充血、水肿，有时可发现肺炎。腹腔脏器均呈樱桃红色、充血或出血。中枢神经系统充血、出血、水肿，继发变性、坏死或软化。苍白球常呈双侧软化或坏死。在大脑白质中有增生性神经胶质细胞和内皮细胞的弥漫性浸润，脑室中可有血性渗出液。在伴有神经炎的病例中，可发现神经细胞退行性变。

（2）慢性中毒：有关一氧化碳慢性中毒问题目前仍有争议，因一氧化碳在体内并不蓄积，多认为长期反复接触低浓度一氧化碳出现的临床症状实际上可能是多次轻度急性中毒的结果，而非真正的"慢性中毒"。但目前观察到，低浓度一氧化碳（HbCO<10%）对健康仍有一定影响，如可致神经和心血管系统损害，神经系统最常见者为神经综合征，如乏力、头痛、眩晕、顽固性失眠、记忆力减退，对精细工作及时间、距离的定向力减退。心血管系统有时见心肌损害。心电图变化可有心律不齐、低电压、S-T 段压低、心室综合波时间延长，特别是 Q-T 时间延长。

2. 实验室检查

（1）一氧化碳中毒后，应当及时测定血中碳氧血红蛋白。轻度中毒：碳氧血红蛋白在 10%~30%，中度中毒：碳氧血红蛋白在 30%~50%，重度中毒：碳氧血红蛋白在 50% 以上；

（2）血气分析显示血氧分压降低；

（3）头部 CT 显示脑部有病理性密度减低区，早期主要见于双侧大脑皮质下白质及苍白球或内囊出现大致对称的密度减低区，后期可见脑室扩大或脑沟增宽；

（4）脑电图检查可发现中、高度异常；

（5）颅脑 MRI 检查：早期双侧苍白球长 T1、T2，双侧大脑半球白质等 T1、稍长 T2，DWI 及 FLAIR 为稍高信号或高信号。偶见内囊、大脑脚、黑质、海马异常信号。晚期半卵圆中心、侧脑室周围长 T1、T2，FLAIR 高信号，脑室扩大，脑沟增宽脑萎缩征象。

（6）肝肾功能检查：有一过性血清 ALT 增高和蛋白尿等表现；

（7）心电图检查：可见 ST 段和 T 波改变、期前收缩、传导阻滞等。

（五）诊断及鉴别诊断

依据 GBZ 23《职业性急性一氧化碳中毒诊断标准》进行诊断。

1. 急性一氧化碳中毒诊断

（1）轻度中毒：具有以下任何一项表现者：

1）出现剧烈的头痛、头昏、四肢无力、恶心、呕吐；

2）轻度至中度意识障碍，但无昏迷者。血液碳氧血红蛋白浓度可高于 10%。

（2）中度中毒：除有上述症状外，意识障碍表现为浅至中度昏迷，经抢救后恢复且无明显并发症者。血液碳氧血红蛋白浓度可高于 30%。

（3）重度中毒：具备以下任何一项者：

1）意识障碍程度达深昏迷或去大脑皮质状态；

2）患者有意识障碍且并发有下列任一项表现：脑水肿、休克或严重的心肌损害、肺水肿、呼吸衰竭、上消化道出血、脑局灶损害如锥体系或锥体外系损害体征。血液碳氧血红蛋白浓度高于 50%。

（4）急性一氧化碳中毒迟发脑病：我国 GBZ 23《职业性急性一氧化碳中毒诊断标准》对急性一氧化碳中毒迟发脑病诊断的具体条件为：急性一氧化碳中毒意识障碍恢复后，经一定时间的"假愈期"（一般为 2~60 天），又出现下列临床表现之一者：

1）精神及意识障碍呈痴呆状态，谵妄状态或去大脑皮质状态；

2）锥体外系神经障碍出现帕金森综合征的表现；

3）锥体系神经损害（如偏瘫、病理反射阳性或小便失禁等）；

4）大脑皮质局灶性功能障碍如失语、失明等，或出现继发性癫痫。

急性一氧化碳中毒迟发脑病患者头部 CT 检查可发现脑部有病理性密度减低区；脑电图检查可发现中度及高度异常。颅脑 MRI 对迟发性脑病的诊断优于 CT，能显示 CT 不能发现的病变。MRI 可见脑水肿消失，表现为脱髓鞘、梗死、软化灶。除两侧苍白球的异常高信号病变外，还显示双侧多叶皮质和白质的高信号病变。可见基底节、脑室周围和半卵圆中心白质对称性长 T2WI 信号，累及胼胝体、海马、皮质下 U 纤维、外囊及内囊，皮质海绵状改变。晚期可见脑萎缩。

建议有条件的情况下尽量做颅脑 MRI 检查，对于重症昏迷患者，特别是有鉴别诊断意义时应及时进行此项检查。

本病需注意与帕金森病、药物或化学毒物及外伤性脑病等相鉴别。建议补充 MRI 描述和意义，有条件者尽量做。

2. 慢性一氧化碳中毒诊断　长期反复吸入低浓度的一氧化碳可致神经和心血管系统慢性损害，但我国目前尚无慢性一氧化碳中毒的诊断标准。对部分症状明显，又无法确诊的人员，建议调离一氧化碳作业岗位，并给予对症治疗。

（六）治疗及康复

1. 急性一氧化碳中毒治疗

（1）迅速将患者移离中毒现场至通风处，松开衣领，注意保暖，密切观察意识状态。

（2）急救与治疗措施

1）轻度中毒者，可给予氧气吸入及对症治疗；

2）中度及重度中毒者应积极给予常压面罩吸氧治疗，有条件时应给予高压氧治疗；不能纠正的顽固低氧血症患者，生命体征不稳定时暂缓高压氧治疗，应考虑机械通气。中重度患者应服用抗血小板聚集剂，尤其合并高血压病、糖尿病、心脑血管病、高脂血症等基础病患者及高龄患者应常规服用。

重度中毒者视病情应给予消除脑水肿、促进脑血液循环，维持呼吸循环功能及镇静等对症及支持治疗；对昏迷患者可早期应用亚低温疗法，昏迷未清醒的患者亚低温持续 3~5 天。特别注意复温过程，复温不宜过快。中毒早期严重脑水肿昏迷时可以使用脱水药物，但对于已合并心源性肺水肿、已有肾功能不全或少尿、心功能不全年迈患者应慎用或不用；脱水时应根据患者病情，参考其生命体征、神志、瞳孔、眼底变化和影像学变化掌握，特别注意避免过度脱水。在重度中毒患者急性期可以应用依达拉奉减轻脑水肿、改善神经功能。

加强护理、积极防治并发症及预防迟发脑病。

2. 急性一氧化碳中毒迟发脑病治疗

(1)对症支持治疗：急性一氧化碳中毒迟发脑病患者发病早期就出现认知功能障碍，特别容易走失，应向家属交代可能发生的病情变化，避免意外。随着病情进展患者大小便失禁，肌张力高，行动困难，此时家属和医护人员对其护理要特别重视。重症卧床患者应给予对症支持治疗，半卧位姿势，翻身拍背，避免食管胃内容物反流而引起吸入性肺炎和反复感染；肢体摆放恰当，避免肢体痉挛挛缩和足下垂；进食困难者给予鼻饲饮食，计算出入量和热量。在康复医师指导下进行肢体被动性功能锻炼。

(2)高压氧治疗：目前国内广泛采用高压氧治疗。多项临床研究显示，高压氧在改善临床症状体征、提高治愈率和好转率方面有效，但严谨设计的双盲随机对照研究尚未见报告。已有的随机对照研究大多显示高压氧综合治疗后迟发脑病的好转率达到 70%~90%，尚未见高压氧治疗对迟发脑病不良影响的报告。经治疗大多数患者(80%)可以治愈或自理生活，死亡率较低，约 1% 左右患者留有不同程度的痴呆或肢体功能障碍，死亡病例多因护理不善及营养不良继发感染所致。国外对高压氧治疗急性一氧化碳中毒的疗效和机制未被广泛认可。高压氧作为一种治疗手段应用于迟发脑病治疗，应严格掌握适应证和禁忌证。

(3)药物：多奈哌齐和吡咯烷酮类药物保护或促进神经细胞的功能恢复，已应用于治疗急性一氧化碳中毒多年，目前仅有小样本临床研究报告表明治疗迟发脑病有效，此外有报告其对器质性脑病综合征有效，未见不良反应报告，可以应用于迟发脑病。中毒患者肌肉张力明显增高时可以考虑使用巴氯芬(力奥来素，脊髓部位的肌肉松弛剂)，原发病好转肌张力改善患者，应及时减量和停药。氟哌啶醇(dystonia)小剂量使用可以改善肌张力异常综合征患者多动和扭转痉挛症状，小剂量开始，1/4 片起步，一般就可见效，无效可以加量，每次递增 1/4 片。

3. 急性一氧化碳中毒康复状况判定原则

(1)对预后进行量化判定，利用四项评分标准：格拉斯哥昏迷评分(Glasgow coma scale，GCS)，Barthel 指数评分，简易知力状况检查评分(mini-mental state examination，MMSE)，改良的肌张力(ashworth)评分。

(2)急性一氧化碳中毒康复状况判定时间点：中毒后 1 个月。

(3)康复状况：

1)痊愈：

①神志清楚，临床症状消失，无明显阳性体征，常规实验室检查基本正常。

② GCS 评分 15 分；MMSE 30 分；有智力障碍者应达到发病前水平；Barthel 指数评分 100 分或达到发病前水平；改良的 Ashworth 分级 0 级。

2)恢复良好：

①神志清楚，临床症状明显改善，生活大部分自理。遗留部分后遗症。

② GCS15 分；MMSE 14~24 或者没达到中毒前认知水平；Barthel 指数病情改善达到 61~95 分或在原有基础上提高>30 分；改良的 Ashworth 分级改善 2 级以上或达 0 级。

3)好转：

①神志清楚，临床症状有所改善，生活不能自理，遗留较严重后遗症。

② GCS 15 分；MMSE<14 分；Banhel 指数 21~60 分或在原有基础上提高 10~30 分改良

的 Ashwonh 分级改善 1 级。

4)未愈:

①神志不清,临床症状无改善或加重,后遗症严重。

② GCS 3~15 分;MMSE 0 分;Barthel 指数 0 分;改良的 Ashwonh 分级无改善。

5)死亡。

(七) 预后

1. 轻度急性一氧化碳中毒患者迅速脱离中毒现场,呼吸新鲜空气或氧气,对症处理,症状可消失。

2. 中度急性一氧化碳中毒患者迅速脱离中毒现场,经过氧疗和及时抢救治疗,大部分患者于数日内痊愈,个别患者于症状消失后遗留神经官能症和周围神经损伤,还有个别患者出现迟发脑病。

3. 重度急性一氧化碳中毒患者来到医院时大多昏迷合并脑水肿、肺水肿、休克、上消化道应激性溃疡出血等,其预后受一氧化碳暴露时间、抢救治疗是否及时、是否有基础病等因素影响。其预后有以下情况:

(1)痊愈:大部分患者于 1~3 天内意识逐渐恢复,智力迅速改善,肢体活动恢复。可于 1~2 周内恢复工作,不留后遗症。

(2)遗留后遗症:部分重症患者经过抢救治疗,在数天或十数天内恢复神志,但遗留偏瘫、失语、脑神经损伤相关症状体征,以及症状性癫痫、精神症状等神经精神后遗症。

(3)意识障碍:少数重症昏迷患者大脑皮质广泛损伤而皮质下功能尚存,为去皮质状态。有丘脑或脑干网状结构病损的患者表现无动性缄默或醒状昏迷。仍有部分患者有望在数天或十数天内恢复神志,遗留神经精神后遗症。

(4)迟发脑病:少数患者经治疗清醒后经过 2~3 周的假愈期,发生以痴呆和精神异常及锥体外系异常表现为主要症状的神经精神后遗症,为一氧化碳中毒迟发脑病。

(5)死亡:极少数重症患者最终死于脑疝、肺水肿、休克、严重感染、ARDS、急性肾衰竭和多器官衰竭。

(八) 预防

1. 加强职业健康教育培训,普及卫生知识。

2. 加强车间全室通风和岗位通风排毒,减少劳动者接触一氧化碳机会。

3. 易发生泄漏的岗位安装一氧化碳报警装置,科学设置预报值和警报值,并确保报警装置正常运转。

4. 生产设备检维修期间,严格遵守操作规程,并设专人监护。

5. 制订急性一氧化碳中毒应急预案,配备相应的应急救援设施,应急预案应当至少每年演练一次。

二、硫化氢

硫化氢(hydrogen sulfide,H_2S),标准状况下是一种易燃的酸性气体,无色,有臭鸡蛋气味,剧毒。溶于水,易溶于醇类、石油溶剂和原油。硫化氢为易燃危险化学品,与空气混合能形成爆炸性混合物,遇明火、高热引起燃烧爆炸。

根据硫化氢的成因机制可将自然界中的硫化氢分为五种成因类型:生物降解、微生物硫酸盐还原、热化学分解、硫酸盐热化学还原和岩浆成因。

由于硫化氢相对密度为 1.189（15℃，0.101 33MPa），它存在于地势低的地方，如地坑、地下室等。

（一）理化性质

硫化氢 CAS 号：7783-06-4，分子量：34.08，外观与性状：无色、有恶臭味，熔点（℃）：-85.4，沸点（℃）：-60.3，闪点（℃）：-82.4，爆炸上限［%（V/V）］：46，饱和蒸气压（kPa）：2 026.5（25.5℃），密度：1.539 2（0℃），相对蒸气密度（空气 =1）：1.19，临界压力（MPa）：9.01，自燃温度（℃）：260，分解温度（℃）：900~1 400，爆炸下限［%（V/V）］：4.0，易燃性：易燃，气味阈值（ppm）：0.000 41，溶解性：溶于水（溶解比例 1∶2.6）、乙醇、二硫化碳、甘油、汽油、煤油等。

（二）职业接触

工业生产中很少使用硫化氢作为原料，接触的硫化氢一般是工业生产或生活中产生的废气，或是某些化学反应产物，或以杂质形式存在，或由蛋白质自然分解或其他有机物腐败产生。急性硫化氢中毒多由下列因素造成：含有硫化氢介质的设备损坏，输送含有硫化氢介质的管道和阀门漏气，违反操作规程、生产故障以及各种原因引起的硫化氢大量生成或逸出，含硫化氢的废气、废液排放不当，无适当个人防护情况下疏通下水道、粪池、污水池等密闭空间作业，硫化氢中毒事故时盲目施救等。

接触硫化氢较多的行业有石油天然气开采业、石油加工业、煤化工业、造纸及纸制品业、煤矿采选业、化学肥料制造业、有色金属采选业、有机化工原料制造业、皮革、皮毛及其制品业、污水处理（化粪池）、食品制造业（腌制业、酿酒业、酸菜泡制、味精生产企业）、渔业、城建环卫等。

日常生活中也有不少可产生硫化氢气体的机会，如处理变质的鱼、肉、蛋制品，咸菜淹渍，开挖和整治沼泽地、沟渠、水井、下水道、潜涵、隧道和清除垃圾、污物、粪便等作业。

（三）发病机制及毒理

硫化氢主要经呼吸道吸收，皮肤也可吸收很少一部分。入血后可与血红蛋白结合为硫血红蛋白。体内的硫化氢代谢迅速，大部分被氧化为无毒的硫酸盐和硫代硫酸盐，随尿排出，小部分以原形态随呼气排出，无蓄积作用。

1. 急性毒作用　大鼠吸入 LC_{50}：618mg/m³。人吸入 300mg/m³/1h，6~8 分钟出现眼急性刺激症状，稍长时间接触引起肺水肿。吸入硫化氢能引起中枢神经系统的抑制，有时由于刺激作用和呼吸的麻痹而导致最终死亡。在高浓度硫化氢中几秒内就会发生虚脱、休克，能导致呼吸道发炎、肺水肿，并伴有头痛、胸部痛及呼吸困难。

2. 慢性毒作用　家兔吸入 0.01mg/L，2h/d，3 个月，引起中枢神经系统的功能改变，气管、支气管黏膜刺激症状，大脑皮质出现病理改变。小鼠长期接触低浓度硫化氢，有小气道损害。长期接触低浓度硫化氢可引起眼及呼吸道慢性炎症，如慢性结膜炎、角膜炎、鼻炎、咽炎、气管炎和嗅觉减退，甚至角膜糜烂或点状角膜炎等。全身症状可有类神经症、中枢性自主神经功能紊乱，如头痛、头晕、乏力、睡眠障碍、记忆力减退和多汗、皮肤划痕征阳性等。也可损害周围神经。至今未见慢性中毒病例报道。

3. 中毒机制　硫化氢的中毒原理与氰化物中毒相似，与细胞色素氧化酶（Cytaa₃）之血红素的高价铁（Fe^{3+}）结合，$Cytaa_3\ Fe^{3+}$ 不能还原为 $Cytaa_3\ Fe^{2+}$，细胞呼吸链电子传递中断，使细胞失去利用氧进行氧化磷酸化和产生能量的能力。

硫化氢经黏膜吸收快,皮肤吸收甚慢。人吸入 $70\sim150mg/m^3$ 硫化氢 $1\sim2$ 小时出现呼吸道及眼刺激症状,$2\sim5$ 分钟后嗅觉疲劳,闻不到臭味。吸入 $760\sim1\,000mg/m^3$ 硫化氢数秒钟后即出现急性中毒症状,呼吸加快,而后呼吸麻痹死亡。硫化氢对黏膜的局部刺激作用系由接触湿润黏膜后分解形成的硫化钠以及本身的酸性所引起。对机体的全身作用为阻断细胞内呼吸导致全身性缺氧。由于中枢神经对缺氧最敏感,因而首先受到损害。硫化氢引起急性中毒事故的特点是突发性、快速性和高度致命性。

硫化氢对中枢神经系统(CNS)的作用:小剂量兴奋 CNS,大剂量则抑制 CNS,引起呼吸中枢麻痹,造成"闪电样"死亡。硫化氢是细胞色素氧化酶的强抑制剂,能与氧化型细胞色素氧化酶中的 Fe^{3+} 结合而阻碍其还原为含 Fe^{2+} 的还原型细胞色素氧化酶,从而抑制电子传递和分子氧的利用,引起组织细胞缺氧,而 CNS 对缺氧敏感,最易受到损害。有分析表明,硫化氢使脑干中多巴胺、5-羟色胺水平上升。突触体和线粒体内硫的含量及酶抑制情况提示 MAO 抑制可能是硫化氢中毒后呼吸功能丧失的重要机制之一。HS^- 还能抑制突触传递。

硫化氢对呼吸系统的作用:硫化氢作用于呼吸系统的主要靶器官是肺脏,最突出的影响是呼吸道上皮脱落和肺水肿的发生。硫化氢对肺有强烈的细胞毒作用,因而导致肺各型细胞和肺组织严重损伤,并出现明显的肺水肿;硫化氢所致肺水肿是多种因素综合作用的结果;生化改变较之病理变化出现早,恢复快。

(四)临床表现

1. 急性中毒　硫化氢急性中毒的临床表现根据接触浓度的不同而不同:

(1)轻度中毒:包括结膜充血,畏光流泪,异物感,明显头痛、头晕、无力等症状,出现轻度或中度意识障碍;急性气管-支气管炎或支气管周围炎;

(2)中度中毒:包括咳嗽、喉部发痒、胸部压迫感、眼刺激症状强烈、刺痛、角膜小水疱或溃疡等症状,意识障碍表现浅-中度昏迷;急性支气管肺炎;

(3)重度中毒:包括意识障碍程度达深昏迷或植物人状态;肺水肿;猝死,引起急性循环、呼吸衰竭;多脏器衰竭;接触浓度>700ppm 时,神经系统症状最为突出,表现为心音微弱、脉速、血压下降、呼吸减慢、结膜充血、瞳孔缩小、指甲、唇鼻发绀、肺部湿啰音、昏迷;接触浓度>1 000ppm 时,出现电击样死亡。

少数严重中毒或多次反复中毒者在急性症状消失后一周可出现后遗症,常见神经衰弱型或听神经损害型两类:前者表现为头痛、失眠、记忆力减退、自主神经功能紊乱、紧张、焦虑等,后者表现为前庭平衡功能障碍,眼球振颤,头晕,呕吐,闭目难立。极少数患者中毒后发生持久蛋白尿,急性肾炎,锥体外系损害,多发性神经炎,中毒性神经病,头颅 CT 显示轻度脑萎缩。

2. 亚急性中毒　常见症状为眼刺激症状,如发痒、异物感、流泪和畏光甚或视力模糊;检查结果常见为结膜充血和角膜混浊等变化。

3. 慢性影响　长期低浓度吸入硫化氢的人员可致嗅觉减退,此外还有神经衰弱和自主神经功能障碍,如腱反射增强、多汗、手掌潮湿、皮肤划痕,偶有多发性神经炎等。

(五)诊断及鉴别诊断

依据 GBZ 31《职业性急性硫化氢中毒诊断标准》进行诊断。

根据短期内吸入较大量硫化氢的职业接触史,出现中枢神经系统和呼吸系统损害为主的临床表现,参考现场职业卫生学调查,综合分析,排除其他类似表现的疾病,方可诊断。

1. 急性硫化氢中毒诊断

(1)接触反应:接触硫化氢后出现眼刺痛、畏光、流泪、结膜充血、咽部灼热感、咳嗽等眼和上呼吸道刺激表现,或有头痛、头晕、乏力、恶心等神经系统症状,脱离接触后在短时间内消失者。

(2)轻度中毒:具有下列情况之一者:

1)明显的头痛、头晕、乏力等症状,并出现轻度至中度意识障碍;

2)急性气管 - 支气管炎或支气管周围炎。

(3)中度中毒:具有下列情况之一者:

1)意识障碍表现为浅至中度昏迷;

2)急性支气管肺炎。

(4)重度中毒:具有下列情况之一者:

1)意识障碍程度达深昏迷或呈植物状态;

2)肺水肿;

3)猝死;

4)多脏器功能衰竭。

2. 慢性硫化氢中毒诊断　长期吸入低浓度硫化氢可导致嗅觉减退、神经衰弱和自主神经功能障碍。但我国目前尚无慢性硫化氢中毒的诊断标准。对部分症状明显,又无法确诊的人员,建议调离硫化氢作业岗位,并给予对症治疗。

3. 鉴别诊断　硫化氢中毒诊断应当注意与一氧化碳、二氧化碳、氰及腈类化合物、惰性气体中毒鉴别,同时需与急性中枢神经系统感染、脑血管意外相鉴别。

(六) 治疗及康复

1. 治疗原则　目前尚无硫化氢中毒的特效解毒药。临床上仍以积极的对症支持治疗为主。

(1)迅速脱离中毒现场,吸氧、保持安静、卧床休息,严密观察,注意病情变化。

(2)高压氧治疗:有条件的中毒患者应尽快安排高压氧治疗。高压氧治疗可有效改善机体缺氧状态,加速体内硫化氢的排出和氧化解毒,对防治脑水肿、肺水肿、促进昏迷患者的苏醒有重要作用。高压氧治疗需要同支持、对症治疗相结合。

(3)积极防治脑水肿、肺水肿,早期、足量、短程使用糖皮质激素以预防肺水肿及脑水肿,可用地塞米松 10mg 加入葡萄糖液静脉滴注,每日一次。对肺水肿及脑水肿进行治疗时,地塞米松剂量可增大至 40~80mg,加入葡萄糖液静脉滴注,每日一次。

(4)对呼吸、心搏骤停者,立即进行心、肺复苏,待呼吸、心跳恢复后,有条件者尽快高压氧治疗,并积极对症、支持治疗。注意:中毒致呼吸停止者应尽量采用人工呼吸器,救助人员应当避免采用口对口人工呼吸,以防止救助人员发生中毒。

(5)对症、支持治疗:补充血容量不足,抗休克、纠正酸碱平衡失调及电解质紊乱,还可应用自由基清除剂、钙通道阻滞剂、脑细胞活化剂、利尿剂等;也有学者主张使用换血疗法或自血光量子疗法。出现眼部刺激症状时,先用自来水或生理盐水冲洗,后用抗生素眼药水和可的松眼药水交替滴眼,睡前涂以金霉素眼膏。

2. 康复治疗　硫化氢是细胞色素氧化酶的强抑制剂,能与细胞色素氧化酶中的 Fe^{3+} 结合而阻碍其还原为含 Fe^{2+} 的还原型细胞色素氧化酶,从而抑制电子传递和分子氧的利用,引起组织细胞缺氧,而中枢神经系统对缺氧最敏感,最易受到损害。硫化氢重度中毒病情平稳后,多有不同程度的中枢神经系统损害的症状,应予以康复治疗。

为减轻后遗症,康复治疗可采用胞磷胆碱、细胞色素 C、脑复康、体疗等综合方法。有研究发现,采取超短波、脉冲磁疗、直流电碘离子导入等物理治疗有促进硫化氢中毒患者神经康复的作用。其中超短波、脑循环、直流电碘离子导入等均有扩张脑血管、改善循环的作用,而超短波、脉冲磁疗具有消炎、减轻肿胀、镇痛、促进睡眠、神经生长及代谢的作用。

脑明显的缺氧水肿,大脑皮质分层坏死,大脑白质血管周围髓鞘脱失,临床出现语言障碍,反应迟钝,肌张力异常,运动障碍。在进行康复护理时,在常规治疗护理的基础上,应加强提高平衡和协调能力的练习。平衡性练习应根据平衡能力的不同,指导患者由简到难逐渐加强平衡的练习,练习由静态到动态,重心由低到高,支撑面积由大到小循序渐进。协调性练习可由护士带领患者进行如拍手游戏、双手交替拍球、击鼓等。

(七) 预后

硫化氢接触反应及急性轻、中度中毒者迅速脱离中毒现场,吸氧、对症处理,症状可消失。重度中毒者出现昏迷、肺水肿、呼吸循环衰竭,吸入极高浓度($1\,000mg/m^3$ 以上)时,可出现"闪电型死亡"。严重中毒可留有神经、精神后遗症,其预后受硫化氢暴露时间、抢救治疗是否及时、是否有基础病等因素影响。

(八) 预防

近年来,硫化氢中毒在工业废水池清洗、采矿、石油开采、提炼、皮革鞣制、橡胶合成、煤气制取、人造纤维、造纸、染料、制糖、食品加工以及清理垃圾、阴沟、粪池、菜窖、鱼舱等作业时均有发生。防止硫化氢中毒主要有以下几项措施:

1. 产生硫化氢的工作场所,应当密闭并设置通风排毒装置。

2. 不得将阴沟疏通、河道挖掘、化粪池清理、纸浆槽清洗等可能接触硫化氢的作业发包给不具备安全生产条件的单位和个人,严禁安排未经专业培训并取得上岗证的人员上岗作业。

3. 在产生硫化氢工作场所的显著位置设置危害告知和中文警示说明,内容包括硫化氢的危害及其后果、岗位操作规程、防护措施及硫化氢中毒的应急救援措施等。

4. 在可能含有硫化氢气体的有限空间作业时,强制通风、检测(检测氧含量和硫化氢浓度)、专人监护和有效的个人防护是不可少的措施。

5. 在可能发生硫化氢泄漏或逸散的室内工作场所作业,应开启通风设施。实验室内产生或释放硫化氢的实验分析过程应在通风橱中进行,操作过程中实验人员不能将头伸入通风橱中。

6. 在可能有硫化氢泄漏的工作场所应设置固定式硫化氢检测报警器,其中控制器应设置在控制室,现场硫化氢检测探头的数量和位置按照有关规范布置。在巡回检查、密闭空间作业时,作业人员应佩戴便携式硫化氢气体检测仪。

7. 严禁无防护措施的人员(救援者)进入中毒环境参与人员施救。

8. 应急救援人员应经过专业培训和定期演练,内容包括基本急救、心肺复苏术、呼吸防护器的使用等。严禁无防护救援,现场救援人员必须佩戴供氧呼吸器才能进入事故现场。密闭空间尽可能施行非进入救援。

9. 制订急性硫化氢中毒应急预案,配备相应的应急救援设施,应急预案应当至少每年演练一次。

(王祖兵)

第五节　有机化合物中毒

一、苯

(一) 理化性质

苯(benzene),化学式 C_6H_6,在常温下是一种带特殊芳香味的无色液体,分子量为78,沸点为80.1℃,熔点为5.5℃,蒸气比重为2.8。常温下极易挥发,微溶于水,可溶于酒精、乙醚、丙酮、氯仿、汽油、二硫化碳等有机溶剂。本身也是一种良好的有机溶剂。

(二) 职业接触

苯主要是从石油中提取,在苯的制造过程和使用过程中均可接触到苯。传统和现代工业中苯的用途都非常广,是合成多种化学物质的基本原料,如生产酚、硝基苯、氯苯、香料、磺胺、合成纤维、合成橡胶、塑料、染料(苯胺)等,这些物质生产过程中可接触苯。苯还用作油漆、喷漆、油、脂、橡胶、树脂、汽油等的溶剂、稀薄剂或添加剂。这些化学物质的生产或应用过程如油漆、喷漆、制鞋、箱包生产等均有机会接触苯。

(三) 毒理及发病机制

1. 毒理　苯在生产环境中以蒸汽形式由呼吸道进入人体,经皮肤吸收的量很少,虽然经消化道吸收完全,但实际意义不大。接触苯后,起始0.5小时80%~85%的苯能被吸收。40%~60%苯以原形经肺呼出。约10%以原形在体内蓄积,部分逐渐氧化经肾排出;另10%氧化成黏糠酸,使苯环打开,大部分分解为水和二氧化碳,经肾和肺徘出。所以吸入体内的苯极大多数经肺呼出,仅少量随尿液排出。约30%苯在肝内微粒体,被混合功能氧化酶系代谢成环氧化苯。环氧化苯不经酶作用,20%~30%转化为酚,在环氧化物水化酶作用下则转化成苯氢二醇,再可被转化为邻苯二酚。少量酚进一步代谢为氢醌。邻苯二酚和氢醌可能为苯的毒性中间代谢物。所以苯的毒性与肝脏代谢有关。

苯进入体内后,主要分布在含类脂质较多的组织和器官中。一次大量吸入高浓度的苯,大脑、肾上腺与血液中的含量最高;中等量或少量长期吸入时,骨髓、脂肪和脑组织中含量较多。

2. 发病机制　苯代谢产物被转运到骨髓或其他器官,可能表现为骨髓毒性和致白血病作用。迄今,苯的毒作用机制仍未完全阐明。目前认为主要涉及:

(1)干扰细胞因子对造血干细胞的生长和分化的调节作用。骨髓基质是造血的微环境,在调节正常造血功能上起关键作用。苯的代谢物以骨髓为靶部位,降低造血正调控因子白介素 IL-1 和 IL-2 的水平;活化骨髓成熟白细胞,产生高水平的造血负调控因子肿瘤坏死因子(TNF-α)。

(2)氢醌与纺锤体纤维蛋白共价结合,抑制细胞增殖。

(3)DNA损伤,其机制有二,一是苯的活性代谢物与DNA共价结合;二是代谢产物氧化产生活性氧有关,对DNA造成氧化性损伤。通过上述两种机制诱发突变或染色体的损伤,引起再生障碍性贫血或骨髓增生异常综合征。甚至导致白血病。

(4)癌基因的激活。肿瘤的发生往往并非单一癌基因的激活,通常是两种或两种以上癌基因突变的协同作用。

(5)免疫紊乱,有研究表明,慢性苯中毒患者存在 $CD4^+$ $CD25^+Treg$ 的细胞数量的改变,可能为苯对造血系统损害的免疫因素。

(6)苯接触者的个体遗传易感性有关,如毒物代谢酶基因多态、DNA 修复基因多态性有关。

(四) 临床表现

1. 急性中毒 劳动者在职业活动中,短期内吸入大剂量苯蒸气所引起的。主要表现为中枢神经系统的麻醉作用。轻者出现兴奋、欣快感、步态不稳,以及头晕、头痛、恶心、呕吐、轻度意识模糊等。重者神志模糊加重,由浅昏迷进入深昏迷状态或出现抽搐。严重者导致呼吸,心搏停止。实验室检查可发现尿酚和血苯增高。

2. 慢性苯中毒 慢性中毒的症状是逐渐发生的,中毒情况因工作环境、个人健康状况及对毒物的敏感性等而不同,且与性别、年龄等有一定关系。故同工种、工龄相同的人,中毒情况也不一致。且慢性苯中毒的症状与中毒程度也不完全一致。

(1)神经系统:早期最常见的是神经衰弱综合征,主要是头晕、头痛,以后有乏力、失眠、多梦、性格改变、记忆力减退等。开始休息后可改善,以后则持续存在,根据临床观察,慢性苯中毒引起的神经衰弱综合征,较其他有机溶剂引起的相对为轻。自主神经失调也较少见。

(2)造血系统:

1)早期血象异常:早期中毒以白细胞数量持续降低为主要表现,常伴有淋巴细胞绝对数量减少。少数病例可先呈血小板和红细胞减少,极个别有红细胞增多。个别患者可伴有溶血因素。骨髓象早期多为正常范围。部分患者伴有凝血功能障碍。

2)继发再生障碍性贫血:长期接触或短期多量接触苯,最后均可导致全血细胞减少,造血功能趋于衰竭阶段。轻型患者贫血症状为主,重型患者常以严重感染和出血为主要症状,甚至短期内死亡。骨髓细胞学与血象不完全一致,再生障碍性贫血诊断应行多部位穿刺,可获得增生不良的骨髓象,与血象一致。重型再障可出现骨髓广泛破坏,增生极度降低,骨髓病理学可见网染明显增强,肺造血组织比例增高,间质充血水肿等表现。

3)继发骨髓增生异常综合征:是一种克隆性血液病,伴造血功能显著异常。临床表现与重型再障相似,贫血、出血及反复感染。骨髓细胞学检查可见显著病态造血表现。具有向白血病转化的高风险。预后不良。

4)继发白血病:苯引起白血病的类型以急性多见,慢性少见。急性白血病中以急性髓细胞性白血病为多,其次为慢性粒细胞白血病,淋巴及单核细胞白血病较少见。个别报道有早幼粒细胞白血病。长期慢性接触苯可能诱发其他类型白血病。苯所致白血病的临床表现与非苯所致白血病类似,以发热、出血、进行性贫血、继发感染、肿瘤细胞浸润症状为主,肝、脾、淋巴结可出现肿大,周围血象正常或白细胞数量异常,伴有或不伴有血小板数目异常。除造血干细胞移植以外尚无根治方法,采用联合化疗与对症治疗为主,预后极差。

(3)局部作用:皮肤长期接触苯后因脱脂而干燥,严重时出现皲裂。少数敏感者发生皮炎或湿疹样皮损。部分患者可因苯刺激出现结膜炎。

(4)染色体改变:对所致再生障碍性贫血的骨髓细胞进行染色体分析发现,染色体畸变发生率升高,且不随血象的恢复而好转,含有畸变染色体的造血细胞可能在一定条件下转化为白血病细胞。

3. 实验室检查 动态观察外周血象;完善风湿免疫系列、传染病系列、甲状腺系列、微量元素等化验排除其他引起血象异常的常见疾病,完善骨髓细胞学、特殊染色检查,必要时加做骨髓活检行骨髓病理学检查,其余融合基因、染色体检查、骨髓培养视具体情况选作。为了评价苯的接触量,可进行尿酚、尿反,反黏糠酸和苯巯基尿酸含量测定。

(五)诊断及鉴别诊断

1. 诊断依据 GBZ 68《职业性苯中毒的诊断标准》进行诊断。

(1)诊断原则

1)急性苯中毒:根据短期内吸入大量苯蒸气,以意识障碍为主的临床表现,结合现场职业卫生学调查,参考实验室检测指标,综合分析,排除其他疾病引起的中枢神经系统损害,方可诊断。

2)慢性苯中毒:根据较长时期密切接触苯的职业史,以造血系统损害为主的临床表现,结合现场职业卫生学调查,参考实验室检测指标,综合分析,并排除其他原因引起的血象、骨髓象改变,方可诊断。

(2)急性苯中毒

1)轻度中毒:短期内吸入大量苯蒸气后出现头晕、头痛、恶心、呕吐、黏膜刺激症状,伴有轻度意识障碍。

2)重度中毒:吸入大量苯蒸气后出现中、重度意识障碍或呼吸循环衰竭、猝死。

(3)慢性苯中毒

1)轻度中毒:有较长时间密切接触苯的职业史,可有伴头晕、头痛、乏力、失眠、记忆力减退、易感染等症状。在 3 个月内每 2 周复查一次血常规,具备下列条件之一者:

①白细胞计数大多低于 $4.0 \times 10^9/L$ 或中性粒细胞低于 $2.0 \times 10^9/L$;

②血小板计数大多低于 $80 \times 10^9/L$。

2)中度中毒:多有慢性轻度中毒症状,并有易感染和/或出血倾向,具备下列条件之一者:

①白细胞计数低于 $4 \times 10^9/L$ 或中性粒细胞低于 $2 \times 10^9/L$,伴血小板计数低于 $80 \times 10^9/L$;

②白细胞计数低于 $3 \times 10^9/L$ 或中性粒细胞低于 $1.5 \times 10^9/L$;

③血小板计数低于 $60 \times 10^9/L$。

3)慢性重度中毒:符合下列之一者:

①全血细胞减少症;

②再生障碍性贫血;

③骨髓增生异常综合征;

④白血病。

2. 鉴别诊断

(1)药物所致白细胞减少或中性粒细胞减少鉴别

1)具有明确的服药史尤其是抗癌药、氯霉素、磺胺、硫氧嘧啶类、巴比妥类、氯丙嗪、苯妥英钠、安乃近和吲哚美辛等。甲亢患者使用他巴唑等的药物。

2）病程一般呈现急性经过，停药后经过治疗病情能够在短时间内恢复。

（2）病毒性或细菌感染伴随白细胞减少或中性粒细胞减少

1）有伤寒、副伤寒、败血症、流感、病毒性肝炎、麻疹、疟疾等疾病的表现。

2）原发病控制后白细胞减少或中性粒细胞减少可以很快恢复正常。

（3）再生障碍性贫血主要与表现为外周血全血细胞减少的疾病相鉴别

1）阵发性睡眠性血红蛋白尿症（paroxysmal nocturnal hemoglobinuria，PNH）：是一种获得性克隆性溶血病，与再障关系密切，可相互转变。临床上可有血红蛋白尿（酱油色尿）发作，实验室检查酸溶血试验（Ham test）阳性，免疫表型分析有补体调节蛋白如 CD55 和 CD59 表达的阳性细胞减少。

2）骨髓增生异常综合征（myelodysplastic syndrome，MDS）：是一种造血干细胞克隆性疾病。外周血象可呈全血细胞减少，但也可为一系或二系减少。多数患者骨髓增生活跃，早期细胞增多，出现病态造血为其特点。

3）非白血性白血病（aleukemic leukemia）：部分急性白血病表现为外周血全血细胞减少，幼稚细胞少见，可与再障混淆，但骨髓中有多数原始细胞，鉴别不难。

4）恶性组织细胞病（malignant histiocytosis）：多数患者表现为全血细胞减少，常伴高热和衰竭，体征可有黄疸、淋巴结肿大及肝脾大。骨髓或浸润的组织器官穿刺可发现异常组织细胞。

（4）骨髓增生异常综合征（MDS）鉴别

1）具有病态造血的其他疾患：病态造血并非 MDS 所特有，轻度病态造血还可见于骨髓增生性疾病（如慢粒、原发性血小板增多症、骨髓纤维化、红白血病、多发性骨髓瘤、恶性组织细胞病等）以及非造血组织的肿瘤。

2）溶血性贫血：MDS 患者的骨髓中红系增生易与溶血性贫血相混淆。MDS 时网织红细胞绝对值低于正常或正常，骨髓有两系或三系病态造血，有关溶血性贫血的特异性实验室检查大多为阴性。

3）巨幼细胞贫血：MDS 患者的骨髓象常有红细胞系的"类巨幼样变"，应与巨幼细胞贫血鉴别，后者常有导致叶酸或 / 和维生素 B_{12} 缺乏的原因，血清叶酸或 / 和维生素 B_{12} 含量减低，对维生素 B_{12} 与叶酸的治疗有良好的反应可资鉴别。

4）再生障碍性贫血：MDS 患者可有全血细胞减少，且少数患者骨髓增生低下，应与再生性障碍性贫血（再障）鉴别。MDS 的骨髓小粒中主要是造血细胞，有时可见一小簇不典型的原始细胞；再障的骨髓小粒中主要是非造血细胞。

（5）急性白血病、红白血病和 CML：MDS 的 RAEB 和 RAEB-T 型患者骨髓中均有一定程度的原始细胞增多，但均 ≤30%。

（六）治疗

1. 脱离苯的作业环境。

2. 药物治疗

（1）白细胞减少：利血生 10mg，tid，鲨肝醇 100mg，tid，维生素 B_4 10mg，tid，3 个月为一个疗程。粒细胞集落刺激因子，剂量 150~300μg，皮下注射，qod，一般一个疗程为 3~4 周。

（2）血小板减少：糖皮质激素，泼尼松 10mg，tid，应用 1~2 个月，如果血小板计数小于 $20×10^9$/L，则可以输注血小板悬液 1~2 单位，同时可以考虑应用大剂量丙种球蛋白，

0.4g/（kg·d）×5 天为一个疗程或 1g/（kg·d）×2 天为一个疗程，一般可用 1~6 个疗程。

（3）全血细胞减少症及再障治疗

1）支持疗法

①避免使用一切对骨髓有抑制作用的药物；

②注意环境和个人卫生，当中性粒细胞<$0.5×10^9$/L，应注意室内消毒和反向隔离措施，一旦发热，积极抗感染治疗；

③若 Hb<60g/L，且有明显贫血症状时可输注浓缩红细胞或添加液红细胞；

④若血小板<$20×10^9$/L 且有明显出血倾向时可输注浓缩血小板。

2）雄激素：为治疗非重型再障，首选药物可供选择的有丙酸睾酮 50~100mg/d，肌内注射，qd；司坦唑酮 2mg，tid，口服；十一酸睾酮 40mg，tid，口服；混合睾酮酯 250mg，每周二次，肌内注射。

3）免疫抑制剂

①抗胸腺细胞/淋巴细胞免疫球蛋白（ATG/ALG）。来源不同所用剂量不同，一般马抗人胸腺细胞免疫球蛋白 10~15mg/kg，兔抗人胸腺细胞免疫球蛋白 3~4mg/kg，静脉滴注，连用 5 天；

②环胞菌素 A（CSA）治疗剂量 10~12mg/kg，分两次口服，维持剂量 2~5mg/kg，使其血药浓度维持在 200~400mg/L；

③大剂量丙种球蛋白（HDIg），0.4g/kg，静脉滴注，连用 5 天，一月后可酌情重复；

④大剂量甲泼尼龙（HDMP）（针对重型再障）20~30mg/kg，静脉滴注，连用 3 天，以后依次减量。非重型再障建议常用泼尼松或氢化泼尼松。

4）骨髓移植（BMT）：重型再障，年轻患者有 HLA 相配的供体，应积极行骨髓移植治疗。

5）生物调节剂

①白介素 -3（IL-3）；

②粒巨噬细胞集落刺激因子（GM-CSF）；

③粒细胞集落刺激因子（G-CSF）；

④促红细胞生成素（EPO）；

⑤促血小板生成素（TPO）。

6）改善微循环药物：一叶萩碱、654-2。

7）脾切除（一般再障者无肝脾肿大）：对非重型再障者治疗半年以上疗效不佳，脾脏破坏红细胞过多或有溶血因素等存在时，可考虑脾切除。但最新的学术交流已很少提脾切除了，一般常规治疗效果不好者建议做骨髓造血干细胞移植。

8）中医药：治宜补肾为本，兼益气活血。

（4）骨髓增生异常综合征

1）支持治疗：同再生障碍性贫血。

2）刺激造血：雄激素、皮质激素（糖皮质激素，对部分患者有效）、集落刺激因子、红细胞生成素。

3）诱导分化治疗：

①全反式维 A 酸；

②活性维生素 D_3；

③干扰素(属细胞因子治疗)。

4)化学治疗:

①小剂量阿糖胞苷;

②小剂量阿克拉霉素;

③小剂量三尖杉酯碱;

④联合化疗。

5)造血干细胞移植:适应于重型再障及雄激素与免疫抑制剂治疗效果不佳的非重型再障。

(5)急性白血病治疗

1)对症治疗:

①防治感染:

a. 化疗前局灶性感染要予以根除;同时服用肠道不吸收的抗生素;加强基础护理,强调口咽、鼻腔、皮肤及肛门周围的清洁卫生。注意环境的清洁卫生和消毒。

b. 当体温≥38.5℃时,可按感染处理。

c. 当白细胞明显减少($<1.5\times10^9/L$)采取反向隔离措施。

d. 化疗后白细胞显著减少,可应用 G-CSF 或 GM-CSF 等生长因子。

e. 必要时静脉用丙种球蛋白。

②纠正贫血:严重贫血输注红细胞悬液或浓缩红细胞等。

③控制出血:血小板$<25\times10^9/L$并伴有出血情况或血小板$<15\times10^9/L$时,输血小板悬液。如为弥散性血管内凝血应作相应处理。

④防治高尿酸血症。

2)诱导缓解:化学治疗原则:早期、联合、足量、间歇、分型、个体化治疗。初治患者争取一疗程缓解。方案(要按临床分型采取不同的治疗方案):

① ANLL 可用 DA 或 HA 方案;

② ALL 可用 VDLP 或 VDCP 方案;

③ ANLL-M3 首选维甲酸或砷剂治疗。

3)缓解后治疗:

①造血干细胞移植:不必在第一次缓解后进行造血干细胞移植外,其他急性白血病有 HLA 匹配的同胞供髓者应在第一次缓解期内进行异基因造血干细胞移植。如不能进行异基因造血干细胞移植,可考虑自身造血干细胞移植。

②无条件进行造血干细胞移植者,可采用化疗巩固、强化维持治疗。

4)中枢神经系统白血病(CNSL)防治

①预防:ALL 及成人 ANLL 高危组,尤其 M4、M5a 型,大多数主张预防性治疗,应在 CR 后早期进行。目前常用鞘内注射氨甲喋呤或阿糖胞苷加地塞米松。亦可选用放疗。

②治疗:对未用预防放疗的患者,可作全颅＋脊髓放疗。也可鞘内注射氨甲喋呤或阿糖胞苷治疗,然后维持治疗或全颅照射的方法进行治疗。

3. 物理治疗 一般慢性苯中毒患者都或多或少同时伴随有神经衰弱症候群,表现为头痛、头晕、四肢麻木、感觉减退等症可以给予针灸或按摩等理疗。

(七) 预防

目前慢性苯中毒多不能治愈,但可以有效预防。涂料工业选择毒性较低的物质替代苯作溶剂;喷漆作业的技术革新,改善劳动条件。制鞋及塑胶行业改进胶黏剂配方,降低苯危害性。苯的管道生产过程中加强对反应设备接头检修,防治泄漏。对于工人来说,应强调个人防护和健康检查。

1. 做好职业健康检查　接尘工人健康监护包括上岗前体检、岗中的定期健康检查和离岗时体检。对上岗就业人员应作严格的职业健康检查。从事苯作业的工人,每年定期作体检,如发现血象异常或出现感染、出血等情况,立即调动工作,积极复查治疗。离岗时应进行职业健康查体。离岗后应按照国家规定的周期进行医学随访。

2. 养成良好的个人卫生习惯　养成良好的个人卫生习惯,勤换工作服,勤洗澡,杜绝将污染的工作服带回家。加强体育锻炼,注意营养、作息规律,养成良好的生活方式,有助于增强个人体质,提高防病能力。

3. 加强个人卫生防护　从事苯作业的工人应了解苯的危害,学会正确使用、维护防护设备和防护用品。从事苯作业时应穿戴工作服、工作帽,减少身体暴露部位,要根据工作的情况选戴口罩、面罩,以减少苯蒸汽吸入而造成危害。勿用苯洗手。必要时使用聚乙烯防护膜或皮肤防护膜(由干酪素、碳酸钠、酒精、甘油等组成)在工作前涂抹暴露皮肤,工作后用清水冲洗。

二、甲苯

(一) 理化性质

甲苯为无色透明,带芳香气味、易挥发的液体。属低毒类。甲苯沸点110.4℃,蒸气密度3.90。不溶于水,可溶于乙醇、丙酮和氯仿等有机溶剂。

(二) 职业接触

工业上接触机会有煤焦油分馏或石油裂解,在喷油漆、涂料、橡胶、皮革、印刷等行业中作为溶剂或稀释剂,以及用于制造炸药、农药、苯甲酸、染料、合成树脂及涤纶等,此外亦可作为航空汽油中的参加成分。

(三) 毒理及发病机制

与苯相似,甲苯由呼吸迈进入体内,在血液循环中主要吸附于红细胞膜及血浆脂蛋白上,以后蓄积于含类脂质较多的组织,如肾上腺、脑和骨髓,其次为肝、肾、胰和肺,甲状腺和脑垂体最少。

甲苯主要在肝内氧化成苯甲酸,占吸入体内总量的80%~90%,后者与甘氨酸结合成马尿酸随尿排出,少量苯甲酰基则与葡萄糖醛酸结合后随尿排出。吸收的部分大多(60%~88%)在肝脏内氧化为甲基苯甲酸,其次为二甲基苯酚及羟基苯甲酸等。甲基苯甲酸主要与甘氨酸结合成为甲基马尿酸,10%~15%与葡萄糖醛酸结合,6%与硫酸结合,随尿排出。

甲苯对神经系统有麻醉作用,对皮肤黏膜有刺激作用。甲苯中毒尚可能引起肝、肾甚至心脏损害。两者对造血组织损害,尚无确实证据。

(四) 临床表现

1. 急性中毒　高浓度甲苯可引起急性中毒。当大量吸入后均有明显的中枢神经系统和自主神经的麻醉作用;轻者眩晕、无力、步态不稳、兴奋,重者有恶心、呕吐、定向力障碍、意识模糊以至抽搐、昏迷等。直接吸入液体甲苯可有肺炎、肺水肿、肺出血及麻醉症状。

2. 慢性中毒　长期接触中低浓度甲苯可出现不同程度的头晕、头痛、乏力、睡眠障碍、胃纳减退、恶心、呕吐以及上腹不适。长期接触可有角膜炎、慢性皮炎及皲裂等。

3. 实验室检查　进入体内的甲苯,经氧化和结合,形成马尿酸随尿排出。因正常人尿马尿酸含量因膳食品种和摄入量不同而变化颇大,且有个体差异,故通过尿中马尿酸含量以推测个体甲苯吸收量是困难的,更不能作为诊断指标。但在人群调查中,对于判断有无甲苯吸收则具有一定意义。在急性中毒的诊断和鉴别诊断中马尿酸测定结果可作为参考。

(五) 诊断及鉴别诊断

依据 GBZ 16《职业性急性甲苯中毒的诊断》,根据短期内吸入较高浓度甲苯蒸气或皮肤黏膜接触大量甲苯液体的职业史、出现以中枢神经系统损害为主的临床表现,参考现场职业卫生学资料,综合分析,排除其他原因所致类似疾病后,方可诊断。

1. 接触反应　短期内接触甲苯后出现头晕、头痛、恶心、呕吐、胸闷、心悸、颜面潮红、结膜充血等,脱离接触后 72 小时内明显减轻或消失。

2. 轻度中毒　短期内接触大量甲苯后出现明显头晕、头痛、恶心、呕吐、胸闷、心悸、乏力、步态不稳,并具有下列表现之一者:

(1) 轻度意识障碍;

(2) 哭笑无常等精神症状。

3. 中度中毒　在轻度中毒的基础上,具有下列表现之一者:

(1) 中度意识障碍;

(2) 妄想、精神运动性兴奋、幻听、幻视等精神症状。

4. 重度中毒　在中度中毒的基础上,具有下列表现之一者:

(1) 重度意识障碍;

(2) 猝死。

(六) 治疗

1. 治疗　吸入较高浓度甲苯蒸气者立即脱离现场至空气新鲜处。有症状者给吸氧,密切观察病情变化。对症处理。可给葡萄糖醛酸或硫代硫酸钠以促进甲苯的排泄。有意识障碍或抽搐时注意防治脑水肿。

2. 其他处理　轻度中毒患者治愈后可恢复原工作;重度中毒患者应调离原工作岗位,并根据病情恢复情况安排休息或工作。

(七) 预防

甲苯属中等毒性物质。吸入高浓度甲苯易导致急性中毒;甲苯作业场所必须保持良好通风,使用人员应注意戴防毒口罩加强防护;若出现头晕、头痛、恶心、呕吐等症状,应立即脱离现场,并到医院检查,有可疑甲苯中毒者应向当地卫生行政部门报告。

三、二甲苯

(一) 理化性质

二甲苯为无色透明,带芳香气味、易挥发的液体。属低毒类。二甲苯有邻位、间位和对位三种异构体,其理化特性相近;沸点 8.4~144.4℃,蒸气密度 3.66,不溶于水,可溶于乙醇、丙酮和氯仿等有机溶剂。

(二) 职业接触

工业上接触机会有煤焦油分馏或石油裂解,在油漆、涂料、橡胶、皮革、印刷等行业中作为溶剂或稀释剂,以及用于制造炸药、农药、苯甲酸、染料、合成树脂及涤纶等,此外亦可作为航空汽油中的掺加成分。

(三) 毒理及发病机制

二甲苯由呼吸道、皮肤和消化道吸收,在血液循环中主要吸附于红细胞膜及血浆脂蛋白上,吸收后主要分布在含脂丰富的组织,以脂肪组织、肾上腺最多,其次为骨髓、脑和肝脏。

二甲苯 60%~80%. 在肝内氧化,主要产物为甲基苯甲酸,甲基苯甲酸与甘氨酸结合为甲基马尿酸,随尿排出。二甲苯经呼吸道排出的比例较甲苯小。

高浓度二甲苯主要对中枢神经系统产生麻醉作用;对皮肤黏膜的刺激作用较苯为强,直接接触可引起皮肤红斑、干燥、脱脂及皲裂等,二甲某对血液系统的影响不明显。

(四) 临床表现

1. 急性中毒　高浓度二甲苯引起急性中毒很少见。当大量吸入后均有明显的中枢神经系统和自主神经的麻醉作用;轻者眩晕、无力、步态不稳、兴奋,重者有恶心、呕吐、定向力障碍、意识模糊以至抽搐、昏迷等。直接吸入液体甲苯可有肺炎、肺水肿、肺出血及麻醉症状。

2. 慢性中毒　长期接触中低浓度二甲苯可出现不同程度的头晕、头痛、乏力、睡眠障碍、胃纳减退、恶心、呕吐以及上腹不适。长期接触可有角膜炎、慢性皮炎及皲裂等。

3. 实验室检查　进入体内的二甲苯,经氧化和结合,形成甲基马尿酸随尿排出。因正常人尿甲基马尿酸含量因膳食品种和摄入量不同而变化颇大,且有个体差异,故通过尿中甲基马尿酸含量以推测个体二甲苯吸收量是困难的,更不能作为诊断指标。但在人群调查中,对于判断有无二甲苯吸收则具有一定意义。在急性中毒的诊断和鉴别诊断中甲基马尿酸测定结果可作为参考。

(五) 诊断及鉴别诊断

根据短期内吸入较高浓度二甲苯蒸气或皮肤黏膜接触大量二甲苯液体的职业史、出现以中枢神经系统损害为主的临床表现,参考现场职业卫生学资料,综合分析,排除其他原因所致类似疾病后,方可诊断。

1. 接触反应　短期内接触二甲苯后出现头晕、头痛、恶心、呕吐、胸闷、心悸、颜面潮红、结膜充血等,脱离接触后 72 小时内明显减轻或消失。

2. 轻度中毒　短期内接触大量二甲苯后出现明显头晕、头痛、恶心、呕吐、胸闷、心悸、乏力、步态不稳,并具有下列表现之一者:

(1) 轻度意识障碍;

(2) 哭笑无常等精神症状。

3. 中度中毒　在轻度中毒的基础上,具有下列表现之一者:

(1) 中度意识障碍;

(2) 妄想、精神运动性兴奋、幻听、幻视等精神症状。

4. 重度中毒　在中度中毒的基础上,具有下列表现之一者:

(1) 重度意识障碍;

(2) 猝死。

（六）治疗

1. 治疗　吸入较高浓度二甲苯蒸气者立即脱离现场至空气新鲜处。有症状者给吸氧，密切观察病情变化。对症处理。可给葡萄糖醛酸或硫代硫酸钠以促进二甲苯的排泄。有意识障碍或抽搐时注意防治脑水肿。

2. 其他处理　轻度中毒患者治愈后可恢复原工作；重度中毒患者应调离原工作岗位，并根据病情恢复情况安排休息或工作。

（七）预防

要进行综合性预防，以无毒或低毒的物质代替二甲苯。进行生产艺改革，通风排毒。

1. 用无毒或低毒物质代替二甲苯作为溶剂或稀释剂，因为二甲苯中可能混有不少苯。

2. 加强生产设备密闭化、通风排毒。

3. 个人防护用品。根据需要佩戴防有机蒸气滤毒口罩或送风式口罩、面罩。皮肤的局部防护可用液体皮肤防护膜。

4. 苯作业工人上岗进行体检，并每年定期体检一次，患有中枢神经系统性疾病、精神病、血液系统疾病及肝、肾器质性病变者，不宜从事接触二甲苯的工作。

四、正己烷

（一）理化性质

正己烷为无色易挥发液体，有汽油味，相对分于量86.17，沸点68.74℃，易燃，不解于水，溶于乙醚、乙醇和氯仿；遇热、明火易燃烧、爆炸；能与氧化剂发生剧烈反应，而引起燃烧爆炸。俗称白电油、除白水等。

（二）职业接触

正己烷是重要的工业有机溶剂，常用作：①清洁去污剂用于彩色印刷机、五金工件及电子元件的清洁去污；脱脂和植物油萃取；②配制粘胶用于制鞋和体育用球；③油漆的稀释剂；④燃料汽油或溶剂汽油也含有正己烷。

1957年，意大利率先报道了制鞋行业中发生了中毒性周围神经损害的病例；1968年，日本学者报道塑料凉鞋生产工人因接触正己烷导致近百人的周围神经损害群体发病；此后美国、加拿大、巴西、南非及我国的台湾、香港等地也相继有正己烷慢性中毒的报道。自20世纪80年代以来，我国几乎每年都有正己烷慢性中毒发病。

（三）毒理及发病机制

正己烷在人体内主要分布于富含脂类的肝、血液和神经组织；所致的病变主要是远端神经粗纤维轴索内出现神经丝增生、积聚和缠绕，其中充斥大量糖原颗粒；轴索明显肿胀，髓鞘变薄，从结旁处退缩并出现节段性脱失。其所支配的肌肉可有失神经萎缩和灶性退行性一炎性改变。临床上以周围神经病为主要表现。

1. 急件毒性　正己烷对中枢神经系统有轻度抑制作用，人吸入空气中浓度为4 928~7 040mg/m³ 单纯正己烷10分钟，有恶心、头痛、眼及咽部刺激；如吸入17 600mg/m³正己烷10分钟出现眩晕、轻度麻醉；人摄入约50g可致死。

2. 慢性毒性　正己烷慢性毒作用主要为多发性周围神经病。小鼠吸入352mg/m³ 正己烷，每周6天，历时1年，不引起周围神经病。吸入浓度升高到880mg/m³ 则可引起轻度周围神经病，浓度达到1 760mg/m³ 时出现步态不稳、肌萎缩。

正己烷可刺激皮肤、眼及呼吸道黏膜。

（四）临床表现

1. 急性中毒 在吸入高浓度正己烷后数分钟即出现头痛、头晕、恶心、呕吐、胸闷、乏力，以及眼球结膜和咽部充血等黏膜刺激症状。严重中毒者出现昏迷。

2. 慢性中毒 长时间接触低浓度正己烷可引起多发性周围神经病。起病隐匿而缓慢。轻度中毒者,四肢远端麻木等感觉异常是最常见的早期症状。体检发现四肢远端痛觉、触觉、振动觉等感觉减退,典型呈手套、袜套样分布。同时伴跟腱反射减弱。随着病情发展,双下肢发沉、肌力减弱,步行不能走远,跑步、上楼困难。上肢无力,不能提重物,湿毛巾拧不干。严重者无法站立,平卧时翻身困难,四肢肌肉萎缩,足下垂。跟腱反射消失。神经肌电图检查显示神经源性损害。

慢性正己烷中毒患者,脱离原工作后 3~4 个月病情仍可继续发展,但一般在 6~30 个月内逐步好转,感觉障碍的恢复较运动障碍快,肢体近端的恢复较远端快。

3. 皮肤损害 正己烷具有强烈的去脂和刺激作用,皮肤反复接触后可出现发凉、潮红和粗糙等。

4. 实验室检查

（1）神经 - 肌电图检查 神经 - 肌电图检查是诊断正己烷引起周围神经病的重要手段。中毒患者有不同程度的神经源性损害,如肌电图出现自发电位、运动神经远端潜伏期减慢、感觉电位波幅下降、运动及感觉传导速度减退甚至消失。

（2）尿 2,5- 己二酮浓度测定 正己烷在人体内主要代谢成 2,5- 己二酮,随尿排出。接触正己烷患者尿 2,5- 己二酮浓度增高,并与接触程度密切相关;但脱离正己烷接触较久后可呈阴性,故尿 2,5- 己二酮仅作为正己烷的近期接触指标。

（五）诊断及鉴别诊断

依据 GBZ 84《职业性慢性正己烷中毒的诊断》进行诊断。

1. 急性中毒

（1）明确的高浓度正己烷接触史或尿的 2,5- 己二酮的升高。

（2）出现头痛、头晕、恶心、呕吐、胸闷、乏力、以及眼球结膜和咽部充血等黏膜刺激症。严重中毒者出现昏迷。

（3）实验室检查,包括尿的 2,5- 己二酮。

（4）排除感冒、高血压、脑血管意外、病毒性脑炎等心以引起上述症状的内科疾病进行鉴别。

2. 慢性中毒 根据较长时间接触正己烷的职业史,出现以多发性周围神经损害为主的临床表现,结合神经 - 肌电图检查结果及工作场所职业卫生学资料,综合分析,排除其他原因所致类似疾病,方可诊断。

（1）轻度中毒:长期接触正己烷后,出现肢体远端麻本、疼痛,下肢沉重感,可伴有手足发凉多汗、食欲减退、体重减轻、头昏、头痛等,并具有以下任一项者:

1）肢体远端出现对称性分布的痛觉、触觉或动觉障碍,同时伴有跟腱反射减弱;

2）下肢肌力 4 级;

3）神经 - 肌电图显示轻度周围神经损害。

（2）中度中毒:在轻度中毒的基础上,具有以下任一项者:

1）跟腱反射消失；

2）下肢肌力 3 级；

3）神经 - 肌电图显示周围神经损害明显，可有较多的自发性失袖经电位。

(3) 重度中毒：在中度中毒基础上，具有以下任一项者：

1）下肢肌力 2 级或以下；

2）四肢远端肌肉明显萎缩，并影响运动功能；

3）神经 - 肌电图显示周围神经损害严重。

3. 鉴别诊断

(1) 其他毒物引起的周围神经病：如可溶性钡盐、丙烯酰胺、有机磷农药、二硫化碳等毒物引起的中毒。

(2) 常见内科疾病：如吉兰 - 巴雷综合征、帕金森症、糖尿病并发的周围神经损害、周期性神经麻痹、脊索硬化征等。

(3) 营养缺乏，特别是 B 族维生素缺乏的患者。

(4) 低钾血症。

(5) 癔病。

(六) 治疗

1. 急性正己烷中毒严重的患者可以出现中毒性中枢神经的损害，在救治上要积极防治的可能发生的中枢神经损害，如合理氧疗，保持呼吸道通畅，积极使用脱水剂、利尿剂，早期、适量、短程应用肾上腺糖皮质激素防治脑水肿的发生。

2. 慢性正己烷中毒患者的治疗主要以大量 B 族维生素、神经营养药物、促神经生长药物，配合按摩、针灸理疗和功能锻炼、心理治疗等，中西医综合疗法。

(七) 预防

1. 完善管理　近年来生产纯正己烷的成本大大降低，故纯正己烷的消耗量及其再混合溶剂中的含量迅速增加，但因法规不健全，且对正己烷的职业危害认识不足，中毒病例时有发生。因此，应提高防患意识，完善职业卫生管理监督，加强健康教育。

2. 控制接触浓度　通过工艺改革，加强通风等措施，降低空气中正己烷的浓度。

3. 加强个人防护与健康监护　应穿防护服，严禁用正己烷洗手。建立就业前和定期体检制度，对患有神经系统和心血管系统疾病的作业工人，应严密观察。定期体检应特别注意的周围神经系统的检查。

五、汽油

(一) 理化性质

汽油为无色或淡黄色，易挥发和易燃液体，具有特殊臭味。主要成分是 C_4-C_{12} 脂肪烃和环烃类，亦含少量芳烃、烯烃和硫化物。沸点 40~200℃，蒸气密度为 3.0~3.5g/m^3，闪点 -50℃，自燃点 415~530℃。其蒸气与空气温合物的爆炸极限为 1.3%~6.0%。易溶于苯、二硫化碳和醇，极易溶于脂肪，不溶于水。

(二) 职业接触

汽油是由原油在炼油广经蒸馏所得的直馏汽油组分和二次加工汽油组分按适当比例调和而成。所以在汽油的炼制过程中，可有一定量的接触。其他主要用作汽油机的燃科，也用于橡胶、制鞋、印刷、制革、油漆、洗染等行业,也可用作机械零件的清洗剂。

(三) 毒理及发病机制

汽油主要以蒸气形态经呼吸道吸收,汽油液体可误服经消化道吸收,经皮肤吸收较少。汽油蒸气在血液中的溶解度甚低,通过循环,首先在供血良好的器官如大脑中贮存,待这些组织处于饱和状态后再进入血液供应较差的组织如脂肪、骨及肌肉。汽油主要以原形经肺排出,一部分经氧化与葡萄糖醛酸结合经肾排出。

汽油毒性因其成分或品种不同而有差异。含不饱和烃、芳香烃、硫化物量增多,毒性增强;加入抗爆剂四乙基铅后毒性也增加;气温升高,挥发就增大,毒性也加大;其蒸气与一氧化碳同时存在时毒性增强。

汽油的中毒机制目前尚未明了,对神经系统具有麻醉作用,其脱脂作用可使中枢神经系统细胞内类脂质平衡发生障碍,早期使大脑皮质抑制功能失常,以后发生麻醉作用。

(四) 临床表现

汽油为麻醉性毒物,对人体的影响表现为急性中毒、吸入性肺炎、慢性中毒。

1. 急性汽油中毒

(1)轻度中毒:轻度中毒多表现为轻度的麻醉作用,及眼结膜有刺激感,患者流泪、流涕、眼结膜充血、咳嗽、头晕、剧烈头痛、心悸、四肢乏力、视力模糊、恶心、呕吐、易激动、酩醉状、步态不稳、四肢震颤等表现。

(2)重度中毒:重度中毒极为少见,一般多发生在汽油蒸发浓度极高的环境下,引起的意识突然丧失,呼吸反射性停止而致死亡。有的吸入较高浓度的汽油蒸气后,出现昏迷,四肢抽搐、眼球运动障碍或斜视、眼球震颤、瞳孔散大、对光反应迟钝或消失。部分患者面色潮红、心音微弱、脉搏加速或减慢、呼吸速而浅、嘴唇发绀、先有寒战、体温下降,继而体温升高可达40℃。另外,有的患者表现惊恐不安,产生幻觉、无原因的哭笑、手舞足蹈,呈癔病样发作等。

(3)液态汽油直接吸入呼吸道,可引起支气管炎、肺炎、肺水肿。少数可并发渗出性胸膜炎。临床表现为剧烈咳嗽、胸闷、胸痛、痰中带血、发热、呼吸困难、发绀及肺部啰音。实验室检查可见白细胞计数和中性粒细胞增高,胸部 X 线示肺纹理增强或片状阴影。

2. 慢性中毒　主要表现为神经衰弱综合征、自主神经功能紊乱以及肢端麻木、感觉减退、跟腱反射减弱或消失等,严重者肢体远端肌肉可萎缩。皮肤接触可发生急性皮炎,出现红斑、水疱及瘙痒。

3. 实验室检查　急性吸入性中毒患者可以出现白细胞总数升高、中性粒细胞可增加,X 线检查肺部可见片状或致密团块影。慢性中毒患者可出现慢性苯中毒的临床表现,白细胞减少。神经 - 肌电图可有神经源性损害。

(五) 诊断

依据 GBZ 27《职业性溶剂汽油中毒诊断标准》,根据短时间吸入高浓度汽油蒸气或长期吸入汽油蒸气以及皮肤接触汽油的职业史,出现以中枢神经或周围神经受损为主的临床表现,结合现场卫生学调查和空气中汽油浓度的测定,并排除其他病因引起的类似疾病后,方可诊断。

1. 观察对象　具有头痛、头晕、记忆力减退、失眠、乏力、心悸、多汗等神经衰弱综合征及自主神经功能紊乱的症状,可列为观察对象。

2. 急性中毒

(1)轻度中毒：有下列条件之一者，诊断为轻度中毒：

1)头痛、头晕、恶心、呕吐、步态不稳、视力模糊、烦躁；

2)出现情绪反应，哭笑无常及兴奋不安等表现；

3)轻度意识障碍。

(2)重度中毒：有下列条件之一者，诊断为急性重度中毒：

1)中度或重度意识障碍；

2)化学性肺炎；

3)反射性呼吸停止。

(3)吸入性肺炎：汽油液体被吸入呼吸道后，出现下列表现之一者：

1)剧烈咳嗽、胸痛、咯血、发热、呼吸因难、发绀及肺部啰音；

2)X线检查，肺部可见片状或致密团块阴影；白细胞总数及中性粒细胞可增加。

3. 慢性中毒

(1)轻度中毒：具备下列条件之一者，可诊断为轻度中毒：

1)肢远端麻木，出现手套、袜套样分布的痛、触觉威退，伴有跟随反射减弱；

2)神经—肌电图显示有神经源性损害。

(2)中度中毒：除上述表现外，具有以下条件之一者：

1)四肢肌力减弱至3度或以下，常有跟腱反射消失；

2)四肢远端肌肉(大、小鱼际肌，骨间肌)萎缩。

(3)重度中毒：具备下列条件之一者，诊断为重度中毒：

1) 中毒性脑病，常见表现为表情谈漠、反应迟钝、记亿力、计算力丧失等；

2)中毒性精神病，类精神分裂症；

3)中毒性周围神经病可致肢体瘫痪。

(六) 治疗

1. 治疗　急性中毒应迅速脱离现场，吸入新鲜空气，清除皮肤污染，进行对症治疗。呼吸，心搏停止者，立即施行心、肺、脑复苏术。汽油吸入性肺炎可给予短程糖皮质激素治疗及对症处理。

2. 其他处理　急性中毒轻度患者治愈后，可恢复原工作；重度中毒患者经治疗恢复后，应调离汽油作业，吸入性肺炎治愈后，一般可恢复原工作。慢性中毒患者应调离汽油作业，定期复查，并根据病情适当安排工作或休息。

(七) 预防

在进入高浓度汽油作业环境时，应严格遵守安全操作规程制度，进行强制性通风，做好个人防护，佩戴送风式防毒面具。做好就业及定期健康体检。职业禁忌证包括各种中枢和周围神经系统疾病、神经官能症、过敏性皮炎或手掌角化等。

六、二氯乙烷

(一) 理化性质

二氯乙烷(化学式：$C_2H_4Cl_2$；$Cl(CH_2)_2Cl$，分子量：98.97)，即1,2-二氯乙烷，是卤代烃的一种，常用EDC表示。无色或浅黄色透明液体熔点−35.7℃，沸点83.5℃，密度1.235g/cm³，闪点 17℃。难溶于水主要用作氯乙烯(聚氯乙烯单体)制取过程的中间体,也用作溶剂等。它在室温下是无色有类似氯仿气味的液体,有毒,具潜在致癌性,可能的溶剂替代品包括 1,3- 二氧杂环己烷和甲苯。用作溶剂及制造,三氯乙烷的中间体。用作蜡、脂肪、橡胶等的溶剂及谷物杀虫剂。

(二) 职业接触

二氯乙烷曾用作麻醉剂。目前主要用作化学合成原料、工业溶剂和胶黏剂,还用作纺织、石油及电子工业的脱脂剂、汽油的防爆剂。金属部件的清洁剂,咖啡因等的萃取剂等。另外,还被广泛应用于塑料玩具和电子元器件的黏合。也用于土壤消毒和谷仓、毛毯等的熏蒸剂。从事二氯乙烷制造、使用及储存等工作的劳动者均有较多的机会接触二氯乙烷。

(三) 毒理及发病机制

1. 1,2- 二氯乙烷属高毒性物质,大鼠吸入 $4.05g/m^3$ 的二氯乙烷有半数死亡,经口 LD_{50} 为 680mg/kg。人口服 15~20ml 可致死。随着接触时间增多其毒性也增高。实验表明,大鼠接触二氯乙烷 30 分钟其半数致死浓度为 $48.6g/m^3$;而每日接触 6 小时连续 5 日,半数致死浓度则为 $2.055g/m^3$,急件中毒主要靶器官为中枢神经系统,表现为中枢神经系统的麻醉和抑制作用。其麻醉作用较四氯化碳、汽油或氯仿深而长,但对肝功能损害较四氯化碳轻;此外,本品对皮肤、黏膜有刺激作用,可使眼结膜、鼻黏膜充血,分泌物增多;收入后可致肺水肿;皮肤接触可引也皮炎。

2. 1,1- 二氯乙烷属低毒类,具有麻醉作用,但较氯仿为弱。大鼠每次 8 小时吸入,最大耐受浓度为 $6.2g/m^3$,致死浓度为 $64.8g/m^3$。因此,本品的急性毒性为对称体的 1/10 左右。吸入一定浓度可致肾损害,反复吸入本品亦可造成肝损害,但毒性较四氯化碳低。

(四) 临床表现

二氯乙烷可引起急性和亚急性中毒,长期接触有慢性影响。

1. 急性中毒 多见于高浓度吸入或误服者。潜伏期短,一般为十几至几十分钟。患者出现头晕、头痛、烦躁不安、乏力、步态瞒栅、颜面潮红、意识模糊等症状;尚可伴有恶心、呕吐、腹痛及腹泻等胃肠症状。病情可突然恶化出现脑水肿。有的患者在昏迷后清醒一段时间,再度出现昏迷、抽搐甚至死亡.临床上应引起注意。起病数天后患者可出现肝、肾损害。吸入中毒者还可伴有眼和上呼吸道黏膜刺激症状,如流泪、流涕、咽痛、咳嗽等。吸入高浓度者尚可发生肺水肿。

近年来国内报告的病例,多属亚急性中毒。职业病临床一般把亚急性中毒归入急性中毒。亚急性中毒的临床表现与急性中毒不尽相同,它见于较长时间接触较高浓度经呼吸道吸入中毒的患者;其临床特点是潜伏期较长,多在接触本品后数天甚于几十天发病,临床表现以中毒性脑病为主,肝、肾损害及肺水肿较少见;多呈散发发病,起病隐匿,病情可突然恶化;部分患者颅压增高表现可反复出现。重度中毒患者可表现谵妄、癫痫大发作样抽搐及昏迷。部分重症患者在病程中出现小脑功能障碍,主要表现为共济失调、肌张力降低、步态异常、震颤、构音困难等。引起死亡的主要原因是因为严重脑水肿,颅内压增高,导致脑疝形成。

2. 慢性中毒 长期接触二氯乙烷会引起头痛、乏力、失眠、恶心、咳嗽等,也可有肝肾损害、肌肉震颤和眼球震颤。皮肤接触有刺激作用.可致干燥、皲裂和脱屑。蒸汽可引起角膜混浊.对鼻、咽喉有刺激作用。

3. 实验室检查　迄今尚缺乏特异可靠的有助于本病诊断的实验室检测指标。呼出气中 1,2- 二氯乙烷测定仅能作为接触指标,且应在患者脱离接触 10 小时内采样,方有参考意义。

(五) 诊断及鉴别诊断

依据 GBZ 39《职业性急性 1,2- 二氯乙烷中毒的诊断》,根据短期接触较大量 1,2- 二氯乙烷的职业史,出现以中枢神经系统损害为主的临床表现,结合颅脑 CT 和 / 或 MRI 检查结果,参考工作场所职业卫生学资料,综合分析,未发现其他病因所引起的类似疾病,方可诊断。

1. 接触反应　短期接触较大量 1,2- 二氯乙烷后,出现头晕、头痛、乏力等中枢神经系统症状,可伴恶心、呕吐或眼及上呼吸道刺激症状,脱离接触后症状在 72h 内消失或减轻者。

2. 轻度中毒　出现头晕、头痛、乏力等中枢神经系统症状,并具有下列表现之一者:

(1) 表情淡漠、记忆力下降、行为异常,出现步态蹒跚;

(2) 轻度意识障碍;

(3) 颅脑 CT 显示双侧脑白质对称性密度减低,或 MRI 显示双侧脑白质弥漫性异常信号。

3. 中度中毒　在轻度中毒基础上,具有下列表现之一者:

(1) 中度意识障碍;

(2) 症状性癫痫(部分性发作)。

4. 重度中毒　在中度中毒基础上,具有下列表现之一者:

(1) 重度意识障碍;

(2) 症状性癫痫(全身性发作);

(3) 脑局灶受损表现,如小脑性共济失调等。

5. 鉴别诊断　需要与脑膜炎、病毒性脑炎等可以引起中枢神经损害症状的疾病进行鉴别。此外,还应与原发性癫痫、有机磷农药中毒等相鉴别。

(六) 治疗

目的尚无特效解毒剂。对急性中毒者以防治脑水肿为重点,要密切观察、早期发现、及时处理、防止反复。急性二氯乙烷中毒严重的患者可以出现中毒性中枢神经的损害,要积极防治可能发止的中枢神经损害,如合理氧疗,保持呼吸道通畅,积极使用脱水剂、利尿剂,早期、适量、短程应用肾上腺糖皮质激素防治脑水肿的发生。对脑水肿治疗:

1. 脱水剂　20% 的甘露醇 250ml 快速静脉滴注,于 20~30 分钟内滴注完毕。根据病情需要 . 可在 24 小时内重复使用 2~4 次。治疗疗程一般为 7~10 天。在两次用药中间,可静脉滴注甘油果糖,与甘露醇支持使用。

2. 尿剂　可使用呋塞米(速尿)20~40mg 静脉注射,每日 2~4 次,根据病情确定使用天数。

3. 糖皮质激素　宜早期、足量、短程应用。一般常选用地塞米松,每日 10~30mg 静脉或肌内注射、连续应用 5~7 天后直接停药。如病情严重,可加大剂量至每日 40~60mg,病情好转后即可逐渐减量停药。

(七) 预防

1. 加强安全生产和个人防护知识教育,加强作业环境的通风换气,密闭存放二氯乙烷的容器,严防泄漏事故的发生,防止中毒。

2. 改革工艺,应用不含1,2-二氯乙烷的低毒代用品为上策,如用不含二氯乙烷的"205胶"代替"3435胶",即可杜绝中毒的发生。

3. 严格控制作业场所空气中毒物的浓度在国家卫生标准(1,2-二氯乙烷的时间加权平均容许浓度为7mg/m³,短时间接触容许浓度为15mg/m³以下。

4. 做好劳动者上岗前及在岗期间每年1次的职业健康检查工作。凡查出有职业禁忌证者,如患有神经系统器质性疾病,精神病,肝、肾器质性疾病,全身性皮肤疾病等,均应禁止或脱离二氯乙烷作业。

5. 做好安全与劳动保护工作;作业现场禁止明火、火花及吸烟。应采用防爆电器设备和照明。不使用压缩空气填充、卸料或转运,储运时需注意防火。与不兼容物质(如强碱、强氧化剂及某些金属及金属粉末等)必须分开。做好个人防护,使用呼吸防护器,配备防护手套及护目镜等。工作场所禁止进食、饮水等。

七、三氯乙烯

(一) 理化性质

三氯乙烯是乙烯分子中3个氢原子被氯取代而生成的化合物。难溶于水,溶于乙醇、乙醚等。三氯乙烯为可燃液体,遇到明火、高热能够引发火灾爆炸的危险。三氯乙烯曾用作镇痛药和金属脱脂剂,可用作萃取剂、杀菌剂和制冷剂,以及衣服干洗剂。外观与性状:无色透明液体,有似氯仿的气味。熔点(℃):-87.1;相对密度(水=1):1.46;沸点(℃):87.1;相对蒸气密度(空气=1):4.53;饱和蒸气压(kPa):13.33(32℃);燃烧热(kJ/mol):961.4;临界温度(℃):271;临界压力(MPa):5.02;辛醇/水分配系数的对数值:2.4;爆炸上限%(V/V):90.0;引燃温度(℃):420;爆炸下限%(V/V):12.5;溶解性:不溶于水,溶于乙醇、乙醚,可混溶于多数有机溶剂。

(二) 职业接触

三氯乙烯可用于金属表面脱脂、去污剂,油脂、石蜡的萃取剂,树脂、生物碱的溶剂及农药杀虫剂和杀菌剂活性组分的载体溶剂,也用于纺织物的干洗、印染油墨、打字改正液、斑点去污剂等。广泛应用于五金、电镀、电子、玩具、印刷等行业。

(三) 毒理及发病机制

三氯乙烯可经呼吸道、皮肤及胃肠道吸收,吸收后主要分布于脂肪组织、肝、肾、脑、肌肉和肺等。经肝脏代谢转化,代谢产物有三氯乙醇、三氯乙酸等,主要经肾脏由尿排出。

三氯乙烯属蓄积性麻醉剂。对中枢神经系统有强烈抑制作用,其麻醉作用稍次于氯仿。一般人吸入1~5g/m³浓度的三氯乙烯1~2小时或6~20g/m³浓度数分钟即可发生急性中毒,在极高浓度下(53.8g/m³)迅速发生昏迷,并很快发生呼吸麻痹、循环衰竭甚至死亡。此外,本品可累及心、肝、肾等实质脏器及周围神经系统。

而在接触极高浓度或长期持续接触后,三氯乙烯代谢成三氯乙酸和三氯乙醇的途径可被饱和,导致另一途径产生的二氯乙酸浓度相应增高。二氯乙酸和三氯乙酸亦可引起心律失常。

三氯乙烯药疹样皮炎的发病与接触浓度间无明显剂量一反应关系,接触低浓度亦可发病。部分病例痊愈后重新接触三氯乙烯于24小时内再发病,皮肤斑贴试验可呈阳性。目的认为发病机制属变态反应,以Ⅳ型为主,与接触者特异体质有关。NAT2基因的变异可能是导致不同个体出现易感性差异的原因之一,HLA—DM基因多态性也可能与易感性有关。最近有报道三氯乙烯药疹样皮炎的皮肤、肝脏损害可能与人类Ⅵ型疱疹病毒的再活化有关。

此外,三氯乙烯还具有致癌、诱变、致畸和免疫毒性作用,并与人类的自身免疫性疾病如系统性红斑狼疮和硬皮病的发病有关。

(四) 临床表现

1. **急性中毒**　国内急性中毒多由生产事故引起,个别因误服所致;国外报道则多为青少年嗜吸或麻醉意外引起。急性中毒潜伏期一般为数十分钟至数小时。口服中毒发病较快,多在1小内发病。

(1)中枢神经系统症状:早期主要表现为头晕、头痛、乏力、恶心、呕吐、欣快感、步态不稳、易激动、嗜睡等。症状加重时,可出现幻觉、谵妄、抽搐、昏迷,甚至很快发生呼吸抑制、循环衰竭而死亡。但吸入极高浓度可迅速出现昏迷而无前驱症状。

(2)肝、肾及心脏损害:可有肝脏肿大、肝功能试验异常及黄疸等中毒性肝炎表现。肾脏受累时可出现蛋白尿、血尿、管型尿及肾功能异常等。心脏受累时,可有心律失常、心电图ST-T改变等。甚至发生心源性猝死。

(3)脑神经症状:多见于国外报道。主要是三叉神经受累(一般累及感觉支),表现为角膜反射消失或减弱、面部呈三叉神经周围性或核性分布的感觉减退及咀嚼肌无力等。其次Ⅰ、Ⅱ、Ⅲ、Ⅸ、Ⅹ、Ⅻ脑神经亦可受累,表现为嗅觉减退、视力下降、视野缩小、复视、眼睑下垂、吞咽困难、声带麻痹及伸舌障碍等。

(4)其他表现:口服中毒者可有口腔和咽部烧灼感,明显的恶心、呕吐、腹痛、腹泻等胃肠道症状。接触高浓度三氯乙烯蒸气,尚可出现眼和上呼吸道刺激症状。液体三氯乙烯溅入眼内.除引起疼痛和不适外,还可导致角膜表层损伤,但在数日内可恢复。

2. **药疹样皮炎**　1947年国外开始发现三氯乙烯可致重症多形红斑等严重皮肤损害,但至今仅报道30余例,分散在新加坡、菲律宾、美国、日本、泰国、韩国和西班牙等。国内1994年才首次报道5例,但随后病例数明显增多。据统计到2016年底广东省发病已超过400例,且不断有新病例出现。既住发病主要集中在珠江三角洲地区;近年,广西、河南、湖北、北京、浙江、江西等地亦有报道。

本病在接触人群中发病率低,呈散发,90%以上患者所在企业为首次、单例发病;具有一定的潜伏期,首次接触三氯乙烯,常需5~40天或更长时间(一般不超过80天)才发病;常以发热或皮疹为首发症状;病程一般为1~3个月,少数超过1年;主要死因为急性肝功能衰竭、严重感染或多器官功能衰竭。

(1)皮肤损害:所有患者均可见不同程度的皮肤损害。原发性损害为斑疹、丘疹及水疱,继发性损害以糜烂、表皮抓破、皲裂、斑块及鳞屑为主。一般先在手、前臂、颜面部、颈或胸部等暴露部位出现红色斑疹和/或丘疹,之后迅速蔓延至全身,呈对称性和泛发性;但亦有起病即呈泛发分布者。根据皮损特点,临床上分为4型:剥脱性皮炎、多形红斑、重症多形红斑和大疱性表皮坏死松解症。

1)剥脱件皮炎:皮疹开始多为对称性、散在性红色斑丘疹,于1至数天内发展到全身;皮疹处可肿胀,部分可融合呈片状红斑。严重病例皮疹达到高峰时,全身都有鲜红色水肿性红斑,可以达到体无完肤的程度。面部肿胀显著,常有溢液结痂,口腔黏膜间亦累及。1~2

周皮疹转暗,脱屑增多。鳞屑大小不等,可从细糠状至片状,掌跖处由于皮肤较厚,脱屑可像戴手套、穿袜子样,皮肤干燥绷紧,颈、口角、关节和前胸等处皮肤常发生皲裂、渗出和继发感染。皮疹和表皮脱落可反复多次,逐次减轻,最后呈糠麸样,病情渐好转。

2) 多形红斑:皮肤损害常呈多形性,可有红斑、丘疹、水疱等。典型皮疹是呈暗红或紫红色斑片,周围呈淡红色晕,中央的表皮下可有水疱,除口腔外,一般不累及其他部位的黏膜。

3) 重症多形红斑:一种严重的大疱形多形红斑,并有口、眼、生殖器黏膜损害。

4) 大疱性表皮坏死松解症:皮疹开始为鲜红或紫红色斑片,很快增多扩大,融合成棕色大片,重者体无完肤,黏膜亦不例外。很快皮疹上出现巨形松弛性大疱,发展成全身性、广泛性,或多或少对称性的表皮松解,形成很多 3~10cm 的或多或少平行或带扇性的皱纹。触之表皮极细极嫩,似腐肉一样,稍擦之即破,呈现红色腐烂面,但很少化脓。眼、鼻、口腔黏膜亦可剥脱。

(2) 发热:大多数患者伴有发热,一般在出疹前后 1~3 天内出现,多为中等度热或高热。若糖皮质激素使用及时、足量,且无合并感染,皮疹消退时体温亦随之下降。

(3) 肝脏损害:绝大多数患者都有不同程度的肝功能试验异常,多在起病 1 周内即出现,尤以血清转氨酶及胆红素增高为突出。体征可有肝区压痛、肝脏肿大或脾脏肿大。一般随皮疹消退肝功能逐渐好转,在 2 个月内恢复正常。但个别可很快发展为急性肝功能衰竭而死亡。

(4) 浅表淋巴结肿大:大多数患者颈部、腋窝、腹股沟等处浅表淋巴结可肿大、压痛,皮疹高峰时更显著。

(5) 黏膜损害:表现为充血、水肿、糜烂、渗出、破裂或溃疡等,常累及唇、口腔黏膜、结膜、角膜、鼻黏膜、外生殖器及肛门等处。患者可出现张口疼痛、进食困难、畏光、流泪、眼病、视物模糊、眼干涩感甚至干眼症,外阴疼痛等。个别患者肠黏膜亦被累及,出现腹痛、腹泻、大便带血,甚至便血等。

(6) 其他表现:在皮疹高峰期,外周血嗜酸性粒细胞计数可明显增高,但极个别病例反降为 0。血清心肌酶含量可轻度增高,心电图可出现窦性心律失常、非特异型 ST-T 改变等。还可出现一过性的蛋白尿和 / 或镜下血尿;个别出现一过性血细胞减少。

3. 慢性影响　长期接触三氯乙烯可出现头痛、头晕、食欲降低、乏力、虚弱、记忆力减退、睡眠障碍、情绪不稳定、判断力下降和共济失调等症状。个别文献尚报道可引起多发性周围神经病。另外,因对直接接触部位产生脱脂化作用可致皮肤干燥、角化不全、皲裂等,但不存在个体差异。

迄今为止,关于三氯乙烯对人类致癌作用的流行病学调查证据有限,但国际癌症研究机构(IARC)仍然将其致癌性分类从第 3 类提高到第 2A 类。

4. 实验室检查　急性三氯乙烯中毒时,进入体内的三氯乙烯大部分代谢后经肾脏排出体外,其中的代谢物尿三氯乙酸含量增高,为反映三氯乙烯近期接触的良好指标。三氯乙烯药疹样皮炎患者可出现肝肾功能损害,转氨酶升高,胆红素可以升高。

(五) 诊断及鉴别诊断

1. 急性三氯乙烯中毒

(1) 诊断原则:依据 GBZ 38《职业性急性三氯乙烯中毒诊断标准》,根据短期内接触较大量的三氯乙烯职业史,以神经系统损害为主并可有肝、肾及心脏损害的临床表现,结合职业卫生学调查,参考尿三氯乙酸含量的测定,综合分析,并排除其他病因所致类似疾病,方可诊断。

(2)接触反应:短期内接触较高浓度三氯乙烯后出现头昏、头痛、乏力、颜面潮红、眼及上呼吸道刺激症状等表现,一般在脱离接触后 24 小时内可恢复正常。

(3)轻度中毒:除接触反应症状加重外,可有心悸、胸闷、恶心、呕吐、食欲减退等,并有下列表现之一者:

1)轻度意识障碍;

2)三叉神经损害;

3)急性轻度中毒性肝病或中毒性肾病。

(4)中度中毒:短期接触较大量三氯乙烯后,具备下列表现之一者:

1)中度意识障碍;

2)有两对以上脑神经损害;

3)急性中度中毒性肝病或中毒性肾病。

(5)重度中毒:短期接触较大量三氯乙烯后,具备下列表现之一者:

1)重度意识障碍;

2)急性重度中毒性肝病或中毒性肾病;

3)心源性猝死。

(6)鉴别诊断:要与感冒、高血压、脑血管意外、病毒性脑炎等可以引起上述症状的内科疾病进行鉴别。

2. 三氯乙烯药疹样皮炎

(1)诊断原则:依据 GBZ 185《职业性三氯乙烯药疹样皮炎诊断标准》,根据明确的职业接触三氯乙烯史,皮肤急性炎症性反应、发热、肝损害和浅表淋巴结肿大为主的临床表现及相应的实验室检查结果,结合现场职业卫生学调查,进行综合分析,并排除其他原因所致的类似疾病,方可诊断。

(2)诊断标准:皮损表现为急性皮炎,多呈剥脱性皮炎,部分为多形红斑、重症多形红斑或大疱性表皮坏死松解症,具体临床表现见附录 A;常伴有发热、肝损害和浅表淋巴结肿大;并同时具有下列条件者:

1)有明确的职业性三氯乙烯接触史;

2)一般情况下需经过 5~40 天或更长的潜伏期才发病,但常不超过 80 天;

3)同工种、同样工作环境下仅个别人发病。

(六) 治疗

1. 急性中毒的治疗　目前尚无特效解毒剂,主要采取一般急救措施及对症支持治疗。

(1)呼吸、心跳停止者,应迅速行心、肺、脑复苏。

(2)吸入中毒者应迅速救离现场,脱去被污染衣物,应用清水或肥皂水彻底清洗被污染的皮肤。若眼睛被污染,用清水冲洗至少 15 分钟。口服中毒者应尽快洗胃,洗胃前可口服或经胃管注入活性碳或医用液体石蜡以减少三氯乙烯吸收。洗胃后再用盐类轻泻剂导泻。

(3)患者应安静卧床休息,给氧,并注意密切观察病情变化。

(4)出现有意识障碍及心、肝、肾损害者,应早积极对症治疗。治疗原则可参考内科治疗。

(5)重症患者可适当给予糖皮质激素。忌用肾上腺素及含乙醇药物。

2. 药疹样皮炎的治疗

(1)立即脱离原岗位,避免再接触三氯乙烯及其他促使病情加剧因素。

(2)合理使用糖皮质激素,应遵循"及早、足量及规则减量"的原则。首剂主要根据患者皮疹从肝功能情况进行综合考虑,一般可用甲泼尼龙40~180mg/d或地塞米松10~40mg/d,静脉滴注;但肝损害严重者,可考虑使用冲击剂量的甲泼尼龙。随后视皮疹及全身情况调整剂量及维持时间,要注意减量过程中的反跳现象。

(3)护肝治疗,尤其要注意防治急性肝功能衰竭患者使用冲击剂量糖皮质激素治疗。

(4)加强皮肤、黏膜护理。

(5)积极防治感染,加强营养支持及对症处理。

(6)用药应力求简单,避免交叉过敏。

(七)预防

1. 改善设备和工艺,防止产生烟雾。加强厂房的通风换气,加强安全生产和个人防护知识培训教育。

2. 做好防火、防爆工作,防止静电荷累积而打火(可通过接地方式)。周围着火时,允许使用各种灭火剂,并喷水保持料桶等冷却。

3. 做好储运安全工作:储运中应保持干燥、阴暗。沿地面通风,而且应与金属、强碱、食品及饲料分开存放,分开运输。

4. 严格控制工作场所空气中三氯乙烯的浓度在国家劳动卫生标准(时间加权平均容许浓度 30mg/m³,短时间接触容许浓度 60mg/m³)以下。

5. 做好个人防护:使用呼吸保护用具,使用防护手套,使用安全护目镜。工作时禁止进食、饮水及吸烟。

6. 劳动者在上岗前必须进行体检,在岗期间每年体检一次。凡查出为过敏体质,或有神经系统器质性疾病,明显的心、肝、肾疾病,眼底病变者,均应禁止或脱离三氯乙烯危害作业。

八、二硫化碳

(一)理化性质

二硫化碳的结构式为 CS_2,分子量 76.14。无色或微黄色透明液体,纯品有乙醚气味,工业品一般有黄色和恶臭。相对密度(20℃/20℃)1.256 6,凝固点 –116.6℃,沸点 46.3℃,闪点(闭口)–30℃,燃点 100℃,折射率 1.461,黏度(20℃)0.363mPa·s,溶解度参数 δ=10.0。能与无水乙醇、乙醚、苯、氯仿、四氯化碳混溶。溶于苛性城和硫化碱,几乎不溶于水,易燃,蒸气与空气形成爆炸性混合物,爆炸极限 1%~50%(vol)。有毒,蒸气对皮肤、眼睛有强烈的刺激性,有麻醉作用。空气中最高容许浓度 10mg/m³(或 0.001%)。

(二)职业接触

二硫化碳主要应用于生产黏胶纤维、玻璃纸及橡胶硫化等工业,此外还用于矿石浮选、石油和石蜡的精制、四氯化碳和防水胶的制造,作为溶剂用于溶解树脂、脂肪、清漆及用于谷物熏蒸等方面。

(三)毒理及发病机制

二硫化碳经呼吸道进入人体,也可经皮肤和胃肠道吸收。进入体内后,10%~30% 仍经肺排出,70%~90%经代谢从尿排出,吸收的二硫化碳能溶解在血清中,与蛋白质及氨基酸结合形成二硫代氨基甲酸酯和噻唑酮烷,此两化合物能与体内的铜、锌等金属离子形成络合物而阻碍细胞对氨基酸的利用,由此干扰细胞的能量代谢。二硫化碳还可使维生素B_6代谢产生障碍。二硫化碳所致蛋白质共价交联又可能是导致神经病变的基础。二硫化碳还可影响儿茶酚胺代谢,进而导致神经递质代谢紊乱。重者脑水肿出现兴奋、谵妄、昏迷可因呼吸中枢麻痹死亡。个别可留有中枢及周围神经损害。慢性中毒主要损害神经和心血管系统。

(四) 临床表现

1. 急性中毒　皆因生产条件下意外接触高浓度二硫化碳后发生,主要表现为急性中毒性脑病的症状与体征。轻患者感头痛、头晕、恶心及眼鼻刺激症状,或出现酒醉样感、步态不稳,可出现轻度意识障碍,无其他异常体征。重度中毒患者出现意识混浊、谵妄、精神运动性兴奋、抽搐以至昏迷。脑水肿严重者可出现颅内压增高的表现,瞳孔缩小、脑干反射存在或迟钝、病理反射阳性,甚至发生呼吸抑制。少数患者可发展为植物状态,皮肤接触者,局部皮肤可出现红肿或类似烧伤的改变。

2. 慢性中毒　长期接触较低浓度的二硫化碳后,产生以中枢及周围神经系统损害为主的临床表现。

(1)神经系统:包括中枢和外周神经损伤,毒作用表现多样,可从轻微的易疲劳、嗜睡、乏力、记忆力减迟到严重的神经精神障碍;外周神经病变为感觉运动型病变,常由远及近、由外至内进行性发展,表现为感觉缺失、肌张力减退、行走困难、肌肉萎缩等。外周与中枢神经病变常同时存在。脑电图可显示慢波增多的异常,脑影像学检查可发现脑萎缩。神经一肌电图可见失神经电位等神经源性损害,或周围神经传导速度减慢。

(2)视觉系统:曾有报告接触二硫化碳浓度在100~400mg/m³多年者,出现视神经萎缩、球后视神经损害、中心性视网膜炎、眼底视网膜动脉硬化和微血管瘤等异常。职业流行病学调查发现,长期接触二硫化碳浓度达10mg/m³,上述视觉系统异常的检出率增高,提示即使在低浓度接触条件下,眼部病变仍然是早期检测指标。

(3)生殖系统:男性可发生睾丸萎缩,精子生成障碍,精子数量减少,异常精子增多。女性亦可出现月经失调。

3. 实验室检查　测定尿中二硫代物和血清N-乙酰神经氨酸,可分别作为二硫化碳接触指标及中毒诊断指标。脑电图检查、肌电图测定神经传导速度及荧光眼底摄影,可反映中枢和周围神经系统损害及血管硬化的早期改变。

(五) 诊断及鉴别诊断

依据 GBZ 4《职业性慢性二硫化碳中毒诊断标准》,根据长期密切接触二硫化碳的职业史,具有多发性周围神经病的临床、神经-肌电图改变或中毒性脑病的临床表现,结合现场卫生学调查资料,并排除其他病因引起的类似疾病后,方可诊断。

1. 观察对象　具有以下任何一项者:
(1)头痛、头昏、乏力、睡眠障碍、记忆力减退,或下肢无力、四肢发麻等症状;
(2)眼底出现视网膜微血管瘤;
(3)神经一肌电图显示有可疑的神经源性损害而无周围神经损害的典型症状及体征"。
2. 轻度中毒　具有以下任何一项者:
(1)肢对称性手套、袜套样分布的痛觉、触觉或音叉振动觉障碍,同时有跟腱反射减弱;

(2)上述体征轻微或不明显,但神经-肌电图显示有神经源性损害。

3. 重度中毒 具有以下任何一项者:

(1)四肢远端感觉障碍、跟腱反射消失,伴四肢肌力明显减退,或四肢远端肌肉萎缩者,肌电图显示神经源性损害,伴神经传导速度明显减慢或诱发电位明显降低;

(2)中毒性脑病;

(3)中毒性精神病。

(六) 治疗

1. 紧急救护 一旦发生急性中毒,应立即将患者转移到空气新鲜处,给予吸氧和保暖。若皮肤被污染,则应及时脱去工作服,彻底清洗,要是眼睛有污染,则需及时清洗处理。注意防治呼吸困难及脑水肿的发生。

2. 对二硫化碳中毒,主要采取对症治疗和支持疗法。对慢性中毒者可应用 B 族维生素和能量合剂,并辅以体疗、理疗及综合对症治疗,包括及时纠正水、电解质和酸碱平衡的紊乱,防止继发感染等。对重度中毒患者应同时加强支持疗法,可按中毒性脑病治疗原则处理,出现呼吸抑制时,应立即给予人工呼吸,并酌情应用呼吸兴奋剂。

3. 其他处置:

(1)观察对象一般不调离二硫化碳作业,但应半年复查一次,并尽可能作神经—肌电图检查,进行动态观察;

(2)中毒患者经治疗恢复后,可从事其他工作,并定期复查;

(3)重度中毒患者应调离二硫化碳和其他对神经系统有害的作业,经治疗后,应根据检查结果安排休息或工作。

(七) 预防

二硫化碳对人的损伤是比较严重的,而且目前尚无特效疗法,故应特别强调防范工作。

1. 首要的是生产经营单位必须高度重视安全生产和劳动保护工作,强化预防措施,确保生产设备的密闭,并采用吸风装置,严格监测作业场所空气中二硫化碳的浓度,并将其控制在国家规定的职业卫生标准(时间加权平均容许浓度为 5mg/m³,短时间接触容许浓度为 10mg/m³)以下。

2. 加强设备的维修、保养和检查,防止意外事故的发生,防止皮肤接触和吸入。

3. 加强作业人员的个人防护,正确使用个人呼吸防护器、防护手套、防护服、护目镜及面罩等劳动保护用品。

4. 做好防火、防爆工作,禁止明火、火花及吸烟,禁止与热表面接触,设置防爆电器和照明设备。储运时需防火,并应与氧化剂、食品、饲料等分开,保持环境阴凉。

5. 做好从业人员就业前和在岗期间的体检工作,凡查出有职业禁忌证(如神经系统器质性疾病、各种精神病、视网膜病变、高血压、冠状动脉粥样硬化性心脏病、糖尿病、先天性代谢障碍引起叠氮碘试验阳性者等),应禁止或脱离二硫化碳危害作业。切实做好职业健康促进工作,提高工人自我保护意识,工作时不得进食、饮水。

(邓立华)

九、偏二甲基肼

(一) 理化性质

偏二甲基肼即 1,1-二甲基肼(1,1-dimethyl hydrazine, unsymmerric dimethylhydrazine,

UDMH),分子式为 $C_2H_8N_2$,分子量 60.10,沸点 62.5℃,为具有鱼腥气味的发烟和吸湿性的碱性无色液体,有腐蚀性,与空气接触可变成黄色,还可能自燃。易挥发,高度易燃,在火焰中释放出刺激性或有毒烟雾或气体,易爆。

(二) 职业接触

偏二甲基肼主要用作火箭、卫星等航天器的燃料,也用于化学合成、照相试剂、燃料稳定剂、添加剂及植物生长调节剂等。在偏二甲基肼的研究、生产、槽车运输、槽罐转注、洞库储存、取样化验,火箭加注及发射试验或回卸过程中,火箭发动机试车、火箭发射升空后第一级燃料箱脱离箭体坠地和火箭发射意外事故时,肼类燃料可能逸出或在设备检修及处理液体推进剂废料时,作业人员和现场有关人员均可能接触。

(三) 发病机制及毒理

偏二甲基肼属中等毒类。常可通过呼吸道、皮肤及消化道吸收。小鼠经口 LD_{50} 为 $265mg/m^3$,狗吸入 4 小时 LC_{50} $130mg/m^3$。急性偏二甲基肼中毒主要引起中枢神经系统损害和肝脏损害。吸收进入人体的偏二甲基肼与维生素 B_6 及同类物吡哆醛和 5- 磷酸吡哆醛结合,形成相应的腙,消耗体内的维生素 B_6 及其衍生物,导致体内维生素 B_6 缺乏。腙抑制吡哆醛激酶活性,导致 5- 磷酸吡哆醛含量下降,影响 γ- 氨基丁酸生成,使中枢神经系统处于兴奋状态,导致痉挛发作。长期吸入少量的偏二甲基肼可引起以溶血性贫血和肝功能改变为主的慢性损害。

(四) 临床表现

1. 症状及体征

(1)急性中毒:接触偏二甲基肼蒸气可出现眼痒、流泪、眼睑痉挛、流涕、喷嚏、咳嗽等眼与上呼吸道的刺激症状。随后出现头晕、头痛、乏力、恶心、呕吐、食欲降低等前驱症状,前驱症状可持续十几分钟至数小时,轻者症状不再进展,重者进一步进展,持续兴奋、烦躁不安、肢体抽搐,严重病例还可出现阵发性全身痉挛发作。

更严重者可为突发性强直性全身痉挛,角弓反张,大小便失禁,痉挛可反复发作,发作期间可呈昏迷状态,甚至出现脑水肿等。四肢腱反射亢进,巴宾斯基征阳性。此外,可有消化系统症状,如恶心、呕吐、食欲降低、腹痛、肝区疼痛、肝功能异常等急性中毒性肝病表现。

眼和皮肤直接接触可致化学性灼伤,眼有刺痛、流泪及眼睑痉挛等强烈刺激症状,皮肤局部有烧灼感,出现红斑、水疱、坏死等,亦可引起变应性接触性皮炎。

(2)慢性影响:长期接触偏二甲基肼可出现记忆力减退、失眠、多梦等神经衰弱症状。长期接触可有肝功能改变,少数可致肝脏脂肪变性等,出现食欲减退、恶心、腹胀、肝区不适等症状。

2. 实验室检查 急性中毒主要表现为肝功能指标 ALT、AST 等转氨酶升高。

(五) 诊断及鉴别诊断

1. 急性中毒 依据 GBZ 86《职业性急性偏二甲基肼中毒的诊断标准》,根据短时间内吸入或皮肤污染较大量偏二甲基肼的职业接触史,结合中枢神经系统损害及肝脏损害的临床表现,参考现场劳动卫生学调查资料,综合分析,并排除其他病因所致类似疾病方可诊断。

2. 诊断分级

(1)轻度中毒:有明显的头晕、头痛、乏力、失眠、恶心、呕吐、食欲降低等症状,并有下列情况之一者,可诊断为急性轻度中毒:

1）兴奋、烦躁不安肢体抽搐；

2）符合急性轻度中毒性肝病。

（2）重度中毒：全身阵发性强直性痉挛。

3. 观察对象 接触偏二甲基肼后出现一过性的眼和上呼吸道的刺激症状，随后出现头晕、头痛、乏力、恶心等症状，神经系统检查无阳性发现；或皮肤污染后可有烧灼感、局部红肿等表现者，症状可逐渐减轻或消失，此种情况不属于中毒范畴。

4. 鉴别诊断 应与癫痫发作和病毒性肝炎进行鉴别诊断。鉴别要点应包括既往病史、中毒史、现场卫生学、流行病学调查、临床表现及实验室检查。

（六）治疗及康复

1. 迅速脱离现场，转移到空气新鲜处，脱去被污染的衣物，体表污染液态偏二甲基肼时，应立即用清水冲洗干净。如有误服，应立即洗胃。

2. 及早给予特效解毒剂维生素 B_6 治疗 可根据中毒病情轻重，静脉注射维生素 B_6 1.0~5.0g，若仍痉挛不止，再重复静脉注射维生素 B_6 1.0~2.0g 至痉挛停止发作，然后改为静脉滴注，每 30 分钟至 1 小时静滴 0.5g。一般一日用量不宜超过 10g/d，也有报道最高用至 35g/d，未发现毒副作用。在痉挛发作过程中，可同时使用苯巴比妥、安定等止痉药，效果更佳。

3. 促进毒物排出 采用利尿、补液方法促进毒物经肾排出，使用时需密切注意心肺功能，维持水、电解质稳定。

4. 防治脑水肿 持续或反复痉挛，特别是处于癫痫持续状态时，可由于呼吸暂停导致脑组织缺氧，发生脑水肿。可采用吸氧，甘露醇、呋塞米等降低颅内压，地塞米松等防治脑水肿的发生。必要时可采用人工冬眠疗法。

5. 对症支持治疗 保肝治疗，纠正酸碱平衡及电解质紊乱等。皮肤小面积污染者可用 2.5% 碘酒擦洗至碘酒不褪色为止。对慢性接触者出现的肝脏损害和神经衰弱表现进行对症支持治疗。

6. 康复 急性中毒患者特别是在痉挛发作时，易出现精神紧张、不安、恐惧、焦虑等不良情绪，应及时给予心理疏导、健康宣教，消除恐惧和焦虑情绪，积极配合治疗。密切观察包括神志、抽搐情况、肝功能指标，痉挛发作时避免咬伤、坠床等意外事件，消除合并症及并发症诱因等。根据病情和实际情况，在急性期进行被动性运动，恢复期在最大呼吸耐受水平上选择步行或慢跑、瑜伽、太极拳等康复锻炼。

（七）预后

多数急性中毒患者可治愈，无明显后遗症。急性中毒是否遗留后遗症及后遗症的严重程度及持续时间与急性中毒的严重程度、治疗情况、个体差异等因素有关。

（八）预防

1. 严格控制工作场所空气中偏二甲基肼的浓度，在国家卫生标准（时间加权平均容许浓度为 0.5mg/m³）以下。加强厂房的通风换气，容器必须密闭，定期进行检修，严防泄漏事故的发生。储运时避开强氧化剂和强酸，不得将本品储存在铜容器或铜含量高的金属容器及塑料容器中。

2. 加强安全生产教育，作业人员应加强个人防护措施，做好呼吸防护，戴防护手套，穿防护服，必要时应佩戴面罩。工作时不得进食、饮水或吸烟。在进餐前必须先洗手。

3. 作业人员上岗前应进行体检,患有中枢神经系统器质性疾病者应禁止或脱离偏二甲基肼作业岗位。

十、四氯化碳

(一) 理化性质

四氯化碳(carbon tetrachloride,CCL_4) 又名四氯甲烷,为无色透明的脂溶性油状液体,有类似氯仿的微甜气味,分子量 153.84,密度 1.595g/cm^3(20/4 ℃),沸点 76.8 ℃,蒸气压 15.26kPa(25℃),蒸气密度 5.3g/L。微溶于水,可与乙醇、乙醚、氯仿及石油醚等混溶。不易燃,易挥发。遇火或炽热物可分解为二氧化碳、氯化氢、光气和氯气等,毒性增加。

(二) 职业接触

四氯化碳是工业生产中良好的溶剂,用途广泛。以往曾用作驱虫剂、干洗剂,因毒性过大而弃用,一些家用清洁剂可能含有本品,存在四氯化碳中毒的隐患。目前主要作为化工原料,用于制造氯氟甲烷、氯仿和多种药物;作为有机溶剂,性能良好,用于油、脂肪、蜡、橡胶、油漆、沥青及树脂的溶剂;也用作灭火剂、熏蒸剂,以及机器部件、电子零件的清洗剂等。在其生产制造及使用过程中,均可有四氯化碳的接触。

(三) 发病机制及毒理

四氯化碳及其分解产物主要经呼吸道吸收,蒸气经呼吸道吸收迅速,蒸气和液体均可经皮肤吸收,经口摄入后主要在肠道吸收,胃内吸收较少。乙醇可促进其吸收。在体内代谢迅速,广泛分布于体内各组织脏器。主要排泄途径是肺,吸入后约 50% 以原形自肺排出,20% 在体内氧化转化,最终产物为二氧化碳。

四氯化碳是典型的肝脏毒物,其对肝细胞的毒性作用机制尚未完全阐明。四氯化碳在肝细胞内质网经羟化酶作用,产生自由基,发生脂质过氧化,使内质网损伤,溶酶体破裂和线粒体损伤及钙离子通透变化,引起肝细胞坏死。

另外,四氯化碳对中枢神经系统有麻醉作用,也损害周围神经。四氯化碳还可引起肾小管上皮细胞变性和坏死,导致肾损害。四氯化碳可增加心肌对肾上腺素的敏感性,引起严重心律失常。目前认为四氯化碳无致畸作用,具有胚胎毒性。

(四) 临床表现

1. 症状及体征

(1)急性中毒:人对四氯化碳毒性易感性差别很大。主要是中枢神经系统和肝、肾损害的临床表现。潜伏期长短与接触剂量及侵入途径有关。一般为 1~3 天,也有短至数分钟者。吸入高浓度四氯化碳蒸气后,可迅速出现昏迷、抽搐等急性中毒症状,并可发生肺水肿、呼吸麻痹。稍高浓度吸入,有精神抑制、神志模糊、恶心、呕吐、腹痛、腹泻。中毒第 2~4 天呈现肝、肾损害征象。严重时出现腹水、急性肝坏死和肾衰竭。少数可有心肌损害、心房颤动、心室早搏。经口中毒者肝脏损害的症状明显。

1)神经系统症状:可有头晕、头痛、乏力、精神恍惚、步态蹒跚、短暂意识障碍或昏迷等。极高浓度吸入时,可因延髓受抑制而迅速出现昏迷、抽搐,甚至突然死亡。

2)消化道症状:口服中毒时较明显。可有恶心、呕吐、食欲减退、腹痛、腹泻及黄疸、肝大、肝区压痛、肝功能异常等中毒性肝病征象。严重者可发生暴发性肝功能衰竭。肝损害症状多于发病第 2~4 天出现。肝肾功能损害轻者预后良好,肝损症状在 2~4 周内消退。

3）肾损害症状：可出现蛋白尿、红细胞尿、管型尿。严重者出现少尿、无尿、氮质血症等急性肾衰竭表现。

4）其他：少数患者可有心肌损害、心律失常。心室颤动及呼吸中枢麻痹多为致死原因。吸入中毒者常伴有眼及上呼吸道刺激症状，有时可引起肺水肿。因四氯化碳遇热后可分解为光气等刺激性气体，在遇热情况下引起以呼吸系统损害为主表现时，应考虑光气中毒的可能。

（2）慢性影响：慢性中毒可有食欲降低、恶心、呕吐、腹痛、腹泻等消化道症状，及进行性神经衰弱综合征，如头晕、乏力、失眠、记忆力减退等。可伴有心脏、肾功能损害。检查可有肝大及肝功异常，严重者可发展为门脉性肝硬化。肾脏损害时可出现蛋白尿、血尿和管型尿。少数患者发生球后视神经炎，出现视野缩小，视力减退，及周围神经炎。

国外还有报道可引起听力障碍、耳蜗前庭系统功能障碍及再生障碍性贫血等。皮肤长期接触，可因脱脂而出现干燥、脱屑和皲裂等。

2. 实验室检查

（1）肝功能检查：血清 ALT、AST 活性明显升高，是急性四氯化碳中毒急性肝脏损害的主要指标，总胆汁酸、胆红素、凝血酶原时间均可升高，白蛋白水平降低。

（2）肾功能检查和尿常规：可出现蛋白尿、血尿及管型尿。血尿素氮、肌酐升高，内生肌酐清除率降低，均提示肾功能损害。

（3）肝脏超声检查：可见肝脏体积增大，肝实质弥漫性损害等征象。

血及呼出气四氯化碳浓度升高是四氯化碳的接触指标，可作为四氯化碳中毒诊断的参考指标。

（五）诊断及鉴别诊断

1. 急性中毒　依据 GBZ 42《职业性急性四氯化碳中毒的诊断标准》，根据短期内接触较高浓度四氯化碳职业史，较快出现中枢神经系统和 / 或肝、肾损害的临床表现，结合实验室检查和现场劳动卫生学调查资料综合分析，排除其他病因所致类似疾病后诊断。

2. 诊断分级

（1）轻度中毒：除头晕、头痛、乏力或眼、上呼吸道黏膜等刺激症状外，并具有下列一项表现者：

1）步态蹒跚或轻度意识障碍；

2）肝脏增大、压痛和轻度肝功能异常；

3）蛋白尿，或血尿和管型尿。

（2）重度中毒：上述症状加重，并具有下列一项表现者：

1）昏迷；

2）重度中毒性肝病；

3）重度中毒性肾病。

3. 鉴别诊断　昏迷患者需与流行性乙型脑炎、流行性脑脊髓膜炎等感染性疾病相鉴别；肝肾损害需与病毒性肝炎、药物性肝炎、自身免疫性肝病、肾炎等疾病相鉴别。

（六）治疗及康复

目前四氯化碳中毒无特效解毒剂，主要对神经系统及肝、肾损害对症处理，尤其要注意防治肝、肾衰竭。

1. 吸入四氯化碳蒸气中毒者,应立即移离现场至空气新鲜处,脱去被污染的衣物。皮肤及眼污染时可用 2% 碳酸氢钠或大量温水清洗。口服中毒者,可立即用 1 : 2 000 高锰酸钾或 2% 碳酸氢钠溶液洗胃。洗胃前,可先服用液体石蜡或植物油溶解毒剂,洗胃时须小心谨慎,严防误吸入呕吐物,洗胃后可灌服活性炭吸附残余的四氯化碳。

2. 卧床安静休息,密切观察,有呼吸麻痹现象应给呼吸兴奋剂,必要时进行人工辅助呼吸。

3. 防止神经系统、肝、肾损伤,密切观察神志、肝功能、肾功能、尿量、尿常规,及早发现肝肾损害,及时处理。

4. 有尿少、尿闭时,应控制水分进入量(不宜超过 800~1 000ml/d),必要时可行血液透析或腹膜透析治疗。

5. 对症处理　如抗休克、抗心力衰竭、防感染等,可短程使用糖皮质激素,忌用肾上腺素、去肾上腺素、麻黄素、吗啡、巴比妥类及含乙醇的药物,以防诱发室性颤动和病症加重。

6. 慢性中毒　主要采取保肝、低脂营养均衡饮食及其他对症支持治疗。

7. 康复　急性中毒患者易出现精神紧张、焦虑等不良情绪,应及时给予心理疏导、健康宣教,消除恐惧和焦虑情绪,积极配合治疗。急性期注意休息,被动性运动,活动宜慢,避免因头晕、步态不稳导致跌倒、坠床;保护肝肾功能,避免应用影响肝、肾功能的药物、食物,减轻肝、肾功能负担。恢复期进行散步、慢跑、瑜伽、太极拳等有氧训练活动。

(七) 预后

多数急性四氯化碳中毒患者无明显后遗症。急性中毒是否遗留后遗症及后遗症的严重程度及持续时间与急性中毒的严重程度、治疗情况、个体差异等有关。

(八) 预防

1. 加强职业卫生防护措施,生产四氯化碳的工序,要求严格密闭。使用四氯化碳的工序要充分通风。定期进行设备检修,杜绝跑、冒、滴、漏现象。

2. 进行职业安全教育,及意外灾害时现场自救互救知识的培训。进入高浓度四氯化碳作业环境时,必须佩戴滤过式或供氧式面具。使用四氯化碳灭火器,应戴防毒面具,注意发生光气中毒的危险。普及预防知识,宣传接触者不要饮酒,禁用四氯化碳洗手或洗涤工作服。

3. 作业人员应进行上岗前健康检查及定期健康检查,患有慢性肝脏疾病者,不宜从事接触四氯化碳的作业。

十一、一甲胺

(一) 理化性质

一甲胺(methyllamine 或 monomethylanune,MMA)又名甲胺、氨基甲烷,在常温常压下为无色有氨味气体,一般加压成液体进行贮存或运输。相对分子量 31.06,相对密度(20℃)0.662 8,熔点 –93.5℃、沸点 –6.3℃、闪点 1.1℃(30% 溶液)。易溶于水,溶于乙醇、乙醚等。一甲胺闪点低,容易燃烧,与空气能形成爆炸性混合,遇明火、受高热有引起燃烧爆炸的危险。气体较空气重,可沿地面扩散,可能引起远处着火。

(二) 职业接触

一甲胺用于制药、橡胶硫化促进剂、染料、炸药、制革和有机合成等,如制造非那根、磺胺、咖啡因等药物,生产合成二甲基肼和二甲基甲酰胺等。还可用作脱漆剂、溶剂、涂料、燃料添加剂、聚合抑制剂、火箭推进剂等。在生产、运输、储存和使用过程中若发生意外泄漏,或管道维修中稍有不慎均可接触到本品,引起中毒。此外,在生物碱和蛋白质分解时可产生一甲胺,可见于某些植物和腌过的鲱鱼汤里。

(三) 发病机制及毒理

一甲胺是一种高水溶性、碱性程度强于氨的刺激性气体,属中等毒性,具有腐蚀性。一甲胺可经呼吸道、皮肤黏膜吸收,也可经消化道吸收。进入血液后,主要转化为二甲胺或甲酸,二甲胺绝大部分经尿排出,仅极微量一甲胺以原形经尿排出。

一甲胺对人体的主要危害是接触高浓度后的直接刺激和腐蚀作用,造成眼、皮肤、呼吸道黏膜损伤及中毒,严重者出现喉头水肿、肺水肿、ARDS 及呼吸衰竭,甚至窒息死亡。一甲胺的碱性及腐蚀性能使组织蛋白变性,脂肪组织皂化,导致组织细胞溶解性坏死,引起呼吸道黏膜充血、水肿,黏膜上皮细胞坏死、脱落;黏膜下腺体分泌亢进,分泌物增多;支气管痉挛;肺泡毛细血管通透性增加、渗出增多。动物实验资料证实,甲胺类化合物的靶器官为呼吸系统,并可致眼、皮肤和黏膜灼伤,中毒程度重时,可累及中枢神经和引起心、肾、肝等多脏器损害。吸入高浓度一甲胺还可因鼻黏膜内三叉神经末梢受到刺激引起反射性心脏和呼吸抑制而立即死亡。误服一甲胺对胃肠道有腐蚀作用。一甲胺对人体有免疫抑制作用,是潜在的致突变和致癌物。对兔心血管内皮细胞的慢性毒性研究见甲胺能诱导体内氨基脲敏感型胺氧化酶(SSAO)活性增高,SSAO 可使甲胺脱氨生成甲醛、H_2O_2 及氨,H_2O_2 可致细胞损伤,甲醛能引起血管内皮细胞损伤,与动脉粥样硬化有密切关系,是血管疾病潜在的危险因素。

(四) 临床表现

1. 症状及体征 急性一甲胺中毒以呼吸系统损害为主要表现,常伴有眼和皮肤灼伤。

(1)眼和上呼吸道刺激:接触较高浓度的一甲胺气体后出现畏光、流泪、眼痛,伴眼睑肿胀痉挛、视物模糊、结膜充血水肿,角膜混浊,虹膜结构不清晰,角膜溃疡;一甲胺液体溅入眼内时灼痛难忍,结膜及角膜出现灰白色的浑浊、水肿,重者有不规则的条片状坏死剥脱。呼吸道刺激症状表现为鼻塞、流涕、黏膜充血水肿;口干、咽痛、声音嘶哑、吞咽困难,咽喉部充血、水肿、溃疡,重者可引起声门痉挛、喉头水肿,支气管黏膜坏死、脱落,甚至窒息死亡。

(2)化学性肺损伤:短时间接触大量或吸入高浓度的一甲胺可引起呛咳、咳白色黏痰,伴有头昏、头痛、恶心呕吐等全身症状。重者出现胸闷、气急,烦躁不安、呼吸困难、咯粉红色泡沫痰等肺水肿表现,甚至休克、昏迷。查体可发现体温升高,呼吸频速,可出现三凹征,伴缺氧性发绀。肺部听诊可闻及干湿性啰音、哮鸣音,严重者双肺广泛大水泡音,心率增快、心律不齐,甚至奔马律。重者可因肺水肿、ARDS、心力衰竭、休克、昏迷等致呼吸循环衰竭而死亡。病程中可出现气胸、肺不张、纵隔气肿及皮下气肿等并发症。

(3)化学性皮肤灼伤:皮肤接触一甲胺的水溶液后可致不同程度的皮肤灼伤,多为一度、二度,少数达三度,创面湿润、红肿,局部呈暗红色,可有小水疱、剥脱,常发生在暴露部位和皮肤柔嫩湿润处,如面、颈、胸、腹、会阴及四肢。

(4)神经系统:大量一甲胺进入体内可作用于大脑、视中枢等引起皮质性损害、球后神经炎、脉络膜炎、中枢性弱视、视神经萎缩、眼肌麻痹、瞳孔散大或缩小、白内障。出现头痛、头昏、意识障碍,极少数出现锥体束征阳性。

(5)误服者可引起口腔及消化道灼伤,出现腹痛、恶心、黑便等。

2. 实验室检查 胸部 X 线检查可见气管 - 支气管炎、急性支气管炎、肺炎、间质性肺水肿、肺泡性肺水肿等 X 线征象。动脉血气分析可出现低氧血症,动脉氧分压降低。还可出现外周血白细胞总数、中性粒细胞数升高等异常。

(五)诊断及鉴别诊断

1. 急性中毒 依据 GBZ 80《职业性急性一甲胺中毒诊断标准》,根据确切的一甲胺职业接触史、急性呼吸系统损害的典型临床表现、胸部 X 线表现、结合血气分析等其他检查结果,参考现场劳动卫生学调查资料,综合分析,并排除其他病因所致疾病方可诊断。

2. 诊断分级

(1)轻度中毒:有眼和上呼吸道刺激症状,眼结膜、咽部充血、水肿;出现一度至二度吸气性呼吸困难的喉水肿;胸部 X 线表现符合急性气管 - 支气管炎或支气管周围炎。

(2)中度中毒:凡有下列情况之一者,可诊断为中度中毒:

1)出现三度吸气性呼吸困难的喉水肿;

2)胸部 X 线表现符合急性支气管肺炎或间质性肺水肿。中度中毒血气分析常伴轻度至中度低氧血症。

(3)重度中毒:凡有下列情况之一者,可诊断为重度中毒:

1)由于严重喉水肿或支气管黏膜坏死脱落导致窒息;

2)胸部 X 线表现符合肺泡性肺水肿;

3)急性呼吸窘迫综合征(ARDS);

4)猝死;

5)并发严重气胸、纵隔气肿、皮下气肿或肺不张等;重度中毒血气分析常伴有重度低氧血症。

3. 刺激反应 接触一甲胺后出现一过性眼和上呼吸道刺激症状,肺部无阳性体征,胸部 X 线检查无异常发现者列为"刺激反应",但刺激反应不属于中毒范畴。

4. 鉴别诊断 急性一甲胺中毒需要与其他刺激性气体中毒、上呼吸道感染、支气管哮喘、细菌性或病毒性肺炎、心源性肺水肿等疾病相鉴别。

(六)治疗及康复

急性一甲胺中毒无特殊解毒药物,以早期清除毒物、局部处理、早期应用肾上腺皮质激素等,积极防治肺水肿、窒息为主要治疗原则。

1. 尽快阻止毒物侵害 迅速将患者移至事故现场的上风向区或空气新鲜处,脱去被污染的衣物,大量流动的清水冲洗被沾染的皮肤,至少 15 分钟;溅入眼内立即翻开眼睑,用大量流动的清水或生理盐水冲洗。卧床休息,安静、保暖。

2. 保持呼吸道通畅 及时清除口腔分泌物,鼓励患者咳痰。呼吸困难者给予吸氧;如呼吸停止,立即进行心肺复苏术。如果患者食入或吸入一甲胺不宜采用口对口人工呼吸,可用单向阀小型呼吸器或其他适当的医疗呼吸器。咯粉红色泡沫痰者加用 10% 二甲硅油气雾剂喷雾吸入。喉头水肿严重、呼吸极度困难、缺氧明显者尽早行气管切开,确保呼吸道通畅。对一甲胺中毒患者,不宜进行气管插管,以免严重损伤的气道黏膜受到插管的机械作用发生脱落甚至堵塞气道。

3. 局部雾化吸入治疗,解除支气管痉挛。

4. 早期、足量、短程给予肾上腺皮质激素,预防和治疗肺水肿。

5. 合理给氧 可用鼻导管或面罩给氧,维持经皮氧饱和度(SpO$_2$)90%以上。应避免给予高压氧或长期吸入高张氧。

6. 其他治疗 一甲胺中毒时气道黏膜屏障严重受损,病程中极易合并感染,可选择不同种类的抗生素联合应用,根据细菌培养和药物敏感试验结果进行调整。维持水、电解质平衡,缓慢补液、适量使用利尿剂,避免急性肺损伤时血液黏稠,同时应注意减轻心脏负担,促进肺内循环,改善缺氧状态。

有使用乌司他丁等尿胰蛋白酶抑制剂,抑制胰蛋白酶、弹性蛋白酶、透明质酸酶和纤溶酶等多种水解酶的活性,具有抗休克、清除氧自由基、改善微循环、改善肺换气功能、降低死亡率的作用。积极防治纵隔气肿、肺泡破裂、皮下气肿等并发症及反复肺部感染、慢性呼吸衰竭、支气管扩张等后遗症。

7. 眼和皮肤灼伤的局部处理 眼灼伤时用2%硼酸溶液清洗后,再用生理盐水清洗,然后涂红霉素眼膏等。皮肤灼伤部位速用2.5%~4%硼酸溶液中和和冲洗创面,并应注意防止感染。对灼伤面积大者应警惕一甲胺可经皮肤吸收加重中毒。

8. 康复 急性一甲胺中毒患者易出现精神紧张、焦虑等不良情绪,且可因患者痰液引流不畅或坏死脱落的呼吸道黏膜等导致患者呼吸道症状明显,甚至窒息,给予患者各种个体化非药物综合管理措施非常必要,对患者的呼吸康复治疗应贯穿于整个病程,包括呼吸生理与血流动力学监测、心理疏导、健康宣教、消除合并症及并发症诱因、氧疗与雾化治疗、胸部物理治疗(体位引流,胸部振动排痰,咳痰训练,经鼻、口及人工气道负压吸痰)等。根据病情和实际情况,进行被动性运动、腹式呼吸、缩唇呼吸训练,恢复期在最大呼吸耐受水平上选择步行或慢跑、瑜伽、太极拳等呼吸康复训练。

(七)预后

大多数急性一甲胺中毒患者经及时治疗可于数天内痊愈,无明显后遗症。个别重度中毒患者可能出现支气管扩张、肺气肿、喘息性慢性支气管炎、肺活量及肺弥散功能下降、气道阻力增加等后遗症,气道黏膜严重损伤患者可能遗留瘢痕性气道狭窄。是否遗留后遗症及后遗症的严重程度及持续时间与急性中毒的严重程度、治疗情况、个体差异等因素有关。

(八)预防

1. 在一甲胺的生产、储存、运输、使用过程中应改进生产工艺过程,实现密闭化生产;加强职业卫生防护措施,定期进行设备检修,杜绝跑、冒、滴、漏现象。

2. 进行职业安全教育及意外灾害时现场自救互救知识的培训。在应急处置一甲胺泄漏的现场,作业人员必须佩戴防护面具,穿着防护服。

3. 作业人员应进行岗前体检,患有支气管哮喘、慢性阻塞性肺疾病、慢性间质性肺病以及其他肺部疾患合并肺功能异常者,不宜从事接触一甲胺的作业。

十二、甲醛

(一)理化性质

甲醛(formaldehyde),又名蚁醛,常温常压下甲醛为无色有辛辣刺激性气味的气体。分子式 CH$_2$O,分子量 30.03,相对密度(水=1)0.815,沸点 -19.5℃。相对蒸气密度(空气=1)1.075。易溶于水、醇和其他极性溶剂。37%的甲醛水溶液俗称福尔马林(formalin)。甲醛化学性质活泼,易燃,易与其他化学物反应,在空气中可氧化成甲酸。在自然状态下可以自行聚合,受热或遇酸时可很快解聚释放甲醛单体。

(二) 职业接触

甲醛广泛应用于生产和科研部门,在工业上主要用于制造树脂、塑料和橡胶。在建筑材料、木材防腐、皮革加工、造纸、染料、制药、农药、油漆、照相胶片、炸药和石油工业也大量应用甲醛。在农林畜牧业、化妆品、洗涤和清洁剂生产、医药和食品工业中广泛用作消毒、防腐和熏蒸剂。

(三) 发病机制及毒理

甲醛主要经呼吸道吸收,也可经胃肠道吸收侵入人体,经皮肤吸收微量。吸收的甲醛在体内很快被氧化成甲酸,大部分进一步氧化成二氧化碳后经呼吸道排出,少量以甲酸盐形式经肾脏由尿排出。甲醛为一种化学性质和生物活性极为活泼的化学物,在体内可以与多种生物大分子结合。甲醛的主要危害表现为对皮肤黏膜的刺激作用,其次为致敏作用及致突变作用。此外,由于甲醛在体内可被分解为甲醇,因此可能引起较弱的麻醉作用。且工业甲醛中存在甲醇等稳定剂,要注意同时存在的甲醇产生的毒性作用。

1. 刺激作用　甲醛是原浆毒物质,能与蛋白质结合,接触后即发生皮肤和黏膜强烈刺激作用。高浓度吸入时出现眼与呼吸道明显的刺激症状。大鼠吸入中毒死亡后尸解,可见肺水肿与出血,肝、肾充血及血管周围水肿。低碳醛较易溶于水,对上呼吸道的作用较强,高碳醛的溶解度较小,进入较深,主要损害呼吸道的深部。

2. 致敏作用　甲醛作为半抗原可与蛋白质结合激活 T 淋巴细胞,当再次接触时可引起 Ⅳ 型超敏反应,表现为变应性接触皮炎、过敏性鼻炎、过敏性哮喘,皮肤直接接触甲醛可引起过敏性皮炎、色斑、坏死。吸入高浓度甲醛时可诱发支气管哮喘。

3. 致突变作用　高浓度甲醛还是一种基因毒性物质。实验动物在实验室高浓度吸入的情况下,可引起鼻咽肿瘤。IARC 已将甲醛列为人类肯定的致癌物。

(四) 临床表现

1. 症状及体征

(1)吸入中毒:接触甲醛蒸气后,可立即出现眼部烧灼感、流泪、流涕、咽痛、咳嗽、气短,轻者表现为结膜炎、角膜炎、上呼吸道炎和支气管炎,表现为肺部听诊可闻呼吸音粗糙、干性啰音,并可有头晕、头痛、乏力等全身症状。严重者发生喉痉挛、喉头水肿、少数出现肺炎,偶见肺水肿。吸入甲醛溶液可很快出现呼吸窘迫。

(2)口服中毒:误服甲醛溶液后,首先表现为口腔、咽部、食管和胃部很快出现烧灼感,口腔黏膜糜烂,上腹部疼痛,有血性呕吐物,有时伴腹泻、便血等。严重者发生食管和胃肠道黏膜糜烂、溃疡和穿孔,以及呼吸困难、休克、昏迷、代谢性酸中毒和肝肾功能损害等。大量口服甲醛后出现的酸中毒与其在体内迅速代谢为甲酸有关。

(3)皮肤损害:皮肤接触甲醛可引起刺激性和 / 或变应性接触性皮炎,表现为粟粒至米粒大红色丘疹,周围皮肤潮红或轻度红肿,瘙痒明显。接触浓溶液可引起皮肤凝固性坏死。

(4)慢性影响:有报道长期接触低浓度甲醛工人有眼和上呼吸道刺激症状的比例高于对照组,并且肺功能可受到影响,一部分接触工人出现头晕、头痛、乏力、食欲减退、体重减轻、视力下降等,但目前无肯定的慢性中毒病例报告。

2. 实验室检查　胸部 X 线接触可表现为急性气管 - 支气管炎、支气管肺炎、间质性肺水肿、肺泡性肺水肿的影像学征象。动脉血气分析可表现轻度至中度低氧血症。其他检查可出现外周血白细胞总数升高;有报道急性期心电图可出现窦性心动过速、窦性心动过缓、ST-T改变等,心肌酶谱肌酸激酶和肌酸激酶同工酶一过性升高等,3 年和 6 年随访结果均正常。

(五) 诊断及鉴别诊断

1. 急性中毒　依据 GBZ 33《职业性急性甲醛中毒的诊断》,根据确切的甲醛职业接触史,眼和呼吸系统急性损害的临床表现及胸部 X 线表现,参考现场劳动卫生学调查资料,综合分析,并排除其他病因所致疾病方可诊断。

2. 诊断分级

(1)轻度中毒:有下列情况之一者:

1)具有明显的眼及上呼吸道黏膜刺激症状,体征有眼结膜充血、水肿,两肺呼吸音粗糙,可有散在的干、湿性啰音,胸部 X 线检查有肺纹理增多、增粗。以上表现符合急性气管 - 支气管炎;

2)一至二度喉水肿。

(2)中度中毒:具有下列情况之一者:

1)持续咳嗽、咳痰、胸闷、呼吸困难,两肺有干、湿性啰音,胸部 X 线检查有散在的点状或小斑片状阴影。符合急性支气管肺炎表现;

2)三度喉水肿。血气分析是轻度至中度低氧血症。

(3)重度中毒:具有下列情况之一者:

1)肺水肿;

2)四度喉水肿;

3)血气分析呈重度低氧血症。

3. 刺激反应　表现为短期内接触较高浓度甲醛气体后,出现一过性的眼及上呼吸道刺激症状,肺部无阳性体征,胸部 X 线检查无异常发现,不属于中毒范畴。

4. 职业活动中因长期接触甲醛导致的慢性咳嗽、咳痰、呼吸困难等慢性阻塞性肺疾病表现,可依据 GBZ/T 237《职业性刺激性化合物致慢性阻塞性肺疾病的诊断》进行诊断。此外,甲醛也是致敏物,在职业活动中因接触甲醛导致哮喘的职业病诊断,可依据 GBZ 57《职业性哮喘的诊断》进行。

5. 鉴别诊断　急性甲醛中毒需与上呼吸道感染、感染性支气管炎、肺炎以及其他刺激性气体引起的眼和呼吸系统损害相鉴别。因工业级甲醛溶液中往往含有甲醇,要注意排除甲醇的毒性影响。

(六) 治疗及康复

无特殊解毒剂,主要为对症和支持治疗。

1. 立即脱离现场至空气新鲜处,及时脱去被污染的衣物,对受污染的皮肤使用大量的清水彻底冲洗,使用肥皂水或 2% 碳酸氢钠溶液清洗。溅入眼内须立即使用大量的清水或生理盐水冲洗。

2. 短期内吸入大量甲醛气体后,出现上呼吸道刺激症状者至少观察 48 小时,静卧保暖,避免活动后加重病情。

3. 早期、足量、短程使用糖皮质激素,防止喉水肿、化学性肺炎、肺水肿的发生。

4. 保持呼吸道通畅,合理氧疗。给予支气管解痉剂,去泡沫剂,对接触高浓度的甲醛者可给予 0.1% 淡氨水吸入。

5. 保持水和电解质平衡、纠正酸中毒、抗休克、防治肝肾损害和防治继发感染等对症治疗。忌用磺胺类药物，以防在肾小管形成不溶性甲酸盐而导致尿闭。

6. 误服甲醛后尽快以清水洗胃，洗胃后可给予 3% 碳酸铵或 15% 醋酸铵 100ml，使甲醛变为毒性较小的乌洛托品，并口服牛奶或豆浆，以保护胃黏膜。

7. 过敏者可给予抗过敏药治疗。

8. 康复　急性甲醛中毒患者易出现精神紧张、不安、恐惧、焦虑等不良情绪，且可因患者咳痰无力，痰液引流不畅等影响患者的治疗及预后，对急性中毒患者在急性期即应开始呼吸康复治疗，包括呼吸生理与血流动力学监测、消除合并症及并发症诱因、氧疗与雾化治疗、胸部物理治疗（包括体位引流，胸部振动排痰，咳痰训练，经鼻、口及人工气道负压吸痰）等，并根据病情和实际情况，进行被动性运动、腹式呼吸、缩唇呼吸训练，恢复期在最大呼吸耐受水平上选择步行或慢跑、瑜伽、太极拳等康复训练。

（七）预后

多数急性甲醛中毒患者经及时治疗后数天内痊愈，一般无后遗症。个别患者可遗留持续气道高反应性或刺激后哮喘。

（八）预防

1. 在甲醛的生产、储存、运输、使用过程中应加强职业卫生防护措施，改进生产工艺过程，尽量实现密闭化、自动化；并定期进行设备检修，杜绝跑、冒、滴、漏现象。

2. 加强职业安全教育，加强个人防护及意外灾害时现场自救互救知识的培训。在应急处置甲醛泄漏的现场，作业人员必须佩戴防护面具，穿着防护服。

3. 甲醛作业人员应进行上岗前健康检查和定期健康检查，患有支气管哮喘、慢性阻塞性肺疾病、慢性间质性肺病或伴有气道高反应的过敏性鼻炎者、过敏性皮肤病患者，不宜接触从事甲醛作业。

十三、硫酸二甲酯

（一）理化性质

硫酸二甲酯（dimethyl sulfate，DMS），为无色或微黄色油状液体，略有洋葱样气味。分子量 126.13，熔点 −31.8℃，沸点 188℃，低温时微溶于水，18℃时 100ml 水中能溶解 18g，易溶于氯仿、乙醇、乙醚、二氧六环、丙酮和芳香烃类等有机溶剂，遇热、明火或氧化剂可燃。遇碱迅速分解，遇水或湿气时水解，产生硫酸、硫酸氢甲酯和甲醇，在冷水中分解缓慢，随温度上升分解加快，在 50℃时能生成硫酸二甲酯气雾并水解为硫酸和甲醇。

（二）职业接触

硫酸二甲酯作为甲基化原料广泛用于制药、农药制造、阳离子染料、活性染料合成、香料等产业；用于催化剂及各种化学助剂制造、塑料制造、日用化学产品制造、有机化工原料制造等；还可用作提取芳香烃类的溶剂。在上述生产和使用过程中，由于设备泄漏或爆炸，或在运输装卸过程中发生容器破损，或清洗、检修带有硫酸二甲酯残液的设备等，接触过量硫酸二甲酯均可导致急性中毒。此外，硫酸二甲酯曾被用作战争毒剂。

（三）发病机制及毒理

硫酸二甲酯主要经呼吸道和皮肤进入机体，可在血浆中溶解。属高毒类，具有强烈的刺激性和腐蚀性,其作用与芥子气相似,急性毒性类似光气,比氯气大 15 倍,并有迟发性生物效应。对眼、上呼吸道有强烈刺激作用,对皮肤有强腐蚀作用,可引起结膜充血、水肿、角膜上皮脱落,气管、支气管上皮细胞部分坏死,穿破导致纵隔或皮下气肿。皮肤接触后可引起灼伤,水疱甚至深度坏死,还可能引起接触性皮炎。此外,硫酸二甲酯被 IARC 列为 2A 类致癌物。

硫酸二甲酯毒性作用机制可能是其在体内水解成甲醇和硫酸,硫酸和硫酸氢甲酯对眼及呼吸道黏膜产生强烈的刺激和腐蚀作用,并与组织中的蛋白质反应,引起接触面的炎症和坏死。甲醇吸收入血可引起神经系统毒作用。此外,硫酸二甲酯有极强的甲基化作用,可使体内氧化还原酶等某些重要酶甲基化,从而影响酶的正常活性,导致机体代谢紊乱,脑、心、肝、肾等重要器官功能损害。硫酸二甲酯还具有变应原性质,可引起机体发生迟发性变态反应。

(四) 临床表现

1. 症状及体征

(1)急性中毒:多由吸入蒸气引起,也可经皮肤污染吸收中毒。由于硫酸二甲酯腐蚀性极强,中毒大多发生于意外泄漏,故大多合并皮肤灼伤,眼灼伤。接触硫酸二甲酯后发病较快,潜伏期一般 3 小时左右,亦有短至 1 小时内,长达 12 小时发病者,潜伏期越短症状越重。中毒者表现可为畏光、流泪、眼痛、咽痛、声音嘶哑、胸闷、呛咳、咳嗽、咳痰、气急、头昏,咽喉水肿,两肺可有干、湿啰音或哮鸣音。严重者数小时后出现咳嗽加剧、咳痰,咯大量白色或粉红色泡沫痰,呼吸困难、发绀,伴有胸闷、心悸并烦躁,两肺广泛湿啰音。极严重者可导致呼吸窘迫综合征,或喉头严重水肿,部分病例出现纵隔气肿、气胸、皮下气肿。可伴发心肝肾损害、溶血性黄疸、休克、昏迷。少数患者在中毒 24~48 小时出现迟发性肺水肿。

在病程中可出现鼻黏膜脱落或支气管黏膜脱落。前者多发生于中毒后 24 小时之内,后者多在病程的第 4~10 天,这种黏膜组织的坏死脱落可持续数天,如引流不畅可发生窒息,甚至致死。

喉水肿也是急性硫酸二甲酯中毒的突出表现之一,其严重程度可直接反映病情轻重。根据硫酸二甲酯急性中毒喉水肿所致吸气性呼吸困难的严重程度,可将喉水肿分为四度,一度:安静时无呼吸困难,活动时出现吸气性呼吸困难;二度:安静时有轻度“三凹征”,活动时加重,但不影响睡眠,无烦躁不安;三度:吸气性呼吸困难明显,“三凹征”显著,且有烦躁,不易入睡;四度:除三度呼吸困难的表现外,还有躁动,出冷汗、面色苍白或发绀,最后昏迷甚至心搏停止。

(2)化学性眼灼伤:硫酸二甲酯蒸气接触或直接溅入眼内均可导致眼灼伤,是临床上常见、出现最早的、最为突出的症状之一。表现为眼结膜刺激、异物感、眼痛、流泪,继而畏光、视物模糊,检查发现结膜充血、水肿、眼睑痉挛,睑裂部角膜点状混浊。重者眼睑、球结膜、角膜均水肿,角膜上皮可见弥漫性点状浸润,甚至大片脱落,荧光素染色可发现角膜不同程度受损,晶状体、玻璃体受损极罕见。须注意硫酸二甲酯具有迟发效应,接触后如早期不重视眼部冲洗,可于数小时甚至 10 小时后才出现眼灼伤的表现。眼角上皮损伤的程度往往与中毒程度无关。

(3)皮肤灼伤:硫酸二甲酯亦是引起化学性皮肤灼伤的常见化学物,由于硫酸二甲酯水解是一个渐进过程,皮肤接触后,早期可无明显不适,易被忽视。经一定的潜伏期(大多为

3~4 小时),接触部位皮肤出现灼痛,创面初为点状或片状红斑,逐渐融合呈大片,局部进行性肿胀,继而水疱形成,邻近的水疱可融合为巨大水疱,疱液呈黄色,清亮,有时小泡中央区可破溃、糜烂、溃疡,创面局部皮肤温度明显升高。皮肤损伤的特点与接触性皮炎中的变态反应表现极为相似。既有刺激性作用,又有反应性致敏作用。须注意一些隐蔽部位极容易出现皮肤灼伤,特别是会阴部有时不直接接触也可能出现灼伤。可能与会阴部透气差,多汗,阴囊皱褶多,潮湿,毒物可在该处积存并逐渐水解有关。部分患者皮肤接触部位出现皮肤瘙痒、局部密集小水疱,周围红斑,表现为接触性皮炎。

2. 实验室检查 胸部 X 线检查中毒者可表现为肺纹理增多、增粗、边缘模糊,部分可见晕环征,符合急性支气管炎或支气管周围炎。较重者表现为两中、下肺野点状或小斑片状阴影,符合急性支气管肺炎;或表现为肺纹理增多,肺门影增大、模糊,两肺散在小点状或网状阴影,肺野透过度降低,常可见支气管晕环征,叶间裂增宽及盘状肺不张等,符合急性间质性肺水肿表现。严重者胸部 X 线表现为两肺大小不等、边缘模糊的片状或云絮状阴影,有时可融合成大片状阴影,符合肺泡性肺水肿征象,部分重度中毒病例并发严重气胸或纵隔气肿。

动脉血气分析可有动脉氧分压降低,出现不同程度低氧血症。严重者可出现二氧化碳分压升高,甚至呼吸性或代谢性或混合性酸中毒。外周血白细胞总数可升高;心电图可出现ST-T 改变、心律失常等异常;还可伴发一过性心、肝、肾功能损害等异常。

(五) 诊断及鉴别诊断

1. 急性中毒 依据 GBZ 40《职业性急性硫酸二甲酯中毒的诊断》,根据短期内接触较大量的硫酸二甲酯职业史、急性呼吸系统损害的临床表现,及胸部 X 线表现,参考血气分析及现场劳动卫生学调查资料,综合分析,并排除其他病因所致类似疾病方可诊断。

2. 诊断分级

(1)轻度中毒:具有下列情况之一者:

1)有明显的眼及上呼吸道黏膜刺激症状,如眼痛、流泪、咽痛、声音嘶哑、呛咳、胸闷等;体征有结膜充血水肿,甚至眼睑水肿、悬雍垂充血水肿,两肺有散在干性或/和湿性啰音;胸部 X 线表现为肺纹理增多、增粗、边缘模糊,部分可见晕环征。以上表现符合急性支气管炎或支气管周围炎。

2)上呼吸道刺激症状明显,出现一度至二度喉水肿;肺部可无异常体征;胸部 X 线检查亦可无阳性征象。

(2)中度中毒:具有下列情况之一者:

1)咳嗽、咳痰、胸闷、气急,常有轻度发绀;两肺可闻及干或湿性啰音;胸部 X 线表现为两中、下肺野点状或小斑片状阴影。以上表现符合急性支气管肺炎。

2)咳嗽、咳痰、胸闷,气急较重,两肺呼吸音减弱。胸部 X 线表现为肺纹理增多;肺门影增大、模糊,两肺散在小点状或网状阴影,肺野透过度降低,常可见支气管晕环征,叶间裂增宽及盘状肺不张等。以上表现符合急性间质性肺水肿。

3)三度喉水肿。血气分析常呈轻度至中度低氧血症。

(3)重度中毒:具有下列情况之一者:

1)明显呼吸困难,发绀,咳大量白色或粉红色泡沫痰;两肺弥漫性湿啰音;胸部 X 线表现为两肺大小不等、边缘模糊的片状或云絮状阴影,有时可融合成大片状阴影。以上表现符合肺泡性肺水肿。

2）急性呼吸窘迫综合征。

3）四度喉水肿。

4）支气管黏膜坏死脱落导致窒息。

5）并发严重气胸或纵隔气肿。血气分析常呈重度低氧血症。

3. **刺激反应**　短期内接触硫酸二甲酯后出现一过性的眼和上呼吸道刺激症状,肺部无阳性体征,胸部 X 线无异常表现,不属于中毒范畴。

4. **鉴别诊断**　急性硫酸二甲酯中毒以中毒性呼吸系统损害为主要表现,应注意与上呼吸道感染、支气管炎、肺部感染、慢性支气管炎急性发作、支气管哮喘和心源性肺水肿等相鉴别。如出现气胸、纵隔气肿与皮下气肿应与自发性气胸、心包炎等鉴别。

（六）治疗及康复

1. 无特效解毒剂,急性中毒的治疗主要针对呼吸系统损伤。预防和治疗喉水肿及肺水肿是处理本病的关键。

（1）迅速、安全脱离现场,移至空气新鲜处,脱去被污染衣物,立即用流动清水彻底冲洗污染的眼及皮肤。对密切接触者,均应严密观察 24 小时,观察期应避免活动,卧床休息,保持安静。严密观察呼吸系统症状,拍摄胸部 X 线片,给予对症治疗,以控制病情进展,预防喉水肿及肺水肿的发生。

（2）合理氧疗:动态监测动脉血气分析,严密监测呼吸频率、心肺检查及氧饱和度,及早给氧,必要时采用机械辅助通气,以及时纠正低氧血症。

（3）保持呼吸道通畅:喉水肿是急性硫酸二甲酯中毒的突出表现之一,严重者可导致呼吸困难、窒息死亡,应严密观察喉头水肿、悬雍垂水肿情况。可给予雾化吸入疗法,支气管解痉剂,激素雾化吸入,每日可 2~4 次,发生喉水肿及时给予激素加 1:2 000 肾上腺素雾化,必要时行气管切开术。如患者出现三至四度喉水肿,保守处理无效时应及时进行气管切开。中毒发生后第 4~10 天,患者受损伤的支气管黏膜可能出现脱落,重者可能引起窒息,导致死亡,需严加观察,及时处理。

（4）早期、足量、短程应用糖皮质激素:糖皮质激素能控制炎性渗出性病变和改善毛细血管通透性,达到阻止富有蛋白质的水肿液渗入肺泡和发生机化,缓解支气管痉挛,改善微循环,是防治肺水肿及喉水肿的关键。使用疗程视病情酌情增减。用药期间注意保护胃黏膜等防止激素副作用的发生。

（5）对症治疗:解除支气管痉挛,改善微循环,预防感染,防治并发症,维持水及电解质平衡等。

2. **眼灼伤的治疗**

（1）患者移离现场后即应立即用流动清水彻底冲洗眼,应反复翻开结膜囊以使冲洗彻底,有条件以生理盐水及 1%~2% 碳酸氢钠溶液反复交叉冲洗,用水量应达到每只眼至少 500ml,冲洗时间一般为 10 分钟以上。

（2）眼灼伤早期眼科严密随诊,按常规做外眼检查,包括眼眶、眶周皮肤、上下睑缘、结膜、巩膜及角膜组织。先用无菌玻璃棒蘸取入少许 1% 荧光素于结膜囊内,然后用生理盐水冲洗,在裂隙灯显微镜下观察角膜病变部位,同时进行内眼检查,包括前房、虹膜、瞳孔以及晶体等。

（3）眼科定期冲洗,预防感染,加速创面愈合,防止睑球粘连和其他并发症。为防止虹膜后粘连,可用 1% 阿托品散瞳。严重眼睑畸形者可施行成型术。

3. 皮肤灼伤的治疗

(1)应立即将患者移离现场,脱去被化学物污染的衣服、手套、鞋袜等,立即就近以清洁水彻底冲洗皮肤,由于硫酸二甲酯与皮肤汗液等水分结合后缓慢水解形成硫酸、硫酸氢甲酯,对皮肤起腐蚀作用,故其过程缓慢,一定要强调早期冲洗,冲洗范围应扩大,应特别注意眼及其他特殊部位如头面、手、会阴的冲洗。有条件可予 5% 碳酸氢钠溶液冲洗皮肤以中和局部形成的硫酸。由于硫酸二甲酯难溶于水,在冷水中分解缓慢,因此必须延长冲洗时间,一般要求冲洗时间不少于 20 分钟。在冲洗前,应先用吸附棉将皮肤上的油状硫酸二甲酯擦净,然后再用流动清水冲洗,冲洗后可予 3%~5% 的碳酸氢钠湿敷,减轻皮肤灼伤程度。

(2)灼伤创面应彻底清创,水疱形成后应及时去除或引流疱液,可保留干净的疱皮,清除坏死组织,深度创面应立即或早期进行切(削)痂植皮或延迟植皮。

(3)化学灼伤的常规处理与热烧伤相同。合并过敏性皮炎者应及时应用抗组织胺药物或适量糖皮质激素,促进病情痊愈。

4. 康复　急性硫酸二甲酯中毒时,患者易出现精神紧张、不安、恐惧、焦虑等不良情绪,且会因患者咳痰无力,痰液或坏死脱落的气道黏膜引流不畅等影响患者的治疗及预后,因此给予患者各种个体化非药物综合管理措施非常必要。对急性硫酸二甲酯中毒患者的呼吸康复治疗应贯穿于整个病程,包括呼吸生理与血流动力学监测、心理疏导、健康宣教、消除合并症及并发症诱因、氧疗与雾化治疗、胸部物理治疗(体位引流,胸部振动排痰,咳痰训练,经鼻、口及人工气道负压吸痰),呼吸康复锻炼等。根据病情和实际情况,进行被动性运动、腹式呼吸、缩唇呼吸训练,恢复期在最大呼吸耐受水平上选择步行或慢跑、瑜伽、太极拳等训练。

(七) 预后

急性硫酸二甲酯中毒经及时治疗绝大多数能够治愈,是否遗留后遗症及后遗症的严重程度及持续时间与急性中毒的严重程度、治疗情况、个体差异及患者有无吸烟史等有关。多数中毒患者无明显后遗症,少数重度中毒患者肺功能恢复可能需数周或数月,个别患者可能出现如肺气肿、支气管炎、支气管哮喘、喘息性慢性支气管炎、肺活量及肺弥散功能下降、气道阻力增加等后遗症,其诊断可参照 GBZ/T 228《职业性急性化学物中毒后遗症诊断标准》。

(八) 预防

1. 在硫酸二甲酯的生产、使用或运输过程中要严格遵守安全操作规程,加强职业卫生防护措施;并定期进行设备检修,杜绝跑、冒、滴、漏现象。

2. 加强职业安全教育,接触岗位附近应设置用于眼和皮肤清洗的喷淋装置;加强个人防护,应穿工作服作业,进入较高浓度作业区或设备检修及事故抢险人员必须佩戴有效的防毒口罩、防护眼镜和手套等。

3. 作业人员应进行上岗前健康检查,患有支气管哮喘、慢性阻塞性肺疾病、间质性肺病及其他器质性肺病伴肺功能异常者,不宜接触从事硫酸二甲酯作业。

十四、溴甲烷

(一) 理化性质

溴甲烷(methyl bromide,CH_3-Br)别名甲基溴、溴代甲烷,为无色透明带有甜味的液体,易挥发,穿透性强。分子量 94.95,相对密度 1.732g/cm³,熔点 −93.66℃,沸点 4.6℃,自燃点 537.22℃,蒸气密度 3.27,蒸气压 243.2kPa(25℃)。微溶于水,易溶于乙醇、乙醚、氯仿、苯、四氯化碳、二硫化碳等多数有机溶剂。不易燃烧和爆炸,在大气中遇高热、明火才燃。但挥发气体与空气混合能形成爆炸性混合物(在大气压下,蒸气与空气混合物爆炸限 13.5%~14.5%,在高压下范围较宽),遇明火、高热以及铝粉、二甲基亚砜等有燃烧爆炸的危险。燃烧后生成一氧化碳、二氧化碳、溴化氢,与活性金属粉末(如镁、铝等)能发生反应,引起分解。与碱金属接触受冲击时可着火燃烧。

（二）职业接触

溴甲烷是一种卤代物类熏蒸杀虫剂,用于粮食种子及仓贮的灭虫,因能引发诸多环境和土壤问题,20 世纪 90 年代起,世界各国政府出于安全考虑都趋于停止使用这种熏蒸剂,但在很多发展中国家仍在使用。用作化工原料,用作甲基供体、工业用低沸点溶剂、冷冻剂、灭火剂、羊毛脱脂剂、精油萃取剂、助催化剂(代替碘甲烷)、医药原料等;也用作土壤杀菌、杀虫剂;灭鼠剂等。

（三）发病机制及毒理

溴甲烷可通过呼吸道、皮肤、消化道吸收。职业中毒以呼吸道吸入为主。吸收到人体后部分可以原形呼出,大部分随血流分布全身。溴甲烷属中等毒性,中毒机制目前未完全清楚。溴甲烷具有原浆毒性,呈脂溶性,可使中枢神经系统磷脂酸与溴发生作用;或可通过干扰某些酶系统,如与酶系统的功能基团、氨基或巯基相结合,从而干扰组织细胞功能等;亦可穿过细胞膜,损害神经细胞而发病。

（四）临床表现

1. 症状及体征　急性中毒时主要作用于神经系统和呼吸系统。从接触到发病的潜伏期为数分钟到 48 小时,一般为 4~6 小时,长者可达 5 天,吸入极高浓度时可致猝死。个别亚急性中毒病例在严重神经系统症状出现前,潜伏期可长达 15 天。接触溴甲烷气体后可出现眼和黏膜刺激症状。脱离接触后渐消退。潜伏期过后,可有头痛、头晕、乏力、嗜睡、食欲降低、恶心、呕吐等症状,如病情继续发展,可出现视力模糊、复视、听力差、步态蹒跚、言语不清、共济失调、震颤。

有的可出现四肢麻木、肢体麻痹、病理反射阳性。严重中毒时可有脑水肿。因脑水肿而呈癫痫样大抽搐、躁狂、昏迷等,常预示预后不良。并可出现抑郁、淡漠、欣快、谵妄、幻觉、猜疑、妄想、激动、躁狂等,可有定向障碍,甚至行为异常等。

少数患者以精神症状为主。对呼吸系统的损害主要表现为咳嗽、咳痰、胸闷、气急及肺水肿等。有些病例以肺水肿为主,肺水肿可伴有肺部感染或化学性肺炎,严重者可导致死亡。

此外,部分病例有心肌损害,可发生心律失常;可有肝功损害,国内还有发生迟发性肝损害的报道,一例患者于中毒后 20 天出现食欲降低、肝大、肝功能异常,肝活检病理所见符合中毒性肝病;严重病例可出急性肾衰竭或循环衰竭。

液态溴甲烷和高浓度气态溴甲烷可损害皮肤。皮肤接触后 1 小时内出现烧灼感,数小时可发生红斑和水疱,逐渐融合成大疱。有时接触后可延迟至 7~9 小时后出现丘疹。

2. 实验室检查　血溴、尿溴测定可见增高,可作为接触溴甲烷指标,有助于明确诊断。中毒患者脑电图检查各脑区可见 β 活动增多,有的表现为 θ 活动或 θ 节律,或伴有多发性棘波和尖波。有的学者认为脑电图改变与血溴增高呈一致关系。脑部 CT 检查在轻度中毒者可正常或表现为神经核团低密度改变,急性期边缘模糊,有轻度占位效应,慢性期低密度边缘清楚,占位效应消失,形成脑软化。肌电图检查可有感觉、运动神经传导速度减慢等表现。胸部 X 线检查可见双肺纹理增多、增粗,分散点状、斑片状阴影等急性支气管炎、肺炎、肺水肿等征象。其他检查可见外周血白细胞总数升高、肝肾功能异常、心电图 ST-T 改变等。

(五) 诊断及鉴别诊断

1. 急性中毒 依据 GBZ 10《职业性急性溴甲烷中毒的诊断》,根据接触较大量溴甲烷职业史、急性中枢神经系统、呼吸系统损害为主的临床表现及其他必要的临床检查结果,参考现场劳动卫生学调查,综合分析,排除其他病因所致类似疾病,方可诊断。

正常人血溴在 25μmol/L 以下。一般血溴 > 62.5μmol/L(50mg/L)时属危险水平,达到 187.5μmol/L 时出现中毒症状。尿溴正常参考值为 12.5μmol/L(10mg/L)。如接触史不明确,鉴别诊断困难时,测定上述指标有参考价值。

2. 诊断分级

(1)轻度中毒:经数小时至数日潜伏期出现较明显的头晕、头痛、乏力、步态蹒跚以及食欲降低、恶心、呕吐、咳嗽、胸闷等症状,并有下列情况之一:

1)轻度意识障碍;

2)轻度呼吸困难、肺部听到少量干、湿啰音。

(2)重度中毒:以上情况明显加重并出现下列情况之一:

1)重度意识障碍;

2)肺水肿。

3. 鉴别诊断 急性溴甲烷中毒可致呼吸系统和神经系统损害,应注意与其他刺激性气体中毒、呼吸道感染、慢性支气管炎急性发作、支气管哮喘和心源性肺水肿等心肺疾病以及脑血管意外、中枢神经系统感染等疾病相鉴别。

(六) 治疗及康复

目前尚缺乏特效疗法,以对症治疗为主。

1. 患者应尽速离开中毒现场,除去污染衣服,注意保暖、安静、休息,避免过度的体力活动及精神紧张诱发加重病情。

2. 早期、短程、足量使用糖皮质激素 糖皮质激素能控制炎性渗出性病变和改善毛细血管通透性,缓解支气管痉挛,防治肺水肿及脑水肿。

3. 对症治疗 抽搐发作可用地西泮、卡马西平及丙戊酸钠等;皮肤接触后应用肥皂水清洗,眼睛接触后用清水或 2% 碳酸氢钠液洗眼;误服者应立即用 2% 碳酸氢钠液充分洗胃,而后灌入 30g 活性炭吸附毒物;忌用溴剂和吗啡。

4. 康复 急性中毒患者易出现精神紧张、不安、恐惧、焦虑等不良情绪,应进行心理疏导、健康宣教,积极配合治疗。并给予患者各种个体化非药物综合管理措施,包括意识、精神、呼吸生理与血流动力学监测、肝肾功能、消除合并症及并发症诱因等。急性期卧床患者加强体位引流,胸部振动排痰,咳痰训练,避免肺部感染,被动性活动、肌力训练。头晕、四肢乏力、抽搐患者动作宜慢,避免跌倒、坠床等意外事件发生。恢复期可循序渐进增加散步、慢跑、太极拳等有氧运动训练。

(七) 预后

急性中毒经及时治疗大多数患者可痊愈。预后及是否遗留后遗症及后遗症的严重程度及持续时间与患者的年龄、中毒严重程度、治疗情况、个体差异等有关。多数急性溴甲烷中毒患者无明显后遗症,个别重度患者可能遗留共济失调、锥体束损害等神经系统后遗症,其诊断可参照 GBZ/T 228《职业性急性化学物中毒后遗症诊断标准》。

(八) 预防

1. 加强职业安全教育,严格遵守安全操作规程,加强职业卫生防护措施;熏蒸工作人员必须经过培训,严格执行操作规程;进入熏蒸场所要穿工作服,使用供氧式防毒面具,并于用前检查防毒面具的性能;熏蒸后须经充分通风才可入内。

2. 加强个人防护,应穿工作服作业,一旦被污染,应立即用温肥皂水或 2% 碳酸氢钠清洗,后沐浴,更换被污染衣服。

3. 作业人员应进行上岗前健康检查,患有中枢神经系统疾病者不宜接触从事溴甲烷作业。

(张雪涛)

十五、甲醇

(一) 理化性质

为无色、易燃、易挥发的透明液体,易溶于水以及乙醇、酮、醚等有机溶剂。沸点为 64.7℃,熔点为 -97.8℃,蒸气密度为 1.11g/L,自燃温度为 240℃。

(二) 职业接触

主要见于甲醇的制造、运输过程以及应用—甲醇为原料和溶剂的医药、化工行业。如用于制造甲醛、甲胺、异丁烯酸酯、卤代甲烷、纤维素、摄影胶片、塑料和杀菌剂等,用于染料、树脂、橡胶和喷漆的溶剂、乙醇的变性剂,尚可用于防冻剂、管道脱水剂、复印液、汽车燃料、火炉燃料和制造甲基叔丁醚的中间体等。

(三) 发病机制及毒理

甲醇易经过呼吸道、消化道以及皮肤吸收进入人体,急性中毒以中枢神经系统损害、眼部损害以及代谢性酸中毒为特点。吸收进入人体的甲醇可迅速分布于全身各器官、组织,其中以肝脏、胃肠道以及肾脏等处含量最高,另外视神经和眼睛玻璃体等处的含量也比较高。甲醇在人体主要经过肝脏代谢,通过醇脱氢酶作用转化为甲醛,再经过醛脱氢酶氧化为甲酸,最终在过氧化氢酶作用下氧化为二氧化碳和水排出体外。甲醇的体内代谢较为缓慢,在较高浓度吸收时,体内半衰期在 24 小时以上,主要是经代谢后以二氧化碳和水的形式从呼出气及尿液中排出。除甲醇本身毒性作用外,其对人体的毒性作用还与甲醇的代谢产物甲醛、甲酸有关。甲醇及其代谢产物主要作用于神经系统,具有明显的麻醉作用。甲醇所致的代谢性酸中毒以及眼部视神经损害主要为甲酸堆积以及酸代谢异常所致。

(四) 临床表现

1. 症状及体征　急性中毒主要表现为中枢神经系统损害、眼部损害以及代谢性酸中毒。吸入大量甲醇蒸汽时,可出现眼部及呼吸道刺激症状;误服甲醇可出现消化道症状,如恶心、呕吐、腹痛及吞咽困难,可并发急性胰腺炎、消化道出血;部分人群可出现心、肝、肾损害。

(1)中枢神经系统损害:轻度中毒主要表现为头痛、头晕、乏力、嗜睡、意识模糊等;重度中毒者表现为昏迷、癫痫样发作等严重意识障碍。

(2)眼部损害:表现为视物模糊、眼痛、流泪、畏光以及眼前黑影、飞蚊症、复视等视物障碍;严重者可导致视力严重下降、失明。眼底检查可见视乳头充血、视网膜水肿以及视神经萎缩等改变。

(3)代谢性酸中毒:轻度中毒可仅表现为食欲降低、呼吸稍急促,临床表现并不明显;重度中毒主要表现为呼吸频率加深加快(Kussmal 呼吸)、血压下降以及心律失常等循环功能障碍、中枢神经系统抑制等意识障碍。

2. 实验室检查 甲醇中毒除血、尿常规、肝、肾功能以及心电图、头颅 CT 等常规检查外,其他主要须关注动脉血气分析、阴离子间隙、血清电解质以及血清淀粉酶等检测。血液及尿液中的甲醇和甲酸测定对判断甲醇接触以及中毒的诊断和治疗有帮助。

(1)血液甲醇和甲酸测定:非职业接触者血液甲醇浓度<0.016mmol/L 和甲酸浓度为0.07~0.4mmol/L。血液中甲醇和甲酸浓度增高时,可出现不同程度的中枢神经系统以及眼部损害等症状,但受个体差异以及采样时间的影响较大。

(2)尿液中甲醇和甲酸的测定:主要作为职业接触工人的生物监测指标,也可以作为中毒诊断的参考。美国 AGGIH 推荐甲醇作业工人末尿甲醇接触限值为 0.47mmol/L。

(3)血浆二氧化碳结合力不同程度下降,血气分析可见 pH 下降,乳酸增高,血糖浓度增高,酮体阳性等。

(4)眼科检查:早期可见视网膜充血、水肿,视网膜静脉充盈;视野检查有中心或旁中心暗点;图形视觉诱发电位(P-VEP)可出现异常改变。严重中毒患者视乳头及视网膜明显充血水肿并伴有视力急剧下降甚至失明,可伴有闪光视觉诱发电位(F-VEP)异常。

(5)头颅 CT 及 MRI 可以判断病情和预后,是诊断急性甲醇中毒性脑病的重要手段,严重中毒者可表现为脑白质和基底节密度减低,豆状核梗死软化灶等改变。

(五) 诊断及鉴别诊断

依据 GBZ 53《职业性急性甲醇中毒的诊断》,根据短期内较大剂量甲醇职业接触史,以中枢神经系统、代谢性酸中毒和视神经与视网膜急性损害为主的临床表现,结合实验室检查结果和现场职业卫生学调查资料,综合分析,排除其他原因所致类似疾病后可作出急性中毒的诊断。

1. 接触反应 接触甲醇后,出现头痛、头晕、乏力、视物模糊等症状好眼部、上呼吸道黏膜刺激表现,并于脱离接触后 72 小时内恢复者。

2. 诊断分级

(1)轻度中毒:出现头痛、头晕、视物模糊等症状,且具备以下任何一项者:

1)轻度、中度意识障碍(见 GBZ 76);

2)轻度代谢性酸中毒;

3)视乳头及视网膜充血、水肿、视网膜静脉充盈;或视野检查有中心或旁中心暗点;或图形视觉诱发电位(P-VEP)异常。

(2)重度中毒

1)重度意识障碍(见 GBZ 76);

2)中度、重度代谢性酸中毒;

3)视乳头及视网膜充血水肿并有视力急剧下降,或伴有闪光视觉诱发电位(F-VEP)

异常。

急性甲醇中毒须与急性氯甲烷中毒、急性异丙醇中毒、糖尿病酮症酸中毒、急性胰腺炎、急性颅内感染以及蛛网膜下腔出血等脑血管疾病进行鉴别诊断。

（六）治疗

1. 接触大量甲醇中毒者，应该迅速移离中毒现场，脱去污染衣物，清洗受污染部位；误服者在意识清醒情况下可予以催吐、洗胃等方式促进毒物排出。

2. 重度中毒者以及伴有肾脏衰竭者可以给予连续性血液净化治疗，帮助清除甲醇及其代谢产物，协助患者渡过中毒危险期。血液净化的指征：

（1）严重代谢性酸中毒（动脉血气 pH<7.25~7.30）；

（2）出现视力、眼底和精神异常；

（3）积极支持治疗后病情仍继续恶化者；

（4）肾衰竭；

（5）以常规治疗无法纠正的电解质紊乱；

（6）血液甲醇浓度>15.6mmol/L（50mg/dl）。

3. 传统的解毒药为乙醇，其作用机制是通过与甲醇竞争性结合 ADH，达到阻止甲醇经 ADH 代谢为甲酸，从而达到解毒目的。但临床治疗通常需将血清乙醇浓度至少维持在 22~33mmol/L（100~150mg/dl）的有效浓度，从而其治疗的难度及副作用限制了其临床应用。

4. 甲吡唑，作为 ADH 的竞争性抑制剂，其与 ADH 的亲和力比乙醇要高出 8 000 倍以上，从而在体内可以通过抑制 ADH，有效阻止甲醇代谢，其治疗急性甲醇中毒比乙醇更方便、更有效、更安全。其临床应用指征为：血液中甲醇浓度 ≥ 6.2mmol/L（20mg/dl）或强烈怀疑为甲醇中毒，并且至少具备以下 2 个条件：①动脉血 pH<7.3；②血清碳酸氢盐浓度<20mmol/L；③渗透间隙>10mOsm/L。

临床应用甲吡唑时，一般须先小剂量静脉滴注，避免血管刺激，然后首次负荷剂量为 15mg/kg，之后以 10mg/kg 每 12 小时给药一次，共 4 次。其后将剂量增加至 15mg/kg，每 12 小时一次，直至血清甲醇浓度将至中毒浓度以下。其副作用最常见的是注射部位发热。

5. 纠正水电解质及酸碱平衡紊乱：适当补液并根据血气分析及阴离子间隙监测情况，及时应用 5% 碳酸氢钠静脉滴注。

6. 眼部损害处理：外敷或戴眼罩避免强烈光线刺激；常规给予维生素 B_1、维生素 B_6 等血管扩张剂（烟酸、地巴唑、654-2）；必要时短期给予糖皮质激素静脉滴注治疗，或糖皮质激素眼药水点眼。

7. 对症支持治疗：保障呼吸道通畅，昏迷或呼吸衰竭者可给予呼吸兴奋剂以及辅助呼吸；防治脑水肿可给予 20% 甘露醇以及糖皮质激素快速静滴；癫痫样发作可给予地西泮，避免使用吗啡和巴比妥类药物。

（七）预后

持续昏迷、癫痫样发作、休克、心律失常以及难治性酸中毒等常为预后不良先兆，重度中毒者可导致死亡。少数急性严重中毒患者急性期后可遗留帕金森综合征；部分严重眼部损害者可导致失明或遗留各种视力障碍。

（八）预防

甲醇的生产及运输、使用过程中应密闭化，杜绝跑、冒、滴、漏以及容器破损、泄漏事故；

加强接触者的个人防护,尤其是呼吸道防护;严格工业酒精的管理和使用,避免甲醇的误服使用。劳动者须定期进行职业健康检查,对于有中枢神经系统疾病以及视网膜和视神经病劳动者,应禁忌从事接触甲醇作业。

十六、酚

(一) 理化性质

常温下为半透明的白色针状结晶,熔融状态为无色透明低黏稠液体,熔点43℃,沸点182℃;具有特殊的芳香气味。易燃易爆,易潮解;可溶于芳香烃、醇、醚、酮、卤代烃等有机溶剂,难溶于水。

(二) 职业接触

酚又名苯酚或石炭酸,主要用于生产酚醛树脂、己内酰胺,在塑料、炸药、肥料、橡胶、油漆、纺织、制药、农药、肥皂以及玩具、香水等生产、应用过程中,均可不同程度接触到酚。医药上也常应用酚作为止痒剂、消毒剂和防腐剂使用。

(三) 发病机制和毒理

酚易经过呼吸道、胃肠道以及皮肤黏膜吸收。进入人体后以肝脏含量最高,其次易积聚在中枢神经系统、肺部和血液中,主要经尿液排出,代谢产物主要为儿茶酚和对苯二酚。酚属于高毒类,主要致病作用为使蛋白质变性,并可以穿透组织,对各种细胞有直接损害作用,其毒性作用与血液中"游离"酚含量有关。酚除导致接触的部位皮肤、黏膜的直接刺激、腐蚀损害外,主要是吸收后导致全身中毒,尤其是肾脏、中枢神经系统中毒损害,并可以导致溶血。还可以抑制血管舒缩中枢、呼吸和体温调节中枢,直接损害心肌和毛细血管,导致各类心律失常和血压下降。对肝脏也有轻度损害作用。

(四) 临床表现

1. 症状和体征

(1)皮肤黏膜:皮肤接触后局部表现为红斑或无痛性苍白,严重者皮肤会被腐蚀坏死;经口腔误服者,可导致口腔、咽喉、食管严重灼伤,并伴有剧烈腹痛,严重者可导致胃肠道穿孔以及消化道出血。

(2)中枢神经系统:急性酚中毒首发症状表现,一般表现为头痛、头晕、乏力、恶心、烦躁以及不同程度的意识障碍;重度中毒者可出现昏迷以及全身肌肉震颤,伴有反复阵发性抽搐样发作。

(3)肾脏损害:是酚中毒的最常见靶器官,小面积酚灼伤即可发生肾脏损害,一般在中毒后24h内出现。轻症者表现为尿中出现红、白细胞,尿蛋白增多,尿比重增高;血清尿素氮、肌酐增高;超声检查可见双肾体积增大;重症病例可因急性肾衰竭导致死亡。

(4)心血管系统:中毒早期血压可出现升高,但当酚灼伤面积>20%,早期即可出现面色苍白、冷汗、血压下降等休克症状;心电图可出现心动过速、频发早搏、房颤等各类心律失常。

(5)血液系统:主要表现为溶血,通常在皮肤灼伤后2小时内出现,2~10天可恢复。大部分发生在酚灼伤皮肤面积>10%患者。

(6)其他:胃肠道吸收者,呼出气带酚味;长时间低浓度接触酚,可出现头痛、头晕、失眠、易激惹、食欲降低、腹泻等;少部分人可出现肝功能损害。

2. 实验室检查　除酚中毒导致的肾功能损害、肝脏损害以及溶血等改变外,尿酚可作为酚中毒的生物接触指标。尿酚检测宜在中毒早期进行,急性酚中毒时,尿总酚大多明显超过职业生物接触限值 150mmol/mol 肌酐(见 WS/T 267)。

(五) 诊断及鉴别诊断

依据 GBZ 91《职业性急性酚中毒诊断标准》,根据短期内有大量酚的职业接触史,出现以中枢神经系统、肾脏、心血管、血液等一个或多个系统急性损害为主的临床表现,结合实验室检查结果和职业卫生学资料,酚中毒诊断一般并不困难。

1. 观察对象　酚灼伤皮肤后,无酚中毒临床表现者(参见 GBZ 51)。

2. 轻度中毒　酚灼伤皮肤后可有头痛、头晕、恶心、乏力等症状,并具备以下任何一项表现者:

1)轻、中度肾脏损害(参见 GBZ 79);

2)溶血(参见 GBZ 75)。

3. 重度中毒　具备以下任何一项表现者:

1)昏迷;

2)反复抽搐;

3)休克;

4)急性肾衰竭。

呼出气以及呕吐物伴有酚味,以及尿液呈暗黑色均有助于明确诊断。早期收集血液、尿液样本进行血酚、尿酚等生物标志物进行定性及定量检测,也有助于明确诊断。

酚中毒主要须与其他强烈腐蚀性化学物(如强酸、强碱、甲酚、其他酚化合物)引起的急性中毒和皮肤灼伤进行鉴别诊断。

(六) 治疗

处置的关键在于早期对毒物的清除、血液净化、保护肾脏等。急性酚中毒目前无特效解毒剂,处置的关键在于早期对毒物的清除创面的有效处理以及对症支持治疗。

1. 创面处理:

(1)迅速脱离现场,脱去污染衣物,立即用吸附棉拭去污染物,彻底洗消皮肤黏膜,首选使用 50% 的聚乙烯乙二醇溶液(PEG-300 或 PEG-400)冲洗创面至闻不到苯酚气味为止。如果没有 PEG,也可以用甘油溶液代替,再次是使用高密度的水冲淋,然后再用肥皂水冲洗 15 分钟。用水冲洗时,水量要大,以减少苯酚在皮肤上的停留时间。

(2)经前述处理创面再用清水冲洗干净后,用 4%~5% 碳酸氢钠溶液湿敷 1~2 小时。

(3)酚灼伤以 Ⅱ 度灼伤最为常见,一般只达真皮浅层,愈合后大多数无瘢痕形成,故灼伤创面早期只需彻底清创,并不需要进行切削痂处理。

2. 眼部污染者可用大量清水或 2% 碳酸氢钠溶液连续冲洗至少 15 分钟以上。呼吸道吸入者,应立即给予局部雾化治疗,注意保暖,并给予吸氧及对症处理。

3. 口服吸收者,在意识清醒状态下,应立即给予蓖麻油或其他植物油 15~30ml 催吐。或给予温水洗胃,直至洗出液体无酚味为止。误服时间较长者,因黏膜已有严重腐蚀,不宜继续应用植物油催吐或洗胃,以免加重毒物吸收或导致胃肠穿孔危险。可以口服牛奶或蛋清,并给予 50% 硫酸镁导泻。

4. 血液净化疗法:应早期采用及预防性使用透析或血液灌流等措施,促进毒物排出及保护肾功能。

5. 按内科常规对肝、肾功能损害以及心律失常等并发症进行处理；积极补液、利尿、碱化尿液，以加快毒物排泄，并利于防治肾衰竭；注意防治脑水肿、肺水肿，以及保护中枢神经系统功能；防治血管内溶血，积极支持治疗。

（七）预后

轻、中度中毒患者经积极对症支持处理后大部分能好转；重症患者可导致死亡，主要致死原因为急性肾衰竭。大面积灼伤患者往往需要植皮手术治疗。

（八）预防

在生产、使用、贮藏和运输酚的过程中必须严格安全生产管理，加强劳动者职业卫生防护，避免皮肤、黏膜直接接触酚。对于需要加热可能导致酚蒸汽泄漏的操作必须密闭化处理，并加强通风措施。注意防火、防爆、防雷击，做好含酚污水的处理。生产岗位应配备冲淋设备。劳动者须定期进行职业健康检查，及时发现职业禁忌证或疑似职业病患者。

（刘永泉、时庆华）

十七、苯的氨基及硝基化合物

（一）理化性质

该类化合物常温下多为固体或液体，沸点高、挥发性较低，难溶或不溶于水，硝基苯在水中的溶解度仅为 0.2g/100ml，苯胺在水中的溶解度稍高也只有 3.4g/100ml，易溶于脂肪、醇、醚及其他有机溶剂。苯胺纯品为无色油状液体，易挥发，具有特殊臭味，久置颜色可变为棕色。熔点 $-6.2℃$，沸点 184.30℃，蒸气密度 3.22g/L，中等度溶于水，能溶于苯、乙醇、乙醚、氯仿等有机溶剂，呈碱性，能与盐酸或硫酸化合成盐酸盐或硫酸盐。硝基苯是无色或微黄色油状液体，沸点 210.9℃，熔点 5.7℃，蒸汽密度 4.1g/L。微溶于水，溶于乙醇、乙醚、苯等有机溶剂。遇明火、高热会燃烧、爆炸、与硝酸反应剧烈。见光颜色变深，其污染后的吸收率为 $2mg/cm^2/h$。蒸汽可同时经皮肤和呼吸道吸收。

（二）职业接触

苯的氨基及硝基化合物是重要的化工原料，广泛用于制造染料、药物、涂料、炸药、油墨、香料、农药、橡胶、塑料等工业。在生产环境中，本类毒物以粉尘或蒸汽的形式存在，可经呼吸道和皮肤黏膜双重途径吸收中毒，液态毒物污染、喷溅至皮肤是导致事故性急性中毒的主要原因。误服或污染食物均可导致中毒。

（三）发病机制及毒理

该类化合物的主要毒性是血液及肝脏、肾脏毒性，氨基衍生物的膀胱毒性相对较强，硝基衍生物的肝脏毒性相对较强，酚基衍生物和部分硝基衍生物神经毒性较强，联苯胺、萘胺等具有致癌性（可致膀胱癌）。

1. 血液毒性

（1）形成高铁血红蛋白（MetHb）：高铁血红蛋白形成剂分为直接和间接两类，前者如对氨基酚、对氯硝基苯以及亚硝酸盐、硝化甘油、苯肼、苯醌等，直接与 Hb 反应生成 MetHb，苯的氨基及硝基化合物中多数为间接高铁血红蛋白形成剂，即经过体内代谢转化生成某种具有氧化作用的代谢产物，可使 Hb 变成 MetHb。如苯胺，在体内被迅速氧化为苯基羟胺，再氧化为对氨基酚，与体内硫酸或葡糖醛酸结合经尿排泄。苯基羟胺具有强氧化性，可使 Hb 中的 Fe^{2+} 氧化成 Fe^{3+}，形成 MetHb，从而失去携氧能力。而硝基苯在体内主要有两种代谢途径,一氧化生成对硝基酚,再被还原为对亚硝基酚和苯醌亚胺,再氧化生成对氨基酚。二还原生成亚硝基苯,再被还原为苯基羟胺和苯胺,最后代谢为对氨基酚。硝基苯代谢较苯胺缓慢,形成 MetHb 比苯胺慢,但毒性较大。苯胺、硝基苯主要代谢途径见图 4-5-1。

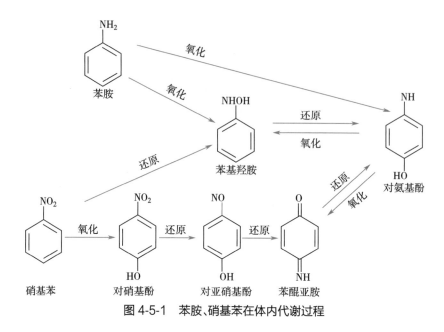

图 4-5-1 苯胺、硝基苯在体内代谢过程

有的本类化合物不形成 MetHb 或形成能力特别弱:如联苯胺、二硝基酚等。文献报道 5- 硝基邻甲苯胺、2- 甲基 -4- 硝基苯胺、对亚硝基二甲苯胺、3- 氯 -2- 甲基苯胺中毒病例,未观察到高铁血红蛋白血症,5- 硝基邻甲苯胺、2- 甲基 -4- 硝基苯胺主要表现为肝脏损害,对亚硝基二甲苯胺对皮肤具有明显刺激和致敏作用,3- 氯 -2- 甲基苯胺中毒主要表现为化学性膀胱炎。

(2)溶血作用:与形成 MetHb 有关,但在程度上不平行。MetHb 不能携氧,使能量代谢受抑,还原性谷胱甘肽(GSH)减少,红细胞膜正常功能受损,导致红细胞破裂,发生溶血。本类化合物还可直接作用于珠蛋白分子中的巯基,使珠蛋白变性,变性的珠蛋白沉着在红细胞内,形成变性珠蛋白小体(Heinz 小体,Heinz body HzB)。这种小体通过两种途径损伤红细胞:一是变性珠蛋白与膜之间形成二硫化合物,使两者紧密相连,从而影响膜的结构和功能;二是红细胞随小体的形成而丢失表面积,使红细胞表面积与体积之比变小,对阳离子的通透性增加,导致红细胞寿命缩短。带 HzB 的红细胞经过脾时,可被吞噬细胞识别而被吞噬。因此,具有 HzB 的红细胞容易发生溶血反应。

2. 肝脏毒性 苯的硝基衍生物肝脏毒性最为常见,可直接作用于肝细胞引起中毒性肝损害,缺氧和溶血可致继发性肝损害。GSH 减少,脂质过氧化增强,肝细胞膜损伤,细胞内游离钙浓度升高导致钙稳态紊乱,造成肝细胞损害。急性中毒时肝脏损害多出现在高铁血红蛋白之后。

3. 肾脏和膀胱毒性 本类化合物可直接作用于肾脏,引起肾小球及肾小管上皮细胞变性坏死;其代谢产物多经过肾脏排泄,可造成间接损害。大量溶血后,红细胞溶解产物等在肾脏沉积造成继发性损害。肾脏和膀胱毒性在苯的氨基衍生物更多见。

4. 皮肤黏膜刺激和致敏作用　本类化合物对皮肤具有脱脂性,多数具有一定刺激性,特别是含有卤素基团的,含有苯酚基、氨基的多有腐蚀性,高浓度接触或反复接触可致皮肤灼痛、红斑、疱疹,严重者可致皮肤坏死。长期低浓度反复接触也可致皮肤屏障、结构破坏,急慢性炎症、过度角化。

5. 其他

(1)眼晶状体损害:本类化合物中部分硝基衍生物可致眼晶状体白内障,三硝基甲苯最常见,二硝基酚、二硝基邻甲酚也有病例报道。

(2)致癌作用:目前公认的能够导致职业性肿瘤的本类毒物是联苯胺、β-萘胺引起的膀胱癌。为肾盂、输尿管移行上皮细胞癌。吸烟与接触联苯胺有协同致癌作用。有调查报道接触邻甲苯胺工人膀胱癌的发生率增加,但尚未肯定。

(3)硝基酚类化合物可促进新陈代谢,抑制磷酰化过程,出现高热、高代谢表现。

(4)神经系统损害:急性期可有神经细胞水肿、变性,缓慢中毒可见脑萎缩,周围神经源性损害。

(5)心血管系统损害:心肌细胞损害和传导系统异常,可见 ST-T 改变、心动过速、各种心律异常,有的呈心肌梗死样表现,心肌酶、肌钙蛋白明显升高。

(四) 临床表现

1. 症状及体征　急性苯的氨基及硝基化合物中毒表现为以高铁血红蛋白血症、血管内溶血及肝脏、肾脏损害为主的临床综合征。氨基衍生物可伴有化学性膀胱炎。慢性中毒可表现为单一中毒性肝病或接触性皮炎等。

(1)潜伏期:一般较短,笔者统计分析了国内外文献报道的急性苯的氨基及硝基化合物中毒病例 1 240 例,其中有明确潜伏期者 914 例,4 小时以内发病的占 62.36%。最短的暴露仅 4min 即出现典型中毒症状。苯胺类化合物中毒潜伏期(3.31 小时 ±5.23 小时),明显较硝基苯类为短(5.85 小时 ±5.94 小时)。

(2)高铁血红蛋白血症:突出表现为发绀,发绀是由于血中高铁血红蛋白增加,表现为皮肤及黏膜呈现青紫现象。伴有不同程度缺氧症状,症状往往与发绀程度不对称,此特点有助于早期诊断。当血中高铁血红蛋白浓度达 10% 以上,即可出现发绀。轻微发绀:患者出现口唇、鼻尖、耳垂等末梢部位的青紫,可无明显不适症状;明显发绀:患者全身皮肤、黏膜明显呈紫色,伴有乏力、头晕、气短等明显缺氧症状,血氧饱和度可降低;重度发绀:全身性皮肤黏膜呈铅灰色,常伴有呼吸困难、心跳加快、恶心、呕吐、昏迷等严重缺氧症状。

(3)溶血:本类化合物引起的溶血为急性血管内溶血,起病急,突出表现是茶色或酱油色尿,可有头晕、乏力、心悸、腰痛、害冷或寒战等症状,检查表现溶血性贫血特征。MetHb 越高者,越易发生溶血,但其程度又不完全平行。HzB 的浓度与溶血程度高度相关。通常于中毒后 7~24 小时检出,24~72 小时达高峰,>25% 易发生溶血,重度中毒常>50%。硝基苯、邻硝基氯苯、对硝基氯苯、邻硝基甲苯等形成 MetHb 的作用较强,而间二硝基苯、间硝基苯胺、对硝基苯胺形成 MetHb 的作用较强,更易发生溶血。

(4)化学性膀胱炎:苯胺类较易发生,临床症状有尿频、尿急、尿痛、血尿、尿失禁、膀胱痉挛等。尿常规异常,可见白细胞、红细胞、蛋白甚至管型,应与尿路感染相鉴别。

(5)肝、肾脏器损害:苯的氨基、硝基化合物可直接或间接造成肝、肾脏器损害。急性中毒后,一般经过 2~7 天的潜伏期可出现黄疸、恶心、食欲降低、肝功异常等中毒性肝病的表现,转氨酶、总胆红素、间接胆红素明显升高。也可出现腰痛、尿色异常、尿少、排尿困难等肾脏损害表现,随着病情恢复多可治愈。间断较高浓度或长期低浓度接触苯的氨基及硝基化合物,可致亚急性或慢性肝脏损害。

(6)皮肤损害:接触苯的氨基、硝基化合物可引起刺激性接触性皮炎或过敏性皮炎,长期反复不愈可致湿疹样变;高浓度可引起局部化学灼伤,特别是刺激性较强的苯胺类。苯酚基化合物直接接触可致皮肤结痂坏死。

2. 实验室检查

(1)MetHb:可用等吸收点法、计算分光光度法、氰化高铁血红蛋白(HiCN)法测定。多在一次大剂量接触后 0.5~3 小时出现,少数出现于中毒后 4 ~5 小时,未见超过 5 小时者,其在体内的含量与中毒程度具有较好的平行性。但 MetHb 不稳定,体内可被红细胞酶还原,使用亚甲蓝治疗后迅速下降,在空气中搁置也可部分还原,因此需要尽早测定,采样后 1h 内完成实验。

(2)HzB:血涂片染色后油镜镜检计数,一般于中毒后 7~24 小时检出,其高峰出现在 24~72 小时,并持续 3~4 天。检出越早、阳性率越高,病情越重,中毒患者检查阳性率大于 80%。

(3)尿对氨基酚:苯胺的代谢产物。采用盐酸萘乙二胺分光光度法或高效液相色谱法测定。急性中毒患者入院后尽早测定,24 小时清除 89%。慢性中毒采集班后或班末 2 小时尿样。我国尚未制订接触限值。美国 ACGIH 生物接触限值为尿对氨基酚 50mg/g 肌酐。

(4)尿对硝基酚:硝基苯类衍生物体内主要代谢产物。我国规定的测定方法有分光光度法和高效液相色谱法。但尚未制定生物接触限值,美国 ACGIH 生物接触限值为尿对硝基酚 5mg/g 肌酐。有人做过研究:人接触本品 5mg/m^3,尿中对硝基酚可达 0.011~0.039mmol/L (1.5~5.5mg/L)。

(五)诊断及鉴别诊断

1. 诊断原则　根据短期内接触较大量苯的氨基、硝基化合物的职业史,以高铁血红蛋白血症、血管内溶血及肝脏、肾脏损害为主要临床表现,结合现场职业卫生学调查和实验室检查结果,进行综合分析,排除其他原因所引起的类似疾病后,方可诊断。

2. 诊断分级　GBZ 30《职业性急性苯的氨基、硝基化合物中毒的诊断》中,将职业性急性苯的氨基、硝基化合物中毒分为轻度、中度和重度三级。

(1)轻度中毒:口唇、耳廓、指(趾)端轻微发绀,可伴有头晕、头痛、乏力、胸闷等轻度缺氧症状,血高铁血红蛋白浓度 ≥10%。

(2)中度中毒:皮肤、黏膜明显发绀,出现心悸、气短、恶心、呕吐、反应迟钝、嗜睡等明显缺氧症状,血高铁血红蛋白浓度 ≥10%,且伴有以下任何一项者:

1)轻度溶血性贫血,变性珠蛋白小体可升高(见 GBZ 75);

2)急性轻 - 中度中毒性肝病(见 GBZ 59);

3)轻 - 中度中毒性肾病(见 GBZ 79);

4)化学性膀胱炎。

(3)重度中毒:皮肤黏膜重度发绀,可伴意识障碍,血高铁血红蛋白浓度 ≥10%,且伴有以下任何一项者:

1)重度溶血性贫血(见 GBZ 75);

2）急性重度中毒性肝病（见 GBZ 59）；

3）重度中毒性肾病（见 GBZ 79）。

GBZ 30 适用于以急性 MetHb 血症、溶血为主的临床综合症状的诊断。本类化合物中毒以单纯中毒性肝病为主要临床表现的，以职业性中毒性肝病的诊断标准 GBZ 59 进行诊断。本类化合物导致的膀胱癌按照职业性肿瘤的诊断标准 GBZ 94 进行诊断。

本病应与能导致高铁血红蛋白血症的其他疾病相鉴别，如：急性亚硝酸盐中毒、肠源性发绀、某些药物中毒等。常见的可导致高铁血红蛋白的药物或其他化学品有：扑疟喹、亚硝酸盐、亚硝酸乙酯、伯氨喹啉、氯酸钾、次硝酸铋、磺胺类、非那西丁、苯丙砜、多黏菌素 B、醚类、氮氧化物、硝基甲烷等。急性亚硝酸盐中毒导致的高铁血红蛋白血症通常不伴有溶血性贫血及中毒性肝损害，应结合病史排除。变性珠蛋白小体亦可由其他疾病引起，如不稳定血红蛋白病、6- 磷酸葡萄糖脱氢酶缺陷症等。

（六）治疗及康复

1. 迅速清除毒物，防止毒物再吸收　立即帮助患者撤离中毒现场，至上风向安全地区，脱去污染衣物，先用肥皂水再用大量清水彻底冲洗污染皮肤、头发，眼睛有污染的要先行冲洗，然后安全转院。院内可行进一步皮肤洗消，误服者尽快给予洗胃，灌服活性炭水，口服甘露醇导泻，重度中毒患者可考虑选用血液净化治疗。

2. 特效解毒药物治疗　常用小剂量亚甲蓝治疗，1% 亚甲蓝溶液，1~2mg/kg 计算剂量，分次稀释静注。一般很快见效，使用后疗效不明显时，应积极寻找原因，而不应盲目加大剂量，大剂量时为氧化作用反而加重病情。注射过快或一次用量过大可出现恶心、呕吐、腹痛，甚至抽搐、惊厥。轻度中毒患者可给予 5%~10% 葡萄糖溶液 500ml 加维生素 C 3.0~5.0g 静脉滴注。10%~25% 硫代硫酸钠 10~30ml 静注。

3. 血液净化疗法　轻、中度患者一般不需要，重度中毒患者伴有严重溶血或严重肝、肾功能损害时，可根据病情选择血液灌流、血液透析或连续性动静脉血液滤过。当检出变性珠蛋白小体>50% 时，也可及早考虑换血疗法，以防止溶血的发生，但换血量至少需 2 000ml，否则难以保证疗效。

4. 溶血性贫血的治疗　轻度不需要处理。根据病情可短程适量应用糖皮质激素治疗。溶血严重者需给予输注新鲜血液，血浆置换，注意碱化尿液，保护肾脏。

5. 中毒性肝损害的治疗　早给予葡醛内酯、谷胱甘肽、护肝片及 B 族维生素、维生素 C 等保肝药物。

6. 其他对症支持治疗　维持生命体征和水电解质平衡。心电监护，及时纠正心律失常。有高热时给予物理降温或亚冬眠药物治疗。

（七）预后

本类急性中毒，及时采用上述综合治疗，治愈率较高。笔者汇总分析了 1979 年来国内文献报道的 1 240 例中毒病例，治愈率高达 98.71%，病死率 1.13%。死亡 14 例，死亡原因主要为多脏器功能衰竭。仅有 5 例重度中毒者使用了血液净化疗法（3 例血液灌流，1 例血浆置换，1 例血液透析与血液灌流同时使用）。2 例遗留神经系统后遗症。轻度中毒用药 0.5~1 小时即可见效，24 小时内症状消失；中度中毒者在 2~3 天内症状缓解或消失，1 周内可痊愈；重度中毒者病情迁延，多在 1 个月左右痊愈。肝脏损害经积极保肝治疗后通常在 4~8 周恢复。

(八) 预防

1. 改进生产工艺　以无毒或低毒物质代替高毒物质。如用硝基苯加氢法代替铁粉还原法生产苯胺,可杜绝工人因进入反应锅内去除铁泥而引起的急性中毒;提高生产自动化、密闭化程度,尽量减少人工投料、人工观察等接触机会;改进设备,防止跑、冒、滴、漏,杜绝事故发生。

2. 加强生产环境的通风排毒设施,设置足够的毒物监测报警设备。定期检测车间空气中毒物的浓度,使车间空气毒物浓度不超过国家最高允许浓度标准。

3. 建立安全生产制度,定期对设备管道进行检维修。定期对职工进行安全生产和职业卫生培训,使之严格遵守操作规程,杜绝违章操作。

4. 加强个体防护　本类化合物中毒多数为皮肤和呼吸道双重吸收中毒,尤其应重视皮肤污染问题。作业工人应合理使用工作服、防毒口罩及手套等个体防护用品,工作时要穿“三紧”(袖口、领口和裤口紧)工作服,工作后彻底淋浴。苯胺污染手时,可用 75% 酒精或肥皂水清洗。工作区应设置足够的喷淋和淋浴设备,便于工人应急洗消和班后淋浴,但水温不应超过 40℃。

5. 加强职业健康监护　上岗前及在岗期间定期对职工进行体检,遇发生急性泄漏事故时,及时对所有暴露职工进行应急体检。凡有肝病、肾病、血液病、葡糖 -6- 磷酸脱氢酶(G-6-PD)缺陷以及慢性皮肤病者,如久治不愈的慢性湿疹、银屑病等,不宜从事此类作业。

(宋平平、闫永建)

十八、三硝基甲苯

(一) 理化性质

TNT 有六种异构体,本品为 α 异构体,即 2,4,6- 三硝基甲苯,呈灰黄色晶体。分子量 227.13,密度 1.654g/L,熔点 80.65℃,沸点 240℃ (爆炸)。不溶于水、微溶于乙醇、乙醚,易溶于氯仿、苯、甲苯、丙酮等。TNT 突然受热或受到摩擦震动、撞击时可引起爆炸。

(二) 职业接触

三硝基甲苯(Trinitrotoluene,TNT),俗称黄色炸药。主要用于国防工业;也常用于采矿和开凿隧道等。因此在制造硝铵炸药时,在粉碎、球磨、过筛、配料及装药等生产工艺过程中,都可接触大量 TNT 粉尘。但我国目前已改进硝铵炸药生产工艺,生产环境接触高浓度 TNT 的机会已大大减少。

(三) 发病机制及毒理

TNT 可经皮肤、呼吸道及消化道进入人体内,但在生产劳动中职业接触主要经皮肤和呼吸道吸入。由于 TNT 有亲脂性易吸附在皮肤表面,特别在夏季气温高,湿度大,工人暴露的皮肤面积大,易经皮肤吸收。职业接触 TNT 时皮肤是主要吸收途径,经皮肤吸收是当前 TNT 慢性中毒的主要原因。TNT 在体内分布取决于进入途径。动物实验表明,在经口染毒条件下,^{14}C-TNT 以低含量较均匀地分布于全身,肝、肾、血液含量不到 1%,但消化道浓度较高;经皮吸收后,肌肉含量较多,而肝、肾浓度较低;经气管注入后,所有器官中皆有较高浓度。给小鼠一次腹腔注射 ^{3}H-TNT 后,TNT 广泛分布于肝、肾、脑、睾丸及眼等组织。TNT 在晶状体、房水和肝脏内平均滞留时间(MRT)较长,分别为 32.6 小时、26.71 小时、22.2 小时。

进入体内的 TNT 除一部分以原形经尿排出体外,主要转化途径为:①氧化还原:部分经硝基还原,最终形成氨基,部分经甲基氧化为羧基。②TNT 的苯环氧化成酚类化合物。

③结合反应,TNT 的多种代谢产物与葡萄糖醛酸结合。TNT 及其代谢物主要经尿排泄,尿粪排泄比为 5∶1。接触 TNT 工人尿内可检出十余种代谢产物,Hb 加合物 4- 氨基 -2,6- 二硝基甲苯(4ADNT)和尿液代谢产物是暴露于 TNT 的生物标志物,尿半排期为 0.81 天,24 小时尿粪 TNT 排出量占 5 天总排出量的 90% 以上。

TNT 爆炸后产生大量氮氧化物,俗称硝烟,主要成分为一氧化氮和二氧化氮,以二氧化氮为主。二氧化氮生物活性大,毒性为一氧化氮的 4~5 倍,氮氧化物溶解度低,对眼和上呼吸道黏膜刺激作用亦小,主要作用于深部呼吸道,与呼吸道水份缓慢作用,经一段时间的潜伏期(一般 6~72 小时)可出现肺水肿。

TNT 主要毒作用为肝脏、晶状体、血液和神经系统损害。①白内障:眼晶状体是 TNT 慢性损害的主要靶器官,导致中毒性白内障。形成机制尚不清楚,有学者认为,是其代谢产物或致 MetHb 升高沉积于晶体所引起。也有人认为与 TNT 引起的眼晶体代谢失调或脂质过氧化有关。②肝脏损害:TNT 对肝脏的急性病理改变主要是肝细胞坏死和脂肪变性;慢性改变主要是肝细胞再生和纤维增生。其导致肝损害的机制可能是:① TNT 与体内氨基酸结合,导致氨基酸缺乏,肝细胞营养不良所致。② TNT 在体内可转化为硝基自由基,使活性氧生成显著增加,可诱发脂质过氧化和细胞钙稳态失调。

(四) 临床表现

三硝基甲苯主要通过呼吸道和皮肤侵入人体。在生产和使用过程中,多为长期低剂量接触,导致慢性中毒,引起肝损伤、贫血及中毒性白内障等。短时间内接触高浓度 TNT 可致急性中毒,现已少见。

1. 症状及体征 在生产条件下,TNT 急性中毒很少见,以慢性中毒为主。

(1)急性中毒

1)轻度中毒:患者有头晕、头痛、恶心、呕吐、食欲降低、上腹部痛,面色苍白,口唇、鼻尖、耳廓、指(趾)端发绀,尿急、尿频和排尿痛等。

2)重度中毒:除上述症状加重外,患者意识不清,呼吸浅表、频速,大小便失禁,瞳孔散大,对光反应消失,角膜及腱反射消失,严重者可因呼吸麻痹死亡。

(2)慢性中毒:主要是肝脏、眼晶状体、血液和神经系统的损害。

1)肝病:可有乏力、纳差、恶心、呕吐、腹痛、肝区疼痛、便秘等症状,检查可见黄疸、肝脏肿大、肝区叩痛。

2)眼晶状体改变:形成 TNT 中毒性白内障,晶状体混浊的形态、色泽、分布等具有明显的特征:

①发病部位:初期在晶状体周边部可见皮质内细沙样灰黄色点状混浊,逐渐形成完整的环形混浊(暗影),再以周围环为底逐渐形成多个尖向中心的楔形混浊,进一步晶体中央部出现花瓣状或盘状混浊。

②发病时间:一般接触 TNT 工龄 6 个月至 3 年可发生白内障。工龄越长发病率越高,10 年以上工龄发病率为 78.5%,15 年以上高达 83.65%。

③白内障形成后,即使不再接触 TNT,仍可进展或加重,脱离接触时未发现白内障的工人数年后仍可发生。

④一般不影响视力,但晶体中央部出现混浊,可使视力下降。

⑤ TNT 白内障与 TNT 中毒性肝病发病不平行。

（3）血液系统改变：暴露于高浓度 TNT 可致造血功能异常，出现贫血，甚至再生障碍性贫血。但这类病例较少见。

（4）皮肤改变：有的接触 TNT 工人出现"TNT 面容"，表现为面色苍白、口唇、耳廓青紫色。另外手、前臂、颈部等裸露部位皮肤产生过敏性皮炎，黄染，严重时呈鳞状脱屑。

（5）生殖功能影响：文献报道接触 TNT 男工有性功能低下（性欲低下、早泄与阳痿等）。接触者血清睾酮含量显著降低。女工则表现为月经周期异常，月经量过多或过少，痛经等。

2. 实验室检查

（1）肝功能：血清丙氨酸氨基转移酶（ALT）、天门冬氨酸氨基转移酶（AST）、γ- 谷氨酰转肽酶（γ-GT）、血清肝胆酸（CG）、血清转铁蛋白（TF）和前白蛋白（PA）、色氨酸耐量试验（ITTT）、吲哚氰绿试验（ICG）等指标均可见异常。

（2）血常规：TNT 可引起血红蛋白、中性粒细胞及血小板减少，也可出现赫恩氏小体，严重者可出现再生障碍性贫血。

（3）腹部超声检查：以肝实质回声增粗及慢性肝病图像为主，其次是肝脂肪变性改变。

（4）精液检查：精液量显著减少，精子活动率<60% 者显著增多，精子形态异常率增高。

（五）诊断

依据 GBZ 69《职业性慢性三硝基甲苯中毒诊断标准》进行诊断。

1. 急性中毒　少见。有短时间大量 TNT 暴露史，出现发绀等高铁血红蛋白血症为主的临床表现，严重者可出现昏迷、呼吸衰竭。实验室检出 MetHb 或 HzB 有助于诊断。

2. 慢性中毒

（1）诊断原则：根据长期三硝基甲苯职业接触史，出现肝脏、血液及神经等器官或者系统功能损害的临床表现，结合职业卫生学调查资料和实验室检查结果，综合分析，排除其他病因所致的类似疾病，方可诊断。

（2）诊断分级：根据 GBZ 69 把职业性慢性三硝基甲苯中毒分为三度：

1）轻度中毒：有乏力、食欲减退、恶心、厌油、肝区痛等症状持续 3 个月以上，伴有至少一项肝功能生化指标异常，并具有下列表现之一者：

①肝大，质软，有压痛或叩痛；

②肝功能试验轻度异常；

③腹部超声图像提示慢性肝病改变；

④神经衰弱样症状伴肝功能指标任意 2 项异常改变。

2）中度中毒：在轻度中毒的基础上，具有下列表现之一者：

①肝功能试验中度异常；

②腹部超声图像提示肝硬化改变；

③脾大；

④出现肝硬化并发食管 - 胃底静脉曲张；

⑤溶血性贫血。

3）重度中毒：在中度中毒的基础上，具有下列表现之一者：

①肝功能试验重度异常；

②腹部超声图像提示肝硬化伴大量腹水；

③出现肝硬化并发症食管 - 胃底静脉曲张破裂、肝性脑病、自发性细菌性腹膜炎中一

项者。

3. TNT 白内障

(1)诊断原则:根据密切的 TNT 职业接触史,出现以双眼晶状体混浊改变为主的临床表现,结合必要的动态观察,参考作业环境职业卫生调查,综合分析,排除其他病因所致的类似晶状体改变后,方可诊断。

(2)诊断分级:根据 GBZ45 职业性三硝基甲苯白内障分级如下:

1)观察对象:长期接触 TNT 后,裂隙灯显微镜直接焦点照明检查可见晶状体周边部皮质内有灰黄色均匀一致的细点状混浊,弥散光照明检查或晶状体摄影照相检查时细点状混浊形成半环状或近环形暗影,但尚未形成完整的环形暗影。每年复查一次,经连续 5 年观察上述改变无变化者,终止观察。

2)壹期白内障:裂隙灯显微镜检查和 / 或晶状体摄影照相可见晶状体周边部皮质内灰黄色细点状混浊,组合为完整的环形暗影,其环形混浊最大环宽小于晶状体半径的1/3。视功能不受影响或正常。

3)贰期白内障:晶状体周边部灰黄色细点状混浊向前后皮质及成人核延伸,形成楔状,楔底向周边、楔尖指向中心。周边部环形混浊的范围等于或大于晶状体半径的1/3。或在晶状体周边部混浊基础上,瞳孔区晶状体前皮质内或前成人核出现相当于瞳孔直径大小的完全或不完全的环形混浊。视功能可不受影响或正常或轻度障碍。

4)叁期白内障:晶状体周边部环形混浊的范围等于或大于晶状体半径的2/3。或瞳孔区晶状体前皮质内或前成人核有致密的点状混浊构成花瓣状或盘状或晶状体完全混浊。视功能受到明显影响。

(六) 治疗及康复

1. 急性中毒治疗原则:同急性苯的氨基和硝基化合物中毒。三硝基甲苯污染手时,可用 5% 亚硫酸钠洗手,或用 10% 亚硫酸钾肥皂洗手。该品遇三硝基甲苯即变为红色,如将红色全部洗净,即表示皮肤污染已去除。也可用浸过 9 : 1 的酒精、氢氧化钠溶液的棉球擦手,如不出现黄色,则表示三硝基甲苯污染已清除。

2. 慢性中毒治疗原则

(1)保肝降酶:可应用葡醛内酯、大剂量维生素 C、甘草酸制剂、水飞蓟素类、还原型谷胱甘肽、S- 腺苷蛋氨酸和多烯磷脂酰胆碱等药物。

(2)重症患者出现肝功能衰竭时,建议采用人工肝支持疗法,高危患者,应考虑肝移植治疗。

(3)其他治疗原则与内科相同。

3. 其他处理

(1)慢性轻度 TNT 中毒经治疗好转后,不宜继续从事肝脏损害的职业病危害因素作业。

(2)慢性中度和重度 TNT 中毒,迁延不愈者需长期休息和治疗。

(3)处理原则

1)治疗原则:按白内障常规治疗处理。如晶状体大部或完全混浊,可施行白内障摘除、人工晶状体植入术。

2)其他处理:观察对象每年复查一次。诊断为 TNT 白内障者应调离 TNT 作业。

4. 康复治疗 TNT 中毒引起白内障患者多年龄偏大,受文化水平限制,出现视力障碍后因缺乏对健康知识正确、客观认知等因素,极易出现负性情绪,已手术的患者仍不能获得理想术后视力效果,因此系统、连续性的健康教育更加重要。我们建议对该部分人群建立健康档案,定期随访,指导患者避免过度用眼、强光刺激、暗光环境下看书或看电视,保持良好作息,注意个人用眼卫生,帮助手术后的患者进行应用助视器,指导患者在低视力情况下掌握生活技能和行走技能等。肝损害患者宜进清淡而富有营养的饮食,禁止饮酒和使用损害肝功能的药物,生活规律,勿过劳。针对负性情绪患者做好心理疏导,积极鼓励患者建立正确理性信念,达到快速康复。

(七) 预后

TNT 对肝脏的损害具有可逆性,初期异常者经过休息及保肝治疗,可恢复正常,预后较好,少数肝损伤迁延不愈,演变成慢性肝损伤,导致一系列并发症的发生,严重者可进展为重症肝炎。而 TNT 对晶体的损害是不可逆的损伤,脱离接触后晶体混浊仍然存在并进展,影响视力者通过手术治疗,预后较好。

(八) 预防

1. 工艺改革 近年来硝铵炸药生产由粉状固体改为油状液体直接用于工业生产,精简了生产工艺,省去了破碎、结晶、包装等多个严重职业危害的生产工序,减少了与危险品接触的作业人员和接触时间,有效改善了生产环境,避免扬尘。在三硝基甲苯的混合、装料等工序应予密闭,采取自动化操作并设置局部通风。

2. 遵守安全操作规程 尽量减少工作中皮肤的接触。一旦皮肤污染,应规范洗消清除。对生产设备进行定期检维修。

3. 使用硝铵炸药爆破或意外爆炸后,应通风一定时间,才可进入操作。避免吸入高浓度 TNT。

4. 加强个人防护和个人卫生 穿"三紧工作服"和防毒口罩,班后淋浴,可用 10% 亚硫酸钾肥皂洗浴。

5. 加强职业健康监护 上岗前和在岗期间依法进行职业健康检查,及时筛查职业禁忌证,早期发现 TNT 健康损害。

(陈艳霞)

十九、氯乙烯

急性氯乙烯中毒指劳动者在职业活动中,短时间内吸入大剂量氯乙烯气体所引起的以中枢神经系统抑制为主要表现的全身性疾病;慢性氯乙烯中毒指劳动者在职业活动中较长时间接触氯乙烯气体引起的以肝、脾损害为主要表现,以及肢端溶骨症、肝血管肉瘤等为特点的全身性疾病。

(一) 理化性质

氯乙烯(chloroethylene)又名乙烯基氯(vinyl chloride,VC),结构式为 $CHCl=CH_2$,分子量 62.5。常温常压下为无色气体,略带芳香味,加压或在 12~14℃ 时可变为液体,凝固点 −159.7℃,沸点 −13.9℃,蒸气压 403.5kPa(25.7℃),相对蒸气密度 2.15(空气为 1),闪点 −78℃。易燃、易爆,与空气混合时爆炸极限为 3.6%~26.4%(容积)。微溶于水,可溶于乙醚、乙醇、四氯化碳、二氯乙烷及轻汽油等。热解时有光气、氯化氢、一氧化碳等释出。

(二) 职业接触

氯乙烯主要作为制造聚氯乙烯塑料的单体,也可与丙烯腈、醋酸乙烯、偏氯乙烯等制成共聚物,用作绝缘材料、粘合剂、涂料,或制造合成纤维、薄膜等,还可作为化学中间体或溶剂。氯乙烯合成过程中,在转化器、分馏塔、贮槽、压缩机等处,以及聚合反应的聚合釜、离心机处,都有可能接触氯乙烯,特别是进入聚合釜内清洗或抢修设备,接触浓度最高。另外在使用聚氯乙烯树脂制造的各种制品时也有氯乙烯单体产生。

(三) 发病机制及毒理

氯乙烯主要通过呼吸道吸入其蒸气而进入人体,液体氯乙烯污染皮肤时可部分经皮肤吸收。吸入人体的氯乙烯吸收入体内后,大部分以原形从呼吸道排出,少部分可分布于皮肤、肝脏、肾脏等脏器中。氯乙烯代谢与浓度有关,低浓度吸入后,主要经醇脱氢酶途径在肝脏代谢,先水解成 2- 氯乙醇,再形成氯乙醛和氯乙酸;吸入高浓度氯乙烯时,在醇脱氢酶的代谢途径达到饱和后,主要经肝微粒体细胞色素 P450 酶的作用而环氧化,生成氧化氯乙烯。氧化氯乙烯不稳定,可重排(或经氧化)形成氯乙醛。其代谢产物经尿液排出。在停止接触氯乙烯 10 分钟内,约有 82% 被排出体外,有时从尿中可检出氯乙烯和氯乙醛。

短时间吸入高浓度氯乙烯后,主要是对中枢神经系统呈现麻醉作用。氯乙烯及其代谢产物对肝脏上皮细胞和间叶细胞都有刺激作用,引起肝细胞的代偿性反应,导致肝和间叶细胞的增生,形成肝脏损害、肝纤维化和脾大。

长期吸入氯乙烯的主要危害是导致肝中心小叶的变性,肾间质和肾小管病变,可能因其代谢产物氯乙醛和氧化氯乙烯为强烷化剂,可直接与体内生物大分子 DNA、RNA、蛋白质共价结合,形成 DNA 加合物,引起 DNA 碱基配对错误,导致基因突变,使细胞恶性转化,引起肝血管肉瘤,具有致畸、致癌、致突变作用,并有明显的剂量 - 效应关系。

(四) 临床表现

1. 急性中毒　多发生于聚合釜清釜工,由于检修设备或意外事故大量吸入所致,主要表现为麻醉作用。轻度中毒时出现眩晕、头痛、恶心、胸闷、嗜睡、步态蹒跚等。如及时脱离现场,吸入新鲜空气,症状减轻或消失。重度中毒可发生意识不清、抽搐、昏迷甚至死亡。皮肤接触氯乙烯液体后,可致局部麻木,随之出现红斑、水肿,甚至局部坏死等改变。眼部接触呈明显刺激症状。

2. 慢性中毒　长期接触氯乙烯,对人体健康可产生不同程度的影响,如类神经症、雷诺综合征、周围性神经病、肢端溶骨症、肝脾肿大、肝功异常、血小板减少等,有人将这些症状称为"氯乙烯病"或"氯乙烯综合征"。

(1) 神经系统:以类神经症和自主神经功能紊乱为主,有学者认为,神经、精神症状是慢性氯乙烯中毒的早期症状。有眩晕、头痛、睡眠障碍、多梦、记忆力减退、烦躁不安、抑郁及手掌多汗等症状,还有瘙痒感、烧灼感、手足发冷发热等多发性神经炎表现,有时有手指、舌或眼球震颤。肌电图及神经传导测定可以发现异常。

(2) 消化系统:有食欲减退、恶心、呃逆、腹胀、便秘或腹泻、肝区疼痛等症状。可有肝脾肿大、肝功能异常,重度中毒症状主要表现为肝硬化。一般肝功能指标不敏感,而肝胆酸(CG)、γ- 谷氨酰转肽酶(γ-GT)、前白蛋白(PA)相对较为敏感。

(3) 皮肤病变:经常接触氯乙烯可发生皮肤干燥、皲裂、丘疹、粉刺或手掌角化、指甲变薄等。少数人有秃发,部分可发生湿疹样皮炎或过敏性皮炎,个别可有硬皮病样改变。可能与增塑剂和稳定剂有关。

(4) 血管病变:有指端动脉痉挛,呈现雷诺现象。指端动脉痉挛往往是肢端溶骨症的最早期表现,也可两者同时并存。

(5)造血系统:有贫血倾向,伴轻微溶血,一般白细胞计数正常,但嗜酸性粒细胞增多,部分患者可有轻度血小板减少,凝血障碍等。

(6)呼吸系统:主要为上呼吸道刺激症状,有咽喉、鼻黏膜充血,鼻黏膜苍白等。长期暴露于氯乙烯烟尘中,也可引起尘肺样改变,使肺功能下降,并出现相应的 X 线表现。

(7)内分泌系统:少数患者可发生暂时性内分泌失调,有时伴有性功能障碍,但脱离接触后即恢复。部分患者可有甲状腺功能受损,检查 4 小时尿 17- 羟皮质类固醇降低。

(8)生殖影响:氯乙烯作业男工的配偶或氯乙烯作业女工流产率增高,并且胎儿中枢畸形的发生率亦有增高,作业女工妊娠并发症的发病率也明显高于对照组,提示氯乙烯具有一定的生殖毒性。

(9)肢端溶骨症:多发生于工龄较长的清釜工,发病工龄最短者约 1 年,特点为末节指骨骨质溶解性损害。早期表现为雷诺综合征:手指麻木、疼痛、肿胀、变白或发绀等。随后逐渐出现末节指骨骨质溶解性损害。X 线常见一指或多指末节指骨粗隆边缘性缺损,典型者如半月状缺失,伴有骨皮质硬化,并有指端压痛。随着时间延长和病情发展,粗隆逐渐与骨干分离,外形似鼓槌(杵状指),最后残余粗隆消失,仅有骨干犹如截指状。脱离接触后,粗隆可再度出现在末节指骨端,并逐渐重新钙化,最终患者指骨变粗、变短、骨皮质硬化。手指动脉造影可见管腔狭窄、部分或全部阻塞。手、前臂皮肤局限性增厚、僵硬、活动受限,呈硬皮样损害。目前认为,肢端溶骨症是氯乙烯所致全身性改变在指端局部的一种表现。肢端溶骨症的发生常伴有肝、脾肿大,此对诊断有辅助意义。

(10)肿瘤:通过动物实验、临床观察及流行病学调查,已确定氯乙烯为化学致癌物质。接触氯乙烯工人可患肝血管肉瘤。还可致其他肿瘤,如肝癌。氯乙烯作业工人肺、胃、脑、淋巴组织肿瘤发病率增高,值得引起重视。

(五)诊断及鉴别诊断

依据 GBZ 90《职业性氯乙烯中毒的诊断》进行诊断。

1. 接触反应　短时间内吸入高浓度氯乙烯气体后出现头晕、恶心、胸闷、乏力等症状,无意识障碍。并在脱离接触后 24~48 小时内症状减轻或消失。

2. 急性中毒　根据短期内吸入高浓度氯乙烯气体的职业史,出现以中枢神经系统损害为主的临床表现,可伴有肝脏及其他器官系统损害,排除其他原因所致类似疾病。

(1)轻度中毒:短期内接触高浓度氯乙烯气体后出现头晕、头痛、恶心、呕吐、胸闷、步态蹒跚、嗜睡、朦胧等,符合轻度意识障碍。

(2)中度中毒:在轻度中毒基础上,具有下列情况之一者:

1)中度意识障碍;

2)轻度意识障碍,并伴有急性轻度或中度中毒性肝病。

(3)重度中毒:在中度中毒基础上,具有下列情况之一者:

1)重度意识障碍(见 GBZ 76);

2)以中度意识障碍为主的多器官(系统)损害。

3. 慢性氯乙烯中毒　根据长期接触氯乙烯气体的职业史,出现以肝脏和 / 或脾脏损害、雷诺氏现象及肢端溶骨症等为主的临床表现,结合实验室检查结果及工作场所职业卫生学调查,综合分析,排除其他原因所致类似疾病,方可诊断。

(1)轻度中毒:职业接触氯乙烯气体 3 个月以上,出现头晕、头痛、乏力、失眠、多梦、记忆力减退、易怒、多汗等类神经症表现,具有下列情况之一者:

1)雷诺现象,可伴有硬皮样改变;

2)肝功能及生物化学试验检测指标二项异常,病程在 3 个月以上;

3)影像学检查证实肝脏肿大伴肝功能生物化学试验检测指标一项异常,病程在 3 个月以上。

(2)中度中毒:在轻度中毒的基础上,具有下列情况之一者:

1)肢端溶骨症;

2)肝硬化代偿期;

3)影像学检查证实脾大。

(3)重度中毒:肝硬化失代偿期。

4. 鉴别诊断 应注意氯乙烯中毒引起的肝脏损害与各类病毒性肝炎、自身免疫性肝病、脂肪肝和酒精性肝炎等相鉴别,特别要考虑两种病因交叉作用的可能性。临床上应全面分析,不应单凭病毒性肝炎血清学指标阳性、超声影像脂肪肝等即排除氯乙烯中毒对肝脏的影响。

(六) 治疗

1. 治疗原则 对急性中毒患者,要及早脱离现场,转移至空气新鲜处,保持呼吸通畅,换去污染的衣服,注意保暖,卧床休息。呼吸停止者,迅速进行人工呼吸,吸氧,并给予对症处理,维持生命体征,预防并发症发生。眼或皮肤受污染者,应尽快用大量清水冲洗。其他急救措施和对症治疗原则与内科相同。

慢性中毒患者,根据病情采用保肝及对症处理。对雷诺症、皮肤病变可给予糖皮质激素、其他免疫抑制药物。脾大且符合外科手术指征者,可行脾脏切除术。肝血管肉瘤患者应争取手术切除,不能手术者可采用化疗或放射治疗。

2. 其他处理 急性轻度中毒者治愈后,可返回原岗位工作;急性重度中毒者治愈后,应调离有毒作业岗位。

慢性轻度中毒和中度中毒治愈后,一般应调离有毒有害作业岗位;慢性重度中毒者应调离有毒有害作业岗位,应予以适当的治疗和长期休息。

(七) 预防

应特别重视聚合釜出料中的清釜过程。清釜工应佩戴送气式防毒面具。清釜前先进行釜内通风换气,清釜工采取轮班间隙操作,减少清釜次数。凡患神经系统疾患、肝肾疾病及慢性湿疹等皮肤病者,不宜从事氯乙烯生产。

1. 密闭 - 通风 - 排毒,降低车间空气中氯乙烯浓度。聚合反应容器采用夹套水冷却装置,防止聚合釜内温度剧升及氯乙烯蒸气逸出。加强设备维护、保养,防止氯乙烯气体外逸和防火、防爆。

2. 在出料和清釜时,进釜前须先进行釜内通风换气,或用高压水或无害溶剂冲洗,并经测定釜内温度和氯乙烯浓度合格后,佩戴防护服和通风式面罩,并在他人监督下,方可入釜清洗。为防止粘釜和减少清釜次数及清釜时间,可在釜内涂以"阻聚剂"。

3. 加强健康监护,每年 1 次体检,接触浓度高者每 1~2 年作手指 X 线检查,并查肝功。凡有精神、肝、肾疾病及慢性皮肤病者,不宜从事氯乙烯作业。

二十、二甲基甲酰胺

二甲基甲酰胺(N,N-Dimethylformamide,DMF)引起的中毒多为急性中毒。职业性急性 DMF 中毒是指在职业活动中,短期内接触较大量二甲基甲酰胺而引起的、以肝损害为主要临床表现的全身性疾病。

(一) 理化性质

二甲基甲酰胺是一种在常温常压下为无色、有鱼腥味的液体,能和水及大部分有机溶剂互溶。分子式 C3-H7-N-O,分子量 73.10。无色、淡氨气味的液体,相对密度 0.944 5(25℃),熔点 –61℃,沸点 152.8℃,蒸气压 0.49kPa(25℃),相对蒸气密度 2.51(空气为1),闪点 57.78℃,自燃点 445℃。蒸汽与空气混合物爆炸极限 2.2~15.2%,遇明火、高热可引起燃烧爆炸,能与浓硫酸、发烟硝酸剧烈反应甚至发生爆炸。与水和有机溶剂混溶,与石油醚混合分层。

(二) 职业接触

二甲基甲酰胺作为用途广泛的化工原料和有机溶剂,主要用于制造晴纶和氯纶纤维,亦用于有机合成、制药、皮革、石油提炼、树脂、电子、染料等行业。急性中毒常发生于生产设备故障,跑冒滴漏;或在设备检修前反应釜冲洗、通风不良,检修过程中未采取有效的防护措施,过量接触而引起;以二甲基甲酰胺作为树脂、染料稀释剂时,在树脂涂布上浆时,也易发生中毒。

人们接触二甲基甲酰胺多为职业性接触,常是本品蒸发后经呼吸道吸收,亦可通过皮肤接触。有研究显示,二甲基甲酰胺经呼吸道的吸收量明显大于经皮肤穿透量。其他中毒情况少见,但有口服以及将该品灌肠作为治疗溃疡性结肠炎的药物而引起严重中毒的病例。

(三) 发病机制及毒理

二甲基甲酰胺属中等毒性,主要造成肝、肾损害。二甲基甲酰胺的毒性作用机制尚未完全明了,现在认为与其体内代谢过程有关。二甲基甲酰胺首先在细胞色素 P450 加单氧酶 2E1 催化下,其甲基烃基化,生成 N- 甲基 - 甲醇酰胺(HMMF),HMMF 部分脱羟甲基,分解成甲基甲酰胺(NMF)和甲醛,NMF 还可羟基化,然后再分解成甲酰胺(F),还有少部分 DMF 以原形从尿中排出。研究表明,NMF 毒性强于 DNF 及 HMMF。NMF 或 HMMF 生成 N-甲基氨基甲酰半胱氨酸(AMCC)过程中的活性中间产物(可能是异氰酸甲酯或 N- 甲基氨基甲酸),具有亲电性,可以与蛋白质、DNA、RNA 等大分子的亲核中心共价结合,造成机体肝肾器官损伤。亦有研究提示二甲基甲酰胺影响细胞的增殖分化和干扰细胞的 Na^+/H^+ 交换,引起细胞内 pH 值改变,导致胃黏膜刺激性损伤及肝脏损害;另外,二甲基甲酰胺影响肝细胞的钙稳态性,并抑制肾 Ca^{2+}-ATP 酶活力,使钙稳态失调而致肝肾损害。二甲基甲酰胺对机体的细胞和体液免疫及单核巨噬细胞系统也有不同程度的损伤。

(四) 临床表现

1. 急性中毒 吸入高浓度二甲基甲酰胺或皮肤大面积污染后可引起急性中毒。中毒的潜伏期因接触途径和浓度不同而异,呼吸道吸入后一般经 6~24 小时发生急性中毒,皮肤接触引发中毒的潜伏期相对较长。临床表现以消化道和肝损害症状最为突出。

(1)肝脏损害:急性二甲基甲酰胺中毒以肝脏损害为主,可有明显乏力、右上腹胀痛、不适,黄疸,肝大、压痛等表现,实验室检查谷丙转氨酶(ALT)、谷草转氨酶(AST)升高,肝脏 B

超异常,主要表现为肝大、肝光点增粗等肝损害声像图。症状轻者肝脏病变一般不严重,经治疗可逐步减轻,数周内病情可完全恢复。严重者可伴脾肿大、腹水,可表现为重度中毒性肝病、肝硬化甚或致死。

(2)胃肠道损害:二甲基甲酰胺中毒时可出现明显胃肠道症状,超过60%的患者有食欲减退、恶心、呕吐、腹部不适、中上腹痛、便秘等。腹痛位于上腹部或脐周,为持续性或阵发性,进食后加重,重者表现为腹部剧烈灼痛或绞痛,但压痛较轻,无肌卫及反跳痛,可与外科急腹症鉴别。严重者可有黑便、呕血。化验可见粪潜血试验阳性,纤维内镜可见胃十二指肠黏膜充血、水肿、糜烂,伴出血点。

(3)泌尿系统损害:二甲基甲酰胺急性中毒可造成肾功能损害,尤其是肾小管功能发生异常,表现为蛋白尿、血尿素氮、肌酐增高等肾脏损害,故应注意肌酐、尿素氮以及 β_2- 微球蛋白等小分子蛋白的检查。

(4)心血管系统损害:可表现为轻度的心律失常,心电图可表现为一过性的窦性心动过缓、窦性心动过速、窦性心律不齐等。

(5)血液系统损害:有报道外周血白细胞计数和中性粒细胞百分比可见升高及降低等异常改变,嗜酸性粒细胞百分比升高,血红蛋白和血小板计数可降低等;重度中毒患者骨髓检查主要表现为三系增生减少,巨核细胞产核减少。

(6)生殖系统影响:近年来国内外研究表明二甲基甲酰胺对男性和女性生殖系统均有不良影响。男性出现精子损伤,其活力降低。部分男性中毒患者出现血清雌激素升高。女性月经周期及经血量异常,自然流产、早产发生率也有增高。

(7)局部症状:接触二甲基甲酰胺还可出现发热以及头痛、头晕等神经系统症状。DMF接触可致局部刺激症状,二甲基甲酰胺蒸气可引起眼部刺激症状,出现灼痛、流泪、结膜充血,重者可引起角膜坏死;二甲基甲酰胺吸入可引起咽痛、咳嗽等上呼吸道刺激症状;皮肤二甲基甲酰胺污染可随接触浓度和时间的不同导致轻、重不等的灼伤,出现皮肤灼痛、皮肤起皱、变白、麻木等,严重者出现皮肤肿胀、水疱,剧烈灼痛等。

2. 慢性作用　长期接触后可出现上呼吸道刺激症状及神经衰弱症状群。在低浓度下可出现消化系统症状,表现为恶心、呕吐、食欲缺乏、腹痛、便秘。长期接触并超过阈限值可有肝功能异常、蛋白尿及心电图改变。

(五) 诊断

依据 GBZ 85《职业性急性二甲基甲酰胺中毒的诊断》进行诊断。

根据短期内有较大量二甲基甲酰胺的接触史,以肝损害为主的临床表现,以及实验室检查结果,结合现场职业卫生学调查资料,经综合分析并排除其他原因引起的类似疾病,方可诊断。

1. 接触反应　具有以下一项者:

(1)接触后出现恶心、食欲降低、头晕等症状,腹部无阳性体征,肝功能检查无异常;

(2)接触后皮肤、黏膜出现灼痛、胀痛、麻木等刺激症状。一般在脱离接触48小时内症状减轻或消失。

2. 轻度中毒　短期内解除较大量二甲基甲酰胺后,出现头晕、恶心、呕吐、食欲降低、腹痛等症状,并具有急性轻度中毒性肝病。

3. 中度中毒　在轻度中毒的基础上,具有下列任一项者:

1)急性中度中毒性肝病;

2)急性轻度中毒性肝病,伴急性糜烂性胃炎或急性出血性胃肠炎。

4. 重度中毒　在中度中毒的基础上,具有下列任一项者:

1)急性重度中毒性肝病标准;

2)急性中度中毒性肝病,伴急性糜烂性胃炎或急性出血性胃肠炎。

（六）治疗

1. 现场处理　脱离现场,脱去污染的衣物,皮肤及眼部污染时立即用大量清水冲洗,避免用碱性液体冲洗。

2. 治疗原则　目前二甲基甲酰胺中毒尚无特效解毒剂,治疗原则为保护肝脏、保护胃黏膜及解痉止痛等对症及支持治疗。

临床上主要针对中毒性肝病等进行综合治疗,如休息,清淡易消化的饮食,给予 B 族维生素、葡萄糖液注射,选择一两种常用的保肝药物如还原型谷胱甘肽、甘草酸苷、多烯磷脂酰胆碱、维生素 C、ATP、辅酶 A、肌苷、葡醛内酯(肝泰乐)等。补充 GSH 的药物如还原型谷胱甘肽、N- 乙酰半胱氨酸等对肝脏有一定的保护作用,而二巯基丙磺酸钠(Na-DMPS)、二巯基丁二酸(DMSA)、N- 乙酰半胱氨酸(NAC)三种巯基化合物可通过平衡氧化酶和抗氧化酶系统保护肝功能。糖皮质激素是非特异性解毒剂,具有抗休克、抗炎、解毒作用,短时应用可迅速减轻肝脏、心脏、肾脏的中毒性改变,重度中毒者可考虑使用地塞米松 20~40mg/d,疗程为 2~3 天;但应权衡该类药物对胃肠道的不良影响,应与制酸剂、胃黏膜保护剂合用。

腹痛患者可给予抑酸、保护胃黏膜和解痉治疗,如质子泵抑制剂、H_2 受体拮抗剂、阿托品、消旋山莨菪碱注射等,必要时予止血剂等治疗。有研究认为解痉药与 Na-DMPS 合用,可缩短急性二甲基甲酰胺中毒患者腹痛发作时间。

皮肤损害严重者可选用雷弗诺尔湿敷、曲咪新乳膏(皮康霜)治疗,两周内可恢复,且不留瘢痕。二甲基甲酰胺致皮肤灼伤后,可经皮吸收致肝脏或多脏器病变,故在早期即应注意。

3. 其他处理　由于毒物侵入途径与接触量不同,可有 6~24 小时潜伏期,故短期内接触较大剂量出现接触反应表现者,应观察 24 小时。

轻度中毒治愈后可恢复原工作;中度中毒治愈后,一般不应从事肝毒物作业;重度中毒治愈后,不宜再从事毒物作业。长期接触者如有明显神经衰弱或肝脏病变,可对症治疗,调离原工作岗位。

（七）预防

改善设备和工艺,避免手工操作。加强安全生产和个人防护知识教育,加强厂房的通风换气,加强个人防护措施。工作场所空气中二甲基甲酰胺的时间加权平均容许浓度为 $20mg/m^3$,短时间接触容许浓度为 $40mg/m^3$。

劳动者上岗前应进行体检,在岗期间 1 年体检 1 次。凡查出有各种病因的肝病史,至今仍常有较明显的消化道症状或肝功能间断性异常者,肝脾大者,乙肝病毒"携带者",应禁止或脱离二甲基甲酰胺危害作业。

二十一、氯丁二烯

氯丁二烯(chloroprene)(2- 氯 -1,3- 丁二烯)中毒是指吸入氯丁二烯蒸气或接触其液体所致的急性或慢性全身性疾病。急性中毒以中枢神经系统抑制和呼吸道刺激作用的表现为主。慢性中毒以肝损害和神经衰弱综合征为主，多数病例尚有脱发和指甲变色。

（一）理化性质

氯丁二烯是有辛辣气味的无色透明液体，易挥发，分子量 88.54，沸点：59.4℃（101kPa时），熔点：-130℃，相对密度：（水 =1）：0.96，蒸气压：26.7℃时 20kPa；蒸气相对密度（空气 =1）3.06，稍溶于水，易溶于乙醇、乙醚、苯、氯仿等有机溶剂，闪点：-22℃，自燃温度：320℃。

（二）职业接触

氯丁二烯是由乙烯基乙炔和氯化氢反应后经精制分离而制取的，是生产氯丁橡胶的液态单体，能与苯乙烯、丙烯腈、异戊二烯等共聚，生产各种合成橡胶；也是其他聚氯丁二烯产品，如氯丁胶乳及氯丁胶沥青等的单体。在生产氯丁二烯的聚合、断链、凝聚、长网、干燥、压胶等工种，以及各种含有氯丁二烯单体的氯丁橡胶、胶乳、黏合剂制造与使用等职业活动中，特别在氯丁橡胶的制造过程中，工人可接触到氯丁二烯蒸气或液体，通过呼吸道和皮肤进入人体引起急性或慢性中毒。

（三）发病机制及毒理

氯丁二烯具中等毒性，可经呼吸道、消化道及皮肤吸收，大部分在体内转化为环氧化中间产物，可抑制巯基酶活性。对中枢神经系统有麻醉作用，对黏膜有强烈刺激。实验动物中毒出现肺水肿、出血，肝、肾细胞变性、坏死。小白鼠吸入 3 000mg/m³ 浓度 1 小时，即可在 24 小时内死亡；大白鼠吸入 10 000~15 000mg/m³ 浓度 5 小时产生肺水肿。人在 5 400~6 300mg/m³ 浓度中暴露 5 分钟，即可有轻度头晕。

（四）临床表现

急性氯丁二烯中毒临床表现以中枢神经系统及眼和呼吸道急性损害为主。有头晕、头痛、乏力、四肢麻木、步态不稳或短暂的意识障碍，恶心、呕吐、流泪、咽部干痛、咳嗽、胸闷、呼吸困难。眼结膜充血、咽部充血、肺部可有散在干、湿啰音。由于氯丁二烯具有麻醉作用，吸入后可使患者迅速麻痹而陷入昏迷状态，脱离现场后大部分于 5~10 分钟清醒。较高浓度吸入可迅速抑制呼吸中枢，可在发病早期即出现呼吸困难或呼吸骤停。

慢性氯丁二烯中毒首先出现神经衰弱综合征表现，继而出现肝脏损害。神经衰弱综合征的主要症状有头晕、头痛、失眠、记忆力减退、乏力、食欲减退等。

脱发是氯丁二烯慢性中毒的临床特点，但不是所有接触者皆可发生。脱发程度分为：①轻度：用手轻抹头顶，即有较多的头发脱落；②中度：头发脱落至明显稀疏程度；③重度头发则基本脱光，可伴有眉毛、腋毛、阴毛的脱落。脱离接触后可逐渐自行恢复。

指甲变色常在接触氯丁二烯 15~30 天出现。从指甲根部起始出现紫褐色，常先累及双侧或一侧的拇指指甲。脱离作业 3 周后，色斑变淡，随指甲生长，紫褐色向远端推进，甲根部又出现正常的指甲色。若再接触则指甲变色，又可反复，故指甲变色可作为接触氯丁二烯的佐证。

血清蛋白电泳 β- 球蛋白比值降低属氯丁二烯中毒性肝病的特征之一。β- 球蛋白比值自身前后对比降低 20% 以上为判定中毒诊断界限值。自身对比方法有：①接触氯丁二烯作业前后 β- 球蛋白比值自身对比；②脱离接触氯丁二烯作业，治疗 1~2 个月后，β-球蛋白比值自身对比。脱离氯丁二烯接触后 β- 球蛋白比值可恢复正常，重新接触又迅速下降。

(五) 诊断及鉴别诊断

依据我国 GBZ 32《职业性氯丁二烯中毒的诊断》进行诊断。

1. 接触反应 短期内接触较高浓度氯丁二烯后,出现头昏、头痛、流泪、咽干痛、咳嗽、胸闷、气急、恶心等症状,无阳性体征,胸部 X 线检查无异常,并于脱离接触 72 小时内症状明显减轻或消失。

2. 急性中毒 根据短期内接触较高浓度氯丁二烯的职业史,以中枢神经系统和 / 或呼吸系统急性损害为主的临床表现,结合实验室检查结果及工作场所职业卫生学调查资料,进行综合分析,排除其他原因所致类似疾病后,方可诊断。

(1)急性轻度中毒:短期内接触较高浓度氯丁二烯后,出现头晕、头痛、乏力、恶心、呕吐、胸闷、气急等症状,及眼结膜充血、咽部充血等体征,并具备下列表现之一者:

1)急性轻度中毒性脑病,如轻度意识障碍、步态蹒跚(见 GBZ 76);

2)急性气管 - 支气管炎(见 GBZ 73)。

(2)急性中度中毒:出现下列表现之一者:

1)急性中度中毒性脑病,如中度意识障碍、共济失调等表现(见 GBZ 76);

2)急性支气管肺炎或间质性肺水肿(见 GBZ 73)。

(3)急性重度中毒:出现下列表现之一者:

1)急性重度中毒性脑病,如重度意识障碍(见 GBZ 76);

2)肺泡性肺水肿(见 GBZ 73)。

3. 慢性中毒 具有 1 年以上(含 1 年)密切接触氯丁二烯的职业史,以肝脏、神经系统损害为主的临床表现,结合实验室检查结果及工作场所职业卫生学资料,进行综合分析,排除其他原因所致类似疾病后,方可诊断。

(1)慢性轻度中毒:具有 1 年以上(含 1 年)氯丁二烯职业接触史,出现头晕、头痛、倦怠、乏力、失眠、易激动、记忆力减退等临床症状,并具备下列表现之一者:

1)中度至重度脱发和神经衰弱综合征;

2)慢性轻度中毒性肝病(见 GBZ 59),可伴有血清蛋白电泳 β 球蛋白比值自身前后对比降低 20% 以上。

(2)慢性中度中毒:出现慢性中度中毒性肝病(见 GBZ 59)。

(3)慢性重度中毒:出现慢性重度中毒性肝病(见 GBZ 59)。

4. 鉴别诊断 氯丁二烯中毒性肝病应注意与其他慢性肝病相鉴别,鉴别点主要有:

(1)氯丁二烯中毒性肝病发病初期消化道症状可不明显,且常伴有神经衰弱综合征及发生不同程度脱发及指甲变色等特点;而其他肝病发病早期消化道症状及肝功能异常明显;

(2)血清蛋白电泳检测结果不一致,氯丁二烯中毒性肝病表现为白蛋白比值升高,β 球蛋白比值降低,α 和 γ 球蛋白无显著改变;其他肝病则相反,其血清蛋白电泳表现为白蛋白比值下降、白球比例(A/G)降低或倒置,γ 球蛋白比值增高。

还应检查乙型肝炎病毒、丙型肝炎病毒等肝炎病毒感染指标,以便尽可能除外病毒性肝炎。

(六) 治疗

1. 治疗原则 急性中毒立即脱离现场,保持安静、保暖、给氧,清洗污染的皮肤,更换污染衣服,用清水、生理盐水或 1%~2% 碳酸氢钠溶液冲洗污染的眼部。急性期应注意卧床休息、对症处理,必要时给予糖皮质激素治疗。

慢性中毒应适当休息,加强营养,并进行对症治疗。有肝损害者应给予及时治疗,有中度或重度脱发者,应休息 1~2 个月,并进行对症治疗。

2. 其他处理　急性轻、中度中毒经治愈后可恢复工作,重度中毒视病情脱离原岗位或从事轻工作。

慢性轻、中度中毒者治愈后可恢复原工作。重度中毒者不得再从事氯丁二烯作业,视病情休息或从事其他非危害工作。

(七) 预防

加强安全生产和个人防护知识教育,改善设备和工艺,加强厂房的通风换气,保证密闭生产,杜绝"跑、冒、滴、漏",加强个人防护措施。工作场所空气中氯丁二烯的时间加权平均容许浓度为 $4mg/m^3$。

劳动者上岗前应进行体检,在岗期间 1 年体检 1 次。凡查出乙肝病毒表面抗原阳性,各种肝疾病,神经系统器质性疾病,明显的慢性呼吸系统疾病,以及严重的全身性皮肤病患者,应禁止或脱离危害作业。

二十二、有机氟聚合物单体及其热裂解物

有机氟聚合物单体及其热裂解物中毒,是指工人在从事有机氟材料生产、加工、使用等职业活动过程中可吸入有机氟单体、裂解气、残液气和氟聚合物热解气,引起的以呼吸系统损害为主的全身性疾病。有机氟聚合物本身无毒,但其生产过程中所应用的单体及生产过程中产生的裂解气、残液气和热解气是对人体有毒的物质,可引起有机氟急性中毒。

(一) 理化性质

有机氟聚合物包括氟油(用于高级变压器油和润滑油)、氟橡胶(用于制耐高温、耐油和耐化学腐蚀的特种橡胶制品)、氟树脂(用于塑料制品和合成纤维制造)3 类,是一种品种多、用途广的有机合成材料,其中产量最大的是氟塑料。

有机氟单体指组分含氟聚合物中的某一单体,如四氟乙烯、二氟一氯甲烷、三氟氯乙烯、六氟丙烯等。热解气指在高温裂解制备有机氟单体时所产生的副产物。如用二氟一氯甲烷高温裂解制备四氟乙烯时产生的裂解气,其中组分有四氯乙烯、六氟丙烯、八氟异丁烯等 10 余种反应产物。残液气指高温裂解制备单体剩下的残液中,在常温下为气态的化合物,内有极毒的八氟异丁烯等。热解气指含氟聚合物高温分解时的气态热解物,含剧毒的氟光气和氟化氢等。

有机氟聚合物单体及其热裂解产物多为无色气体,其中二氟一氯甲烷有轻微发甜气味,八氟异丁烯略带青草味,三氟氯乙烯微有乙醚气味。几种主要毒物的理化性质见表 4-5-1。

(二) 职业接触

有机氟聚合物的制造过程中,管道溢流,残液处理不当,加工时自控失灵,电焊、高温切割、管道检修或更换阀门、垫圈等均可接触其热裂解物而引起中毒。

表 4-5-1 几种主要毒物的理化性质

名称	性状	分子量	相对密度(水 =1)	熔点 /℃	沸点 /℃	溶解度
二氟一氯甲烷	气体	86.47	1.18	−146	−40.8	溶于水
八氟异丁烯	气体	200.03			6.5~7.0	
六氟丙烯	气体	150.02	1.58	−152.6	−29.4	微溶于乙醇、乙醚
三氟氯乙烯	气体	116.47	1.30	−157.5	−26.2	溶于醚
四氟乙烯	气体	100.02		−142.5	−76.3	不溶于水
氟光气	气体	66.01			−83	溶于水及乙醇
氟化氢	液体或气体	20.01	1.15	−83.7	19.5	易溶于水

(三) 发病机制及毒理

有机氟单体、裂解气、残液气和氟聚合物热解气一般均以混合气体形式存在,可通过多种途径进入机体,工业上以呼吸道吸入为主。吸收后在体内分布有明显的选择性,其中以肺、肝、肾最多,中性脂肪内有大量蓄积。在体内主要经肝脏代谢,在还原型辅酶 Ⅱ 和氧的参与下进行脱氢反应,生成氟乙醇或氟乙醛,再经辅酶 Ⅰ 转化生成氟乙酸;或与葡糖醛酸、硫酸结合。主要经呼吸道和肾脏排出。挥发性氟烃(如二氟一氯甲烷)一部分可随呼气排出体外。可经肾脏缓慢排出,停止接触后尿中氟化物含量 1~2 周才能恢复正常。

有机氟聚合物本身无毒或基本无毒,但某些单体、单体制备中的裂解气、残液气及聚合物的热裂解产物具有一定毒性,有的为剧毒物。它们对机体的损害主要致肺脏渗出、坏死及肺纤维化改变,亦可损害心、肾、肝及中枢神经系统。由于毒物种类的不同,其毒作用的主要靶器官也各有侧重,如剧毒类的八氟异丁烯、氟光气、二氟一氯甲烷裂解残液气,以及热分解物属亲肺毒物;而六氟丙烯及三氟氯乙烯的主要靶器官在肾、肝。

有学者认为,裂解气、残液气及聚合物热解产物中有一些是强氧化物质,通过脂质过氧化作用产生大量过氧化氢,破坏细胞亚微结构,导致细胞坏死,使肺泡壁通透性增高,血浆渗出,形成急性间质性肺水肿;支气管坏死,管壁充血水肿,大量炎性细胞浸润,支气管黏膜坏死、脱落,连同黏液、炎症细胞、红细胞等凝成团块,栓塞支气管腔,形成“阻塞性支气管炎”,引起支气管及细支气管坏死及随后的纤维性变,影响肺通气功能,有的可引起心肌损害。还有学者认为中毒时迅速形成肺广泛而严重的羟脯氨酸纤维化可能与免疫机制参与有关。残液气中毒时由于肺间质和肺泡水肿形成低氧血症;缺氧可激活羟脯氨酸酶并导致纤维细胞增生,使胶原纤维含量增高,形成肺纤维化;同时由于肺间质化学性炎症反应,巨噬细胞、中性粒细胞和淋巴细胞等免疫细胞对肺泡壁及其间质大量聚集和浸润,加上免疫球蛋白的反应从而加速了肺纤维化。

人长期低浓度接触有机氟尚可引起骨骼改变,骨密度增高、骨纹增粗等。

(四) 临床表现

1. 急性中毒 见于事故性吸入有机氟裂解气、裂解残液气和聚合物热裂解物。裂解气一般无明显上呼吸道黏膜刺激症状,因而常被忽视。根据吸入量及裂解气成分不同,一般潜伏期 0.5~24 小时,以 2~8 小时发病最多,但也有长达 72 小时者。按病情可分为轻、中、重度中毒。

（1）轻度中毒：吸入后 72 小时内出现头晕、头痛、咽痛、咳嗽、胸闷、乏力等症状。有咽部充血、体温升高、呼吸音粗糙、散在干或湿啰音等体征。X 线示两肺纹理增多、增粗或紊乱，边缘模糊。

（2）中度中毒：上述症状加重，出现烦躁、胸部紧束感、胸闷、胸痛、心悸、呼吸困难、轻度发绀。肺部局限性呼吸音减弱，两肺有较多干、湿啰音。X 线两肺纹理增多、增粗、边缘模糊，有广泛网状阴影和散在小点状阴影，部分肺野呈毛玻璃状，肺野透亮度降低。

（3）重度中毒：中度中毒临床症状加重，出现发绀、胸闷、气急、呼吸困难、咳粉红色泡沫痰。两肺呼吸音减弱，或有弥漫性湿啰音。X 线两肺纹理增强紊乱、肺门增宽。两肺野透亮度降低，可见广泛的大小不等、形态不一、密度高、边缘不清的团片状阴影。较严重患者可出现急性呼吸窘迫综合征（ARDS），表现为气促、发绀、鼻翼扇动、进行性呼吸窘迫，伴焦虑、烦躁、出汗等症状；也可出现头昏、头痛、乏力、恶心、嗜睡、运动不协调、意识障碍甚至昏迷等神经系统症状。高浓度吸入中毒可伴有缺氧引起的震颤、惊厥和脑水肿。心脏也可受损，表现为心音低钝、心律失常、心电图 ST 段降低或升高，或有心功能不全的临床表现。还可见肝、肾功能及血气分析异常，尿液检查可见微量蛋白、红细胞、白细胞，尿氟也可增高。

2. 聚合物烟尘热　主要为吸入聚四氟乙烯热解物微粒所致，病程经过与金属烟尘热样症状相似。表现为发热、寒战、乏力、头昏、肌肉酸痛等，并伴有头痛、恶心、呕吐、呛咳、胸部紧束感、眼及咽喉干燥等。发热多在吸入后 30 分钟至数小时发生，体温 37.5~39.5℃，持续 4~12 小时。检查可见眼及咽部充血，或扁桃腺肿大，白细胞总数及中性粒细胞增多。一般脱离接触后 24~48 小时内消退。严重或反复发作时可致化学性肺水肿和 / 或肺间质纤维化。

3. 慢性中毒　长期接触有机氟树脂生产、加工和使用过程中产生的裂解气和热裂解产物，可表现进行性神经衰弱和腰酸背痛，脑电图出现反映中枢神经系统抑制的 θ 慢波增多，α 波节律欠规则。还可见以氟离子形式沉积为特征的骨骼损害，X 线示骨密度增高、骨纹理增粗、骨膜增生等。骨氟含量增高。

（五）诊断及鉴别诊断

按依据 GBZ 66《职业性急性有机氟中毒诊断标准》进行诊断。

根据有确切的短时、过量有机氟气体吸入史，结合临床表现，X 线胸片以及心电图等有关检查结果，综合分析，排除其他疾病后方可诊断。

1. 观察对象　吸入有机氟气体后，出现上呼吸道感染样症状，观察 72 小时症状逐渐好转，无心肺损伤者。

2. 急性轻度中毒　有头痛、头晕、咳嗽、咽痛、胸闷、恶心、乏力等症状，肺部有散在性干啰音或少量湿啰音。X 线胸片见两肺中、下肺野肺纹理增强，边缘模糊等征象，符合急性支气管炎、支气管周围炎等征象。

3. 急性中度中毒　凡有下列情况之一者：

（1）轻度中毒的临床表现加重，出现胸部紧束感、胸痛、心悸、呼吸困难、烦躁及轻度发绀，肺部局限性呼吸音减低，两肺有较多的干啰音或湿啰音。X 线胸片见肺纹理增强，有广泛网状阴影，并有散在小点状阴影，使肺野透亮度降低，或见水平裂增宽、支气管"袖口"征，偶见 Kerley B 线，符合间质性肺水肿临床征象。

（2）两侧中、下肺野肺纹理增多，斑片状阴影沿肺纹理分布，多见于内、中带，广泛密集时可融合成片,符合支气管肺炎临床征象。

4. 急性重度中毒　凡有下列情况之一者:

(1)急性肺泡性肺水肿;

(2)急性呼吸窘迫综合征(ARDS);

(3)中毒性心肌炎;

(4)并发纵隔气肿,皮下气肿、气胸。

5. 氟聚合物烟尘热　吸入有机氟聚合物热解物后,出现畏寒、发热、寒战、肌肉酸痛等金属烟热样症状,可伴有咳嗽、胸部紧束感、头痛、恶心、呕吐等,一般在 24~48 小时内消退。

6. 鉴别诊断　早期应注意与普通感冒、急性扁桃腺炎、急性胃肠炎相鉴别。

(六) 治疗

1. 治疗原则

(1)凡有确切的有机氟气体意外吸入史者,不论有无自觉症状,必须立即离开现场,绝对卧床休息,进行必要的医学检查和预防性治疗,并严密观察 72 小时。

(2)早期给氧,氧浓度一般控制在 50%~60% 以内,慎用纯氧及高压氧。急性呼吸窘迫综合征时可应用呼气末正压呼吸。

(3)尽早、足量、短程应用糖皮质激素。

强调对所有观察对象及中毒患者就地给予糖皮质激素静注等预防性治疗,可选地塞米松 10mg 加入 25% 葡萄糖液 40ml 静脉缓慢注射。中毒患者根据病情轻重,在中毒第 1~5 天内,可选地塞米松 20~60mg/d 或氢化可的松 400~1 200mg/d 静脉用药,第 1 天可适当加大剂量,以后足量短程静脉给药。中度以上中毒患者,为防治肺纤维化,可继续小剂量口服糖皮质激素 2~4 周。

(4)维持呼吸道畅通,可给予支气管解痉剂等超声雾化吸入。咯大量泡沫痰者宜早期使用去泡沫剂二甲基硅油(消泡净)。出现呼吸困难经采用内科治疗措施无效后可行气管切开术。

(5)出现中毒性心肌炎及其他临床征象时,治疗原则一般与内科相同。出现肝、肾功能异常,多为一过性,其程度往往较轻,对症处理多能恢复。

(6)合理选用抗生素,防治继发性感染。

(7)氟聚合物烟尘热,一般给予解热镇痛等对症治疗,于 24~48 小时内痊愈。凡反复发病者,应给予防治肺纤维化的治疗。

2. 其他处理　中毒患者治愈后,可恢复原工作;如患者中毒后遗留肺、心功能减退者,应调离原工作岗位,并定期复查。

(七) 预防

加强安全生产和个人防护知识教育,加强厂房的通风换气,储存有机氟聚合物单体的容器应密闭,严防泄漏事故的发生。工人在有机氟的环境中作业时,应加强个人防护措施。

工作场所空气中有机氟聚合物单体及其热裂解物的时间加权平均容许浓度:六氟丙烯为 $4mg/m^3$,二氟一氯甲烷为 3 500mg/m^3。短时间接触容许浓度:六氟丙烯为 $10mg/m^3$,二氟一氯甲烷为 5 250mg/m^3。

劳动者上岗前应进行体检,在岗期间 1 年体检 1 次。凡查出明显的慢性呼吸系统疾病、明显的心血管疾病、慢性肝、肾疾病的,应禁止或脱离有机氟聚合物单体及其热裂解物作业。

(陈志军)

二十三、氯丙烯

(一) 理化性质

氯丙烯又称烯丙基氯,常态下为无色透明、有辛辣味的易燃、易挥发液体。分子量为76.53,冰点为 –134.5℃,沸点为 44~45℃。难溶于水,易溶于各种有机溶剂。

(二) 职业接触

主要用于制备环氧氯丙烷,生产环氧树脂或甘油;也可以用于合成丙烯磺酸钠,作为聚丙烯腈的原料之一。因为氯丙烯在常温下易于挥发,在上述生产、运输环节有职业接触机会。

(三) 发病机制及毒理

本品可经呼吸道、消化道及皮肤吸收。体内代谢产物主要为丙巯基尿酸,由尿液排出。其致病作用主要是在高浓度接触时可导致急性中毒,对眼结膜和呼吸道黏膜有明显刺激作用,并可导致肺部充血水肿、肝肾损害。慢性中毒时,主要损害周围神经系统,导致中枢 - 周围远端型轴索病,后期可导致腓肠肌肌纤维萎缩。

(四) 临床表现

1. 症状及体征　短时间内接触高浓度氯丙烯,主要引起眼、呼吸道刺激症状,并可伴头痛、头晕、胸闷、乏力、嗜睡等。慢性中毒突出表现为肢体远端对称性运动及感觉障碍,包括痛觉、触觉、振动觉减退,呈手套袜套样感觉分布。初始表现为腿部及手部肌力减弱,渐进性加重,导致快走及手部精细动作时感到困难,手足针刺及麻木感,腓肠肌疼痛。严重者可导致跟腱反射减退或消失,并可见肌肉萎缩。

2. 实验室检查　血尿常规检查、肝肾功能以及心电图检查一般都在正常范围。神经肌电图常可见神经源性损害,并有较多自发性失神经电位,提示为轴索病。周围神经传导速度减慢,远端运动潜伏时间延长。

(五) 诊断及鉴别诊断

依据 GBZ 6《职业性慢性氯丙烯中毒诊断标准》,根据长期密切接触氯丙烯职业史,及以多发性周围神经损害为主的临床症状、体征以及表现为神经源性损害的神经 - 肌电图改变,结合现场劳动卫生学调查资料以及空气中氯丙烯浓度的测定,即可诊断。

1. 观察对象　具备以下任何一项者,可列为观察对象:

(1)有双腿沉重乏力,四肢远端麻木、酸胀、抽痛、发凉等症状,或神经 - 肌电图有可疑的神经源性损害,无周围神经损害体征者;

(2)仅神经 - 肌电图显示有可疑的神经源性损害而无周围神经损害的典型症状及体征者。

2. 轻度中毒　除上述症状外,具备以下任何一项者,可诊断为轻度中毒:

(1)对称性的手套袜套样分布的痛觉、触觉、音叉振动觉障碍,同时有跟腱反射减弱;

(2)体征轻微或不明显,但神经 - 肌电图显示有肯定的神经源性损害者。

3. 重度中毒　同时具有以下四项中任何三项表现者可诊断为重度中毒:

(1)四肢肌力减弱(肌力 3 度或不足 3 度),或有四肢远端肌肉萎缩者;

(2)四肢痛觉、触觉、音叉振动觉障碍,多数呈对称性手套袜套样分布,且上界达肘部或膝部者;

(3) 跟腱反射消失；

(4) 肌电图检查出现神经源性损害，并有较多自发性失神经电位。

慢性氯丙烯中毒主要须与其他原因所致周围神经病进行鉴别诊断，如糖尿病、维生素 B1 缺乏、药物及其他工业毒物中毒、多发性周围神经炎、结缔组织病等。

（六）治疗及康复

1. 立即脱离接触环境，适当休息，接触部位皮肤黏膜应立即用清水反复冲洗干净，并给予对症处理。

2. 目前无特效解毒剂。周围神经病变可给予维生素 B_1、维生素 B_{12} 或烟酰胺处理，丹参、川芎等活血化瘀中药制剂有一定的效果。鼠神经生长因子对改善化学物中毒所致周围神经病变，对改善肢体运动功能障碍，缩短神经 - 肌肉动作电位潜伏期，并提高神经 - 肌肉动作电位幅度有帮助，对促进损伤神经恢复有一定的作用。

3. 康复　早期即开始采用理疗及按摩、针灸等处理，目的是防治各种并发症（炎症、水肿等）；晚期主要是促进受损神经再生，以促进运动功能和感觉功能的恢复，防止肢体发生挛缩畸形，最终改善患者的日常生活质量和提高工作能力。周围神经损伤的康复介入越早，效果越好。日常护理时要注意观察患者受损肢体活动情况以及对痛觉、温度觉等刺激的感知情况；观察患者肢体肌力及肌张力的改变，注意有无肌肉萎缩，督促和协助患者进行肢体的被动运动和肌肉按摩。

（七）预后

绝大多数患者脱离接触并积极干预治疗后短期局部症状即能得以缓解，周围神经病变恢复较慢，一般需一年至数年后方可逐渐缓慢恢复。

（八）预防

氯丙烯的生产及应用过程中，应该注意密闭，尽量予以自动化生产或遥控作业。生产车间应注意加强通风换气排毒。劳动者须定期进行职业健康体检，多发性周围神经病患者禁忌从事接触氯丙烯作业。

二十四、丙烯酰胺

（一）理化性质

丙烯酰胺分子式为 C_3H_5NO，是一种不饱和酰胺，在常温下其单体为无色、无味的透明片状结晶，沸点 125℃，熔点 84℃，密度 1.122g/cm³，能溶于水、乙醇、乙醚、丙酮、氯仿，不溶于苯及庚烷，在酸碱环境中可水解成丙烯酸，丙烯酰胺单体在室温下稳定，但当处于熔点或以上温度、氧化条件以及在紫外线的作用下很容易发生聚合反应，当加热使其溶解时，丙烯酰胺释放出强烈的腐蚀性气体和氮的氧化物类化合物。

（二）职业接触

丙烯酰胺主要用于生产聚丙烯酰胺，后者广泛用作土壤改良剂、纤维改性剂、粘合剂以及涂料等。在污水处理、石油开采、造纸、纺织、印染以及丙烯酰胺的生产、合成、运输以及使用等作业过程中有接触机会。

（三）发病机制及毒理

丙烯酰胺可经皮肤、呼吸道及消化道吸收，进入人体后以血液中浓度最高，其中一部分与血红蛋白及器官中蛋白质的巯基结合，转而分布于神经组织及其他脏器，造成蓄积中毒损害,其余部分转化为环氧化合物,最终代谢为巯基尿酸-乙酰丙酰胺半胱氨酸从尿液中排出。丙烯酰胺属中等毒性,LD_{50} 为 150~180mg/kg,中毒的程度与吸收剂量及染毒时间有关,本品属于神经类毒物,主要对中枢神经系统以及周围神经系统造成损害。急性中毒时,主要表现为小脑共济失调、不同程度意识障碍等中枢神经系统症状;多次重复染毒后,出现周围神经系统损害表现,如肢体远端触、痛觉过敏,振动觉障碍,肌力减退、萎缩等,主要是因为周围神经发生轴索变性、脱髓鞘改变等所致。

(四) 临床表现

1. 症状及体征　除接触部位局部皮肤出现多汗、湿冷、红斑、脱皮或伴有四肢麻木、刺痛以及下肢乏力等症状外,急性中毒与慢性中毒分别以导致中枢神经系统以及周围神经系统损害表现为主。

(1) 急性中毒:主要表现为不同程度的意识障碍、精神症状以及小脑共济失调等,患者可出现言语迟缓、持物不稳、动作笨拙、精细动作难以完成、步履蹒跚等表现;体检可见四肢肌力肌张力减退,轮替动作实验以及指鼻实验、闭目难立征阳性。

(2) 慢性中毒:主要表现为周围神经系统损害,如四肢对称性手套、袜套样分布的痛、触觉障碍,肢体远端振动觉减退,膝腱反射、跟腱反射减退,肌力减低或萎缩等。

2. 实验室检查

(1) 神经肌电图检查:提示远端感觉神经电位明显降低,较多自发性失神经电位,有神经源性损害,符合周围神经轴索变性改变。

(2) 脊髓及大脑诱发电位测定:提示脊髓传导速度明显减慢、脊髓传导时间延长,符合中枢-周围性远端型轴索病特点。

(3) 尿代谢物测定:尿中巯基尿酸-乙酰丙酰胺半胱氨酸增高,可作为丙烯酰胺近期接触指标。

(五) 诊断

依据 GBZ 50《职业性丙烯酰胺中毒的诊断》,根据短期内接触大量丙烯酰胺职业史,出现以中枢神经系统功能障碍为主的临床表现;或有长期接触丙烯酰胺职业史,出现多发性周围神经损害症状、体征以及相应神经-肌电图改变,结合实验室检查结果以及工作场所职业卫生学调查,排出其他原因引起的类似疾病后,可以做出丙烯酰胺急、慢性中毒的诊断。

1. 急性中毒

(1) 轻度中毒:短期接触大量丙烯酰胺后,出现头痛、头晕、乏力,接触局部皮肤多汗、湿冷、红斑、脱皮,或伴四肢麻木并同时具有下列表现之一者:

1) 轻度意识障碍(见 GBZ 76);

2) 小脑共济失调如持物不稳、站立不稳或步态蹒跚。

(2) 重度中毒:在轻度中毒表现基础上,具有下列表现之一者:

1) 中度或重度意识障碍(见 GBZ 76),可伴有癫痫样发作;

2) 出现明显的精神症状(见 GBZ 76)。

2. 慢性中毒

(1) 轻度中毒:长期接触丙烯酰胺,局部皮肤出现多汗、湿冷、脱皮、红斑或肢端麻木、刺痛、下肢乏力等症状,同时具有下列表现之一者:

1) 四肢对称性手套、袜套样分布的痛觉、触觉障碍,肢体远端音叉振动觉减退,伴跟腱发射减弱；

2）神经 - 肌电图检查提示轻度周围神经损害（见 GBZ/T 247）。

（2）中度中毒：在轻度中毒基础上，具有下列表现之一者：

1）四肢振动觉或痛觉障碍水平达肘、膝以上，伴跟腱反射消失；

2）肢体肌力减退至 3 级；

3）深感觉明显障碍伴感觉性共济失调；

4）神经 - 肌电图检查提示明显周围神经损害（见 GBZ/T 247）。

（3）重度中毒：在中度中毒基础上，具有下列表现之一者：

1）肢体肌力减退至 2 级及以下；

2）四肢远端明显肌肉萎缩；

3）神经 - 肌电图检查提示严重周围神经损害（见 GBZ/T 247）。

（六）治疗及康复

1. 立即脱离丙烯酰胺作业环境，脱去被污染的衣物，用清水反复冲洗污染的皮肤、黏膜；

2. 注意神志及精神改变，保持呼吸道通畅，适当吸氧；

3. 使用 B 族维生素等营养神经药物，如果出现明显意识障碍可以短期使用糖皮质激素；

4. 康复　中医中药及针灸、理疗等康复治疗措施改善微循环。

（七）预后

一般早期采取积极对症及支持治疗等干预措施后，预后较好。中毒患者早期脱离丙烯酰胺接触，一般不留下后遗症。

（八）预防

生产及作业场所应该注意设备设施的密闭，加强局部通风。作业工人应佩戴防毒口罩，穿戴长袖工作服、长筒胶鞋及橡胶手套，避免皮肤、黏膜直接接触丙烯酰胺。劳动者须定期进行职业健康检查，早期发现疑似中毒患者并及早脱离及干预处置。

二十五、氯乙酸

（一）理化性质

在室温下，氯乙酸是无色或白色结晶，有刺激性气味，易潮解，有强烈的腐蚀性。以 α、β、γ 3 种晶格形式存在，其中 α 形式最稳定。工业应用中氯乙酸可成熔化态、晶片或水溶液。氯乙酸的分子式 $ClCH_2COOH$，相对分子量 94.50，相对密度 1.58，熔点 61~63℃，沸点 189℃，闪点 126.11℃，蒸气密度 3.25，蒸气压 0.13kPa。氯乙酸易溶于水（25 ℃时为 84%），可溶于乙醇、甲醇、丙酮、二硫化碳、苯、氯仿、乙醚等，微溶于碳氢化合物。

（二）职业接触

氯乙酸工业上广泛用于制造硫乙二醇酸、甘醇酸、咖啡因以及制造巴比妥等，以及用于香料、增塑剂、除锈剂等有机合成，是生产羧甲基纤维的中间体。在这些工业活动的生产、运输等环节均有接触机会。

（三）发病机制及毒理

属于高毒类物质，可经呼吸道、皮肤及消化道吸收。毒性作用主要是导致中枢神经系统功能紊乱，同时影响心血管功能以及导致代谢性酸中毒。其中毒发病机制可能与其进入人体后与谷胱甘肽等物质内的巯基结合有关,导致组织脏器内的巯基含量减少。另外,氯乙酸可以进入三羧酸循环,最终引起三羧酸循环阻断以及代谢性酸中毒,导致心脏、中枢神经系统以及骨骼肌严重损伤。

(四) 临床表现

1. 症状及体征

(1) 皮肤黏膜等局部刺激症状:表现为接触部位皮肤出现红肿、水疱,伴有剧痛,水疱吸收后会导致局部皮肤过度角化、容易脱皮、开裂、皱缩;眼部接触后会出现疼痛、流泪、畏光、眼结膜充血水肿以及咳嗽、咳痰等上呼吸道刺激症状。

(2) 中毒症状:早期一般表现为呕吐、腹泻、视物模糊、定向力障碍等,后期会出现不同程度的意识障碍、烦躁、抽搐、谵妄、惊厥以及血压下降,同时伴有代谢性酸中毒、低钾血症、低钙血症以及肾衰竭等。

2. 实验室检查 可见肝功能异常升高、血清肌酸磷酸激酶升高,血液中乙酸含量增高。

(五) 诊断及鉴别诊断

依据 GBZ 239《职业性急性氯乙酸中毒的诊断》,主要依据短期内较大量氯乙酸接触史,以中枢神经系统、心血管系统、肾脏等一个或多个器官系统急性损害为主的临床表现,结合实验室检查结果可作出氯乙酸中毒的诊断。

1. 接触反应 短期接触氯乙酸后,出现头晕、乏力、恶心、呕吐、烦躁等症状或出现眼疼痛、流泪、畏光、结膜充血及上呼吸道刺激症状,于脱离接触后 72 小时内上述症状明显减轻或消失者。

2. 轻度中毒 除接触反应的症状加重外,具备下列表现之一者:

(1) 轻度意识障碍(见 GBZ 76);

(2) 轻度中毒性心脏病(见 GBZ 74);

(3) 轻度中毒性肾病(见 GBZ 79);

(4) 轻度代谢性酸中毒。

3. 中度中毒 具有下列表现之一者:

(1) 中度意识障碍(见 GBZ 76)或反复抽搐;

(2) 中度中毒性心脏病(见 GBZ 74);

(3) 中毒中毒性肾病(见 GBZ 79);

(4) 中度代谢性酸中毒。

4. 重度中毒 具有下列表现之一者:

(1) 重度意识障碍(见 GBZ 76);

(2) 重度中毒性心脏病(见 GBZ 74);

(3) 重度中毒性肾病(见 GBZ 79);

(4) 肺水肿;

(5) 重度代谢性酸中毒。

5. 鉴别诊断 急性氯乙酸中毒出现中枢神经系统表现时,应注意与其他原因引起的急性脑血管疾病进行鉴别诊断。

(六) 治疗

1. 立即脱离中毒现场,脱去污染衣物,用大量清水反复冲洗接触部位皮肤、黏膜至少 15

分钟,然后再用 5% 碳酸氢钠溶液冲洗,并继续用 5% 碳酸氢钠溶液湿敷创面;局部皮肤创面处理可参照化学性皮肤灼伤处理原则进行(见 GBZ 51)。

2. 凡皮肤被氯乙酸灼伤,不论面积大小,均需医学观察 72 小时,并须注意保持呼吸道通畅,给氧,平卧休息,保暖,严密观察心率及血压变化。

3. 早期、足量、短程给予糖皮质激素冲击治疗,控制脑水肿和肺水肿。

4. 注意防治休克,保护心脑肺肾脏功能等。

5. 积极对症支持治疗,包括:输液、利尿、碱化尿液、维持酸碱及电解质平衡。

6. 早期可采用血液透析治疗。

(七) 预后

全身中毒症状明显者,如抢救治疗不及时,会于数日内死亡。

(八) 预防

加强个人防护,生产操作过程中须穿戴防护服、佩戴防毒面罩、呼吸器及手套,特别须注意皮肤及眼睛黏膜的接触防护;劳动者须定期进行职业健康体检,及时发现职业禁忌证或疑似职业病患者。

(刘永泉、时庆华)

二十六、环氧乙烷

(一) 理化性质

1859 年法国化学家 Wurtz 首先用 α- 氯乙醇与碱制得了环氧乙烷,又名 1,2- 环氧乙烷(1,2-epoxyethane),氧化乙烯(ethylene oxide),为低分子氧化物,分子量 44.05,密度 0.896 6g/cm³,沸点 10.7℃,凝固点 –111.7℃,常温下为气体,低于 4℃时为液体,易溶于水和有机溶剂,自燃点为 429℃,蒸汽浓度超过 3%~80% 时易发生爆炸。低浓度时有醚样气味,高浓度时有甜味感。本品气态时是一种高度活泼的烷化剂、刺激剂、神经毒剂,液态时比较稳定。易溶于水和乙醇、乙醚、苯、丙酮、二硫化碳、四氯化碳等一般有机溶剂。

(二) 职业接触

环氧乙烷(ethylene oxide,EO)为有效的消毒杀菌剂,广泛用于工业和医药卫生器材消毒。工业主要用于合成洗涤剂、乳化剂、表面活性剂、抗冻剂、润滑剂等,常作为生产乙二醇及其衍生物、乙醇胺、表面活性剂、丙烯腈等的化工生产原料。环氧乙烷是广谱、高效的气体杀菌消毒剂,亦用于熏蒸杀虫及杀菌,在医学消毒和工业灭菌上用途广泛,常用于对热不稳定的药品和医疗器械及其他方法不能消毒的纺织物等进行气体熏蒸消毒。中毒常为管道破裂、消毒时泄漏、敞口投料及未戴有效防毒口罩检修等原因所致。我国规定 8 小时时间加权平均值(TWA)的允许暴露极限(PEL)为 1.15ppm,大部分发达国家暴露极限需小于 1ppm,德国甚至将暴露极限定为 0.1ppm;而法国则规定了 15 分钟 TWA 的短时间接触容许浓度(STEL)为 5ppm。

(三) 发病机制及毒理

环氧乙烷是一种中枢神经抑制剂,具有皮肤黏膜刺激性和细胞原浆毒性。机制目前尚不清楚。动物实验证明环氧乙烷在机体内代谢有两种方式,一是水解产生羟乙基半胱氨酸、硫醇尿酸,另一途径是通过谷胱甘肽转化作用产生乙二醇,部分乙二醇继续分解为草酸、甲醛和二氧化碳,二氧化碳经呼吸排出体外,而乙二醇、甲醛、草酸等代谢产物可引起细胞功能失调。乙二醇及其代谢产物引起中枢神经系统症状、肝脏水肿或脂肪变性,甚至局灶性坏死及肺水肿、支气管肺炎、心肌炎等病变。环氧乙烷在体内还可形成 DNA 及血红蛋白的烷基化附加物,导致组织细胞损伤。环氧化物上的活性基团与神经细胞和神经纤维中的蛋白质巯基结合,抑制轴索和轴浆运输有关的酶,使远离胞体的轴索营养物质供应障碍发生变性,导致周围神经损害。

(四)临床表现

环氧乙烷泄漏主要经呼吸道和皮肤吸收,兼有神经系统抑制、皮肤黏膜刺激、致敏及原浆毒作用。

1. 急性中毒　通常在环氧乙烷泄漏环境工作数小时至 24 小时内发生。

(1)神经系统:中枢神经系统为环氧乙烷中毒主要的靶器官,患者主要表现为剧烈的搏动性头痛、头晕、肢体无力、恶性、呕吐,继之手足无力、麻木等,发生率为 46%~84%,阳性体征为全身肌束颤动和步态不稳、言语障碍、定向力障碍;重者出现意识障碍等,发生率为 2%~7%。

(2)呼吸系统:呼吸系统是环氧乙烷中毒另一个重要的靶器官。中毒初期常表现为胸闷、咳嗽、乏力等症状,重者出现剧烈咳嗽、咯血、呼吸困难等,有发绀、听诊双肺干湿性啰音等表现。

(3)循环系统:部分患者中毒后出现胸闷、心悸、气短等心血管损害表现,可进一步行心电图及心肌酶谱检查。

(4)少许急性环氧乙烷中毒出现肝肾功能损害,表现为食欲降低,腹痛、腹泻等,但出现较晚或呈一过性,很快恢复。

(5)皮肤黏膜损害:环氧乙烷对眼、呼吸道黏膜有较强的刺激作用,眼部刺痛、流泪、有结膜充血、咽部充血等体征,皮肤接触环氧乙烷液体或溶液可出现明显损害,引起皮肤灼伤,大片红斑、皮疹、水疱等。

2. 慢性影响　职业接触环氧乙烷对作业工人的慢性影响主要表现为致癌、致突变、致畸及其他影响,IARC 将环氧乙烷定为确定的人类致癌物,其靶器官为血液系统。

(1)致癌:国际环境因素调查研究委员会指出接触环氧乙烷可能发生白血病。瑞典的研究者对这方面也进行了研究,他们选择的研究对象是环氧乙烷的生产工人,最终发现这些工人当中 3% 患上了白血病,进而证明了环氧乙烷可能是一种较为危险的血液致癌物。美国职业安全与卫生管理局(OSHA)曾对环氧乙烷的致癌性做过定量危险度评估,认为工作场所空气环氧乙烷时间加权平均容许浓度为 1ppm(1.8mg/m^3)时,肿瘤死亡危险度接近于一般的职业危害。

(2)致突变:对于环氧乙烷产生的遗传学终点目前尚不明确,但大部分研究都证实了环氧乙烷与 SCE(姐妹染色单体交换试验)的结果存在相关性。GHOSH 等通过对 11 项研究结果进行回顾,得出环氧乙烷与环氧乙烷 - 血红蛋白加合物的水平都与 SCE 的结果相关显著,尤其是高剂量环氧乙烷暴露的情况 SCE 阳性率更高。早期的几项研究也得出接触环氧乙烷的消毒人员或是生产工人末梢血淋巴细胞 SCE 频率明显增加相同的结论。国内学者报道,20 名环氧乙烷生产工人工龄 2~13 年,环氧乙烷车间浓度 3.96~303.65mg/m^3,发现其末梢血淋巴细胞 SCE 频率明显增加,差异有统计学意义。现场流行病学调查发现车间空气中环氧乙烷浓度在 2.76~44.70mg/m^3 时,工人 SCE 升高,而在 0mg/m^3~1.16mg/m^3 浓度下作业工人的 SCE 没有变化。生产空气中环氧乙烷平均浓度 4.8mg/m³,接触组工人外周血淋巴细胞染色体畸变率(CA)、SCE、微核率(MC)等与对照组无差异。为更好了解环氧乙烷的遗传毒性,可以从环氧乙烷暴露评估与 SCE 剂量 - 效应关系角度出发,使用多个靶组织以了解代谢物的影响。

(3)致畸:有报道孕期工人接触环氧乙烷的女工自发流产率增高。国外学者通过采用流行病学研究调查的方法,得出环氧乙烷对医院消毒工人会造成生殖损伤的结论。

(4)其他:长期低浓度接触环氧乙烷能损害人的识别能力。同时有报道指出,接触环氧乙烷影响女性月经,报道中介绍了已婚带环的 40 岁以下环氧乙烷作业女工,月经异常的发生频率高于对照组。月经周期紊乱,经血量也出现了较大的反常现象。环氧乙烷气体对中枢神经系统有抑制作用,液体环氧乙烷或环氧乙烷水溶液可引起皮肤灼伤。

3. 实验室检查

(1)神经系统:多数急性中毒患者神经肌电图检查提示神经源性损害,脑电图多为轻、中度异常。

(2)血常规:部分患者白细胞总数增加,必要时应进一步行骨髓穿刺检查。

(3)胸部 X 线片:患者累及呼吸系统胸部 X 线片出现急性气管 - 支气管炎或急性支气管肺炎等表现。

(4)心电图可出现 ST-T 改变、窦性心动过缓、窦性心动过速、室性 / 室上性期前收缩,肢体低电压等表现。

(5)其他:部分患者可有二氧化碳结合率下降、转氨酶升高等。

(五) 诊断

依据 GBZ 45《职业性急性环氧乙烷中毒的诊断》,根据短期内接触较大量环氧乙烷的职业史,出现以中枢神经系统、呼吸系统损害为主的临床表现,结合现场职业卫生调查和实验室检查结果,综合分析,并排除其他原因所致类似疾病,方可诊断。

1. 轻度中毒 头晕、头痛、恶心、呕吐、乏力、眼部不适、咽干等症状加重,并伴有下列表现之一者:

(1)步态蹒跚或意识模糊;

(2)急性气管 - 支气管炎。

2. 中度中毒 轻度中毒的基础上,具有下列表现之一者:

(1)谵妄或混浊状态;

(2)急性支气管肺炎或急性间质性肺水肿。

3. 重度中毒 在中度中毒的基础上,具有下列表现之一者:

(1)肺泡性肺水肿;

(2)重度中毒性脑病。

(六) 治疗及康复

环氧乙烷中毒目前尚无解毒剂,根据个体情况给予积极对症、支持治疗和心理疏导。

1. 现场处理 迅速将患者移离现场至新鲜空气处,更换污染衣物,彻底冲洗被污染的皮肤及头发,保暖并密切观察病情变化。

2. 合理氧疗 合理氧疗能够增加脑血流量,改善脑缺氧,促使血浆与脑组织中环氧乙烷的含量下降,减轻环氧乙烷对脑组织的损害。

3. 积极防治脑水肿、肺水肿,如早期、足量、短程应用糖皮质激素、脱水剂及利尿剂和改善脑细胞代谢治疗。

4. 对中重度中毒患者,应注意纠正电解质紊乱与酸中毒。

5. 皮肤治疗　出现皮肤灼伤者,应迅速将患者脱离事故现场,并尽快脱去被环氧乙烷污染的衣服、手套、鞋袜等,立即用大量流动清水彻底冲洗污染的皮肤20~30分钟,对灼伤部位皮肤创面进行清创处理,轻者可应用磺胺嘧啶银外用,深度创面应早期进行(削)痂植皮或延迟植皮。

6. 其他对症支持治疗　出现喉水肿、肺水肿等致命性损害时,应积极气管切开,呼吸机辅助通气等治疗,注意预防控制感染。

7. 康复治疗　急性环氧乙烷中毒可出现迟发性周围神经损害,恢复较慢,应注重康复治疗。对出现意识障碍者,应快速判断和评估脑损伤严重程度,给予高压氧治疗尽快纠正低氧血症,改善急性缺氧性脑病及预后,并给予多感觉刺激疗法联合音乐疗法有良好的促醒效果。如出现周围神经损害者可给予针灸、理疗等减轻神经系统后遗症,改善预后。急性中毒者常有焦虑、烦躁、情绪失控、紧张、抑郁等表现,尤其是情绪或行为异常者应采取及时有效的心理疏导和行为治疗。环氧乙烷接触的消毒工人容易出现精神问题、神经衰弱综合征等,严重者可请专门的心理医生进行辅助治疗,必要时,可给予相应的药物治疗。

(七) 预后

总体预后较好。轻中度中毒,采用积极的综合对症支持治疗,疗效满意,预后良好。极少数患者在中毒后4~11天,由意识清楚到出现嗜睡或躁动不安,定向障碍、幻觉、妄想、忧郁、焦虑、精神运动性兴奋或攻击行为等。故中毒者临床治疗应密切观察半个月。

(八) 预防

环氧乙烷的中毒多为生产性中毒,相关行业要做好预防、工作环境的监督监测、遵守操作规程,普及中毒相关知识等,接触环氧乙烷的职业人群应进行职业健康监护并重视其他的健康效应。应用环氧乙烷消毒的设施应定期检修维护,消毒间设置通风排毒设备和环氧乙烷报警器,工作人员应经过严格培训并遵守环氧乙烷灭菌的操作流程和质量标准化程序,不违章作业,注意个人防护,提高安全防护意识,管理部门应制定严格的管理制度,培训员工对本岗位职业病危害因素种类、特点和可能产生的危害作出应对措施,当发生中毒时懂得如何进行现场救治,以防止毒物进一步吸收,并及时送往医疗机构就诊。

(宋平平、陈艳霞、闫永建)

第六节　农药中毒

一、概述

农药(pesticide)是指用于预防、消灭或者控制危害农业、林业的病、虫、草和其他有害生物以及有目的地调节植物、昆虫生长的化学合成或者来源于生物、其他天然物质的一种物质或者几种物质的混合物及其制剂。20世纪80年代以前农药偏重于对害虫的杀灭,而现在更注重于农药的调节作用,因此,将农药定义为"生物合理农药"(biorational pesticides)、"生物调节剂"(bioregulators)、"抑虫剂"(insectistatics)、"抗虫剂"(anti-insect agents)等。今后农药的发展方向是"对害物高效,对非靶标生物(nontarget organisms)及环境安全"。

中国农药工业发展迅速,2005 年首次突破百万吨大关,超过美国成为世界第一的农药生产大国。2014 年,中国化学农药原药(折有效成分 100%)产量达 374.4 万吨,可生产三千余种制剂。2015 年以来,我国实行农药零增长行动,农药产量逐年下降,2018 年化学农药原药产量为 208 万吨,2019 年为 225 万吨,预计到 2025 年化学农药产量还会进一步下降,但微生物、植物源、生物化学等生物农药产量逐步上升。世界各国的农药生产有不同的特点,发达国家以除草剂用量最大,而发展中国家则以杀虫剂用量最多。如美国 2001 年农药的前 25 个品种中,有 15 个为除草剂,所用药量约 18 万吨,占农药总量的 40%。而我国杀虫剂产量在农药产量中名列第一,年产量约占农药总产量的 60%。近年来除草剂和杀菌剂的比重逐渐上升,杀虫剂的比重已经下降到 40% 左右。

1990 年 WHO 估计,全球每年发生严重农药中毒人数为 300 万。我国 20 世纪 80 年代每年发生农药中毒 10 余万人,病死率近 20%。1990 年以后中毒报告人数较前已有明显下降,但是由于报告发病水平偏低于实际发病水平,实际中毒人数可能被严重低估。据报道 1997—2003 年全国共报告农药中毒 108 372 例,其中生产性中毒 27 511 例(病死率 0.72%)、生活性中毒 80 861 例(病死率 8.95%)。在各类农药中,杀虫剂病死率居高,其中又以高毒类有机磷杀虫剂为高,其他拟除虫菊酯类、氨基甲酸酯类、杀鼠剂等也有一定的病死率。近 10 年未见明确的统计数字,但是从农药的暴露人群来看,2016 年全国农业生产经营人员有 31 422 万人,农药中毒的潜在危险仍然不容忽视。

此外,不少农药还会造成非靶标生物的毒性(如对鱼类、蜜蜂、鸟类等);长期使用同一种农药会增加病菌、害虫的抗药性;有些农药如包括六六六、滴滴涕在内的有机氯类农药难以降解;有机砷、汞等农药,由于其代谢产物砷、汞最终无法降解而残存于环境和植物体中,残留农药直接或间接通过环境、食物链最终传递给人、畜。因此,农药的毒性不仅在于对人体的健康影响,还在于对环境的损害。此外,一些农药及其代谢产物具有潜在的致癌(carcinogenicity)、致畸(teratogenicity)和致突变(mutagenicity)效应。研究表明,内吸磷、二嗪农、西维因有致畸作用,杀虫脒、杀草强、灭草隆有致癌作用,滴滴涕、敌百虫、敌敌畏、乐果有致突变作用。

(一) 农药分类

农药有多种分类方法。根据原料来源可分为有机农药、无机农药、植物性农药、微生物农药、昆虫激素等。按化学结构可分为有机氯类、有机磷类、拟除虫菊酯类、氨基甲酸酯类、取代苯类、有机硫类、卤代烃类、酚类、羧酸及其衍生物类、取代醇类、季铵盐类、醚类、苯氧羧酸类、酰胺类、脲类、磺酰脲类、三氮苯类、脒类、有机金属类以及多种杂环类等。根据加工剂型可分为粉剂、可湿性粉剂、可溶性粉剂、乳剂、乳油、浓乳剂、乳膏、糊剂、胶体剂、熏烟剂、熏蒸剂、烟雾剂、油剂、颗粒剂和微粒剂等。根据防治对象,可分为杀虫剂、杀菌剂、杀螨剂、杀线虫剂、杀鼠剂、除草剂、脱叶剂、植物生长调节剂等。杀虫剂按作用方式可分为:胃毒剂、触杀剂、熏蒸剂、内吸剂、趋避剂、引诱剂、拒食剂、绝育剂等。农药用途广泛,其中以杀虫剂品种最多,用量最大。

1. 杀虫剂 是用来防治各种害虫的药剂,有的还可兼有杀螨作用,主要分为以下几类。

(1)有机磷类(organophosphates):最常用的杀虫剂,常见的有敌敌畏、乐果、甲胺磷等。

(2)氨基甲酸酯类(carbamates):氨基甲酸酯类农药已有 1 000 多种,其使用量已超过有机磷农药,使用量较大的有速灭威(metolcarb)、西维因(carbaryl)、涕灭威(aldicarb)、克百威(carbofuran)、叶蝉散(isoprocarb)和抗蚜威(pirimicarb)等。

(3)拟除虫菊酯类(pyrethroids):主要有氯氰菊脂(灭百可)、溴氰菊脂(敌杀死)、氰戊菊脂(速灭杀丁)等。

(4)新烟碱类(氯化烟碱类,chloronicotinyl):具有广谱、高效,与常规杀虫剂没有交互抗性,而且对哺乳动物毒性低,为当今全球最大的一类植物源杀虫剂,在我国占杀虫剂总量的21%(2008年数据)。包括吡虫啉、啶虫脒和噻虫嗪等。

(5)有机氯类杀虫剂(organochlorides):是发现和应用最早的一类人工合成杀虫剂,由于大多数有机氯杀虫剂具有高度的化学、物理和生物学的稳定性,通过生物链富集,容易在人、畜体内蓄积,对人、畜产生慢性毒性。自20世纪70年代以来,滴滴涕、六六六、艾氏剂、狄氏剂等主要有机氯杀虫剂品种相继被禁用。目前仅有少数品种,如甲氧滴滴涕、三氯杀虫酯等尚在应用。

(6)生物性杀虫剂:植物性的有鱼藤酮、印楝素、藜芦碱、苦参碱、苦皮藤素等,微生物如苏云金芽孢杆菌、阿维菌素等;动物源性如沙蚕毒素及类似物,如杀螟丹、杀虫双、杀虫环和杀虫磺。

2. 杀螨剂　是专门防治蛛形纲中有害螨类的药剂,如三氯杀螨砜、三氯杀螨醇和克螨特。杀螨剂有一定的选择性,对不同发育阶段的螨防治效果不一样,有的对卵和幼虫或幼螨的触杀作用较好,但对成螨的效果较差。

(1)硝基苯类:主要表现为杀卵作用,如乐杀螨、消螨通等。

(2)有机氯类:如三氯杀螨醇、氯杀螨、杀螨砜等。

(3)有机锡类:如三唑锡、苯丁锡,目前仅苯丁锡还有少量生产。

(4)其他化合物:如噻唑烷酮类(噻螨酮)、四嗪类(四螨嗪、氟螨嗪)、噁唑啉类(乙螨唑)、季酮酸类(螺螨酯、螺甲螨酯)、亚硫酸酯类(杀螨特、克螨特)、杂环类(联苯肼酯)、嘧啶类(嘧螨醚、嘧虫胺等)、吡唑类(唑螨酯、吡螨胺等)等。

3. 杀菌剂　是用来防治植物病害的药剂,如波尔多液、代森锌、多菌灵、粉锈宁、克瘟灵等农药。主要起抑制病菌生长,保护农作物不受侵害和渗进作物体内消灭入侵病菌的作用。大多数杀菌剂主要是起保护作用,预防病害的发生和传播。

(1)无机化合物:无机铜类,如波尔多液(硫酸铜和氢氧化钙反应的产物);无机硫类,如石硫合剂(石灰和硫黄一起煮沸而成)、硫黄和胶体硫。

(2)有机硫类:是杀菌剂发展史上最早而广泛应用于植物病虫害的一类有机化合物,包括福美双、福美铁、代森钠、代森锰、代森锌等。

(3)取代苯类:如五氯硝基苯、百菌清等。

(4)酰亚胺类:如甲菌利、乙菌利、异菌脲、腐霉利和乙烯菌核利等。

(5)羧酸替苯胺类:如萎锈灵、拌种灵、麦锈灵等。

(6)苯并咪唑类:如多菌灵、麦穗宁、苯菌灵等。

(7)有机磷类:如威菌磷、敌瘟磷、稻瘟净(EBP)等。

(8)酰苯胺类:如甲霜灵、苯霜灵、甲呋酰胺等。

(9)三唑类:如三唑酮(粉锈宁)、丙环唑、烯唑醇、三环唑(克瘟灵)等。

(10)抗生素类:由细菌、真菌或放线菌等微生物产生的可在较低浓度下杀死或抑制植物病原菌的次生代谢产物。

4. 除草剂　是专门用来防除农田杂草的药剂,如除草醚、杀草丹、氟乐灵、绿麦隆等农药。根据它们杀草作用可分为触杀性除草剂和内吸性除草剂,前者只能用于防治由种子发芽的一年生杂草,后者可以杀死多年生杂草。有些除草剂在使用浓度过量时,草、苗都能杀死或会对作物造成药害。

(1)无机化合物:如硫酸铜、硫酸亚铁、氯酸钠、砷化物等。

(2)苯氧羧酸类:如2,4-滴、2,4,5-涕,后者已在我国禁用。

(3)苯甲酸类:如草芽平(TBA)、豆科威、麦草畏等。

(4)联吡啶类:如百草枯(paraquat)、敌草快等。

(5)酰胺类:如敌稗(propanil)、百草胺、毒死草(CDAA)等。

(6)氨基甲酸酯和硫代氨基甲酸酯类:如苯胺灵、燕麦灵、甜菜宁、菌达灭(EPTC)、杀草丹等。

(7)有机磷类:如草甘膦、草铵膦、草特膦等。

(8)二苯醚类:如除草醚、草枯醚、甲氧醚、三氟羧草醚、氯氟醚乙酯等。

(9)脲类:如非草隆、敌草隆、绿麦隆等。

(10)三氮苯类:如莠去津、莠灭净、嗪草酮等。

(11)二硝基苯胺类:如氟乐灵、二甲戊灵、安磺灵等。

(12)芳氧苯氧丙酸酯类:如禾草灵、吡氟氯草灵、氰氟草酯等。

5. 植物生长调节剂　是专门用来调节植物生长、发育的药剂,如赤霉素、萘乙酸、矮壮素、乙烯剂等农药。这类农药具有与植物激素相类似的效应,可以促进或抑制植物的生长、发育,以满足生长的需要。

6. 杀线虫剂　适用于防治蔬菜、草莓、烟草、果树、林木上的各种线虫。杀线虫剂由原来的有兼治作用的杀虫、杀菌剂发展成为一类药剂。目前的杀线虫剂几乎全部是土壤处理剂,多数兼有杀菌、杀土壤害虫的作用,有的还有除草作用。按化学结构分为四类,卤化烃类(氯化苦、溴甲烷、二溴氯丙烷(DBCP)、二氯异丙醚(DCIP)等)、氨基甲酸酯类(克百威、涕灭威等)、硫代异硫氰酸甲酯类(威百亩、棉隆)和有机磷类(苯线磷、灭线磷等)。

7. 杀鼠剂　20世纪初主要使用一些无机物如砷、铊和磷化物,以及植物性的红海葱、土的宁等。20世纪40年代后多用合成化合物。如香豆素类,如杀鼠灵、克灭鼠、杀鼠迷、鼠得克、溴鼠灵等;茚满二酮类,如杀鼠酮、鼠完、敌鼠等;脲及硫脲类如抗鼠灵、捕灭鼠、安妥等;有机磷类如毒鼠磷、除毒磷、溴代毒鼠磷等;氨基甲酸酯类如灭鼠安、灭鼠腈等;有些杀鼠剂有剧毒,有机氟类如氟乙酸钠、氟乙酰胺因有二次毒性而被禁用;而近来毒鼠强(没鼠命、三步倒,化学名四次甲基二砜四胺,tetramine)导致的中毒、死亡事件时有报道。

(二) 农药毒性

1. 毒性及其判断标准　农药对人和畜、禽等动物可产生直接或间接的毒害作用,使其生理功能受到破坏,这种性能称之为农药毒性。不同的农药,由于分子结构组成的不同,因而其毒性大小、药性强弱和残效期也就各不相同。农药的毒性可分为急性毒性和慢性毒性。所谓急性毒性,是指一次口服、皮肤接触或通过呼吸道吸入等途径,接受了一定剂量的农药,在短时间内能引起急性病理反应的毒性,如有机磷剧毒农药1605、甲胺磷等均可引起急性中毒。慢性毒性是指低于急性中毒剂量的农药,被长时间连续使用,接触或吸入而进入人畜体内,引起慢性病理反应,如化学性质稳定的有机氯高残留农药六六六、滴滴涕等。衡量农药急性毒性的大小,通常是以致死量或致死浓度作为指标。致死中量也称半数致死量,符号是 LD_{50},一般以小白鼠或大白鼠做试验来测定农药的致死中量,LD_{50} 越小,其毒性越大。

世界卫生组织推荐的农药危害分级标准,主要根据农药的急性经口和经皮 LD_{50} 值(大鼠),分固体和液体两种存在形态对农药产品的危害进行分级。世界卫生组织 1992 年推荐的农药危害度分级标准,以大鼠的半数致死剂量为依据划分为四级,见表 4-6-1。我国的农药毒性分级也是以世界卫生组织(WHO)推荐的农药危害分级标准为模板,并考虑以往毒性分级的有关规定,结合我国农药生产、使用和管理的实际情况划分为五级,见表 4-6-2。

表 4-6-1 世界卫生组织推荐的农药危害度分级标准(1992 年)

级别	大鼠经口 $LD_{50}/(mg \cdot kg^{-1})$			
	经口		经皮	
	固体	液体	固体	液体
Ⅰa 极度危害	≤5	≤20	≤10	≤40
Ⅰb 高度危害	5~50	20~200	10~100	40~400
Ⅱ 中度危害	50~500	200~2 000	100~1 000	400~4 000
Ⅲ 轻度危害	>500	>2 000	>1 000	>4 000

表 4-6-2 我国农药急性毒性分级建议标准

级别	经口 $LD_{50}/(mg \cdot kg^{-1})$	吸入 $LC_{50}/(mg \cdot L^{-1}, 2h)$	经皮 $LD_{50}/(mg \cdot kg^{-1}, 4h)$
剧毒	<5	<20	<20
高毒	5~50	20~200	20~200
中毒	50~500	200~2 000	200~2 000
低毒	500~5 000	2 000~5 000	2 000~5 000
微毒	>5 000	>5 000	>5 000

目前,我国常见农药的分类如下:

(1)剧毒农药:如久效磷、磷胺、甲胺磷、苏化 203(治螟磷)、3911(甲拌磷)等。

(2)高毒农药:如呋喃丹、氟乙酰胺、氰化物、401(乙基大蒜素)、磷化锌、磷化铝、砒霜等。

(3)中毒农药:如乐果、叶蝉散、速灭威、敌克松、402(S-乙基硫代磺酰乙酯)、菊酯类农药等。

(4)低毒农药:如敌百虫、杀虫双、马拉硫磷、辛硫磷、乙酰甲胺磷、二甲四氯、丁草胺、草甘膦、托布津、氟乐灵、苯达松、阿特拉津等。

(5)微毒农药:如多菌灵、百菌清、乙磷铝、代森锌、灭菌丹、西玛津等。

农药在农业的粮食安全生产及农民增产增收方面具有不可替代性,但随着我国经济的发展和人们生活水平的提高,结合农业生产不同阶段的需要和农药使用的现状,国家逐步禁止销售使用部分高毒、高残留对环境及对人类生命健康会造成影响的农药产品。目前,我国已全面禁止使用 23 种农药:六六六(HCH)、滴滴涕(DDT)、毒杀芬、二溴氯丙烷、杀虫脒、二溴乙烷(EDB)、除草醚、艾氏剂、狄氏剂、汞制剂、砷类、铅类、敌枯双、氟乙酰胺、甘氟、毒鼠强、氟乙酸钠、毒鼠硅、甲胺磷、对硫磷(1605)、甲基对硫磷(甲基1605)、久效磷、磷胺。

2. 农药中毒的临床表现 引起急性毒性最常见的为杀虫剂,主要是有机磷类,其他有氨基甲酸酯类、拟除虫菊酯类等;其次是除草剂、杀鼠剂,如百草枯、毒鼠强等中毒也时有报道。近年来由于病虫害耐药性的产生,农民多使用混配农药进行灭虫,混配用药发生农药中毒的危险性增大。容易引发混配农药中毒的混配形式有"有机磷+有机磷混配""有机磷+拟除虫菊酯混配""有机磷+氨基甲酸酯混配"及"多种成分混配"等。

(1)农药的共同毒性:农药有各种不同的中毒表现,但是很多具有共同的特征。

1)局部刺激症状:以有机氯、有机磷、氨基甲酸酯、有机硫、除草醚、百草枯等农药作用较强,常引起接触部位皮肤充血、水肿、皮疹、瘙痒、水疱甚至灼伤、溃疡。

2)神经系统表现:以杀虫剂如有机磷、有机氯、氨基甲酸酯等农药中毒常见。影响神经系统代谢、功能、甚至结构损伤,引起明显神经症状。常见有中毒性脑病、脑水肿、周围神经病而引起烦躁、意识障碍、抽搐、昏迷、肌肉震颤、感觉障碍或感觉异常等表现。

3)心脏毒性表现:对神经系统的毒性作用多是心脏功能损伤的病理生理基础,有些对心肌有直接损伤作用,如有机氯、有机磷、百草枯、磷化锌等农药中毒,常致心电图异常(ST-T改变、心律失常、传导阻滞)、心源性休克甚至猝死。

4)消化系统:多数农药口服可引起化学性肠胃炎,出现恶心、呕吐、腹痛、腹泻症状,如砷制剂、百草枯、有机磷、环氧丙烷等农药引起腐蚀性胃肠炎,并有呕血、便血表现。

(2)不同农药中毒的特殊表现

1)血液系统毒性:如杀虫脒、除草醚等可引起高铁血红蛋白血症,甚至引起溶血,茚满二酮类及羟基香豆素类杀鼠剂可损伤体内凝血机制,引起全身出血。

2)肝脏毒性:如有机砷、有机磷、有机氯、氨基甲酸酯、百草枯、杀虫双等农药,可引起肝功能异常及肝脏肿大。

3)肺部表现:如五氯酚钠、氯化苦、福美锌、杀虫双、有机磷、氨基甲酸酯、百草枯等可引起化学性肺炎、肺水肿,百草枯尚可引起急性肺间质性纤维化。

4)肾脏毒性:引起血管内溶血的农药,因生成大量游离血红蛋白可致急性肾小管堵塞、坏死,有的如有机硫、有机砷、有机磷、有机氯、杀虫双、五氯苯酚等对肾小管还有直接毒性,可引起肾小管急性坏死,严重者可致急性肾衰竭。

5)其他表现:有些农药引起高热,如有机氯类农药因损伤神经系统致中枢性高热,五氯酚钠、二硝基苯酚等因致体内氧化磷酸化解耦联,使氧化产生的能量无法以高能磷酸键形式储存而转化为热能释出,导致机体高热、大汗、昏迷、惊厥。

3. 农药中毒的诊断要点

(1)农药中毒的常见原因

1)生产性:在生产过程中,由于设备工艺落后,密闭不严,出现跑、冒、滴、漏,或在农药包装时徒手操作、缺乏防护措施,或在运输、储存、销售中发生意外,致农药污染环境或皮肤,经呼吸道吸入或皮肤吸收而中毒。

2)使用性:农药在使用时,违反安全操作规程和缺乏个人防护,或使用方法不当及滥用,经呼吸道或皮肤黏膜吸收中毒。

3)生活性:在日常生活中,食用被农药污染的蔬菜、食物,或误用、误食及自服、他杀、投毒等,均可经消化道吸收引起中毒。

(2)诊断方法

1)毒物接触史:生产性中毒,询问患者职业史、工种、生产过程、接触的毒物种类、数量、中毒途径及其他人发病情况;生活性中毒注意了解个人生活、精神状态,患者及家人常用药物和使用的杀虫剂等。

2)临床表现

①对于突然出现发绀、呕吐、昏迷、惊厥、呼吸困难、休克而原因不明者,首先考虑急性中毒可能,并排除低血糖昏迷、中暑、急性脑血管病等其他疾病。

②体格检查:检查内容包括:生命体征、皮肤、心、肺、神经系统、腹部、呼出气、尿色等,通过体检评定危情危重程度、判断可能的致病因素。

③根据临床特征性表现,对中毒的诊断、可疑毒物种类及严重性作出判断。

3)实验室检测

①采集剩余毒物及患者呕吐物、排泄物进行毒物检验。

②特异性检验。如疑有机磷中毒查血胆碱酯酶活性;茚满二酮、羟基香豆素类中毒查凝血时间及凝血酶原时间等。

(3)治疗方法:为了尽量减轻症状及死亡,必须及早、尽快、及时地采取急救措施。

1)去除农药污染源,防止毒物继续进入体内

①经皮肤吸收引起的中毒者应立即脱去被污染的衣裤,迅速用温水冲洗干净;若眼内溅入农药,立即用生理盐水冲洗 20 次以上,然后滴入 2% 可的松和 0.25% 氯霉素眼药水。

②经呼吸道吸入引起中毒者立即将中毒者移至空气新鲜的地方,解开衣领、腰带,保持呼吸道通畅。

③经消化道引起中毒者根据中毒毒物种类,神志清醒者应尽早引吐、洗胃、导泻等。用 0.25% 硫酸铜或吐根糖浆催吐,再用生理盐水或清水充分洗胃,洗后 20~30g 灌入活性炭吸附残存农药。

2)尽早排除已吸收的农药及其代谢物

①吸入气态农药引起中毒,吸氧可促进毒物从呼吸道排除。

②在无脑水肿、肺水肿、心力衰竭等情况下输入 5% 或 10% 葡萄糖盐水,促进农药及其代谢产物从肾脏排出。在补液的基础上可使用甘露醇、呋塞米等药物利尿排毒。

③血液净化治疗:采用血液透析、血液灌流等方法排出血液中毒物。

3)尽早、足量、合并使用等特效解毒剂:对有特效解毒剂的毒物中毒,应尽早、足量、合并应用进行救治。如有机磷农药中毒,用阿托品及胆碱酯酶复能剂解毒,氨基甲酸酯类用阿托品类抗胆碱药,有机氟类农药用乙酰胺解毒,有机砷类用巯基解毒剂如二巯丁二钠、二巯丙磺酸钠,抗凝血类杀鼠剂用维生素 K_1 等。

4)对症支持治疗:及时纠正缺氧,维持水、电解质及酸碱平衡,保护好脏器,预防继发感染,加强营养支持等。

4. 预防　我国农药中毒高发的原因主要是:生产工艺落后,保管不严,配制不当,任意滥用,操作不善,防护不良等。因此,为了减少农药中毒的发生,首先应做到分类管理,国家禁止生产、销售、使用的农药如六六六(HCH)、滴滴涕(DDT)、毒杀芬、二溴氯丙烷、杀虫脒、二溴乙烷(EDB)、除草醚、氟乙酰胺、甘氟、毒鼠强、氟乙酸钠、毒鼠硅、甲胺磷、对硫磷(1605)、

甲基对硫磷(甲基1605)、久效磷、磷胺等应坚决做到不生产、不销售、不使用。其次,应加强农药生产、销售、使用等环节中的监督管理,做到"安全生产、安全运输、安全储存、安全销售、安全配置和安全使用"。最后,做好农药中毒的防护和救治知识培训,避免中毒事故的发生,发现可疑中毒人员及时送医救治,并报告当地行政主管部门。

二、有机磷

有机磷酸酯农药(organophosphorus pesticides,OPs)是指含磷元素的有机化合物农药,主要用作农业杀虫剂,少数品种作为杀菌剂、除草剂等。有机磷农药多为磷酸酯类或硫代磷酸酯类,其化学结构式为$(RO)_2P(Z)X$,其中RO多为甲氧基($CH_3O—$)或乙氧基($C_2H_5O—$),亦可为苯基或其他基团;Z为氧(O)或硫(S)原子:X为烷氧基、芳氧基或其他取代基团。

有机磷杀虫剂迄今已有70多年的使用历史,是目前使用最广的杀虫剂,占目前杀虫剂市场的1/3以上。我国每年急性有机磷中毒人数和死亡人数均占农药中毒的首位。

(一) 理化性质

本品大多呈油状或结晶状,呈淡黄色至棕色,,大多带有蒜臭味,有挥发性,难溶于水,易溶于有机溶剂如苯、丙酮、乙醚等。一般遇碱易分解失效,但敌百虫(trichlorphon)遇碱可生成毒性更大的敌敌畏(dichlorovos)。进入市场的成品剂型有乳剂、油剂、粉剂、喷雾剂和颗粒剂等,可采用喷洒、熏蒸、拌种、浸种、涂茎等方式施药。

(二) 职业接触

在有机磷农药生产、分装、搬运、配制、施药、工具修理等过程中,如缺乏个人防护,可经皮肤污染和呼吸道吸入引起生产性中毒。在日常生活中,自杀、误服,及滥用有机磷治疗皮肤病或用有机磷喷洒、浸泡衣服或床上用品时均可引起中毒。急性有机磷农药中毒(acute organophosphorus pesticide poisoning,AOPP)为临床常见疾病,我国每年急性有机磷农药中毒人数和死亡人数均占农药中毒的首位。

(三) 发病机制及毒理

1. 毒物代谢　有机磷杀虫剂易从消化道、呼吸道及完整的皮肤和黏膜吸收。进入机体后,迅速随血液分布到全身器官组织中,但分布是不均匀的,其中以肝内含量最高,脑内含量则取决于农药穿透血脑屏障的能力。普遍认为皮下脂肪组织和胃黏膜(经口途径)为有机磷酸酯农药短暂的贮存库,具有再释放的特点。在体内很快与生物大分子如蛋白质结合,经水解、氧化、还原、脱氨基、脱烷基等反应,形成各种代谢产物,使毒性增高和降低。如对硫磷经肝脏微粒体混合功能氧化酶作用生成对氧磷、乐果氧化成氧化乐果、马拉硫磷氧化成马拉氧磷等均使毒性增高。而对硫磷和对氧磷可被磷酸酯酶水解为二氧乙基磷酸酯或硫化磷酸酯及对硝基酚后,毒性明显降低。一般在体内无长期蓄积,经代谢转化后大多在1~2天内排出。主要经肾脏随尿排出,少量经肠道经粪排出。极少量可经呼吸道随呼出气排出。某些品种混合使用时有增毒作用,如马拉硫磷与敌百虫、敌百虫与谷硫磷等混合剂。

2. 毒性　有机磷农药的毒性与其化学结构,侵入途径等有密切关系。按照WHO推荐的农药危害程度分级标准(1992年),大多数有机磷农药属极度危害和高度危害类,如对硫磷(parathion、1605)、甲基对硫磷(parathion-methyl、甲基1605)、内吸磷(systox、1059)、甲拌磷(phorate、3911)、乙拌磷(disulfoton)、苯硫磷(EPN)、发果(prothoate)、磷胺(phosfamidon)、八角磷（schradan）、硫特普（sulfotep）、特普（TEPP）、特丁磷（terbufos），甲胺磷（methamidophos）、氧乐果（omethoate）、久效磷（monocrotophos）、水胺硫磷（isocarbophos）等。敌敌畏（dichlorvos、DDVP）、倍硫磷（fenthion、百治屠）、二嗪磷（diazinon、二嗪农）、乐果（dimethoate）、亚胺硫磷（phosmet）、杀螟硫磷（fenitrothion）、毒死蜱（chlorpyrifos）等为中度危害类。而乙酰甲胺磷（acephate）、马拉硫磷（malathios）、辛硫磷（phoxim）、双硫磷（temephos）、敌百虫（trichlorphon）等属轻度危害类。

3. 发病机制　有机磷杀虫剂主要毒作用是在体内与乙酰胆碱酯酶（acetylcholinesterase，ACHE）形成磷酰化胆碱酯酶，使乙酰胆碱酯酶活性受抑制，见图4-6-1，使其失去水解乙酰胆碱（acetylcholine，ACh）的作用，造成 ACh 大量蓄积，兴奋胆碱能受体，产生毒蕈碱样（muscarinic-like）和烟碱样（nicotinic-like）症状及中枢神经系统症状。磷酰化胆碱酶酯酶一般约经 48 小时即"老化"，不易复能。有机磷与胆碱酯酶结合形成的磷酰化胆碱酯酶有两种形式。一种结合不稳固，如对硫磷、内吸磷、甲拌磷等，部分可以水解复能；另一种形式结合稳固，如三甲苯磷、敌百虫、敌敌畏、对溴磷、马拉硫磷等，使被抑制的胆碱酯酶不能再复能。

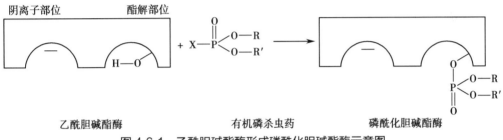

图 4-6-1　乙酰胆碱酯酶形成磷酰化胆碱酯酶示意图

关于急性有机磷中毒"中间期肌无力综合征"（intermediate myasthenia syndrome，IMS），发生机制目前尚不清楚。由于高频重复刺激患者周围神经可引起肌肉诱发电位波幅递减，提示神经肌接头（NMJ）突触后存在传导功能障碍。这是否与 ACh 蓄积引起的神经肌接头突触后膜 ACh 烟碱受体的失敏有关，尚待研究。某些有机磷酸酯农药急性中毒后 2~4 周，发生远端肢体肌肉麻痹和感觉障碍为主的多发性神经病（organophosphate induced delayed neuropathy，OPIDN），属中枢-周围性远端型轴突病。它的发生与 AChE 抑制无关。有些学者认为有机磷使神经靶酯酶（neuropathy target esterase，NTE）失活并进而老化所致。也有学者认为迟发性多发性神经病的发生发展中，细胞骨架蛋白受损、钙调蛋白功能异常导致轴突变性。

（四）临床表现

1. 胆碱能神经兴奋表现

（1）毒蕈碱样症状：表现为食欲减退、恶心、呕吐、腹痛、腹泻、流涎、多汗、视物模糊、瞳孔缩小、呼吸道分泌物增加、支气管痉挛、呼吸困难，严重者可出现肺水肿。

（2）烟碱样症状：表现为肌束震颤、肌肉痉挛、肌力减退，严重者可因呼吸肌麻痹而死亡。

（3）中枢神经系统症状：表现为头痛、头晕、乏力、失眠或嗜睡、多梦、烦躁不安、言语不清，严重者可发生昏迷、癫痫样抽搐，往往因呼吸中枢麻痹死亡。

（4）心血管障碍：早期表现心率快、血压高，严重者出现中毒性心肌炎、心力衰竭及多种心律紊乱，心电图可见心动过速或心动过缓、心律不齐、Q-T间期延长、S-T下降、T波低平或倒置。

2. 中间期肌无力综合征　急性有机磷中毒后1~4天，个别7天后，胆碱能危象消失，出现以屈颈肌和四肢近端肌肉、脑神经（第3~7及第9~12对脑神经）运动支所支配的肌肉，以及呼吸肌的部分或全部肌力减弱或麻痹为特征的临床表现。主要因神经肌接头突触后传导阻滞所致。患者可表现睁眼困难、复视、咀嚼无力、张口困难、额纹变浅、鼓腮漏气、吞咽困难、声音嘶哑、转颈及耸肩无力或伸舌困难；平卧时不能抬头，上肢及下肢抬举困难，四肢肌张力偏低或正常，腱反射消失或减弱，不伴感觉障碍；可见胸闷、气短、发绀、烦躁、大汗，肺部呼吸音减弱、呼吸肌力弱，常迅速发展为呼吸衰竭。高频电刺激周围神经时，发现类似重症肌无力的诱发肌肉复合电位波幅呈进行性递减的表现，提示神经肌肉接头存在突触后传导阻滞现象。

3. 迟发性多发性神经病　部分有机磷（如甲胺磷、敌百虫等）急性中毒后2~4周，胆碱能症状消失，出现肢体远端为重的感觉、运动障碍。其发生与胆碱酯酶抑制无关，而是由于有机磷化合物抑制了神经组织中神经靶酯酶并使其老化所致。应与其他原因引起的多发性神经病和有机磷中毒中间期肌无力综合征相鉴别。临床表现为四肢远端特别是下肢麻木、刺痛、腓肠肌疼痛，四肢无力，以下肢为重，抬腿困难，走路呈跨越步态，双足不能作伸屈动作，继之双手活动不灵活，难以完成精细动作。四肢肌张力低。严重者呈足下垂及腕下垂，四肢远端肌肉萎缩，下肢腱反射减弱或消失。少数重症患者可于发病2~3个月后随着下运动神经元麻痹的好转，可逐渐出现双下肢肌张力增高、腱反射亢进、能引出髌阵挛或踝阵挛和病理反射阳性等锥体束征。

4. 其他特殊临床表现

（1）迟发性猝死：急性有机磷中毒经抢救好转、病情恢复时，可突然发生"电击式"死亡。多发生于中毒后3~15天，多见于口服中毒患者。主要是有机磷对心脏的迟发毒性作用，与干扰心肌细胞膜离子通道有关，钙离子阻滞剂可使这种毒性作用时间缩短。心电图表现Q-T间期延长，并在此基础上伴发扭转型室性心律不齐，导致猝死。多见于口服中毒患者。能引起心肌损害的有机磷农药有乐果、内吸磷、对硫磷、敌敌畏、敌百虫、甲胺磷、磷胺、马拉硫磷、二嗪磷、久效磷、倍硫磷、甲拌磷等。

（2）反跳：少数有机磷中毒患者经抢救治疗症状明显好转后，胆碱能危象重现，又产生较重的毒蕈碱样、烟碱样和中枢神经系统的临床表现，致使病情急剧恶化甚至死亡。它多发生在急性中毒后2~8天。反跳发生前多有先兆症状，如食欲降低、恶心呕吐、面色苍白、精神萎靡、皮肤湿冷、胸闷、气短、轻咳、肺部啰音、血压升高、瞳孔缩小、心率缓慢、流涎、肌束震颤等；随后出现较严重的有机磷中毒表现，而且往往比最初的病情更重，可出现肺水肿、心肌病、心力衰竭、脑水肿、呼吸停止等。反跳发生的原因主要与毒物继续吸收、农药种类、阿托品与胆碱酯酶复能剂停用过早、或减量过快，大量输液及体内严重损害有关。敌敌畏、乐果、敌百虫、马拉硫磷等中毒，用胆碱酯酶复能剂疗效不佳，中毒后容易发生反跳。

（3）迟发性死亡：有机磷农药中的杂质三烷基硫代磷酸酯是造成迟发死亡的重要原因。它本身毒性大，且可增强有机磷农药的毒性。动物实验证实此类杂质常于染毒后2~8天引起死亡。主要死亡原因为肺水肿。

5. 实验室检查

(1) 全血胆碱酯酶(ChE)活力：体内胆碱酯酶分为真性乙酰胆碱酯酶(AChE)和假性丁酰胆碱酯酶(BuChE)。AChE 主要存在于红细胞、脑灰质、交感神经节和运动终板中，水解乙酰胆碱(ACh)的能力最强；BuChE 存在于脑白质的神经胶质细胞、血浆、肝、肾等，能水解丁酰胆碱，但难以水解 ACh。神经突触和神经肌肉接头处 AChE 受抑程度能够反映中毒程度，由于受技术条件的限制，该部位 ChE 活力难以直接测得。全血 ChE 活力包括红细胞 AChE 活力(60%~80%)和血清 BuChE 活力(20%~40%)，能较好反映神经突触 AChE 活力受抑程度，是 AOPP 诊断的特异性指标之一。

(2) 有机磷杀虫剂原形或代谢物的测定

1) 血、呕吐物和洗胃液中有机磷原形测定：对急性中毒诊断有帮助，但较为费时、昂贵，临床应用较少；

2) 尿中有机磷代谢产物测定：主要做接触指标，如接触对硫磷、甲基对硫磷后尿中对硝基酚含量增高。此外，大多数有机磷杀虫剂经代谢产生烷基磷酸酯或烷基硫代磷酸酯或烷基二硫代磷酸酯随尿排出，可作为反映近期和低水平的接触指标。

(3) 神经 - 肌电图检查：迟发性多发性神经病属中枢 - 周围远端轴突病，神经 - 肌电图检查显示神经源性损害。可见失神经电位，运动神经传导速度减慢，远端潜伏期延长。感觉神经传导速度一般正常。

(4) 重复(高频)刺激神经 - 肌电图(repititive nerve stimulation, RNS)：连续以 20Hz 或 30Hz 高频电刺激周围神经(腕部正中神经或尺神经)时出现类似重症肌无力诱发的肌肉复合电位波幅进行性递减，提示神经肌接头存在突触后传导阻滞，有助于中间期肌无力综合征的诊断。

(五) 诊断及鉴别诊断

根据短时间接触较大量有机磷杀虫剂的职业史，以自主神经、中枢神经和周围神经系统症状为主的临床表现，给合血液胆碱酯酶活性的测定，参考作业环境的职业卫生调查资料，进行综合分析，排除其他类似疾病后，方可诊断。具体诊断标准参考 GBZ 8《职业性急性有机磷杀虫剂中毒诊断标准》。

应与中暑、急性胃肠炎或脑炎、脑血管意外、阿片类中毒等鉴别，尚需与氨基甲酸酯类杀虫剂、沙蚕毒素类、毒蕈中毒等中毒鉴别。除此之外，在诊断过程中应注意合并症的鉴别诊断，如吸入性肺炎、外伤、合并其他毒物中毒等。

1. 急性中毒 一般可分轻、中、重三级。

(1) 轻度中毒：短时间内接触较大量有机磷杀虫剂后，在 24 小时内出现较轻的毒蕈碱样和中枢神经系统症状，如头晕、头痛、乏力、恶心、呕吐、多汗、胸闷、视物模糊、瞳孔缩小等。全血或红细胞胆碱酯酶活性一般在 50%~70%。

(2) 中度中毒：除上述症状加重外，出现肌束震颤等烟碱样表现。全血或红细胞胆碱酯酶活性一般在 30%~50%。

(3) 重度中毒：除上述胆碱能兴奋或危象的表现外，有下列情况之一者：

1) 肺水肿；

2) 昏迷；

3) 呼吸衰竭；

4)脑水肿。

全血或红细胞胆碱酯酶活性一般在 30% 以下。

2. 中间期肌无力综合征　在急性中毒后 1~4 天,胆碱能危象基本消失且意识清晰,出现肌无力为主的临床表现者。

(1)轻型中间期肌无力综合征

1)屈颈肌和四肢近端肌肉无力,腱反射可减弱;

2)部分脑神经支配的肌肉无力。

(2)重型中间期肌无力综合征:在轻型中间期肌无力综合征基础上或直接出现下列表现之一者:

1)呼吸肌麻痹;

2)双侧第Ⅸ对及第Ⅹ对脑神经支配的肌肉麻痹造成上气道通气障碍者。

高频重复刺激周围神经的肌电图检查,可引出肌诱发电位波幅呈进行性递减。全血或红细胞胆碱酯酶活性多在 30% 以下。

3. 迟发性多发性神经病　在急性重度和中度中毒后 2~4 周,胆碱能症状消失,出现感觉、运动型多发性神经病。神经 - 肌电图检查显示神经源性损害。全血或红细胞胆碱酯酶活性可正常。

(六) 治疗及康复

1. 生产性中毒者应立即脱离现场,脱去污染衣服,用肥皂水彻底清洗污染皮肤、头发、指甲。眼部受污染者,应迅速用清水、生理盐水或 2% 碳酸氢钠溶液冲洗,洗后滴入 1% 后马托品。

2. 口服中毒者,立即用温水或 2% 碳酸氢钠溶液反复洗胃,直至洗出液无农药味为止。洗胃后,从胃管中注入硫酸镁或硫酸钠 20~30g 或 20% 甘露醇 250ml 等导泻。胃管保留一段时间,必要时再次洗胃。洗胃后可给予活性炭 50~100g 吸附剂,但是肠梗阻是禁忌症。

3. 抗胆碱能药物的应用　抗胆碱能药物有阿托品、盐酸戊乙喹醚(长效托宁)、山莨菪碱(654-2)、樟柳碱(703)。阿托品是最常使用的药物。轻度中毒患者,可单独使用阿托品,中度与重度中毒患者,需配合应用胆碱酯酶复能剂。其首次剂量参见表 4-6-3。

表 4-6-3　有机磷中毒特效解毒剂首次剂量

药物	轻度中毒	中度中毒	重度中毒
阿托品 /mg	1.0~2.0 (肌内注射)	2.0~4.0 (肌内注射)	5.0~10.0 (肌内注射)
盐酸戊乙喹醚(长效托宁)/mg	1.0~2.0 (肌内注射)	2.0~4.0 (肌内注射)	4.0~6.0 (肌内注射)
氯解磷定 /g	0.5~0.75 (肌内注射)	0.75~1.0 (肌内注射)	1.0~2.0 (肌内注射或缓慢静注)
碘解磷定 /g	0.5~1.0 (缓慢静注)	1.0~1.5 (缓慢静注)	1.5~2.5 (缓慢静注)
解磷注射液(2ml/ 支)	1/2~1 (肌内注射)	1~2 (肌内注射)	2~3 (肌内注射)
HI-6 复方 (2ml/ 支)	1/2~1 (肌内注射)	2~3 (肌内注射)	3~5 (肌内注射)

对中、重度中毒患者必须早期、足量、反复给药。待达到阿托品化后,减量维持 3~5 天。阿托品化的指征为瞳孔扩大、颜面潮红、皮肤干燥无汗、口干、心率增快、肺部啰音明显减少或消失。阿托品不能阻断中枢神经的胆碱能毒蕈碱受体,故对中枢神经系统症状无明显效果。而长效托宁对中枢和周围神经均具有较强的抗胆碱作用。长效托宁应用剂量充足的标准主要以口干、皮肤干燥和气管分泌物消失为主。参考剂量见表 4-6-3。

4. 胆碱酯酶复能剂 用于临床的胆碱酯酶复能剂有碘解磷定、氯解磷定、甲磺磷定、双复磷、双解磷和 HI-6 等。国内主要应用氯解磷定和碘解磷定。这类药物能使磷酰化胆碱酯酶在未发生老化之前恢复其水解乙酰胆碱的活性,而对已老化的胆碱酯酶无复能作用,故应尽早治疗,一般认为中毒 72 小时后再给复能剂,其疗效较差或无明显重活化作用。首次剂量参见表 4-6-3。以后根据病情和血胆碱酯酶测定结果重复给药。氯解磷定一般日量不超过 10g。对口服大量有机磷农药洗胃不及时或不彻底的中毒患者,应用复能剂的时间可适当延长。

5. 抗毒复合剂 即将抗胆碱能药物与胆碱酯酶复能剂合二为一的一类药物。应用方便,适用于现场急救。

(1)HI-6 复方:含胆碱酯酶复能剂双吡啶单肟 HI-6 与阿托品、贝那替秦、地西泮。每安瓿 2ml,肌内注射。首次剂量参见表 4-6-3。

(2)解磷注射液:它是由阿托品 3mg、苯那辛 3mg、氯解磷定 400mg 制成 2ml 一支复方制剂。肌内注射。首次剂量参见表 4-6-3。

对口服中毒者不宜采用固定复方,应根据病情使用阿托品及氯解磷定。

6. 中间期肌无力综合征的治疗 应密切观察病情、卧床休息。轻度呼吸困难者,给予吸氧;吸氧不能缓解的重度呼吸困难者,及时施行气管插管或气管切开,机械通气,以维持呼吸功能。近年来一些报告表明对呼吸肌麻痹患者,在机械通气后给予突击量氯解磷定(即在 24 小时内给予氯解磷定 10g 左右)有助于患者尽早恢复自主呼吸,取得满意疗效而未见明显副作用。是否确实有效,尚待进一步观察、研究。

7. 迟发性猝死患者重点在预防。对严重中毒患者在恢复期应做好心电图监护,及时治疗心律失常。特别要注意电解质对心脏的影响,其中低血钾引起心律紊乱易发生猝死。一旦发生猝死,按复苏程序进行抢救。

8. 反跳的防治重点在于早期彻底清除毒物;阿托品早期适量应用使之快速阿托品化,严防不足与过量;胆碱酯酶复能剂应用要尽早、适量;防止输液太快与量过大;注意反跳前各种临床先兆症状的出现而及时给予处理。一旦出现反跳,即重复上述治疗,直至重新阿托品化后维持给药 3~5 天,乐果中毒宜更长些。

9. 血液净化 对于重度 AOPP 患者可在解毒剂及综合治疗的同时尽早给予血液净化治疗。要严格把握指征,密切观察中毒症状,及时调整解毒剂用量。血液净化方式首选血液灌流,应在中毒后 24 小时内进行,一般 2~3 次即可,具体根据患者病情及毒物浓度监测结果来确定。

10. 输新鲜血液或换血疗法 用于重度中毒及血胆碱酯酶活性恢复缓慢者,以补充有活性的胆碱酯酶。理论上可中和血液中游离有机磷,有助于提升血浆胆碱酯酶活力。但临床上尚缺乏循证医学证据,需进一步研究。

11. 脑水肿 采用头部降温、吸氧、甘露醇、糖皮质激素、利尿及改善脑功能药物。

12. 迟发性多发性神经病　治疗原则与神经科相同,可给予中、西医对症和支持治疗、理疗及运动功能的康复锻炼。

13. 中西医治疗　中西医联合治疗有机磷中毒与单纯西医治疗相比,能够提高临床有效率,降低死亡率,缩短患者苏醒时间和胆碱酯酶恢复时间。从中药干预方法上看,主要以清热、泻下、补益类方药进行洗胃、灌肠、口服、静脉滴注等。在常规治疗的基础上辨证使用中药泻下剂有助于辅助毒物的排出,提高抢救成功率,如采用大黄溶液灌肠、泻下解毒汤洗胃、大承气汤胃管注入等。对于治疗过程中阿托品过量的患者,予以清热解毒类中药参与治疗往往能取得较好效果,如羚羊角注射液和清开灵注射液静脉滴注等。有一些研究者发现加用适当的补益类中药制剂,对有机磷中毒所致的心肌损害有明显的保护作用,如参附注射液静脉滴注等。

14. 康复　有机磷中毒致迟发性周围神经病变(OPIDN)是有机磷中毒后的严重并发症之一,神经肌电图显示神经源性损伤,常严重影响患者的生活质量。可给予助力运动或主动运动等不同的训练方法,遵循超负荷量的训练原则对患者进行康复训练。肌力Ⅰ级者采取辅助运动;肌力Ⅱ级或Ⅲ级者采取范围更大的辅助运动加主动运动;肌力Ⅳ级者采取等速训练。治疗过程中逐渐增加训练强度和时间,共训练 3 个月。在训练肌力的同时,每隔 4 小时为患者做 1 次肢体被动运动和按摩,每次 20 分钟,帮助患者做一组关节伸展、内旋、外展等活动,防止肌肉萎缩和关节挛缩。患者病情好转,要有目的地训练患者的肌肉、关节灵活性,如能坐稳后要及时进行站立行走训练,指导患者站立平衡训练,即双手扶杆站立,然后单手扶杆站立,最后不扶杆站立达到三级平衡。病患者达到站立平衡后,指导其利用手杖、平行杠进行步行训练,后逐渐过渡到独立步行。指导患者进行手的灵活性、四肢精细协调性的训练,如反复训练握笔、穿脱衣裤等,然后训练患者逐步学会洗脸、刷牙、如厕等。

服有机磷农药自杀患者多因生活、工作压力,大部分有自卑和悲观厌世情绪,自我价值观丧失,有情绪低落、抑郁、焦虑、紧张、愤怒等表现,应积极对患者进行心理干预,通过耐心细致的开导、关心安慰、启发、鼓励、帮助患者等教育手段,使患者重新认识自己,摆正自己的角色,正确面对危机,积极化解矛盾,勇于担当自己的家庭及社会责任。

（七）预后

国内目前较常采用“轻、中、重”的分级方法,其中包括了患者的症状、体征及酶学指标来进行预判。有研究显示 APACHE Ⅱ 评分的预测效果较优。APACHE Ⅱ 评分由急性生理学评分(APS)、年龄评分、慢性健康状况评分三部分组成,最后得分为三者之和。理论最高分为 71 分,分值越高表示病情越重。其中 APS 包含 12 项生理学参数,目前已成为世界上应用最为广泛的危重病预后评价系统,然而,将其运用于有机磷农药中毒的评估中较少。由于临床上治疗千差万别,各家医院报道有机磷中毒病死率差异较大,波动于 4.4%~55.7%。用 APACHE Ⅱ 评分进行比较研究,可为开展学术交流及进行医院急诊科质量控制提供可靠的依据。

（八）预防

消减、转产和替代高毒有机磷是从源头上预防和控制有机磷中毒最有效的措施。此外,改革农药生产工艺,特别是出料、包装实行自动化或半自动化;配药、拌种要有专用工具和容器,配制浓度确当,防止污染环境;喷药时遵守安全操作规程,喷药工具有专人保管和维修,防止堵塞、渗漏;喷洒药物的人员必按照规定,严格执行用药注意事项;剧毒农药不得用于成熟期的食用作物及果树治虫,食用作物或果树使用农药应严格规定使用期限;农药实行专业管理和严格保管,防止滥用;加强个人防护与提高人群自我保健意识等。

三、氨基甲酸酯类

氨基甲酸酯类(carbamates)为氨基甲酸的 N-甲基取代酯类,其结构通式为 $R_2O-CONHR_1$。R_1 为甲基(少数为二甲基),R_2 为芳香烃、脂肪烃类或其他环烃。单甲基和少数二甲基氨基甲酸酯具有杀虫剂作用。该类农药具有选择杀虫力强、速效内吸、触杀、残毒期短和对人畜相对低毒等特点,因而被广泛用于杀灭农业和卫生害虫。根据化学性质氨基甲酸酯类农药可以分为 5 类:①萘基氨基甲酸酯类,如西维因(carbaryl)(N-甲基氨基-4-萘酯);②苯基氨基甲酸酯类,如叶蝉散(isoprocarb);③氨基甲酸肟酯类,如涕灭威(aldicarb);④杂环甲基氨基甲酸酯类,如呋喃丹;⑤杂环二甲基氨基甲酸酯类,如异索威。除少数品种如呋喃丹等毒性较高外,大多数属中、低毒性。氨基甲酸酯类农药使用量较大的有速灭威(metolcarb)、西维因、涕灭威、克百威(carbofuran)、叶蝉散和抗蚜威(pirimicarb)等。部分分子式见图 4-6-2~ 图 4-6-4。

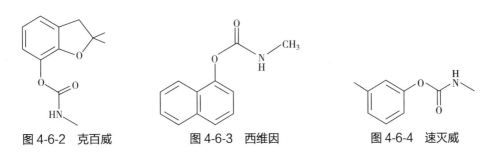

图 4-6-2　克百威　　　　图 4-6-3　西维因　　　　图 4-6-4　速灭威

(一)理化性质

氨基甲酸酯类杀虫剂大多数品种为结晶低熔点固体,在水中溶解度较高,一般无特殊气味。在酸性溶液中相对稳定,在碱性溶液中易水解。温度升高,降解加快。

(二)职业接触

从事氨基甲酸酯农药生产、加工、包装、储存、配制、搬运、喷洒及施药工具修理过程中,均可有职业接触。此外,误服、误用、食物污染、自服等可引起生活性中毒。

(三)毒性及发病机制

本品主要通过胃肠道和呼吸道侵入机体,经皮肤和黏膜吸收量小且缓慢。在组织器官中浓度明显低于体液浓度。在体内代谢迅速,一部分经水解、氧化在肝内被结合而解毒,一部分以原形或代谢物形式迅速由肾排出。24 小时的转化率为 70%~90%。终末代谢产物为酚衍生物,主要从尿中排出,少量经肠道排出体外。代谢产物的毒性大多比原物毒性降低,少数与原形毒物相似或增强。如呋喃丹的代谢产物 3-羟基呋喃丹与呋喃丹相当,涕灭威的代谢产物涕灭威亚砜和涕灭威砜比涕灭威有更强的抗胆碱酯酶作用。

大多数品种毒性较有机磷酸酯类低。其毒作用机制是主要是抑制胆碱酯酶活性,使酶活性中心丝氨酸的羟基被氨基甲酰化,因而失去酶对乙酰胆碱的水解能力,造成组织内乙酰胆碱的蓄积而中毒。与有机磷抑制胆碱酯酶不同的是:

1. 作用快　本品不需经代谢活化,即可直接与胆碱酯酶形成疏松的复合体。

2. **恢复快**　本品与胆碱酯酶的结合是可逆的,逆转后重新获得有活性的酶,加上氨基甲酰化胆碱酯酶可迅速水解,脱氨基甲酰化,生成有活性的酶,因此中毒后不再继续接触,胆碱酯酶活性在数分钟后开始回升,数小时内恢复正常。

3. 多数氨基甲酸酯对红细胞胆碱酯酶的亲和力大于血清胆碱酯酶。

4. 氨基甲酸酯 LD_{50} 剂量和引起中毒剂量的比值远较有机磷酸酯大,说明氨基甲酸酯毒作用范围宽,比较安全。

5. 某些 N- 芳基氨基甲酸酯可使神经靶酯酶氨基甲酰化,但不会老化,故一般不引起迟发性周围神经病。

氨基甲酸酯类农药具有致突变、致畸和致癌作用。将西维因以各种方式处理小鼠和大鼠,均可引起癌变,并对豚鼠、狗、小鼠、猪、鸡和鸭有致畸作用。但目前还没有氨基甲酸酯类农药引起癌症的流行病学报告。

(四) 临床表现

1. **症状与体征**　急性氨基甲酸酯杀虫剂中毒临床表现与有机磷中毒相似,具有胆碱能神经过度兴奋的一系列表现。但其具有潜伏期短、恢复快、病情相对轻、只要彻底清除毒物,病情通常无反复等特点。生产性中毒一般在接触本品后 2~4 小时发病,最快为半小时,口服中毒多在 10~30 分钟发病。

轻度中毒表现毒蕈碱样症状与轻度中枢神经系统障碍,如头痛、头晕、乏力、视物模糊、恶心、呕吐、流涎、多汗、瞳孔缩小等。有的患者可伴有肌束震颤等烟碱样表现,在脱离接触并适当处理后,一般 24 小时内恢复。重度中毒多为口服患者,除上述症状加重外,可出现昏迷、脑水肿、肺水肿及呼吸衰竭。

2. **实验室检查**

(1) 全血胆碱酯酶活性降低,由于被抑制的胆碱酯酶活性恢复快,所以测定时要求快速、简便,采血后要尽快分析。轻度中毒者全血或红细胞胆碱酯酶活性一般降至 70% 以下,重度中毒者多在 30% 以下。

(2) 血、尿中氨基甲酸酯类原形或代谢产物测定,如接触甲萘威可测定血中甲萘威或尿中 1- 萘酚;接触残杀威者测定尿 2- 异丙氧基酚;接触克百威者测定尿中 3- 羟基呋喃丹等。

(五) 诊断与鉴别诊断

根据短时间接触较大量氨基甲酸酯杀虫剂史,迅速出现胆碱能神经过度兴奋的一系列表现,结合全血或红细胞胆碱酯酶活性的及时测定,进行综合分析,排除其他疾病后方可诊断。必要时可取患者呕吐物、洗胃液、血液或尿液进行毒物或代谢产物测定。诊断分级以临床表现为主,血液胆碱酯酶活性可作参考。诊断依据 GBZ52《职业性急性氨基甲酸酯杀虫剂中毒诊断标准》。

1. **轻度中毒**　短期密切接触氨基甲酸酯后,出现较轻的毒蕈碱样和中枢神经系统症状,如头晕、头痛、乏力、视物模糊、恶心、呕吐、流涎、多汗、瞳孔缩小等,有的可伴有肌束震颤等烟碱样症状,一般在 24 小时以内恢复正常。全血胆碱酯酶活性往往在 70% 以下。

2. **重度中毒**　除上述症状加重外,并具备以下任何一项者,可诊断为重度中毒:

(1) 肺水肿;

(2) 昏迷或脑水肿。

全血胆碱酯酶活性一般在 30% 以下。

3. 鉴别诊断　本病首先需与急性有机磷农药中毒鉴别,中毒潜伏期短,呕吐物及洗胃抽出液无蒜臭味,症状相对较轻和病情恢复较快均提示可能为氨基甲酸酯类中毒。特别注意红细胞 ChE 恢复甚快的特点,尿中酚衍生物排出增加亦可供考虑。其他还需与中暑、急性胃肠炎、食物中毒和心脑血管疾病等鉴别。

(六) 治疗

1. 彻底清除毒物,阻止毒物继续吸收　生产性中毒者应迅速脱离现场脱去污染衣服,用肥皂水彻底清洗污染的皮肤、头发和指甲。眼污染者迅速用生理盐水或 2% 碳酸氢钠溶液冲洗。口服中毒者,应迅速、彻底洗胃是抢救患者生命的关键。洗胃液可用温水或 2% 碳酸氢钠溶液彻底洗胃,直至洗出液体澄清、无农药味为止。一般总量不少于 5 000ml,方法与抢救有机磷中毒相同。洗胃后可注入 25%~50% 硫酸镁导泻,或用 25% 甘露醇 250~500ml加入 5% 葡萄糖溶液 500ml,分 2~3 次胃管注入,或分 3~5 次口服。

2. 特效解毒剂的应用　阿托品、山莨菪碱等抗胆碱类药是抢救氨基甲酸酯类农药中毒特效和首选药物。轻度中毒可用阿托品 0.6~0.9mg 口服或 0.5~1mg 肌内注射,必要时重复1~2 次。重度中毒者开始应静脉注射阿托品,并尽快达阿托品化。总剂量比有机磷中毒时小,用药间隔时间可适当延长,维持时间较短。单纯氨基甲酸酯类中毒不能使用肟类复能剂。因肟类复能剂与大部分氨基甲酸酯类农药结合后的产物会增加氨基甲酸酯类农药的毒性。当发生和有机磷混配农药中毒时,仍以阿托品的治疗为主,根据病情需要,在中毒一段时间后,可酌情适量应用肟类复能剂。

3. 对症与支持疗法　适当补液促进毒物排泄,且忌盲目大量补液,防止肺水肿、脑水肿的发生。对重度中毒患者要保持呼吸道通畅,监护心肺功能,及时纠正水、电解质和酸碱平衡失调,积极防治呼吸衰竭。对脑水肿患者,应限制进水量,给予甘露醇和糖皮质激素。抽搐者,可用地西泮等,不宜用抑制呼吸的镇静药。

(七) 预后

预后良好,一般职业中毒者很少发生死亡,经积极抢救,多数可完全恢复健康。

(八) 预防

生产和使用氨基甲酸酯类农药时一定要做好个人防护,及时去除农药污染衣服以及清洗皮肤。加强农药保管,避免儿童、精神异常者接触。

四、拟除虫菊酯类

拟除虫菊酯类杀虫剂(pyrethroid insecticide),为人工合成的类似天然除虫菊素(pyrethrin)的农药。其分子由菊酸和醇两部分组成。由于其杀虫谱广,效果好、低残留,无蓄积作用等优点,近 30 年来应用日益普遍。拟除虫菊酯杀虫剂品种繁多,基本上可分为两类。其中一类为不含 α- 氰基的拟除虫菊酯(Ⅰ型),属低毒物质,主要用作为卫生杀虫剂,至今尚未发现急性中毒病例。另一类为含 α- 氰基的拟除虫菊酯(Ⅱ型)(如溴氰菊酯、氰戊菊酯、氯氰菊酯等),毒性中等,一般配成乳油用作农业杀虫剂。

我国常用的拟除虫菊酯有:溴氰菊酯(deltamethrin),商品名敌杀死(deeis)或凯素灵(K-Othrine);氰戊菊酯或氰氯苯醚菊酯或杀灭菊酯(fenvalerate),商品名速灭杀丁(sumieidin);顺式氰戊菊酯(esfenvalerate),商品名来福灵;氯氰菊酯(eyermethrin 或 cypermethrin),商品名安氯宝、灭百可等;二氯苯醚菊酯(氯菊酯或苄氯菊酯(permethrin),

商品名除虫精；氟氯氰菊酯或百树菊酯(cyfluthrin)，商品名百树得；三氟氯氰菊酯(cyhalothrin)，商品名功夫。

(一) 理化性质

本类拟除虫菊酯类农药多为黏稠油状液体，为黄色或黄褐色，易溶于有机溶剂，难溶于水，多不易挥发，对光热和酸稳定，遇碱(pH>8)时易分解。

(二) 职业接触

职业接触主要见于从事拟除虫菊酯类农药的生产、分装、运输、保管、销售，或在使用过程中进行配药、喷洒、修理或清洗药械，用手洗污染的工作服等。

职业性急性拟除虫菊酯中毒多因生产过程意外事故、田间施药违反安全操作规程而发生。生活性中毒多为误服或口服自杀。拟除虫菊酯类杀虫剂的毒性很低，一般喷洒使用不会中毒，但皮肤直接接触可发生刺激性接触性皮炎。

(三) 毒性及发病机制

本类农药可经呼吸道、皮肤及胃肠道吸收。因其脂溶性小，所以不易经皮肤吸收，在胃肠道吸收也不完全。毒物进入血液后，立即分布于全身，特别是神经系统及肝肾等脏器浓度较高，但浓度的高低与中毒表现不一定平行。进入体内的毒物，在肝微粒体混合功能氧化酶(MFO)和拟除虫菊酯酶的作用下，进行氧化和水解等反应而生成酸(如游离酸、葡糖醛酸或甘氨酸结合形式)、醇(对甲基羧化物)的水溶性代谢产物及结合物而排出体外。主要经肾排出，少数随大便排出。24 小时内排出 50% 以上，8 天内几乎全部排出，仅有微量残存于脂肪与肝脏中。反式(trans-)异构体的代谢主要靠水解反应，顺式(cis-)异构体的解毒主要靠氧化反应。一般反式异构体的水解及排泄较快，因此其毒性也较小。

本品属于神经毒物，有增强中枢神经与周围神经作用，其作用机制可能与它减慢神经膜钠离子通道 "M" 闸门的关闭、并阻滞氯离子通道的开放有关。动物实验研究发现戊巴比妥能开放拟除虫菊酯所关闭的氯离子通道，而苯巴比妥对氯离子通道则无此作用，故戊巴比妥控制本品中毒所致抽搐的疗效明显优于苯巴比妥，临床可试用观察。

含 α- 氰基的、有卤原子的毒性相对较大，中毒动物表现为大量流涎、舞蹈样症状(chorea-athetosis)、扭转痉挛、易激惹、严重时反射消失、瘫痪，出现麻痹衰竭而死亡，简称 C 症状群。该品同时可引起去甲肾上腺素和肾上腺素显著升高，出现对心脏的毒作用。不含 α- 氰基的拟除虫菊酯，中毒动物表现为细小震颤(tremor)、过度兴奋、共济失调、抽搐、少量流涎、虚脱等，简称 T 症状群。

与有机磷农药混合中毒时，因有机磷抑制拟除虫菊酯类农药的水解，并延长其代谢速率，故可增强拟除虫菊酯类的毒性。

(四) 临床表现

拟除虫菊酯杀虫剂品种繁多，其首发症状、病情严重程度可因中毒途径不同而异。

1. 症状及体征

(1)起病：生产性中毒多在田间施药后 4~6 小时出现症状，首发症状多为面部皮肤灼痒感或头晕，全身症状最迟 48 小时后出现。口服中毒者多在 10 分钟至 1 小时后出现症状，主要为上腹部灼痛，恶心或呕吐等，但面部烧灼感相对少见。

(2)面部感觉异常：是生产性中毒者较为常见的症状，自述面部烧灼感、针刺感、发麻或蚁走感，常于出汗或热水洗脸后加重。停止接触数小时或 10 余小时后即可消失。这是周围神经兴奋性增高的表现。

(3)轻度中毒：表现头痛、头晕、乏力、恶心、食欲降低、口腔分泌物增多、精神萎靡或肌束震颤。此外,少数患者可有胸闷、心慌、肢端发麻、视物模糊、多汗、低热,瞳孔一般正常。

(4)重度中毒：除上述临床表现外,具有下列之一表现：

1)阵发性抽搐：抽搐时上肢屈曲痉挛、下肢挺直、角弓反张,伴意识丧失,持续30秒至2分钟,抽搐频繁者每日发作可多达10~30次,各种镇静、止痉剂常不能明显奏效,可持续10~20天;

2)意识模糊或昏迷;

3)肺水肿。

口服中毒患者可发生糜烂性胃炎。此外尚有口服中毒患者引起三度房室传导阻滞、肾功能障碍、双眼视网膜损害、动眼神经麻痹等报告。

(5)皮肤黏膜反应：少数患者皮肤出现红色丘疹和大疱。眼部受到污染者可立即出现眼痛、畏光、流泪、眼睑红肿、球结合膜充血水肿。会阴部污染者局部出现红肿。这些表现大多数于脱离接触后短期消退。

(6)其他：除皮炎外,溴氰菊酯还可引起类似枯草热的症状,也可诱发过敏性哮喘等。拟除虫菊酯与其他农药混用时,可产生增毒作用。

2. 实验室检查

(1)肌电图检查：有肌束震颤患者可出现肌肉重复放电;对周围神经采用不同间期的成对电刺激,可观察到接触者周围神经兴奋性增高、超常期延长。

(2)脑电图大致正常,少数可诱发出阵发高波辐尖波和尖慢波。

(3)生物标志物的测定：拟除虫菊酯原形物质排泄迅速,停止接触12小时后在接触人员的尿中即难以测出,但其代谢产物可检测出的时间较长。急性溴氰菊酯中毒者的尿中可测出代谢物顺式二溴乙烯二甲基丙烷羧酸(Br_2A)。人接触氟氯氰菊酯后3.5天,尿可测出代谢物氟苯氧基苯甲酸;志愿者接触氯菊酯及氯氰菊酯后24小时内尿中可测出二氯乙烯二甲基环丙烷羧酸(Cl_2CA)。这些代谢产物可考虑作为拟除虫菊酯的接触生物标志物。

(4)全血胆碱酯酶活性大都正常。

(5)心电图检查：少数中毒患者ST段下降及T波低平、窦性心动过速或过缓、室性早搏或三度房室传导阻滞。

(五) 诊断及鉴别诊断

1. 诊断依据

(1)有短期密切接触较大量拟除虫菊酯史。

(2)具有神经系统兴奋性异常为主的临床表现。

2. 诊断标准　依据 GBZ 43《职业性急性拟除虫菊酯中毒诊断》进行诊断。

(1)接触反应：接触后出现面部异常感觉(烧灼感、针刺感或紧麻感),皮肤、黏膜刺激症状,而无明显全身症状者。

(2)轻度中毒：除上述临床表现外,出现明显的全身症状包括头痛、头晕、乏力、食欲降低及恶心、呕吐并有精神萎靡、口腔分泌物增多,或肌束震颤者。

(3)重度中毒：除上述临床表现外,具有下列一项者,可诊断为重度中毒：

1)阵发性抽搐;

2）重度意识障碍；

3）肺水肿。

3. 鉴别诊断　本病在鉴别诊断上需排除上呼吸道感染、中暑、食物中毒或其他农药急性中毒等疾病。因拟除虫菊酯的气味与有机磷相似，尤应与有机磷杀虫剂中毒相鉴别，除依据接触史外，急性拟除虫菊酯中毒者红细胞胆碱酯酶活性大都正常，可进行阿托品试验治疗。急性拟除虫菊酯中毒者，多数不能耐受 5mg 以上的阿托品治疗，且经对症治疗后 2~6日恢复，预后较好。

（六）治疗

1. 生产性中毒者，应立即脱离现场。皮肤污染不宜先用水冲洗，可用高岭土或滑石粉吸附残留药液后，再用肥皂水或 2%~4% 碳酸氢钠溶液（不宜用 3%~5% 硫代硫酸钠液）洗涤。口服中毒者应尽快用清水或 2%~4% 碳酸氢钠溶液彻底洗胃，然后以药用炭或镁山软木吸附胃中残留药液。不需导泻，特别是禁用油类泻剂。吸入中毒可用乙酰半胱氨酸雾化吸入 15~30 分钟。有皮肤反应用 2% 维生素 E 油剂涂擦。

2. 无特效解毒治疗，以对症及支持疗法为主。有抽搐、惊厥可用地西泮（安定）5~10mg 肌内注射或静注，流涎、恶心等可皮下注射阿托品 0.5~1mg，可选用糖皮质激素、维生素 C、维生素 B6 等，维持重要脏器功能及水电解质平衡。Ⅱ 型拟除虫酯中毒可用 3% 亚硝酸钠注射液 10~15ml 或 25%~50% 硫代硫酸钠注射液 50ml 稀释后缓慢静脉注射，以加速毒物分解。

3. 拟除虫菊酯与有机磷混配杀虫剂中毒时，因有机磷毒性明显高于拟除虫菊酯，应先按有机磷中毒进行抢救，而后给予对症处理。如不能排除有机磷中毒时，可用适量阿托品试验治疗，密切观察治疗反应。

4. 重度拟除虫菊酯中毒出现肺水肿者，可用少量阿托品治疗，但应注意避免过量造成阿托品中毒。

5. 肟类复能剂对拟除虫菊酯类中毒无效，并有一定毒性作用，故不宜使用。

6. 拟除虫菊酯类可使血液循环中肾上腺素、去甲肾上腺素浓度升高，应禁用肾上腺素，预防严重电解质紊乱。

7. 有实验报告美芬新、美索巴莫等肌肉松弛剂对急性拟除虫菊酯中毒的动物有一定保护作用。国内有报道葛根素、复方丹参治疗急性拟除虫菊酯中毒有促使症状较快恢复的效果。如葛根素（天保康）静脉滴注，每次 5mg/kg，每 2~4 小时重复一次，24 小时不宜大于 20mg/kg。症状改善后改为每日 1~2 次，直至症状消失为止。

（七）预后

据报道拟除虫菊酯类农药中毒病死率 1.58% 左右，但复合农药中毒率较单一农药高。

（八）预防

1. 加强卫生宣教，普及防护知识，以从根本上杜绝和减少中毒的发生。

2. 加强设备防护，改善作业场所通风设施，减少生产环节中毒机会。

3. 喷洒药物要注意个人防护，在上风向操作。喷洒结束后立即清洁双手、面部及皮肤暴露部位。

五、五氯酚（钠）

五氯酚（钠）（sodium pentachlorophenol，PCP）为五氯酚与氢氧化钠形成的钠盐。可用作落叶树休眠期喷射剂,以防治褐腐病,也用作除草或杀虫剂、触杀型灭生性除草剂,主要防除稗草和其他多种由种子萌发的幼草,还可消灭钉螺、蚂蟥等有害生物。

(一) 理化性质

纯品为白色针状结晶,原粉为淡红色颗粒状结晶。有特殊臭味,难溶于水,易溶于丙酮、苯及醇类等有机溶剂。干燥条件下性质稳定,其油剂较水溶液更易被吸收。

(二) 职业接触

化工生产中,设备泄漏,防护不周,吸入大量粉尘或皮肤、黏膜沾染;用五氯酚(钠)溶液浸泡木材、皮革、纺织品及纸张等以作防腐、防霉处理时,裸手或赤足操作;农民将五氯酚钠用作水稻田除草剂、果树灭虫剂,或用以杀灭钉螺、白蚁、蚂蟥等害虫及微生物时,因手足较长时间浸于药液或含药液的水中,或直接吸入喷洒的药液雾滴等等,均可导致急性中毒。

(三) 发病机制及毒理

大鼠经口 LD_{50} 为 (126 ± 40) mg/kg,各种途径侵入人体中毒的急性致死量为 2g 左右,属中等毒性除草剂。五氯酚(钠)可经皮肤黏膜、呼吸道、消化道等吸收,尤盛暑高温下易诱发。人的刺激阈为 0.60mg/m³,粉尘浓度 >1mg/m³ 时可刺激眼及上呼吸道。五氯酚(钠)主要激活细胞的氧化磷酸化过程,同时抑制其磷酰化过程,从而引起机体能量代谢紊乱,导致代谢亢进,出现高热、肌无力,并造成中枢神经系统和肝、肾损害。

(四) 临床表现

1. 症状及体征

(1)潜伏期为数小时(也有停止接触后 2~3 天)。

(2)皮肤接触者,可出现皮肤灼热感、轻微疼痛、接触性皮炎;眼部污染可引起眼刺痛、流泪、结膜炎。

(3)口服者可有口、咽部烧灼感,恶心,呕吐,腹痛等症状。

(4)轻度中毒表现头晕、头痛、多汗、下肢乏力、低热、烦渴、心悸、气急、胸闷。

(5)重度中毒常于出现轻度中毒症状后,短期内(1~2 小时)症状急剧恶化,出现高热、大汗淋漓、极度疲乏无力、心率加快、呼吸急促、烦躁不安,甚至猝死。

(6)重度中毒患者常有心、脑、肝、肾损害,主要表现为心肌明显受损,肝功能明显改变和出现血尿、蛋白尿及肾功能减退等。

2. 实验室检查

(1)生物标志物检测:用液相色谱法检测尿中五氯酚钠。正常人尿中不含五氯酚,尿五氯酚的生物阈限值为 2mg/L。

(2)患者常有基础代谢率增高,血气分析或二氧化碳结合力测定示代谢性酸中毒。

(五) 诊断及鉴别诊断

主要根据急性五氯酚中毒临床表现的严重程度进行诊断及分级,尿五氯酚虽是反映人体对五氯酚吸收程度的特异指标,可辅助鉴别诊断,但在诊断及分级中仅作为参考指标。诊断依据 GBZ 34《职业性急性五氯酚中毒诊断标准》。

1. 接触反应 有密切接触史并出现轻度头晕、头痛、多汗、下肢无力等症状。

2. 轻度中毒 除上述症状加重外,出现低热、烦渴、心悸、气急、胸闷,并可伴有恶心、呕吐、腹痛等症状。

3. 重度中毒 出现轻度中毒症状后,短期内(1~2 小时)病情急剧变化,出现高热,大汗淋漓,极度疲乏无力,心率增快,呼吸急促,烦躁不安,甚至猝死。

4. 鉴别诊断　急性五氯酚中毒起病时以发热、出汗、疲乏无力及恶心、呕吐等症状比较突出。应注意与中暑、流行性感冒等发热疾病和急性消化系统疾病相鉴别。

(六) 治疗

急性五氯酚钠中毒的临床特点为起病迅速,病情发展快,尤其是体温可在 1~2 小时内突然升至 41℃以上,一旦高热出现,尽管采用降温措施也往往不能控制,患者可猝死或短期内发生多脏器功能障碍而死亡。故对观察对象和中毒患者应密切观察病情变化,积极进行对症支持治疗。可采用以下措施。

1. 立即停止接触,脱离染毒环境。观察对象应密切观察至少 24 小时以上。

2. 首先用清水或肥皂水清洗被污染的皮肤、黏膜。对口服中毒者,立即给予催吐,用 2% 碳酸氢钠或肥皂水洗胃,继给牛奶或蛋清口服。

3. 控制发热为最主要治疗措施。降温必须在早期体温尚未超过 38.5℃ 时即开始。对高热者,一方面可通过加强通风、洒水等方法降低室温,另一方面,对患者可采用微温水或酒精浴及置冰块等方法行物理降温,并可用氯丙嗪 25~50mg 肌内注射或加于 5% 葡萄糖盐水中静脉滴注,也可加入异丙嗪 25mg,以加强疗效。

4. 维持水、电解质及酸碱平衡,可给生理盐水、5% 葡萄糖盐水、林格液等,以补充血容量;有明显酸中毒者可给 5% 碳酸氢钠 250ml 静脉滴注。

5. 重症和有间质性肺炎者,可用糖皮质激素、三磷酸腺苷、辅酶 A 等,也可用 5%~10% 葡萄糖注射液 500~1 000ml 加普通胰岛素 8U 静脉滴注。呼吸困难者可给氧和呼吸兴奋剂。

6. 巴比妥有增毒作用,阿托品抑制出汗散热,均禁用。退热药增加出汗易致虚脱,应慎用。

7. 中医辨证认为是暑湿之症,热中含湿,用甘草、金银花、荆芥、藿香、佩兰等治疗可缓解发热症状。

(七) 预后

经积极治疗患者病情多能缓解,但也有少数病情变化迅速,未及时抢救而致死亡。

(八) 预防

1. 从事五氯酚作业者,应作就业前体检。有神经系统、肝及肾器质性疾病,有甲状腺功能亢进症者,或皮肤有大面积损害者,或妊娠、哺乳期女工均不宜上岗。

2. 接触五氯酚操作时应严格遵照操作规程进行,穿戴好防护手套、工作鞋袜及防护口罩等。

3. 喷洒五氯酚操作应尽量安排在早晚较凉爽时背着风向后退行走。不得饮用可能被污染的河水或食用被毒死的鱼类。操作用品不得带入卧室内。

4. 工作完毕应即以肥皂洗手,然后再进食,连续工作时间不宜超过 7~10 天。

5. 应将五氯酚与粮食及一般物品分开单独保管,并有专人负责。

六、百草枯

百草枯(paraquat),又名克芜踪、对草快。化学名称为 1,1'- 二甲基 -4,4'- 联吡啶阳离子。一般制成二氯化物,或二硫酸甲酯。百草枯属高效有机杂环类接触性除草剂与脱叶剂,在土壤中会失去杀草活性。因此在土壤中无残留,不会损害植物根部。

（一）理化性质

纯品为白色结晶,工业品为褐色液体。商品用 20% 克芜踪,为蓝色溶液。蒸气压低,不易挥发。300℃以上分解,比重 1.10。易溶于水,微溶于乙醇、丙酮。在酸性及中性溶液中稳定,遇碱水解。对金属有腐蚀性。

（二）接触机会

所使用的百草枯喷洒器具泄漏致穿着衣服浸有百草枯喷洒液,腋窝或者会阴部皮肤污染,大面积皮肤百草枯污染未予冲洗等可致百草枯经皮肤吸收而全身中毒。口服自杀是我国百草枯中毒的主要原因。临床也有误食被百草枯污染的蔬菜导致中毒的病例。

（三）毒性及发病机制

百草枯属中等毒类除草剂。大鼠经口 LD_{50} 为 112~150mg/kg,经皮 LD_{50} 为 80~90mg/kg。大鼠急性中毒早期死亡者,肺部出现水肿、淤血、肺泡内出血。而如存活 10 天以上,肺部主要呈纤维化。

本品可经胃肠道、呼吸道吸收。也可经破损的皮肤、黏膜吸收。经皮肤黏膜接触是职业性急性百草枯中毒的主要途径之一。经消化道中毒表现为口腔及其消化道的刺激腐蚀症状和以肺脏损伤为主的全身多系统多脏器的损伤。

目前大多数研究认为百草枯代谢为三室模式。血液为中央室,高灌注性器官如心、肝、肾脏等为周边室（shallow compartment）。在周边室和中央室之间,百草枯可以快速进行交换。肺脏为第三室,特别是 Ⅰ 型和 Ⅱ 型肺泡细胞以及 Clara 细胞,其与中央室交换十分缓慢。动物实验显示,百草枯不经过代谢以原型快速经肾脏排泄,6 小时内可排出 80%~90%,24 小时内几乎排出 100%。当百草枯致肾小管坏死,百草枯排出时间减慢达 10~20 天。

百草枯对人的毒性较强,中毒后病死率较高。口服致死量约为 2~6g（50mg/kg）,也有 1g 致死的报告。

中毒机制目前尚不完全清楚。一般认为百草枯为一种电子受体,作用于细胞内的氧化还原反应,生成大量活性氧自由基,引起细胞膜脂质过氧化,造成组织细胞的氧化性损害。百草枯中毒后,血细胞、肝、肺、肾组织中谷胱甘肽水平降低,谷胱甘肽还原酶和葡糖 -6- 磷酸脱氢酶活力降低,谷胱甘肽 -S- 转移酶、谷胱甘肽过氧化物酶、过氧化氢酶、超氧化物歧化酶活力增加,从而加重病理损害。由于肺泡组织对百草枯具有主动摄取和蓄积特性,故肺损伤为最突出的表现。病理改变早期肺泡充血、水肿、炎性细胞浸润,晚期为肺间质纤维化。在肺纤维化形成过程中,各种与纤维化相关的细胞因子组成的复杂而庞大的网络被激活,引起成纤维细胞增生,其分泌的胶原蛋白等大分子物质在肺间质中局部沉积,导致不可逆的细胞外基质（extracellular matrix,ECM）堆积,引起纤维化损伤。

（四）临床表现

1. 症状及体征

（1）百草枯对皮肤有较强的刺激作用,可造成接触性皮炎,眼结膜、角膜及皮肤黏膜灼伤。接触后几分钟到数小时内可见皮损发生,包括皮肤红斑、水疱、溃疡、皮肤坏死缺损等,并可有指甲受损、指甲脱落。而一旦皮损发生则促进百草枯经皮吸收而引起全身性毒性。

（2）口服中毒者,主要表现为口咽部及食管灼伤,恶心、呕吐、腹痛,甚至出现呕血、便血,个别患者出现食管黏膜表层剥脱症。肝功能损害表现为转氨酶升高及黄疸等。

（3）以呼吸系统损害的表现最为突出,主要有咳嗽、咳痰、呼吸困难、肺水肿,严重者可发生急性呼吸窘迫综合征(ARDS)。早期可因 ARDS、休克等多脏器功能衰竭致死。有些患者急性期中毒症状控制后,肺部纤维化病理改变可继续发展,肺纤维化常发生在第 5~9 天,2~3 周达高峰,最终可因弥漫性肺纤维化、呼吸衰竭死亡。

(4)中枢神经系统障碍表现为头痛、头晕、抽搐、幻觉等。

(5)少数严重患者可发生心肌损害及急性肾衰竭。

2. 实验室检查

(1)毒物浓度:急性百草枯中毒时,血液、尿液中百草枯呈阳性,为可靠的接触指标,可供诊断或鉴别诊断时参考。目前国内尚无统一的检测标准,推荐全血中百草枯以高效液相色谱 - 质谱联用测定,最低检出浓度为 0.04mg/L。尿百草枯可用碳酸氢钠—连二亚硫酸钠定性检测,可检出的百草枯最低浓度为 1mg/L。百草枯在人体内半衰期较短,短期内血液中百草枯浓度就会发生明显变化,但是其体内浓度与中毒轻重程度及预后仍有着很大的关联性。

(2)影像学及肺功能检查:高分辨率 CT(HRCT)早期以渗出性病变为主,中晚期出现肺纤维化表现。重症患者可出现胸腔积液、纵隔及皮下气肿、气胸等。出现顽固性低氧血症及呼吸衰竭者提示预后不良。

(3)其他:血常规检查可以出现白细胞计数增高,早期尿常规检查即可有尿蛋白阳性。肝脏谷丙转氨酶、天冬氨酸氨基转移酶、γ- 谷丙酰基转肽酶可升高,总胆红素、直接胆红素和间接胆红素均可升高。肾损伤时血肌酐、尿素氮、胱抑素可明显升高,严重的低钾血症是百草枯中毒常见的电解质紊乱之一。

(五) 诊断与鉴别诊断

短期内接触大剂量或高浓度百草枯,以皮肤黏膜、急性肺损伤为主,可伴有肝肾等多脏器损害的临床表现,结合现场职业卫生学调查,参考血液或尿液中百草枯含量的测定,综合分析排除其他病因所致类似疾病,方可诊断。其中,皮肤黏膜的损害呈浓度依赖性,全身系统性损害呈剂量依赖性。

职业性急性百草枯中毒的诊断,参照 GBZ 246《职业性急性百草枯中毒的诊断》进行。

1. 轻度中毒　短期内接触较大剂量或者高浓度百草枯溶液后,可出现皮肤红肿、疼痛、水疱、破溃,血液或尿液百草枯可阳性,出现一过性低氧血症,可伴有急性轻度中毒性肝病或急性轻度中毒性肾病。

2. 中度中毒　在轻度中毒症状基础上,具备下列表现之一者:

(1)急性肺炎;

(2)急性间质性肺水肿;

(3)急性中度中毒性肾病。

3. 重度中毒　在中度中毒症状基础上,具备下列表现之一者:

(1)肺泡性肺水肿;

(2)急性呼吸窘迫综合征;

(3)急性重度中毒性肾病;

(4)多器官功能障碍综合征;

(5)弥漫性肺纤维化。

需要鉴别的疾病主要有其他除草剂中毒(如敌草快等)及有机磷农药中毒等。根据接触史、临床表现和生物材料中农药含量测定,鉴别并不困难。

（六）治疗及康复

1. 皮肤污染后立即用肥皂水彻底清洗；眼污染后立即用水冲洗 10~15 分钟。

2. 减少吸收　经口中毒者要立即洗胃，由于本品有腐蚀性，洗胃时要小心，以免引起食管或胃穿孔。洗胃后从胃管给于下列吸附剂中一种：漂白土，每 100g 可吸附百草枯 6g，使用剂量 15%1L；膨润土，每 100g 可吸附百草枯 6g，使用剂量 7%1L。再行导泻，常用甘露醇、硫酸镁或硫酸钠。

3. 保护胃黏膜　可用思密达，该药颗粒的层纹结构间具有黏塑性，遇水后可展开连续覆盖在消化道黏膜表面，加强黏膜屏障，加速受损细胞的修复和再生。

4. 加速排毒　肾脏是百草枯排泄的主要途径，在肾功能良好的情况下，可使用利尿剂，如速尿等。

血液灌流疗效较好，其清除率是血液透析的 5~7 倍，应在中毒后 6 小时内开始，每天一次，持续 1 周左右。由于血浆置换只对血浆蛋白结合率大于 80%、

分布容积小于 0.2L/kg 的毒物有清除作用，而百草枯在血浆中几乎呈游离状态，不建议将血浆置换应用于血中百草枯清除。

在血中百草枯浓度低于 0.2mg/L 时血液灌流仍有清除作用，但其对百草枯中毒预后仍有不同的看法。Hampson 研究认为，只有在患者体内百草枯浓度处于临界水平时，及时进行血液净化治疗才可能有效，如果患者血中百草枯浓度超过 3mg/L，无论已服毒多长时间，何时进行血液净化治疗，也无论是单次或重复进行，均不能改变患者的预后。国内的研究也有相似结果，认为根据生存曲线预后很差的患者，血液净化治疗虽能延长生命，但不能根本改变患者预后。但临床仍有不少应用血液净化治疗成功救治百草枯中毒的报道，临床经验中发现早期（建议在 6 小时内）反复血液净化可挽救部分患者生命。因此，对于急性百草枯中毒患者，不应轻易放弃血液净化这一有效手段。

5. 使用竞争剂　普萘洛尔（心得安）可与结合于肺组织的毒物竞争，使其释放出来，用法为 10~30mg/d。

6. 减轻毒物损伤　及早应用自由基清除剂，如维生素 C、维生素 E、维生素 A、超氧化物歧化酶（SOD）、还原型谷胱甘肽。避免与维生素 K_3、维生素 B_{12}、泛酸钙、乳清酸、抗组胺类、长效磺胺和四环素合用。

7. 避免氧疗　吸氧可促进体内氧自由基产生加重损伤，除严重缺氧情况下（$PaO_2 < 5.3kPa$），一般早期不宜使用氧气治疗。当呼吸困难及发绀时用氧量要小，浓度要低。仅在 $PaO_2 < 5.3kPa$ 或出现 ARDS 时才用 >21% 氧气吸入或用 PEEP 机械通气。

8. 糖皮质激素与免疫抑制剂　早期应用，可能对患者有效，可选用地塞米松、硫唑嘌呤、环磷酰胺等。一旦出现肺部损伤则无效。传统的加勒比方案包括环磷酰胺、地塞米松、呋塞米、B 族维生素和维生素 C。因为百草枯中毒可以引起严重的肝肾损害，而环磷酰胺作为一种烷化剂具有明显的肝肾毒性，故目前对于百草枯中毒，特别是重度中毒是否使用环磷酰胺及何时使用尚存在不同意见。

9. 其他治疗　目前世界上百草枯中毒患者行肺移植成功的报道很少，最长存活时间不超过 20 个月。体外膜肺氧合（ECMO）国内外没有更多的救治成功经验。

10. 中医药治疗　百草枯作为外邪，中医认为在中毒初期主要以清热化痰为治疗原则；中期则主要以化痰祛瘀为主；晚期患者主要表现为肺、脾、肾三脏虚，治疗应以补益脾肾为

主。但多数研究都是小样本数据，且相关临床研究报道相对较少，因而不能得出准确、可靠的结论。有文献报道血必净、丹参、银杏叶提取物注射液、姜黄素、大株红景天注射液等中药制剂对急性百草枯中毒治疗有一定效果，但是其疗效还需进一步验证。

11. 康复　百草枯中毒引起的最主要损伤及特征性改变是肺损伤，中毒患者大多数最终因肺纤维化、呼吸衰竭而死亡。部分存活患者遗留肺功能损害，以限制性通气障碍等为主，但随着时间推移有改善甚至恢复可能。肺纤维化的治疗目前尚无特效药物，但是可通过适当的呼吸功能锻炼来改善肺功能，提高生存质量。

（七）预后

由于百草枯中毒没有特效解毒剂，所以病死率很高，国外报道的病死率高达 50%~70%，国内报道的总体病死率为 44.35%。服毒量是急性百草枯中毒预后最重要的影响因素。根据服毒量早期可做如下分型。

1. 轻型　百草枯摄入量<20mg/kg，患者除胃肠道症状外，其他症状不明显，多数患者能够完全恢复。

2. 中-重型　百草枯摄入量 20~40mg/kg，患者除胃肠道症状外可出现多系统受累表现，1~4 天出现肾功能、肝功能损伤，数天至 2 周出现肺部损伤，多数在 2~3 周死于呼吸衰竭。

3. 暴发型　百草枯摄入量>40mg/kg，有严重的胃肠道症状，1~4 天死于多器官功能衰竭，极少存活。

因百草枯具有迟发性肺损伤，对中毒病例治疗观察应不少于 2 周。近年来，随着治疗方案的不断改进，治愈率已有较大提高，有报道"齐鲁方案"（以甲泼尼龙联合环磷酰胺"为主要治疗措施的综合治疗方案）治愈率已达到 66%。

（八）预防

只有全面禁止或严格限制百草枯的生产和使用，才能从根本上遏制百草枯中毒的发生。此外，加强百草枯毒性的宣传，强化职业卫生安全教育、管理及培训，也是减少中毒事故的重要措施。

（孙道远）

第七节　其　他　中　毒

一、磷化氢、磷化锌、磷化铝

（一）理化性质

磷化氢（phosphine，PH_3）分子量 34.04，密度 1.17g/L，熔点 −133.5℃，沸点 −87.4℃，为无色气体，有腐鱼样气味。常态磷化氢溶于水，微溶于乙醇、乙醚。易被活性炭吸附。受热分解，易氧化，易自燃。当空气中浓度达 2%~8% 时，可发生爆炸。

磷化锌（zine phosphine，$Zn3P_2$）是深灰色有闪光的结晶粉末，有磷化氢腐鱼臭味，遇酸产生磷化氢。本品属剧毒类，是常用的灭鼠剂及粮仓熏蒸杀虫剂，熔点 419.4℃，沸点 1 100℃，密度 4.55g/cm³，可溶于碱和油，不溶于水。

磷化铝（aluminium phosphine，AlP）分子量：57.96，浅黄色或灰绿色结晶、粉末或片状，无味，相对密度 2.85（15℃）。熔点 2 000℃（分解），微溶于冷水，遇水能生成等量的磷化氢。溶于乙醇和乙醚,与无机酸可剧烈反应,与王水接触则发生爆炸和燃烧,不熔融,在空气中加热到 700℃ 以上可被氧化成氧化铝和磷酸铝,至 1 100℃ 才升华。有吸湿性。在空气中易潮解。本品剧毒,由赤磷和铝粉按配比均匀混合后点火燃烧进行反应所得。一般用作粮仓熏蒸杀虫剂,杀鼠剂和灭天牛剂。

(二) 职业接触

磷化锌、磷化铝的制造、包装、运输及使用磷化锌、磷化铝熏蒸粮谷、皮毛、中草药等行业劳动者可接触到较高浓度的磷化氢。乙炔气的制造及矽铁运输中因原料中混合磷化钙等杂质,也会产生磷化氢。工业制备镁粉、黄磷制备、黄磷遇水、含磷酸钙的水泥遇水、半导体砷化镓扩磷遇酸、含磷污泥处理作业、饲料发酵等作业的劳动者在一定条件下也可以接触到较高浓度的磷化氢气体。此外,含磷的锌、铝、锡、镁遇酸或受水作用也可产生磷化氢。

(三) 发病机制及毒理

磷化氢吸入后刺激呼吸道,经呼吸道吸收后,随血液循环到各组织、器官,磷化锌、磷化铝经口进入胃肠道后,遇酸、遇水释放磷化氢,再吸收入血,导致微血管内皮细胞损伤,致黏膜出血、水肿,肺泡充满血性渗出液,导致肺水肿。离体实验表明磷化氢能抑制细胞色素 C 氧化酶,阻断电子传递与抑制氧化磷酸化,从而造成细胞能量障碍、组织缺氧。磷化氢可诱导昆虫、哺乳动物和人体的氧化应激反应。大鼠动物实验显示磷化氢可致鼠脑、肺、肝、肾和心脏组织中谷胱甘肽(GSH)、GSH 过氧化物酶及过氧化物酶水平下降,脂质过氧化反应、超氧化物歧化酶水平显著升高。

(四) 临床表现

1. 症状及体征

(1)急性中毒:潜伏期一般在 24 小时内,多数患者在 1~3 小时发病,偶见 2~3 天。潜伏期和临床表现可因毒物侵入途径和剂量不同而有较大差异,与剂量呈相关性。职业中毒以吸入为主,生活中毒以口服为主。口服中毒较吸入中毒潜伏期短,且临床症状较为严重,靶器官损害严重,死亡率高。吸入中毒者早期症状以呼吸系统及中枢神经系统为主,突出表现为意识障碍和呼吸系统损害;还可伴有心、肝、肾损害,但往往出现在中枢神经系统、呼吸系统损害后,不单独发生。口服中毒者消化系统、中枢神经系统症状突出,胃肠道症状出现早而且重。

1)神经系统:主要有头晕、头痛、全身乏力、精神不振、失眠、烦躁、视物模糊、复视、步态不稳、共济失调。严重者意识障碍、昏迷、抽搐、精神症状等。检查可见脑电图异常。

2)呼吸系统:有咽干、咽痛、胸闷、胸痛、刺激性咳嗽和咳粉红色泡沫痰,呼吸急促、发绀。检查可有咽部充血、肺部干湿啰音等体征。

3)消化系统:有恶心呕吐、食欲降低、腹痛、腹胀,检查可发现肝大、肝区压痛、黄疸及肝功能异常。口服中毒者呕吐物有特殊电石气臭味。口服磷化铝中毒者可出现食管狭窄、食管气管瘘。

4)心血管系统:可有心跳加快、血压进行性下降、休克。

5)肾脏损伤:少数患者可有血尿、管型尿与蛋白尿,尿频或少尿,肾区痛、急性肾衰竭。

6)其他:皮肤湿冷多汗;血糖升高、电解质紊乱(如血钾降低、镁升高)。

(2)慢性影响:长期接触者可出现神经衰弱、呼吸道及消化道异常表现。部分患者脑电图可异常,主要表现为 α 节律减少、波幅降低、调节差、调幅差及波形不对称等。

2. 实验室检查

(1)硝酸银试验:国外有报道硝酸银试验对胃液及呼出气中磷化氢检出的阳性率分别为100%和50%。胃液试验方法为:抽取胃液5ml加15ml水,置入一烧瓶,将浸有硝酸银(0.1mol/L)的滤纸置于瓶口,将烧瓶加热到50℃,15~20分钟,滤纸干后,如有磷化氢,即使是微量,硝酸银纸变黑。呼吸试验方法原理同上,但易出现假阴性。

(2)生物样本磷化氢检测:磷化氢溶于水生成氢磷酸,在弱碱性体液中可以磷化钠形式短暂存在。

(3)血清心肌酶及心电图:可有CK、LDH升高。心电图异常改变主要有ST段降低或抬高、T波低平或倒置,几乎可出现各种类型的心律失常和传导阻滞。对急性中毒者,应早期监测心肌酶谱,同时动态监测心电图。口服中毒者心电图及心肌酶异常率大于吸入中毒者。

(4)肝、肾功能:口服中毒较吸入中毒肝肾损害发生率高且严重,异常率亦较高,且与病情严重程度成正相关。

(5)胸部X线检查:可见两侧肺纹理增粗、增多、紊乱或边缘模糊呈网状阴影,或散在呈片状阴影,或大片状、云雾状或相互融合成斑片状阴影分别符合气管-支气管炎、急性支气管肺炎、间质性肺水肿或肺泡性肺水肿征象。

(五)诊断及鉴别诊断

依据GBZ 11《职业性急性磷化氢中毒的诊断》进行诊断。

1. 诊断原则　根据短期吸入磷化氢气体的职业史,出现以中枢神经系统、呼吸系统损害为主的临床表现,结合胸部影像学检查,参考现场职业卫生学调查资料,综合分析,并排除其他病因所致类似疾病后,方可诊断。

2. 接触反应　短期吸入磷化氢气体后,出现一过性头痛、头晕、乏力、恶心、咳嗽等症状,肺部无阳性体征,于脱离接触后经过24~48小时医学观察,上述症状明显减轻或消失。

3. 诊断分级

(1)轻度中毒:短期吸入磷化氢气体后,出现明显头痛、头晕、恶心、呕吐、咳嗽、胸闷、胸痛等症状,具有下列表现之一者:

1)轻度意识障碍;

2)急性气管-支气管炎。

(2)中度中毒:轻度中毒症状加重,具有下列表现之一者:

1)中度意识障碍;

2)急性支气管肺炎;

3)急性间质性肺水肿。

(3)重度中毒:中度中毒症状加重,具有下列表现之一者:

1)重度意识障碍;

2)肺泡性肺水肿;

3)急性呼吸窘迫综合征;

4)休克;

5)猝死。

4. 鉴别诊断　需要与呼吸系统感染、中枢神经系统感染、脑血管意外、急性胃肠炎、病毒性肝炎、心血管疾病等鉴别。

（六）治疗

磷化氢中毒无特效解毒药,使用肟类药物及阿托品无效,以积极防治脑水肿、肺水肿及其他对症、支持治疗为主。吸入高浓度者至少需观察 24~48 小时,以利早期发现病情变化,尤其是迟发性肺水肿。中毒者应立即脱离现场,保持安静,保暖。皮肤或眼受污染者,立即清水彻底冲洗。如系口服磷化锌、磷化铝中毒,催吐后立即用 1:5 000 高锰酸钾溶液或 2% 碳酸氢钠或清水洗胃,予活性炭吸附,后用硫酸钠导泻。

口服磷化锌中毒者导泻勿用硫酸镁,因其在胃内形成卤碱,加重毒性。大量磷化铝浸水时可发生自燃现象,因此一般禁用温水洗胃,可选用 4℃ 左右冰水,有国内报道建议食用油洗胃,同时注入液状石蜡保护胃黏膜防止磷化铝经消化道吸收。

合理氧疗,必要时应用呼吸支持治疗。积极防治脑水肿、肺水肿,早期、足量、短程使用糖皮质激素。注意防治感染,合理使用抗生素。纠正水、电解质和酸碱平衡。视病情给予镇静、解痉、脱水、利尿、营养心肌、护肝、护胃、促进脑细胞代谢、自由基清除剂等其他对症及支持治疗,必要时酌情予高压氧、血液净化(血液灌流、血液透析)。

（七）预后

中毒患者一般可治愈,轻度中毒者多在 1~2 周内恢复。重度中毒患者经积极治疗后也可完全恢复,少数患者经抢救脱险、急性期过后仍有明显症状,可根据检查结果酌情处理。

（八）预防

对从事磷化氢作业工人需进行就业体检,有器质性神经系统疾病及明显的呼吸系统慢性疾病者不宜从事该项作业。生产车间装备专门设备,以便及时冲洗皮肤眼睛。凡酸与金属接触时,有生成磷化氢的可能,应注意密闭、通风,防止过量吸入。磷化锌、磷化铝贮藏应防潮、防火和严格管理。应用磷化铝、磷化锌熏仓灭虫时,严格执行安全操作规程。

二、砷化氢

（一）理化性质

砷化氢(arsine,arsinic trihydride,AsH_3)是最简单的砷化合物,又称胂、砷烷、砷化三氢。标准状态下,砷化氢分子量 77.95,熔点 –116.3℃,沸点 –55℃,相对密度 2.269 5,是一种无色略带蒜臭味的无明显刺激性的气体,已确认为人类致癌物,微溶于水,不稳定,是强还原剂,加热至 230℃ 可分解为元素砷及氢气,在空气中加热时易燃烧成砷的氧化物和水。

（二）职业接触

砷化氢在工业上无直接用途,是某些工业生产过程中产生的废气,通常是由含砷金属遇酸或者其灼热废渣遇水所产生的,此外氰化法提取金银、生产和使用乙炔、电解法生产硅铁、蓄电池充电、生产合成染料等生产过程中也可生成大量砷化氢。砷化氢主要经呼吸道吸入进入人体,其职业中毒多见于冶金系统,此外,从事海鱼的捕捞、加工和储存的生产过程中处理或防护不当时,导致海洋鱼体腐败,鱼体中的有机砷可转化为砷化氢而释放。工作场所空气中砷化氢的最高容许浓度为 $0.03mg/m^3$。

（三）发病机制及毒理

砷化氢毒性极强,属高毒类,是强烈的溶血性气态毒物,空气中浓度仅为 $0.5mg/m^3$,其引起的溶血机制尚不十分清楚。砷化氢主要经由呼吸道进入体内,除少部分以原形呼出外,绝大部分(95%~99%)可很快吸收入血,并迅速进入红细胞中与血红蛋白结合,形成砷 - 血红蛋白复合物与砷的氧化物,随血液循环分布至全身各脏器,其中以肝、肾、心、脑含量较高。砷化氢的主要毒性机制可能与红细胞内还原型谷胱甘肽被大量耗竭以及氧化应激反应有关,也有研究认为砷化氢的溶血作用与其抑制红细胞的葡糖-6-磷酸脱氢酶有关,以上机制均可引起红细胞破裂,出现急性溶血、黄疸,伴肝功能损害;砷-血红蛋白复合物,砷氧化物,破碎红细胞及血红蛋白管型等均可堵塞肾小管,造成急性肾衰竭。

(四)临床表现

砷化氢常以生产性废气形式存在,常猝不及防地发生中毒,早期临床无特异性表现,多具有隐匿性及突发性。砷化氢主要引起急性中毒,砷化氢中毒程度与吸入砷化氢的浓度相关,存在剂量-效应关系,接触浓度越高、接触时间越长,则发病的潜伏期越短,病情越重。可导致急性血管内溶血、肝肾功能损害,主要症状有畏寒、发热、头晕、头痛、乏力、恶心、呕吐、腹痛、关节及腰背酸痛、皮肤及巩膜轻度黄染,茶色或者酱油色尿,实验室检查提示:外周血红细胞及血红蛋白降低、网织红细胞计数增高、血清间接胆红素增高、尿血红蛋白阳性。

严重者发病急剧,出现寒战、高热、巩膜深度黄染、重度贫血、尿血红蛋白强阳性,少尿或无尿,血尿素氮明显增高,在急性血管内溶血的基础上出现,出现急性重度中毒性肾病或急性中毒中毒性肝病或中毒性多器官功能障碍综合征的表现。

血、尿砷可作为近期接触的辅助观察指标,但仅作为中毒诊断的参考指标。

(五)诊断及鉴别诊断

依据 GBZ 44《职业性急性砷化氢中毒的诊断》,根据短时间内吸入高浓度砷化氢气体的职业接触史,出现以急性血管内溶血为主的临床表现,结合相关实验室及辅助检查,参考现场职业卫生学调查资料,综合分析排除其他病因所致的疾病,可以做出诊断。

1. 轻度中毒 常有畏寒、发热、头痛、乏力、腰背部酸痛,出现酱油色尿,巩膜皮肤黄染等进行血管内溶血的临床表现。外周血血红蛋白、尿隐血试验等实验室检查异常,尿量基本正常。出现轻度中毒性溶血性贫血,可继发轻度中毒性肾病。

2. 重度中毒 发病急剧,出现寒战、发热、明显腰背酸痛或腹痛,尿呈深酱色,少尿或无尿,巩膜皮肤明显黄染,极严重溶血,皮肤呈古铜色或紫黑色,出现重度中毒性溶血性贫血,可有发绀、意识障碍。外周血血红蛋白显著降低,尿隐血试验强阳性,血浆或尿游离血红蛋白明显增高。血肌酐进行性增高,可继发中度至重度中毒性肾病。

3. 注意与急性上呼吸道感染、急性胃肠炎、尿路结石、泌尿系感染、急性病毒性肝炎、胆石症、胆囊炎、烧伤、药物或其他毒物中毒、自身免疫疾病、G-6-PD 缺乏等遗传性疾病引起的溶血性疾病相鉴别。

(六)治疗

急性砷化氢中毒尚无特效解毒剂,发生突发事故时,应立即迅速撤离现场,无论是否有症状,均应留院观察 48 小时。鼓励安静休息,多饮水,口服碱性药物,监测尿量、尿常规、尿潜血、血常规、肝肾功能等指标。

1. 早期保护肾功能,鼓励多饮水,碱化尿液,补液利尿,加快毒物排泄,减少肾小管堵塞,避免使用肾毒性药物。

2. 早期、足量、短程使用糖皮质激素是控制和减轻溶血反应的重要手段,根据病情严重程度不同,可选择地塞米松(轻者 10~20mg/d,严重者 30~60mg/d)或甲泼尼龙,使用时注意激素的副作用。

3. 尽早给予自由基清除剂(如还原型谷胱甘肽、维生素 C、维生素 E 等)有利于病情恢复。

4. 目前认为血液净化治疗可有效清除血中外源性毒物及其代谢产物和内源性毒性成分,有效保护器官功能,降低死亡率。血液净化治疗是抢救重症患者十分有效的方法,可尽早采用。必要时根据病情可采用换血疗法。临床经验表明,中毒后 48 小时内,越早进行换血疗法,预后越好,注意预防输血反应。

5. 巯基络合剂不能阻止病情进展,且加重肾脏负担,无减轻溶血作用,故不主张早期使用。

(七) 预后

急性砷化氢中毒若得到及时、有效的治疗后,患者多数可恢复,临床预后良好,后遗症少见。

(八) 预防

企业应当制定合理有效的生产操作规程,加强工业卫生管理、安全教育及中毒防治知识教育。工作时穿戴防护用品。

三、氟及其无机化合物

(一) 理化性质

氟(fluorine,F)属于卤素的一价非金属元素,是人体必需元素,单质以 F_2 形式存在。正常情况下,氟气是一种浅黄色带刺激性的有毒气体,有强烈的腐蚀性及助燃性,是已知的最强的氧化剂之一,分子量 38,密度 1.318g/L,熔点 –219℃,沸点 –188.14℃,是非金属中最活泼的元素,可以同所有的非金属和金属元素起猛烈的反应,生成氟化物并发生燃烧。工业生产中引起职业性慢性氟中毒的氟化物主要来源于萤石(CaF_2)、冰晶石(Na_3AlF_3)和磷灰石[$3Ca_3(PO_4)2·CaF_2$]。所产生的含氟成分有元素氟、氟化氢、氟化钙、氟化钠、氟化钾、氟化铝、氟化镁、氟化锂等氟化物的气体、蒸气和粉尘。

(二) 职业接触

氟及其化合物在工业上用途广泛。化工业生产中用于制造药物、农药、杀菌剂、灭火剂、冷冻剂、催化剂等。轻工业中用于制造和蚀刻玻璃、制造釉料、建筑材料等。冶金工业中用于有色金属提炼、钢铁冶炼、特殊焊药及焊条外层等。此外火箭系统的高能燃料、提取磷和硅酸盐、燃烧煤炭、焙烧水泥及砖瓦等生产过程,制铝工业、氢氟酸制造业也常接触氟和氟化物。

(三) 发病机制及毒理

1. 急性中毒机制　无机氟化合物对皮肤、呼吸道和胃肠道黏膜有不同程度的刺激作用。吸入可引起喉痉挛、支气管痉挛、肺炎、肺水肿和肺出血。氟进入血液可导致低钙、低镁血症,出现四肢麻木甚至抽搐。氟与血红蛋白结合成氟血红素,并能抑制细胞呼吸功能。氟还可干扰体内多种酶的活性,阻碍糖代谢和三羧酸循环,使能量代谢障碍。氟离子带有很强的负电荷,氢离子与其结合后不易分离。这种较少离子化的特征使其易于透过完整的皮肤和至脂质屏障,进入皮下深部组织。氟离子与钙、镁等离子结合形成不溶性氟化盐,而分离后的氢离子则引起局部酸灼伤。氟离子尚可溶解细胞膜,造成表皮、真皮、皮下组织,乃至肌层的液化性坏死。

2. 慢性中毒机制 主要损害是氟骨症,过量氟增加骨中钙沉积和骨质疏松,破坏正常钙、磷代谢,人体矿物质以钙、磷最多,氟与钙有特殊亲和力,过量氟进入人体与钙结合形成氟化钙,大部分沉积在骨骼中,使骨质石化,密度增加;少量沉积在软组织内,使骨膜、肌腱和韧带等硬化。氟离子与骨眼中的羟基发生羟基置换反应形成氟磷灰石,使骨髓中含氟量显著增加。氟还可抑制磷酸酪氨酸蛋白磷酸激酶的活性,促进成骨细胞增殖,还能刺激间充质干细胞向成骨细胞转化,增强造骨功能,加速钙盐沉积。小量氟有刺激破骨细胞的作用,这是造成低氟地区骨质疏松发生率较高的原因。氟还可透过血脑屏障进入脑组织,产生毒性作用,长期过量摄入氟可引起大脑皮质和皮质下去脱髓鞘变化。

(四)临床表现

1. 症状及体征

(1)急性中毒

1)单纯经呼吸道吸入性损伤:常见病因为吸入氟化氢及氢氟酸酸雾。临床表现以呼吸系统急性损害为主,临床重症主要表现为急性肺水肿及喉水肿。大多数合并氢氟酸头面部皮肤灼伤。少数伴有恶心、呕吐、腹胀、腹痛、腹泻等消化道症状及头昏、头痛、无力、烦躁、昏迷等中枢神经系统症状,也可出现低钙血症、心肌损害,甚至发生窒息猝死。

2)单纯经灼伤皮肤吸收中毒:主要危害为低钙血症,最早中毒后 2 小时可血钙迅速下降,临床上主要为神经兴奋性升高及心血管急性损害的表现,出现四肢麻木、肌肉痉挛、抽搐,甚至癫痫样发作,以及心律失常、室颤等。心源性猝死是中毒死亡的主要原因。氢氟酸皮肤灼伤不同于一般酸灼伤,可因氟离子吸收导致病情恶化。应高度警惕可能发生吸收中毒的以下几种情况:

①皮肤吸收伴吸入性损伤;

②头面部灼伤;

③吸入浓度>40% 的氢氟酸或浓度大于 60% 的氢氟酸酸雾;

④灼伤面积>10%;

⑤面积<10% 的Ⅲ度灼伤。

3)灼伤皮肤吸收合并吸入中毒:病情大多严重,猝死率高,预后差。多见于无水氟化氢及高浓度氢氟酸酸雾吸入或大面积灼伤,尤其是头面部及口鼻周围灼伤更易导致吸收中毒,此类病情即使小面积轻度灼伤也可导致死亡。当皮肤灼伤同时伴有刺激性咳嗽、声嘶、呼吸困难等症状或双肺出现干湿啰音时,即应考虑伴有吸入性呼吸道损伤,需引起高度重视,积极采取干预措施。主要临床表现常呈急性痛苦面容,多伴意识障碍,烦躁不安,意识恍惚,两手抓空,鼻翼扇动,双唇发绀,口腔大量分泌物,大汗淋漓,四肢湿冷,抽搐,肌张力增强,双肺呼吸音低,闻及干湿啰音,可伴哮鸣音及血压下降等,猝死发生率高。猝死主要原因为心源性猝死或者喉水肿窒息。心源性猝死主要病因为低钙血症或氟离子的直接细胞毒作用。喉水肿窒息主要表现为剧烈咳嗽、吸入性呼吸困难、声音嘶哑、失声等。发绀为窒息前兆,三凹症状提示病情严重。

(2)慢性中毒:长期大量接触氟化物可引起慢性中毒,导致工业性氟病或氟骨症。早期轻症者可无明显症状,中、重症者大多表现为增生性骨质硬化症。慢性氟化物中毒患者氟作业工龄大多 10~20 年,工业氟引起骨骼改变较慢,一旦出现骨骼改变,疾病往往已属晚期。

1)骨骼系统:骨骼系统症状及体征发生率及特异性高,主要变现为腰背痛、四肢关节痛、肢体麻木、四肢肌力减退及肌张力增高。疼痛呈固定式,一般不受天气变化影响,随病情进展,疼痛加剧,各关节活动均受限或强直,尤其下蹲、前俯、后仰、左右转动等均受限,是骨骼系统损伤最有意义的体征。

2)骨外系统:骨外系统的症状常于氟中毒早期出现,主要有神经衰弱综合征、上呼吸道炎症、消化道症状、以及牙和牙周病变。

上述除骨骼系统的症状外,其余方面的临床表现大多为非特异性。上述所有系统损伤均与氟作业环境浓度过高有直接关系,氟作业工龄越长,作业场所空气中氟浓度越高,机体损害程度也越严重。

2. 实验室检查

(1)尿氟检测及血氟检测:尿氟增高是反映现职劳动者过量接触氟的重要指标,但尿氟值水平与急性氟中毒的病情严重程度不完全平行,是辅助诊断指标,有助于鉴别诊断。早期检测血氟对防治氟中毒具有重要临床价值;血氟浓度的变化比血钙浓度变化更敏感,更能早期反映急性氟中毒的病情严重程度。血氟值与尿氟值具有正相关,可作为近期氟接触指标。血氟具有干扰因素少,数据精确等优点,还可避免标本收集污染等不足,故建议有条件者宜同时检测血氟与尿氟。

(2)血钙检测:低钙血症是引起急性氟中毒病情加重的重要病因,是急性氟中毒的特异性指标,动态检测血钙波动水平,是判断急性氟中毒病情的重要依据,但不能以此作为诊断分级指标。

(3)心肌酶活性检测:急性氟中毒早期心肌就可受到损伤,心肌酶含量反映致伤后心肌损害程度,研究证实氢氟酸灼伤后 1 小时,各项心肌酶含量均明显升高,伤后 48 小时达峰值,以 CPK 增幅最大。

(4)心电图及胸部 X 线检查:对于急性氟中毒患者应动态检测心电图,异常表现主要有 Q-T 间期延长、ST-T 改变,严重可出现如室性心动过速、频发室性期前收缩,甚至心室颤动,突发心源性猝死。短时内吸入高浓度氟化氢或氢氟酸酸雾后,胸部 X 线检查可表现为气管 - 支气管炎、急性支气管肺炎、间质性肺水肿、肺泡性肺水肿的征象。

(5)骨氟检测:因取材困难,故目前不易推广。

(五) 诊断及鉴别诊断

依据 GBZ 5《职业性氟及其无机化合物中毒的诊断》进行诊断。

1. 诊断原则

(1)急性中毒:根据短期内接触较高浓度氟及其无机化合物的职业史,以呼吸系统急性损害及症状性低钙血症为主的临床表现,结合实验室血(尿)氟及血钙等检查结果,参考作业现场职业卫生资料,排除其他原因所致类似疾病后,综合分析,方可诊断。

(2)慢性中毒:根据 5 年及以上密切接触氟及其无机化合物的职业史,以骨骼系统损害为主的临床表现,结合实验室血(尿)氟检查结果,参考作业现场职业卫生资料,排除其他原因所致类似疾病后,综合分析,方可诊断。

2. 接触反应　短期接触较大量氟及其无机化合物后,出现下列表现之一,并于脱离接触 72 小时内明显减轻或消失:

(1)出现眼痛、流泪、畏光、咳嗽、咽痛、胸闷及头晕、乏力、心悸等症状;

(2)血(尿)氟升高但无临床表现。

3. 急性中毒

(1)轻度中毒:短期接触较高浓度无机氟后,出现头晕、乏力、咳嗽、咽痛、心悸、胸闷、恶心、呕吐等症状及血(尿)氟增高,并具有下列表现之一:

1)急性气管 - 支气管炎;

2)1 ~ 2 度喉水肿;

3)心电图显示 Q-T 间期延长或 ST-T 异常改变;

4)阵发性室上性心动过速或单源频发室性期前收缩。

(2)中度中毒:在轻度中毒基础上,具有下列表现之一:

1)急性支气管肺炎或间质性肺水肿;

2)3 度喉水肿;

3)阵发性室性心动过速或多源性室性期前收缩;

4)反复抽搐。

(3)重度中毒:在中度中毒基础上,具有下列表现之一:

1)肺泡性肺水肿;

2)急性呼吸窘迫综合征;

3)4 度喉水肿或窒息;

4)低钙血症危象(室性心动过速、室性纤颤及癫痫样抽搐);

5)猝死。

4. 慢性中毒

(1)轻度中毒:长期密切接触氟及其无机化合物,且出现下列表现之一:

1)躯干骨(骨盆和腰椎)改变为主;骨质密度增高;骨小梁增粗、增浓,呈"纱布样";

2)桡、尺骨或胫、腓骨骨周(骨膜、骨间膜)有明确的钙化或骨化。

(2)中度中毒:躯干骨质密度明显增高;骨小梁明显增粗,呈"麻袋纹样";并伴有确定的长骨骨周、骨膜的改变。

(3)重度中毒:全身大部分骨骼受累;骨质密度显著增高,骨小梁模糊不清,呈"大理石样";长骨皮质增厚,髓腔变狭;骨周改变更为明显,椎体间可有骨桥形成。

5. 鉴别诊断　出现呼吸道急性损伤时应与上呼吸道感染、慢性支气管炎急性发作、支气管肺炎、支气管哮喘、心源性肺水肿等加以鉴别;出现低钙血症应与维生素 D 缺乏,甲状旁腺功能减退,急性胰腺炎等鉴别;发生中毒性心肌炎或心源性猝死时,应注意与冠心病、急性心肌炎、急性心肌梗死,药物导致心律失常等鉴别。由于骨骼系统的损害及骨骼 X 线改变仅具有相对的特异性,故应注意排除具有类似表现的其他疾病,如地方性氟病、类风湿性关节炎、强直性脊柱炎、石骨症、骨转移瘤和肾性骨病等。

(六) 治疗

1. 急性中毒治疗原则　尽快脱离中毒现场,凡明确有高浓度吸入者,无论有无临床症状,均应静卧医学监护 1~3 天,尽量减少耗氧。积极防治喉水肿及肺水肿的发生,防治肺部感染,合理氧疗,解除支气管痉挛,保持呼吸道通畅。发现喉阻塞情况,应密切观察病情变化必要时施行气管切开术;防治中毒性心肌损伤、抽搐、休克等,动态监测血氟、血钙、心肌酶谱及心电图;早期、足量予以糖皮质激素,以改善肺泡毛细血管通透性,减少渗出;早期静脉补充足量的钙剂;其他对症及支持治疗,保护心肺等多脏器功能;灼伤皮肤吸收中毒者应早期行创面反复冲洗处理,创面使用钙镁混悬液及碳酸氢钠溶液湿敷或浸泡(伤后 2 小时内进行),深度灼伤创面早期(伤后 2~72 小时内)实施切(削)痂手术,需将已坏死、含氢氟酸的焦痂连同皮下脂肪一并清除,以阻断氟离子继续向深部组织渗透,可防止发生致命性低钙血症,但不宜早期植皮。

2. 慢性中毒治疗原则　目前无特效解毒剂。加强营养,补充维生素 D 等制剂,亦可适当补钙,并给予对症治疗及加强骨骼功能锻炼。

(七) 预后

单纯吸入性损伤,病死率低,大多可经恰当救治而痊愈,个别可出现间断性咳嗽、咳痰、哮喘发作等;单纯性吸入氢氟酸酸雾少见,吸入时大多伴有皮肤灼伤。单纯灼伤皮肤吸收中毒者主要视眼或皮肤灼伤部位和深度,可遗留眼部后遗症和皮肤瘢痕形成等;灼伤皮肤吸收中毒合并吸入性损伤死亡率高,救治痊愈率低、后遗症多。急性吸入中毒可致呼吸道炎症、异构、狭窄,可继发刺激后支气管哮喘和慢性阻塞性肺疾病。

(八) 预防

生产氟化物的设备应加强密封,采取回收和局部抽风措施。生产管线及容器应使用耐氟腐蚀材料,加强储存和运输的安全管理。加强劳动防护,进入氟浓度高的场所应戴防毒面具,绝对禁止在工作场所进食。作业场所应安装冲洗设备,以防皮肤及眼受污染后能得到及时冲洗。加强职业健康监护,进行定期体检,包括尿氟检测及骨骼 X 线摄片检查。凡有明显的呼吸系统,心肝肾及骨关节疾病和地方性氟病者不宜从事接触无机氟作业。

四、氰及腈类化合物

氰及腈类化合物(cyanides and nitriles)种类很多,凡是可产生氰根的化合物均属于氰化物,其可分为无机氰化物和有机氰化物两大类。一般将其无机化合物归为氰类,有机化合物归为腈类。氰和腈类化合物大多数属高毒类,氰化物的毒性大小决定于代谢过程中析出的氰离子的速度和数量。常见的无机氰化物有氢氰酸、氰化钠、氰化钾、铁氰化钾、硫氰酸及其盐类等;有机氰化物有腈类(乙腈、丙腈、丙烯腈)、异腈类(甲胩、乙胩)、氰酸酯类(氰酸甲酯、氰酸乙酯)、异氰酸酯类(甲苯二异氰酸酯)、硫氰酸酯类(硫氰酸甲酯、硫氰酸乙酯)、异硫氰酸酯类(异硫氰酸甲酯、异硫氰酸乙酯)等。此外,银杏、苦杏仁、木薯等植物中亦含有氰化物。

(一) 理化性质

最常见的无机氰化物是氰化氢、氰化钠、氰化钾。腈类常见的有丙烯腈等。

氰化氢(hydrogen cyanide,HCN)是一种无色气体,有轻微的苦杏仁味,分子量 27.03,熔点 -13.2℃,沸点 25.7℃,易溶于水、乙醇和乙醚,在潮湿的空气中易水解生成氢氰酸。氰化氢易在空气中均匀弥散,可以燃烧,火焰呈紫色,当其空气含量达到 5.6%~12.8% 时,具有爆炸性。

氰化钠(sodiunm cyanide,NaCN)俗称山奈,为白色结晶物,熔点 564℃,沸点 1 496℃,在空气中易潮解,有微弱苦杏仁味,易溶于水,微溶于乙醇。本品剧毒,有腐蚀性,不会燃烧,遇酸即分解释放出氰化物剧毒气体,露置空气中与水分和二氧化碳接触后,亦能缓慢反应生成剧毒气体;与氰酸盐、硝酸盐或亚硝酸盐反应剧烈,有发生爆炸的危险。铁、锌、镍、铜、钴和镉等金属可溶于氰化钠溶液,反应产生相应的氰化物;在氧的参与下,还能溶解金和银等贵金属,生成络合盐。

氰化钾(potassium cyanide,KCN),本品属高毒类化学物,人的口服致死量约为 2mg/kg。本品分子量 65.11,熔点 636℃,白色易潮解晶体,稍有杏仁味,易溶于水、甘油,微溶于乙醇。加热至 80℃以上,分解放出氰化氢。氰化钾在空气中潮解而放出氰化氢。遇酸性物质分解加速,也可放出氰化氢。从矿石中提取金、银;镀锌、镀铜;制药、生产氰化氢或其他氰化物;熏蒸剂及热处理等行业中均有可能接触氰化钾。本品的职业接触、毒代动力学、发病机制、临床表现均与氰化钠相似,但本品对皮肤黏膜的刺激性更强。

丙烯腈(acrylonitrile,AN,CH$_2$CHCN)亦称乙烯基氰,常温常压下是一种无色、透明、易蒸发、带吡啶样特殊气味、具轻微刺激性的液体,可溶于多数有机溶剂,其蒸气有毒。本品分子量 53.06,熔点 −83.6℃,沸点 77.5℃,易燃,其蒸气与空气形成爆炸混合物,爆炸极限 3.05%~17.0%。水解时生成丙烯酸,还原时生成丙腈。

(二) 职业接触

职业接触氰及腈类化合物的行业很多,如无机盐制造业中的氢氰酸盐制取、化学肥料制造业中的过硫酸铵合成、有机化工原料制造业中的丙烯酰胺合成、化学试剂制造业中的有机(无机)试剂合成、合成纤维单(聚合)体制造业中的丙烯腈精制、金属表面处理及热处理业中的镀锌、化学农药制造业中的菊酯类杀虫剂合成、染料制造业中的染料合成、电子及通信设备制造业中的陶瓷零件清洗、塑料制造业中的 ABS 树脂成品、合成橡胶制造业中的丁腈橡胶聚合、合成纤维单(聚合)体制造业的丙烯腈聚合等。

氢氰酸用于电镀、金银提取和树脂、乙二胺、腈类化合的制造业。氰化钾、氰化钠用于矿石中金银提取、电镀、淬火和农药制造业。氰化氢用于熏蒸灭鼠、金属清洗、矿石冶炼、橡胶生产和有机化学合成业。腈类化合物主要用于化学工业、制药工业、塑料和树脂合成业,乙腈主要用于制药、香料合成、农药合成、动植物油提取业。丙烯腈是三大合成材料 - 合成纤维、合成橡胶、塑料的基本原料,也是染料、医药等行业的重要原料。

(三) 发病机制及毒理

氰化物属于窒息性毒物,通过阻断机体呼吸链,导致细胞窒息,代谢严重受损而死亡。氰化物进入机体后分解出具有毒性的氰离子(CN$^-$),氰离子能抑制组织细胞内细胞色素氧化酶、过氧化物酶、脱羧酶、琥珀酸脱氢酶及乳酸脱氢酶等 42 种酶的活性。氰离子与氧化型细胞色素氧化酶的 Fe 结合,阻止了氧化酶中三价铁的还原,使细胞色素失去了传递电子能力,结果使呼吸链中断,氰离子对细胞线粒体内呼吸链的细胞色素氧化酶具有很高的亲和力,与细胞色素氧化酶的结合后使之失去活性,从而阻断细胞呼吸和氧化磷酸化过程。氧化型细胞色素氧化酶与 CN$^-$ 结合后便失去传递电子的能力,以致氧不能被利用,氧化磷酸化受阻,ATP 合成减少,细胞摄取能量严重不足而死亡。

(四) 临床表现

1. 症状及体征　急性氰化物中毒的潜伏期与接触氰化物的浓度及暴露时间有直接关系。氰化物中毒后主要以中枢神经系统损害的临床表现为主,同时可伴有呼吸系统、心血管系统等多系统受损表现。

一般氰化物中毒表现可分为四期:

(1)前驱期:小剂量氰化物可引起呼吸先兴奋后抑制,出现不规则呼吸和呼吸停止。吸入者有眼和上呼吸道刺激症状,视力模糊;口服中毒者有恶心、呕吐、腹泻等消化道症状。

(2) 呼吸困难期: 胸部紧缩感、呼吸困难,并有头痛、心悸、心率增快,皮肤黏膜呈樱桃红色。

(3) 惊厥期: 随即出现强直性或阵发性痉挛,甚至角弓反张,大小便失禁。

(4) 麻痹期: 若不及时抢救,患者全身肌肉松弛,反射消失,昏迷、血压骤降、呼吸浅而不规律,很快呼吸先于心搏停止而死亡。

氰化物能否引起慢性中毒尚存争议,国内外目前报道很少。

2. 实验室检查 pH 降低、血浆乳酸水平升高、全血 CN⁻ 浓度升高是急性氰化物中毒的特点之一。

急性氰化物中毒理化检测指标主要为食物、胃内容物及呕吐物中的氰化物,其次为空气和水中氰化物。氰化物中毒检测分为现场快速检测方法和实验室检测方法。

腈类中毒主要检测指标为腈类代谢产物——尿中硫氰酸盐,采用分光光度法。环境中丙烯腈、甲基丙烯腈检测也是中毒诊断的重要依据,常用气相色谱法测定。

(五) 诊断及鉴别诊断

依据 GBZ 209《职业性急性氰化物中毒诊断标准》和 GBZ 13《职业性急性丙烯腈中毒的诊断》进行诊断。

1. 诊断原则 根据短时间内接触氰及腈类化合物职业史,以中枢神经系统损害为主临床表现,结合职业卫生学调查结果综合分析,排除其他原因引起的类似疾病,可作出诊断。

2. 急性氰化物中毒

(1) 接触反应: 短时间内接触氰化物后,出现轻度头晕、头痛、胸闷、气短、心悸,可伴有眼刺痛、流泪、咽干等眼和上呼吸道刺激症状,一般在脱离接触后 24 小时内恢复。

(2) 轻度中毒: 明显头痛、胸闷、心悸、恶心、呕吐、乏力、手足麻木,尿中硫氰酸盐浓度往往增高,并出现下列情况之一者:

1) 轻、中度意识障碍;

2) 呼吸困难;

3) 动 - 静脉血氧浓度差<4% 或动 - 静脉血氧分压差明显减少;

4) 血浆乳酸浓度>4mmol/L。

(3) 重度中毒出现下列情况之一者:

1) 重度意识障碍;

2) 癫痫大发作样抽搐;

3) 肺水肿;

4) 猝死。

3. 急性丙烯腈中毒

(1) 接触反应: 短时间内接触较大量丙烯腈后,出现头痛、头昏、胸闷、呼吸困难、手足麻木、乏力、上腹部不适、恶心、呕吐、咽干、结膜及鼻咽部充血等临床表现,实验室检查结果无异常,一般在脱离接触后 24 小时内上述临床表现可消失或明显减轻。

(2) 轻度中毒: 短时间内接触较大量丙烯腈后,出现头痛、头昏、恶心、呕吐等症状,并具有下列表现之一者:

1) 腱反射亢进伴阵挛;

2) 轻度意识障碍。

（3）中度中毒：短时间内接触较大量丙烯腈后，具有下列表现之一者：

1）肌肉震颤，或四肢抽搐；

2）中度意识障碍。

（4）重度中毒：短时间内接触较大量丙烯腈后，具有下列表现之一者：

1）癫痫大发作样抽搐；

2）重度意识障碍；

3）肺水肿；

4）猝死。

4. 鉴别诊断　急性氰化物中毒需注意与以下疾病相鉴别：

（1）其他窒息性气体中毒：如急性一氧化碳中毒、硫化氢气体中毒、氮气中毒、二氧化碳中毒等。

（2）农药中毒：如急性有机磷农药中毒、有机汞中毒、毒鼠强中毒等。

（3）其他疾病：如老年患者，或既往有糖尿病、尿毒症等疾病患者，要注意排除脑血管意外、糖尿病性昏迷、低血糖诱导的酸中毒和药物过敏等。

（六）治疗

1. 迅速脱离现场，清洗污染皮肤，更换污染衣服。

2. 口服中毒者立即洗胃，并灌服活性炭；严密观察，注意病情变化。

3. 对呼吸或心搏骤停者，立即进行心、肺、脑复苏术。

4. 迅速给予解毒治疗，轻度中毒者可静脉注射硫代硫酸钠溶液或者使用亚硝酸盐 - 硫代硫酸钠疗法，重度中毒者立即使用亚硝酸盐 - 硫代硫酸钠疗法，并可根据病情重复应用硫代硫酸钠。

5. 给氧，可采用吸入纯氧（100%O$_2$）或行高压氧治疗。呼吸衰竭及肺部严重感染窒息者，可考虑气管置管或切开，必要时机械通气。

6. 积极防治脑水肿、肺水肿，如早期足量应用糖皮质激素、抗氧化剂及脱水剂、利尿剂等。

7. 积极给予其他对症及支持治疗，纠正酸中毒，维持水、电解质平衡及微循环稳定。

（七）预后

轻度中毒患者治愈后可恢复原工作；重度中毒者，应调离原作业，需要进行劳动能力鉴定者，按 GB/T 16180 处理。

（八）预防

氰及腈类化合物的工业生产要做到密闭化、机械化、自动化，严防设备管道跑、冒、滴、漏，避免手工直接操作；生产设备应与操作室隔离，并注意维持设备间负压状态、操作室正压状态；含氰（腈）三废物质（废水、废气、废渣）应回收处理，禁止向周围环境直接排放。氰化物作业工人应进行岗前职业卫生及防护知识培训，使之均有一定的自身防护及自救互救能力。检修氰化物设备或处理事故时，作业人员应佩戴相应的防护用品。存放氰化物的仓库应注意防潮、防热、防酸，以免其释放大量气态氰化氢。严格执行各项规章制度，加强工人防毒知识教育，车间内应配备冲洗设备及基本抢救药物。严格施行职业健康监护，禁止 G-6-PD 缺乏症、慢性贫血、严重的神经衰弱、癫痫、甲状腺功能障碍或肿大，及对硫代硫酸钠过敏者从事本项作业。

五、溴丙烷

(一) 理化性质

溴丙烷化学结构式为 $CH_3CH_2CH_2Br$，分子式 C_3H_7Br，也被称为正溴丙烷、正丙基溴或溴代正丙烷，常温下为无色或淡黄色透明液体，中性或微酸性，相对分子量122.99，熔点 $-110℃$，沸点 $71℃$，相对蒸汽密度 $4.25g/L$，易挥发、不易燃，具有在大气中半衰期短、不破坏大气臭氧层等特点，成为氟利昂类的替代品。微溶于水，能溶于醇、醚、苯、氯仿、丙酮和四氯化碳等；与乙醇、乙醚混溶，遇高热分解产生有毒的溴化物气体，与水反应可产生酸类。

(二) 职业接触

溴丙烷（bromopropane，C_3H_7Br）有 1- 溴丙烷和 2- 溴丙烷两种同分异构体，1- 溴丙烷为液态，因其易挥发，不易燃，不破坏大气臭氧层等特点，被广泛用于喷雾黏合剂、精密仪器的清洗剂和脱脂剂的生产等领域。溴丙烷工业生产中使用 1- 溴丙烷水溶液。在各种金属、电子、精密工业等行业及生产 1- 溴丙烷、合成 1- 溴丙烷等工艺过程均可能发生中毒。由于 2- 溴丙烷对人体生殖系统以及血液系统的影响而禁止作为清洗剂使用，不在本部分叙述范围。

(三) 发病机制及毒理

1- 溴丙烷可经呼吸道、皮肤和消化道进入人体，职业中毒主要侵入途径为呼吸道。1- 溴丙烷进入机体随血液分布全身组织，以在脂质丰富的组织中含量较多。1- 溴丙烷急性中毒的主要病理改变为肝细胞变性、肺水肿；慢性中毒主要引起神经系统损害，主要为周围神经系统，也可累及中枢神经系统。动物实验证实，1- 溴丙烷吸入染毒可导致脑皮质神经丝蛋白结构和功能紊乱，进而引起中枢神经系统和周围神经系统功能紊乱，此变化可能是 1- 溴丙烷神经毒性的重要机制之一。动物实验也发现 1- 溴丙烷能够导致脑组织中的脂质过氧化物主要代谢产物丙二醛含量明显升高，并显著降低脑组织中谷胱甘肽含量，大脑皮质中谷胱甘肽还原酶活性也显著下降，从而导致动物神经系统发生氧化应激反应。

(四) 临床表现

1. 症状及体征

(1) 急性和亚急性中毒：急性 1- 溴丙烷中毒多见于高浓度吸入或误服者。潜伏期短，一般为数十分钟，表现为头痛、头晕、恶心、全身乏力，可伴有易兴奋、情绪激动、焦虑、易怒等精神症状，以及意识模糊、朦胧状态等轻度意识障碍和小脑共济失调表现。亚急性中毒则吸入高浓度 1- 溴丙烷较长时间引起，潜伏期多为数天甚至十余天。

(2) 慢性中毒：长期密切接触 1- 溴丙烷主要表现为肢体远端麻木、乏力、刺痛、步态失调，四肢对称性手套样、袜套样痛触觉障碍，同时可伴有肢体远端音叉振动觉减退、跟腱反射减弱，受累肌肉肌力可有不同程度的减弱。头晕、头痛也较常见，亦有伴随记忆、睡眠、情绪等行为的改变。

双下肢麻木、感觉减退是慢性中毒的早期表现，对长期接触 1- 溴丙烷者的感觉检查应重复多次，跟腱反射检查宜取俯卧屈膝位。

2. 实验室检查

(1) 神经 - 肌电图检查：对慢性 1- 溴丙烷中毒早期诊断有重要意义。慢性 1- 溴丙烷中毒以周围神经轴索损害为主，肌电图可见自发电位、小力收缩时运动单位平均时限延长、多相电位增多、大力收缩时呈单纯相或混合相等，部分患者出现运动及感觉传导速度减慢、运动神经远端潜伏期延长等。因此,应重点检查四肢远端肌肉的肌电图及四肢运动、感觉神经传导速度等。

(2)工作场所空气中1-溴丙烷浓度测定:有助于评估接触水平,目前我国尚无明确规定。如2007年日本产业医师学会提出PC-TWA为0.5ppm(2.5mg/m³);2013年美国政府工业卫生师协会(ACGIH)建议TLV-TWA为0.1ppm(0.5mg/m³)。

(3)其他如尿中1-溴丙烷浓度测定、尿溴离子浓度测定、血中1-溴丙烷浓度测定、尿中N-乙酰基-S-(正丙基)-L-半胱氨酸(AcPrCys)浓度测定等有助于诊断。

(五)诊断及鉴别诊断

依据GBZ 289《职业性溴丙烷中毒的诊断》进行诊断。

1. 诊断原则

(1)急性中毒:根据短期内接触较高浓度1-溴丙烷的职业史,出现中枢神经系统损害为主的临床表现,参考现场职业卫生学调查资料,综合分析,排除其他原因所致类似疾病,方可诊断。

(2)慢性中毒:根据长期接触1-溴丙烷的职业史,出现以周围神经系统损害为主的临床表现,结合神经-肌电图等实验室检查结果,参考工作场所职业卫生学调查,综合分析,排除其他原因所致的周围神经疾病,方可诊断。

2. 接触反应　根据短时间内吸入高浓度1-溴丙烷后,出现头痛、头晕、恶心、乏力等症状,无意识障碍,并于脱离接触48小时内症状明显减轻或消失。

3. 急性中毒　短期内接触较高浓度1-溴丙烷后,出现头痛、头晕、恶心、全身乏力或具有易兴奋、情绪激动、焦虑、易怒等精神症状,并出现不同程度的意识障碍或小脑共济失调如持物不稳、站立不稳、步态蹒跚。

4. 慢性中毒

(1)轻度中毒:长期密切接触1-溴丙烷,出现肢体远端麻木、刺痛、乏力、步态不稳,或伴有多汗及头晕、头痛、记忆力下降、抑郁、焦虑、易怒等症状,同时具有下列条件之一者:

1)四肢对称性手套、袜套样的痛觉、触觉障碍,同时伴有肢体远端音叉振动觉减退伴跟腱反射减弱;

2)四肢受累肌肉肌力减退至4级;

3)神经-肌电图检查提示轻度周围神经损害。

(2)中度中毒:在轻度中毒的基础上,具有下列表现之一者:

1)跟腱反射消失,或深感觉明显障碍伴感觉性共济失调;

2)四肢受累肌肉肌力减退至3级,可伴有肌肉萎缩;

3)神经-肌电图检查提示周围神经损害明显。

(3)重度中毒:在中度中毒的基础上,具有下列表现之一者:

1)四肢受累肌肉肌力减退至2级及以下;

2)神经-肌电图检查提示周围神经损害严重。

5. 鉴别诊断　以中枢神经系统功能障碍为主要表现的急性1-溴丙烷中毒需要与急性脑血管病、颅脑外伤、癫痫、急性药物中毒、中枢神经系统感染性疾病等鉴别;以周围神经损害为主要表现的慢性1-溴丙烷中毒需要排除其他原因引起的周围神经病,如呋喃类、异烟肼、砷、三氯乙烯、氯丙烯、磷酸三邻甲苯酯(TOCP)、甲基正丁基酮、丙烯酰胺、二硫化碳、正己烷等中毒及糖尿病、感染性多发性神经炎、腰椎间盘突出症等。

(六) 治疗及康复

目前无特效解毒药,主要为对症治疗及支持治疗为主。急性中毒者应迅速脱离 1- 溴丙烷作业环境,脱去污染的衣物,清洗污染的皮肤、黏膜,保持安静,并采用吸氧、B 族维生素、神经营养药物治疗,如有明显意识障碍者可短程足量应用肾上腺糖皮质激素,辅以理疗与对症、支持等综合治疗。慢性中毒以促进神经修复、再生为主,根据需要给予 B 族维生素、神经营养药物、中医中药、针灸、按摩理疗、运动功能锻炼及对症治疗,恢复期并辅予康复治疗。

(七) 预后

慢性 1- 溴丙烷中毒病程多较长,康复较慢,严重病例预后不容乐观。曾有报道美国一名医生对 5 例中毒患者进行 2 年随访,其中 2 例重症患者病情未见明显好转,3 例转为慢性神经痛。

(八) 预防

1- 溴丙烷是具有较强挥发性的有机溶剂,作业时应配备除呼吸防护的个人防护外,还应注意穿戴化学防护服和手套,注意保护皮肤和眼睛。改进生产工艺流程,尽量使用自动化、远程控制操作,加强设备气密性,厂房加强换气通风,定期检修防漏,加强相关职业危害教育,督促做好个人防护,定期职业健康监护检查。

六、碘甲烷

(一) 理化性质

碘甲烷(iodomethane,CH_3I)又名甲基碘,为无色酸性透明液体,易挥发,具有甜辣气味,可以作为轻微的预警特征。当碘化钾暴露在一定的光线和湿度条件下,可析出游离碘而呈现为黄色、棕色或红色。分子量 141.95,熔点 –66.1℃,沸点 42.5℃,比重 3.325,水中溶解度为 1.4%(20℃),微溶于水,易溶于丙酮、乙醇、乙醚、苯、二乙基乙醚和四氯化碳。

(二) 职业接触

急性碘甲烷多发生在颜料、制药和化工等企业,多因碘化钾合成制作过程中吸入碘化钾蒸汽所致,其余为分装、运输、容器破裂等意外泄漏事故所致。碘甲烷属卤代甲烷类化合物,常作为碘甲基蛋氨酸(维生素 U)、镇痛药、解毒药等药物和灭火剂的生产原料,以及其他有机化合物的合成原料,也可作为甲基化试剂用于吡啶的检验和显微镜的检查,还可作为熏蒸消毒剂。在农业生产上作为杀真菌剂、杀植物寄生线虫剂、杀土壤病原体剂、杀虫剂和除草剂。

(三) 发病机制及毒理

碘甲烷可经消化道、皮肤吸收,其蒸气可经呼吸道吸收,分布至各脏器,以血液、甲状腺、肺和肾最高,肝、脾和心脏次之,脑组织最少,本品主要以尿排泄为主。碘甲烷属中等毒性,人吸入浓度为 95~143mg/m³ 本品蒸气数小时,便可出现困倦、头晕、步态不稳,共济失调;死亡病例解剖显示心脏苍白,肌松弛,所有器官充血(部分大脑出现梗死)肺组织镜检显示支气管肺炎和出血,多处小动脉可见淋巴细胞和浆细胞浸润。本品是烷化剂和神经毒剂(中枢神经系统抑制剂),同时也是刺激性毒物,对呼吸道、皮肤有刺激作用,并可引起肾脏损害。碘甲烷是强甲基化剂,可导致染色体和 DNA 转换、脂类代谢障碍、必需蛋白甲基化。毒性机制包括碘甲烷的直接细胞毒性效应和其代谢物的毒性效应;GSH 消耗是其神经毒性的主要原因。

（四）临床表现

1. **症状及体征** 急性中毒潜伏期一般为2~72小时，此时可无明显症状，或仅有轻度头晕、头痛、酩酊感等。短时间内吸入较高浓度碘甲烷蒸汽时，最先引起中枢神经系统麻醉症状，严重者可出现意识障碍、小脑性共济失调及明显精神障碍，脑疝是死亡的主要原因。主要临床表现为急性中毒性脑病，其病理特点为脑水肿，以中枢神经系统为主要靶器官，特点为多灶性神经系统（大脑、小脑、脑神经及躯体周围神经）损害；肺损伤和其他系统损害多发生在中毒性脑病后，不单独发生且症状较轻，并随脑病治愈而恢复。急性中毒早期症状有头晕、呆滞、困倦、乏力、复视、黄视或绿视、恶心、呕吐、眼球震颤、言语不清和步态不稳；持续数天后病情可突然加重，出现步态蹒跚、辨距不良、言语障碍、斜视、肌张力减低，以及肌力降低、谵妄、精神错乱、脑疝形成、昏迷甚至死亡；恢复期间可出现沮丧、抑郁等心理障碍。患者可有脊髓损害的表现，多数出现下肢无力、膝反射亢进，个别患者出现尿便障碍及Babinski征阳性。

碘甲烷属刺激性毒物，皮肤黏膜表面接触碘甲烷液体或者蒸汽时可出现红斑水疱和化学性灼伤，若一次性大量吸入碘甲烷蒸汽后，可造成呼吸道黏膜损伤。

目前尚无慢性中毒的正式报道，长期反复接触碘甲烷者可出现轻度类神经样症状。

2. **实验室检查**

（1）MRI：病情重者头颅MRI检查可发现脑白质和基底核病变，小脑中脚及胼胝体压部出现异常信号；恢复期大脑可出现轻度萎缩，右侧额叶白质和基底核（左、右豆状核和右侧尾状核）出现病变的患者，其运动及记忆能力恢复较缓慢，常可持续1年或更长。

（2）神经肌电图及诱发电位：目前报道可见神经肌电图异常，以轴索损害为主，表现为运动、感觉神经动作电位波幅下降，运动神经远端潜伏期延长，运动及感觉神经传导速度减慢；神经肌电图改变可在6个月内恢复正常。脑干诱发电位异常显示双侧听神经损伤。

（3）心电图：少数患者可出现心电图异常，如心动过缓、轻度ST段下移、Q-T间期延长。

（4）其他：重度中毒患者可出现血CO_2结合力降低、血清BUN增高、肌酐清除率降低、尿少和血钾降低；个别患者可有尿蛋白、尿红细胞增多。

（五）诊断及鉴别诊断

依据GBZ 258《职业性急性碘甲烷中毒的诊断》进行诊断。

1. **诊断原则** 短期接触较高浓度碘甲烷的职业史，出现以急性中毒性脑病为主的临床表现，结合现场职业卫生学调查，综合分析，排除其他病因所致的类似疾病，方可诊断。

2. **接触反应** 短期接触较高浓度碘甲烷蒸汽后，出现头晕、困倦、乏力、恶心、呕吐等症状，脱离接触后症状多在72小时内明显减轻或消失。

3. **诊断分级**

（1）轻度中毒：头晕、困倦、乏力加重伴有复视、言语不清、步态不稳等症状，并具有下列表现之一：

1）中枢性眼球震颤；

2）轻度意识障碍。

（2）中度中毒：表现经一至数日突然加重，具有下列表现之一：

1）中度意识障碍；

2）构音障碍、辨距不良、步态蹒跚、下肢肌张力降低。

（3）重度中毒：在中度中毒的基础上，具有下列表现之一：

1）重度意识障碍；

2）小脑性共济失调，并出现小脑局灶性损害的影像学改变；

3）明显的精神症状；

4）脑疝形成。

4. 鉴别诊断　急性碘甲烷中毒应与急性溴甲烷中毒、急性二氯乙烷中毒、酒精中毒、急性汽油中毒、急性一氧化碳中毒、亚急性小脑病变、多发性硬化、急性播散性脑脊髓膜炎等急性中枢神经系统疾病相鉴别。

（六）治疗

目前尚无特效解毒剂，治疗重点要纠正缺氧及防治脑水肿。及时合理的氧疗、高渗脱水剂和利尿剂，早期、足量、短程应用糖皮质激素，促进脑细胞功能恢复药物，加强对症与支持治疗等。皮肤污染可迅速用清水彻底冲洗。对深度昏迷的患者可持续缓慢静脉滴注纳洛酮，有谵妄、精神障碍的患者可采用冬眠疗法。有研究表明 N- 乙酰半胱氨酸是 GSH 前体，可补充 GSH，抵消 GSH 耗竭的毒性作用和自由基破坏，但并未被公认为特效解毒剂。

（七）预后

近年来报道急性碘甲烷中毒后遗症明显减少或极轻微。国内急性碘甲烷中毒后遗症病例，多为头晕、头痛、双下肢无力等症状，亦有双眼协调功能障碍、周围神经损害等改变。国外报道病例主要表现为迁延性神经病综合征，以迟发性精神、行为和认知障碍为特点。

（八）预防

加强安全生产和个人防护知识教育，改善设备和工艺，厂房应充分通风换气。在生产和使用碘甲烷过程中，应经常检测工作场所空气中碘甲烷浓度水平。若不能隔离生产设备，可能接触者应佩戴有效的个人防护设备。

（钦卓辉）

第五章 物理因素所致职业病

第一节 概　述

物理因素是一种习惯性的叫法,是一大类因素的统称,其中每一种因素都是一个独立的领域。随着经济的发展、科技的进步和产业的升级,特别是电子、信息等高新技术产业的崛起,劳动者的职业结构、劳动过程和生产环境等发生了巨大的变化,劳动者接触噪声、高温、振动等物理因素的机会不断增加,接触的强度越来越大,物理因素职业危害在职业卫生中占的比重也越来越大,成为了不容忽视的新职业卫生问题。

国际劳工组织(International Labor Organization,ILO)2010 年职业病分类目录中,物理因素所致职业病包括:噪声引起的听力损伤、振动所致疾病(肌肉、筋腱、骨、关节、外周血管或外周神经损伤)、高气压或低气压所致疾病、电离辐射所致疾病、包括激光在内的光辐射所致疾病(紫外、可见光和红外辐射)、极端温度接触所致疾病以及以上未提及的工作中其他物理因素所致疾病。与 ILO 职业病目录名单不同的是,我国 2013 年颁布的《职业病分类和目录》中,物理因素所致职业病只包括中暑、减压病、高原病、航空病、手臂振动病、激光所致眼(角膜、晶状体、视网膜)损伤以及冻伤 7 种。噪声聋等部分物理性职业有害因素所致的职业病放在了职业性耳鼻喉口腔疾病等其他类别中。

一、物理因素的种类

在工作环境中,与劳动者健康密切相关的物理因素主要包括:

1. 气象条件,如气温、气湿、气流、气压。
2. 噪声、超声、次声等。
3. 振动。
4. 电磁辐射,通常分为电离辐射和非电离辐射,前者如 X 射线、γ 射线等;后者如紫外线、可见光、红外线、激光、微波和射频辐射、工频电磁场等。
5. 超高压直流电场。
6. 超重和失重等。

其中与目前《职业病分类和目录》中的物理因素所致职业病相关的物理因素有气象条件、振动、激光等。

二、物理因素特点

物理因素包含许多独立的因素,每一种因素都是一个领域,彼此之间有很大的区别。在职业卫生领域,与化学因素相比,物理因素具有以下一些共同的特点:

1. 物理因素以能量状态存在于工作场所,而化学因素是以物质状态存在的。

2. 工作场所常见的物理因素中,除了激光是由人工产生的之外,其他因素在自然界中均有存在。正常情况下,这些因素不但对人体无害,反而是人体生理活动或从事生产劳动所必需的,如气温、可见光等。因此,对于物理因素除了研究其不良影响或危害以外,还应研究其"适宜"的范围,如合适温度,以便创造良好的工作环境。

3. 每一种物理因素都具有特定的物理参数,如表示气温的温度、振动的频率和加速度、气压的压强等。这些参数决定了物理因素对人体是否造成危害以及危害程度的大小。

4. 作业场所中的物理因素一般有明确的来源,当产生物理因素的装置处于工作状态时,其产生的因素则可能造成健康危害。一旦装置停止工作,则相应的物理因素便消失,不会造成健康损害。

5. 作业场所空间中物理因素的强度一般是不均匀的,多以发生装置或设备为中心,向四周传播。如果没有阻挡,则随距离的增加呈指数关系衰减。在进行现场评价时可注意这一特点,并在采取保护措施时充分加以利用。

6. 有些物理因素,如噪声、微波等,可有连续波和脉冲波两种传播形式。不同的传播形式使得这些因素对人体危害的程度会有较大差异,因此在制定卫生标准时需要分别加以考虑。

7. 在许多情况下,物理因素对人体的损害效应与物理参数之间不呈直线相关关系。常表现为在某一强度范围内对人体无害,高于或低于这一范围才对人体产生不良影响,并且影响的部位和表现形式可能完全不同。例如,正常气温与气压对人体生理功能是必需的,而高温可引起中暑,低温可引起冻伤或冻僵;高气压可引起减压病,低气压可引起高山病等等。

8. 除了某些放射性物质进入人体可以产生内照射以外,绝大多数物理因素在脱离接触后,体内便不再残留。因此对物理因素所致损伤或疾病的治疗,不需要采用"驱除"或"排出"的方法,而主要是针对损害的组织器官和病变特点采取相应的治疗措施。

三、流行病学

物理因素包括的内容多,影响范围广。虽然在一般情况下,大多数物理因素所造成的健康损害不会引起严重的死亡,但物理因素的过量接触可以造成人体健康状况低下,工作能力降低或丧失,个别器官的损伤或职业病(如手臂振动病、职业性中暑等)。此外,物理因素的影响还可以导致各类事故的发生,从而引起人员的伤亡和生产的破坏。

黄永顺等人对2006—2012年广东省物理因素所致职业病发病特点的研究显示,物理因素所致职业病发病呈总体上升趋势,占该省年度职业病报告总数的比例也呈上升趋势,聚集性、群体性发病特点明显,且噪声所致的职业性噪声聋与尘肺、中毒呈三足鼎立之势。由此可见,物理因素所致职业病已成为了一个不容忽视的新职业卫生问题。

四、临床表现

由于物理因素包含许多独立的因素,如气象条件、振动、激光等,每个因素都是一个领域,有其特定的物理参数,对人体作用的方式不同,没有统一的靶器官,对人体危害的程度也有较大差异,其临床表现也依据不同的作用组织、器官等存在各种表现。如,高温引起以中枢神经系统和心血管障碍为主要表现的职业病中暑,手传振动引起以末梢循环和/或末梢神经障碍为主要表现的手臂振动病,快速减压引起以皮肤瘙痒、股骨头坏死为主要表现的减压病等。

五、治疗

由于物理因素所致职业病的临床表现和发病机制均不同,因此各疾病的治疗方法依据疾病的临床表现和发病机制采取不同的治疗方法,详见各论相关章节。

六、预防

根据物理因素的特点,在对作业场所进行劳动卫生学调查时要对有关参数进行全面测量。同时,针对物理因素采取预防措施时一般不是设法消除这些因素,也不是将其减少到越低越好,而是设法将这些因素控制在正常范围内,条件容许时使其保持在适宜范围则更好。如果由于某些原因,作业场所的物理因素超出正常范围且对人体健康构成危害,而采取技术措施和个人防护又难以达到要求时,需采用缩短接触时间的办法以保护劳动者的健康。

随着生产发展和技术进步,劳动者接触的物理因素越来越多,如超声、次声、工频电磁场、超高压直流电、超重和失重等。其中有些因素在一般生产过程中虽然也有接触,但由于强度小,对人体健康不产生明显影响,不引起人们的注意。在新的科技行业和生产工艺过程中,上述这些因素的强度可有明显增加,因此可能对工作者的健康造成危害,对此需及时加以研究和解决。

(陈青松、严茂胜)

第二节 物理因素所致职业病

一、中暑

职业性中暑(occupational heat illness,OHI)是在高温作业环境下,由于热平衡和/或水盐代谢紊乱而引起的以中枢神经系统和/或心血管障碍为主要表现的急性疾病。它是有职业性高温因素引起的,多发于工厂、矿山、农场或露天作业等环境。

(一)职业接触

中暑与气温和空气湿度关系密切,美国华盛顿统计了1995—2005年发生的职业中暑事件,发病率前三位分别是火警(80.8/10万)、屋顶(59.0/10万)和路桥(44.8/10万)建设工人,三种职业环境温度均很高。中暑的死亡率与报道的中暑严重程度不同而有所差异,有的报道为12%,有的报道58%,但均认为死亡率的高低与气温和发病时的体温有关。陈荣安等在1985年对武汉地区119例中暑病例发现,大多数中暑患者(91.6%)在7月和8月发病,有

4.3% 的病例发生于夏季露天作业和车间高温作业,其中热射病较多(84.9%),热痉挛(12.6%)和热衰竭(2.5%)较少。许明佳对 2010—2014 年上海市金山区高温中暑流行特征及其与气温的关系研究中发现,在 7~8 月份期间发病的占 91.0%,工作场所中暑的病例占 55.4%,其中以户外工作的工厂工人和建筑工人最常见。由此可见,中暑的发病率和特征与气温、职业等密切相关。

(二) 发病机制

人体在热环境工作一段时间后可产生热适应,但人体热适应有一定限度,超过限度后可引起体温调节失调,水盐代谢紊乱,循环功能障碍等,进而发生中暑。

1. **热适应(heat acclimatization)** 是指人在热环境工作一段时间后,对热耐受性提高而产生对热负荷产生适应的现象。一般在高温环境劳动数周时间,机体可产生热适应。热适应后,体温调节能力提高,劳动时代谢减慢,产热减少;参与活动的汗腺数量和每一汗腺活动强度均增加;心血管系统的紧张性下降,且适应能力提高,使得每搏输出量显著增加。热休克蛋白(heat shock proteins,HSPs)在热适应发挥了重要作用。它是细胞在机体受热时及出现热适应后诱导合成的一组蛋白质,特别是分子量 27kD 和 70kD 的 HSP27 和 HSP70,可保护机体免受一定范围高温的致死性损伤。体育锻炼能提高 HSP70 的表达调节能力,有助于防止中暑和减轻热损伤。热适应的状态是不稳定的,停止接触高温一周左右返回到适应前的状况,即脱适应(deacclimatization)。

2. 在高温环境下劳动时,人体的体温调节受到气象条件和劳动强度的共同影响。气象诸因素中,气温和热辐射起主要作用。气温以对流作用于人体体表,由血液循环使全身加热;热辐射直接加热机体深部组织。体力劳动时,随劳动强度的增加和劳动时间的延长,代谢产热不断增加。当血液温度增高时,对热敏感的下丘脑神经元发放冲动增加,导致皮肤血管扩张,皮肤出汗。血液携带热量由内脏流向体表,在皮肤经对流和蒸发散去,机体得以维持正常体温。若环境温度高于皮肤温度,机体只能通过蒸发散热;机体从环境受热加上劳动代谢产热明显超过散热时,则引起蓄热,体温上升并稳定在较高的平衡点上(如中心体温 39℃)。如果接触是间断的,体内蓄热可在脱离热环境后散发出去。但是过量蓄热,超过体温调节能力,机体也可能出现过热,发生中暑。

3. 作业环境温度越高,劳动强度越大,人体出汗则越多。高温作业工人一个工作日出汗量可达 3 000~4 000g,经出汗排出盐量 20~25g。大量出汗可致水盐代谢障碍,甚至导致热痉挛。出汗量是衡量高温作业工人受热程度和劳动强度的综合指标。一般认为,一个工作日出汗量 6L 为生理最高限度,失水不应超过体重的 1.5%。

4. 高温环境下从事体力劳动时,心脏要向高度扩张的皮肤血管网输送大量血液,以便有效散热;同时又要向工作肌输送足够的血液,以保证工作肌的活动。另一方面,由于出汗丧失大量水分和体液,转移至肌肉而使有效血容量减少,血液黏稠度增加,阻力增大,使循环系统处于高度应激状态,可导致热衰竭。同时,大量水分经汗腺排出,肾血流量和肾小球滤过率下降,经肾脏排出的尿液大量减少,如未及时补充水分,血液浓缩使肾脏血流量大幅减少,可致肾功能不全,尿中出现蛋白、红细胞、管型等。

(三) 临床表现

1. **症状体征** 环境温度过高、湿度大、风速小、劳动强度过大、劳动时间过长等是中暑的主要诱发因素。过度疲劳、未热适应、睡眠不足、年老、体弱、肥胖和抗热休克蛋白抗体都易诱发职业性中暑。主要表现为中暑先兆和职业性中暑（热射病、热痉挛、热衰竭）。

（1）中暑先兆：在高温作业环境下工作一定时间后，出现头晕、头痛、乏力、口渴、多汗、心悸、注意力不集中、动作不协调等症状，体温正常或略有升高但低于 38.0℃，可伴有面色潮红、皮肤灼热等，短时间休息后症状即可消失。

（2）热痉挛：由于大量出汗、水盐丢失引起的电解质平衡失调所致。主要表现为明显的肌痉挛，伴有收缩痛。好发于活动较多的四肢肌肉及腹肌等，尤以腓肠肌为著。常呈对称性。时而发作，时而缓解。患者意识清，体温一般正常。轻者不影响工作，重者可能因疼痛剧烈，无法工作。

（3）热衰竭：在高温作业环境下从事体力劳动或体力活动，出现以血容量不足为特征的一组临床综合征，如多汗、皮肤湿冷、面色苍白、恶心、头晕、心率明显增加、低血压、少尿，体温常升高但不超过 40℃，可伴有眩晕、晕厥，部分患者早期仅出现体温升高。实验室检查可见血细胞比容增高、高钠血症、氮质血症。一般起病迅速，主要临床表现为头昏、头痛、多汗、口渴、恶心、呕吐，继而皮肤湿冷、血压下降、心律紊乱、轻度脱水，体温稍高或正常。通常休息片刻即可清醒，一般不引起循环衰竭。

（4）热射病（包括日射病）：也称中暑性高热，系由于人体在高温作业环境下从事体力劳动或者体力活动，散热途径受阻，体温调节机制失调所致。其特点是在高温环境中突然发病，少数有数小时至数十小时的潜伏期，体温高达 40℃以上，疾病早期大量出汗，继之"无汗"，可伴有皮肤干热及不同程度的意识障碍，表现为嗜睡、谵妄、昏迷、抽搐等。体温超过41℃，且持续时间较长时，可合并多器官功能衰竭和弥散性血管内凝血，预后恶劣。

上述三种类型的中暑，以热射病最为严重，即使治疗及时，病死率仍高达 20%。

2. 实验室检查

（1）血、尿常规：白细胞总数和中性粒细胞升高，蛋白尿和管型尿。

（2）肝、肾功能与电解质检测：严重病例常出现肝、肾、胰脏和横纹肌损害的实验室改变。在住院时和住院 24 小时或 48 小时后，检查血清天门冬氨酸氨基转移酶（AST）、丙氨酸氨基转移酶（ALT）、乳酸脱氢酶（LDH）、肌酸激酶（CK）血尿素氮和红细胞超氧化物歧化酶（superoxidedismutase，SOD）增高。

（3）血气分析：混合性酸碱平衡失调，血 pH 降低，血钠、钾降低。

（4）心电图：心律失常和心肌损害表现。

（四）诊断及鉴别诊断

1. 诊断　GBZ 41《职业性中暑诊断标准》规定的诊断原则是：根据高温作业的职业史，出现以体温升高、肌痉挛、晕厥、低血压、少尿、意识障碍为主的临床表现，结合辅助检查结果，参考工作场所职业卫生学调查资料，综合分析，排除其他原因引起的类似疾病。

（1）热痉挛：在高温作业环境下从事体力劳动或体力活动，大量出汗后出现短暂、间歇发作的肌痉挛，伴有收缩痛，多见于四肢肌肉、咀嚼肌及腹肌，尤以腓肠肌为著，呈对称性；体温一般正常。

（2）热衰竭：在高温作业环境下从事体力劳动或体力活动，出现以血容量不足为特征的一组临床综合征，如多汗、皮肤湿冷、面色苍白、恶心、头晕、心率明显增加、低血压、少尿，体温常升高但不超过 40℃，可伴有眩晕、晕厥，部分患者早期仅出现体温升高。实验室检查可见血细胞比容增高、高钠血症、氮质血症。

（3）热射病（包括日射病）：在高温作业环境下从事体力劳动或体力活动，出现以体温明显增高及意识障碍为主的临床表现，表现为皮肤干热，无汗，体温高达40℃及以上，谵妄、昏迷等；可伴有全身性癫痫样发作、横纹肌溶解、多器官功能障碍综合征。

2. 鉴别诊断　职业性中暑是在高温作业环境下，由于热平衡和／或水盐代谢紊乱而引起的以中枢神经系统和／或心血管障碍为主要表现的急性疾病，发病因素明确，诊断相对不难。热射病主要根据在高温环境中突然发病以及高热、严重的中枢神经系统症状和皮肤干热三特征进行诊断，其与热衰竭、热痉挛的鉴别一般也不难。但仍要注意与其他引起高热伴有昏迷的疾病作鉴别诊断，如脑炎和脑膜炎、脑型疟疾、产后感染、脑出血等。

（五）治疗

1. 中暑先兆　立即脱离高温环境，到通风阴凉处休息、平卧。予含盐清凉饮料及对症处理，并密切观察。

2. 热痉挛　纠正水与电解质紊乱及对症治疗。如及时口服含盐清凉饮料，必要时给予葡萄糖生理盐水静脉滴注。

3. 热衰竭　予物理降温和／或药物降温，并注意监测体温，纠正水电解质紊乱，扩充血容量、防止休克。使患者平卧、移到阴凉通风处，口服含盐清凉饮料，对症处理。静脉给予盐水虽可促进恢复，但通常不必要。升压药不必应用，特别是对心血管疾病患者慎用，以免增加心脏负荷，诱发心衰。

4. 热射病　快速降温，持续监测体温，保护重要脏器功能，呼吸循环支持，改善微循环，纠正凝血功能紊乱，对出现肝肾衰竭、横纹肌溶解者，早期予以血液净化治疗。首要措施是快速降温，病死率与体温过高及持续时间密切相关。如果降温延迟，死亡率明显增加。

当患者脱离高温环境后立即开始降温，并持续监测体温。降温目标：使核心体温在10~40分钟内迅速降至39℃以下，2小时降至38.5℃以下。具体如下：予以物理降温和药物降温，阻断高热引起的恶性循环，如：将患者移至20~25℃空调病房中，脱去衣服，反复用冰水或酒精擦浴，促进散热；或用10℃冰盐水进行灌肠、洗胃；或用9℃无菌盐水进行透析，实施体内降温等。

降温过程中须将强护理，密切观察体温、血压和心脏情况，以便及时调整。纠正水与电解质紊乱，对症治疗。根据病情适当掌握补充水盐量，静脉滴注不可过快。除非有明显脱水现象，不宜大量输液，以免发生肺水肿、脑水肿。

（六）预后

中暑先兆如进行及时有效处理（转运到阴凉通风处安静休息，补水补盐），短时间内即可恢复；热痉挛和热衰竭及时治疗，预后较好；热射病是最严重的职业性中暑，死亡率高，预后差。

（七）预防

1. 改革生产工艺过程　合理设计工艺流程，改进生产设备和操作方法，改善高温作业劳动条件，消除或减少高温、热辐射对人体的影响。如钢水连铸、轧钢等的生产自动化、热源的合理布局、对热源采取隔热措施等。

2. 通风降温　包括自然通风和机械通风。对生产过程的温度、湿度等没有严格要求的高温车间，应首先考虑自然通风，如天窗及敞开式厂房等，对于敞开式的加热炉等热源，可安装排气罩，进行局部自然通风。对与自然通风不能满足降温需要或生产要求车间需保持一定温度时,可采用机械通风,如风扇或喷雾风扇等。对于一些驾驶室或操作室,可在隔热密闭的基础上安装空调设备等。

3. 加强个体防护　对高温作业工人,应使用适当的防护用品。如:一般高温作业的工人可穿白帆布或铝箔制等耐热、导热系数小且透气性能好的工作服,特殊高温作业工人,如炉衬热修、清理钢包等工种,须佩戴隔热面罩和穿着隔热、阻燃、通风的防热服,如喷涂金属(铜、银)的隔热面罩等,以防止强烈的热辐射。大量出汗时应注意补充水分和盐分,供给饮料和补充营养。除此之外,加强防暑降温知识宣传,当工人出现中暑先兆时应及时脱离高温现场,并予以密切观察处理。

4. 加强医疗预防工作　对高温作业工人应进行就业前和定期体检,凡有未控制的高血压、慢性肾炎、未控制的甲状腺功能亢进症、未控制的糖尿病、全身疤痕面积≥20%以上(工伤标准的八级)、癫痫等疾病均不宜从事高温作业。

5. 合理的劳动作息　根据地区气候特点和工作性质,适当调整夏季高温作业劳动和休息制度,尽可能缩短高温作业的持续时间,增加工间休息次数。休息室等应尽可能远离热源,同时保证高温作业工人在夏季有充分的睡眠和休息,更好的预防职业性中暑。

二、减压病

减压病(decompression sickness)是机体在某一气压环境下暴露一定时间后,由于减压不当,造成外界压力下降的幅度太快,使机体组织内原来溶解的惰性气体游离为气相,形成气泡,导致一系列全身性病理变化的疾病。

(一) 职业接触

1. 潜水作业(underwater performance)　如水下工程、海底电缆铺设、加压舱中的模拟潜水、沉船打捞、海难救助等作业。

2. 高气压作业(hyperbaric performance)　如隧道(尤其水下隧道)施工、沉箱、科研及医疗用高压舱等作业。

3. 飞行人员乘坐无密封式增压座舱的飞机或在低压舱中模拟飞行时过快升入高空,或密闭的增压座舱在高空突然受损。

(二) 发病机制

减压病的发病机制曾有各种学说,随着实践经验的积累及科研工作的不断深入,近年来"气泡学说"已得到普遍承认。其对减压病的发生解释基本如下:

1. 惰性气体的饱和过程　人体在常压下呼吸空气,机体各组织体液可被空气中各种气体成分(N_2、O_2、CO_2)按其分压及溶解系数不同所饱和。当进行高气压作业时,机体呼吸不同压力的高压压缩空气,各成分的分压也都相应升高,经呼吸和血液循环系统,溶解于人体内的量均相应地有所增加,即逐步饱和的过程。在呼吸压缩空气时,其中O_2占的比例不大,并且溶解氧大部分被血红蛋白及血浆中成分所消耗吸收利用,在一定分压范围内是安全的。CO_2在吸入气中所占比例极小,通常情况下,在肺泡中CO_2可恒定在 5.26kPa(40mmHg)水平,在体内的水平较为稳定。只有惰性气体氮在呼吸气中所占比例大(71%),生理上不活泼,在体内既不参加代谢,也无调节机制,仅单纯以物理溶解状态溶于体液和组织中。当肺泡内惰性气体分压高于组织中该惰性气体张力之前,机体组织对惰性气体的"饱和"(saturation)过程会一直继续下去。饱和时间长短受机体状况、环境气体压力等条件影响。时长可从几小时到几天不等；潜水越深、停留时间越长、饱和程度越高,溶解在体内的气体也越多。血液灌流较好、溶解度较大的组织,其溶解摄取的惰性气体总量也较其他组织多。

2. 惰性气体的脱饱和过程 在高压环境中工作一定时间后,机体各类组织中的气体均已具有不同程度的张力。此时如以适宜的速度从高气压环境逐步减压,呼吸气体在肺泡内的分压也随而降低,原机体各组织中的惰性气体张力将较肺泡内分压为高,于是顺着张力与分压的压差梯度扩散出体外,即开始进行脱饱和(desaturation)过程。如果减压速度适宜,在各时间单位内压差梯度不大,组织内惰性气体张力与外界总气压的比率不超过"过饱和安全系数",惰性气体仍能保持溶解状态(安全过饱和),并可经由呼吸循环通过肺泡,仍以气态呼出(安全脱饱和),不至于在组织中形成气泡,引起栓塞或者压迫状态。如减压过速,外界环境压力下降幅度太大时,组织中惰性气体张力与外界总气压的比率超过了"过饱和安全系数"。当组织内惰性气体张力,超过外界总气压就无法继续溶解,于是在几秒至几分钟内可从溶解状态游离为气相,以小气泡形式出现于体内。小气泡一旦形成,周围组织及体液中的高张力惰性气体以及 O_2 和 CO_2 又会扩散进气泡,气泡体积逐渐扩大。作业深度愈大、工作时间愈长、减压速度愈快,气泡形成也愈快,聚集数量也愈多。

3. 气泡引起病变的过程 气泡的形成可随机发生在体内任何组织,可存在于血管内外。

(1)血管内:通常见于静脉系统及有一定血液灌流而流速较慢的组织。血管内气泡主要形成空气栓子,造成血管栓塞,阻碍血液循环,并引起血管痉挛。动脉中的气栓会引起其远端的供应区组织缺血、缺氧;静脉中的气栓可继发淤血、血管壁渗透性增高而出现水肿及出血。

(2)血管外:主要见于溶解惰性气体较多或供血条件较差、脱饱和较困难的一些组织。例如脂肪组织、肌肉韧带、关节囊的结缔组织、肾上腺皮质及神经系统白质等。血管外气泡形成后,组织中的高张力气体可不断扩散进去,并随减压环境压力降低而逐渐增大,局部气泡经堆积膨胀危害挤压周围组织、血管、神经末梢及疼痛感受器。当气泡向四周构成的变形压力增大时,可使组织产生形态结构上的改变,引起组织损伤。

4. 气泡的转归 如血压足以克服气泡与血管壁之间的摩擦力,气泡可随循环血移动。在静脉系统则可从小静脉进入大静脉,在运行中可由小聚大或由大分散变小,由于机体体位、活动情况、供血状态、循环阻力等一系列因素,可随机累及机体全身任一部位。随游离气泡数量、体积、聚集部位、累及范围、产生时间及存在时间长短之间,临床上表现出性质极不一致的、各种类型的急性减压病。当气泡数量不多、体积较小而又不在主要生命要害部位或仅在不敏感部位时,即使有气泡存在,也可完全不表现出任何症状。

(三)临床表现

1. 症状体征 减压病是一种全身性疾病。轻者仅表现为皮肤瘙痒、关节疼痛,重者则可瘫痪、休克乃至猝死。减压病通常可分为轻、重两型,症状在减压后 6 小时内出现,90% 以上在 24 小时内出现,但轻型病例极少见。一般来说,常减压越快,症状出现愈早,病情也越严重;反之,出现稍迟,病情也大多较轻。

(1)皮肤症状

1)皮肤瘙痒:最常见,出现也最早,主要因皮下毛细血管及小静脉中有气泡栓塞,或皮下组织及汗腺内有血管外小气泡形成,对感觉神经末梢直接刺激所引起。表现为阵阵瘙痒,并有灼热感、蚁走感,出汗、痒的感觉在皮肤深。有的仅限于局部,有的可大面积扩散。

2)皮肤的其他循环损伤体征:皮肤瘙痒后常可见因血管扩张引起的丘疹;若不治疗,因血管被阻塞可出现斑块状青紫。皮下血管中的气栓可引起局部血管痉挛及皮肤表皮小血管的继发性扩张、充血及淤血,皮肤贫血部分呈苍白色,静脉括号血部分呈蓝褐色,相互交错,可形成典型的地图样或大理石样斑块,气体在皮下聚集可形成"皮下气肿"。

(2)肌肉和关节症状:四肢关节、韧带、肌肉以及骨骼被累及引起轻重不等的疼痛症状,是急性减压病的典型表现,其中关节占54%、肌肉占26%、骨骼占20%。疼痛常发生在大关节,最初关节部呈局部异常感觉、麻木、刺痛,然后转为剧痛;然后扩大范围,定位就不很确切。疼痛位在深层,呈针刺样、撕裂样、刀割样、钻凿样。股体移动时疼痛加剧,可发展到难以忍受的程度,患者在肢体活动常明显受限,会使肢体保持在弯屈体位,以减少痛苦,故有"屈肢症"之称。疼痛可因气泡直接或间接压迫或牵扯神经、肌肉、韧带,挤压骨膜,血管因气栓发生痉挛、缺血等原因造成。经常、反复从事潜水或沉箱作业,骨骺血管内气泡栓塞或骨髓腔气泡聚集,长期压迫血管而导致局部缺血、营养障碍,最终导致"无菌性骨坏死"。发生部位以肩部多见,主要在肱骨头及肱骨上段,其次为髋、股和膝盖。潜水越深,发病率越高。

(3)神经系统:中枢神经组织因为富含类脂质,能溶解大量氮气,对空气栓特别敏感,且为一致密组织,容易引起压力变形,被栓塞或压迫部位极易出现不可逆病变。脑组织其总含脂量相对较低(5%~8%),且血液循环流量大,因此单纯脑部症状较为少见。中枢神经系统中以脊髓损伤较为多见,其中以胸段损伤最为多见,特别是下胸段,导致下肢感觉和运动功能障碍、肢体麻痹,以及直肠、膀胱麻痹等。

脑组织出现气泡栓塞时,可出现下列各种症状和体征:眩晕、头痛、偏头痛、恶心、呕吐、反射异常、全身抽摇、偏瘫、四肢麻痹、颜面麻痹、单瘫、轻瘫、失语症、失字症、痴呆、记忆丧失、舌下肌麻痹、共济失调、肌肉震颤、自主神经功能紊乱,甚至休克、昏迷。感觉器官受损时,视觉器官可出现暂时性视觉模糊、同侧性闪光性偏盲、眼外直肌麻痹、斜视、眼睑下垂、一过性失明、视野缩小,视网膜、脉络膜及玻璃体出血,晶体浑浊等。听觉器官可出现突发性耳聋、耳鸣、前庭器官损伤。

(4)循环系统:当大量气泡进入右心及肺微循环时,可引起心血管功能明显障碍,表现为脉搏细速、血压下降、发绀、四肢发凉。周围循环中有大量气泡时,可引起休克。血管运动中枢有气泡时,可表现出中枢性虚脱、昏迷。由于气泡可移位,症状会时好时坏出现周期性变化。累及小气泡阻塞肺和肠系膜微循环系统时,可引起毛细血管壁通透性增加、血浆外渗、血容量减少、血液浓缩,最终可导致低血容量性休克。脑终末动脉或心脏冠状动脉内有大量空气栓塞时可猝死。

(5)呼吸系统症状:过量气泡经肺微排出时,引起血小板及红细胞聚集,血管活性物质释放,肺动脉压上升,血浆渗出增多,肺血管及小支气管周围水肿,呼吸加快。呼吸系统可出现剧烈阵咳,咯血,呼吸急促,气喘,胸骨后不适,深吸气时灼热感加重。主要表现为气哽,多见于航空性减压病。

(6)消化系统症状:当累及胃及大网膜、肠系膜血管时,可引起恶心、呕吐、上腹部绞痛以及腹泻。肾组织累及时小便中可有红细胞及管型出现。

2. 实验室检查　辅助检查主要是骨骼的影像学检查,包括 X 线片和 CT 检查,可发现特异性骨质破坏表现。对 X 线片检查阴性或可疑者,可以进行 CT 检查,CT 具有高分辨性能,能较早发现细微的病变。在新发布的标准中,已经引入 CT 诊断,条件许可同时进行 X 线片和 CT 检查。

MRI 能较早发现血流改变,在骨细胞发生缺血但尚未死亡时就能有所提示,若在这个时期恢复供血,就能防止骨坏死的发生。

放射性核素骨扫描可早期显示骨坏死病灶,但不能显示陈旧的钙化或形成空腔的病灶,因此,仅对部分阳性病例有诊断意义。

(四) 诊断及鉴别诊断

1. 诊断　根据我国国家标准 GBZ 24《职业性减压病的诊断》,其诊断原则为:

(1)急性减压病:高气压环境作业减压结束后 36 小时内,出现因体内游离气泡所致的皮肤、骨关节及神经系统、循环系统和呼吸系统等临床表现,结合工作场所职业卫生学调查资料,综合分析,排除其他原因所引起的类似疾病。

(2)减压性骨坏死:有高气压环境作业史,影像学检查:X 线、CT 或 MRI 见到主要发生于肱骨、股骨和 / 或胫骨或骨关节坏死表现,结合职业卫生学调查资料,综合分析,排除骨岛等正常变异和其他骨病。

2. 分级　按照该诊断标准,职业性减压病可分为急性减压病和减压性骨坏死两大类,前者分为轻度、中度、重度三级,后者则分为壹期、贰期、叁期三期。

(1)急性减压病

1)轻度:皮肤表现如瘙痒、丘疹、大理石样斑纹、皮下出血、浮肿等。

2)中度:主要发生于四肢大关节及其附近的肌肉骨关节的剧烈疼痛,表现为屈肢症。

3)重度:具有下列情况之一者,可伴有恶心、呕吐、上腹部绞痛及腹泻等:

①神经系统:眩晕、站立或步行困难、偏瘫、截瘫、大小便障碍、一过性失明、突发性耳聋、前庭功能紊乱、昏迷等;

②循环系统:心血管功能明显障碍,表现为脉搏细弱、血压下降、低血容量休克、猝死等;

③呼吸系统:剧烈阵咳、咯血、气喘、胸骨后吸气痛或呼吸困难等。

(2)减压性骨坏死:主要根据双肩、双髋和 / 或双膝关节及邻近长骨的影像学改变和临床表现分期:

1)壹期(早期,无关节塌陷):无明显临床症状或轻度关节疼痛,关节活动无明显障碍。股骨、肱骨和 / 或胫骨影像学检查具有下列表现之一者:

① X 线检查:见局部的骨致密区、致密斑片影、条纹影或小囊变透亮区,后者坏死灶被硬化带包裹;

② CT 检查:见轮廓清晰的坏死灶或囊变透亮区;

③ MRI 检查:T1 加权像(T1WI)呈带状低信号、T2 加权像(T2WI)包围骨坏死灶的低信号带内侧出现高信号带,呈双线征或囊变表现;T2WI 抑脂:坏死灶周缘高信号带。

2)贰期(中期,关节塌陷前期):中度关节疼痛,关节活动轻度受限。具有下列表现之一者:

① X 线检查:股骨或肱骨头外轮廓中断,新月征阳性;或出现大片骨髓钙化;

② CT 检查:关节软骨下骨折,新月形坏死区;

③ MRI 检查:新月形坏死区;T1WI 带状低信号、T2WI 抑脂示骨髓水肿征象。

3)叁期(晚期,关节塌陷期):重度关节疼痛,关节活动明显受限,关节畸形。X线片示病变累及关节,肱骨或股骨头塌陷、变形,关节间隙变窄,髋臼或肩关节盂破坏或硬化,严重者出现骨关节炎表现。

3. 鉴别诊断　除与一般骨关节疾病和损伤鉴别外,还应考虑与潜水有关的其他疾病:

(1)非潜水疾病:腹痛应与脾破裂、阑尾炎、胃及肠腔内胀气等鉴别;肌肉酸痛应与劳损性疾病以及关节、韧带、肌腱等损伤进行鉴别;呼吸道症状应与急性肺损伤如肺梗死、急性呼吸窘迫综合征、急性肺水肿等进行鉴别;心血管症状应与原发性心脏疾病、心功能不全鉴别。

(2)氮高压综合征:主要因为高压氮对神经系统造成了麻痹,表现为感觉和反应迟钝、动作协调障碍、注意力减退、欣快、头晕等,严重者失去意识。本病发生在下潜超过 50~60m 时,在下潜过程中发病,潜水越深,症状越重,回升出水即会有好转;而减压病则发生在减压之后,越回升症状越重。氮高压综合征的昏迷患者,一般呼吸和脉率正常;而减压病昏迷患者的呼吸和脉率变化不正常。

(3)急性缺氧症:潜水供氧系统发生故障造成供氧不足,可出现头痛、眩晕、视觉障碍、共济失调、皮肤发绀等症状,直至意识丧失。此病呼吸新鲜空气或纯氧后症状迅速改善,而减压病即使吸氧后症状也不会迅速改善。

(4)二氧化碳中毒症:潜艇中空气净化系统效能不好,致使空气中二氧化碳浓度超过 3% 时,可引起二氧化碳中毒症。二氧化碳轻度中毒表现为呼吸急促、恶心、头痛、智力活动下降等;重度中毒可出现呼吸中枢麻痹,昏迷、发绀、呕吐甚至休克死亡。二氧化碳中毒在通风良好和呼吸新鲜空气后迅速改善;而减压病并不能因通风而改善。

(五) 治疗

1. 治疗原则　根据工作气压、在高气压环境中的时间、病情以及对治疗气压的反应,来选择加压治疗方案,并按照临床表现及时给予综合性的辅助治疗。当时未能及时或正确加压治疗而留有症状者,仍应积极进行加压治疗。

2. 特殊治疗　急性减压病的特殊治疗即为加压治疗,是消除体内气泡、缓解急性症状、预防持久性损伤的唯一有效治疗方法;原则是尽快进行加压治疗,将患者放入治疗加压舱内,迅速加压,使减压不当形成的气泡得以消去,既能解除急性症状,又可防止持久性损伤的发生,达到彻底治愈的目的。

(1)加压:目的是压缩小体内已形成气泡的体积和直径,使其大小达到不至于引起明显症状的程度,使其症状得到缓解。同时,加压时还能增加组织的氧分压,进一步使缺氧得到改善。

(2)维持:气泡缩小后气泡内惰性气体张力相应提高,体内小气泡又重新溶解在体内。最后气泡即可完全消去,这个过程需要一定时间,约 30 分钟。

(3)减压:当原有症状体征在高压下已全部消去,如无不良反应后,即可缓慢减压。这时减压速度应比潜水作业出水时的减压速度慢,应按照"治疗减压表"进行规范减压。

3. 辅助治疗

(1)药物治疗:如用去甲肾上腺素、咖啡因等引起血管扩张,促进血液循环和气体排出;用糖皮质激素以减轻脑水肿。

(2)物理疗法:热敷、按摩、热水浴可促进局部和全身血液循环。

(3)抗凝血疗法:用肝素治疗凝血现象,病情较重时使用。

（4）对症治疗：屈肢疼痛可服用阿司匹林，控制眩晕以及呕吐可静脉给予地西泮（安定）。

（六）预后

减压病的总体预后良好，轻症减压病患者在得到及时有效的处理后通常可痊愈。重症患者在接受及时足量的高压氧治疗后，其中约 75% 的患者症状可完全消除，而约 16% 的患者可持续有残余症状长达 3 个月。极小部分患者会出现永久性的神经损害，如局部瘫痪。

（七）预防

1. 通过定期的加压锻炼，提高机体对高压环境的适应性，自觉地严格按正确选择的减压快慢进行减压，切实防止气泡形成的可能，是预防减压病的根本办法。

2. 正确选择减压方法和方案。确定每次潜水采用什么减压方法（水下减压、水面减压、吸氧减压等），根据潜水作业深度和水下工作时间，从正式颁布的现行潜水减压表中选定相应方案。如潜水环境出现特殊条件，使用人员就必须以基本方案为基础，根据具体条件综合考虑，对初选基本方案辩证地加以适当修正，包括改选相应方案、延长各停留站的减压时间，使其尽可能符合当时的客观情况。修正的总原则是：凡能增加惰性气体饱和、不利于脱饱和，或具备其他促发因素的均应延长减压总时间。具体修正幅度要参阅选用潜水减压表的规定。如某一减压表的发病率偏高，则应更换其他经法定认可的潜水减压表。

3. 切实遵守潜水操作规则。各岗位要切实遵守安全操作规定，分工协作，密切配合，相互支持。

4. 加强平时卫生保障，包括加压锻炼、加强营养、体育锻炼、潜水医学知识科普教育、卫生常识教育、作息制度及环境个人卫生管理。

5. 潜水作业现场必须设置加压舱。

6. 进行潜水员就业前，定期及下潜前体检。骨关节尤其四肢大关节每年应进行 X 线摄片，一直到停止高气压作业后四年为止。凡患有听觉器官、心血管系统、消化系统、呼吸系统、神经系统以及皮肤疾病，均不宜从事高压环境工作。重病后、体力衰弱者、远期骨折者、嗜酒者及肥胖者也均列为就业禁忌。

三、高原病

高原病（high altitude disease）是指在海拔 2 500m 以上的高原环境中，由于低氧而出现的一系列以中枢神经系统、呼吸系统、循环系统和造血系统损伤为主的临床症状。一般分为急性和慢性高原病，再按临床特征进行分型。

（一）职业接触

由平原进入高原的各类人群，如建设人员、边防战士以及世居高原者登上海拔更高的地区时均可发病。近年来在高原上的科学考察、旅游探险等活动日益活跃，高原病的发生率逐渐增高，使得高原医学成为生物和医学科学日渐关注的领域。

（二）发病机制

1. 急性高原反应　急性高原反应（acute high altitude response）是指平原人从平原进入高原或从高原进入更高地区后，因低氧而出现一系列临床症状。多在乘汽车或乘飞机快速进驻高原途中和到达高原后数小时或数日内出现。其发病机制主要是：

（1）急性高原反应的发病与肺内血氧合效率下降有关：肺Ⅱ型上皮细胞结构与功能的改变，如肺表面活性物质减少，板层小体增大，线粒体肿胀等是肺血氧合效率下降的重要原因。

(2)体液转运失调:重度急性高原反应者的尿量明显少于轻度者,显然伴有抗利尿和水滞留,其机制尚不十分清楚,一般认为抗利尿素(血管加压素)可能参与了这一机制。

(3)脑血流增加:急性高原反应者的脑血流多有增加:脑血流增多对改善脑组织供氧有益处,但过多增加可使颅内压增高,出现头昏、头痛、恶心和呕吐等症状。急性低氧时,有多种因子参与了脑血管的调控,其中血管活性肠肽是最近被证明的一种在低氧时能增加脑血流的调控因子。

上述三个环节是相互影响的。

2. 急性高原病

(1)高原脑水肿:高原脑水肿(high altitude cerebral edema)多发生在海拔 4 000m 以上地区,发病率为 1%~3%,死亡率较高,以初次进入高原者发病为多。其发病机制是:

1)严重脑低氧使脑细胞能量代谢发生障碍,ATP 生成减少,钠泵失去正常运转,细胞内钠离子累积增多,导致细胞间隙的水分进入细胞内。在低氧作用下,脑微循环压力增加,毛细血管通透性增大,使毛细血管内液体渗出到血管外间隙。破坏了血脑屏障、致使通透性增加,引起液体渗漏。

2)一些能影响通透性的化学介质,如迟缓激酶、组胺、花生四烯酸、氧自由基等、低氧使体内自由基增多,自由基的一系列反应造成细胞膜结构破坏,生成大量脂质过氧化物,使具有膜结构的内质网,溶酶体和线粒体损伤,导致膜流动性和通透性增加。目前认为,这种自由基及其反应所产生的脂质过氧化物增加,是低氧性脑损伤的重要因素。

(2)高原肺水肿:高原肺水肿(high altitude pulmonary edema)多发生在 3 500m 以上的地区,往往伴有寒冷、呼吸道感染、过量饮酒、过度疲劳、精神紧张等均可诱发此病。是由于快速暴露在高原低氧环境中引起的肺动脉压升高,肺循环障碍和微循环内液体漏至肺间质和肺泡而引起的一种急性高原反应。其发病机制主要是:

1)急性缺氧引起肺小动脉痉挛,肺动脉阻力增加,肺动脉压急剧升高,导致肺毛细血管血流增多和分布不均,血管上皮损伤、通透性增加,诱发肺水肿。

2)近期研究认为,缺氧可刺激血管内皮生长因子(vascular endothelial growth factor,VEGF),的表达,可诱导血管通透性增高。

3)缺氧时肺血管内皮功能不良,内源性 NO 合成和释放减少,也可能是导致肺动脉高压形成的原因。

3. 慢性高原病

(1)高原红细胞增多症:这是一种以体内的红细胞和血红蛋白代偿性增多为临床特征常见的慢性高原病,多发生在海拔 3 000m 以上地区,海拔为 4 800m 时,该病发病率可达 70%。高原低氧可刺激骨髓红细胞生成增加,以增加对组织的供氧,以进行适应代偿现象。移居高原经一定时间后,大多数人的红细胞和血红蛋白不再继续增加,保持良好适应状态,但少数人的红细胞和血红蛋白进行性增加,最终发展成高原红细胞增多症。其发病机制主要是:

1)长期低氧环境使外周化学感受器对低氧通气敏感性和呼吸中枢对动脉血 CO_2 敏感性降低,造成肺通气减少,导致骨髓造血功能增强,红细胞增多。

2)低氧情况下,肾小球旁器或肾小球丛上皮细胞分也肾促红细胞生成素(REF)增多,刺激骨髓原始血细胞使其分化为有核红细胞,进一步增强骨髓造血功能。

3)由于低氧刺激,红细胞糖酵解的中间产物 2,3- 二磷酸甘油酸(2,3-DPG)增多,血红蛋白结合氧的能力下降,进一步加重缺氧,红细胞生成增多。

(2)高原心脏病:这是因长期低氧引起肺动脉高压,持久增高的肺动脉压导致右心室后负荷加重和生理性肥大最终造成心力衰竭,属于慢性病理性高原损伤。多发生在 3 000m 以上的地区。其发病机制主要是:

1)慢性缺氧时,使交感神经兴奋,分泌去甲肾上腺素增多;低氧刺激肺血管内或肺血管周围的肥大细胞,释放组胺等,这些改变致使肺小动脉和体循环小动脉收缩。

2)肺血管壁增厚慢性低氧引起肺血管收缩,久而久之,肺血管壁中层增厚和肺小动脉末端肌化,进而造成管腔狭窄和阻力增大。

3)继发性红细胞增多使血液黏滞性增加,肺循环阻力增大。

(三) 临床表现

1. 症状体征

(1)急性高原反应:主要症状有头昏、头痛、眼花、恶心、呕吐、心慌、气促、胸闷、乏力、食欲减退、腹胀、便秘、失眠、嗜睡、口唇发绀和手足发麻等。上述现象一般经 3~10 天的高原适应,症状可逐渐消失,严重病例可发展为高原肺水肿或高原脑水肿。

(2)急性高原病

1)高原脑水肿:以脑水肿、昏迷为特征的急性高原反应,常见于夜间发病,过重的体力劳动、过度的精神紧张、严重的睡眠不足、疲劳、上呼吸道感染、饥饿和寒冷均可诱发此病。主要临床表现是开始有头昏、头痛、心慌、气促等急性高原反应症状。随之,症状加重,出现大脑功能障碍为特征的症状,精神萎靡不振,表情淡漠、神志模糊、共济失调、幻听、幻视、嗜睡,逐渐进入昏迷。少数在开始时表现欣快多语,情绪高亢,易于激怒,骤然进入昏迷。昏迷时伴有躁动、抽搐、呕吐、大小便失禁、尿滞留、血压升高或降低。并发感染时,可有发热。脑脊液正常,但压力可稍偏高。有时并发肺水肿、消化道和脑组织出血。高原视网膜出血在海拔 4 500m 以上发生率可达 30% 以上,常发生在快速攀登的登山队员中,眼底检查可见眼底出血,呈火焰状,若黄斑未受累及,多不影响视力。治疗及时合理,多数患者在数小时内或 2~3 天内恢复健康。

2)高原肺水肿:多数患者在进入高原后次日夜间出现症状,突出的临床表现是咳嗽和咳痰。端坐呼吸会咳出稀薄的粉红色、黄色、白色、血性泡沫痰,伴有头昏、头痛、心慌、气促。主要体征是在双肺部可闻及明显的干、湿性啰音。体征主要有唇、舌、指甲和脸有不同程度的发绀。胸部 X 线检查可见双肺野有密度较淡、呈絮状或点片状模糊阴影,以中、下肺较为明显。

(3)慢性高原病

1)高原红细胞增多症:在神经系统方面主要表现为头昏、头痛、记忆力减退,表情淡漠、睡眠障碍等。循环和呼吸系统主要为心慌、气促、胸闷、胸痛、活动后加重。部分患者有轻度咳嗽、咳痰、痰中稍带血丝。消化道分泌与运动功能出现障碍,出现消化不良、食欲缺乏等症状,部分患者出现呕吐、便血等。体格检查可见颜面、口唇、舌、口腔黏膜以及耳垂和手指等明显发绀,结膜和咽部明显充血,血压升高或降低。

2)高原心脏病:起病隐匿,初发症状有头昏、头痛、心慌、气促、失眠、乏力和浮肿等,进而加重,检查可见发绀、眼结合膜充血,以及肺动脉高压和右心室增大;病情重者可发生心力衰竭,出现以右心衰竭为主的症状和体征,也有少数患者出现以左心衰竭为主的症状和体征。

2. 实验室检查

(1) 急性高原病

1) 高原脑水肿

① 脑电图检查：昏迷前期，α波指数下降，波幅降低，节律较乱，频率较慢，慢波占优势。昏迷期，α波节律消失，出现高幅β波，并有θ波为主导的节律和反复出现的"山峰样"爆发。

② X线和心电检查：部分病例X线胸片上呈现肺炎、肺水肿和肺动脉段突出征，心电图呈现心脏扩大和传导阻滞征象。

2) 高原肺水肿：部分患者的白细胞增多，主要是中性粒细胞增多。其他，如尿常规、血流动力学、静脉压等检查可有不同程度变化。X线检查：肺门阴影扩大，双肺纹理增粗，边缘模糊不清，肺野透光度减弱，有散在性片状阴影，以肺野内中带及下野多见。

(2) 慢性高原病

1) 高原红细胞增多症：血中红细胞、血红蛋白、血细胞压积均超过诊断指标。血红蛋白男性≥210g/L，Hb≥190g/L；红细胞男性≥8.0×10^{12}/L，女性≥6.5×10^{12}/L，血细胞比容多≥65%。白细胞总数及分类变化不大。此外，毛细血管脆性增加，血液黏滞度明显增加。骨髓检查显示红细胞系增生旺盛，以中、晚幼红细胞增生为明显。

2) 高原心脏病：胸部X线检查可见肺动脉段和圆锥隆突、肺纹理增粗紊乱；右室增大多见，偶尔全心增大。心电图检查显示电轴右偏，极度顺钟向转位。肺型P波(占3.2%~29.3%)，成尖峰P波(占27.3%~29.2%)，右心室肥厚或伴有心肌劳损(占38.5%~100.0%)，右束支传导阻滞(4.9%~26.8%)。还可见持续性心动过速或过缓以及多发性早搏。

(四) 诊断及鉴别诊断

我国已颁布GBZ 92《职业性高原病诊断标准》，诊断原则是：急性高原病是近期进抵高海拔地区，因严重低气压性缺氧，发生以呼吸和中枢神经系统损害为主的急性疾病，在排除其他原因所引起的类似疾病后，方可诊断。慢性高原病应根据从业人员在海拔2 500m以上地区工作，因长期低气压性缺氧，发生代偿性红细胞增多、心脏扩大等符合"高原转低条件"的表现，转至低海拔地区一年后，仍未恢复，结合职业卫生学调查，并排除其他病因引起的类似疾病后，方可诊断。

1. 急性高原病

(1) 高原脑水肿：急速进抵海拔4 000m以上(少数人可在海拔3 000m以上)高原，具有以下表现之一者：

1) 剧烈头痛、呕吐，可伴有不同程度精神症状(如表情淡漠、精神忧郁或欣快多语、烦躁不安等)，或有步态蹒跚、共济失调；

2) 不同程度意识障碍(如嗜睡、朦胧状态、意识浑浊，甚至昏迷)，可出现脑膜刺激征、锥体束征；

3) 眼底检查出现视乳头水肿和/或视网膜渗出、出血。

(2) 高原肺水肿：近期抵达海拔3 000m以上高原，具有以下表现之一者：

1) 静息状态时出现呼吸困难、发绀、咳嗽、咯白色或粉红色泡沫状痰，肺部出现湿性啰音；

2)胸部 X 线检查显示,以肺门为中心向单侧或双侧肺野的点片状或云絮状阴影,常呈弥漫性、不规则分布,亦可融合成大片状;可见肺动脉高压及右心增大征象。

2. 慢性高原病

(1)高原红细胞增多症:在具备男性 Hb ≥ 210g/L,女性 Hb ≥ 190g/L(海拔 2 500m 以上),或男性 Hb ≥ 180g/L,女性 Hb ≥ 160g/L(海拔 2 500m 以下)的条件下,再按症状、体征严重程度"计分",以确定诊断分级,详见 GBZ 92《职业性高原病诊断标准》。

1)轻度高原红细胞增多症:累计计分 3~7 分。

2)中度高原红细胞增多症:累计计分 8~11 分。

3)重度高原红细胞增多症:累计计分 ≥ 12 分。

(2)高原心脏病

1)轻度高原心脏病:肺动脉平均压 >20mmHg 或肺动脉收缩压 >30mmHg,且胸部 X 线片、心电图、超声心动图检查有一项以上显示右心增大。

2)中度高原心脏病:肺动脉平均压 >40mmHg 或肺动脉收缩压 >60mmHg,右心增大,活动后乏力、心悸、胸闷、气促,并有发绀、轻度肝大、下垂性水肿,肺动脉瓣第二心音亢进或分裂等。

3)重度高原心脏病:肺动脉平均压 >70mmHg 或肺动脉收缩压 >90mmHg,稍活动或静息时出现心悸、气短、呼吸困难,明显发绀、肝大、下垂性水肿、少尿等。

3. 鉴别诊断

(1)急性高原反应:应与急性上呼吸道感染、急性胃肠炎等鉴别;

(2)高原脑水肿:应排除急性脑血管病、药物过量、急性一氧化碳中毒、酒精中毒、癫痫、脑膜炎、脑炎等疾病;

(3)高原肺水肿:应排除心肌梗死、心力衰竭、肺炎等心肺疾患,肺鼠疫及其他急性传染病;

(4)高原红细胞增多症:应排除慢性肺疾患(如:肺气肿、支气管炎、支气管扩张、肺泡纤维变性、肺癌等引起的低氧血症)导致的继发性红细胞增多及真性红细胞增多症;

(5)高原心脏病:应排除其他心血管疾病,特别是慢性阻塞性肺疾患、肺源性心脏病及原发性肺动脉高压症。

(五) 治疗

1. 急性高原反应 一般不需特殊治疗,经休息数日可自愈。对病情较重者,给予间断吸氧和对症治疗。维生素 C 和维生素 E、复方党参片、刺五加复方等具有提高对低氧耐力的作用,对治疗急性高原反应有较好效果,也有预防作用。

2. 高原脑水肿 昏迷前期治疗绝对卧床休息,有兴奋性症状的患者,给予镇静剂,高渗葡萄糖,能量合剂和地塞米松,吸氧,流量为 2~4L/min。昏迷期治疗:

(1)吸氧,流量为 4~6L/min,持续至患者意识有所恢复后改为间断吸氧。要注意防止氧中毒。

(2)使用脱水剂,如甘露醇、呋塞米(速尿)和高渗葡萄糖。

(3)应用地塞米松及能量合剂,如 ATP、细胞色素 C 和辅酶 A 等。

(4)防止出血和控制感染。病情稳定后尽可能迅速转至低海拔区继续治疗。

3. 高原肺水肿 本病病情急,发展快,变化大,治疗不当或延误时间可致死亡,需及时抢救。

(1)绝对卧床休息、保暖、除伴有休克或昏迷外,宜取半坐位,注意防止上呼吸道感染。昏迷或痰不易排出时应辅助排痰。

(2)吸氧,轻者氧流量为 1~3L/min;重者氧流量为 6~8L/min,对治疗肺水肿至关重要。

(3)对症与支持治疗:疑有心功能不全者,给予毛花苷 C 和呋塞米,注意观察水、电解质情况并注意补钾,烦躁不安者可适当镇静。对昏迷者,应尽早使用维生素 C、呋塞米(速尿)和地塞米松以及促进脑细胞代谢的药物。

4. 高原红细胞增多症

(1)免剧烈活动,充分休息,以减少氧耗量;但不宜绝对卧床休息,以免发生血栓和栓塞。吸氧流量为 1~2L/min,持续 1~2 小时,每天 3~4 次。

(2)采取静脉放血法对血液进行稀释,一次静脉放血 300ml 左右,同时输入稀释液,如复方氯化钠溶液、平衡液、低分子右旋糖酐等,以保持正常血容量,每周放血一次,近期效果较好。

(3)降低红细胞数可用己烯雌醇等。该药有抑制红细胞生成素活性,使红细胞生成减少的作用。

(4)对症治疗。

5. 高原心脏病 充分休息,病情轻者应间断吸氧,心力衰竭者要持续吸氧,并且应卧床休息。氧流量为 2L/min,氧浓度不宜过高,避免抑制呼吸中枢。降低肺动脉压是治疗本病的关键措施,常选用氨茶碱、洋地黄类药物、钙通道阻滞药、β 受体拮抗药。心功能不全者可给予低盐饮食、利尿剂及营养心肌药物(丹参、党参、维生素 C 等)。达到"高原转低标准"者,应尽快安排转往平原地区休养治疗,利于康复。

(六) 预后

做到早发现,早诊断早治疗。急性高原病经及时诊断和积极治疗,一般预后良好。高原肺水肿和高原脑水肿,延误诊断和治疗常可致死。高原肺水肿恢复者,再次进入相同高原环境时容易复发。慢性高原病患者转移到平原后,多在 1~2 个月内恢复,高原心脏病伴有肺动脉高压和右心室肥大者,一般不易恢复。

(七) 预防

1. 进入高原前,应做好医学检查,有器质性疾病、严重神经衰弱、急慢性呼吸道感染等,应避免进入高原。

2. 应采取逐步登高的方式,进行习服适应,初次进入高原后,应减少活动量及劳动强度,适应后再逐渐增加。

3. 进入高原后,应尽量避免过度饮酒,多摄入碳水化合物、多种维生素和易消化食物;必要时,可提前服用抗氧化类药物或保健品,以增强机体抗缺氧能力。

4. 注意保暖,预防急性上呼吸道感染;发现类似高原反应及时给予吸氧治疗。

5. 认真开展健康监护工作,及时掌握职工健康状况;符合"高原转低标准"者,应尽快安排转往平原地区休养治疗,利于康复。

四、航空病

航空病(aeropathy,aviation disease)是指由于航空飞行环境中气压的变化,所引起的所引起的航空性中耳炎、航空性鼻窦炎、变压性眩晕、高空减压病、肺气压伤五种疾病。航空病是飞行环境中大气压力超常变化引起的一种物理性损伤,根据气压变化、损伤部位和程度,可引起不同的临床表现,而对于航空病患者来说,则可能具有其中一种或多种损伤表现。

(一) 职业接触

在航空飞行环境中工作的航空人员均有机会接触前述气压变化,如:①空勤人员,包括驾驶员、领航员、飞行机械员、飞行同心圆、乘务员、航空安全员;②空中交通管制员;③飞行签派员。

职业性航空病的相关作业,还包括低压舱内工作人员。置于航空飞行环境中的乘客,可能也会受到气压变化的影响而引起相应的病征,如"经济舱综合征"等,但不属于职业性航空疾病的范围。

(二) 发病机制

航空病的发病机制比较复杂,包括在大气层和外层空间飞行时外界环境因素(如低压、缺氧、宇宙辐射等)以及飞行因素(如超重、失重等)对人体生理功能的影响,还涉及个体反应性等问题。此外,不同类型的航空病,具体发病机制也不相同。

1. 航空性中耳炎　是在飞机下降时出现的一种中耳气压损伤,是飞机由高空向下降落时,因外界气压增大压迫耳道的鼓膜内移所造成。故其主要表现是耳内不适、双耳胀闷或胀痛、耳鸣、眩晕。

2. 压变性眩晕　是在飞行中产生的各种加速度(包括直线加速度)所致。在一般飞行条件下,前庭器官对于加速度引起的较小机械刺激并无明显反应。当加速度过大,或持续时间过长,或反复出现时,就会因累积效应形成过强刺激,特别是在转动系统中出现的惯性力(科里奥利力),均可能超过前庭器官的耐受阈限而引起眩晕。视感觉和运动感觉的矛盾、大脑皮质功能不良、视觉定向力受限和头部活动等也都是发病诱因;其他如身体衰弱、情绪不好、食欲不当、过度疲劳、长期停飞、消化器官和心血管系统功能障碍,也可能成为发病诱因。此外,飞机本身的机械稳定性、飞行员在舱内位置、舱内的卫生状况等,对发病也有影响。

3. 高空减压病　是由于飞行过程中减压或降压过快而致,8 000m 高空大气压仅为0.035MPa,飞机座舱内则保持正常(0.1MPa),舱内外压力比值为 2.85。如飞机座舱盖突然打开,机舱内压力从 0.1MPa 迅速降至 0.035MPa,而此时飞行员体内氮气过饱和系数为 2.85,已远远超过柯尔登定律所规定的过饱和安全系数(2.25),故氮气在血管和组织内形成气泡,造成气栓。气栓所在部位不同,临床症状也不同,缺氧则会增加减压病的发病率和严重度。

实际上,航空病的发病机制仍存在不少问题有待深入研究,特别是超重、失重状态对人体的影响,更是今后的探索热点。

(三) 临床表现

1. 症状和体征

(1)航空性中耳炎:主要表现为鼓膜内陷、充血、鼓室内血管扩张,黏膜肿胀,浆液或血液聚积,产生剧烈耳痛,并伴有听力障碍或耳鸣;严重时可发生鼓膜破裂或出现眩晕,引起失聪。影响因素主要是上呼吸道感染、鼻腔的变态反应性疾病及其他慢性炎症。

(2)航空性鼻窦炎:主要症状为是在飞行下滑时鼻窦区有剧烈疼痛,并可有反射性偏头痛、眼球胀痛、鼻分泌物增多或带血,严重时尚伴有流泪、眼结膜充血。

(3)变压性眩晕:又称"空晕病",多见于军机飞行,民航旅客的发病率一般不高,一般为

0.6%左右,因为民航飞行重视舒适性,飞机尽量避免进入扰流区,设置和环境也比较舒适。该病可使飞行员精神焕散,工作能力下降,严重时,会使人极度疲惫,甚至完全失去执行任务的能力。主要症状是恶心、苍白、冷汗、呕吐等,尚可伴随唾液增多、头晕、头痛、发热和困倦等,症状多少和轻重程度与个体敏感性关。轻度变压性眩晕是在飞行或低气压暴露过程中出现的一过性眩晕,低于舱压检查能重现眩晕症状,但不伴有神经性耳聋;如同时伴有神经性耳聋,则为重度变压性眩晕。

研究结果表明,梅尼埃病可能危及航空航天安全,航空航天则可能加重梅尼埃病的内耳损害。

(4)高空减压病:为减压病的一种类型,是减压过速或降压幅度过大而引起的全身性疾病,大部分发生在8 000m以上高度,这一高度被视为航空病的临界高度。主要见于乘坐无加压座舱的飞行员,或加压舱密闭系统漏气;此外,飞行领航员。飞机工程师、客机服务员以及特殊情况下的飞行员均可发生此病。

高空减压病的临床表现比较复杂,主要症状有:

1)皮肤症状:瘙痒、斑疹、丘疹或大理石样斑纹。

2)屈肢症状:表现为肌肉、关节疼痛,多发生于上、下肢大关节,为酸、胀、撕扯、针刺或刀割样剧痛,位于深层,患肢保持屈位可减轻疼痛;局部无红、肿、热,用血压计气囊打气可缓解疼痛。

3)神经系统症状:脊髓受损可引起截瘫、感觉障碍。大小便失禁或潴留;脑部受损可引起头痛、感觉异常、颜面麻木、运动失调、轻瘫、偏瘫、语言障碍、记忆丧失、共济失调、情绪失常或体温升高,重者可昏迷、死亡;前庭系统受损引起眩晕、耳鸣、听力减退;视觉系统受累时可引起复视、斜视、视觉迷糊、暂时失明、同侧闪光性偏盲、视野缺失或缩小等。

4)循环系统症状:发绀、脉搏细速、四肢发凉、心前区压榨感;严重者出现低血容量性休克、散播性血管内凝血、猝死。

5)呼吸系统症状:肺血管广泛气栓可伴有肺间质水肿及小支气管痉挛,引起胸部压迫感、胸骨后灼痛、不可抑制的阵发性咳嗽、呼吸困难,被称为"气哽"。

6)腹部脏器受累:可引起恶心、呕吐、上腹绞痛及腹泻。

上述症状、体征以皮肤瘙痒和肢体疼痛较多、较早,神经系统表现次之。

(5)肺气压伤　肺气压伤是指肺内压比外界压过高或过低,造成肺组织和肺血管撕裂,致使气体进入血管和相邻部位,产生气泡栓塞和气肿压迫等造成的疾病。当肺内压力与外界压力差超过10kPa,肺实质就有可能造成损伤,轻者胸部不适、胸痛、咳嗽,重者可造成纵隔气肿和气胸。进入肺循环的空气气泡被转移到动脉血流还会引起不同程度的神经损伤。

2. 实验室检查

(1)低压舱耳气压功能和鼻窦气压功能检查,作为航空性中耳炎、航空性鼻窦炎和变压性眩晕的诊断、疗效评估和做飞行结论的参考依据;

(2)低压舱上升高空耐力检查,作为发现高空减压病的易感人员、鉴别诊断和做飞行结论的参考依据。

(四) 诊断及鉴别诊断

我国已颁布GBZ 93《职业性航空病诊断标准》,诊断原则是:依据确切的航空飞行等气压变化暴露史,具有相应的临床表现及辅助检查结果,结合职业卫生学调查资料,进行综合分析,排除其他原因所致的类似疾病后,方可诊断。

依据确切的低气压暴露史,结合临床表现及相应的实验室检查结果,与一般的外伤和炎症、急性缺氧、氧中毒、氮麻醉等相鉴别,进行综合分析做出诊断,其分级:分为航空性中耳炎(轻度、中度、重度),航空性鼻窦炎(轻度、重度),变应性眩晕(轻度、重度),高空减压病(轻度、中度、重度),气压伤(轻度、重度)。

1. 航空性中耳炎 在飞行下降等气压变化过程中,出现耳压痛等症状,依据鼓膜及纯音测听、声导抗检查结果,必要时低压舱检查前后的对比发现,做出分级诊断:

(1)轻度:鼓膜Ⅱ度充血,纯音测试可出现传导性聋,声导抗检查 A 型或 C 型曲线。

(2)中度:鼓膜Ⅲ度充血,纯音测试传导性聋,声导抗检查 C 型或 B 型曲线。

(3)重度:出现下列表现之一者:

1)鼓膜破裂;

2)混合性聋;

3)窗膜破裂;

4)粘连性中耳炎;

5)后天原发性胆脂瘤型中耳炎;

6)面瘫。

2. 航空性鼻窦炎 在飞行下降等气压变化过程中出现鼻窦区疼痛等症状,依据低压舱检查前后的鼻窦影像学对比发现,做出分级诊断:

(1)轻度:鼻窦区疼痛轻,影像学对比发现,鼻窦出现模糊影。

(2)重度:鼻窦区疼痛重,且伴有流泪和视物模糊,影像学对比发现,鼻窦出现血肿。

3. 变压性眩晕 在飞行上升等气压变化过程中出现眩晕等症状,依据低压舱检查前后,前庭功能眼震电图和纯音测试的对比检查,做出分级诊断:

(1)轻度:眩晕伴水平型或水平旋转型眼震,前庭功能和听力正常。

(2)重度:除眼震外,伴有前庭功能异常或神经性聋。

4. 高空减压病 在高空暴露后出现特征性症状和体征,依据临床和实验室检查,必要时低压舱检查,做出分级诊断:

(1)轻度:皮肤瘙痒、刺痛、蚁走感、斑疹、丘疹和肌肉关节轻度疼痛等,下降高度、返回地面后症状明显减轻或消失。

(2)中度:肌肉关节疼痛明显,甚至出现屈肢症,返回地面后症状未完全消失。

(3)重度:出现下列表现之一者:

1)神经系统站立或步行困难、偏瘫、截瘫、大小便障碍、视觉障碍、听觉障碍、前庭功能紊乱、昏迷等;

2)循环系统虚脱、休克、猝死等;

3)呼吸系统胸骨后吸气痛及呼吸困难等;

4)减压无菌性骨坏死。

5. 肺气压伤 在飞行等情况下发生意外迅速减压后,出现呼吸道症状,依据临床检查和影像学资料做出分级诊断:

(1)轻度:胸部不适、胸痛、咳嗽等呼吸道症状,经数小时或数天可以自愈。

(2)重度:出现下列表现之一者:

1)咯血；

2)呼吸困难；

3)意识丧失；

4)肺出血、肺间质气肿或气胸。

诊断航空病时应注意以下几点：

①不能脱离航空飞行等气压变化这一基本条件；

②诊断航空性中耳炎(耳气压伤)时应注意和分泌性中耳炎相区别，并应注意是否有感冒及下降速度过快等诱因。

还应注意区别是原发性(由中耳腔和咽鼓管本身病变所致)还是继发性(由鼻腔、鼻窦、鼻咽部等鼻咽科Ⅱ类疾病所致。所谓Ⅱ类疾病是指鼻腔、鼻窦、鼻咽部的畸形、炎症、变态反应和肿瘤等在地面未造成飞行人员的不适症状，但在飞行中造成气压伤表现的疾病)。

气压变化所致的鼓膜破裂、混合性聋、窗膜破裂、面瘫等属急性病变，而粘连性中耳炎和后天原发性胆脂瘤型中耳炎等属长期气压变化反复作用的慢性过程，诊断时应有相应的病史。诊断航空性鼻窦炎(鼻窦气压伤)时应注意和慢性鼻窦炎相区别。还应注意区别是原发性(由鼻窦窦口本身病变所致)还是继发性[由鼻(咽)科畸形、炎症、变态反应和肿瘤等Ⅱ类疾病所致]。航空性中耳炎和航空性鼻窦炎均应与航空性牙痛相鉴别；

③诊断航空性中耳炎时，耳镜检查鼓膜充血的分度为：Ⅰ度：可见鼓膜内陷，锤骨柄及松弛部充血；Ⅱ度：除上述表现外，鼓膜周边也有充血；Ⅲ度：鼓膜呈弥漫性充血，靠近鼓膜周边的外耳道皮肤也可发红，鼓膜表面可有血痂，有时可见鼓室内有积液或积血；Ⅳ度：鼓膜破裂；

④诊断变压性眩晕时应注意区别是功能性还是器质性的。由不可逆的慢性中耳疾病(如鼓室硬化、咽鼓管狭窄等)和内耳疾病(如梅尼埃病、特发性一侧前庭功能异常、内耳发育异常、迷路瘘管等)引起者为器质性的，其他为功能性的；

⑤高空减压病应排除缺氧、过度换气、高空胃肠胀气、肺气压伤等其他因素所致类似病症；

⑥高空减压病的发病有一定的阈限高度，绝大多数都是上升到8 000m以上、高空停留5分钟以后发病。

(五) 治疗

1. 航空性中耳炎　治疗原则：基本治疗原则是积极采取措施，以恢复鼓室内外气压的平衡。

(1)轻度

1)积极治疗原发于鼻(咽)科的Ⅱ类疾病；

2)用减充血剂滴鼻，行咽鼓管吹张；

3)用苯酚甘油滴耳止痛；

4)抗感染和口服稀化黏素类药物。

(2)中度

1)继续以上治疗；

2)耳部理疗；

3)有鼓室积液不易排出者，行鼓膜穿刺术或鼓膜切开术。

（3）重度

1）鼓膜破裂者,预防中耳感染(禁用点耳剂)；

2）神经性耳聋、面瘫者对症治疗；

3）窗膜破裂者头抬高30°~40° 卧床观察,必要时行手术探查修补术；

4）粘连性或胆脂瘤型中耳炎者行手术治疗。

（4）其他处理

1）在飞行下降等气压变化过程中行吞咽、运动下颌、捏鼻吞咽及运动软腭等咽鼓管主动通气动作。无效时佩戴面罩的飞行员可借助面罩加压,其他人员可采用捏鼻鼓气(Valsalva法)被动开放咽鼓管,但时间应控制在1秒内；

2）当出现急性气压损伤时,应临时停飞,经治疗咽鼓管功能恢复正常再参加飞行；

3）患继发性航空性中耳炎行鼻(咽)科Ⅱ类疾病手术治疗者,术后应经低压舱检查,耳气压功能和鼻窦气压功能均恢复正常方可恢复飞行；

4）患航空性中耳炎反复治疗无效,在患者自愿的情况下可行鼓膜造口术,否则应终止飞行；对造成内耳损害和其他并发症者,应根据损害程度和疗效、飞行机种、飞行职务决定飞行结论；

5）其他相似气压变化环境的职业暴露人员,参照飞行人员的处理原则执行,但采用捏鼻鼓气的时间可不必严格控制。

2. 航空性鼻窦炎

（1）轻度

1）积极治疗原发于鼻(咽)科的Ⅱ类疾病；

2）鼻窦通气引流,减充血剂滴鼻；

3）局部理疗；

4）抗感染和口服稀化黏素类药物。

（2）重度

1）继续以上治疗；

2）可行窦口开放、血肿清除等手术治疗。

（3）其他处理

1）在飞行下降等气压变化过程中行吞咽、运动下颌、捏鼻吞咽及运动软腭等咽鼓管主动通气动作。无效时佩戴面罩的飞行员可借助面罩加压,其他人员可采用捏鼻鼓气(Valsalva法)使窦口开放,但时间应控制在1秒内；

2）当出现急性气压损伤时,应临时停飞,经治疗鼻腔鼻窦功能恢复正常再参加飞行；

3）患航空性鼻窦炎经手术治疗者,术后应经低压舱检查,耳气压功能和鼻窦气压功能均恢复正常方可恢复飞行；

4）患航空性鼻窦炎反复治疗无效者,应终止飞行；

5）其他相似气压变化环境的职业暴露人员,参照飞行人员的处理原则执行,但采用捏鼻鼓气的时间可不必严格控制。

3. 变压性眩晕

（1）轻度

1）积极治疗原发于鼻(咽)科的Ⅱ类疾病；

2）用减充血剂滴鼻,行咽鼓管吹张；

3）耳部和鼻部理疗；

4）抗感染和口服稀化黏素类药物。

（2）重度

1）继续以上治疗；

2）眩晕者进行抗眩晕治疗；

3）耳鸣耳聋者按神经性耳鸣耳聋给予相应治疗；

4）其他器质性病变所致者，针对病因治疗。

（3）其他处理

1）在飞行上升等气压变化过程中，行吞咽等主动开放咽鼓管动作，以平衡双侧的中耳腔压力；

2）当出现变压性眩晕时，应临时停飞，经检查治疗后，低压舱模拟飞行不再诱发眩晕者再参加飞行；

3）患变压性眩晕经检查治疗后，低压舱模拟飞行不能消除症状者，应终止飞行；对器质性患者应根据病变损害程度、飞行机种和职务决定飞行结论；

4）其他相似气压变化环境的职业暴露人员，参照飞行人员的处理原则执行。

4. 高空减压病

（1）治疗原则

1）发生高空减压后，立即下降高度，并尽快返回地面；

2）轻度高空减压病降至地面后症状消失，用面罩呼吸纯氧观察 2 小时，然后，在不吸氧条件下继续观察 24 小时后，无症状或体征出现者，可恢复一般性工作；

3）中、重度高空减压病，或高空减压病观察期间症状复发者，均立即送加压氧舱治疗。在运送过程中吸纯氧，出现休克者给予抗休克治疗；

4）对症治疗：根据具体病情还可给予补液扩容、改善微循环、呼吸兴奋剂、强心剂、镇静剂、肾上腺皮质激素等药物治疗。

（2）其他处理

1）对首次高空暴露人员进行全面体检，特别注意心脏彩超检查，发现卵圆孔未闭等可能右向左分流的先天性畸形者，禁止高空暴露；

2）对可能发生高空暴露人员，进行低压舱高空耐力检查，对易感者，禁止参加高空飞行；

3）两次高空低压舱上升之间至少要间隔 48 小时；

4）未装备密封增压座舱或舱内余压较小的飞机进行高空飞行前，或低压舱上升高空耐力检查前，暴露人员均应进行吸氧排氮；

5）发生高空减压病，经治疗症状消失者，在恢复一般性工作至少 48 小时以后，才可恢复飞行或体育活动；重度高空减压病治疗后有后遗症，或低气压暴露反复出现高空减压病者，应终止飞行；

6）其他相似气压变化环境的职业暴露人员，参照飞行人员的处理原则执行。

7）低压舱内工作人员应定期进行长骨 X 线拍片，以早期发现无菌性骨坏死。

5. 肺气压伤

（1）治疗原则

1）迅速减压后，立即下降高度，并尽快返回地面；

2）轻度：给予对症治疗，经数天或数周后多可自愈而完全恢复；

3）重度：根据不同病情给予相应处理；

4）对伴发减压病者，立即送加压氧舱治疗。

（2）其他处理

1）肺气压伤治愈后肺功能正常者，可恢复飞行；

2）肺气压伤治愈后遗留肺功能障碍者，应终止飞行；

3）其他相似气压变化环境的职业暴露人员，参照飞行人员的处理原则执行。

（六）预后

航空病一般预后良好，轻度航空病患者返回地面后，症状多会自行消失；中、重度航空病患者，发病后要立即送往高压氧舱进行加压及对症治疗。

（七）预防

1. 就业前体检和定期体检　根据《中国民用航空人员医学标准和体检合格证管理规则》（民航总局令第 125 号），规定了各类航空人员的医学标准和体检合格的要求；各类航空人员必须持有相应的体检合格证，以预防航空病的发生；例如，通过严格的医学检查晒出前庭功能不易失衡的人做飞行员等。

2. 锻炼身体　良好的锻炼口语提高平衡功能的稳定性，定期执行飞行任务是维持稳定性的最好保证。进行体育锻炼对于偶尔出现轻度晕机的飞行人员以及对于因长期停飞以致飞行耐力下降而引起晕机的飞行人员效果较好。飞行员不宜用药物预防晕机病，因其含有抑制中枢神经的成分。

3. 遵守操作规程，改进作业方法　执行国家职业卫生标准，改善作业环境对于飞行环境中的职业危害及时进行识别、评价和控制。

4. 加强个人防护，普及航空病知识　配备必要的个人防护用具，养成良好的生活习惯，保证飞行员合理的营养和充足的睡眠；合理使用预防疲劳、预防变压性眩晕的药物；进行张嘴、咀嚼和吞咽动作是预防航空性中耳炎的最轻松易行且有效的办法。

5. 加强医学监护，及时发现患者，及时处理。

五、手臂振动病

手臂振动病（hand-arm vibration disease）是长期从事手传振动作业而引起的以手部末梢循环和/或手臂神经功能障碍为主的疾病，并可引起手、臂骨关节 - 肌肉的损伤。其典型表现为振动性白指（vibration-induced white finger）。

（一）职业接触

手传振动是一种常见的职业病危害因素，普遍分布各行各业的生产过程中，如矿山开采、木业生产、航空航天、水下作业等，涉及的工种有伐木工（油锯工、链锯工）、凿岩工、铆工、铸造工（清铲工、捣固机工）、砂轮工、磨光机工、混泥土工、锻工等。国内尚未有职业性手臂振动病的普查数据，但陈青松等人对其中 6 种振动工具的振动强度进行研究发现，凿岩机、砂轮机等强度高，暴露风险大。同时王林等人对 100 多篇手传振动危害调查的原始数据分析发现，凿岩工和油锯工的手臂振动病发病率最高。

（二）发病机制

手臂振动病的发病机制目前尚不明确，主要有血管学说、免疫学说、神经学说和综合学说等,其中综合学说是许多学者较为认可的。

日本学者 Okada 等认为手部长期接触振动,局部组织压力会增加,内皮细胞受损,血管内膜增厚,官腔变窄,致使内皮细胞产生的收缩因子(endothelium-derived constrictiong factor,EDCF)增加,引起血管收缩。同时舒张血管因子(endothelium-derived relaxing factor,EDRF)释放减少,致使血管舒张反应性降低,抗血小板凝集机制下降,血液黏滞度增加,加剧了局部血管栓塞。振动刺激可通过躯体感觉 - 交感神经反射使手指血管运动神经元兴奋性增强,使血管平滑肌细胞对去甲肾上线素(NA)反应增强。振动损伤平滑肌的 α 受体,导致血管舒张功能减退。动静脉吻合中的 β 肾上腺素能血管舒张机制受损后,使血管对寒冷的舒张反应降低。寒冷作为诱因,也可直接刺激外周血管平滑肌收缩,导致局部血管痉挛出现白指。

（三）临床表现

1. 症状体征　手臂振动病早期表现多为手部症状,其中以手麻、手痛、手胀、手僵最为多见。手麻和手痛往往影响到上肢,在休息时特别在夜晚症状更明显。寒冷可促使手麻、手痛发生,加重。适当活动或局部加温后,疼痛可暂时缓解。手部感觉障碍可伴有运动功能障碍,如影响书写,做针线,系纽扣等精细动作。手无力,握重物易疲劳,持物易掉,肘关节屈伸障碍等。

振动性白指或称职业性雷诺现象,是手臂振动病最典型的表现,也是目前临床上诊断手臂振动病的主要依据之一,其发作具有一过性和时相性特点,一般是在受冷后出现患指麻、胀、痛,并由灰白变苍白,由远端向近端发展,界限分明,可持续数分钟至数十分钟,再逐渐由苍白、灰白变为潮红,恢复至常色。白指发生的常见部位是食指、中指和无名指的远端指节,严重者可累计近端指节,甚至整个手指发白。白指可在受振动作用较大的一侧手发生,也可双手对称出现。白指发作通常出现在全身受冷时,每次发作时间不等,一般持续 5~10 分钟,严重者 20~30 分钟。病情开始时,白指多局限于末端指节,随着病情加重有末端指节向近端指节发展,发作次数也逐渐增加,但一般很少累及拇指和尾指。严重者可以出现指关节变形、手部肌肉萎缩,甚至坏疽。

2. 实验室检查

(1)手部皮肤温度测量和冷水复温实验方法:GBZ 7《职业性手臂振动病诊断标准》附录 B 规定,该项检查要求在室温 20℃±2℃的室内进行,建议在冬季时进行(9 :00~18 :00)。受试者普通衣着,受试前避免实验前至少 12 小时的振动暴露,至少 2 小时内不吸烟,24 小时内不服用血管活性药物,非饥饿状态,入室休息 30 分钟后进行检查。应用半导体温度计(或热电偶温度计),测定受试者无名指中间指节背面中点的皮肤温度(即基础皮温),随即将双手腕以下浸入 10℃±0.5℃的冷水中,手指自然分开勿接触盛水容器,浸泡 10 分钟,出水后迅速用干毛巾轻轻将水沾干,立即测定上述部位的温度(即刻皮温)。测量时两手自然放松,平心脏高度放在桌上,每 5 分钟测量和记录一次,观察指温恢复至基础皮温的时间(分钟)。冷试后 30 分钟仍未恢复者,视为异常。或者 5 分钟复温率小于 30% 和 10 分钟复温率小于 60% 为异常参考值。复温率计算公式如下:

冷试后 5 分钟和 10 分钟复温率 =(冷试后 5 分钟(或 10 分钟)时皮温—冷试后即刻皮温)/(冷试前基础皮温—冷试后即刻皮温)× 100%。

(2)神经肌电图检查:神经肌电图检查是测试手臂振动病神经损伤的客观检查指标之

一,包括常规同心圆针电极肌电图和神经传导检测。神经传导检测包括感觉神经传导测定和运动神经传导测定,测定参数包括运动神经传导速度(MCV)、末端运动潜伏期(DML)、复合肌肉动作电位(CMAP)波幅、面积和时限;感觉神经传导速度(SCV)、波幅、面积和时限。神经-肌电图的检查方法及其神经源性损害的判断基准见 GBZ/T 247。结果表明,感觉神经传导速度的减慢比运动神经更明显,病情越重,传导速度越慢。尤其尺神经的感觉传导速度和病情的严重程度关系密切,越接近末梢部位减慢越明显。

(3)骨关节 X 线检查:手传振动引起的骨关节损伤主要以手关节、腕关节、肘关节等改变较为多见。对手关节、腕关节和肘关节等进行 X 线摄片发现其增生和退行性病变等损害,但这些不是手臂振动病的特异损伤。

(四) 诊断及鉴别诊断

1. 诊断 依据 GBZ 7《职业性手臂振动病诊断标准》,根据一年以上连续从事手传振动作业的职业史,以手部末梢循环障碍、手臂神经功能障碍和/或骨关节肌肉损伤为主的临床表现,结合末梢循环功能、神经-肌电图检查结果,参考作业环境的职业卫生学资料,综合分析,排除其他病因所致类似疾病,方可诊断。

(1)轻度手臂振动病:出现手麻、手胀、手痛、手掌多汗、手臂无力、手指关节疼痛,可有手指关节肿胀、变形,痛觉、振动觉减退等症状体征,可有手部指端冷水复温试验复温时间延长或复温率降低,并具有下列表现之一者:

1)白指发作未超出远端指节的范围;

2)手部神经—肌电图检查提示神经传导速度减慢或远端潜伏期延长。

(2)中度手臂振动病:在轻度的基础上,具有下列表现之一者:

1)白指发作累及手指的远端指节和中间指节;

2)手部肌肉轻度萎缩,神经-肌电图检查提示周围神经源性损害。

(3)重度手臂振动病:在中度的基础上,具有下列表现之一者:

1)白指发作累及多数手指的所有指节,甚至累及全手,严重者可出现指端坏疽;

2)出现手部肌肉明显萎缩或手部出现"鹰爪样"畸形,并严重影响手部功能。

国家标准规定,振动性白指发作累及范围,应以单侧手分别判断。"多数"手指系指三个及三个以上手指。以白指诊断分级时,如左手、右手不一致,应以较重侧的诊断分级为准,但应分别描述。

2. 鉴别诊断

(1)雷诺综合征:雷诺综合征又称肢端动脉痉挛病,是指血管神经功能紊乱所引起指端小动脉痉挛性疾病,其原因尚未完全明确。它常在情绪激动或寒冷时诱发,阵发性四肢末端(主要是手指)对称性、间歇性发白或发绀是其临床特点,女性多于男性,比例为 10∶1,发病年龄多在 20~40 岁。双手同时发病,且呈对称性。发自指末节、逐渐向全指和掌指扩展,但不超过掌面。小指与无名指常最先发生,以后波及其他手指。不发作时,除手冷外,无其他症状。不伴有感觉障碍,多有家族遗传史和局部营养障碍,可发生指尖溃疡,可向指甲下扩展,引起甲床和指甲分离,伴有剧烈疼痛,甚至发生坏疽,无肌肉萎缩。

(2)硬皮病:硬皮病等结缔组织病的早期常出现雷诺现象,硬皮病短期内可出现特有的皮肤改变,如水肿、硬化和萎缩等,也可无肿胀进而萎缩,呈蜡样皮肤,光滑没有弹性,有的还伴有内脏损害。多数患者体温升高,轻度贫血,并有嗜酸性粒细胞增多等症状。

(3) 血栓性闭塞性脉管炎：动脉及静脉慢性发炎并闭塞引起剧痛，局部组织往往因缺血而发生坏疽，可使肢端残毁 75% 患者有"间歇破行"，较严重时，由于局部组织及神经末梢缺血，休息时下肢及足趾有严重的阵发性疼痛。溃疡及坏疽处有跳动性灼痛，晚间最重，足背动脉搏动可消失。多发于 25~50 岁男子。

(4) 手足发绀症：手足发绀症多见于年轻女性，但无典型的皮肤颜色改变过程，肢端青紫，没有苍白。暴露于冷空气中症状加重。但在温热环境下，病情不能减轻。受累部位不局限于手指和足趾，无局部营养性变化或坏疽。

(5) 腕管综合征（carpal tunnel syndrome，CTS）：CTS 是最常见的周围神经卡压性疾患，也是手外科医生最常进行手术治疗的疾患。腕管综合征的病理基础是正中神经在腕部的腕管内受卡压。其发病率在美国约为 0.4%，我国尚无明确统计。手传振动的职业危害可发生CTS。在临床上应注意手传振动引起的 CTS 与其他原因引起的 CTS 的区别。CTS 的病因有劲椎病、风湿病、糖尿病等，发病年龄多为 45~65 岁，单侧手多见，皮肤温度和振动觉等一般为正常。

(五) 治疗

目前尚无特效疗法，基本原则就是根据病情进行综合性治疗。应用扩张血管及营养神经的中西医药物治疗，并可结合采用物理疗法、运动疗法等。

1. 药物疗法 应用末梢血管扩张剂和交感神经阻滞剂减轻和控制振动性白指的发作，如盐酸妥拉苏林、双氢麦角碱、盐酸等。使用维生素（B 族维生素、维生素 C）和三磷酸腺苷（ATP）改善神经功能。较大剂量的静脉滴注 ATP 对外周血管有明显的扩张作用。肝素具有营养、抗凝、抗血栓形成，解痉作用，且能促使毛细血管通透性正常化，可作为治疗的手段之一，但应慎用。有报道提出，用二巯基丙磺酸钠和青霉胺等巯基络合物治疗振动病，获得较好的疗效。

2. 中西医疗法 可采用中西医结合的治疗方法。口服肌酐、弥可保。用复合维生素、丹参注射液、维生素 C。取穴曲池、外关、合谷、足三里等穴位，针灸治疗，进行中药煎汤熏洗，病服用中成药（气虚者加用归脾丸、偏血瘀者加用大黄蛰虫丸）。

3. 物理疗法和运动疗法 物理疗法主要是通过温热作用，改善血液循环，促进组织代谢，如超短波治疗、运动浴等。运动疗法主要是可以促进血液循环，改善神经系统功能，适当运动尤其对恢复自主神经系统正常功能状态有良好的作用。如开展太极拳、徒手体操、球类运动等。

(六) 预后

总的来说，手臂振动病的预后取决于病情，早期、轻度患者在脱离振动作业后，经过适当治疗，多数能够恢复，预后是良好的。但重症患者，则不容易完全康复，有的患者还有可能继续发展。

(七) 预防

1. 控制振动源 改革工艺流程，采取减振、隔振等技术革新措施，减轻或消除振动源的振动，是预防振动职业危害的根本措施。例如：采用液压、焊接、粘接等新工艺代替风动工具铆接工艺，采用水力清砂、水爆清砂、化学清砂等工艺代替风铲清砂；设计自动或半自动的操纵装置，减少手部和肢体直接接触振动的机会；工具的金属部件改用塑料或橡胶，以减少因撞击而产生的振动；采用减振材料降低磨光机等设备的振动。

2. 限制作业时间和振动强度 严格实施手传振动作业的卫生标准,限制接触振动的强度和时间,有效保护作业工人的健康,是预防手臂振动病的重要措施。国家职业卫生标准 GBZ 2.2《工作场所有害因素职业接触限值第 2 部分:物理因素》规定的 $a_{hw(4)}$ 不得超过 $5m/s^2$。这一标准限值可保护约 90% 的工人可能反复接触(工作 20 年,年接振 250 天,日接振 2.5 小时)不会发生振动性白指。当振动工具的振动强度暂时达不到标准限值时,应更换振动小的工具或按照振动强度大小相应缩短日接振时间,见表 5-2-1。

表 5-2-1 振动容许值和日接振时间限制

$a_{hw(4)}$/(m·s^{-2})	日接触时间 /h
5.00	4.0
6.00	2.8
7.00	2.0
8.00	1.6
9.00	1.2
10.00	1.0
>10.00	<0.5

3. 改善作业环境和加强个体防护 加强作业环境或作业过程中的防寒保暖,特别是在北方寒冷季节的室外作业,要有必要的防寒和保暖设施。如有可能,可对振动设备的手柄进行加热。研究表明,手柄温度如能保持 40℃,对预防振动性白指的发生和发作有较好的效果。控制作业环境中的噪声、毒物和气湿等,对预防手臂振动病有一定的作用。可根据岗位振动特征,合理配备和使用防振手套,减轻振动危害。

4. 加强健康监护和日常卫生保健 依法对振动作业工人进行职业健康体检(上岗前、在岗时等),早期发现,及时处理患病个体。加强健康管理和宣传教育,提高工人保健意识。加强日常卫生保健,规律生活,坚持适度的体育锻炼;坚持温水浴(40℃),既松弛精神又促进全身血液循环;烟气中含尼古丁,可使血管收缩诱发 VWF,因此,应力求戒烟。

六、激光所致眼(角膜、晶状体、视网膜)损伤

激光(Laser),是由物质的粒子受激发射放大的光,由激光器在受控的受激发射过程中产生或放大而得到,波长为 200nm~1mm。激光具有能量高、单色性强、发散性小等优点,其技术广泛用于切割、焊接、印刷、通信、测量、显像、科研、医疗、商业、娱乐、军事及执法部门等领域。激光的职业接触人数在近些年也呈明显的上升趋势,激光辐射主要对人的眼睛和皮肤造成损伤,其中以眼睛损伤最为严重。为有效避免激光辐射的危害,2010 年国际劳动组织(International Labor Organization,ILO)职业病诊断目录修订会议增加了光辐射(包含激光)所致疾病的内容,2013 年 12 月 30 日我国颁布的《职业病分类和目录》,首次将"激光所致眼(角膜、晶状体、视网膜)损伤"列入职业病目录。

(一) 职业接触

激光产业持续蓬勃发展。2013 年全球激光销售总额超过 1 000 亿元,我国 2014 年激光产业链产值也达到 800 亿元,并以每年 20% 以上的成长率高速发展中,其中有一定规模的

企业约 300 家,高校或研究院实验室约 40 家,保守估计激光产学研人员已达几十万。然而,激光作业安全形势并不乐观,尤其是激光对眼部的危害。某激光生产企业现场调查结果显示,全部激光作业岗位均存在直视接触,其中 25.8% 岗位的辐照度和照射量超过接触限值,工人防护眼镜佩戴率仅为 39.0%。美国食品药品监督管理局(FDA)属下的器械和辐射卫生中心(CDRH)激光事故登记系统也显示,每月平均收到报告 20 起,大多为作业过程中的急性眼损伤。常见使用激光器见表 5-2-2。

表 5-2-2　常见使用激光器一览表

名称	波长 /nm	色谱	用途	参考功率 /W,或能量 /J
准分子激光(氩氟)	193	短波紫外线	眼科	能量密度:200~500mJ/cm^2
氮分子激光	337	近紫外	科研	脉冲能量:5mJ
氪离子激光	350	近紫外	科研	1 000mW
氩离子激光	488	蓝色	眼底光凝或科研	<2 000mW
	514.5	绿色	工业或科研	工业 30~50W;实验室 200W
染料激光	514.5	绿色	眼科、商用	功率 15mW
	570	黄色	科研	
	488	蓝色		
	590	橙色		
铜蒸汽激光	510	橙色	皮肤科	脉冲能量 5mJ
倍频 YAG 激光	532	绿色	眼底光凝	<2 500mW
			青光眼	纳秒级 Q 开关能量:0.1~2mJ
氪离子激光	531,521	绿色	眼底光凝	900mW
	568,531,521	黄绿色	眼底光凝	1 500mW
	647	红色	眼底光凝	1 000mW
	568	黄色	眼底光凝	600mW
红宝石激光	694.3	深红色	眼科	脉冲能量:0.05~3.0J
氦 - 氖激光	612	橙色	科研	
	632.8	红色	医用	口腔 5~20mW,皮肤 20~1 000mW
	543	绿色	科研	仪器瞄准光<1.0W
	594	黄色	科研	
掺钛蓝宝石激光	780	近红外	光电产品	1W
紫翠宝石激光	800	近红外	工业	20W

名称	波长 /nm	色谱	用途	参考功率 /W,或能量 /J
半导体激光	810	近红外	眼底光凝	2 000~3 000mW
(二极管激光)	698	近红外	眼科	光动力治疗:5~300mW
Nd:YLF 激光	1 053	近红外	眼科	功率强度:2.0×1 012W/cm^2
钕玻璃激光	1 060	近红外	工业	最大单脉冲能量高达数万焦耳
Nd:YAG 激光	1 064	近红外	眼科	脉冲能量:0.1~30mJ
铒激光	2 940	中红外	眼科	单脉冲能量:0.2~5.0mJ
钬激光	2 100	中红外	眼科、皮肤科	
二氧化碳激光	5 500	远红外	外科	切割 20~80W,气化 250W
	16 000	远红外	工业	500~2 0000W

(二)发病机制

激光对于人体组织的损伤机制主要包括热效应、光化学反应、机械效应,实际发生的危害均来源以上几种效应的结合。

激光的热效应是指激光照射到组织后,生物分子吸收光子而被激活,加剧振动,并与周围分子碰撞而生热,使组织温度升高,性质发生变化。组织吸收热量后使局部温度升高,当温度超过 55℃时组织中的蛋白质会发生变性凝固,酶失去部分或全部活性,并使组织产生一系列生物效应,称为热凝固。随着能量的增加,甚至可以使细胞内外的水分变成水蒸气,称为热汽化;更高的温度会使局部组织完全气化,称为热气化。激光的热效应主要由可见激光和红外激光引起。CO_2 激光(波长 10 600nm 的红外线激光)照射组织时可直接产热,当照射角膜发生阈损伤时,温度升高约 35℃,随着照射激光功率密度的增加,可引起角膜组织凝固混浊、甚至气化穿孔。入射眼内的可见和近红外激光,主要为黑色素颗粒所吸收,黑色素颗粒吸收入射激光能量而形成致热源波及色素上皮的细胞器及视感受器的盘膜系统,而发生热灼伤。

激光的光化学效应指生物大分子吸收光子能量被激活,产生受激原子、分子和自由基,引起组织的一系列化学改变。目前已知激光的光化学反应主要有光氧化反应、光聚合反应、光分解反应和光敏反应。引起眼损伤的光化学效应主要为光分解反应和光敏反应。一般情况下,当激光强度尚未达到使破坏组织的程度时,光化学效应就突显出来。强激光照射时,视网膜大量的视色素被漂白,使视色素产生不可逆转的损坏,常常同时引起光感受器损伤、色素上皮细胞凋亡等一系列光化学反应。

激光的机械效应包括光致压强和电磁波效应。光具有动能而产生光压。激光辐射所产生的压力与其能量(功率)成正比。组织在激光照射后快速膨胀,产生高温的同时产生高压,这种效应对组织产生严重的破坏作用。激光本质也是电磁波,强度激光照射于组织时引起组织原子和分子振动,引起电磁波效应和离子化使组织受到损伤。

激光对机体组织的损伤,通常是几种效应同时引起的综合效应。氩离子激光(可见激光)及二氧化碳激光(远红外激光)的主要作用机制为热效应,脉冲时程短、功率高的巨脉冲激光则以机械效应为主。不同激光对不同组织的效应有所侧重,一般来说,激光对眼损伤主要是热损伤,激光达到眼组织后,一部分光子引起以系列光化学反应,一部分转化为热能,热能累积到一定程度,就会造成组织热损伤。

激光光束可造成直接危害,其影响作用主要取决于激光的物理参数、眼组织的生物特性以及接触环境等多个复杂因素,具体包括:①激光的能量(J)或功率(W)、振荡模式、输出方式、持续时间等;②人眼聚焦性、不同部位的眼组织特性、个体敏感性(种族、年龄)等;③光斑大小、均匀度、观察角度、光线距离和传播介质等。

(三)临床表现

1. 症状体征

(1)职业性激光接触对眼部的影响:眼组织是人体对激光最敏感的器官,最容易受到激光的伤害。激光所致眼损伤多因事故或意外接触较大剂量的激光而造成。最早的激光致眼损伤的事故报告可追溯至20世纪60年代末,距最早的红宝石激光器发明仅隔不到10年。

1)角膜损伤:

①眼部出现明显的异物感、灼热感,并出现剧痛、畏光流泪、眼睑痉挛等眼部刺激症状。裂隙灯显微镜下观察见角膜上皮脱落,呈细点状染色或有相互融合的片状染色。

②眼部角膜实质层出现不同程度的点状或片状凝固性混浊,可伴有角膜变性坏死、溃疡凹陷,甚至穿孔。裂隙灯显微镜下观察可见边界清楚的点状或圆盘状白色凝固斑,可伴有点状或片状荧光染色;严重者可见界限清楚的白色圆柱形贯穿凹陷,从上皮到内皮甚至全层发生混浊。

2)晶状体损伤(白内障):晶状体周边部或前、后囊下皮质或/和核出现灰白色或黄白色点状或线状、片状、条状、楔状网状、环状、花瓣状、盘状等混浊,可伴有空泡。视力可能减退。

3)视网膜损伤:眼部出现不同程度视力下降,或眼前黑影,或视物变形,或出现暗点等症状。检查见视网膜黄斑区中心凹反射较暗或消失,视网膜后极部可见不同程度的出血、水肿及渗出,可出现裂孔及脱离等。

(2)职业性激光接触对皮肤的影响

由于皮肤不像眼有那么高的光学敏感性,所以激光辐照的急性危害较小且不容易发生。激光器的临床使用中更需要注意安全防护,若使用不当,高能医用激光会造成皮肤灼伤、瘢痕或坏死。

激光的职业皮肤接触中慢性危害则更为常见,紫外激光的光化学效应占了其中的大多数,能够引起皮肤发红和色素沉着;由于皮肤角质层的吸收可视波长范围和红外波长范围的光可引起红疹以至于生成水疱,产生大范围损伤。

(3)职业性激光接触对其他系统的影响

1)心血管系统:激光作业对心功能、血压、血脂、血细胞等心血管指标有影响,但结论不一。主要的发现有激光暴露可以导致收缩压(SBP)、总胆固醇(TC)升高,高密度脂蛋白胆固醇(HDLC)下降;左室射血前期指数值(PEPI)、等容舒张期(IRT)显著延长,左室射血前期/左室射血时间(PEP/LVET)比值明显增加,而二尖瓣曲线EF斜率(EFV)显著降低。

2)神经系统:激光对于神经系统的影响也存在争议。长期从事激光作业的人员,大多都出现不同程度的头昏、耳鸣、恶心、心悸、失眠多梦、食欲下降、腰酸腿胀、易疲劳、烦躁或抑郁、精力不集中、记忆力减退等症状。症状的轻重及发生概率与接触激光时间的长短、激光器功率的大小及周围环境等因素有关。体检可见,血管反应不稳定,多汗,腱和骨膜反射增强,血压波动不稳定等。

3)生殖系统:关于激光对于生殖和发育的影响研究较少,但有研究表明,激光作业对于女工月经和妊娠异常(出生缺陷率升高)的影响明显,主要表现在月经周期、经期、经量异常(以月经过多)、白带异常和痛经。

2. 实验室检查

(1)常规检查:包括视力、视野、立体视觉等主观功能检查,以及裂隙灯眼前段检查、检眼镜眼底检查等,初步判断眼的功能性和器质性损伤。

(2)特殊检查:针对不同部位和不同性质的眼损伤进行各项特殊检查,例如光相干断层扫描成像技术、眼超声检查、荧光素眼底血管造影、眼电生理检查,摘除物病理学分析等。

(3)其他检查:

1)头颅影像学检查:如 CT 和 MRI 等,排除异物、肿瘤、视神经病变等;

2)全身检查:如血生化检查、内科检查等,排除如糖尿病、高血压、动脉粥样硬化和传染病等对视网膜产生影响的疾病。

(四) 诊断

依据 GBZ 288《职业性激光所致眼(角膜、晶状体、视网膜)损伤的诊断》,其诊断原则为:有明确接触较大剂量激光的职业接触史,以眼(角膜、晶状体、视网膜)损伤为主要临床表现,参考工作场所辐射强度的测量和调查资料,排除其他原因所引起的类似眼部疾病,并进行综合分析,方可诊断。

1. 较大剂量的激光职业接触史　工作中因事故或意外接触激光(直射、反射或散射入眼),且激光波长和接触时间相应的照射量或辐照度超过 GBZ 2.2 规定的眼直视激光束的职业接触限值,或有激光所致眼损伤的职业流行病学资料支持。

2. 角膜损伤　眼部出现下列情况之一者,可诊断为角膜损伤:

(1)眼部出现明显的异物感、灼热感,并出现剧痛、畏光流泪、眼睑痉挛等眼部刺激症状。裂隙灯显微镜下观察见角膜上皮脱落,呈细点状染色或有相互融合的片状染色。

(2)眼部角膜实质层出现不同程度的点状或片状凝固性混浊,可伴有角膜变性坏死、溃疡凹陷,甚至穿孔。裂隙灯显微镜下观察可见边界清楚的点状或圆盘状白色凝固斑,可伴有点状或片状荧光染色;严重者可见界限清楚的白色圆柱形贯穿凹陷,从上皮到内皮甚至全层发生混浊。

(3)晶状体损伤(白内障):晶状体周边部或前、后囊下皮质或 / 和核出现灰白色或黄白色点状或线状、片状、条状、楔状网状、环状、花瓣状、盘状等混浊,可伴有空泡。视力可能减退。

(4)视网膜损伤:眼部出现不同程度视力下降,或眼前黑影,或视物变形,或出现暗点等症状。检查见视网膜黄斑区中心凹反射较暗或消失,视网膜后极部可见不同程度的出血、水肿及渗出,可出现裂孔及脱离等。

(五) 治疗

目前尚无特效治疗方法,以对症治疗为主。根据临床类型及病情,按常规处理。如晶状体混浊所致视功能障碍影响正常生活或工作,可施白内障摘除及人工晶体植入术。依据损伤情况较轻者应脱离激光作业或休息 1~2 天,重者可适当延长,多能完全恢复,一般不受影响,痊愈后可以恢复原工作。

(六) 预后

激光所致眼损伤主要累及角膜、晶状体和眼底。角膜结膜炎,一般给予局部止痛,抗炎抗氧化、防感染、促进修复等处理,轻者预后较好,重者引起瘢痕浑浊或溃疡穿孔,较难恢复。晶状体受损,药物的疗效不确切,若进展成白内障,治疗则以手术为主。眼底损伤,轻者仅留色素沉着,视力可恢复,重者穿孔或遗留瘢痕,造成永久视力障碍。

(七) 预防

对激光作业人员的防护主要包括:

1. 对激光器进行有效屏蔽,防止作业人员直接接触激光辐射。

2. 加强激光作业人员的管理,严格要求其按照设备的操作规程进行操作,避免不规范作业导致的意外暴露如利用手部试探激光束、眼睛直视激光源等。

3. 加强激光作业人员个人防护,如佩戴防护眼镜等。

4. 在接触激光作业的岗位,设置明显激光辐射安全标志、警告标志和说明标志。

5. 定期对工作场所进行危害进行监测,将作业工人接触水平控制到 GBZ 2.2《工作场所有害因素职业接触限值第 2 部分:物理因素》规定以下。

七、冻伤

冻伤,即局部冻结性冷伤,指接触严寒环境或介质(制冷剂、液态气体等)导致身体局部组织温度低于组织冻结温度(−3.6~−2.5℃,亦称生物冰点),局部组织经冻结和融化过程而导致的损伤,其特点是组织细胞发生冻结。冻伤主要由于低温、潮湿,也与风速、防寒保暖管理措施、耐寒能力及适应能力有关。

(一) 职业接触

1. 发生冻伤常见的职业包括寒冷季节从事户外作业,或室内无采暖或有冷源设备的低温条件下的作业,如林业、渔业、农业、矿业、护路、通讯、运输、环卫、警务、投递、制造业(户外)等。

2. 易发生冻伤的工种有石油和天然气生产工人、林业工人、汽车司机、建筑工人、户外维修工人、邮递员、清洁工人、食品冷藏工人、接触化学制冷和低温介质的工人等。

3. 职业性接触介质(如制冷剂、低沸点液态气体)均有发生冻伤的可能。常见的介质有固体二氧化碳(干冰)、液氮、液氨、液氯、氟利昂等,由于沸点过低,在常压下蒸发的瞬间可行程 −268.9~−29.8℃的低温。如果防护不到位,就有可能使身体直接接触制冷剂,导致快速冻伤。

(二) 发病机制

职业性冻伤分组织冻结和融化 2 个阶段,冻结-融化直接损伤血管内皮细胞是其发生的重要机制。慢速冷冻使细胞外水分冻结形成冰晶体,可直接破坏细胞膜、改变细胞离子跨膜浓度梯度、改变细胞内 pH 和蛋白质结构,导致细胞脱水死亡。组织温度持续降低时,细胞间隙冰晶体扩大造成细胞机械性损伤。除物理损伤机制外,冻伤损伤微血管内皮细胞可引起血管完整性丧失,导致血液循环障碍;血管内皮细胞破坏通过多种机制诱发凝血机制障碍、血栓形成;和受损的内皮细胞与 PMN 黏附,释放多种血管活性物质和大量细胞毒性介质,如氧自由基、PMN、TNF,导致缺血-再灌注损伤。冻伤引起的血管内皮细胞损

伤、凝血机制障碍和缺血-再灌注损伤最终造成血液循环障碍,导致组织细胞因缺血、缺氧而坏死

(三) 临床表现

1. 症状体征　冻伤多为散发。但寒冷季节在户外进行集体作业时,如防护不当,在短时间内可能暴发大量病例。冻伤多见于身体末梢暴露部位,如手、足、颜面、耳和鼻等部位等。冻伤的症状和体征突出表现在受冻部位复温融化后。最初表现为暴露部位知觉丧失、皮肤冻结变硬、肤色苍白。冻结部位融化后皮肤可呈红色、暗红色、青紫色甚至青灰色,局部充血、水肿;出现轻至重度刺痛或烧灼样痛,甚至出现感觉减退或消失;可出现浆液性水疱或血疱;患处结痂后形成痂,脱落形成溃疡;可形成干性坏疽,亦可继发感染形成气性坏疽或湿性坏疽。

(1)冻伤部位:冻伤多发生在身体的末梢部位,主要为四肢末端,下肢冻伤最多见(约占一半以上),其次为手、耳、鼻,面颊也占一定比例。冻伤常为两侧对称发生,且足部冻伤往往先于其他部位发生。有报道 843 例住院冻伤患者中,下肢冻伤和上肢冻伤分别占患者总数的 53% 和 47%;多数为双侧同时冻伤,如 41% 为双手冻伤,55% 双下肢冻伤,10% 双手和双下肢同时冻伤,14% 双耳冻伤。

冻伤的部位不局限于手和足部。职业性接触引起冻伤的原因,多是制冷剂、液态气体的泄漏。如因氯仿泄漏,皮肤沾有氯仿溶液而冻伤,头面部、胸腹部、臀部四肢皮肤冻成紫红色,总面积 45%。乘运液氮的汽车,汽车相撞后液氮溅出,冻伤上下肢,背部及臀部,面积 5%~35%。

(2)冻伤损伤程度:与冷暴露时的环境温度、风速、持续冷暴露时间以及着装情况、冷习服情况等有关。冻伤按照病理程度分为Ⅰ度、Ⅱ度、Ⅲ度和Ⅳ度冻伤。Ⅰ~Ⅱ度为轻度冻伤,主要损伤皮肤;Ⅲ~Ⅳ度为重度冻伤,主要损伤皮肤、皮下、肌肉和骨骼。在冻结状态下,患部的临床表现为皮肤呈灰白色,触之冷、硬,运动正常或受限,感觉丧失。冻结融化后,各度冻伤的临床表现有明显不同。一般情况下,多见Ⅰ、Ⅱ度冻伤,Ⅲ度冻伤较少,Ⅳ度冻伤更少。

1)Ⅰ度冻伤:损伤表皮层,可自愈。常由短时间冷空气暴露或接触冷物体所致。早期症状为肤色白,运动正常。复温融化后,皮肤呈红色或微紫红色,局部热,有轻度刺痛或烧灼感,2~3 小时内出现水肿,无水疱。5~10 天内表皮脱屑,长者可持续 1 个月。7~10 天痊愈,不留瘢痕。有时在数周或数月仍有局部多汗和冷敏感等后遗症。

2)Ⅱ度冻伤:损伤表皮和真皮,以明显的充血、水肿和水疱为特点。冻结融化后,皮肤呈红色或暗红色,明显水肿,触之有灼热感;局部疼痛、跳痛、刺痛较剧,持续 3~10 天;融化后 12~24 小时出现较大澄清浆液性水疱,水疱内充满橙黄或粉红色透明液体,往往连成片,疱底呈鲜红色。如无合并感染,症状逐渐减轻,水疱干燥后形成较薄痂皮,脱痂后痊愈。病程约 3 周,无组织丢失。可留有长期的感觉神经病变,常伴有明显的冷过敏。无组织丢失。

3)Ⅲ度冻伤:损伤全层皮肤和皮下组织。冻结状态下,冻区皮肤肤色苍白,触之冷、硬、无感觉,运动受限。冻结融化后,冻区肤色转为紫红或青紫色,温度较低,明显水肿;感觉迟钝或消失;冻后 12~24 小时出现较大、散在的厚壁血性水疱,疱底呈暗红色,感觉迟钝。水肿,一般 5~6 天后消退。如无继发感染,水疱逐渐干燥,可造成全层皮肤和皮下组织坏死,形

成较厚痂皮,脱痂后可形成瘢痕,局部渗出较多。可见骨—筋膜室综合征。如继发感染,可出现湿性坏疽或气性坏疽。干性坏死出现坏死组织分界线的时间一般需要 1~2 个月,从坏死组织完全脱落,健康肉芽的出现和上皮形成,往往需要 2~3 个月以上的时间,组织坏死后留有瘢痕,影响功能。

4)Ⅳ度冻伤:伤及全层皮肤及其下的神经、肌肉、骨骼等深层组织。复温前呈冰冷蜡状,无自主运动能力。复温后冻区皮肤为紫蓝色或青灰色,皮肤温度低,中度水肿,感觉丧失;仅有少数小的厚壁血性水疱,疱液咖啡色、疱底污秽,严重时无水疱,局部渗出多;被动运动恢复,但肌肉固有功能缺失。冻区无感染时,冻后 2~3 周冻区逐渐干燥变黑,组织干性坏死(木乃伊化),45 天才能确定坏死分界线,坏死组织自行脱落形成残端或需截肢,病程为 2~3 个月。如合并感染形成湿性坏疽,甚至发生气性坏疽。因为肌肉、骨骼等均发生坏死,可导致截肢致残废。

2. 实验室检查

(1)影像学检查:观察冻伤组织软组织肿胀、骨质疏松和骨膜炎;

(2)动脉造影:血管分支血流变化情况;

(3)磁共振或血管增强磁共振技术:血管阻塞、周围软组织缺血界线。

(四)诊断及鉴别诊断

1. 诊断 根据 GBZ/T 278《职业性冻伤的诊断》进行诊断,标准中规定:根据明确的在低于 0℃的寒冷环境作业史,或短时间接触介质(制冷剂、液态气体等)的职业史,具有受冻部位冻结时和 / 或融化后的临床表现,参考工作场所职业卫生学调查以及实验室检查结果,综合分析,并排除其他原因所致类似疾病,方可诊断职业性冻伤。

(1)依据冷暴露史、临床症状与体征,一般并无困难。冻伤的诊断首先要确定冻伤的严重程度。由于组织冻伤过程具有高度的可逆性,早期很难从外观上分清重度损伤和坏死。

(2)实验室检查:影像学检查可早期判断冻伤的程度,如平片可以显示软组织肿胀、骨质疏松和骨膜炎等,还可发现骨与关节软骨损伤所致关节异常、感染性骨关节炎以及末端指趾骨的情况。早期动脉造影可发现血管分支血流变化情况。磁共振或血管增强磁共振技术能够早期直接确定血管阻塞、周围软组织缺血界线,从而能够早期进行手术清创覆盖。用 ^{99m} 锝亚甲基磷酸盐作骨扫描,在冻伤后 2 小时内即可判断其存活范围。

(3)职业性冻伤的诊断以冻伤程度、冻伤面积、痊愈后可能造成的组织丢失与功能障碍程度为依据综合进行诊断与分级,分为壹级、贰级、叁级和肆级冻伤。

1)壹级冻伤:具备以下任何一项者:

①Ⅰ度冻伤;

②Ⅱ度冻伤面积<10%。

2)贰级冻伤:Ⅱ度冻伤面积 ≥10% 且<50%。

3)叁级冻伤:具备以下任何一项者:

①Ⅱ度冻伤面积 ≥50%;

②Ⅲ度冻伤面积<10%。

4)肆级冻伤:具备以下任何一项者:

①Ⅲ度冻伤面积 ≥10%;

②Ⅳ度冻伤；

③冻伤造成任一指（趾）缺损或功能障碍；或耳、鼻任一部位损伤；

④冻伤同时伴有严重心、肺、肾脏等任一脏器功能损害。

2. 鉴别诊断　根据严寒环境或介质职业接触史，职业性冻伤通常可明确诊断。但是要注意职业性冻伤与冻疮的鉴别，主要根据受冻部位初期和复温融化后的症状和体征进行鉴别。

职业性冻疮：非冻结性冷伤，发病机制较为复杂，缺血-再灌注损伤在其发病中发挥重要作用。发病早期患病部位皮肤灰白或苍白、感觉消失，局部麻木，皮肤浸软、可出现轻度水肿、无冻结，常不能触及脉搏搏动。脱离冷环境或复暖后，患处皮肤开始明显充血、水肿，可出现痒感和严重烧灼痛，肢体近端感觉恢复而远端未恢复，可有水疱。患肢血管充盈、脉搏搏动有力。发病 8 小时后仍不能触及脉搏者多为严重深部冷伤。随着时间延长，患处红肿热痛减轻、患肢远端仍冷。内、外环境因素引起肢体冷却，刺激因素消除后肢体长时间持续冷敏感性增高，是突出的症状。持续、明显的感觉丧失不多见，但小范围的麻木可伴伤员终生。少数重伤员的水肿可导致反复真菌感染。重伤员可有干性组织坏死。

（五）治疗

1. 现场急救　立即脱离寒冷环境或低温介质，移至防风保暖场所，采取保暖措施。对处于冻结状态的伤部，只有确认融化后无再次冻结危险时，方可采取温水快速复温措施，直至指、趾远端皮肤潮红、肢体变软。后送过程中注意保暖，防止外伤。如无温水快速复温条件，可立即后送医疗单位救治。如既无温水快速复温条件，又无法快速后送时，可利用救护者的体温实施复温进程。但严禁采用拍打按摩、冷水浸泡、冰雪搓擦或明火烘烤等方法复温。伴有眼、呼吸道损伤或化学性中毒时，参照相应诊断标准及处理原则或请专科医师诊治。

2. 快速复温　对患者快速进行复温是最根本的救护措施。一般冻伤的标准初始治疗是在 40~42℃ 的水中浸浴 15~30 分钟进行快速复温。但根据损伤的部位不同，在实施上应采用不同的方法：若为单个肢体的损伤，可采用小型容器进行，损伤的肢体需完全浸于复温液体中；若为无法实现浸浴的部位（如耳、鼻等），可采用温热的湿性敷料覆盖；若为多发部位，可采用烧伤浸浴设备对患者进行全身的浸浴复温治疗。在复温过程中需监测复温液（复温敷料）的温度，将其严格控制在 40~42℃；复温液可采用生理盐水，不推荐应用酒精、碘伏等对创面有刺激性或可能使创面着色的消毒物品。可将患者浸入温度适宜的温水中，浸泡的时间不宜过久，当患者冻伤皮肤渐渐由青紫转为红润，恢复规则的心跳及呼吸后即可脱离热水环境。如果现场找不到温水，救护人员可将患者用棉被或毛毯裹住，将热水袋或暖壶置于其腋下及腹股沟处。救护人员也可利用自身的体温来进行热量的传输，以自己的胸部、腹部、腋下等温暖处贴紧冻伤人员。并通过进饮食补充热量。急救过程中，要防止冻伤部位发生二次机械性损伤，搬动时要小心，以免引起骨折。对于局部的冻伤可用温水浸透毛巾进行局部热敷。

3. 创面处理

（1）浅度冻伤：首次复温后，浅度冻伤通常需采用包扎疗法。若创面内出现水疱，需要行疱液引流，并保留完整水疱皮，每日行消毒换药及浸浴治疗（详见第 4 条）。创面局部可选择生长因子类的药物外用,以促进其自身修复。若无感染,浅度冻伤创面通常可在 2 周左右自行愈合。

(2)深度冻伤:首次复温后,若创面内出现血疱,除非张力极高,否则可暂不予引流处置,待其自行吸收。深度冻伤创面在伤后 3~4 天,通常也需行包扎治疗,可不采用外用药物,仅以干洁的敷料包扎。3~4 天后,创面逐渐出现干性坏死,此时创面可开始采用暴露治疗。深度冻伤很难自行愈合,若采用保守治疗方案,需 3 周以上的时间,且后期会出现瘢痕;绝大多数的深度冻伤创面,在坏死界限清楚后,需行手术治疗。

4. 手术治疗　在明确出现局部循环损伤或出现骨筋膜隔室综合征后才进行切痂,只有痂下感染不能用药物控制时才进行早期清创手术。通过临床实验观察,Ⅲ度冻伤患者如无继发感染,大多在伤后 30 天左右可以脱痂愈合,Ⅲ度、Ⅳ度冻伤在伤后 45 天坏死已基本定型,难以再恢复,若不及时手术,容易并发气性坏疽等严重感染。一般认为冻伤截肢时机一般在冻伤后 30~45 天为宜。目前,通过放射性核素扫描技术以及磁共振技术,能够早期确定损伤范围,采用皮瓣及游离皮瓣技术覆盖骨骼及神经肌腱,最大限度地保存肢体长度及功能。

5. 其他处理

(1)感染的防治:可用无菌生理盐水反复冲洗创面,擦干后局部按照冻伤的程度采用包扎或暴露疗法。及时进行细菌培养,根据培养的结果合理适当使用抗生素。

(2)水疱的处理:小的水疱可不处理,待其自行吸收;大的水疱和血性水疱需切开引流,但要保留水疱片以保持水疱皮的完整,促进结痂;坏死组织、局部病灶要及时给予清创换药,警惕坏疽的发生。

(3)抗血栓治疗:根据病情早期应用链激酶溶栓具有显著效果,特别是在冻伤后 24 小时内积极进行溶栓,可有效地降低截肢的可能性。研究还发现使用血小板抗凝剂异布诺芬或己酮可可碱联用阿司匹林可显著减轻组织损伤。

(4)镇痛治疗:局部疼痛较轻者给予盐酸曲马朵或非甾体类等镇痛药。疼痛剧烈者应给予哌替啶或吗啡肌内注射。同时加强心理辅导,安慰患者情绪。

(5)其他治疗:

1)高压氧治疗能有效减少组织坏死范围,降低截肢的可能性。

2)真空负压吸引主要应用在局部表层的冻伤创面,能有效防止创面感染,保持创面清洁,促进皮岛生长,有效缩短愈合时间。

3)局部冻伤创面给予神经阻滞药麻醉,能缓解疼痛,改善血管紧张度,防止血栓形成,减轻炎症反应。

4)红光治疗仪是通过对生物体产生光化学作用,使细胞线粒体的过氧化氢酶活性增加,促进细胞再生和伤口的愈合。另外,还应给予保护脏器、营养支持、适当锻炼、精神心理

(六) 预后

早期发现及时治疗,预后良好。若冻结时间较短,又正确应用温水快速复温及上述疗法,无并发感染,则预后较佳。若冻结时间过长,又未采取快速复温,并发感染或其他伤病,患者身体衰弱,或者患部经过反复冻融,则预后不良。

(七) 预防

1. 做好防寒和保暖工作　应按《工业企业设计卫生标准》和《采暖、通风和空气调节

设计规范》的规定,在寒冷作业环境,为工作人员提供采暖设备,使作业地点保持核实的温度。

2. 注意个人防护 对于低温作业环境,应注意工人手、脚和头部的御寒。低温作业人员的御寒服装面料应具有导热性小,吸湿和透气性强的特性。在潮湿环境下劳动,应发给橡胶工作服、围裙、长靴等防湿用品。工作时若衣服浸湿,应及时更换并烘干。教育、告之工人体温过低的危险性和预防措施:肢端疼痛和寒战(提示体温可能降至35℃)是低温的危险信号,当寒战十分明显时,应终止作业。劳动强度不可过高,防止过度出汗。禁止饮酒。

3. 增强耐寒体制 人体皮肤在长期和反复寒冷作用下,会使表皮增厚,御寒能力增强而适应寒冷。故经常冷水浴或冷水擦身或较短时间的寒冷刺激结合体育锻炼,均可提高对寒冷的适应。此外,适当增加富含脂肪、蛋白质和纤维素的食物摄取。

4. 既往有冻伤史、雷诺病、闭塞性血管病、慢性肺疾病和周围神经病患者不宜从事严寒地区户外作业。

(陈青松、严茂胜)

第六章　职业性放射性疾病

第一节　概　　述

一、辐射物理基本概念

(一) 电离辐射

电场和磁场的交互变化会产生电磁波,电磁波以波的形式移动,有效地传递能量。电磁波也称为电磁辐射(electromagnetic radiation)。电磁辐射是以一种看不见、摸不着的特殊形态存在的物质。电磁辐射可以按照频率分类,从低频率到高频率,包括无线电波、微波、红外线、可见光、紫外线、X射线和γ射线等。X射线和γ射线因其能量较大,可以引起原子或分子电离,将它们归类于电离辐射(ionizing radiation)。

电离辐射是指能使物质的原子或分子电离而形成离子对(离子和电子)的辐射。包括高能电磁辐射(X射线、γ射线)和粒子辐射(α粒子、β粒子、中子、质子等)。职业接触的电离辐射主要有下列几种类型。

1. X射线和γ射线　X射线和γ射线是波长短、能量较高的电磁波,由光子组成,不带电,穿透能力强。X射线和γ射线的来源不同。X射线来自核外电子的相互作用,比如医用X射线是用一种电子装置产生的,在这种电子装置中,电子被加速到高能,然后轰击靶(靶材料通常为钨或金)而产生X射线。γ射线来自核衰变,放射性核素在发生了α衰变和β衰变后,生成的子核往往处于激发状态,这个状态是不稳定的,它们将通过发射γ射线的方式,释放出多余的能量,跃迁到低能态或基态,这个过程叫γ衰变。在γ衰变过程中,原子核的质量数和电荷数都未发生变化,只是能量状态改变了。常用的γ放射源有 ^{125}I、^{137}Cs、^{60}Co 和 ^{192}Ir 等。

X射线和γ射线可引起人体的外照射损伤。屏蔽X射线和γ射线的材料一般选用高原子序数的物质,如铅、铁、混凝土和实心砖等。

2. α射线　α射线是高速流动的α粒子流。α粒子是放射性核素放射出来的高速飞行的氦原子核,它由两个中子和两个质子组成,带有 2e 个正电荷,因此放射性元素发生α衰变后,原子序数降低2,质量数减少4个原子质量单位。α衰变一般发生于重的不稳定核素中,原子序数大于82的天然放射性核素易发生此种衰变,其中 ^{226}Ra、^{210}Po、^{235}U 是典型的α衰变核素。

由于 α 粒子质量较大,穿过物质的速度比较慢,因此沿着它的轨迹与原子发生相互作用的机会较多,在每次相互作用过程中都将损失一些能量,在介质中穿过很短的距离。在空气中的射程只有几厘米,只要一张纸就能挡住。但是,一旦让发射 α 粒子的放射性核素进入人体,则其引起的内照射危害比较大。

3. β 射线　β 射线是高速运动的 β 粒子流。β 衰变是不稳定原子核通过放出 β 粒子或俘获核外的轨道电子转变为另一原子核的现象。β 衰变分为 β⁻ 衰变、β⁺ 衰变和电子俘获三种类型。β 衰变放出的是电子或正电子,带有 1 个负电荷或 1 个正电荷。因此放射性元素发生 β 衰变后,原子序数变化 1 个单位,质量数没有改变。β 射线电离能力比 α 射线小,穿透力比 α 射线大,但与 X 射线和 γ 射线比,β 射线的射程短。β 射线与高原子序数物质相互作用产生轫致辐射,轫致辐射产生的 X 射线具有较强的穿透能力。^{14}C、^{32}P、^{137}Cs、^{131}I、^{60}Co 等核素衰变时放出 β 射线。

β 射线易被人体浅表组织吸收造成对人体的伤害。对 β 射线的防护首先是减少轫致辐射的产生,通常选用有机玻璃、塑料、铝等低原子序数的物质材料作为内层屏蔽,外层屏蔽考虑轫致辐射产生的 X 射线,一般使用铅等高原子序数的材料。

4. 中子　中子是质量约为 1 个原子质量单位的不带电的粒子。中子的主要来源有核辐射或加速粒子在靶物质中发生的核反应、重核裂变和轻核聚变。中子通过组织时不受带电物质的干扰,与带电粒子相比,在质量与能量相同条件下,中子的穿透力较大。常用的中子放射源有放射性核素中子源(^{252}Cf、^{241}Am-^{9}Be 等)、加速器中子源和反应堆中子源。

中子可引起人体的外照射损伤。对中子进行防护时,首先使用含氢较多的物质,如水、石蜡、聚乙烯等将中子慢化,然后使用对中子吸收截面较大的物质,如含硼或锂的物质吸收中子。在中子散射和吸收的同时还放出 γ 射线,同时中子源本身也可放出少量 γ 射线,因此可用高密度物质如铅、铁等作为中子屏蔽后的外层屏蔽材料。

(二) 辐射量及单位

1. 放射性活度(activity)A　在给定时刻,处在特定能态的一定量的某种放射性核素的放射性活度 A 是该核素从该能态发生自发核跃迁数的期望值 dN 除以该时间间隔 dt 而得的商:A=dN/dt 也称活度。

活度的 SI 单位是秒的倒数[s^{-1},称为贝可(勒尔)(Bq)]。放射性活度旧的专用单位是居里(Ci),它表示放射性核素在 1 秒钟内发生 3.7×10^{10} 次核衰变,即 1Ci=3.7×10^{10}Bq。

一定量的放射性核素由于衰变其活度降至初始值一半时所需要的时间称为放射性核素的半衰期,表示符号为 $T_{1/2}$。

2. 照射量(exposure)X　光子在质量为 dm 的空气中释放出来的全部电子(负电子和正电子)完全被空气阻止时,在空气中所产生的任一种符号的离子总电荷的绝对值 dQ,除以空气的质量 dm 所得的商(X),即:X=dQ/dm。

照射量的国际单位制(SI)单位是库仑每千克,用符号库仑 / 千克(C/kg)表示,它没有专门名称。以前采用的照射量专用单位是伦琴(R)。1R=2.58×10^{-4}C/kg。

3. 吸收剂量(absorbed dose)D　电离辐射授予质量为 dm 的某体积元中物质的平均能量 dε 除以该体积元物质的质量 dm 所得的商(D),即 D =dε/dm。

吸收剂量的国际单位制(SI)是戈瑞(Gy)。以前采用的专用单位是拉德(rad)。

1Gy=100rad。吸收剂量适用于任何类型和任何能量的电离辐射及受照射的任何物质。

4. 当量剂量(equivalent dose)$H_{T,R}$　辐射 R 在组织或器官 T 中产生的当量剂量 $H_{T,R}$ 是组织或器官 T 中的平均吸收剂量 $D_{T,R}$ 与辐射权重因数 ω_R 的乘积,定义式为:

$$H_{T,R}=D_{T,R}\cdot\omega_R$$

当辐射场是由具有不同 ω_R 值的多种类型辐射组成时,当量剂量为:

$$H_T=\sum{}_R\omega_R\cdot D_{T,R}$$

当量剂量的国际单位制(SI)单位是希沃特(Sv)。对 X、γ 射线而言,1Sv=1Gy。

表 6-1-1 为国际放射防护委员会(ICRP)第 60 号出版物(1990)和 ICRP 第 103 号出版物(2007)推荐的辐射权重因数。我国 GB 18871《电离辐射防护与辐射源安全基本标准》中采用的是 ICRP 第 60 号出版物(1990)的数值。

表 6-1-1　ICRP 推荐的辐射权重因数 ω_R

辐射类型	能量范围	辐射权重因数 ω_R
ICRP 第 60 号出版物(1990)		
光子,电子,μ 介子	所有能量	1
中子	<10keV, >20MeV	5
质子	>2MeV	5
中子	10~100keV, 2~20MeV	10
中子	0.1~2MeV	20
α 粒子,裂变碎片,重核	所有能量	20
ICRP 第 103 号出版物(2007)		
光子	所有能量	1
电子和 μ 介子	所有能量	1
质子和带电 π 介子	>2MeV	2
α 粒子,裂变碎片,重离子	所有能量	20
中子	下列连续函数用于中子辐射权重因数的计算: $$\omega_R=\begin{cases}2.5+18.2e^{-[\ln(E_n)]^2/6} & E_n<1MeV \\ 5.0+17.0e^{-[\ln(2E_n)]^2/6} & 1MeV\leqslant E_n\leqslant 50MeV \\ 2.5+3.25e^{-[\ln(0.04E_n)]^2/6} & E_n>50MeV\end{cases}$$	

5. 有效剂量(effective dose)E　考虑到组织权重因数的当量剂量。有效剂量为体内所有组织和器官的加权当量剂量之和。

$$E=\sum_T\omega_T\cdot H_T$$

式中:H_T——组织或器官 T 的所受当量剂量;

　　　ω_T——组织或器官 T 的组织权重因数。

由当量剂量的定义可以得到:

$$E=\sum_T\omega_T\cdot\sum_R\omega_R\cdot D_{T,R}$$

式中：ω_R——组织或器官 T 的辐射权重因数；

$D_{T,R}$——组织或器官 T 内的平均吸收剂量。

有效剂量的国际单位制（SI）单位是希沃特（Sv）。

有效剂量为综合反映受照的各个器官和组织给人体带来随机性健康危害的总和。

表 6-1-2 列出的组织权重因数 ω_T 值引自 GB 18871《电离辐射防护与辐射源安全基本标准》，来源于 ICRP 第 60 号出版物（1990）。

表 6-1-2　组织权重因数 ω_T

组织或器官	组织权重因数 ω_T	组织或器官	组织权重因数 ω_T
性腺	0.20	肝	0.05
（红）骨髓	0.12	食道	0.05
结肠 [a]	0.12	甲状腺	0.05
肺	0.12	皮肤	0.01
胃	0.12	骨表面	0.01
膀胱	0.05	其余组织或器官 [b]	0.05
乳腺	0.05		

注：a 结肠的权重因数适用于在大肠上部和下部肠壁中当量剂量的质量平均。

b 为进行计算用，表中其余组织或器官包括肾上腺、脑、外胸区域、小肠、肾、肌肉、胰、脾、胸腺和子宫。在上述其余组织或器官中有一单个组织或器官受到超过 12 个规定了权重因数的器官的最高当量剂量的例外情况下，该组织或器官应取权重因数 0.025，而余下的上列其余组织或器官所受的平均当量剂量亦应取权重因数 0.025。

表 6-1-3 列出了 ICRP 第 103 号出版物（2007）重新推荐的组织权重因数 ω_T 与 ICRP 第 60 号出版物（1990）数值有所不同，最大的变化是大幅提高了乳腺的权重值，降低了性腺的权重值。

表 6-1-3　ICRP 第 103 号出版物（2007）推荐的组织权重因数

组织	ω_T	$\sum \omega_T$
骨髓（红）、结肠、肺、胃、乳腺、其余组织	0.12	0.72
性腺	0.08	0.08
膀胱、食管、肝、甲状腺	0.04	0.16
骨表面、脑、唾腺、皮肤	0.01	0.04

注：其余组织：肾上腺、外胸（ET）区、胆囊、心脏、肾、淋巴结、肌肉、口腔黏膜、胰腺、前列腺（♂）、小肠、脾、胸腺、子宫 / 子宫颈（♀）。

（三）放射防护原则和方法

1. 放射防护的基本原则　放射防护的目的是控制照射剂量，减少因不合理照射引起的随机性效应发生的概率，防止确定性效应的发生。

(1)辐射实践的正当性：引进伴有辐射照射的实践以前，应当进行正当性判断和利益、代价分析，只有实践使个人和社会从中获得的利益大于其可能造成的危害时，该实践才被判断为正当的，可以进行的。也可以表述为任何伴有辐射照射的实践都应当有正当的理由，并且确认因实践获得的净利益大于付出的代价。

(2)放射防护的最优化：对于来自一项实践中的任一特定源的照射，应使防护与安全最优化，在考虑到经济和社会因素的条件下，应当采取各种防护措施，将个人受照剂量、受照射的人数以及受照射的可能性均保持在可合理达到的尽量低水平。

(3)个人剂量限值：个人受到的照射剂量进行限制，保证个人受到的所有照射实践的剂量总和不超过规定的限值。GB 18871《电离辐射防护与辐射源安全基本标准》规定的职业人员的剂量限值为：

1)连续 5 年的年平均有效剂量不超过 20mSv，其中任何 1 年不超过 50mSv；眼晶体的年当量剂量不超过 150mSv；四肢(手和足)或皮肤的年当量剂量不超过 500mSv；2014 年国际原子能机构出版的《国际辐射防护和辐射源安全基本标准》将眼晶体的年当量剂量不超过 150mSv 调整至不超过 20mSv；

2)对于年龄为 16~18 岁学徒工和实习学生，其年有效剂量不超过 6mSv；眼晶体的年当量剂量不超过 50mSv；四肢(手和足)或皮肤的年当量剂量不超过 150mSv；

2. 外照射防护方法　外照射防护的基本方法有时间防护、距离防护和屏蔽防护。

(1)时间防护：受照剂量正比于受照时间，受照时间愈长，所受累积剂量愈大。因此，时间防护就是缩短受照时间以达到减少受照剂量的目的。在一切接触电离辐射的操作中，应以尽量缩短受照时间为原则。要求工作前做好充分准备，操作时务求熟练、迅速。在特殊情况下，工作人员不得不在大剂量环境中工作时，应采取轮流、替换办法，严格控制每个人的受照时间，使每个人的受照剂量控制在拟定的限值以下。

(2)距离防护：增加人体到辐射源的距离，可减少其受照剂量，即为距离防护。对点状源，在不考虑空气对电离辐射的散射和吸收时，人体受到的照射剂量与距离的平方成反比，即距离增加 1 倍，剂量减少到原来的 1/4。在实际工作中，常用远距离操作工具，如长柄钳子、机械手等或隔室操作增大人体与辐射源之间的距离，以减少人员的受照剂量。

(3)屏蔽防护：就是在辐射源与人体之间设置能够吸收辐射的屏障物，以减少辐射对人体的照射剂量。虽然依靠时间防护和距离防护可以减少人体受照剂量，但是客观条件有时不允许无限地缩短受照时间和增大操作距离，此时屏蔽防护是更可取的防护措施。

在实际工作中，应根据具体情况综合利用时间防护、距离防护和屏蔽防护这 3 种基本方法做好外照射防护。

3. 内照射防护方法　内照射是指进入体内的放射性核素作为辐射源对人体造成的照射。虽然放射性核素放出的 γ 射线、β 射线、α 射线等都有可能造成内照射，但是内照射防护更为重视能使器官和组织严重损伤的 β 射线、α 射线。

(1)放射性核素进入体内的途径有：

1)吸入，通过呼吸器官将被放射性物质污染的空气吸入体内。如大气中的氡，放射性气溶胶和含放射性物质的微尘等主要通过吸入进入人体。

2)食入，食入被放射性物质污染的水和食品通过消化器官进入体内。

3)经皮肤或伤口进入，一般情况下完好的皮肤可阻止放射性物质进入体内，但是部分气态或液态的放射性核素能通过皮肤被组织吸收。皮肤出现伤口时,放射性物质易通过伤口进人体内。

(2)内照射防护方法:内照射防护原则是防止或减少放射性物质对空气、水和食品、工作场所的污染尽可能阻断放射性物质进人体内的途径。对内照射的主要防护方法包括:

1)合理设计工作场所:工作场所应区分工作人员办公、休息的区域和非密封放射性物质工作区;非密封放射性物质工作场所应当独立或分开设置;不同放射性水平操作室应当按照由低到高的顺序排列;墙壁、地板、水槽、操作台用易于清洗去污的材料制作;设置通风设备,保持良好通风,并注意通风方向应是从低水平放射性场所吹向高水平放射性场所;设置冲洗室和更衣室。

2)操作非密封放射性物质时应采取的安全防护措施:操作前检查并启动通风装置;穿戴防护衣、帽、防护口罩等个人防护用品;放射性液体的开瓶、分装等操作应在通风橱或专用设备中进行或采用自动操作;进行放射性液体的转移、稀释、滴定、搅拌时,容器应放在铺有吸水纸的盘内进行,少量洒落时先用吸水纸吸附;严禁用口吸移液管转移放射性液体;皮肤暴露部位有伤口的人员不得进行非密封源操作;对出入工作场所的人员进行放射性表面污染监测;严禁在工作场所吸烟和饮食。

二、辐射效应与辐射损伤

机体受到电离辐射的照射可产生各种有害效应,称为辐射生物效应,而产生的各种不同类型和不同程度的损伤称为辐射损伤。

(一)辐射效应的分类

ICRP建议书将辐射照射的大多数有害健康效应分为两种类型:高剂量照射后由于大部分细胞被杀死或功能丧失而产生的有效组织反应(即以往称为确定性效应)和随机性效应(即癌症和遗传效应)。

1. 确定性效应　又称有效组织反应。辐射诱发的健康效应,其发病的概率和损伤的严重程度随受照剂量的增加而增加,且存在剂量阈值,低于阈剂量时一般不会造成损伤。剂量与效应呈非线性关系。对确定性效应来说,由于个体间存在辐射敏感性的差异,并非达到相关疾病的剂量阈值都会发病,受照条件相同的个体也并非出现相同程度的效应。不同组织对辐射的敏感程度相差很大,其剂量阈值亦不相同。大部分放射性疾病属于确定性效应,如电离辐射引起的眼晶状体浑浊、生育障碍、造血功能减退、非癌性皮肤损伤、甲状腺疾病等。职业性放射性疾病名单中除放射性肿瘤和放射性皮肤癌以外的其他放射性疾病均属于确定性效应。

2. 随机性效应　是指辐射效应的发生概率随受照剂量的增加而增加,而疾病的严重程度与受照剂量无关的效应。一般认为不存在剂量阈值,如放射性疾病中的放射性肿瘤、放射性皮肤癌等。随机性效应分为辐射致癌效应和辐射遗传效应,包括由于体细胞突变在受照个体上形成的癌症和由于生殖细胞突变在受照者后代身上发生的疾病。

(二)影响辐射效应的因素

1. 与辐射相关的因素

(1)辐射种类:不同种类的电离辐射产生的损伤效应不同,决定因素是射线的穿透能力的强弱和电离密度的大小。对同一种射线而言,穿透能力越强,电离密度就越小(如γ射线、高能 X 射线),穿透能力强,能穿透深层组织,主要引起外照射损伤;反之,如果穿透能力越弱,电离密度就越大(如 α 射线),由外照射对机体的损伤作用小,当发射 α 射线的放射性核素进入机体内时,对机体的损伤作用大,导致内照射损伤的发生;而 β 射线电离能力较 α 射线小,比 γ 射线大,但穿透能力较 α 射线大,比 γ 射线小。因此,外照射时可引起皮肤表层的损伤,内照射时也可引起明显的内照射损伤。

不同种类的辐射即便是相同的吸收剂量引起的生物效应也是不同的。为比较不同种类的辐射引起的生物效应,引入"相对生物效能"(RBE)的概念。RBE 的确定是以 X 射线或 ^{60}Co 的 γ 射线为基础的,X 射线或 ^{60}Co 的 γ 射线引起某种生物效应需要的吸收剂量与研究的电离辐射引起相同的生物效应所需吸收剂量的比值,即为该种电离辐射的 RBE,不同电离辐射的 RBE 不同。而同一吸收剂量生物效应的大小主要取决于各种电离辐射在介质中的传能线密度(LET)。LET 是指带电粒子在其单位长度径迹上消耗的平均能量。一般来说 LET 值越大,生物效应越显著,X 射线、γ 射线属于低 LET 辐射。α 射线、快中子、低能质子属于高 LET 辐射。

(2)照射剂量:照射剂量是影响损伤效应的主要因素,剂量越大效应越明显。一般情况下,人体一次或短时间内受到 X 射线或 γ 射线的照射剂量只要不超 0.25Gy 就不会出现明显的或可察觉的损伤。从辐射作用的远期效应看,受照射剂量越大后果也越重,发生实体癌和白血病的概率越高。

(3)剂量率:一般情况下,总剂量相同时,剂量率越大,生物效应越显著,但当剂量率增加到一定程度时,生物效应与剂量率会失去比例关系。当剂量率>5~10cGy/min 时有可能引起急性放射损伤;当剂量率为每年 0.5~5cGy 时,长期照射可引起慢性放射损伤。

(4)分次照射:同一剂量的照射,分次给予的情况下,其损伤效应低于一次给予的效应,分次越多,每次间隔时间越长,则损伤效应越小。

(5)照射部位:机体的不同部位对辐射的敏感性不同,即使在照射剂量和剂量率都相同的条件下,照射机体的不同部位引起的损伤效应也不同。全身损伤以照射腹部最严重,其次是盆腔、头部、胸部和四肢。照射的几何条件对生物效应有很大影响,事故照射时,由于照射几何条件不同而造成身体各部分的不均匀照射。不同部位的不同器官和组织的辐射敏感性有较大差别,不均匀照射的后果与各部位的吸收剂量密切相关。

(6)照射面积:辐射损伤效应一定程度上取决照射面积的大小,当照射其他条件相同时,受照射面积越大,损伤越严重。6.0Gy 的辐射作用几平方厘米的皮肤时,引起皮肤红斑,不会出现全身症状,但作用于几十平方厘米的皮肤时,可能出现恶心、乏力等症状。

(7))照射方式:照射方式分为内照射、外照射和混合照射。一般来说,在影响损伤效应的其他因素如辐射类型、照射剂量、剂量率、照射面积和部位相同的情况下,混合照射引起的损伤效应比单纯照射严重。

外照射是指放射源位于机体外的照射。外照射可以是单方向照射或多方向照射,相同情况下,多向照射的损伤效应要大于单向照射。

内照射是指放射性核素进入体内并放出射线作用于机体的不同部位。内照射损伤效应受到放射性核素的理化性质、进入途径、分布和排出特点等因素的影响。

2. 与机体相关的因素 不同种系、不同个体、不同组织和器官对辐射的敏感性不同。不同种系中,种系演化越高,机体组织结构越复杂,对辐射的敏感性越高。同一种系不同个体的辐射敏感性亦不同,同一个体在其发育的不同阶段其辐射敏感性也不同。总的趋势是胚胎最为敏感,幼年、少年、青年至成年辐射敏感性依次降低,老年人由于功能衰退,其辐射敏感性又高于成年人。

同一个体的不同组织和细胞对辐射的敏感性也不同,分裂和代谢旺盛的细胞较不旺盛的细胞敏感;胚胎和幼稚细胞较成熟的细胞敏感。组织和细胞的辐射敏感性与其分裂能力成正比,与其分化程度成反比。同一细胞的不同亚细胞机构具有不同的辐射敏感性,细胞核辐射敏感性高于细胞质。细胞内不同大分子物质的辐射敏感性也不同,依次为DNA>RNA>蛋白质,因此 DNA 分子损伤在细胞辐射效应中占突出地位。

人体各组织的辐射敏感性可分为三种。高度敏感组织:淋巴组织、胸腺、骨髓组织、胃肠上皮、性腺、胚胎组织;中度敏感组织:感觉器官、内皮细胞、皮肤上皮、唾液腺、肝、肾、肺组织的上皮细胞;轻度敏感组织:肌肉组织、软骨组织、骨组织、结缔组织等。

3. 与环境相关的因素 照射时机体内外环境的温度影响损伤效应的程度,降低温度可以使损伤效应减轻,反之可使损伤效应加重。机体内外环境中的氧含量对损伤效应也有影响,氧含量增加对机体辐射效应的发生有促进作用。

三、职业性放射性疾病的特点

放射性疾病(radiation disease)是指电离辐射作用于人体导致的全身或局部性疾病的总称。放射性疾病分类方法较多,可根据照射方式和来源不同分为内照射放射病和外照射放射病;根据受照剂量的大小、受照时间的长短和发病时间的急缓分为急性放射病、亚急性放射病和慢性放射病;根据受照部位的不同和受照范围的大小分为全身性放射损伤和局部放射损伤;根据受照时是否伴有其他致伤因素所致的损伤分为单纯放射性损伤和放射性复合伤;根据效应出现的早晚分为近期效应和远期效应。

放射性疾病分职业性和非职业性。职业性放射性疾病是指放射工作人员在职业活动中受到超剂量限值的照射所致的疾病。职业性放射性疾病中各种疾病之间既有共性,又有个性。共性是所有职业性放射性疾病均有电离辐射接触史,并有一定的剂量效应关系,且临床表现不具有特异性,与其他非放射性因素所致的疾病有相似的临床表现;个性是每一种职业性放射性疾病都具有各自的临床特征。因此,在诊断职业性放射性疾病时,除考虑其不同的临床特点外,必须根据受照史、受照剂量,全面分析其剂量-效应关系,并排除其他类似疾病后,方能做出正确的诊断。

通常放射工作人员受到的职业照射多为长期低剂量照射,当受照剂量达到或超过一定水平时,可引起局部或全身慢性放射性损伤及放射性肿瘤。根据《职业病防治法》有关规定,国家卫生计生委、安全监管总局、人力资源和社会保障部和全国总工会联合组织对职业病的分类和目录进行了调整,于 2013 年 12 月 23 日(国卫疾控发〔2013〕48 号)发布施行新的《职业病分类和目录》。现有《职业病分类和目录》中职业性放射性疾病有下列 11 种:外照射急性放射病、外照射亚急性放射病、外照射慢性放射病、内照射放射病、放射性皮肤疾病、放射性肿瘤(含矿工高氡暴露所致肺癌)、放射性骨损伤、放射性甲状腺疾病、放射性性腺疾病、放射复合伤及根据《职业性放射性疾病诊断标准(总则)》可以诊断的其他放射性损伤。放射性白内障归类在职业性眼病的职业性白内障中,不在本章节中叙述。

第二节 职业性放射性疾病

一、外照射急性放射病

职业性外照射急性放射病(acute radiation sickness due to occupational external exposure)是指放射工作人员在职业活动中受到一次或短时间(数日)内分次大剂量电离辐射外照射引起的全身性疾病。外照射急性放射病属于有效组织反应,病情严重程度与受照剂量呈正相关,脱离射线接触后病情仍在进展,并呈现明显的阶段性。根据其临床特点和基本病理改变,分为骨髓型急性放射病、肠型急性放射病和脑型急性放射病三种类型。骨髓型急性放射病的临床病程分为初期、假愈期、极期和恢复期四个阶段。骨髓型急性放射病按其病情的严重程度,可分为轻度、中度、重度和极重度四种程度。受照射剂量范围为1~10Gy。

(一) 职业接触

由于急性放射病是机体受到大剂量电离辐射照射后发生的全身性疾病,因此,急性放射病一般在下述情况下才会发生。外照射引起的急性放射病中γ射线照射居多,X射线和中子照射也有。

1. 核武器爆炸 核武器是一种具有巨大杀伤力和破坏力的武器,核武器爆炸产生的杀伤因素主要有光辐射、冲击波、早期核辐射和放射性沾染。核爆炸下,下列情况可能发生较为单纯的急性放射病:万吨级以上核武器爆炸时受屏蔽的人员;千吨级核武器爆炸时,主要危害是早期核辐射,而光辐射和冲击波较弱,也多发生较为单纯的急性放射病;核爆炸后在严重放射性沾染区通过或停留过久且无良好防护的人员。

2. 核事故 由于科学技术的不断发展,核辐射技术的和平应用得到较大的进展,核电站、研究用核反应堆、核燃料加工厂、核燃料后处理厂等辐射源广泛分布。目前核安全技术比较成熟,规范性要求、规章制度等安全管理措施严密,通常情况下是安全的,但由于突发灾害、操作人员违犯操作规程等原因导致核辐射事故的发生亦非罕见。

(1)核反应堆事故:核反应堆是大型人工辐射源,除研究用核反应堆外,最多的是核电站的核反应堆,目前全球在运核电反应堆有448座,总装机容量为392GWe。新建的核电机组在不断增加,预计至2030年全球核电容量将增至554GWe。虽然核能发电技术安全性高,因人为因素和自然灾害已造成多起事故。1986年4月26日前苏联切尔诺贝利核电站4号机组,因工作人员违犯操作规程发生世界核电史上最严重的核事故,造成核反应堆破坏,大量放射性物质扩散,造成大面积区域污染,大量救援人员和应急处理人员受到照射,134人诊断为急性放射病,28人在受照后3个月内死亡。2011年3月11日,日本地震引发海啸导致福岛核事故发生,造成大量放射性物质泄漏。

(2)核燃料处理或回收事故:核燃料加工和回收后处理过程中,由于违犯操作规范和步骤,造成核辐射事故。此类临界事故往往只累及操作者,损伤人数不多,但受照剂量通常偏大,同时伴有中子照射,所致放射损伤多非常严重。1999年9月30日,日本JOC公司东海村事务所的3名工人进行核燃料处理,一次超量投入16kg铀溶液,造成临界事故。3名工人分别受到约15Gy、8Gy和2Gy的γ射线和中子照射,受照剂量大的2例患者进行了造血干细胞移植,分别于照后82天和210天死亡。

3. 职业性辐射装置事故　随着大型辐射装置、加速器和各种放射治疗机等辐射的广泛应用,工作人员因违犯操作规程等原因导致辐射事故而发生急性放射病。如 1990 年上海 "6·25" 辐射事故和 2004 年山东济宁 ^{60}Co 源辐射事故等。

4. 辐射源丢失事故　辐射技术广泛应用于工业探伤、地质探矿、科学研究等领域,虽然多为小型 γ 射线放射源(^{60}Co、^{137}Cs 和 ^{192}Ir),因管理不善、放置地点不安全、遗漏等原因,致使放射源丢失事故亦时有发生。如南京 ^{192}Ir 辐射事故。

（二）发病机制及病理

1. 骨髓型急性放射病　又称造血型急性放射病。

（1）造血功能障碍:骨髓是电离辐射最敏感的组织,造血损伤是骨髓型急性放射病的特征,它贯穿疾病的全过程。骨髓在照射后几小时出现细胞分裂指数降低,血窦扩张、充血,进而出现骨髓细胞坏死、造血细胞减少,血窦渗血、破裂、出血。由于电离辐射对造血干细胞、造血祖细胞杀伤呈剂量依赖性,辐射引起的骨髓抑制可导致一过性或长期的中性粒细胞减少、血小板减少和淋巴细胞减少。血细胞减少最初是幼稚细胞减少,后成熟细胞亦减少。照射剂量小者,血细胞仅轻微减少,出血不明显;照射剂量大者,造血细胞严重缺乏,以至完全消失,仅残留脂肪细胞、网状细胞和浆细胞,呈骨髓严重抑制现象。骨髓被破坏后,若保留有足够的造血干细胞,能够重建造血,骨髓造血的恢复可在照射后第 3 周开始,明显的再生恢复在照射后 4~5 周。超过一定的照射剂量时,造血功能往往不能自行恢复。外周血血细胞在照射后的变化也因照射剂量的增大而加剧,剂量越大,进行性减少时相开始越早、减少越明显,最低值越低,恢复正常的时间亦越长。

（2）出血综合征:受照后由于造血系统损伤,血小板数目明显减少,血小板黏着力减退、凝血因子不足、携带 5- 羟色胺含量减少等功能降低,加上血管壁脆性和通透性增加,全身多发性出血也是急性放射病的主要病理和临床表现之一。出血在皮肤黏膜和各个脏器均可发生,大量出血会加重造血障碍和物质代谢。

（3）感染:急性放射病并发感染的特点是炎症反应减弱、出血坏死严重,表现为局部红肿,白细胞计数不升高。镜下可见渗出减少,炎症细胞很少或缺如,吞噬现象不明显,局部细菌大量繁殖。由于细菌繁殖和毒素的作用,局部出血坏死严重,且易播散,可发展为菌血症、败血症、脓毒血症等全身感染。病情严重时可并发真菌感染和病毒感染。

（4）物质代谢障碍:由于射线的直接损伤或神经体液调节障碍,加上食欲下降、恶心、呕吐、腹泻、出血和感染等因素,机体受照射后出现核酸、蛋白质、糖、脂肪和水盐代谢等障碍。主要表现为 DNA、蛋白质合成抑制,分解增强;糖、脂肪代谢改变;水、电解质紊乱和酸碱平衡失调等改变。

2. 肠型急性放射病　胃肠上皮是电离辐射高度敏感组织之一,尤其是小肠,大剂量电离辐射主要引起小肠黏膜上皮的病变。大剂量电离辐射照射后,小肠上皮干细胞受损伤出现死亡,肠腺幼稚细胞分裂抑制,细胞变性、坏死,细胞数量减少,肠腺数减少,损伤程度随受照剂量增大而加重。肉眼观肠壁变薄、黏膜皱襞消失、表明光滑。肠黏膜失去原有的分泌、消化、吸收和屏障功能,造成大量水、电解质丢失,血容量减少,出现水盐代谢平衡失调。细菌和毒素通过破损的黏膜侵入体内,形成菌血症和毒血症,患者出现血水便、高热、衰竭等。小肠黏膜上皮广泛坏死脱落的同时,少数残存受损的肠腺细胞仍能合成 DNA,但不能进行分裂,使得胞体肿大,成为 "畸形细胞"。肠黏膜上皮广泛坏死脱落的基础上出现 "畸形细胞"是肠型放射病的病理特征。

肠型急性放射病的造血损伤比骨髓型急性放射病更为严重,因其病程短,造血系统的损伤来不及显现时机体已死亡。

3. 脑型急性放射病 损伤遍及中枢神经系统各部位,尤其是小脑、基底核、丘脑和大脑皮质。大体观察大脑充血、水肿,镜观可见神经细胞变性坏死,血管变性,血管周围水肿、出血,炎细胞浸润等。小脑的辐射敏感性高于其他部位,颗粒层细胞变化显著,细胞减少、细胞核固缩或肿胀。大脑皮质神经细胞发生变性坏死,常见有胶质细胞包绕而成"卫星"或噬节现象,有时形成胶质细胞结节,坏死神经细胞的髓鞘发生崩解和脱失。

(三)临床表现

1. 症状及体征

(1)外照射骨髓型急性放射病

1)轻度骨髓型急性放射病:轻度骨髓型急性放射病多发生在人员受到 1~2Gy 电离辐射的全身照射,约有三分之一的患者无明显症状,病程分期不甚明显。照后前几天可出现头晕、乏力、失眠、恶心、食欲减退等症状,通常不出现呕吐、腹泻。病程中一般不发生脱发、出血、感染等症状,无明显阳性体征。患者预后良好,一般在 2 个月内自行恢复,无死亡。

2)中度和重度骨髓型急性放射病:中度骨髓型急性放射病患者的受照剂量为 2~4Gy,重度骨髓型急性放射病患者的受照剂量为 4~6Gy。造血功能障碍贯穿病程的始终,病程具有明显的阶段性,临床经过分为:初期、假愈期、极期、恢复期 4 期。

①初期:照后数十分钟至数小时出现,指照后出现症状至假愈期开始前的时间,一般持续 3~5 天。主要表现为头晕、乏力、食欲减退、恶心、呕吐等症状,部分患者出现心悸、口渴、发热(体温 38℃左右)、失眠。有的患者还可发生口唇肿胀、皮肤潮红、眼结膜充血、腮腺肿大等局部表现。初期症状发生的早晚与病情轻重有密切关系。

②假愈期(照后 5~20 天):初期症状明显减轻或消失,患者稍感乏力,无特殊症状,但造血损伤继续发展,外周血白细胞和血小板进行性下降,故称假愈期,此期一般持续 2 周左右。在假愈期末,患者开始出现脱发、脱毛症状。

③极期(照后 20~35 天):极期是临床表现最明显的阶段。患者多发生感染、发热、出血,同时伴胃肠功能紊乱、水电解质及酸碱平衡紊乱等症状,表现为精神差、食欲下降、明显的脱发、皮肤黏膜出血、感染。极期开始的早晚与照射剂量有关,照射剂量越大,进入极期的时间越早。

④恢复期(照后 35~60 天):经过积极治疗,患者自觉症状逐渐减轻或消失。毛发在照后 6~10 周开始再生,并可完全恢复常态。

3)极重度骨髓型急性放射病:极重度骨髓型急性放射病发生在人员受到 6~10Gy 的照射。发病快,照后 1 小时内出现恶心、频繁呕吐、面部潮红、精神差。经 2~3 天假愈期很快进入极期,出现精神衰竭、拒食、反复呕吐、高热、明显出血、严重的全身感染。此型患者可出现水样便或血便,脱水、电解质紊乱、酸中毒等临床表现,病情重,预后不佳。

(2)外照射肠型急性放射病:照射剂量大,一般为 10~50Gy,发病急、病程短、临床分期不明显、死亡早。照射引起的以肠道损伤为基本改变,表现为反复呕吐、腹部疼痛、腹泻、血水便、全身衰竭、脱水等症状。部分患者出现肠套叠、肠梗阻、肠麻痹等严重并发症。病程进展快,病情迅速恶化,血压下降、四肢发凉、寒战、谵妄、昏迷,很快濒临死亡。迄今尚无救治成功病例。

(3)外照射脑型急性放射病:受照剂量在 50Gy 以上,照射引起的以中枢神经系统损伤为基本损伤变化的一种极其严重的急性放射病。其病情更严重,发病更凶猛,多在 1~2 天内死亡。主要表现站立不稳、步态蹒跚等共济失调症状,定向力、判断力障碍,肢体或眼球震颤,强直抽搐、角弓反张等征象。若受照剂量大于 100Gy,受照后意识丧失、瞳孔散大、大小便失禁、血压下降、休克、昏迷,患者很快死亡,病程经过仅数小时。

2. 实验室检查

(1)血液学检查

1)轻度骨髓型急性放射病:部分患者照后 1~2 天白细胞总数一过性升高至 10×10^9/L 左右,外周血淋巴细胞绝对值降至 1.2×10^9/L 左右。此后白细胞逐渐下降,照后 30 天前后可降至 $3.0~4.0 \times 10^9$/L 左右,红细胞数、血小板数无明显变化,正常照后 50~60 天血象逐渐恢复正常;骨髓象基本正常。

2)中度和重度骨髓型急性放射病

①初期:照后数小时至 2 天白细胞总数可升高至 10×10^9/L 以上,照后 1~2 天外周血淋巴细胞绝对值急剧下降,中度可降至 0.9×10^9/L 左右,重度多降至 0.6×10^9/L。

②假愈期(照后 5~20 天):造血损伤继续发展,外周血白细胞和血小板进行性下降。一般于照后 7~12 天白细胞降至第一个低值,之后出现一个暂时性回升,后白细胞再度进行性下降。血小板下降较白细胞稍缓慢,中度患者照后 2 周血小板可降至 60×10^9/L 以下,重度患者可降至 30×10^9/L。红细胞由于寿命较长,下降较慢,此期可无明显变化。

③极期(照后 20~35 天):重度骨髓型急性放射病白细胞可降至 0.5×10^9/L 以下,血小板降至 10×10^9/L;骨髓增生低下或极度低下。

④恢复期(照后 35~60 天):照后 50~60 天白细胞恢复至 3.0×10^9/L~5.0×10^9/L,血小板恢复接近正常;照后第 4 周骨髓造血开始恢复,恢复较慢。

3)极重度骨髓型急性放射病:造血损伤严重,部分患者造血不能自行恢复。照后 1~2 天外周血淋巴细胞绝对值降至 0.3×10^9/L 左右,白细胞降低速度快,照后 10 天可降至 0.5×10^9/L 以下,重者可降至 0.2×10^9/L,血小板可降至接近 0。

4)外照射肠型急性放射病:造血功能损伤严重,外周血象变化快,数天内白细胞降至 1.0×10^9/L 以下;骨髓空虚,已失去再生能力。

5)外照射脑型急性放射病:血液浓缩,白细胞数升高后急剧下降;骨髓穿刺物为水样,细胞很少。

(2)免疫功能:细胞免疫功能下降,T 细胞亚群 CD4/CD8 比值降低。

(3)生殖功能:生殖激素测定男性受照者显示睾酮含量减少,女性受照者显示雌激素水平降低;男性轻者精子计数及活动度减少,重者出现精子缺如,造成终生不育,照后 6~10m 精子数下降到顶峰,1~2a 后才能恢复。女性出现放射性闭经和放射性不孕症。

(4)水电解质、酸碱平衡紊乱。

(5)细胞遗传学检查:外周血淋巴细胞染色体畸变率及外周血淋巴细胞微核率显著升高。染色体畸变率和微核率升高的程度与照射剂量有关,剂量越大升高越明显。染色体畸变类型主要表现为非稳定型畸变。

(四) 诊断及鉴别诊断

1. 诊断

(1) 诊断原则：必须依据职业受照史、受照射剂量（现场受照个人剂量调查及生物剂量估算结果）、临床表现和实验室检查结果，并结合健康档案（含个人剂量档案）进行综合分析，排除其他疾病，对受照个体是否造成急性放射损伤以及病情的严重程度作出诊断。

依据 GBZ 104《职业性外照射急性放射病诊断》作出急性放射病临床分型诊断及骨髓型急性放射病临床分度诊断。

(2) 早期分类诊断

1) 照射剂量

① 物理剂量估算：通过询问受照射经过和现场调查，了解辐射源的种类、活度、患者与辐射源的距离及体位、受照射时间、屏蔽条件等情况初步估算受照剂量；现场模拟进行物理剂量估算；牙釉质电子顺磁共振剂量重建；通过受照者佩戴的剂量计、手表红宝石等均可以测得受照剂量。

② 生物剂量估算：通过外周血淋巴细胞染色体畸变分析、外周血淋巴细胞微核分析、早熟凝集染色体技术等方法估算生物剂量。

2) 初期症状：照后 1 天内，患者仅有恶心、食欲减退而未出现呕吐，病情多为轻度骨髓型急性放射病；照后 2 小时以后出现呕吐，呕吐有 3~5 次，病情多为中度骨髓型急性放射病；照后 1 小时以后出现呕吐，呕吐次数较多，伴有腮腺肿大、发热等症状，多为重度骨髓型急性放射病；照后 1 小时内出现多次呕吐，伴有腹泻、腮腺肿大、发热等症状，多为极重度骨髓型急性放射病；照后数十分钟内出现频繁呕吐、严重腹泻、血水便、腹痛，无神经系统症状者，考虑为肠型急性放射病；照后立即或数十分钟内出现频繁呕吐、腹泻、腹痛、共济失调、定向力障碍、肌张力增强、强直性抽搐等症状，考虑为脑型急性放射病。

3) 外周血淋巴细胞绝对值：照后 1~2 天外周血淋巴细胞绝对数的变化普遍用于骨髓型急性放射病的早期分度诊断。轻度骨髓型急性放射病照后 1~2 天外周血淋巴细胞绝对数约 1.2×10^9/L；中度骨髓型急性放射病照后 1~2 天外周血淋巴细胞绝对数约 0.9×10^9/L；重度骨髓型急性放射病照后 1~2 天外周血淋巴细胞绝对数约 0.6×10^9/L；极重度骨髓型急性放射病照后 1~2 天外周血淋巴细胞绝对数约 0.3×10^9/L。

对初期症状要进行综合分析，需排除心理因素引起的恶心、呕吐等症状。可参考表 6-2-1 和图 6-2-1 作出早期分类诊断。

表 6-2-1　骨髓型急性放射病的初期反应、早期分度诊断及受照剂量下限

分度	初期表现	照后 1~2 天淋巴细胞绝对数最低值（$\times 10^9$/L）	受照剂量范围参考值 /Gy
轻度	乏力、食欲减退	1.2	1.0~2.0
中度	头晕、乏力、食欲减退、恶心，1~2 小时后呕吐、白细胞短暂上升后下降	0.9	2.0~4.0
重度	1 小时后多次呕吐，可有腹泻、腮腺肿大、白细胞数明显下降	0.6	4.0~6.0
极重度	1 小时内多次呕吐和腹泻、休克、腮腺肿大，白细胞急剧下降	0.3	6.0~10

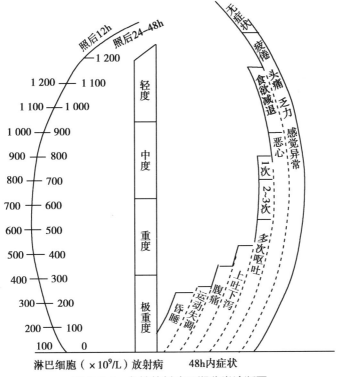

图 6-2-1　急性放射病早期分类诊断图

注:根据患者照后 12 小时或 24~48 小时内淋巴细胞绝对值(左侧弯柱上的数值)和该时间内患者出现的最重症状(图右柱内侧实线下角)做一连线通过中央柱,柱内标志的程度就是患者可能的诊断;如在照后 6 小时进行诊断时,则仅根据患者出现的最重症状(图右柱内侧实线的上缘)做一水平连线至中央柱,依柱内所标志的程度加以判断,但其误差较照后 24~48 小时判断时大。第一次淋巴细胞检查应在使用肾上腺皮质激素和抗辐射药物之前进行。

(3)临床诊断:临床诊断是根据照射剂量、病情的发展和实验室检查指标等做出的最后明确诊断。临床诊断是在早期分类诊断的基础上,依据照射剂量、临床经过和主要临床表现(感染、出血)、造血功能障碍程度进行综合分析和判断。

1)照射剂量:通过物理剂量和生物剂量估算获得照射剂量。

2)病程经过和临床表现:急性放射病早期恶心、呕吐、颜面潮红、腮腺肿大等症状体征及外周血象变化是早期诊断的依据,对分型分期诊断有重要意义。但急性放射病的最终诊断一定要在综合分析基础上进行。骨髓型急性放射病的临床分度诊断时,外周血白细胞数降低的程度和病程分期的时间有重要的诊断意义。可参考表 6-2-2 和表 6-2-3 进行临床分型、分类诊断。

①轻度骨髓型急性放射病:受到 1~2Gy 的射线全身照射,临床症状较少,一般不出现呕吐、腹泻,可有精神紧张、恐惧等精神心理表现。照后 1~2 天白细胞总数出现一过性升高,此后逐渐降低,照后 4~5 周可降至 $3.0~4.0 \times 10^9/L$。血小板、红细胞数和血红蛋白含量一般无明显变化,患者临床经过良好,无死亡。

表 6-2-2　各型急性放射病的临床表现

分期	主要症状	脑型	肠型	骨髓型			
				极重度	重度	中度	轻度
初期	呕吐	+++	+++	+++	++	+	-
	腹泻	+~+++	+++	++~+	-~+	-	-
	共济失调	+++	-	-	-	-	-
	定向力障碍	+++	-	-	-	-	-
极期	开始时间（天）	立即	3~6	<10	15~25	20~30	不明显
	口咽炎	-	-~++	++~+++	++	+	-
	最高体温	↓	↑或↓	>39℃	>39℃	>38℃	<38℃
	脱发	-	-~++	+++	+++	+~++	-
	出血	-	-~++	-~+++	+++	+~++	-
	柏油便	-	-~++	+++	++	-	-
	血水便	-~+	++	-	-	-	-
	腹泻	+++	+++	+++	++	-	-
	拒食	+	+	+	-~+	-	-
	衰竭	+++	+++	+++	++	-	-

表 6-2-3　各度骨髓型急性放射病白细胞数变化

分度	减少速度（×10⁹/L,d）	照后 7 天值（×10⁹/L）	照后 10 天值（×10⁹/L）	<1×10⁹/L 时间(照后,天)	最低值（×10⁹/L）	最低值时间（照后,天）
轻度		4.5	4.0		>2.0	不明显
中度	<0.25	3.5	3.0	20~32	1.0~2.0	20~30
重度	0.25~0.6	2.5	2.0	8~20	0.2~1.0	15~25
极重度	>0.6	1.5	1.0	<8	<0.2	<10

②中、重度骨髓型急性放射病：分别受到 2~4Gy 和 4~6Gy 的射线全身照射,照射后 1~2 小时出现恶心、呕吐,呕吐次数较多,伴有腮腺肿大、发热等症状。照后 20~35 天进入极期,出现脱发、感染、出血、电解质紊乱、造血功能抑制、全血细胞减少。照后 1~2 天外周血淋巴细胞绝对值急剧下降,中度可降至 0.9×10⁹/L 左右,重度多降至 0.6×10⁹/L;极期中度白细胞最低值至 1.0~3.0×10⁹/L,重度白细胞最低值<1.0×10⁹/L,血小板降至 10×10⁹/L。经过积极综合治疗后,照后 5~7 周进入恢复期,造血功能逐渐恢复。感染、出血常常是致死的重要因素。

③极重度骨髓型急性放射病：受到 6~10Gy 的射线全身照射,胃肠道症状较重度严重,伴腹泻。照后 10 天进入极期,出现感染、出血、水电解质紊乱、造血功能严重抑制。照后 1~2 天外周血淋巴细胞绝对值急剧下降,降至 0.3×10⁹/L 左右;白细胞降低速度快,可降至 0.5×10⁹/L 以下,血小板降至 10×10⁹/L。重者白细胞可降至 0.2×10⁹/L,血小板降至接近 0。

死亡率显著增高,目前尚无极重度骨髓型急性放射病治疗存活的病例。

④肠型急性放射病:受到 10~50Gy 的射线全身照射,照后数十分钟内出现频繁呕吐、严重腹泻、血水便、腹痛,易并发肠套叠、肠梗阻、肠麻痹。数天内白细胞降至 1.0×10^9/L 以下,骨髓空虚,失去再生能力。患者多在 2~3 周内因消化道出血、休克致多器官功能衰竭死亡,迄今尚无救治成功病例。

⑤脑型急性放射病:受到 50Gy 以上的射线全身照射,照后立即或数十分钟内出现频繁呕吐、腹泻、腹痛、共济失调、定向力障碍、肌张力增强、强直性抽搐等症状,患者很快死亡。

2. 鉴别诊断 急性放射病根据其受照史、受照剂量、临床表现及实验室检查不难作出临床分型分度诊断,但受照史比较隐匿的情况下也应注意与其他疾病的鉴别诊断。同时还要注意骨髓型、肠型和脑型急性放射病的鉴别诊断。

急性放射病早期出现恶心、呕吐症状时需要与急性胃肠炎相鉴别;出现脱发症状时需要与铊中毒等疾病相鉴别。骨髓型急性放射病需要与急性再生障碍性贫血、急性白血病、骨髓增生异常综合征等疾病相鉴别;肠型急性放射病需要与急性胃肠炎及伤寒、痢疾、霍乱等肠道传染病鉴别;脑型急性放射病需要与中枢神经系统疾病,如:脑炎、中毒性脑病等疾病相鉴别。

(五) 治疗

1. 治疗原则 针对不同类型、不同分期的外照射急性放射病应采取不同的治疗措施;对中度以上骨髓型急性放射病要早期应用辐射防治药物,狠抓早期、主攻造血、着眼极期;积极采取对症及综合治疗措施,包括造血生长因子的应用、改善微循环和造血微环境及造血干细胞移植的准备与实施;加强心理干预;实施分级医疗救治。急性放射损伤实施三级医疗救治,一级医疗救治又称现场或场内救治;二级医疗救治又称地区救治,即辐射事故所在省市自治区事先确定的医疗机构实施;三级医疗救治又称专科救治,即国家级放射损伤救治中心实施。轻度和中度骨髓型急性放射病由事故发生所在地省市自治区事先确定的医疗机构进行救治,必要时可由三级医疗救治单位派人协助;重度和重度以上的急性放射病,条件许可下尽快转运至三级医疗救治单位,即国家级放射损伤救治中心进行救治。

2. 治疗措施

(1)骨髓型急性放射病的治疗

1)轻度骨髓型急性放射病:一般不需特殊治疗,可采取对症处理,加强营养,注意休息。对症状较重或早期淋巴细胞数较低者,极期白细胞数低者,必须住院观察,给予适当治疗,患者预后良好。

2)中度和重度骨髓型急性放射病:需住院治疗,根据病情采取不同的保护性隔离措施,并针对各期不同临床表现,制定相应的治疗方案。

①初期:保持患者安静、情绪稳定;尽早应用辐射防治药物;镇静、抗过敏、止吐、调节神经功能、改善微循环等对症支持治疗;

②假愈期:重点保护造血功能、预防感染、出血;加强护理,给予高热量、高蛋白、高维生素易消化食物,口服多种维生素以补充营养;有指征的预防性使用抗生素,如白细胞低于 3.0×10^9/L。预防出血,保护造血功能,当白细胞总数低于 2.0×10^9/L、血小板数低于 50×10^9/L 时,及早使用造血刺激因子,如重组人粒细胞集落刺激因子(rhG-CSF)、血小板生成素(TPO)等。也可输注经 15~25Gy γ 射线照射的新鲜全血或成分输血;

③极期：根据细菌学检查，采取有效的抗感染措施。严格消毒隔离措施，根据病情使用层流洁净病室。控制出血，输注经 γ 射线照射的新鲜全血或血小板悬液，保护和促进造血组织恢复。纠正水电解质紊乱、酸碱平衡；

④恢复期：补充铁剂、叶酸、维生素 B_{12} 等造血原料，防治贫血，促进造血功能的恢复。适当给予调理脾胃、滋阴益气的中药制剂。增强营养，加速机体的康复。

近 30 年来，对急性放射病发病规律有了比较深入的认识，加上临床医学的新进展引入到急性放射病的救治中，使急性放射病的治疗疗效有了明显的提高。国内治疗的中、重度骨髓型急性放射病 10 多例，均治愈存活。部分重度患者极期无出血、感染等宏观无极期表现。

3）极重度骨髓型急性放射病的治疗：极重度骨髓型患者的治疗可参考重度的治疗原则，但要注意尽早采用抗感染、抗出血等措施，及早使用造血生长因子，纠正水电解质紊乱，积极缓解胃肠和神经系统症状，注意防治肠套叠。对造血功能不能自身恢复者，尽早实施骨髓等造血干细胞移植治疗，移植后应加强对症支持治疗，同时注意抗宿主病的防治。迄今，尚无极重度骨髓型急性放射患者经治疗而长期存活的病例。

(2)肠型急性放射病的治疗：肠型急性放射病病情危重、进展快，虽经积极的治疗，目前只能延长存活时间，尚无长期存活者。根据病情程度采取积极综合对症支持治疗，尽早无菌隔离，纠正水电解质、酸碱失衡，改善微循环障碍，积极抗感染、抗出血，尽早实施骨髓等造血干细胞移植。

(3)脑型急性放射病的治疗：脑型急性放射病病情极为严重，临床变化迅猛，病程短，一般在照后 1~2 天内死亡。治疗以减轻患者痛苦，延长存活时间为原则。可积极采用镇静、止痉、止吐、输液，快速给予脱水剂保护大脑，抗休克，应用肾上腺糖皮质激素等综合对症治疗。

(4)心理治疗：人们普遍对电离辐射有一种恐惧感，在受到大剂量射线照射后往往出现精神紧张、惊恐、悲观和对预后的担心等心理障碍，如不及时给予心理疏导可加重病情且影响治疗。因此，在急性放射病临床救治中要及时了解患者的心理状况，有针对性的给予心理疏导和解释，减轻患者的心理负担，增强战胜疾病的信心，更好地配合治疗。

（六）预防

1. 核武器损伤的预防　采用军事手段摧毁敌人的核力量；构筑防护工事；研制和使用防护装备和措施；组织辐射侦察；组织抢救伤员；消除沾染；采取医学手段防止或减轻核武器损伤。

2. 核与辐射事故的预防　加强法律意识；做好预防性和经常性放射防护监督工作；制定核与辐射事故应急预案；放射工作单位要严格执行许可制度，建立切实可行的放射防护操作规程和安全管理规章制度；设置放射防护管理机构和专职人员；配备必要的放射防护用品和检测仪器；贮存放射性同位素的场所必须采取有效的防火、防盗、防泄漏的安全防护措施，指定专人保管；闲置不用的放射源要妥善保存，不得乱丢、乱放，不准擅自处置；运输放射源时，要有符合要求的运输工具和设备，防止中途丢失或泄漏。

核事故发生后的防护分为紧急防护措施和长期防护措施。紧急防护措施包括隐蔽、撤离、服用稳定碘、控制进出口通道、佩戴呼吸防护装置、淋浴等；长期防护措施包括临时性避迁、永久性避迁等。

3. 外照射防护　减少人体外照射剂量的三项防护措施包括：缩短操作时间以减少外照射剂量的时间防护；增加人体与源之间距离的距离防护和利用屏蔽体减少人员受外照射剂

量的屏蔽防护。

4. 药物预防　能预防或减轻放射损伤的药物称之为辐射防护剂。对早期诊断为中度骨髓型急性放射病及其以上的受照人员,应尽早采取药物预防。目前研究的辐射防护药物很多,因有的药物防护效价低、有的作用时间短、有的毒副作用大等因素,使用受限制。筛选出以下辐射防护药物:①含巯基类化合物:盐酸胱胺、抗放利(DMDT)、γ氨丙基氨乙基硫代磷酸(WR-2721);②雌激素类药物:雌三醇、炔雌醇等;③中药408片。

5. 加强对放射工作人员法律法规教育和放射防护知识培训;按法规要求做好个人剂量监测和职业健康检查工作,建立并留存个人健康监护档案。

二、外照射亚急性放射病

外照射亚急性放射病(subacute radiation sickness from external exposure)是指人体在较长时间内(数周至数月,一般在5周至5个月)连续或间断受到较大剂量外照射所引起的全身性疾病。通常起病隐袭、分期不明显,不伴有无力型神经衰弱综合征,临床上以造血功能障碍、全血细胞减少为主,根据症状及造血功能损伤程度分为轻、重两度。

(一)职业接触

总结国内外7起引起亚急性放射病的辐射事故,此病的发生多为放射源丢失引起较长时间内受照射和生活中用放射源故意伤害他人的非职业接触的照射事件。

(二)发病机制及病理

造血器官是辐射敏感组织,电离辐射可致造血组织增殖能力破坏或抑制,由于造血干细胞损伤,幼稚细胞变性坏死,从而导致成熟血细胞数减少和形态的改变,加上成熟血细胞受射线作用后又不断变性坏死,导致骨髓等造血组织出现空虚和萎缩。亚急性放射病的主要病理过程为造血组织的损伤和破坏,形成以造血细胞减少或全血细胞减少、骨髓增生减低等相应症状为特点的全身性疾病。从血液病学的范畴讲,其诊断实属"继发于射线作用的一类再生障碍性贫血",与原发性再生障碍性贫血的区别在于本病有明确的致病因素。其损伤程度随照射剂量的增加而加重,同时存在染色体稳定性畸变和非稳定性畸变,明显的微循环障碍,可有免疫及生殖功能异常。

国内外亚急性放射病病例是在数周或数月(5周至5个月)内受到贯穿辐射连续或间断大剂量外照射,逐渐出现的造血组织损伤,发展成全血细胞减少和继发性再生障碍性贫血,累积剂量达1.0~47.0Gy。这组病例的共同特点是剂量率相对低于外照射急性放射病而又高于外照射慢性放射病,临床上没有明显的初期反应及典型的分期,故其临床表现不同于外照射急性放射病,也不同于外照射慢性放射病。此外,亚急性放射病起病较慢、隐匿、病程较长,形成的造血功能障碍不易恢复,临床上一般出现与全血细胞减少程度相应的症状,形成一组特殊类型的全身性疾病。

(三)临床表现

1. 症状及体征　本病以造血组织损伤为主,由于照射剂量率低、持续时间较长,造血组织处于破坏和修复相间进行的过程。临床上出现全血细胞减少、骨髓增生减低相关的临床表现,轻者仅有头晕、乏力、精神萎靡、食欲降低,稍重者可出现心慌、气短、皮肤黏膜出血,重者出现血尿、消化道出血等内脏出血表现,且易并发感染、发热等症状。因本病发病隐袭,临床经过时相性不明显,无明显的恶心、呕吐等骨髓型急性放射病的初期反应,亦观察不到急性放射病明显的临床分期。

亚急性放射病患者脱毛发一般不明显,部分患者可见甲床色素沉着。如有局部近距离受照,短时间内剂量较大时亦可出现局部脱毛,甚至引起局部放射性皮肤损伤。

2. 实验室检查

(1)血液学检查

1)血常规:轻者出现白细胞减少或白细胞、血小板减少;重者全血细胞减少。治疗恢复时白细胞先回升,血小板恢复较慢。

2)骨髓检查:骨髓有核细胞减少,增生减低或重度减低,三系至少有一系或二至三系血细胞增生减低,红系抑制往往重于粒系,非造血细胞增加;粒细胞可见胞体肿大、核肿胀、染色质疏松、胞浆空泡、颗粒分布不均和双核;红系细胞可见双核、畸形核和点彩红细胞等改变。无论红系或粒系的有丝分裂指数均降低。

(2)免疫功能:外周血淋巴细胞转化试验率降低;细胞免疫功能下降,T细胞亚群CD4/CD8比值降低。

(3)生殖功能:男性病情轻者出现精子计数及活动度减少,重者出现精子缺如,造成终生不育。

(4)细胞遗传学检查:外周血淋巴细胞染色体畸变率显著增高,畸变类型既有近期受照射诱发的非稳定性畸变,同时又有早先照射残存的稳定性畸变;外周血淋巴细胞微核率显著升高。染色体畸变率和微核率升高的程度与受照累积剂量有关,剂量越大升高越明显。

(5)微循环检查:甲皱微循环管袢弯曲异常,细长、变粗、局部扩张、丛状排列和数量减少,个别管袢内可见红细胞聚集和血流缓慢;眼底血管可见出血、渗出。

(四)诊断及鉴别诊断

1. 诊断

(1)诊断原则:依据受照史、受照剂量、临床表现和实验室检查所见,结合既往健康档案综合分析,并排除其他疾病后方能作出诊断。并依据 GBZ 99《外照射亚急性放射病诊断标准》作出分度诊断。

(2)诊断要点

1)受照剂量:在较长时间(数周数至月)内连续或间断累积接受大于全身均匀剂量 1Gy 的外照射。

2)临床表现:轻者逐渐出现头晕、乏力、食欲降低、精神萎靡等症状,重者伴有心慌、气短、发热、出血等症状。

3)实验室检查:

①全血细胞减少;

②骨髓检查增生减低,如增生活跃须有巨核细胞明显减少及淋巴细胞增多;

③外周血淋巴细胞染色体畸变中有非稳定性畸变和稳定性畸变;

④可伴有免疫功能低下、生殖功能低下和凝血机制障碍等。

(3)分度标准

1)轻度外照射亚急性放射病:

①发病缓慢,自觉症状及贫血、感染、出血较轻。血象下降较慢,骨髓有一定程度损伤;

②血象:血红蛋白男性<120g/L,女性<100g/L,白细胞计数<4.0×10^9/L,血小板计

数<80×10^9/L。早期可能仅出现其中 1~2 项异常;

③骨髓象:骨髓至少有一个部位增生低下,粒系、红系、巨核系中一系或二至三系减少,其中巨核细胞明显减少;

④脱离射线,积极治疗后有望恢复。

2)重度外照射亚急性放射病:

①起病较快,头晕、乏力、胸闷、心悸、气短、食欲减退等症状较明显,血细胞减少呈进行性加重,常伴感染、发热、出血;

②血象:血红蛋白<80g/L,网织红细胞<0.5%,白细胞计数<1.0×10^9/L,中性粒细胞绝对值<0.5×10^9/L,血小板计数<20×10^9/L;

③骨髓象:多部位增生减低,粒系、红系、巨核系三系造血细胞明显减少,非造血细胞增多,如增生活跃须有淋巴细胞比值增多;

④脱离射线,积极治疗后,恢复缓慢且不完全,或不能阻止病情的发展、恶化,有转化为骨髓增生异常综合征(MDS)和白血病,或经 MDS 最终再转化为白血病的可能,预后差。

2. 鉴别诊断

(1)与急性、慢性放射病相鉴别:从致病条件、起病方式及病程经过看,亚急性放射病是介于急性与慢性放射病之间的一类放射性疾病,可以从受照时间的长短、剂量率、累积剂量、起病方式、临床表现及外周血淋巴细胞染色体畸变类型等方面鉴别。

(2)与其他血液疾病的鉴别:亚急性放射病以全血细胞减少及骨髓增生减低为主要表现,故需要与原发性再生障碍性贫血及其他具有全血细胞减少的疾病如阵发性睡眠性血红蛋白尿(paroxysmal nocturnal hemoglobinuria,PNH)、骨髓增生异常综合征(myelodysplastic syndrome,MDS)、急性白血病、骨髓纤维化、恶性组织细胞病相鉴别。亚急性放射病细胞遗传学指标,外周血淋巴细胞染色体畸变分析可见其特殊的改变。

(五) 治疗

亚急性放射病治疗根据病情轻重多采用综合对症治疗,其中促进造血功能恢复是关键性措施。

1. 脱离射线接触,避免应用不利于造血系统的药物。

2. 白细胞<1.0×10^9/L 时,应入住层流洁净病房,进行全环境保护。

3. 促进造血功能的恢复,可联合应用男性激素或蛋白同化激素(如康力龙、安特尔)与改善微循环功能的药物(如 654-2)。

4. 贫血可输注压积红细胞,血小板减少者可输注血小板。重度患者根据血细胞减少的程度可应用造血刺激因子(G-CSF 或 GM-CSF、IL-11、EPO、TPO)。

5. 增强机体免疫功能可应用丙种球蛋白。

6. 抗感染、抗出血等对症治疗。

7. 注意休息,加强营养,给予高蛋白、高热量、高维生素易消化饮食等支持治疗。

8. 中医中药治疗。

9. 精神心理干预等特殊治疗。

(六) 预后

轻度亚急性放射病经积极治疗可望恢复。重度患者经综合治疗后恢复较慢,或不能阻止病情进展,有转化为骨髓增生异常综合征或白血病的可能,预后差。因部分患者在临床治愈后病情可能反复或发生远后效应,所以应对亚急性放射病患者进行远后效应医学随访。根据恢复情况,可休息或安排适当非放射性工作。职业性外照射亚急性放射病恢复不全影响生活或工作能力者,按国家有关规定评定伤残等级并依法享受国家规定的相应待遇。

(七) 预防

亚急性放射病多由放射源丢失事故引起。因此,严格遵守放射防护法律法规的要求,加强对放射源的监督管理,防止放射源丢失事故发生。对闲置不用的放射源要妥善保存,不得乱丢、乱放,不准擅自处置;运输放射源时,要有符合要求的运输工具和设备,防止中途丢失或泄漏;贮存放射性同位素的场所必须采取有效的防火、防盗、防泄漏的安全防护措施,并指定有专人保管。同时加强对放射工作人员放射防护知识培训和法律法规教育。

三、外照射慢性放射病

职业性外照射慢性放射病(chronic radiation sickness from occupational external exposure)是指放射工作人员在较长时间内连续或间断受到较高年剂量的外照射,达到一定累积剂量后引起的以造血组织损伤为主并伴有其他系统改变的全身性疾病。慢性放射病是由前苏联提出命名的,慢性放射病的命名和概念并未被国际承认,慢性放射病作为一个单独的疾病未被疾病的国际分类法(international classification of diseases,ICD)和“疾病、创伤和死亡原因的国际分类法指南”所列入。目前对慢性放射病存在不同的看法,除苏联和我国外,未见欧美和日本等国有关此病的报道,ICRP 和联合国原子辐射效应科学委员会(UNSCEAR)等文件也未提到慢性放射病的问题,他们将某些损伤划入确定性效应之中,如:白内障、皮肤损伤、造血系统损伤等,而将另一些损伤如白血病、皮肤癌等列入随机性效应中。

(一) 职业接触

X 射线、γ 射线和中子等来自体外的贯穿辐射照射是外照射慢性放射病的特异致病因子。职业性外照射慢性放射病主要见于长期从事放射性工作、不注意防护或违反安全操作规程的人员;也见于核辐射事故时在放射性沾染区内停留过久而未采取有效防护措施的人员。1949 年前后由于我国对射线防护措施不到位,致使一些放射工作人员受到慢性放射损伤,20 世纪 80 年代以后,仅有散在的放射工作人员诊断为职业性外照射慢性放射病。常见的行业有:医学应用中从事放射诊疗活动的人员,工业探伤人员,仪器仪表业放射源装配,石油和天然气开采业的钻井、测井工,核工业中铀矿开采、铀矿加工、铀矿浓缩与转化、核反应堆安装、核反应堆运行、乏燃料后处理等,国防中核武器生产、潜艇核动力装置,放射性核素的生产、销售,放射性物质运输及辐照加工等行业。

(二) 发病机制

电离辐射可引起造血系统、生殖及免疫系统等辐射敏感组织、器官细胞死亡,从而导致相应组织、器官的功能障碍。正常情况下,长期从事放射工作的人员,由于剂量率低,作用时间长,机体对射线的损伤作用有一定的适应和恢复能力,而且修复能力占优势,所以损伤效应不明显,可仅有轻微的神经衰弱症候群。如果防护条件不好,受超剂量限值的较高剂量率的长期慢性照射,如果射线的损伤作用超过机体的修复能力,当累积剂量达到或超过 1.5Gy 时,可发生外照射慢性放射病。出现无力型神经衰弱综合征、引起造血系统、生殖系统、免疫系统等损伤。电离辐射慢性照射作用于机体产生的生物效应较急性照射受到更多因素的影响,除了受射线的类型、照射方式、剂量率高低等因素的影响外,还与个体对电离辐射的敏感性、年龄、性别、个体的一般状态、营养状况及有无慢性疾病等条件不同而表现差别较大。

(三) 临床表现

1. 症状及体征 临床特点是症状多、阳性体征少,症状早于外周血象的改变,主要表现为头痛、头晕、疲乏无力、耳鸣、睡眠障碍、肌肉酸痛、记忆力减退、食欲减退等无力型神经衰弱症候群及易激动、心悸、气短、多汗等自主神经功能失调。随病情进展,可出现出血倾向、脱发等。男性患者可出现性功能减退,女性可有月经紊乱,表现为经期延长、周期缩短或月经减少甚至闭经等。部分患者查体可见精神差、皮肤干燥、脱屑、粗糙、色素沉着、毛发脱落、稀疏、无光泽,皮肤黏膜出血点、紫癜,血压波动、心律不齐、眼晶状体后囊下可见浑浊点等。

2. 实验室检查

(1)造血系统:外周血象变化早于骨髓,外周血中以白细胞变化为最早。接触射线后白细胞数逐渐减少,以后持续低于正常值下限。少数病例白细胞数增多,持续在高于正常值波动,有的维持数月或数年。白细胞分类改变主要为中性粒细胞减少,淋巴细胞相对增多,嗜酸性粒细胞、单核细胞亦可增多。白细胞形态可出现异常。受照剂量较大的病例可看到血小板减少和贫血。

骨髓检查在早期不出现明显变化,稍后可见以粒细胞系统为主的增生低下或成熟障碍,有时伴有网状细胞和浆细胞的增生。晚期,粒、红细胞和巨核细胞系统均呈再生低下改变。慢性放射病初期骨髓贮存池粒细胞释放障碍或边缘池粒细胞分布增多,骨髓象呈增生活跃,而外周血白细胞减少。随着病情发展,多能干细胞向粒系祖细胞分化受阻,出现骨髓增生不良。脱离射线接触 1~3a,骨髓象逐渐恢复,如照射剂量较大,骨髓象仍可处于增生低下。

(2)内分泌系统:早期内分泌系统无明显改变,稍晚期部分患者出现肾上腺皮质和甲状腺功能减退。

(3)生殖系统:男性可见精子数量减少,精子活动度减弱,死精和畸形精子增多;女性雌激素水平降低,卵巢功能减退。

(4)免疫系统:细胞免疫、体液免疫功能均可降低。

(5)外周血淋巴细胞染色体畸变分析可见到染色体型畸变率增高,可作为外照射慢性放射病参考指标。

(四) 诊断及鉴别诊断

1. 诊断

(1)诊断原则:外照射慢性放射病目前尚无特异性诊断指标,根据职业受照史、受照剂量、临床表现和实验室检查,结合职业健康档案进行综合分析,排除其他原因所致的类似疾病,方可做出诊断。依据 GBZ 105《职业性外照射慢性放射病诊断》进行分度诊断。

(2)分度诊断

1)外照射慢性放射病 I 度:应具备以下条件:

①放射工作人员在较长时间内(一般≥5 年)连续或间断受到较高年剂量照射的职业受照史;

②年剂量率≥0.25Gy/a,且全身累积剂量≥1.50Gy;

③接触射线前体检合格,接触数年后出现明显的乏力、易疲劳、睡眠障碍、肌肉酸痛等神经衰弱症状或出血倾向;

④白细胞计数持续<3.5×10⁹/L;脱离射线和积极治疗后可减轻或恢复。

2）外照射慢性放射病Ⅱ度：除符合Ⅰ度的①、②、③要求外，具有下列情况者，可诊断Ⅱ度。

①有较持久的自觉症状和明显的出血倾向；

②白细胞计数持续≤3.0×10^9/L以下，伴血小板减少；

③骨髓增生不良；

④可伴有免疫、性腺、甲状腺、神经、心血管及消化系统中至少一个系统的功能障碍；

⑤脱离射线和积极治疗后恢复缓慢。

2. 鉴别诊断　由于外照射慢性放射病临床表现的非特异性，以及人体受照剂量不易估算，故须与其他疾病相鉴别。

（1）无力型神经衰弱症候群：应与一般的神经衰弱、内耳眩晕症、更年期综合征等相鉴别。

（2）造血系统改变：应与白细胞减少症、血小板减少症、脾功能亢进、缺铁性贫血、营养不良性贫血、原发性再生障碍性贫血、阵发性睡眠性血红蛋白尿、骨髓增生异常综合征以及因感染（如病毒）、某些药物、其他化学物质（如慢性苯中毒等）引起的血液学改变相鉴别。

本病有明确的射线接触史，受到超剂量限值的照射，实验室检查血液学变化以白细胞总数减少，淋巴细胞相对增多，伴有细胞形态改变，骨髓象显示正常或增生不良，外周血淋巴细胞染色体畸变率增高等，以上可作为鉴别诊断的重要依据。

（五）治疗

1. 一般治疗　根据病情暂时脱离或永久调离射线工作。加强营养、补充多种维生素，适当进行体育锻炼，增强机体抵抗力。加强沟通，使患者正确对待疾病，消除恐惧心理，树立战胜疾病的信心。

2. 对症治疗

（1）中西医结合治疗：头晕、头痛可给予镇脑宁、养血清脑颗粒、天麻等中成药；失眠、多梦、睡眠障碍者可应用安神、镇静、调节自主神经功能等药物，如安神补脑液、甜梦口服液、酸枣仁、艾司唑仑、谷维素、复合维生素B等；疲乏无力者应用五味子、黄芪、党参、白术、茯苓、熟地黄、当归等；可采用健脾、补肾、活血化瘀处方。

（2）白细胞减少的治疗：轻者可给予维生素B_4、肌苷、茜草双酯、利血生、鲨肝醇、参芪片、地榆升白片、生血宝合剂等；白细胞低于2.0×10^9/L者，可考虑应用造血刺激因子，如GM-CSF和G-CSF，近期效果好，远期效果欠佳；合并贫血者可根据检查结果补充铁剂、维生素B_{12}和叶酸；外照射慢性放射病Ⅱ度出现全血细胞减少、骨髓增生低下者可应用丙酸睾酮或司坦唑醇雄性激素，或免疫抑制剂环孢素等。

（3）免疫功能降低的治疗：可给予丙种球蛋白、胸腺素等提高免疫力，同时改善疲乏无力等症状。

（4）内分泌功能减弱的治疗：男性性欲减退者应用十一酸睾酮或丙酸睾酮，中药肾气丸、补肾强身片等；肾上腺皮质功能低下者可用糖皮质激素泼尼松、阿赛松等，长时间用药时注意糖皮质激素的副作用；甲状腺功能减退者可服用优甲乐片，根据临床症状和甲状腺功能检查结果调整用药剂量。

（5）控制感染、出血：外照射慢性放射病患者易合并呼吸道、泌尿道感染，病原菌有病毒、细菌、真菌等,可以根据细菌培养及药敏试验有指征应用抗生素治疗。对出血患者可应用酚磺乙胺、卡巴克洛、对羧基苄胺等药物。

(6)其他治疗:临床观察慢性放射病患者应用丹参、川芎嗪、黄芪等药物可改善微循环、促进造血功能恢复。

(六)预后

确诊职业性外照射慢性放射病Ⅰ度者,需要脱离射线,每年进行复诊,可参加非放射性工作。经加强营养,对症治疗后预后较好。恢复后继续观察一年,临床确认治愈则不再按职业性外照射慢性放射病Ⅰ度诊断。确诊职业性外照射慢性放射病Ⅱ度者,需要脱离射线,对症治疗,定期随访,每年复诊,根据恢复情况可安排合适的非放射性工作。外照射慢性放射病Ⅱ度患者预后一般。

(七)预防

外照射慢性放射病是完全可以预防的疾病,严格控制受照剂量低于个人剂量限值是关键。加强对放射工作人员放射卫生相关法律法规的教育和放射防护知识的培训;提高放射工作人员的专业技术水平,缩短操作时间,减少不必要的照射;重视个人防护,按要求佩戴个人防护用品,严格遵守操作过程;建立消除放射性核素沾染制度等;做好工作场所和设备的辐射监测工作,做出卫生学评价,提出改进意见和建议;根据放射工作人员健康监护管理办法的要求做好放射工作人员职业健康检查和个人剂量监测工作,建立健康监护档案,结合个人剂量监测结果进行分析,提出医学建议,及时发现职业禁忌证和疑似职业病,预防职业病的发生。

四、内照射放射病

内照射放射病(radiation sickness from internal exposure)是指一次或短时间(数日)内放射性核素进入人体,或在相当长的时间内,放射性核素多次、大量进入人体,使全身受到均匀或比较均匀的内照射,有效累积剂量当量大于 1Sv,或者放射性核素摄入量超过其相应的年摄入量限值几十倍以上而引起的全身性疾病。它包括内照射所致的全身性损伤和该放射性核素沉积器官的局部损伤。

(一)职业接触

1. 核设施及放射性核素开放性生产使用　在核工业反应堆、核燃料后处理及放射性核素开放性生产使用中,放射工作人员不注意防护或违反安全操作规程,放射性核素可通过呼吸道、胃肠道、皮肤或伤口进入体内造成放射性核素内污染。核设施单位发生事故时,可以造成放射性物质的释放,进入体内引起放射性核素内污染。进入体内的放射性核素成为内照射源,对人体产生持续性照射。核反应堆事故释放有重要生物学意义的放射性核素有 ^{131}I、^{144}Ce、^{137}Cs、^{90}Sr、^{239}Pu 等。

2. 放射性同位素应用　放射性同位素在医学、科研、工农业等领域的开发性应用和意外事故发生放射性核素泄漏是目前放射性核素内污染最常见的原因。通常涉及的放射性核素有 ^{125}I、^{131}I、^{90}Y、^{90}Sr、^{179}Tm、^{147}Pm 和 ^{32}P 等。

3. 核试验和核战争　核试验和核战争时,如未采取有效防护措施的条件下,在放射性沾染区停留过久,或长期处于核爆炸后的下风向、早期落下灰沉降区,放射性尘埃(主要为 ^{137}Cs 和 ^{90}Sr)可造成人体的严重内污染;贫铀武器的使用可造成贫铀通过呼吸道、消化道、皮肤伤口进入体内,造成参战人员的内污染。

(二) 发病机制及病理

1. 放射性核素的吸收和分布　进入体内的放射性核素对机体产生持续性照射,通过不同途径或方式进入体内的放射性核素首先存在于血循环中,常见的有离子状态、与蛋白结合、形成复合离子或络合离子以及形成氢氧化物胶体等形式。尔后,放射性核素随血液循环分散到各器官和组织中。放射性核素在体内的分布大体上分为以下类型:①相对均匀分布,如 ^3H、^{14}C、^{42}K、^{137}Cs 等碱族元素;②亲肝性或亲网状内皮系分布,如 ^{210}Po、^{198}Au、^{232}Th、^{241}Am、^{140}La、^{144}Ce 等锕系和稀土族核素;③亲骨性分布,如 ^{90}Sr、^{226}Ra、^{90}Y、钚及某些超钚核素、重镧系核素;④亲肾性分布,如铀等;⑤亲其他器官组织分布,如放射性碘高度选择分布甲状腺,^{65}Zn 浓集于胰腺,^{35}S 滞留在骨关节等。

2. 发病机制及病理　内照射损伤不同于外照射急性放射病,由于它对机体产生持续性照射和放射性核素选择性分布,导致病程分期不明显和损伤效应主要表现在核素沉积的靶器官。内照射既有电离辐射作用引起的全身性表现,也有该放射性核素作用于特异性靶器官损伤的表现。放射性核素进入体内的吸收、分布和排泄过程较为复杂,沉积在体内的放射性核素所致的生物效应取决于放射性核素沉积的量、辐射类型、核素的物理半衰期、生物半排期以及滞留的器官和组织等。内照射所致的确定性效应,其生物学本质是较大剂量辐射对细胞群体的损伤,原发反应和继发效应同时存在并交错发展,当损伤细胞达到一定程度时发生病理变化,出现结构和功能的改变,临床上出现可察觉的症状体征和实验室指标的变化。各个器官组织病变的共同特征是炎性变化、出血、坏死等破坏性改变和后来的代偿性修复,如纤维化等,导致组织器官功能低下。由于不同靶器官或组织的辐射敏感性及功能的不同,其临床表现也各不相同。放射性碘主要沉积在甲状腺,远期可出现甲状腺炎、甲状腺功能减退、甲状腺结节等;放射性锶、镭主要沉积在骨骼,引起骨髓造血功能和骨骼的损伤,导致血细胞数量减少,甚至发生再生障碍性贫血,晚期可诱发骨肿瘤;可溶性钚主要沉积于骨骼和肝脏,引起骨髓细胞减少和肝细胞坏死致肝功能异常等变化;吸入难溶性钚可引起肺组织出现水肿、出血、广泛性纤维增生;摄入可溶性铀可引起肾小管上皮细胞变性、坏死和脱落,剂量大时引起肾小球坏死,出现肾功能不全。

(三) 临床表现

1. 症状体征　内照射放射病根据摄入的放射性核素不同,或产生与外照射急性放射病相似的全身性表现为主,或以该放射性核素靶器官的损害为主,往往伴有放射性核素初始进入体内途径的损伤表现。呼吸道吸入的早期可出现鼻炎、上呼吸道和肺部炎症;食入的患者早期胃肠道症状较重,可出现恶心、呕吐、腹泻、肝区疼痛等症状。

均匀或比较均匀分布于全身的放射性核素,可有不典型的初期反应,如头痛、头晕、乏力、睡眠障碍等神经衰弱综合征。极期表现为骨髓增生低下造血障碍时,出现脱发、感染、出血等症状。度过极期后,大多转为慢性损伤或诱发肿瘤。选择性分布的放射性核素则以靶器官损害为主,同时伴有神经衰弱综合征和造血功能障碍等全身表现。靶器官损害的临床表现因放射性核素不同而各异,放射性碘作用于甲状腺,可引起甲状腺疾病。甲状腺功能减退时,出现畏寒、乏力、代谢低下、心动过缓、黏液性水肿等表现;亲骨核素可引起骨痛、骨质疏松、骨坏死、病理性骨折、骨肿瘤等;铀可引起水肿、少尿等肾脏疾病的表现。铀矿工人长期吸入氡及其子体可发生肺癌,引起相应的临床表现。

2. 实验室检查

(1) 放射性核素体内测量

1) 直接测量：采用全身计数器体外测量整体的放射性活性，如 ^{137}Cs、^{226}Ra 等。采用肺部计数器测量肺部的放射活性，如 ^{241}Am 等，以上适用于释放 γ 射线或 X 射线的放射性核素。应用低能 γ 射线测量仪监测甲状腺放射性碘的活度，根据测得的计数率和测定时间推算放射性核素的摄入量和内照射剂量。

2) 间接测量：对于不发射 γ 射线或只发射低能量光子的某些放射性核素，分析排泄物和其他生物样品中的放射性核素是经济、简便且实用的检测方法，包括血、尿、粪、呼出气、毛发、鼻拭物等样品。如测定尿中的铀、钍、氚；测定粪便中的镭、锶；测定呼出气中的氡和氚的含量，可估算镭和钍的体内污染量；测定毛发中的 ^{210}Po 和 ^{210}Pb 等。由于放射性物质在体内排泄速度较快，因此，对胃内容物、血、尿和粪便的放射性测量必须尽早进行，并多次取样检测，以明确是否有内污染，并准确估算体内负荷量。尿中放射性核素测量是最常用的方法。

(2) 血液学检查：血常规和血细胞形态的改变，血细胞计数下降，重者出现骨髓增生低下。

(3) 放射性核素蓄积靶器官的功能检查

1) 亲骨性核素：血常规、骨髓检查；骨骼 X 线影像学检查；

2) 亲肾性核素：泌尿系统超声检查和肾功能检查；

3) 亲甲状腺核素：甲状腺超声和甲状腺功能检查。

(4) 其他检查：根据病情需要，增加肝功能、免疫学、内分泌学、外周血淋巴细胞染色体畸变分析和微核分析等检查。

(四) 诊断及鉴别诊断

1. 诊断

(1) 诊断原则：经物理、化学等手段证实有放射性核素进入体内，一次或短时间（数日）内进入体内的放射性核素使全身在比较短的时间内受到均匀或比较均匀的照射，有效累积剂量当量大于 1.0Sv，或在相当长的时间内放射性核素连续多次进入体内，机体放射性核素摄入量超过相应的年摄入量限值几十倍以上。其临床表现和实验室检查与外照射急性放射病相似，或以放射性核素靶器官的损害为主，伴有放射性核素进入体内途径相关损伤的表现，经综合分析，排除其他疾病，依据 GBZ 96《内照射放射病诊断标准》进行诊断。

(2) 临床诊断要点：内照射放射病是极少见的疾病，诊断首先需要明确有开放性放射性核素接触史，经放射性测量和剂量估算证实存在严重的放射性核素内污染，估算放射性核素摄入量和受照剂量达到诊断要求。其次，要有放射性核素初始进入体内途径的损伤表现和该核素所致的特征性效应，如类似外照射急性放射病的全身性表现，或以放射性核素所致靶器官损害为主，同时伴有神经衰弱症候群和造血功能障碍等全身表现。内照射放射病潜伏期较长，病程发展缓慢，临床分析不明显，可转为慢性损伤。

2. 鉴别诊断　内照射放射病的临床表现无特异性，需要和其他有相似症状的疾病相鉴别。了解有无开放性放射性核素接触史及体内放射性核素污染监测和内照射剂量估算是鉴别内照射放射病与外照射急性、慢性放射病及其他疾病的关键因素。

造血功能障碍应与白细胞减少症、血小板减少症、再生障碍性贫血、缺铁性贫血、脾功能亢进、肝损伤、病毒感染及药物和化学物引起的造血系统改变等疾病鉴别。神经衰弱症候群应与神经衰弱、类神经症、更年期综合征及化学物中毒所致轻度中毒性脑病等鉴别。胃肠功能紊乱、脱发、全身衰弱、多器官损伤症状应排除系统性红斑狼疮、重金属和细胞毒剂中毒。

放射性核素所致甲状腺、肝脏、骨骼、肾脏等靶器官的损害应与相应器官组织表现相似的疾病鉴别。通过消化道摄入体内的放射性核素，发病初期应与急性胃肠炎相鉴别；通过呼吸道摄入体内的放射性核素，发病初期应与鼻炎、上呼吸道感染、支气管炎和肺炎等疾病鉴别。

(五) 治疗

1. 医学处理原则 以抢救生命为首要原则；脱离有开放性放射性核素的场所，及时留取生物样品进行个人剂量监测；及时正确处理体表放射性核素沾染；在有预防放射性核素污染扩散的条件下转运至放射损伤救治专科进行治疗；有针对性、有计划地采取放射性核素的阻吸收、加速排出和对症治疗等综合救治措施；注意心理救助。

2. 一般治疗 加强营养、注意休息，给予高蛋白、高维生素饮食；补充多种维生素、叶酸、肌苷、辅酶 A 等药物；应用养阴益气中成药，如六味地黄丸、生脉散等。

3. 对症治疗 不同放射性核素所致损伤不同，根据患者的临床表现，给予综合对症、支持治疗。如营养调节神经、促进造血功能恢复、抗感染、提高机体免疫力、纠正水电解质酸碱平衡紊乱、保护肝、肾功能及改善甲状腺功能等。出现各器官系统的损伤按相应专科救治原则处理。

4. 特殊治疗

(1)减少放射性核素的吸收

1)减少放射性核素经呼吸道的吸收：首先用棉签拭去鼻腔内的污染物，剪去鼻毛，向鼻咽腔喷血管收缩剂，如 1% 麻黄素溶液，后用大量的生理盐水反复冲洗鼻咽腔。减少下呼吸道的吸收可用祛痰剂。吸入难转移性放射性核素量超过 100 个年摄入量限值(annual limit of intake, ALI)值时，可酌情应用肺灌洗治疗。

2)减少放射性核素经胃肠道的吸收：漱口、机械或药物催吐，必要时用温生理盐水或 10% 活性炭混悬液洗胃。放射性核素食入 3~4 小时后，常用灌肠或口服缓泻剂，如服用含 10~20g 硫酸镁溶液 300~400ml，再分次饮水 500~1 000ml。但孕妇、急腹症者禁用，肾功能不全者慎用。某些放射性核素可选用特异性阻吸收剂，如可用普鲁士蓝清除铯的污染，褐藻酸钠对锶、镭、钴等具有较好的阻吸收效果，锕系和镧系核素可口服氢氧化铝凝胶等。医用活性炭能吸附多种核素，一次口服 10g，用适量水混合配制。

3)减少放射性核素经皮肤、伤口的吸收：应尽早对沾染放射性核素的皮肤进行正确的洗消，对有伤口的皮肤用大量生理盐水冲洗除沾染，必要时清创、切除。去污时避免污染面积扩大，严防皮肤擦伤，忌使用促进放射性核素吸收的洗消剂。去污效果不佳时，可针对放射性核素的性质，选用表面活性剂、络合剂，如柠檬酸钠、DTPA 等。

4)减少甲状腺吸收放射性碘：碘化钾可阻止从各种途径进入体内的放射性碘沉积于甲状腺，同时促进已蓄积体内的放射性碘的加速清除，但效果与服用时间有关。在摄入放射性碘同时或摄入前 24 小时内服用效果最佳。

(2)加速放射性核素的排出：放射性核素进入体内后的治疗药物可分为以下几类。

1)阻断剂：使特定组织中的稳定元素代谢处于饱和后，降低相应的放射性核素摄入的一种制剂。如稳定性碘阻止甲状腺吸收放射性碘，在放射性碘摄入前或摄入后即可服用防护效果最佳,最迟在摄入 6 小时内服用。用量:成人每日一次,每次 100mg(1 片),连续一般不超过 10 天;儿童和青少年用量为成人 1/2;婴幼儿用量为成人 1/4。

2)稀释剂:是指摄入大量稳定性元素或化合物对摄入的放射性核素起稀释作用,从而降低放射性核素沉积量的一种制剂。如饮水使摄入氚的半减期缩短;稳定性锶是能降低放射性锶吸收的稀释剂。

3)置换剂:是指不同原子序数的非放射性元素在吸收部位成功地与放射性核素竞争,从而降低放射性核素的沉积。如静脉点滴或口服钙可增加尿中放射性锶和钙的排出。

4)动员剂:是指那些通过增加自然转化速率而使放射性核素从体内释放的一类制剂。在摄入放射性核素后立即使用动员剂效果最好,随着时间的延长,效果降低。常用的动员剂有抗甲状腺制剂、利尿剂、甲状旁腺素制剂、祛痰剂、激素等。

5)络合剂:一些有机化合物通过它在体内与金属络合作用而增加其排除,络合剂多为有机酸,能与有毒金属络合成稳定的非解离的复合物,这些可溶性的复合物迅速经过肾脏排除体外。理想的络合剂应具备水溶性、毒性低、在体内不参加代谢、稳定性好、亲脂性强、易出入细胞内外、可与组织中的有毒金属络合、使用方便、价钱低廉等条件。常用络合剂有巯基络合剂:MPS(二巯丙磺钠)、DMS(二巯丁二钠);氨羧基络合剂:EDTA(乙二胺四醋酸)、DTPA(二乙烯三胺五醋酸);其他络合剂:PA(青霉胺)、DFOA(去铁酰胺)。使用最广泛、高效广谱的络合剂是二乙烯三胺五醋酸三钠钙(DTPA-CaNa$_3$)和二乙烯三胺五醋酸三钠锌(DTPA-ZnNa3),对稀土族元素 ^{90}Y、^{140}La、^{144}Ce、^{147}Pm 和锕系核素 ^{241}Am、^{239}Pu、^{232}Th 等的促排效果明显,对 ^{65}Zn、^{95}Zr 也有促排效果。二巯丙磺纳对 ^{210}Po 有较好促排效果,且副作用小。络合剂选药要适当,用药途径要合理,早使用,短疗程,间歇给药,防止过络合反应。同时注意补充微量元素、注意肾功能的变化,用药前后留尿测量放射性核素的量。当摄入放射性核素时使用络合剂的时间越早效果越好,因为大多数的络合剂仅仅与处于细胞外液中的金属离子结合,对已经沉积于细胞内的放射性核素不起作用。

5. 远期医学观察　对内照射放射病患者,应进行长期系统的医学观察,特别是该放射性核素主要沉积的器官和系统,对发现的损害进行有效的治疗。在长期医学观察中,特别应对放射性核素诱发有关器官或组织恶性疾病发生率的增高予以注意,如放射性锶、镭主要沉积在骨骼,晚期可诱发骨肿瘤;铀矿工人长期吸入氡及其子体可发生肺癌。收集完整的剂量、临床及病理资料,积累放射远期效应的人类证据。

(六) 预防

核设施及放射性核素开放性生产、应用单位要严格执行许可制度,建立切实可行的放射防护操作规程和安全管理规章制度,避免事故发生;配备必要的放射防护用品;设置放射防护管理机构和专职人员;贮存放射性同位素的场所必须采取有效的防火、防盗、防泄漏的安全防护措施,指定专人保管;加强对放射工作人员放射防护知识培训和法律法规教育;制定核与辐射事故应急预案。

核事故情况下,采取适当的防护措施可减少人员受照剂量,防范内照射放射病发生。事故发生后短时间内采取隐蔽、服用稳定碘、撤离、控制出入、人员体表去污、更换衣服及穿防护服等紧急防护措施;事故后可采取临时性避迁、永久性重新定居、控制食品和饮用水、建筑物和地表消除污染等长期防护措施。

附:内照射放射病案例摘要,见表 6-2-4。

表 6-2-4 12 例内照射放射病案例摘要

放射性核素	病例	摄入量和 / 或剂量	主要临床表现	诊断和转归
^{226}Ra	男,23 岁,1960 年食入	75MBq,胃 0.55Gy,小肠 0.5Gy,大肠 8.1~16.4Gy,骨(4 年)>2 000Gy	第 3 天入院,血细胞减少,第 4.5 年 X 线检查发现胸骨、右髋骨骨肉瘤。几个月后发现胸骨、骨盆、颌骨均有骨质破坏	中度偏重急性放射病,转为慢性放射病,骨髓增生低下,放射性骨炎,骨肉瘤,4 年 10 个月时死亡
^{137}Cs	女,6 岁,1987 年食入	内照射剂量 3Gy,同时有外照射,总剂量 4~6Gy	事故后第 6 天,血细胞减少;第 9 天,体温 38 ℃;第 26 天,出现典型的极重度急性放射病临床表现	极重度急性放射病,内、外照射混合型
	男,31 岁,1958 年食入	受照剂量 2.4Gy	3 天后不适,无力;第 14 天脱发,心前区痛;半年后白细胞减少	轻度急性放射病,转为慢性放射病
	男,25 岁,1961 年创伤面吸收	1.8×10^4Bq	10 天后血细胞减少;9 个月黄疸、肝功能障碍、无力型自主神经功能紊乱	中度偏重急性放射病,白细胞减少,中性粒细胞减少,血小板减少
^{170}Tm	男,26 岁,吸入	18.5MBq,第 145 天,肺 1.4Gy	第 1 天头痛,食欲丧失;第 3 天恶心,上呼吸道充血;第 7 天鼻脓血痂;第 13 天,肝功能障碍;第 21 天、44 天肝大,黄疸	中度偏重急性放射病,放射性肝炎,放射性表皮炎
^{198}Au 胶体	女,73 岁,1969 年静脉注入	7.4MBq,肝 73Gy,肠道(近肝脾处)6Gy,骨髓 4Gy	无初期反应;第 7 天起白细胞减少,全血细胞减少,出血症候群;第 68 天,剧烈头痛,昏迷	极重度急性放射病。骨髓增生不良,脑硬膜和蛛网腔下腔出血,第 68 天死亡
^{3}H	男,37 岁,1963 年吸入	3.5×10^{11}Bq 内照射剂量 12Gy	第 2 天有症状,第 24 天出现血疹,极期出现于第 26 天,高热 39℃,入院第 32 天开始好转	重度急性放射病,骨髓增生低下,出血症候群,5 个月恢复
	1 人	8 年中处理 7500Ci 约 1/2 释放,尿 140~1 120μCi/L	无力,恶心,血细胞减少	死于再生障碍性贫血
	3 人	3 年中操作几千居里,尿 ^{3}H,53~117μCi/L	第 3 年开始有乏力,恶心等症状	第 4 年死于骨髓增生低下
^{210}Po	吸入 1954 年	530MBq,13.3Bq(肺),4.5MBq(肾),21MBq(肝)	食入 2~3 天后严重呕吐入院,无腹泻,全血细胞减少	极重度急性放射病,第 13 天死亡
	I.Alexander 2006 年 11 月食入	0.27~1.4GBq 红骨髓 5Gy,肾 6Gy,肝 8Gy	多器官衰竭,骨髓综合征	极重度急性放射病,2006 年 11 月 23 日死亡

五、放射性皮肤疾病

放射性皮肤疾病(radiation skin disease)是指身体皮肤或局部受到一定剂量的某种射线(X射线、γ射线、β射线、高能电子束和中子等)照射后所产生的一系列生物效应,包括人体皮肤、皮下组织、肌肉、骨骼和器官的损伤。放射性皮肤疾病根据受照时间、受照剂量及临床过程的表现不同,分为急性放射性皮肤损伤、慢性放射性皮肤损伤和放射性皮肤癌。

急性放射性皮肤损伤:身体局部受到一次或短时间内(数日)多次大剂量(≥3Gy)外照射所引起的急性放射性皮炎及放射性皮肤溃疡。

慢性放射性皮肤损伤:局部皮肤长期受到超剂量限值照射,累积剂量一般大于15Gy,数年后引起的慢性放射性皮炎及慢性放射性皮肤溃疡。或由急性放射性皮肤损伤迁延为慢性放射性皮炎及慢性放射性皮肤溃疡。

放射性皮肤癌:在电离辐射所致皮肤放射性损害的基础上发生的皮肤癌变。

(一) 职业接触

随着科学技术的不断发展,电离辐射和原子能日益广泛地应用于工业、农业、科研、医疗和国防等领域,因发生意外事故造成放射性皮肤损伤情况时有发生。多见于医疗照射中,开展放射诊断和治疗某些疾病过程中发生失误和后遗效应;也见于核工业生产、核反应堆、核电站、辐照加工、工业探伤、放射性实验室和放射源丢失等意外事故;在核战争条件下,体表受到放射性落下灰沾染而未及时洗消或洗消不彻底亦可引起放射性皮肤损伤;在核恐怖事件中,由于使用释放放射性物质的装置或袭击核设施引起放射性物质的释放,使人体受到放射性物质的沾染。

(二) 病理及发病机制

1. 放射性皮肤损伤　皮肤小剂量照射后,表皮和毛囊的基底细胞分裂减少,伴轻度肿胀,表皮下乳头血管扩张,真皮层水肿。大剂量照射后,上皮细胞多呈空泡变,细胞核增大或缩小,真皮层肿胀。久之,细胞崩解,细胞层次减少,汗腺、毛囊上皮萎缩、退变或消失。损伤早期,真皮毛细血管充血、扩张,血流瘀滞,血管通透性增加,小血管壁肿胀,出现玻璃样变性,纤维素样坏死,胶原纤维增生等血管内膜炎改变,继而造成血管壁增厚、管腔狭窄或闭塞、血循环障碍,重者导致皮肤溃疡。达到一定剂量照射时,骨的有机质代谢障碍,骨有机质主要成分合成代谢减低,造成骨组织脱钙。同时营养骨的血管受到损伤,发生狭窄或闭塞,造成骨组织营养障碍,加重骨损伤,造成骨细胞变性和坏死,发生骨质疏松、骨坏死或病理性骨折。

2. 放射性皮肤癌　慢性放射性皮肤溃疡或角质突起在放射性皮肤癌的发生中具有重要意义,反复发作、经久不愈的慢性放射性皮肤溃疡或角质突起长期受到炎症刺激,既是一种致癌因素,又是一种促癌因素。溃疡或角质增生边缘鳞状上皮反复退变和再生,既可诱发鳞状上皮的突变,也可促使原有突变基础的表皮细胞癌变,最终演变为癌。近年,应用免疫组化方法对慢性放射性溃疡和放射性皮肤癌研究中发现,p53蛋白功能异常可能与皮肤溃疡的反复发作、经久不愈,最后癌变的机理有关。

(三) 临床表现

1. 症状及体征

(1)急性放射性皮肤损伤:根据损伤程度的不同,目前采用四度分类法。每一分度的临床表现又可分为四期:初期反应期、假愈期、反应期和恢复期。

1)Ⅰ度损伤:主要表现为皮肤脱毛。初期反应期:局部无任何症状,24小时后可出现轻微红斑,很快消失;假愈期:局部无任何症状;反应期:3~8周后出现毛囊丘疹、暂时脱毛;恢复期:毛发再生,局部无改变。

2)Ⅱ度损伤:主要表现为皮肤红斑。初期反应期:受照当时局部可以无任何症状,有的经3~5小时局部皮肤出现轻微的瘙痒、灼热感、轻度肿胀,1~2天后红斑、肿胀暂时消退;假愈期:2~6周,局部无任何症状;反应期:局部皮肤再次出现瘙痒、灼热、潮红,并逐渐加重,出现二次红斑,持续4~7天后转为恢复期;恢复期:红斑转为浅褐色,皮肤稍干燥、脱屑、脱毛等,以上症状一般2~3个月后可以消退,毛发可再生,无功能障碍或不良后遗症。

3)Ⅲ度损伤:主要表现为水疱或湿性皮炎。

①初期反应期:局部皮肤一过性灼热和麻木感,1~2天后出现红斑、灼痛和肿胀等;

②假愈期:1~3周,症状逐渐减轻乃至消失,无明显临床症状;

③反应期:局部皮肤再次出现红斑、色泽较前加深,肿胀明显,疼痛加剧,并逐渐形成水疱,初为小水疱,后逐渐融合为大水疱,疱皮较薄,疱液呈淡黄色。水疱破溃后形成表浅的糜烂创面;

④恢复期:水疱和创面经适当的处理后,如无感染,一般4~5周后开始出现上皮生长,但较缓慢,新生上皮菲薄、弹性差。

经一段时期后常转为慢性改变,如皮肤变薄、毛细血管扩张和皮肤色素减退,与皮肤色素沉着相间呈"大理石"样。毛发脱落不再生长,皮脂腺、汗腺萎缩,排汗功能障碍。反复出现破溃,常形成溃疡。

4)Ⅳ度损伤:主要表现为皮肤坏死、溃疡。

①初期反应期:受照当时或数小时后,局部皮肤出现灼痛、麻木、红斑、肿胀等症状,且逐渐加重;

②假愈期:多为受照射1~2天后,局部皮肤症状减轻,通常2~3天后进入反应期。重者可以无明显假愈期;

③反应期:局部皮肤再次出现红斑、色泽较前加深,常呈紫褐色,肿胀明显,疼痛加剧,并相继出现水疱和皮肤坏死区,坏死区形成溃疡;

④恢复期:面积小的(直径≤3cm)或相对浅的溃疡,可望愈合。

面积大而深的溃疡,逐渐扩大、加深,容易继发细菌感染,愈合极为缓慢,有的完全不愈合,溃疡基底及周围形成瘢痕。重者可累及深部肌肉、骨骼、神经或内脏器官。位于功能部位的严重损伤常伴功能障碍。

(2)慢性放射性皮肤损伤

1)Ⅰ度损伤:轻者局部皮肤干燥、粗糙、轻度脱屑,皮肤纹理紊乱、轻度色素沉着和毛发脱失。重者局部皮肤萎缩、变薄和干燥,可见扩张的毛细血管,色素沉着与脱失相间,呈"大理石"样改变,瘙痒明显,常出现皲裂或疣状增生。常伴有指甲灰暗、增厚、纵嵴、质脆等改变。

2)Ⅱ度损伤:出现皮肤角化过度或萎缩变薄,失去弹性,毛细血管扩张,较多疣状突起物,或皲裂,伴有指纹紊乱或消失、指甲增厚变形。

3)Ⅲ度损伤:受照射局部在上述病变基础上出现大小不一、深浅不等的溃疡,溃疡边缘不整齐,基底凸凹不平,肉芽生长不良、污秽,常有一层黄白色纤维素样物覆盖。手指萎缩变细,或有角质突起物,指端严重角化与指甲融合。肌腱挛缩或断裂,关节变形僵硬或外露,造成手的功能障碍。

(3)放射性皮肤癌:在原有放射性皮肤损伤的部位、慢性皮肤损伤的基础上发生的皮肤癌变,癌变前表现为受损部位皮肤萎缩变薄、粗糙、角化过度、角质突起或长期不愈的放射性溃疡。潜伏期长短不一,多在 5~10 年。

2. 实验室检查

(1)血清酶学检查:局部严重的放射性损伤时,乳酸脱氢酶、肌酸激酶、门冬氨酸氨基转移酶、α- 羟丁酸脱氢酶等指标增高。

(2)红外线热成像温度测定:急性放射性皮肤损伤,红斑水肿期温度升高,水疱坏死区温度降低,温度升高越高损伤越重,坏死和溃疡阶段温度降低越明显损伤越重,温度改变的区域与损伤范围基本一致。

(3)影像学检查

1)CT 检查和磁共振显像:肌肉、大的血管、骨骼等深层组织受到一定剂量外照射损伤后显示其密度减低。

2)X 线检查:受照部位骨质疏松、骨皮质下有局限性骨质吸收、骨小梁呈密度不均、骨代谢异常,可出现病理性骨折等。

(4)骨密度检测:局部一定剂量外照射后,受照部位骨骼显示骨量减少。

(5)病理:放射性皮肤癌病理类型多以高分化鳞状上皮细胞癌为主。

(6)其他检查:血常规、外周血淋巴细胞染色体畸变分析等检查可有异常改变。

(四)诊断及鉴别诊断

1. 诊断

(1)诊断原则:根据明确的射线接触史、受照史、物理剂量模拟检测局部超剂量照射和典型的临床表现,参考辅助检查,排除其他因素所致的类似疾病,综合分析,依据 GBZ 106《职业性放射性皮肤损伤诊断》做出放射性皮肤损伤的分度诊断,或依据 GBZ 219《放射性皮肤癌诊断标准》做出放射性皮肤癌的分期诊断。

(2)急性放射性皮肤损伤分度诊断:根据局部皮肤受照史、皮肤受照剂量及临床表现进行综合分析做出诊断。皮肤受照后的临床表现及预后与射线种类、照射剂量、剂量率、射线能量、受照部位、受照面积和全身状况等有关。急性放射性皮肤损伤的分度诊断见表 6-2-5。

表 6-2-5 急性放射性皮肤损伤分度诊断标准

分度	初期反应期	假愈期	临床症状明显期	参考剂量 /Gy
I			毛囊丘疹、暂时脱毛	≥3
II	红斑	2~6 周	脱毛、红斑	≥5
III	红斑、烧灼感	1~3 周	二次红斑、水泡	≥10
IV	红斑、麻木、瘙痒、水肿、刺痛	数小时至 10 天	二次红斑、水泡、坏死、溃疡	≥20

(3)慢性放射性皮肤损伤分度诊断:根据皮肤长期受到超过剂量限值的照射、累积剂量一般大于 15Gy,受照数年后皮肤及其附件出现慢性病变等临床表现,结合健康档案,排除其

他皮肤疾病,综合分析做出诊断。或由急性放射性皮肤损伤迁延而来,剂量大于 5Gy。慢性放射性皮肤损伤的分度诊断见表 6-2-6。

表 6-2-6　慢性放射性皮肤损伤分度诊断标准

分度	临床表现(必备条件)
I	皮肤色素沉着或脱失、粗糙,指甲灰暗或纵嵴色条甲
II	皮肤角化过度,皲裂或萎缩变薄,毛细血管扩张,指甲增厚变形
III	坏死溃疡,角质突起,指端角化融合,肌腱挛缩,关节变形,功能障碍(具备其中一项即可)

2. 鉴别诊断　急性放射性皮肤损伤应与一般热烧伤、日光性皮炎、过敏性皮炎、药物性皮炎、甲沟炎和丹毒等疾病相鉴别;慢性放射性皮肤损伤应与神经性皮炎、慢性湿疹、皮肤疣状增生、上皮角化症及其他非特异性溃疡相鉴别;放射性皮肤癌应与非放射性损伤部位的皮肤癌相鉴别。鉴别要点是有无超剂量射线接触史。

(五)治疗

1. 全身治疗　加强营养,给予高蛋白、高维生素饮食;补充多种维生素增强机体抵抗力;局部疼痛严重时,可使用镇静、止痛药物;局部出现感染时,选用有效的抗生素抗感染治疗;注意维持水、电解质和酸碱平衡,必要时可输入白蛋白、新鲜血液;根据病情需要,可使用各种蛋白水解酶抑制剂、自由基清除剂和增加机体免疫功能药物;可使用活血化瘀和改善微循环的药物。

2. 局部治疗

(1)急性放射性皮肤损伤

1)I 度损伤:无须特殊处理,注意避免局部皮肤遭受摩擦等机械刺激,禁止使用对皮肤刺激性较强的药物,防止紫外线、红外线照射。

2)II 度损伤:初期处理与 I 度损伤基本相同。红斑反应时可以选用止痒清凉油、5% 苯海拉明霜、维生素 B_{12} 等药物,以减轻红肿、灼痛等症状。

3)III 度损伤:初期处理与 I 度、II 度损伤基本相同。极期疼痛明显时,可应用维生素B12、硼酸溶液及氯己定溶液冷敷。形成水疱、表皮松解脱落时,积极处理创面,预防感染,促进创面愈合。损伤面积小、水疱张力不大时,可以保留疱皮,让其自行吸收、干瘪。较大或张力大的水疱,应在无菌操作下穿刺排液,然后加压包扎。如疱液浑浊、周围有炎症反应或水疱已破溃时,要剪除疱皮,防止感染加重。糜烂性创面,可以选用维斯克溶液、放射烧伤膏、溃疡油、复生膏等换药。继发感染时,选用庆大霉素、阿卡米星等抗生素溶液湿敷,必要时根据细菌培养和药敏试验选用有效抗生素。

4)IV 度损伤:早期处理与 III 度损伤相同。极期,根据病情发展采取相应措施,原则是镇静镇痛、防治感染和促进创面愈合。有效地镇痛是局部严重放射性皮肤损伤早期处理的重要环节。实践证明,早期封闭创面是解除疼痛的主要措施之一,用各种生物敷料暂时覆盖创面,可以收到良好的镇痛效果。IV 度损伤创面难以愈合,应采取早期切除,并以各种自体组织移植的方法修复创面。

(2)慢性放射性皮肤损伤:针对不同程度的慢性放射性皮肤损伤采取相应的措施。对于慢性放射性皮炎,注意避免各种物理、化学因素的刺激,局部选用止痒、滋润皮肤的中性油质药物,如止痒清凉油、氢地油等;对过度角化、疣状增生时,可应用中草药泡洗;对于慢性放射性溃疡,应加强换药、控制感染,局部可使用维斯克溶液或含有超氧化物歧化酶(SOD)、上皮生长因子(EGF)和含锌的抗生素类霜、膏,配合使用 α_2-巨球蛋白制剂,促进创面加速愈合。较小、较浅的溃疡,感染基本控制后选用活血生肌、促进愈合的药物;对于较深、经久不愈的溃疡,一旦感染基本控制,争取尽早手术治疗;损伤区因瘢痕畸形有功能障碍者应及时手术,恢复功能。

(3)放射性皮肤癌:慢性放射性皮肤损伤局部出现反复不愈的溃疡或角质异常增生,疑有恶性变时,应及时手术,一旦确诊为放射性皮肤癌,应尽早彻底手术切除。放射性皮肤癌局部应避免接触射线,不宜采用放射治疗。

(六)预防

放射工作人员应严格遵守操作规程,防止辐射事故发生;对长期接触射线或放射性物质人员应加强防护措施,定期进行职业健康检查,按要求佩戴个人剂量计;对急性放射性皮肤损伤者应定期随访、密切观察。

六、放射性肿瘤

放射性肿瘤(radiogenic neoplasm)是指接受电离辐射照射后,经一定潜伏期后发生的与所受该照射具有一定程度病因学联系的恶性肿瘤。目前我国列入职业病名单中的职业性放射性肿瘤包含肺癌(含矿工高氡暴露所致肺癌)、除慢性淋巴细胞白血病以外所有类型白血病、乳腺癌(限女性)、食管癌、胃癌、结肠癌、膀胱癌、肝癌、甲状腺癌、骨和关节恶性肿瘤。

(一)职业接触

电离辐射职业照射发生在医学、科研、工业、农业、国防等领域中,涉及的职业人群数量逐年增多。放射工作人员如不注意放射防护、违反操作规程、受到超剂量限值照射,就可能有罹患放射性肿瘤的风险。常见的职业接触人群有医疗机构从事放射诊疗活动的工作人员;铀矿等核燃料开采、生产、使用人员;工业辐照、探伤、测井等作业人员;非铀矿矿山高氡暴露作业人员等。核与辐射事故中大剂量受照人员发生放射性肿瘤的风险更高。

(二)发病机制

辐射致癌效应是电离辐射的随机性效应,发生概率(而非严重程度)与剂量的大小有关的效应。电离辐射通过直接和间接电离导致受照细胞的 DNA 单、双链断裂和碱基损伤。辐射引起细胞 DNA 损伤的数量和程度通常随剂量呈线性增加。机体有较强的修复机制,通过 DNA 修复基因能把大多数损伤的 DNA 修复,未修复或错修复的 DNA 可导致基因突变、染色体畸变和基因组不稳定,进而引起抑癌基因失活,而原癌基因激活,细胞产生恶性转化,形成癌细胞克隆。在癌的发生发展过程中,受机体的防御机制的阻截和遏制,同时也受内外环境诱变源的支持和促进,最后能否发生癌决定于诱发突变的性质和数量;机体防御机制的有效性;内外环境诱变源的促进作用大小。诱发突变的性质和数量与受照剂量有关,而内外环境诱变源的促进作用大小与机体的遗传学特征、心理和身体素质、生活方式等有关。

影响辐射致癌效应的因素有辐射类型、辐射能量、吸收剂量、剂量率、年龄、性别及环境综合因素等,其中最重要的是受照射器官或组织对辐射的敏感性、吸收剂量和剂量率。人体不同组织和器官对辐射致癌作用的敏感性明显不同,敏感性最高的组织是甲状腺和骨髓,以白血病的发生率最多(特别是髓性白血病)。低剂量率也是以发生白血病为主。大量调查资料证实,不同年龄的人群其辐射致癌危险系数有明显的差别,总的趋势是危险系数随年龄的增大而减小。性别也是影响辐射致癌危险系数的一个因素,如乳腺癌多发生于女性。

(三)临床表现

各种放射性肿瘤疾病的症状体征和实验室检查可参阅内科及外科等专业书籍的相关内容。

(四)诊断及鉴别诊断

1. 诊断

(1)诊断要点:不同于其他放射性疾病的诊断,放射性肿瘤的诊断是病因学诊断,而不是疾病本身的诊断。诊断前提是有射线接触史,临床已确诊患有《职业性放射性肿瘤判断规范》中所列的原发性恶性肿瘤,根据 GBZ 97《职业性放射性肿瘤判断规范》计算所得 95%可信限上限的 PC ≥ 50%,经职业性放射性疾病诊断医师做出职业性放射性肿瘤的诊断。

(2)诊断依据:有接受一定剂量电离辐射的照射史和受照剂量的相关资料;受照后,经一定潜伏期后发生的符合《职业性放射性肿瘤判断规范》附录 B 中所列的原发性恶性肿瘤(食管癌、胃癌、结肠癌、肝癌、肺癌、骨和关节恶性肿瘤、膀胱癌、甲状腺癌、女性乳腺癌、除慢性淋巴细胞白血病以外所有类型白血病);且所患肿瘤得到临床确诊;根据患者性别、受照时年龄、发病时年龄和受照剂量,按 GBZ 97《职业性放射性肿瘤判断规范》第 6 章计算所患恶性肿瘤起因于所受照射的病因概率(PC),计算所得 95%可信限上限的 PC ≥ 50% 者,可判断为职业性放射性肿瘤。伴随信息技术的发展和有效应用,研发计算机计算程序,使放射性肿瘤的病因概率计算程序化、标准化、自动化。

2. 鉴别诊断　诱发肿瘤的因素很多,辐射诱发的癌症无法同其他因素诱发的相同部位的癌症相鉴别,无论是自然发生的癌症还是其他因素(如化学因素)暴露引起的癌症,而放射性肿瘤的鉴别重点是排除其他非电离辐射因素所致的恶性肿瘤。因此,在放射性肿瘤判断中需要计算病因概率(PC),即所发生的某种癌症起因于既往所受照射的概率(%),它是一定剂量照射后癌症概率增加额与癌症总概率之比。

我国职业性放射性肿瘤的病因判断计算模型主要采用美国电离辐射生物效应委员会报告Ⅶ第二部分(BEIR Ⅶ Phase 2,2006)的危险估算模型;其中氡致肺癌模型采用了美国国立卫生研究院(National Institutes of Health,NIH)和美国疾病预防与控制中心 2003 年联合研发的报告(NIH03-5387)的推荐模型;采用中国人肿瘤基线发病率按相加和相乘混合模型,将日本人的超额相对危险系数(ERR/Gy)和超额绝对危险系数(EAR/Gy)转化为中国人的超额相对危险系数 ERR/Gy;PC 计算只用超额相对危险系数计算。辐射致癌病因概率是指先前受到一定剂量照射后诱发的某种癌症归因于照射的概率,应用这种统计学方法可对癌症的辐射病因进行定量判断。我国诊断标准规定只有 95%可信限上限的 PC 值≥50% 才能判定为职业性放射性肿瘤。职业照射复合职业性化学致癌物暴露时,辐射致癌在危险增加中的相对贡献大于 1/2,合计的 PC ≥ 50% 者,也可判断为职业性放射性肿瘤。否则,即可排除职业性放射性肿瘤。

(五)治疗

放射性肿瘤的治疗与同部位肿瘤的治疗方法相同,根据原发性恶性肿瘤的种类、分期、免疫组化分型和肿瘤发展的阶段,采取手术、化疗、放疗、靶向药物治疗及免疫治疗等方法。治疗上可参考各类恶性肿瘤疾病的规范化诊疗指南。

（六）预防

放射性肿瘤属随机性效应,其发生概率(而非严重程度)与剂量的大小有关的效应。国际放射防护委员会第 103 号出版物将照射情况分为应急照射、现存照射和计划照射三种,建立了实践和干预的防护体系。其辐射防护目的是防止确定性效应的发生,将随机性效应发生的概率降低到可以接受的尽可能低的水平。并明确了三项放射防护基本原则,即辐射防护正当性、辐射防护最优化和剂量限值。在任何职业照射活动中,要做到遵守法律法规的要求,严格执行许可制度,建立切实可行的放射防护操作规程和安全管理规章制度,防止辐射事故的发生。坚持佩戴放射防护用品,加强放射防护知识培训,做好个人剂量监测及放射工作人员职业健康检查工作,尽可能降低受照剂量,将放射性肿瘤发生的概率降到最低水平。对矿山井下高氡作业工作场所,全部工作人员佩戴个人剂量计,实行连续有效的个人氡暴露监测,对个别高氡暴露的矿工必要时采取轮岗、缩短工作时间等措施。

七、放射性骨损伤

放射性骨损伤(radiation bone injury)是指人体全身或局部受到一次或短时间内分次大剂量照射,或长期多次受到超过剂量当量限值的外照射,所致骨组织的一系列代谢和临床病理变化。根据其病理变化分为放射性骨质疏松(radiation osteoporosis)、放射性骨髓炎(osteoradiomyelitis)、放射性骨折(radiation pathologic fracture)、放射性骨坏死(osteoradionecrosis)、放射性骨发育障碍(radiation dysostosis)。

1. 放射性骨质疏松　骨组织受到电离辐射照射后,骨细胞变性坏死,产生以骨密度减低为主的一系列病理变化过程。

2. 放射性骨髓炎　骨组织受到一定剂量电离辐射照射后,在骨质疏松的基础上继发细菌感染而产生的炎症改变。

3. 放射性骨折　骨组织在骨质疏松和骨髓炎病变的基础上产生骨的连续性破坏。

4. 放射性骨坏死　骨组织受到电离辐射照射后,骨细胞或骨营养血管损伤,血循环障碍,产生骨块或骨片的坏死。

5. 放射性骨发育障碍　骨骺软骨受到电离辐射照射后,骨的生长发育障碍,使骨的长度和周径都小于正常发育的骨组织。

（一）职业接触

引起放射性骨损伤的射线主要有 X 射线、γ 射线和 β 射线等。平时多见于核工业生产、辐照加工、工业探伤、放射性实验室、原子能反应堆和核电站等因违反操作规程或出现意外情况发生辐射事故。从事放射线诊疗工作的职业人群长期受到超过剂量当量限值的外照射。大剂量外照射引起的局部放射性皮肤损伤,常伴有放射性骨损伤。

（二）病理及发病机制

骨组织受到电离辐射后,发生骨组织脱钙、骨细胞变性坏死,出现以骨密度减低为主要病理改变的骨质疏松;若继发细菌感染,则出现炎性改变,发生骨髓炎;骨组织在骨质疏松和骨髓炎病变的基础上可产生骨的连续性破坏,出现病理性骨折;随着骨细胞或骨营养血管的损伤,局部出现血循环障碍,产生骨块或骨片的坏死。若发育期青少年的骨骺受到照射,则可造成骨和软骨发育的迟缓甚至停滞。放射性骨损伤的发病机制仍不十分清楚,目前以射线对骨细胞的直接杀伤和微血管受损伤出现循环障碍的理论为主导。

1. 射线直接作用于骨组织　骨骼成骨细胞对射线比较敏感，骨骼中的钙质可使骨吸收的射线比周围软组织多 30%~40%，骨组织如受到 50Gy 照射，骨细胞可全部迅速死亡。射线也会对包括骨内全细胞系如骨细胞、成骨细胞、血管内皮细胞及血管周围的间充质细胞等发生直接损害。

2. 骨的营养血管受损伤　早期为微血管的功能性改变，如张力减退型张力障碍、坠积性充血和溢血区形成；晚期则发生血管壁增厚、管腔狭窄、血栓形成，最终导致血管腔闭塞，骨营养障碍。

3. 二者的相互作用　骨受射线作用后，骨组织出现坏死灶，随后创伤修复过程启动，成骨细胞活动增加，毛细血管急剧增殖，加之一些微小血管的开放，出现了短期的充血及血流量增加现象。随着微血管系统损害的加重，则导致骨微小血管网络的中断、血管数目减少，组织内微循环功能低下而缺氧，成骨受到破坏。低循环、低氧及低组织细胞结构逐步形成，使骨组织维持在代谢低下状态，加重了骨细胞内细胞系的变性坏死。此外，局部软组织溃疡、感染和外伤均可加重骨损伤。

（三）临床表现

1. 症状及体征　出现骨损伤者，均伴有皮肤及软组织的放射性损伤，局部皮肤常出现放射性皮炎改变，有的甚至出现深达骨质的溃疡。放射性骨髓炎、骨坏死局部可伴有不同程度的细菌感染，疼痛剧烈，呈持续性，一般止痛剂无效。放射性病理性骨折，多发生在持重骨，骨折发生前一般有程度不同的活动过度、外力作用等诱因，但有时诱因不明显。骨骺增生活跃的儿童(约 6 岁前或青春期儿童)受照后可出现骨发育障碍，表现为局部皮肤无明显放射损伤改变，或伴轻度放射性皮炎改变，但出现骨长度变短，骨干变细。

2. 辅助检查

(1)X 线影像学检查：放射性骨损伤的主要检查手段，可判断骨损伤的类型、程度、范围等。

1)放射性骨质疏松：表现为骨小梁稀疏、粗糙，网眼稀疏，有斑片状透光区，骨皮质显著增厚呈层板状或皮质白线消失。

2)放射性病理性骨折：在骨质疏松基础上，骨的连续性破坏，两断端有骨质疏松改变，骨折线一般较整齐。

3)放射性骨髓炎、骨坏死：骨皮质密度减低、变薄、表面不光滑、有不规则破坏伴附近骨质疏松，并可见不规则的斑片状透光区；在骨质疏松区内或骨质断端附近出现不规则的片状致密阴影，夹杂一些透光区。

4)放射性骨发育障碍：骨与软骨生长发育迟缓，甚至停滞，长骨向纵向及横向生长皆有障碍，长度变短，骨干变细，皮质变薄。

5)急性骨损伤：早期主要为脱钙、骨质疏松和骨膜反应；重者逐渐出现斑片状虫蚀样改变，骨皮质变薄，甚至残缺不整，骨关节间隙变窄；晚期出现骨质明显稀疏，骨小梁粗糙呈蜂窝状，皮质增厚或变薄和表面不完整，并出现不规则斑片状透光区等。

(2)正电子发射计算机断层显像(PET-CT)：通过组织细胞代谢显像，在大分子、蛋白质、核酸层面上进行的分子影像，并将 CT 得到的解剖结构、血流灌注结合在一起。利用 ^{18}F-NaF 这种显像剂能和羟基磷灰石分子的羟基进行化学交换，它在骨骼中的摄取情况可反映骨骼的代谢情况及细胞的活性。

(3)骨密度测定：放射性骨损伤骨密度减低、骨脆性增加。

(四) 诊断及鉴别诊断

1. 诊断

(1)诊断原则:根据职业史、受照射史、受照剂量、剂量率、临床表现和 X 线影像学和骨密度测定等检查结果,结合职业健康监护档案进行综合分析,排除其他原因所致的骨疾病,依据 GBZ 100《外照射放射性骨损伤诊断》标准做出放射性骨损伤的诊断。

(2)诊断标准

1)剂量:局部受到一次或短时间(数日)内分次大剂量外照射所引起的受照范围内骨骼损伤,骨损伤剂量参考阈值为 20Gy;长期接触射线引起的骨损伤,累积受照剂量参考阈值为 50Gy。

2)分类诊断:放射性骨损伤的分类见表 6-2-7。

表 6-2-7 放射性骨损伤分类及主要临床表现

分类	主要临床表现	
	皮肤改变	X 线影像学征象
放射性骨质疏松	局部有放射性皮炎改变	轻者骨小梁稀疏、粗糙;重者骨小梁网眼稀疏,有斑片状透光区,骨皮质显著增厚呈层板状或皮质白线消失
放射性病理性骨折	局部有放射性皮炎或溃疡存在;骨折多发生在持重骨;骨折发生前一般有程度不同的活动过度、外力作用等诱因,但有时诱因不明显	在骨质疏松基础上,骨的连续性破坏,两断端有骨质疏松改变,骨折线一般较整齐
放射性骨髓炎、骨坏死	局部有皮肤及软组织深达骨质的溃疡,伴有不同程度的细菌感染。局部疼痛明显,呈持续性	骨皮质密度减低、变薄、表面不光滑、有不规则破坏伴附近骨质疏松,可见不规则的斑片状透光区;在骨质疏松区内或骨折断端附近出现不规则的片状致密阴影,夹杂一些透光区
放射性骨发育障碍	多见于受照射时骨垢呈活跃增生的儿童(约 6 岁前或青春期儿童)。局部皮肤可无明显放射损伤改变,或伴轻度放射性皮炎改变	骨与软骨生长发育迟缓,甚至停滞。长骨向纵向及横向生长皆有障碍,长度变短,骨干变细,皮质变薄

2. 鉴别诊断 需与老年性骨质疏松、外伤性骨折及外伤后骨折伴感染造成的骨髓炎、骨坏死和缺血性骨吸收、骨坏死,以及先天性骨发育障碍等进行鉴别。电离辐射接触史、受照剂量评估及照射后局部出现放射性皮肤损伤是鉴别的重点。

(五) 治疗

1. 一般治疗 给予富含钙和蛋白质的饮食,注意适当活动;早期应用高压氧进行预防和治疗骨损伤;应用改善微循环和促进骨组织再生、修复和含钙制剂的药物,如复方丹参、谷胱甘肽、降钙素、维生素 A、维生素 D、司坦唑醇(康力龙)等,必要时给予骨再生细胞因子治疗;注意避免骨损伤部位遭受外力打击、外伤或感染,避免组织活检。局部伴有放射性皮肤损伤者按放射性皮肤疾病治疗原则处理。

2. 手术治疗　皮肤出现明显萎缩或溃疡时应及时处理并采取手术治疗,用血循环良好的皮瓣或肌皮瓣覆盖,以改善局部的血液循环,消除创面;发生骨髓炎时,给予积极抗感染治疗,合理使用抗生素,并及时采取手术治疗,彻底消除坏死骨组织,以带血管蒂的肌皮瓣充填腔穴和修复创面;单个指骨或趾骨出现骨髓炎时,及时截指(趾),如累及多个指(趾)且保留剩余个别指(趾)已无功能时,可慎重考虑截肢,截肢高度应超过损伤的近端 3~5cm。

(六)预防

放射工作人员应严格遵守操作规程,防止辐射事故发生;加强职业防护,定期进行职业健康检查;对于已确定局部受照剂量超过骨损伤的参考阈剂量者,无论有无骨损伤的临床或X线影像学表现,均应脱离射线工作,定期进行医学随访观察。

八、放射性甲状腺疾病

放射性甲状腺疾病(radiation thyroid diseases)是指电离辐射以内照射和/或外照射的方式作用于甲状腺,导致甲状腺功能和/或甲状腺组织器质性改变。放射性甲状腺疾病是一组疾病的总称,不能单纯归属为一种疾病。根据病情的性质和特点可分为以下四类:慢性放射性甲状腺炎、放射性甲状腺功能减退症、放射性甲状腺良性结节和放射性甲状腺癌。放射性甲状腺癌属于随机性效应。

慢性放射性甲状腺炎是指甲状腺一次或短时间(数周)内多次或长期受到电离辐射照射后导致的自身免疫性甲状腺损伤。

放射性甲状腺功能减退症是指甲状腺局部一次或短时间(数周)内多次受到大剂量照射或长期受到超剂量限值的照射后所致的甲状腺功能减退。

放射性甲状腺良性结节是指甲状腺一次或短时间(数周)内多次或长期受到电离辐射照射后诱发的非恶性结节性病变。

放射性甲状腺癌是指甲状腺接受电离辐射照射后发生的与所受辐射照射具有一定程度病因学联系的恶性肿瘤。

(一)职业接触

长期接触低剂量照射的职业性人群可发生甲状腺功能异常和甲状腺形态改变,尤其是工作中接触放射性核素碘的作业人员。核爆炸和核反应堆事故早期,释放的最重要的核素之一是放射性碘,对人类健康构成潜在威胁,放射性碘进入人体后,主要蓄积于甲状腺组织,超过一定剂量即可引起甲状腺损伤。

(二)病理及发病机制

1. 慢性放射性甲状腺炎　内外照射均可诱发,发病机制可能与自身免疫反应有关。甲状腺自身免疫反应始发于甲状腺抗原特异性 T 辅助细胞的激活,激活的 T 细胞诱导 B 细胞分泌甲状腺抗体,其中最常见的是抗甲状腺过氧化物酶抗体(TPOAb)、抗甲状腺球蛋白抗体(TgAb)和 TSH 受体抗体(TRAb),TPOAb、TgAb 及 TRAb 均能固定补体,对甲状腺有直接的细胞毒作用。此外,自身免疫性甲状腺炎中,浸润的淋巴细胞产生多种细胞因子,这些细胞因子除自身能诱导细胞凋亡外,还通过增加激活其他免疫细胞促进甲状腺细胞凋亡。

2. 放射性甲状腺功能减退症　甲状腺上皮细胞是敏感细胞,甲状腺组织受到电离辐射直接作用后,诱发甲状腺功能和/或器质性损害而出现甲状腺功能减退,表现为血清三碘甲状腺原氨酸(T_3)、甲状腺素(T_4)值降低和促甲状腺激素(TSH)值升高,称放射性原发性甲状腺功能减退症;电离辐射除直接作用于甲状腺引起甲状腺损伤外,电离辐射照射到下丘脑、垂体可以间接引起甲状腺功能减退,表现为血清 T_3、T_4 及 TSH 降低,称放射性继发性甲状腺功能减退症。TRH 兴奋试验出现延迟反应说明病变在下丘脑,弱反应或无反应说明病变在垂体。照后 1 年以上(数年至数十年)发生的甲状腺功能减退,称晚发性甲状腺功能减退症。

3. 放射性甲状腺良性结节　电离辐射通过内、外照射作用到甲状腺后,经过 10 年以上的潜伏期,甲状腺组织内可产生结节性增生改变,表现为腺瘤、腺瘤样变、胶质性结节和结节性甲状腺瘤等。

4. 放射性甲状腺癌　甲状腺是辐射致癌的高度敏感器官,电离辐射通过内、外照射作用到甲状腺后,经过 4~38 年潜伏期,可出现放射性甲状腺癌,病理一般为乳头状癌或滤泡癌,生长缓慢,较少转移,活存期长。动物实验中,电离辐射和 TSH 于本病发病有一定关系,TSH 被认为是甲状腺肿瘤促发因子,TSH 长期分泌过多,发生甲状腺肿瘤的危险性增加。人体长期缺碘可使甲状腺上皮组织增生导致不可逆性发展过程,诱发甲状腺肿、甲状腺瘤和甲状腺癌。核事故放射性碘污染地区,如处于低碘状态,致使甲状腺对放射性碘摄取量增加,可能是放射性甲状腺癌早发的原因。切尔诺贝利核事故后 20 年间,文献报道事故发生时年龄在 18 岁以下的儿童确诊甲状腺癌近 5 000 例。对切尔诺贝利核事故甲状腺癌研究显示甲状腺素受体酪氨酸激酶 RET 基因对甲状腺癌有一定作用,辐射导致的儿童甲状腺癌 RET 基因变化非常明显。

（三）临床表现

1. 症状及体征

(1)慢性放射性甲状腺炎:一般于受照后 1 年以上发病,甲状腺肿大,质地坚硬,多数无压痛,炎症期可出现甲状腺疼痛,后期可伴有甲状腺功能减退的症状。

(2)放射性甲状腺功能减退症:受照数月、数年甚至数十年发病,包括以下两种类型:

1)亚临床型放射性甲状腺功能减退症:仅有实验室检查改变,无明显的临床症状及体征。

2)临床型放射性甲状腺功能减退症:有明显的甲状腺功能减退的症状及体征,可出现:

①低代谢症候群:畏寒、疲乏无力、少汗、行动迟缓、嗜睡等;

②黏液性水肿;

③精神神经系统症状:表情呆滞、情感淡漠、记忆力、注意力减退、反应迟钝等;

④皮肤毛发:皮肤苍白、干燥、脱皮屑、皮肤温度低、毛发稀疏干燥;

⑤心血管系统:如心动过缓、心脏扩大、心电图呈低电压等;

⑥消化系统:食欲降低、腹胀、便秘等;

⑦内分泌系统:体重增加、性欲减退、女性月经紊乱、月经过多、不孕等。

(3)放射性甲状腺良性结节:一般于受照后 10 年以上发病,无明显临床症状,结节大者可触及肿大的结节。但下述情况是甲状腺癌的危险因素:有甲状腺癌家族史;结节迅速生长,伴声音嘶哑、发音困难、吞咽困难或呼吸困难;结节形状不规则,与周围组织黏连固定;伴颈部淋巴结病理性肿大。

(4)放射性甲状腺癌:甲状腺癌分为分化型甲状腺癌（DTC）和未分化型甲状腺癌（ATC）。DTC 包括甲状腺乳头状癌和甲状腺滤泡状癌,DTC 占全部甲状腺癌的 90% 以上。放射性甲状腺癌多为乳头状癌,此类型甲状腺癌为临床常见且恶性度最轻的类型,临床上除触及甲状腺结节及局部淋巴结肿大外,症状极少,有时甚至摸不到结节。当肿大的结节压迫气管时会出现咳嗽、气促,喉返神经受累时出现构音障碍,食管受压时出现吞咽困难或疼痛。有远处转移者可出现相应器官受累表现。

2. 实验室检查

(1)慢性放射性甲状腺炎:甲状腺过氧化物酶抗体(TPOAb)、甲状腺微粒体抗体(TmAb)和/或甲状腺球蛋白抗体(TgAb)阳性;甲状腺功能损伤时,血清促甲状腺激素(TSH)增高,伴或不伴 T_3、T_4 降低;甲状腺摄 ^{131}I 率降低;甲状腺扫描核素分布不均,可见"冷结节";甲状腺细针穿刺细胞学检查(FANC)有助于诊断。

(2)放射性甲状腺功能减退症:亚临床型放射性甲状腺功能减退症者,血清 T_3、T_4 正常,TSH 增高,部分病例血脂增高;临床型放射性甲状腺功能减退症者,血清 T_3、T_4 降低,TSH 增高(原发性)或降低(继发性),出现甲状腺摄 ^{131}I 率降低,血脂增高。

(3)放射性甲状腺良性结节:甲状腺超声检查是确诊甲状腺结节的首选检查,对结节良恶性鉴别价值优于 CT 或 MRI,可确定甲状腺结节的形态、大小、数目、位置、质地(实性或囊性)、边界、包膜、钙化、结节内或外周血流、结节与周边组织结构关系和颈部区域淋巴结情况等;甲状腺核素扫描。经物理学、甲状腺细针抽吸细胞学检查和临床化验检查综合判定为良性结节。

(4)放射性甲状腺癌:甲状腺乳头状癌病理表现为癌组织形成乳头状结构,间有砂砾体(同心圆的钙盐沉积)和典型的癌细胞核特征(毛玻璃状核、可见核沟和核内假包涵体形成)。甲状腺滤泡状癌病理表现为分化程度不同但结构尚完整的滤泡,分化差的呈实性生长,滤泡结构很不完整,或呈筛状,瘤细胞异型性明显。少数癌组织由胞浆丰富且充满线粒体的嗜酸性细胞构成。

(5)可出现外周血淋巴细胞染色体畸变分析异常。

(四)诊断及鉴别诊断

1. 诊断

(1)诊断原则:根据受照史和甲状腺累积剂量、临床表现、辅助检查并排除其他因素所致相似疾病,经综合分析,依据 GBZ 101《放射性甲状腺疾病诊断标准》做出诊断。

(2)临床诊断

1)慢性放射性甲状腺炎:应同时符合下述四项:

①有明确的射线接触史,甲状腺累积吸收剂量 ≥ 0.3Gy;

②潜伏期 ≥ 1 年;

③甲状腺肿大,质地坚硬;

④甲状腺微粒体抗体(Tm-Ab)和/或甲状腺球蛋白抗体(Tg-Ab)阳性,促甲状腺激素(TSH)增高。

出现甲状腺功能减退症对诊断有参考意义。

2)放射性甲状腺功能减退症:亚临床型放射性甲状腺功能减退症:应同时符合下述四项:

①有明确的射线接触史,甲状腺受到 ≥ 10Gy 的一次外照射或分次照射累积剂量 ≥ 25Gy 或 ≥ 20Gy 的一次内照射;

②潜伏期为受照后数月或数年或数十年;

③血清 T_3、T_4 正常,TSH 增高;

④无明显的临床症状和体征。

临床型放射性甲状腺功能减退症:在具备亚临床型放射性甲状腺功能减退症诊断中的①和②两项基础上,应同时符合下述两项:①血清 T_3、T_4 降低,TSH 增高(原发性)或降低(继发性);②有明显的甲状腺功能减退的症状与体征。出现甲状腺摄 ^{131}I 率降低和／或外周血淋巴细胞染色体畸变率增高对诊断有参考意义。

3)放射性甲状腺良性结节:应同时符合下述三项:

①明确的射线接触史,甲状腺吸收剂量 ≥ 0.2Gy;

②潜伏期 ≥ 10 年;

③经物理学、甲状腺细针抽吸细胞学和临床化验检查综合判定为良性结节。出现外周血淋巴细胞染色体畸变率增高对诊断有参考意义。

4)放射性甲状腺癌:应同时符合下述四项:

①有明确的全身或甲状腺受照史;

②潜伏期 ≥ 4 年;

③临床确诊甲状腺癌;

④按 GBZ 97 进行放射性甲状腺癌病因概率(PC)计算,95% 可信限上限的 $PC ≥ 50\%$。

2. 鉴别诊断　慢性放射性甲状腺炎需与原发性慢性淋巴细胞性甲状腺炎、单纯性甲状腺肿、甲状腺癌相鉴别;放射性甲状腺功能减退症应与碘缺乏性甲状腺功能减退症、其他因素引起的甲状腺功能减退症及低 T_3、T_4 综合征相鉴别;放射性甲状腺良性结节应与缺碘性甲状腺结节、其他因素引起的甲状腺结节、甲状腺癌相鉴别。根据有无射线接触史及甲状腺累积剂量、症状体征、甲状腺功能及甲状腺抗体检测等实验室检查结果,结合超声、核素扫描和细针穿刺细胞学病理等检查,综合分析进行鉴别。

(五) 治疗

1. 慢性放射性甲状腺炎　脱离射线,限制碘摄入量在安全范围可能有助于阻止甲状腺自身免疫破坏进展;无甲状腺功能减退表现,甲状腺轻度肿大,无压迫、疼痛症状,甲状腺功能正常者,可不用药物治疗;注意随访,观察甲状腺肿大及甲状腺功能变化,若出现甲状腺功能减退症状者,用左甲状腺素($L-T_4$)进行替代治疗;甲状腺迅速肿大,伴局部疼痛或压迫症状时,可给予糖皮质激素治疗。

2. 放射性甲状腺功能减退症　对亚临床型甲状腺功能减退症要密切观察病情,TSH 及血脂持续升高者给予甲状腺激素替代治疗;临床型甲状腺功能减退症可采用甲状腺激素进行替代治疗,需要终身服药。首选左甲状腺素($L-T_4$),每天晨间服药 1 次,即可维持较稳定的血药浓度。一般初始计量为 25~50μg/d,每 1~2 周增加 50μg/d,直达到最佳疗效。长期替代治疗维持量 100~150μg/d。根据 TSH 水平确定其最佳替代治疗量。

3. 放射性甲状腺良性结节:密切观察,有压迫症状或临床高度疑似癌变者需手术治疗。

4. 放射性甲状腺癌:手术治疗、术后放射性 ^{131}I(RAI)治疗、甲状腺激素抑制 TSH 治疗和新型靶向药物治疗。分化型甲状腺癌早期患者预后好,未分化型甲状腺癌侵袭性强,治疗反应及预后极差。

(六) 预防

加强对放射工作人员放射防护知识的培训;重视个人防护,按要求佩戴个人防护用品,严格遵守操作过程；严禁在开放型放射工作场所进食、饮水、吸烟、存放食物；建立消除放射性核素沾染制度等；做好工作场所和设备的辐射监测工作；做好放射工作人员职业健康检查、个人剂量监测及职业健康监护档案的管理工作。

核事故情况下，采取适当的防护措施可减少人员受照剂量。事故发生后尽早服用稳定碘、采取隐蔽、撤离、控制出入、人员体表去污、更换衣服及穿防护服等紧急防护措施；事故后可采取临时性避迁、永久性重新定居、控制食品和饮用水、建筑物和地表消除污染等长期防护措施。

九、放射性性腺疾病

放射性性腺疾病（radiation induced gonad diseases）是指电离辐射所致的性腺疾病。包括放射性不孕症及放射性闭经。

放射性不孕症是指性腺受一定剂量电离辐射照射后所致的不孕，分为暂时不孕和永久不孕。

放射性闭经是指电离辐射所致卵巢功能损伤或合并子宫内膜破坏、萎缩、停经6个月或3个月经周期（专指月经稀发患者）以上。

（一）职业接触

各行业领域中从事放射工作的职业人员，全身受到超剂量照射的情况下，也可引起卵巢或睾丸性腺的放射性损伤。核爆炸、核反应堆事故和辐射事故时，在全身受到照射的同时，性腺也接受了较大剂量的照射，从而引起放射性性腺损伤。

（二）发病机制

睾丸和卵巢是对电离辐射敏感的器官，睾丸的照射剂量大于0.46Gy时将影响生精上皮的生精能力，卵巢受到0.65Gy照射后可发生暂时性不孕，剂量越大，产生的生物学效应越严重。电离辐射通过多种途径对精子细胞有杀伤作用，一般认为，睾丸间质细胞有一定的辐射抗性，但睾丸的生精上皮对照射非常敏感。电离辐射可以直接作用于睾丸，引起睾丸生精上皮微环境、代谢和生化的改变，使生精细胞退化变性、脱落、凋亡增加，精子产生受到抑制，精子质量和活动能力下降。也可以直接或间接地作用于附睾等附属性腺，使精子失去成熟的机会，从而进一步影响精子的受精能力，导致不育的发生。

另一方面，电离辐射通过直接或间接作用活化产生氧自由基，而氧自由基通过过氧化作用损害精子细胞膜，改变精子细胞膜的流动性，使得精子的活动能力丧失。同时，可使精子线粒体内外膜上的不饱和脂肪酸发生脂质过氧化反应，导致膜上的脂层排列松散，内膜峰减少，ATP合成减少，进而影响精子的活动能力。电离辐射也可作用于精子细胞，破坏精子细胞核DNA中的氢键结构，引起局部单、双链断裂及碱基等，从而引起精子的凋亡。精子发生的辐射反应表现为逆分割效应，总剂量相同的情况下，小剂量分割照射造成的损害大于单次总剂量照射。

卵巢受到一定剂量的外照射时可引起卵巢卵泡丧失，间质纤维化及玻璃样变，卵巢血管硬化，导致暂时或永久性闭经。据报道，卵巢受到0.65Gy照射后可发生暂时性不孕，受2.5~6.0Gy照射后可引起永久性不孕症。若直接照射剂量超过8.0Gy，几乎所有年龄段女性的卵巢将发生不可逆的损害，出现月经周期紊乱、放射性闭经和放射性不孕症，且导致不孕的有效照射剂量随女性年龄的增加而减少。

(三) 临床表现

1. **症状及体征** 放射性不孕指夫妇同居 1 年以上未怀孕。男性受到大剂量的照射晚期引起睾丸萎缩、变软,但第二性征及性欲一般无改变,少数或有性欲减退。女性受照射后可使子宫、输卵管、阴道和乳房萎缩变小,致不孕的同时引起闭经,出现类似更年期综合征的表现。出现典型临床表现的时间长短不一,与受照剂量密切相关。放射性闭经分为暂时性闭经及永久性闭经(绝经),表现为月经停止,长期闭经可合并生殖器萎缩及第二性征改变。

2. **实验室检查**

(1) 精液检查:急性受照后应及时进行精液常规检查作为患者精液的本底值,照后 1~2 个月复查。慢性照射可根据诊断需要随时检查。由于精液检查存在波动性,一般对于患者的评价应至少进行 3 次精液检查,每次检查间隔时间不应少于 1 周。在收集精液时,应注意收集前的 3~5 天避免房事,将精液直接收集于清洁和干燥的玻璃瓶内,保持和体温一致,并在 1 小时内送检。具备下述三项中一项者可诊断为精液检查异常。

1) 3 次精液检查中有 2 次精子数 $< 15 \times 10^9/L$;

2) 3 次精液检查中有 2 次活精子百分率 $< 58\%$;

3) 3 次精液检查中有 2 次正常形态的精子百分率 $< 4\%$。

(2) 卵巢功能检查:通过以下检查了解卵巢有无排卵和黄体功能情况。当卵巢功能严重减退,多为不孕症原因。

1) 基础体温测定:基础体温是测量机体静息状态下的体温,要求经 6 小时以上的充足睡眠,醒后未做任何活动之前测量。正常女性排卵后血清中孕酮(P)可刺激下丘脑的体温调节中枢,使基础体温升高 0.2~0.5℃,黄体期体温较卵泡期升高,成为双相型体温,高温相持续 11~14 天。采用体温表动态测量和记录一个月经周期的基础体温,双相体温变化提示该周期排卵可能发生。卵巢受照射后基础体温测定为单相。

2) 阴道脱落细胞检查:正常生育年龄妇女的阴道脱落细胞主要为表层细胞,中层细胞极少,看不到底层细胞。卵巢受照射后阴道脱落细胞中底层细胞占 20% 以上。

3) 子宫颈黏液结晶检查:正常妇女排卵期在雌激素的影响下,宫颈黏液含水量多,清澈透明,质稀薄似鸡蛋清,延展性高,黏液拉丝长度可达 10cm。涂片检查出现典型羊齿状结晶。当卵巢受照射后卵巢功能减退,雌激素水平低落,宫颈黏液减小而且黏稠,并无结晶形成或仅有不典型结晶。

(3) 内分泌激素测定:垂体分泌的促性腺激素包括垂体促卵泡激素(FSH)和垂体促黄体激素(LH),它们不仅对女性性腺功能有促进作用,对雄性性腺、睾丸的生精以及生精过程中所需的雄激素的产生,都是必不可少的调节因素。辐射致不孕的同时需要做垂体内分泌激素测定,包括垂体促卵泡激素、垂体促黄体激素、睾酮、雌激素和孕激素。

1) 垂体促卵泡激素(FSH):在性腺受照射后,垂体促卵泡激素(FSH)水平随精子减少或卵巢功能降低而明显升高;

2) 垂体促黄体激素(LH):受照射后变化规律同 FSH,但较 FSH 对性腺激素反馈调控反应弱,敏感性差;

3) 睾酮(T):男性受照后睾酮含量可能减少;

4) 雌激素(E)及孕激素(P):女性受照后可出现 E 及 P 水平降低。

(4) 睾丸活组织病理检查:睾丸活检是男性生殖病理研究的重要检测手段,是男性生精功能障碍临床诊断与分类、病因分析和预后判断的主要参考指标。当受照射患者精子计数低 $25 \times 10^9/L$,有条件时可行睾丸活组织病理检查,对受照剂量的确定及不孕症预后的判断有一定参考价值。

(5)超声检查:超声扫描可检查卵巢大小及储备,子宫形态、内膜厚度和睾丸大小、形态的改变等。

(四)诊断及鉴别诊断

1. 诊断

(1)诊断原则:根据职业受照射史、受照剂量(有个人剂量监测档案、工作场所监测资料)、临床表现和辅助检查结果等进行综合分析,排除其他因素和疾病,依据 GBZ 107《职业性放射性性腺疾病诊断》标准做出诊断。

(2)诊断依据

1)阈剂量:机体受到一次急性或长期慢性外照射,按照 GB/T 16149 估算性腺受照剂量达到或超过表 6-2-8 中放射性不孕症阈剂量值。

表 6-2-8　放射性不孕症阈剂量值

照射类型	受照器官	剂量阈值	
		暂时性	永久性
急性照射 /Gy	睾丸	0.15	3.5~6.0
	卵巢	0.65	2.5~6.0
慢性照射 /(Gy/a)	睾丸	0.40	2.0
	卵巢	>0.20	

2)临床表现及辅助检查:符合放射性不孕症和放射性闭经的临床症状和实验室等辅助检查结果。

2. 鉴别诊断

(1)放射性不孕症:男性受照射后出现不孕症应与先天性睾丸发育不全、精索静脉曲张、腮腺炎后引起的睾丸炎、全身消耗性疾病、输精管阻塞、前列腺炎、阳痿、早泄及免疫性不孕症等鉴别。

女性受照后出现不孕症应与输卵管阻塞、子宫畸形、子宫内膜炎症、子宫肿瘤、子宫颈炎症、子宫颈息肉、肿物、阴道病变、卵巢肿瘤、全身性疾病及其他影响卵巢正常功能而导致不孕的疾病相鉴别。

(2)放射性闭经:放射性闭经应与精神神经因素、先天性子宫卵巢发育不良、脑垂体肿瘤、卵巢肿瘤、慢性炎症及全身消耗性疾病等引起的闭经相鉴别。

(五)治疗

1. 放射性不孕症　暂时性放射性不孕症可暂时脱离射线接触,积极治疗全身性放射损伤,加强营养,每年复查,各项检查正常后可逐渐恢复射线工作。男性受照射后,在精子检查结果未恢复正常前,应采取避孕措施。

永久性放射性不孕症目前无特殊有效的治疗方法,应脱离射线,加强营养,采用中西医结合治疗,并根据患者的临床症状,予以对症、支持治疗及心理疏导。定期医学随访,每 1~2

年复查一次,包括常规项目的复查、内分泌激测定、精液检查、外周血淋巴细胞染色体及精子染色体畸变分析等遗传效应的观察。

2. 放射性闭经　脱离或暂时脱离射线接触,加强营养,提高机体抵抗力,进行中西医结合治疗。根据患者的临床症状予以对症和支持治疗,同时进行适当的心理治疗,消除紧张和焦虑情绪。远后效应医学随访参照放射性不孕症。

(六) 预防

加强对放射工作人员放射防护知识的培训;放射工作人员应严格遵守操作规程,防止辐射事故发生;重视个人防护,按要求佩戴个人防护用品;做好工作场所和设备的辐射监测工作;做好放射工作人员职业健康检查和个人剂量监测工作。同时,男性应注意保护自己的生育力,如忌烟,少饮酒,远离各种有害的化学物质,不要洗桑拿、波浪式盆浴或热水盆浴等。

有文献报道,采用鞘氨醇磷酸盐(sphingosine-1-phosphate,SIP)照前 1~2 小时注入雄性小鼠睾丸内,0.5Gy 照射后 21 天,睾丸内精原细胞和初级精母细胞比对照组明显增加,说明 SIP 对睾丸精细胞有防护作用,可作为放射性性腺损伤预防用药的研究方向。

十、放射复合伤

放射复合伤(radiation injuries combined with other injury)是指以放射损伤为主,同时伴有其他因素所致的损伤。如核爆炸时,可发生核辐射和另外一种以上杀伤因素同时作用而发生的复合损伤。放射复合伤存在放射损伤和非放射损伤,根据复合杀伤因素的不同,放射复合伤一般分为放烧复合伤和放冲复合伤。通常情况下,放射复合伤主要以放烧复合伤多见。

放冲复合伤是指人体同时或相继发生的以放射损伤为主,复合冲击伤的一类复合伤;放烧复合伤是指人体同时或相继发生的以放射损伤为主,复合烧伤的一类复合伤。

(一) 职业接触

放射复合伤是核爆炸、核恐怖袭击等条件下发生的特殊伤类之一。普通爆炸事故中,常发生冲击伤、烧伤和创伤的复合伤。在核事故、核爆炸事故、核恐怖事件中多见放射损伤合并烧伤、冲击伤和创伤,表现为放射损伤与烧伤或冲击伤的复合伤,造成放烧复合伤或放冲复合伤。1986 年苏联切尔诺贝利核电站事故中,重度以上放射病患者多合并有热烧伤,部分患者同时有 β 射线和 γ 射线皮肤损伤。日本遭原子弹袭击后,广岛和长崎 20 天生存的伤员中复合伤约占 40%,如将早期死亡者包括在内,估计全部伤员中可能有 60%~85% 为复合伤。

(二) 发病机制

放射复合伤的病理变化及发病机制与单纯放射病基本相似,但放射复合伤又不同于单纯放射病。复合伤既有单一伤的基础,又具有复合后的新特点,具有"复合效应"和"加重效应",其所需的阈剂量更低,伤情比同剂量单纯放射损伤重,表现为病程发展快,极期提前并持续时间延长,感染发生率高,出血严重。反映在整体效应的结局上,复合伤的死亡率常大于两单伤之和。

1. 造血系统损害加重　放射复合伤造血系统的变化以放射损伤的变化规律为主导。但放射复合伤后,骨髓造血组织损伤明显加重,造血细胞减少,造血组织几乎全为脂肪组织所代替,骨髓发生空虚的时间较相应剂量的单纯放射病提前。粒系造血抑制主要是粒系幼稚细胞受到抑制,造成白细胞数减少和功能降低,且单核吞噬系统吞噬功能也受到抑制,导致血清杀菌力下降,特异性和非特异性免疫功能减弱,造成全身抵抗力降低,感染发生率高,且出现早、程度重。

放射复合伤的贫血是大细胞低色素性的,骨髓幼稚红细胞受到明显抑制,红系造血祖细胞受抑制。除红系造血抑制外,体内内环境可加速红细胞破坏,使红细胞的半生存期缩短,贫血出现早、恢复迟。放射复合伤时,血小板数下降比单纯放射病更快、也更低。在血小板数下降的同时,可见毛细血管脆性增加和凝血障碍逐渐明显。

放射复合伤时,除造血实质细胞受累外,造血微环境也受到明显影响,主要表现为充血、出血和水肿,偶有血栓形成。肠型放射复合伤剂量大,存活时间较短,造血组织出现凋亡坏死清除和空虚两种类型,其特点是残留期不明显,再生尚未出现。脑型放射复合伤因照射剂量极大,存活时间极短,全部在当日死亡,故造血组织处于凋亡坏死和清除阶段。

2. 出血综合征加重　放射复合伤时,临床出血综合征一般也比单纯放射病提早出现,且更为严重。胃肠出血严重,胃肠黏膜常发生斑片状出血,出血处黏膜常发生坏死,在此基础上更易发生肠道感染。

3. 休克发生率增加　在单纯放射损伤时,早期休克较少见,而在放射复合伤时,休克发生率增加,程度加重。主要因素有:受到致死剂量以上射线作用后,机体内出现一系列容易引起休克的改变,如中枢神经系统功能失调、血管反应性的改变、毛细血管的渗透性增加、机体代谢紊乱等;在复合其他损伤后,损伤之间相互加重,使休克易于发生;烧伤、冲击伤时的疼痛、失血、失液等能引起中枢神经系统功能失调、血液浓缩、循环障碍、组织乏氧及电解质平衡失调,成为导致休克的重要因素;严重烧伤时,组织蛋白质凝固产生的毒性物质能作用于心血管使血压下降,也是促使休克发生的因素;复合伤时感染加重,特别是在极期常发生败血症,细菌毒素可引起中毒性休克。

4. 延缓烧伤和创伤的愈合　中度以上特别是重度以上放射病时,烧伤和创伤局部炎症反应减弱、出血和感染加重、再生修复抑制、伤口愈合延迟。上述影响贯穿整个放射复合伤的整个病程,以极期最为显著。放射复合伤时,烧伤和创伤局部白细胞浸润减少,甚至呈"乏炎细胞性炎症",外观表现创面渗出减少、干燥、色暗、伤口收缩不良、坏死组织脱落迟缓、组织坏死严重,甚至发生创面溃烂。坏死组织中可有大量细菌繁殖,创面易并发感染,特别是痂下感染,常发生厌氧菌感染以至于真菌感染。由于全身和局部病情恶化,尤其创面严重感染和溃烂化脓后,愈合延缓更为明显。研究表明,在放射复合伤时,创面的愈合比单纯烧伤时延长 2~3 周。

5. 辐射影响骨折愈合　射线直接抑制细胞生长、繁殖和分化,导致细胞缺乏活力,特别是成骨细胞活性减低,抑制了成骨细胞分化为骨细胞的过程;血液循环严重障碍,血液供应减少影响骨折愈合;骨折合并辐射损伤后,导致骨内碱性磷酸酶、淀粉酶的活性降低,钙化作用降低或受阻,黏多糖的合成发生障碍,机体的组织蛋白等物质代谢过程发生障碍,所有这些都对组织再生和骨痂生长有不良影响;骨形成蛋白表达减少等因素对骨折愈合产生不良影响。骨折时愈合延迟表现为骨痂形成慢,甚至骨痂不长。

(三)临床表现

1. 症状和体征

(1)放射复合伤:放射复合伤的伤情是以单一损伤为基础,并参照各种损伤之间的相互影响和加重作用分为轻度、中度、重度、极重。以放射损伤为主的复合伤,其病程与单纯急性放射病的特点相同,有明显的阶段性,可分为四期:初期、假愈期、极期、恢复期。主要临床表现为胃肠功能紊乱,造血障碍,感染和出血,病变严重程度主要取决于辐射剂量。

1)轻度放射复合伤:各种损伤均为轻度。受照剂量一般在 1Gy 以上,合并轻度烧伤或机械伤,伤情互相加重不明显。伤后数天内可出现疲乏、头晕、失眠、恶心和食欲减退等一般症状,个别患者在伤后 3~4 周可见体表皮肤出血点,烧伤创面早期可发生感染,伴有一过性发热,通常在数天内将至正常。

2)中度放射复合伤:各损伤中有一种达到中度。受照剂量一般在 2Gy 以上,合并轻度烧伤与机械伤。临床经过呈阶段性,初期主要表现疲乏、头晕、失眠、恶心和食欲减退等一般症状。感染发热比单纯放射病出现早,持续时间可超过一周,极期可发生呕吐、腹泻、皮肤黏膜出血。

3)重度放射复合伤:各损伤中有一种达到重度或均为中度。受照剂量一般在 3Gy 以上,合并中度以上烧伤与机械伤。病程具有阶段性,有明显加重作用,发展快,假愈期缩短,极期提前并延长,发热开始早,持续时间长,厌食、恶心、呕吐等胃肠症状更为严重。皮肤和黏膜出血,便血,比同剂量单纯放射病出现早而重。白细胞降至最低值时间早,值更低。全身感染如肺炎、败血症等容易发生,水电解质、酸碱平衡失调,代谢紊乱等更明显。

4)极重度放射复合伤:各损伤中有一种达到极重度,或两种均为重度,或重度放射损伤复合中度烧伤或冲击伤。受照剂量一般在 4Gy 以上,合并中度以上烧伤与机械伤,病情极重,发展极快,无明显假愈期。出现厌食、呕吐、腹泻等消化道症状,平均伤后 2 天开始发热,牙龈、扁桃体很快发生感染。合并肠型和脑型放射病的放射复合伤,由于射线剂量极大,病程短暂,很快进入危重阶段,后死亡。

(2)放烧复合伤:其受照剂量超过 1Gy,放烧复合伤的伤情分度标准是在分别确定单伤伤情程度的基础上,参照两单伤均达中度以上时可有加重效应的特点,作出放烧复合伤伤情的诊断。放射损伤的分型分度诊断参考本节外照射急性放射病,详见相关章节。烧伤多为皮肤烧伤,也可同时发生呼吸道烧伤及眼烧伤。根据以下条件进行烧伤的诊断。

1)烧伤深度估算:按照三度四分法,即Ⅰ度、Ⅱ度(浅Ⅱ度、深Ⅱ度)和Ⅲ度,通常将Ⅰ度和浅Ⅱ度烧伤合称为浅度烧伤,深Ⅱ度和Ⅲ度烧伤合称为深度烧伤。

①Ⅰ度(红斑性烧伤):表皮完整,创面呈红斑状,有烧灼感,无渗出及水疱,局部肿胀轻微。3~5 天后脱屑愈合,不留瘢痕,短期内有色素沉着。

②浅Ⅱ度(水疱性烧伤):局部红肿,创面有较大水疱,创基潮红,见脉络状或颗粒状毛细血管网,质软,痛觉敏感,无感染情况下 10~12 天愈合,不留瘢痕,多有色素沉着。

③深Ⅱ度:局部肿胀明显,表皮苍白或蜡黄,创面有小水疱,创基微湿、红白相间,可见扩张或栓塞的小血管支,质韧,痛觉迟钝,皮温较低。无感染时 20 天自愈,留瘢痕。

④Ⅲ度(焦痂性烧伤):创面干燥,呈苍白或蜡黄炭化状,见粗大树枝状栓塞血管网,质地呈皮革样,痛觉消失,皮温低。

2)烧伤面积估算:烧伤面积是指皮肤烧伤区域占全身体表面积的百分数,可按照中国九分法和手掌法估算烧伤面积。

3)烧伤伤情判定:可分为轻度、中度、重度、特重度四度。

①轻度:Ⅱ度烧伤面积占全身体表面积 10% 以下者(不含脸、手、脚、会阴)。

②中度：Ⅱ度烧伤面积占全身体表面积11%~30%者,或Ⅲ度烧伤面积<9%者(不含脸、手、脚、会阴)。

③重度：Ⅱ度烧伤面积占全身体表面积31%~50%者,或Ⅲ度烧伤面积占全身体表面积10%~19%者,或有脸、手、脚、会阴烧伤,或伴有休克、复合伤(严重创伤、冲击伤、放射或化学伤),或伴有中、重度呼吸道烧伤。

④特重度：Ⅱ度烧伤面积>50%,或Ⅲ度烧伤面积>20%者。

(3)放冲复合伤:其受照剂量超过1Gy,放冲复合伤的伤情分度标准同放烧复合伤伤情的分度标准。放射损伤的分型分度诊断参考本节外照射急性放射病。放冲复合伤病情的特点是外轻内重,发展迅速。根据爆炸现场的爆炸方式、伤员距爆炸中心的距离、冲击波压力值和屏蔽条件,以及周围物体破坏情况,推断冲击伤伤情,分为轻度、中度、重度、极重度。病程一般可经休克期、局部感染期、极期及恢复期四个阶段。根据冲击波主要损伤的临床表现可判断伤情。冲击波所致主要损伤的症状和体征见表6-2-9。

表6-2-9 各度冲击伤的临床表现

伤情	压强/kPa	主要损伤	症状和体征
轻度	20~40	轻度脑震荡	可有一过性神志恍惚、头痛、头昏
		听器损伤	耳鸣、听力减退、鼓膜充血或破裂
		内脏出血点、擦皮伤	一般无明显全身症状
中度	40~60	脑震荡	一过性意识丧失、头痛、头昏
		严重听器损伤	耳痛、耳鸣、听力减退、鼓膜破裂
		内脏多处斑点状出血	胸痛、胸闷、咳嗽、痰中带血
		肺轻度出血、水肿	可闻及啰音
		组织挫伤、单纯脱臼	伤部肿、痛,活动障碍
重度	60~100	明显的肺出血、水肿	胸痛、呼吸困难、咳血性痰,胸部可叩到浊音区,肺部听诊闻及水泡音
		肝、脾、胃肠、膀胱破裂	腹部压痛、反跳痛、腹肌紧张等腹膜炎体征,血压下降
		股骨、肋骨、脊柱以及颅底骨折	可有不同程度休克或昏迷征象及骨折部位相应的症状体征。
极重度	>100	严重肺出血、水肿,肝、脾破裂	呼吸困难、发绀、躁动不安、抽搐,喷出血性泡沫样液体,胸部叩到浊音区,肺部听诊闻及干、湿性啰音
		严重颅脑损伤	严重的休克或昏迷状态,可危及生命

2. 实验室检查

(1)血液学检查:出现红细胞、白细胞、血小板等血细胞的减少。根据白细胞的变化可为伤类、伤情的判断提供依据。如以放射损伤为主的复合伤,白细胞数有不同程度地下降,受照剂量越大,白细胞数下降越快、越低;而以烧伤为主的复合伤,白细胞数一般呈增高反应,伤情危重者也可出现白细胞下降,但中性粒细胞一般不减少。

(2)生化指标:血清谷丙转氨酶和谷草转氨酶活性用于诊断肝破裂和心肌损伤。

(3)免疫功能:以放射损伤为主的复合伤可出现细胞免疫功能下降,T 细胞亚群 CD4/CD8 比值降低。

(4)生殖功能:以放射损伤为主的复合伤可出现生殖功能改变。男性受照者显示睾酮含量减少,轻者精子计数及活动度减少,重者出现精子缺如,造成终生不育,照后 6~10m 精子数下降到顶峰,1~2a 后才能恢复。女性受照者显示雌激素水平降低,出现放射性闭经和放射性不孕症。

(5)水电解质、酸碱平衡紊乱。

(6)细胞遗传学检查:外周血淋巴细胞染色体畸变率及外周血淋巴细胞微核率显著升高。染色体畸变率和微核率升高的程度与照射剂量有关,剂量越大升高越明显。

(7)X 射线检查:用于诊断肺冲击伤、颅脑伤、胃肠破裂或穿孔和玻片伤等。

(8)心电图:判断心、肺损伤和观察病情的发展过程。

(9)脑电图、脑血流图:诊断颅脑损伤,必要时进行腰椎穿刺测颅压和检查脑脊液。

(10)超声检查:诊断腹部损伤。

(11)CT 和磁共振检查:诊断胸部、腹部、脊柱及颅脑冲击伤等。

(四)诊断及鉴别诊断

1. 诊断

(1)诊断原则:必须依据受伤史和个人受照剂量,根据伤情、临床表现和实验室检查结果,结合健康档案进行综合分析,依据 GBZ 104《外照射急性放射病诊断标准》和 GBZ 102《放冲复合伤诊断标准》或 GBZ 103《放烧复合伤诊断标准》做出放射复合伤的临床分度诊断。

(2)早期分类诊断:早期分类的主要任务是迅速正确地区分伤类,判断伤情,为救治后送提供依据。依据以下几点:

1)判定受照剂量和污染水平:据受照人员的具体情况(如辐射源情况、所处位置、活动范围和时间等)、事故现场辐射检测情况、个人剂量仪读数、体表测量结果,判断受照剂量和放射性核素污染水平。

2)从早期症状和体征判断伤类、伤情:严重烧伤或冲击伤而无明显放射病初期症状如恶心、呕吐、腹泻等,可能是以烧伤或冲击伤为主的放射复合伤或单纯烧伤或冲击伤;伤后有明显恶心、呕吐、腹泻,同时有烧伤或冲击伤,可能是放射损伤为主的复合伤,但要根据患者临床表现进行综合分析。

3)根据白细胞数的变化进一步判断伤类、伤情:白细胞数增加、淋巴细胞减少者,可能是以烧伤为主的放射复合伤;白细胞数、淋巴细胞数均减少,中性粒细胞也减少者,可能是以放射损伤为主的复合伤。

(3)临床诊断

1)放烧复合伤:对于合并烧伤的复合伤,需根据烧伤的面积、烧伤的深度判定烧伤严重程度,结合放射损伤的分型分度做出放烧复合伤的分度诊断。放烧复合伤伤情的分度见表 6-2-10。

2)放冲复合伤:对于合并冲击伤的复合伤,根据冲击伤的分度诊断,结合放射损伤的分型分度做出放冲复合伤的分度诊断。诊断重点是有无冲击波所致的内脏损伤或是否合并放射损伤及其严重程度。有多处伤时,应确定主要损伤及其伤势的程度。放冲复合伤伤情的分度见表6-2-11。

表6-2-10　不同伤情的单一伤复合后放烧复合伤伤情的分度

放烧复合伤	放射损伤	烧伤
轻	轻	轻
中	中	轻
重	中	中
重	重	轻
极重	重	中或重
极重	极重	各度

表6-11　不同伤情的单一伤复合后放冲复合伤伤情的分度

放冲复合伤	放射损伤	创伤
轻	轻	轻
中	中	轻
重	中	中
重	重	轻
极重	重	中或重
极重	极重	各度

2. 鉴别诊断　放射复合伤在放射损伤的基础上可分别或同时复合有烧伤、冲击伤、挤压伤等。烧伤、冲击伤、创伤等损伤大多有体表表现和/或内部脏器损伤的临床表现,比较容易察觉诊断,鉴别诊断的重点是明确有无放射损伤及其程度。对放射损伤的鉴别诊断详见本章第二节中外照射急性放射病、内照射放射病和放射性皮肤疾病。

(五)治疗

1. 治疗原则　放射复合伤救治的首要任务是积极抢救危及伤员生命的主要损伤,如休克、出血等。以急性放射病治疗原则为基础,结合复合伤的特点,积极有效地进行综合治疗。一般来说,治疗急性放射病的方案和药物同样适用于放射复合伤,根据伤情和病期不同,采取综合救治措施。根据复合伤的特点,在治疗主要损伤的同时,必须兼顾次要损伤;局部处理必须注意全身情况和病程阶段,使两方面相辅相成,不同时期的治疗各有侧重。

2. 现场急救

(1)放烧复合伤:需迅速扑灭衣服上的火焰,可能时用清洁冷水冲洗伤部。包扎创面,不挑破水疱。面积较大的烧伤,可用三角巾或较清洁的衣服、被单等覆盖。呼吸道烧伤有窒息危险时,立即行气管插管或气管造口,尽早给氧。对休克患者,迅速建立静脉通道,快速输注平衡盐液,尽快纠正休克。对躁动伤员应首先纠正休克和缺氧,再注射吗啡或哌替啶(合并颅脑伤或呼吸障碍者禁用)。给予抗感染药物,常规注射破伤风抗毒素。烧伤面积大于15%者,应积极争取静脉补液。无休克症状的伤员,可适当口服烧伤饮料或含盐饮料。同时注意对放射损伤的处置。

(2)放冲复合伤:无明显外伤而处于休克状态,应积极抗休克,胸部伤时注意控制输液速度,适当限制输液量。胸部疼痛可用肋间神经封闭镇痛,禁止用吗啡或哌替啶类药物。伴有头颅损伤、胸痛、腹痛、呼吸困难、烦躁不安、血尿或咯血的伤员,抗休克后尽快处置内脏损伤。防治外伤性窒息,鼓励清醒的伤员咳嗽排痰,对严重呼吸困难的伤员,应及时气管插管或作气管造口术,清除气管内分泌物,吸氧,保持呼吸道通畅,禁止挤压胸部。对鼓膜破裂,口鼻出血或咳出血性泡沫痰的重伤员用头高卧位后送,切勿搀扶伤员步行。给予抗感染药物,常规注射破伤风抗毒素。同时注意对放射损伤的处置。

(3)放射损伤:疑有外照射放射性损伤和放射性核素沾染的伤员,现场采集血、尿、鼻拭子等生物样品,进行血常规、外周血淋巴细胞染色体畸变率分析和放射性核素分析等检查。疑有放射性核素严重沾染时,应进行放射性核素沾染检查,脱去沾染的衣物,对放射性核素体表污染人员进行局部洗消除沾染。中度以上放射性损伤的伤员及时使用抗放药物,对放射性内污染伤员必要时使用促排药和阻吸收剂。对危重伤员现场处置后尽快后送。抢救人员应做好防护措施。

3. 早期治疗

(1)放烧复合伤:继续使用抗感染药物。有休克症状者,积极抗休克治疗,纠正水电解质紊乱、酸碱失衡,注意防止呕吐物误吸入呼吸道。对重度以上放烧复合伤,病情稳定后尽快后送到专科医院。必要时,在积极复苏补液及医护人员监护下及时后送。有中、重度呼吸道烧伤者,呼吸道阻塞严重的伤员要给予氧气并及早施行气管插管或气管造口术。兼顾放射损伤的救治。

(2)放冲复合伤:持续给氧,对昏迷、排痰困难或有窒息的伤员行气管插管或气管造口术。脑水肿者行降颅压、头部降温等治疗。鼓膜穿孔、鼓室出血时清除外耳道分泌物,保持干燥,用棉花疏松填塞,禁止冲洗和滴药。重度以上放冲复合伤伤员,经早期治疗处置后迅速后送。兼顾放射损伤的救治。

(3)放射损伤:继续留取血、尿等生物样品,对体表有放射性核素沾染并超过允许水平的伤员,现场救治未洗消去污的伤员,在不危及生命救治的条件下进行放射性核素洗消去污。有放射性核素体内污染的伤员,应及时给予催吐、洗胃、服用吸附剂、缓泻剂,根据核素种类应用相应的促排药物。对中度以上未服用抗放药物的伤员使用抗放药,初期应用止吐、改善微循环等对症治疗。

4. 专科治疗

(1)放烧复合伤:防治烧伤并发症。注意创面变化,定期作创面培养和血培养,及时调整抗感染药物,大面积创面发生感染者,全身有针对性的应用抗生素。对环形烧伤,定时翻身,尽早清创。对深度烧伤创面行削痂术或切痂植皮术,争取短期封闭或缩小创面。对感染的深度烧伤创面可作切痂、剥痂或蚕食脱痂,以异体皮、自体皮、异种皮或人工皮覆盖。注意恢复功能和外貌。对视网膜烧伤应迅速止血,积极抗炎症反应,同时处理视网膜脱离和玻璃体增殖。放射损伤重者,给予造血刺激因子或输血,必要时尽早进行造血干细胞移植。恢复期后做器官修复和整形手术,尽早做主动或被动运动锻炼。深度烧伤愈合后,宜用弹性绷带压迫瘢痕。同时积极治疗放射损伤。

(2)放冲复合伤:对血胸伤员行胸腔穿刺排血,进行性大量出血的伤员,可行剖胸探查和处理。疑有腹腔脏器伤时，及时剖腹探查。轻度放冲复合伤者，给予对症治疗，加强营养，注意休息。极重度放冲复合伤，特别注意尽早采取抗感染、抗出血、纠正水、电解质酸碱平衡紊乱，防治创伤并发症。恢复期后加强营养，促进康复，作器官修复和整形手术。同时积极治疗放射损伤。

（3）放射损伤：对严重体表沾染者，需进行彻底洗消，对体内放射性核素污染的伤员，根据不同的核素种类，应用相关促排药物或阻吸收剂。中、重度伤员初期用止吐、镇静药物和尽早使用抗放药。假愈期重视预防感染、出血、早期应用造血刺激因子，保护造血功能。极期在加大抗感染、抗出血治疗的同时，注意维持水、电解质酸碱平衡。伤情重者输注新鲜全血、成分血，必要时尽早行造血干细胞移植。详见本章第二节外照射急性放射病和内照射放射病的治疗。

（六）预防

对新建核设施的选址和设计科学论证，对核设施的运行维护严格管理，加强核设施工作人员的知识培训，提高技能水平，加强核安全、辐射防护和核事故应急知识的专门教育，从而避免核事故的发生。对核武器损伤的预防，采用军事手段摧毁敌人的核力量，构筑防护工事，研制和使用防护装备和措施，采取医学手段防止或减轻核武器损伤。

（赵凤玲、张钦富、余善法）

第七章 职业性传染病

第一节 概 述

生物是指自然界中具有生命的物体,包括植物、动物和微生物三大类。生产原料和生产环境中存在的有害职业人群健康的致病微生物、寄生虫及动植物、昆虫等及其所产生的生物活性物质统称为生物性有害因素。例如,附着于动物皮毛上的炭疽杆菌、布鲁氏菌、森林脑炎病毒、支原体、衣原体、钩端螺旋体;滋生于霉变蔗渣和草尖上的真菌或真菌孢子等致病微生物及其毒性产物;某些动物、植物产生的刺激性、毒性,或变态反应性生物活性物质,如鳞片、粉末、毛发、粪便、毒性分泌物,霉或蛋白质和花粉等。

用人单位的劳动者在职业活动中,由于生物因素危害而导致的职业病被称为生物因素所致职业病。在特殊工作场所因感染细菌或病毒而患的传染病,多为人畜共患传染病,也被称为职业病传染病。目前,我国 2013 年版《职业病分类和目录》规定的职业性传染病有:炭疽、森林脑炎、布鲁氏菌病、艾滋病(限于医疗卫生人员及人民警察)、莱姆病。

职业性传染病主要由生物性病原微生物引起的,其最主要的特点是流行病学特征及传染源均与职业因素有关,是在生产过程中接触病源而发病的。

我国已发布的 GBZ 227《职业性传染病诊断标准》诊断依据主要原则为:确切的病原生物(病原体)职业接触史,具有相应的临床表现及特异性实验室检查结果,结合职业卫生学调查及流行病学调查资料,进行综合分析,排除其他原因所致的类似疾病后,方可诊断。

由于工农业科学技术的进步和经济体制改革的深入,畜牧业、养殖业、食品加工业、酿造业以及第三产业将有更大发展,职业性和非职业性接触生物性有害因素的机会越来越多,接触人数将进一步增加。而且,21 世纪是生命科学的时代,生物基因工程技术的发展在为人类创造巨大财富的同时,基因重组和基因突变可能产生新的生物致病原的潜在危害。基因产品对人类安全性问题也值得关注的。因此,生物性有害因素对职业人群的健康损害不容忽视。虽然职业性传染病的接触行业范围较有限,但由于病情特殊,应重视对接触工人进行个人卫生防护及病原传播知识教育,保护工人健康。

第二节 职业性传染病

一、炭疽

炭疽(anthrax)是炭疽杆菌(Bacillus anthracis)引起的人畜共患的急性传染病。职业性炭疽是指劳动者在生产劳动及各种职业活动中,接触患炭疽的牲畜或被污染的皮、毛、肉等感染而发生的疾病,是国家法定职业病。皮革及皮毛加工业、屠宰等多个行业的劳动者可以罹患本病。

(一) 职业接触

动物炭疽遍布全球,主要见于牧区,常呈地方性流行。近30年来由于毛皮加工业高度集中,炭疽亦常暴发于城市,成为现代重要的职业病病种之一。

1. 传染源　主要为患病的牛、马、羊、骆驼等草食动物,患者的病灶分泌物等也具有传染性。

2. 传播途径

(1)接触传播:最为多见。如直接接触病畜、患者而受染,亦可因接触污染的皮毛、病畜的产品、土壤等而间接受染。

(2)呼吸道感染:常见于皮毛加工厂。吸入受污染的尘土也可受染。

(3)消化道感染:可因食入病畜肉类、奶类及被污染的食物而受染。

(4)吸血昆虫刺咬感染:较少见。如牛虻、硬壳虫(寄生于皮毛上)的叮咬等。

3. 易感人群　普遍易感,感染后有较持久的免疫力。

本病主要见于牧民、饲养员、屠宰人员、剥食病畜或死畜者、皮毛加工工人、兽医、医务人员及其他与病畜、患者及皮毛有接触的行业或工种。

(二) 发病机制

炭疽杆菌,长4~8μm,宽1~1.5μm,菌体两端平削呈竹节状长链排列,无鞭毛,不运动,革兰染色阳性,为人类致病菌中最大者。在人及动物体内有荚膜形成,有荚膜的炭疽杆菌有较强的致病性,无毒菌株不产生荚膜。炭疽杆菌属需氧芽孢杆菌,在人工培养基或外界环境中易形成芽孢,其抵抗力很强。

在一般培养基上生长良好,pH 7.0~7.4、37℃生长最为合适。繁殖体的抵抗力不强,56℃2小时、60℃15分钟、75℃1分钟,即可杀灭,常用浓度的消毒剂也有很好的灭菌效果。但在干燥的血液中能生存一个月以上。芽孢的抵抗力很强。在自然条件下能存活数十年,在皮毛上也能存活数年,在清水或畜厩粪水中、腐败的血液和泥土中均能长期生存。而且在经常有残余有机物加入的土壤中在适宜的条件下(温度及含水量),芽孢的数量能不断增加,这可能是炭疽在炎热多雨季节高发的原因之一。芽孢于下列条件下可以被杀死:直接日光曝晒100h、煮沸10~15分钟、110℃高压蒸汽5~10分钟、干热120~140℃3小时、10%福尔马林15分钟、5%石炭酸24小时、2%~5%高锰酸钾24小时、新配的石灰乳和20%漂白粉24~48小时。

炭疽杆菌有四种抗原:①荚膜抗原:为一种多肽,能抑制调理作用,使细菌不被吞噬。②菌体抗原:为一种耐热多糖,有种的特异性。③保护性抗原:为一种蛋白质,有很强的免疫原性,注射动物可产生免疫力。④芽孢抗原:也有免疫原性。

炭疽杆菌繁殖体能分泌三种外毒素成分:第Ⅰ因子(水肿因子、EF)、第Ⅱ因子(保护性抗原,PA)及第Ⅲ因子(致死因子,LF)。三种因子分别单一注射动物均无毒性,Ⅰ因子加Ⅱ因子时才产生皮肤坏死及水肿,Ⅱ因子加Ⅲ因子才能使动物致死。三种混合则产生炭疽典型的临床表现。

(三) 临床表现

潜伏期1~5天(12小时至12天),短的数小时,长的可达10余天,随感染途径而异。根据病原菌入侵的部位不同,临床可分为4型:皮肤炭疽、肠炭疽、肺炭疽、炭疽杆菌脑膜炎。

1. 症状及体征

(1)皮肤炭疽:最多见,约占98%。病变多见于面、颈、肩、手和脚等裸露部位皮肤。初为皮肤出现丘疹或斑疹:第二日出现水疱,内含淡黄色液体,周围组织肿胀而硬;第三、四天中心呈现出血性坏死而下陷,周围有成群的小水疱,水肿范围继续扩大;第五、六天坏死处破溃成浅表溃疡,血样分泌物结成黑色似炭的干痂,其下有肉芽组织形成(即炭疽痈)。黑痂坏死区的范围自1~2cm至5~6cm不等,水肿区可达5~20cm。本病变的最大特点是无明显疼痛,不化脓。以后随水肿消退,黑痂于1~2周内脱落,再过1~2周即愈合成疤。发病一、二天后即出现全身症状:发热、头痛、全身不适、局部淋巴结肿大及脾肿大等。

少数病例,特别在病变位于组织松弛处(眼睑、颈、大腿、手等)时,局部可无黑痂而呈大块状水肿(即恶性水肿),全身毒血症状严重,如不及时治疗,可因循环衰竭而死亡。

(2)肠炭疽:潜伏期常较短(12~18小时)。可表现为急性胃肠炎型或急腹症型。前者与一般急性胃肠炎类似,预后较好,多数患者可于数日内恢复;后者全身中毒症状严重,多有持续呕吐及腹泻,排血水样便,腹胀,腹痛,有压痛或腹膜炎征。常并发败血症或感染性休克而死亡。

(3)肺炭疽:多由吸入本菌芽孢引起,偶可继发于皮肤炭疽。起病急骤,2~4天后出现明显肺部感染症状,主要表现为寒战、高热、呼吸急促、喘鸣、发绀、咳嗽、咯血样痰、胸痛等。有时颈、胸部出现水肿。肺部常仅可闻散在的细小湿啰音或有胸腔积液。X线检查可见纵隔增宽、胸水或肺部炎症。肺炭疽病情重笃,常并发败血症、感染性休克或脑膜炎而迅速死亡。

(4)脑膜炎型炭疽:大多继发于伴有败血症的各型炭疽,偶可原发。临床表现与其他严重的急性化脓性脑膜炎类似,但脑脊液常呈血性,涂片易找到竹节状大杆菌,病情凶险,患者可于起病后2~4天内死亡。

(5)败血症型炭疽:多继发于肺炭疽和严重的肠炭疽,患者有高热、头痛、出血、呕吐,易并发毒血症、感染性休克、弥散性血管内凝血而导致死亡。

2. 实验室检查

(1)涂片及培养查病原菌:取水疱内容物、创口分泌物、痰、呕吐物、血、粪便及脑脊液直接涂片或进行培养,检查炭疽杆菌。

(2)动物接种:取检验标本接种于豚鼠或小鼠皮下,动物于2~3天内死亡,注射局部有胶冻样水肿和出血为阳性;其肝、脾和血液镜检可见典型的竹节状粗大杆菌。

(3)血清学检查:用酶联反应吸附试验检测血清特异性抗体为阳性(菌苗接种者除外)。

(四) 诊断

我国发布的 GBZ 227《职业性传染病诊断标准》,规定了诊断的原则:从事密切接触炭疽杆菌的相关职业,如皮毛加工、屠宰、兽医、畜牧、肉食品加工、疫苗和诊断制品生产及从事炭疽防治的工作人员等;具备某一病型炭疽(如皮肤炭疽、肠炭疽、肺炭疽、脑膜炎型炭疽、败血症型炭疽)的临床表现;显微镜检查,发现皮肤溃疡的分泌物、痰、呕吐物、排泄物、血液、脑脊液等标本中大量两端平齐呈串联状排列的革兰阳性大杆菌,同时细菌分离培养获炭疽芽孢杆菌或血清抗炭疽特异性抗体滴度出现 4 倍或 4 倍以上升高。

实验室检查中最主要的是从病灶分泌物、痰液、脑脊液、呕吐物或粪便的涂片中发现典型竹节状革兰阳性大杆菌。必要时亦可进行免疫荧光法检测病原菌,亦可进行培养及动物实验。后者可取分泌物、组织液或纯培养物接种于小白鼠或豚鼠等动物的皮下,2 小时时局部可出现典型水肿、出血,为阳性反应。动物多于 36~42 小时死亡,其内脏及血液中含有大量炭疽杆菌。细菌检测阴性时亦可以用酶联免疫吸附法、间接血凝法等检查特异性抗原。对已腐败或干涸的标本,作细菌检查有困难时可用 Ascoli 沉淀试验:将标本煮沸或高压,提出抗原,与炭疽沉淀素血清作环状沉淀试验。但灵敏性和特异性均不够高。血象:白细胞大多明显升高,核左移。

(五) 治疗

1. 患者需严格隔离、休息,加强营养和对症支持治疗;其分泌物及排泄物需严格消毒处理。

2. 抗菌治疗首选青霉素,尚未发现有耐药者。皮肤炭疽可用青霉素 G160 万 ~400 万 U/d,分 3~4 次肌内注射。疗程 7~10 日。对其他类型炭疽,如内脏炭疽或并发败血症者需 1 800 万 ~2 400 万 U/d,静滴。同时合用链霉素(1~2g/d)或庆大霉素(16 万 ~24 万 U/d)或卡那霉素(1~1.5g/d),疗程为 2~3 周或更长。四环素(1.5~2g/d)、多西环素(300~500mg/d)或红霉素(1.5~2g/d)口服或静滴对皮肤炭疽亦有效。毒血症严重者亦可同时应用抗炭疽血清治疗;第 1 天 80ml,第 2、3 天各 20~50ml,肌内注射或静脉注射。特别是恶性水肿型皮肤炭疽可每日静滴氢化可的松 100~200mg。对控制局部水肿发展、减轻中毒症状有一定疗效。

3. 使用大剂量抗生素灭杀大量细菌时,因有大量毒素释出,常可因毒血症而突然死亡,故应同时给予抗炭疽血清注射,每日 80~160ml,用至体温恢复 2~3 天后停止。

4. 皮肤病灶可局部用 1:2 000 高锰酸钾液洗涤,并敷以无刺激性的抗生素软膏,如 5% 磺胺软膏,切忌挤压及切开以免病灶扩散。

(六) 预后

预后与就诊时间的早晚有直接关系。若不及时诊治,炭疽病死率较高。皮肤炭疽的病死率一般为 5%~11%,未经及时治疗的皮肤炭疽的病死率也可高达 20%~25%,肺炭疽的病死率高达 80% 以上,肠炭疽的病死率为 25%~75%。炭疽败血症病死率最高,可达 80%~100%。

(七) 预防

1. 消灭传染源和病原体 病尸及死畜应焚毁。应加强乳、肉类卫生管理,严禁剥食或出售炭疽病畜的乳、肉及皮毛等。对可疑皮毛、骨等样品可用 Ascoli 试验检测,阳性者可用甲醛消毒(0.8kg/m³,密闭 24 小时)。

2. 隔离治疗患者 患者和病畜均应隔离治疗,其分泌物及排泄物按芽孢的消毒方法处理。患者应隔离至痂皮脱落或症状消失、分泌物和排泄物培养两次阴性(相隔 5 日)。

3. 免疫接种 经常发生炭疽地区的畜群可用无毒芽孢菌苗接种,高危人群亦可每年接种无毒活菌苗一次,至少连续 5 年。

二、森林脑炎

森林脑炎(forest encephalitis),又名蜱传脑炎脑炎(tick-bone encephalitis,TBE),其病原体为森林脑炎病毒(forest encephalitis virus),亦称森林脑病毒。劳动者在森林地区从事职业活动中,因蜱叮咬而感染的森林脑炎,即职业性森林脑炎(occupational forest encephalitis)。

(一) 职业接触

森林脑炎主要分布于苏联远东地区,其亚型(中欧型脑炎)则主要见于欧洲。在我国主要分布于黑龙江和吉林两省的林区。此外,四川、河北、新疆、云南等地也有发生。

1. 传染源　主要是带病毒的蜱类,及病毒感染的宿主动物,人类多由蜱叮咬后经皮肤、黏膜感染,少数可因饮用污染的牛奶经消化系统感染,患者作为传染源的意义不大。

2. 传播途径　主要是通过硬蜱吸血传播。病毒进入蜱体内后可在体内繁殖达 1 000 倍,其中以唾液腺中浓度最大,再吸血时即可感染动物或人。卵巢及卵中病毒的浓度也相当高,故可越冬经卵传代,因此硬蜱既是传播媒介又是储存宿主。这对维持本病自然疫源地具有极为重要的意义。病毒亦可在羊体内繁殖后从奶汁排出,人饮用后亦可受染。

3. 易感人群　人类普遍易感。患病后可获得稳固持久的免疫力。

4. 流行特征　本病主要借蜱叮咬传播,故感染主要见于与林区有关的人群,如林业工人、勘探人员、猎户、进驻林区的部队等。此外,近年来由于旅游事业的兴起,非职业性感染也日益增多。本病多发生于春夏季 5 月下旬至 8 月,这主要与蜱类活动季节有关。患者的年龄、性别主要与林区接触多少而定。由于隐性感染较多,故新接触林区者发病率较高。

(二) 发病机制

森林脑炎病毒为 RNA 病毒,属于虫媒病毒组披盖病毒科黄病毒属,是蜱传脑炎病毒中的一个型,直径 30~40nm,呈正 20 面体,内含单股 RNA。病毒颗粒中含有 8 个抗原决定簇,分别对血凝抑制试验、中和试验等有不同反应,提示在制备疫苗时应选择合适的抗原决定簇。本病毒的抵抗力不强,对热及一般消毒剂均较敏感。经甲醛灭活的病毒仍保有抗原性。本病毒能在多种组织培养中生长,但对细胞的致病作用不稳定,只对猪肾细胞产生稳定的细胞病变。由自然界分离得的森林脑炎病毒株的毒力差别很大,原因尚不明。

病毒侵入人体后先在网状内皮系统繁殖,然后进入血流形成病毒血症,大多数情况下病毒被清除,形成隐性感染。少数患者病毒侵入中枢神经系统引起脑炎症状。

病变与乙型脑炎类似,但脊髓,特别是颈段病变较重,从而形成与乙型脑炎不同的弛缓性麻痹的临床表现。

(三) 临床表现

1. 症状及体征　潜伏期平均为 7~14 日(1~30 日或更长)。除少数患者有 1~3 日的全身不适、头晕、关节酸痛等前驱期症状外,大多数患者均急性起病。主要表现有:

(1)发热及全身中毒症状:发热 2~3 日后体温即可高达 39~40℃,持续 3~10 日。以稽留热型多见,少数可呈双峰热或弛张热型。同时可出现头痛、面颈部潮红、结膜充血、恶心、呕吐等全身中毒症状,部分患者可出现心肌炎表现。

(2)神经系统症状:以意识障碍、脑膜刺激征和瘫痪为主。意识障碍约见于半数以上的患者。早期常表现为表情淡漠和昏睡,以后可进入昏迷。亦可表现为狂躁不安、惊厥和精神错乱等。脑膜刺激征出现最早也最常见,如剧烈头痛、呕吐、颈强直、凯尔尼格征及布鲁津斯基征阳性等。一般持续 5~10 日。

瘫痪多发生在颈部、肩胛肌和上肢肌群,其次为偏瘫及下肢肌瘫痪,颅神经瘫痪少见。瘫痪与乙型脑炎引起者不同,多呈弛缓性,常发生于病程的 2~5 日。颈部和肩胛肌瘫痪时可出现头部下垂;上肢肌瘫痪时,手臂常呈摇摆无依状态。部分患者也可出现锥体外束受损症状,如震颤、不自主运动等。约半数病例可出现肌肉萎缩。偶可出现语言障碍、咽下困难等。

本病病程 2~4 周。但极少数患者可留有后遗症状而进入慢性期,主要表现为弛缓性瘫痪、意识障碍、阵发性痉挛、癫痫等,可迁延数月至 1~2 年之久,预后较差。

2. 根据病情轻重可将本病分为四型:

(1)普通型:最常见。表现为高热、头痛、呕吐及脑膜刺激征。伴有不同程度肌肉瘫痪,多于 7~10 日体温恢复正常。

(2)重型:除高热,头痛,迅速出现脑膜刺激征及瘫痪外,主要还有昏迷等脑实质损害表现,或发病短期内出现上行性麻痹者。

(3)轻型:主要表现为中度发热(38~39℃)、脑膜刺激征,无瘫痪及意识障碍,病程短,约一周左右体征开始下降,2~3 日正常。无后遗症。

(4)顿挫型:主要表现为轻度发热(38℃左右)、轻度头痛、恶心、呕吐。体温常于 1~3 日恢复正常。

3. 实验室检查

(1)血象:急性发热期患者血白细胞总数升高,$(10~20) \times 10^9/L$,中性粒细胞可高达 90%。

(2)脑脊液:压力升高,细胞数增多,其中白细胞数 $(10~300) \times 10^6/L$(10~300/mm),以淋巴细胞为主,糖及氯化物正常,蛋白质正常或略高。

(3)血清学检查:急性期和恢复期双份血清抗体效价有明显升高时,对诊断有重要意义。一般,血凝抑制抗体效价增长 4 倍以上,而且最高效价达 1:160 以上可确诊。单份血清抗体 1:320 以上时也可诊断。补体结合抗体效价增加 4 倍以上,且最高达 8 倍以上时可确诊。单份血清效价达 1:16 时也可诊断。中和试验操作复杂,临床一般不用。近年有报告,用酶联免疫吸附试验检测特异性 IgM 抗体,对早期诊断有重要价值,检查如见恢复期血清抗体较急性期增长 4 倍以上者,或单份血清效价 1:320 以上者,是为阳性。

(4)病毒分离:病毒血症早期可将血液接种于鸡胚、猪肾细胞培养或小白鼠脑内以分离病毒,但此法临床较少应用。

(四)诊断及鉴别诊断

我国已颁布 GBZ 88《职业性森林脑炎诊断标准》,诊断原则是:根据职业人群春夏节季在森林地区工作且有蜱的叮咬史、突然发热、典型急性中枢神经系统损伤的临床表现、特异性血清学检查阳性,参考现场森林脑炎流行病学调查结果,综合分析,并排除其他病因所致的类似疾病方可诊断。诊断及分级标准如下:

1. 轻度　突然起病、发热、伴头痛、恶心、呕吐等症状,体温多在一周内回复正常,血清特异性抗体 IgM 或 IgG 阳性。

2. 中度　前述表现加重,并出现颈强直及 Kernig 征、Brudzinski 征等脑膜刺激征。

3. 重度　在上述表现的基础上,并具有下列情况之一者:

(1)颈肩部或肢体肌肉迟缓性瘫痪;

（2）吞咽困难；

（3）语言障碍；

（4）意识障碍；

（5）呼吸衰竭。

本病需与流行性乙型脑炎、脊髓灰质炎和急性多发性神经根炎等疾病鉴别。

（五）治疗

治疗原则：

1. 轻度患者采用一般的对症支持治疗，如降温、保持水电解质平衡等。

2. 中度和重度患者应积极防治脑水肿、保持呼吸道畅通，必要时可使用抗病毒药、抗生素等治疗。

3. 其他治疗　早期使用高效价丙种球蛋白可获得较好疗效，必要时可配伍干扰素等使用。

4. 恢复期治疗　理疗、中药、功能锻炼等。

（六）预后

森林脑炎的发展进程和长期发展所导致的结果取决于感染森林脑炎的亚型。欧洲亚型通常会导致双相性进程，约 10% 的患者会出现严重的神经功能缺陷，病死率约为 2%，其中50% 的患者带有永久性的后遗症。远东亚型感染者，逐渐发病，越发展越严重，患有严重神经系统后遗症的比率较高，病死率高达 20%~40%。西伯利亚 TBEV 亚型感染者临床进程的相关研究较少，该亚型的病死率为 2%~3%。重度森林脑炎潜伏期较短，病情重，预后差，故对此类患者应密切观察病情变化，以利及时处理，改善预后。

（七）预防

1. 接种疫苗　凡去林区工作者均应接种森林脑炎灭活疫苗。常用者为地鼠肾细胞培养的灭活疫苗。成人初种者第一次 2ml，7~10 日后再接种 3ml 即可。如在一个月内再接种3ml，效果更好。以后每年加强接种一次 3ml。可有效降低发病率和病死率。

2. 加强个人防护　进入林区工作时应使用驱蜱剂，应穿防护服，建立互检自检站，随时做好营地附近灭蜱，灭鼠工作。

3. 对未接种疫苗已被蜱叮咬者　可注射恢复期血清 30ml 或高价免疫马血清 10~15ml。

三、布鲁氏菌病

布鲁氏菌病（Brucellosis）是由布鲁氏菌属（Brucella）的细菌侵入机体，引起传染 - 变态反应性的人畜共患的传染病。职业布鲁氏菌病是人在职业活动中感染布鲁氏菌而引起的布病，是国家法定职业病，养殖业、食品加工业等多个行业的劳动者可以罹患本病。随着我国牲畜养殖业的发展，职业性布鲁氏菌病的发病有增加趋势。

（一）职业接触

本病流行于世界许多国家。我国也曾广泛流行于牧区及一些农区，1949 年后发病率已明显下降，但随着近年来畜牧业的发展，病畜的流动，布鲁氏菌病发患者数逐年增加，由此本病的预防工作仍值得十分重视。

1. 传染源　主要是病畜。国内以羊为主，牛次之，猪仅见于个别地区。其他动物，如鹿、马、骆驼、狗、猫以及许多野生动物也均可受染，但一般做为传染源的意义不大，患者也是这样。

2. 传播途径 病畜流产或死胎以及羊水、胎盘、产后阴道分泌物中含有大量的布鲁氏菌，接触后极易通过皮肤而受染，这是最主要的传播途径。含菌物质也可污染皮毛、土壤及水源而间接感染人畜。病畜的肌肉、内脏、乳汁中也均含有大量病菌，亦可通过消化道感染。其余也可通过呼吸道（吸入染菌尘埃或颗粒）、眼结膜、性器官黏膜等而受染。

3. 易感性 人群普遍易感。病后有一定免疫力，但不同种的布鲁氏菌病菌种之间有交叉免疫。

4. 流行特点 本病感染率高低主要取决于与病畜及其产品接触机会的多寡。

(二) 发病机制

布鲁氏菌为不活动、微小、革兰阴性的多形性球状杆菌。可分 6 个种，19 个生物型：羊种（生物型 1~3）、牛种（生物型 1~7、9）、猪种（生物型 1~5）、森林鼠种、绵羊附睾种和犬种，其中以羊布鲁氏菌致病性最强。本菌生物型较多的原因，可能是由于同一菌种可在不同宿主体内繁殖，从而发生遗传变异较多的缘故。如某一混放牧区从羊体内曾分离出牛$_1$、牛$_2$、牛$_6$、牛$_7$ 和牛$_9$。6 种中羊种的致病力最强，牛型最弱，猪型居中。其余三种对人的危害性不大。本菌在外界活力较强，故可通过多种途径传播。对光、热和常用化学消毒剂抵抗力较弱，故常用的消毒方法均有效。

本病急性期的发病主要由细菌及其毒素引起；慢性期主要由变态反应引起。本菌主要寄生于吞噬细胞内，抗菌药物不易进入细胞，故较难根治。

本病病变极为广泛，几乎所有器官组织均可受侵，故临床表现多样。无干酪样坏死的肉芽肿乃本病的特殊病变。

(三) 临床表现

本病潜伏期一般为 5~21 天，少数可达数月甚至一年。临床表现十分复杂，有的仅表现为局部脓肿，有的则可能累及几个器官系统；羊型和猪型布鲁氏菌病症状较重，而牛型的症状较轻，一般可分为急性期和慢性期。

1. 症状及体征

(1) 急性期：潜伏期约 2 周（7~60 日，少数可达数月或一年以上）。发病多缓，主要表现有：

1) 发热：以弛张热最为多见，以波状热（5%~20%）最有诊断意义。多数病例仅有 2~3 个波，偶可多达 10 个以上。也可有不规则热、持续低热等。发热期常伴多汗。

2) 多汗：也是本病的突出症状之一，体温下降时大汗淋漓，还可有盗汗，有的患者不发热时也有盗汗。

3) 关节痛：常较剧烈，类似风湿热，1 个或数个大关节，呈游走性。有时有红肿，偶可化脓。其余尚可有滑囊炎、腱鞘炎、关节周围炎等。两侧大腿和臀部肌肉亦可发生疼痛或痉挛性疼痛。

4) 睾丸肿痛：是本病特征性症状之一，可占男性病例的 20%~40%，乃睾丸炎及附睾炎所致。睾丸肿大多为单侧性，个别病例伴鞘膜腔积液。女性患者可有卵巢炎、输卵管炎。

5) 肝、脾肿大：占 10%~20%，亦可有神经痛、淋巴结肿大、皮疹等。

6) 其他并发症：常见有心肌炎、心内膜炎、血栓性静脉炎、脑膜炎、脑膜脑炎、脊椎炎、胸膜炎、支气管肺炎、肝脾脓肿等。

(2) 慢性期：可由急性期发展而来，也可直接表现为慢性。如同时伴有发热等急性期症

状者称为活动型;如无,称为稳定型。其表现基本上可分两种:

1)无器质性损伤型:主要表现为疲乏、关节痛、失眠、全身不适、低热等,类似神经官能症,多见于牛型布鲁氏菌病。

2)有器质性损伤型:包括几乎所有的器官和系统。其中以骨骼—肌肉系统最常见,如大关节炎、滑囊炎、腱鞘炎、脊椎病变等。神经系统也常受侵,如神经痛、神经炎、神经根炎、神经根神经炎、神经丛神经炎等。泌尿生殖系统病变也可见到,如睾丸炎、附睾丸、精索炎、卵巢炎、输卵管炎、子宫内膜炎等。心肌炎、血栓静脉炎也偶见。肝脾肿大(轻度)较常见。

本病近年来有逐渐减轻趋势。可能与流行区预防接种及抗生素的广泛应用有关。

2. 实验室检查

(1)血象:白细胞计数正常或稍低,淋巴细胞相对增加。

(2)细菌培养:血、骨髓、尿、脑脊液、脓液均可进行培养,培养时间应较长,2~4周无细菌生长者才判为阴性。可使用鸡卵黄培养,即把标本接种于鸡蛋的卵黄中,37℃,5日后,将卵黄液转种培养基,认为可提高阳性率,特别适用于慢性布鲁氏菌病,因为慢性期普通培养的阳性率很低,而急性期血培养即可达80%阳性。或接种豚鼠以分离布鲁氏菌。

(3)血清学试验:方法很多,主要有:

1)血清凝集试验:效价1:100及以上或效价增加4倍以上为阳性,常用试管法(Wright试验)及平板法。前者多用于临床诊断。后者多用于筛检,其中以虎红缓冲液玻片凝集试验(RBPT)效果较好。

2)补体结合试验:1:16以上为阳性,急、慢性患者阳性率均较高。特异性也强。

3)抗人球蛋白试验(Coomb's test):1:160(++)为阳性。急、慢性期阳性率均较高,特异性也较强,但操作较复杂,故仅用于凝集反应阴性者。

4)酶联免疫吸附试验:1:320为阳性,灵敏性更高。特异性也好,可用于急、慢性期患者。

5)其他:如被动血凝、琼脂扩散、免疫电泳、间接免疫荧光等均可应用。

(4)皮内试验:一旦阳性持续时间很长,故阳性只能说明受过感染,而不能区别为既往感染和现症患者。

(四)诊断及鉴别诊断

我国已颁布WS 269《布鲁氏菌病诊断标准》,诊断原则是:布鲁氏菌病的发生、发展和转归比较复杂,其临床表现多种多样,很难以某一种症状来确定诊断。对布鲁氏菌病的诊断,应结合患者流行病学接触史、临床表现和实验室检查等情况综合判断。

1. 疑似病例:应同时符合流行病学史及临床表现中任一项者:

(1)流行病学史:发病前患者与疑似布鲁氏菌感染的家畜、畜产品有密切接触史,或生食过牛、羊乳及肉制品,或生活在布鲁氏菌病疫区;或从事布鲁氏菌培养、检测或布鲁氏菌疫苗生产、使用等工作。

(2)临床表现:

1)出现持续数日乃至数周发热(包括低热),多汗,乏力,肌肉和关节疼痛等;

2)部分患者淋巴结、肝、脾和睾丸肿大,少数患者可出现各种各样的皮疹和黄疸;急慢性期患者可以表现为骨关节系统损害。

(3)实验室初筛：

1)平板凝集试验(PAT)或虎红平板凝集试验(RBPT)结果为阳性或可疑。

2)皮肤过敏试验后24小时、48小时分别观察1次，皮肤红肿浸润范围有一次在2.0cm×2.0cm及以上(或4.0cm^{2}以上)。

2. 临床诊断病例符合疑似病例并同时符合下面中任一项：

(1)虎红平板凝集试验(RBT)结果为阳性。

(2)胶体金免疫层析试验(GICA)结果为阳性。

(3)酶联免疫吸附试验(ELISA)结果为阳性。

(4)布鲁氏菌培养物涂片革兰染色检出疑似布鲁氏菌。

3. 确诊病例：符合疑似或临床诊断病例并同时符合以下任一条件：

(1)从患者血液、骨髓、其他体液及排泄物等任一种病理材料培养物中分离到布鲁氏菌。

(2)试管凝集试验(SAT)滴度为1∶100++及以上，或者患者病程持续一年以上且仍有临床症状者滴度为1∶50^{++}及以上。

(3)补体结合试验(CFT)滴度为1∶10^{++}及以上。

(4)抗人免疫球蛋白试验(Coomb's)滴度为1∶400^{++}及以上。

4. 隐性感染：符合流行病学史和血清学检查或分离细菌检查结果，但没有临床表现者。

流行病学资料对诊断有重要意义，如经详细调查确无感染本病可能者，几乎可除外本病；如确有受染本病的历史，临床表现典型(波状热、关节痛等)，诊断基本可以成立，确诊则必须根据血清学和病原学资料。慢性布病诊断比较困难，特别是神经官能症类型者，更必须根据实验室材料综合分析。

5. 鉴别诊断　主要应与风湿热、伤寒、副伤寒、结核病、风湿性关节炎、脊柱炎、脑膜炎、睾丸炎等疾病鉴别诊断。

（五）治疗

1. 急性期治疗

(1)以抗菌药物为主：为提高疗效、防止耐药，现多主要联合疗法。联合疗法大体上可分为两类。一类是利福平配合其他药物：利福平为脂溶性，可透过细胞膜，抗菌谱广，单独应用即有较好疗效。1986年世界卫生组织(WHO)，推荐利福平(每日15mg/kg)加强力霉素(100mg每日两次)治疗本病，疗程为6周。亦可利福平合用喹诺酮类药物。另一类是链霉素配合其他药物，效果亦较好。最近有人报告，链霉素(1g/d，60岁以上750mg/d，肌内注射15日)加强力霉素(100mg，每日两次，45日)，认为疗效与WHO所推荐的方案相似，也有人认为可能更好一些。亦可链霉素合用四环素。

(2)肾上腺皮质激素能减轻严重毒血症、睾丸病变严重、全血细胞减少症等患者的症状，可短期使用。

2. 慢性期治疗

(1)特异性抗原疗法：静脉注射布鲁氏菌菌苗，对症状严重的慢性病例有较好的疗效，亦可合用抗菌疗法，机制是使敏感性增高的机体脱敏，减少变态反应发生。中医中药(根据不同情况可采取祛风胜湿、扶正固本、活血化瘀、蠲痹活络等治则，亦可采用单味中草药如穿山龙等)也有一定疗效。局部病损可采取针灸、理疗等。

(2)根据症状给予解热、镇痛、镇静等治疗，充分休息，加强营养等。

3. 并发症治疗　布鲁氏菌脑膜炎可试用氯霉素合用链霉素或利福平合用拉氧头孢（Moxalactam）。心内膜炎以瓣膜置换合用链霉素、四环素、利福平为好。

（六）预后

本病一般预后良好，急性布鲁氏菌病患者，经规范治疗大部分可治愈，但部分患者因诊治不及时、不彻底会导致复发和慢性化，往往发生在初次治疗结束后 3~6 个月，与细菌的耐药性、细菌在细胞内的定位以及不规范治疗有关。慢性病例治疗较为复杂，部分患者治疗效果较差。少数病例可遗留骨和关节的器质性损害，使肢体活动受限。布鲁氏菌病患者病死原因主要是心内膜炎、严重的神经系统并发症等。应该强调布鲁氏菌病血清学检测结果不宜作为疗效判定标准。

（七）预防

1. 控制传染源　可采取"屠宰病畜""病、健畜分群放牧""菌苗免疫"等方法，其中菌苗免疫效果最好，应做为预防的主导措施。患者需隔离治疗，排泄物应消毒处理。

2. 切断传播途径　加强卫生宣传，加强水、粪管理，加强畜产品的卫生监督。

3. 保护易感人群　以做好个人防护为主。对高危人群可进行菌苗接种。

四、艾滋病

艾滋病，即获得性免疫缺陷综合征（acquired immunodeficiency syndrome，AIDS），其病原体为人类免疫缺陷病毒（human immunodeficiency virus，HIV），亦称艾滋病病毒。

（一）职业接触

职业性艾滋病是指医疗卫生人员及人民警察在职业活动或者执行公务中，被艾滋病病毒感染者或艾滋病患者的血液、体液，或携带艾滋病病毒的生物样本，或废弃物污染了皮肤或者黏膜，或者被含有艾滋病病毒的血液、体液污染了的医疗器械或其他锐器刺破皮肤感染的艾滋病。

（二）发病机制

HIV 为单链 RNA 病毒，属于反转录病毒科，慢病毒属中的人类慢病毒组。HIV 为直径 100~120nm 的球形颗粒，由核心和包膜两部分组成，核心包括两条正链 RNA，病毒复制所需的酶类主要有反转录酶（RT，P51/P66），整合酶（INT，P32）和蛋白酶（P1，P10），RNA 酶 H，互补 DNA（cDNA）、病毒蛋白 R（virion protein R，VPR）。核心蛋白 P24、蛋白 P6 及 P9 等将上述成分包裹其中，膜与核心之间的基质蛋白 P17 组成。病毒的最外层为类脂包膜，其中嵌有 gp120（外膜糖蛋白）和 gp41（跨膜糖蛋白），还包含多种寄宿主蛋白，其中 MHC Ⅱ类抗原和跨膜蛋白 gp41 与 HIV 感染进入宿主细胞密切相关。根据 HIV 基因的差异，目前可将 HIV 分为 HIV-1 型和 HIV-2 型。包括我国在内，全球流行的主要毒株是 HIV-1。

HIV 主要侵犯人体免疫系统，包括 CD4$^+$T 淋巴细胞、巨噬细胞和数突状细胞，主要表现为 CD4$^+$T 淋巴细胞数量不断减少，导致免疫功能缺陷。引起各种机会性感染和肿瘤的发生。

1. 病毒动力学　HIV 进入人体后，24~48 小时内到达局部淋巴结，5 天左右在外周血中可以检测到病毒成分。继而产生病毒血症，导致以 CD4$^+$T 淋巴细胞数量短期内一过性迅速减少为特征的急性感染。大多数感染者未经特殊治疗 CD4$^+$T 淋巴细胞可自行恢复至正常或接近正常水平。但病毒并未被清除，形成慢性感染。慢性感染包括无症状感染期和有症状感染期。无症状感染期持续时间变化较大,从数月到数十年不等。

2. HIV 感染与复制 HIV 需借助于易感细胞表面的受体进入细胞,HIV-1 的 gp120 首先与第一受体 CD4 结合,然后与第二受体(嗜淋巴细胞受体 CXCR4 和趋化因子受体 CCR5)结合,根据 HIV 与第二受体结合的特性,HIV 可分为 R5 和 X4 毒珠。R5 毒株只利用 CCR5 受体,而 X4 毒珠可同时利用 CCR5、CXCR4 和 CCR3 受体。HIV 和受体结合后,gp120 构象改变与 gp41 分离,与宿主细胞膜融合进入细胞。在反转录酶作用下,HIV RNA 链反转录成负链 DNA。在胞核内 DNAP 作用下复制成双链 DNA。后者部分存留于胞质,部分作为前病毒。新形成的双链 DNA 整合于宿主染色体。潜伏 2~10 年后,前病毒可被激活,转录和翻译成新 HIV RNA 和病毒蛋白质,在细胞膜装配成新 HIV 后芽生释出。HIV 感染宿主免疫细胞后以每天产生 10^9~10^{10} 颗粒的速度繁殖,并直接使 CD4$^+$T 淋巴细胞破坏。病毒复制产生的中间产物及 gp120、vpr 等可诱导细胞凋亡。芽生释放后可再感染并破坏其他细胞。

3. CD4$^+$T 淋巴细胞数量减少和功能障碍

(1)HIV 病毒对受感染细胞溶解破坏和诱导细胞凋亡直接损伤;gp120 与未感染 HIV 的 CD4$^+$T 细胞结合成为靶细胞被 CD8$^+$ 细胞毒性 T 细胞(CTL)介导的细胞毒作用及抗体依赖性细胞毒(ADCC)作用攻击而造成免疫损伤破坏,致 CD4$^+$ 细胞减少;HIV 可感染骨髓干细胞,使 CD4$^+$T 细胞产生减少。

(2)CD4$^+$T 淋巴细胞的极化群 Th1/Th2 失衡:Th2 呈极化优势,而抗病毒免疫应答弱化,抗原呈递功能受损、IL-2 产生减少和对抗原反应活化能力丧失,使 HIV 感染者/AIDS 患者易发生各种感染。

4. 单核 - 吞噬细胞(MP)功能异常 MP 表面也有 CD4 分子,也可被 HIV 感染。吞噬细胞有对抗 HIV 感染所致细胞病变作用,但部分 MP 功能异常,抗 HIV 和其他病原体感染能力下降。HIV 感染后,诱导产生一种与 NF-κB 核因子抗原性相结合因子,防止细胞凋亡,使 HIV 在 MP 中持续复制而成为病毒贮存场所,并可携带 HIV 透过血脑脊液屏障,引起中枢神经系统感染。

5. B 细胞功能异常 B 淋巴细胞表面低水平 CD4 分子表达,可被 HIV 感染。感染 HIV 的 B 细胞功能异常,出现多克隆化,循环免疫复合物和外周血 B 淋巴细胞增高,对新抗原刺激反应降低等。

6. 自然杀伤细胞(NK 细胞)异常 HIV 感染者早期即 NK 细胞数量减少。可因细胞因子产生障碍或 HIV 通过 gp41 直接抑制 NK 细胞的监视功能,使 HIV 感染者易出现肿瘤细胞。

7. 异常免疫激活 HIV 感染后,免疫系统可出现异常激活 CD4$^+$、CD8$^+$ 细胞表达 CD69、CD38 和 HLA-DR 等免疫激活标记物水平的异常升高,且与 HIV 血浆病毒载量有良好的相关性,随着疾病的进展,细胞激活水平也不断升高。

(三) 临床表现

1. 症状及体征 艾滋病潜伏期平均 9 年,可短至数月,长达 15 年。从初始感染 HIV 到终末期,是一个较为漫长的复杂过程,在全程的不同阶段,与 HIV 相关的临床表现呈多种多样,根据我国有关艾滋病的诊疗标准和指南,将艾滋病分为急性期、无症状期和艾滋病期。

(1)急性期:通常发生在初次感染 HIV 病毒 2~4 周,部分感染者出现 HIV 病毒血症和免疫系统急性损伤所产生的临床症状。大多数患者临床症状轻微,持续 1~3 周后缓解。临床表现以发热最为常见,可伴有全身不适、头痛、盗汗、恶心、呕吐、腹泻、咽痛、肌痛、关节痛、皮疹、淋巴结肿大以及神经系统症状等。此期血清可检出 HIV RNA 及 P24 抗原。而 HIV 抗体则在感染后数周才出现。$CD4^+T$ 淋巴细胞计数一过性减少,同时 CD4/CD8 比例倒置,部分患者可有轻度白细胞和 / 或血小板减少及肝功能异常。

(2) 无症状期:可从急性期进入此期,或无明显的急性期症状而直接进入此期。此期持续时间一般为 6~8 年,其时间长短与感染病毒的数量、病毒型别、感染途径、机体免疫状况的个体差异、营养、卫生条件及生活习惯等因素有关。此期由于 HIV 在感染者体内不断复制,免疫系统受损,$CD4^+T$ 淋巴细胞计数逐渐下降,此期具有传染性。

(3) 艾滋病期:为感染后的最终阶段。患者 $CD4^+T$ 淋巴细胞计数明显下降,常少于 $200/mm^3$,HIV 血浆病毒载量明显升高。此期主要的临床表现为艾滋病相关症状、各种机会型感染及肿瘤。

1)HIV 相关症状:主要表现为持续 1 个月以上的发热、盗汗、腹泻;体重减轻 10% 以上。部分患者表现为神经精神症状,如记忆力减退、精神淡漠、性格改变、头痛、癫痫及痴呆等。另外可出现持续性全身淋巴结肿大,其特点为:

①出腹股沟以外有两个或两个以上部位的淋巴结中大;

②淋巴结直径大于 1cm,无压痛,无粘连;

③持续时间 3 个月以上;

④各种机会性感染及肿瘤。

2)各种机会性感染及肿瘤:

①呼吸系统:人肺孢子菌引起的肺孢子菌肺炎,表现为慢性咳嗽、发热、发绀、血氧分压降低,少有肺部啰音。胸部 X 线显示间质性肺炎。六甲烯四胺银染色印片或改良亚甲蓝对痰或奇观灌洗液染色可快速检出孢子菌。巨细胞病毒、结核分枝杆菌、鸟复合分枝杆菌、念株菌及隐球菌等常引起肺结核、复发性细菌、真菌性肺炎。卡波西肉瘤也常侵犯肺部。

②中枢神经系统:新隐球菌脑膜炎、结核性脑膜炎、弓形虫脑病、各种病毒性脑膜炎。

③消化系统:白念珠菌食管炎、巨细胞病毒性食管炎、肠炎,沙门菌、痢疾杆菌、空肠弯曲菌及隐孢子虫性肠炎;表现为鹅口疮、食管炎或溃疡,吞咽疼痛、胸骨后烧灼痛、腹泻、体重减轻,感染性肛周炎、直肠炎,粪检和内镜检查有助诊断;因孢子虫、肝炎病毒及巨细胞病毒感染致血清转氨酶升高。偶可有胆囊机会性感染和肿瘤等。

④口腔:鹅口疮、舌毛状白斑、复发性口腔溃疡、牙龈炎等。

⑤皮肤:带状疱疹,传染性软疣、尖锐湿疣、真菌性皮炎和甲癣。

⑥眼部:巨细胞病毒视网膜脉络膜炎和弓形虫性视网膜炎,表现为眼底絮状白斑。眼睑、眼板腺、泪腺、结膜及虹膜等常受卡波西肉瘤侵犯。

⑦肿瘤:恶性淋巴瘤、卡波西肉瘤等。卡波西肉瘤侵犯下肢皮肤和口腔黏膜,可出现紫红色或深蓝色浸润斑或结节,任何成片,表明溃疡并向四周扩散。这种恶性病变可出现于淋巴结和内脏。

2. 实验室检查　HIV 感染者 /AIDS 患者的实验室检测主要包括 HIV 抗体检测、HIV 核酸定性和定量检测、$CD4^+T$ 淋巴细胞计数、HIV 基因型耐药检测等。HIV-1/2 抗体检测是 HIV 感染诊断的金标准;HIV 核酸定量(病毒载量)和 $CD4^+T$ 淋巴细胞计数是判断疾病进展、临床用药、疗效和预后的两项重要指标;HIV 基因型耐药检测可为高效抗反转录病毒治疗方案的选择和更换提供指导。

(1)HIV-1/2 抗体检测:包括筛查试验和补充试验。HIV-1/2 抗体筛查方法包括酶联免疫吸附试验(ELISA)、化学发光或免疫荧光试验、快速检测(斑点 ELISA 和斑点免疫胶体金或胶体硒快速试验、明胶颗粒凝集试验、免疫层析试验)等。补充试验常用的方法是免疫印迹法。

筛查试验呈阴性反应可出具 HIV-1/2 抗体阴性报告,见于未被 HIV 感染的个体,但处于窗口期的新近感染者筛查试验也可呈阴性反应。若呈阳性反应,应用原有试剂和另外一种不同原理或不同厂家的试剂进行重复检测,或另外两种不同原理或不同厂家的试剂进行重复检测,如两种试剂复测均呈阴性反应,则为 HIV 抗体阴性;如有一种或两种试剂呈阳性反应,需进行 HIV 抗体补充试验。补充试验无 HIV 特异性条带产生,报告 HIV-1/2 抗体阴性。补充试验出现 HIV-1/2 抗体特异带,但不足以判定阳性,报告 HIV-1/2 抗体不确定,可在 4 周后随访;如带型没有进展或呈阴性反应,则报告阴性;如随访期间发生带型进展,符合 HIV 抗体阳性判定标准则为 HIV 抗体阳性,如带型仍不满足阳性标准,继续随访到 8 周。如带型没有进展或呈阴性反应则报告阴性;满足 HIV 阳性诊断标准则报告阳性,不满足阳性标准可视情况决定是否继续随访。经补充试验 HIV-1/2 抗体阳性者,出具 HIV-1/2 抗体阳性确认报告,并按规定做好咨询、保密和报告工作。对于有明确 HIV 职业接触史且筛查试验阳性,补充试验不确定者可尽早行 HIV 核酸定量检测以帮助确诊。

(2)CD4$^+$T 淋巴细胞检测:CD4$^+$T 淋巴细胞是 HIV 感染最主要的靶细胞,HIV 感染人体后,CD4$^+$T 淋巴细胞进行性减少,CD4$^+$/CD8$^+$ 比例倒置。采用流式细胞术检测 CD4$^+$T 淋巴细胞绝对数量,可以了解 HIV 感染者机体免疫状况和病情进展,确定疾病分期和治疗时机,判断治疗效果和临床并发症。

(3)HIV 基因型耐药检测:HIV 耐药检测结果可为艾滋病治疗方案的制订和调整提供重要参考,耐药检测方法有基因型和表型检测,目前国外及国内多用基因型。

(4)其他检查:主要各种机会性感染、卡波西肉瘤或淋巴瘤等的检查。

(四)诊断及鉴别诊断

1. 诊断　依据 HIV 职业接触史、临床表现和实验室检查等进行综合分析慎重作出诊断。医疗卫生人员及人民警察有明确的 HIV 职业暴露史,符合下列一项者即可诊断:① HIV 抗体筛查试验阳性和 HIV 补充试验阳性(抗体补充试验阳性或核酸定性检测阳性或核酸定量大于 5 000 拷贝 /ml);②分离出 HIV。

(1)艾滋病病毒职业暴露感染认定标准:

1)有完整的"艾滋病病毒职业暴露个案等记表",暴露当日艾滋病病毒抗体检测阴性、随访检测期内(暴露后 6 个月内,最长不超过 1 年)艾滋病病毒抗体转为阳性,有争议时,进行艾滋病病毒基因亚型测定和核酸序列分析,暴露源和暴露人体内的病毒应基因亚型相同、核酸序列同源。

2)没有"艾滋病病毒职业暴露个案等记表",但有确凿证据证明曾发生职业暴露事件,且能找到暴露源,暴露源和暴露人体内的病毒基因亚型相同、核酸序列同源的。

3)发生暴露当日采集暴露当事人血样,检测艾滋病病毒抗体。如艾滋病病毒抗体阳性,则视为暴露前感染,不再进行随访检测。若艾滋病病毒抗体阴性,需要在暴露后第 4 周、8 周、12 周、6 个月定期随访检测艾滋病病毒抗体,发生艾滋病病毒抗体转为阳性,可申请职业暴露感染认定。

4)当暴露 6 个月后艾滋病病毒抗体仍为阴性时,表示未感染。暴露当事人存在基础疾患或免疫功能差等可使抗体产生延迟等特殊情况下,根据专家组评估后随访检测期可延长到 1 年。

(2)艾滋病期的诊断标准:有职业接触史,实验室检查 HIV 抗体阳性即可诊断,加之以下各项中的任何一项,即可诊断为艾滋病。或者 HIV 抗体阳性,而 CD4$^+$T 淋巴细胞数<200 个 /μl,也可诊断为艾滋病。

1)原因不明的持续不规则发热 1 个月以上,体温高于 38℃;

2)慢性腹泻 1 个月以上,次数>3 次 /d;

3)6 个月内体重下降 10% 以上;

4)反复发作的口腔白念珠菌感染;

5)反复发作的单纯疱疹病毒感染或带状疱疹感染;

6)肺孢子菌肺炎;

7)反复发生的细菌性肺炎;

8)活动性结核或非结核分枝杆菌病;

9)深部真菌感染;

10)中枢神经系统病变;

11)中青年人出现痴呆;

12)活动性巨细胞病毒感染;

13)弓形虫脑病;

14)青霉菌感染;

15)反复发生的败血症;

16)皮肤黏膜或内脏的卡波西肉瘤、淋巴瘤。

2. 鉴别诊断

(1)原发性 CD4$^+$ 淋巴细胞减少症:主要通过职业接触史以及 HIV 病原学检测阴性与艾滋病区别。

(2)继发性 CD4$^+$ 淋巴细胞减少:多见于肿瘤及自身免疫性疾病经化学或免疫抑制治疗后,根据病史可区别。

(五) 治疗

1. HIV 职业暴露处理原则

1)用肥皂液和流动的清水清洗被污染局部;

2)污染眼部等黏膜时,应用大量等渗氯化钠溶液反复对黏膜进行冲洗;

3)存在伤口时,应轻柔挤压伤处,尽可能挤出损伤处的血液,再用肥皂液和流动的清水冲洗伤口;

4)用 75% 酒精或 0.5% 碘伏对伤口局部进行消毒、包扎处理。

2. HIV 职业暴露后预防性抗反转录病毒治疗 在发生 HIV 暴露后尽可能在最短的时间内(尽可能在 2 小时内)进行预防性用药,最好不超过 24 小时,但即使超过 24 小时,也建议实施预防性用药。推荐方案为:TDF+FTC(3TC)+LPV/r 或 RAL。用药方案的疗程为连续服用 28 天。当 HIV 感染状态不明或暴露源不明时,一级暴露后通常不进行预防用药。HIV

感染状态不明时,二级或三级暴露后通常不进行预防;暴露源不明时,通常不进行预防。如暴露源来源于 HIV 高危者则采取预防用药;对于有可能暴露于 HIV 感染者时采取预防用药。发生 HIV 暴露后立即、4 周、8 周、12 周和 6 月后检测 HIV 抗体。一般不推荐进行 HIV P24 抗原和 HIV RNA 测定。

3. 诊断后治疗

(1)高效抗反转录病毒治疗:抗反转录病毒治疗是针对病原体的特异性治疗,目标是最大限度地抑制病毒复制,重建或维持免疫功能。目前国际上共有六大类 30 多种药物(含复合制剂),分为核苷类反转录酶抑制剂(NRTI)、非核苷类反转录酶抑制剂(NNRTI)、蛋白酶抑制剂(PI)、整合酶抑制剂、融合抑制剂(FI)及 CCR5 抑制剂。国内的抗反转录病毒治疗(ARV)药物有 NNRTI、NRTI、PI 和整合酶抑制剂四类,共 18 种(含复合制剂)。初治患者推荐方案为 2 种 NRTI+1 种 NNRTI 或 2 种 NRTI+1 种增强型 PI(含利托那韦)。

对于基线 $CD4^+T$ 淋巴细胞>250 个 /μl 的患者要尽量避免使用含 NVP 的治疗方案,合并 HCV 感染的避免使用含 NVP 的方案。RPV 仅用于病毒载量小于 10^5 拷贝 /ml 的患者。治疗方案见表 7-2-1。

表 7-2-1　推荐初治患者抗反转录病毒治疗方案

一线治疗推荐方案:	
TDF(ABC)+3TC(FTC)	+ 基于 NNRTI:EFV 或基于 PI:LPV/r 或 ATV 或其他:RAL
替代方案: ATZ+3TC	+EFV 或 NVP 或 RPV

注:TDF. 替诺福韦;ABC,阿巴卡韦;3TC,拉米夫定;FTC,恩曲他滨;AZT,齐多夫定;NNRTL,非核苷类反转录酶抑制剂;EFV,依非韦伦;PI,蛋白酶抑制剂;LPV/r,洛匹那韦 / 利托那韦;ATV,阿扎那韦;RAL,拉替拉韦;NVP,奈韦拉平;RPV,利匹韦林。

(2)免疫重建:通过抗病毒治疗及其他医疗手段是 HIV 感染者受损的免疫功能恢复或接近正常称为免疫重建,这是 HIV 感染者 /AIDS 患者治疗的重要目标之一。在免疫重建的过程中,患者可能会出现一组临床综合征,表现为发热、潜伏感染的出现或原有感染的加重或恶化,称为免疫重建炎症反应综合征(IRSI)。多种潜伏或活动的机会性感染在抗病毒治疗后均可发生 IRIS。IRIS 出现后应继续进行抗病毒治疗,根据情况对出现的潜伏性感染进行针对性的病原治疗,症状严重者可短期使用糖皮质激素。

(六) 预后

AIDS 病死率很高。平均存活期 12~18 个月。同时合并卡波西肉瘤及肺泡子菌肺炎者病死率最高。病程 1 年病死率 50%,3 年为 80%,5 年几乎全部死亡。合并乙型、丙型肝炎者,肝病进展加快,预后差。

(七) 预防

1. 医务人员预防 HIV 职业性暴露措施

(1)进行可能接触患者血液、体液的诊疗和护理工作时,必须佩戴手套,操作完毕脱去手套后,应立即洗手;

（2）在进行有可能发生血液、体液飞溅的诊疗和护理操作过程中，医务人员除需佩戴手套和口罩外，还应带防护眼镜；当有可能发生血液、体液大面积飞溅，有污染操作者身体的可能时，还应穿上具有防渗透性能的隔离服；

（3）医务人员在进行接触患者血液、体液的诊疗和护理操作时，若手部皮肤存在破损时，必须戴双层手套；

（4）使用后的锐器应当直接放入不能刺穿的利器盒内进行安全处置；抽血时建议使用真空采血器，并应用蝶型采血针；禁止对使用后的一次性针头复帽；禁止用手直接接触使用过的针头、刀片等锐器。

2. 警察预防 HIV 职业性暴露措施

（1）制定安全操作规程，如如何安全处置锐利器具、对被血液等污染的警械、器具等严格消毒、安全处置废弃物、严格按规范要求洗手等；

（2）配备基本防护装备，如乳胶手套、口罩、防护眼镜、隔离衣等；

（3）建立与当地疾控中心的联系制度，保证民警在发生职业暴露后能够第一时间得到有效救治、检测。

五、莱姆病

莱姆病（Lyme disease）是由伯氏疏螺旋体所致的自然疫源性疾病，又称莱姆疏螺旋体病（Lyme borreliosis）。

（一）职业接触

莱姆病亦称莱姆疏螺旋体病，是由若干种的伯氏螺旋体引起的人兽共患病，以原发性皮肤病灶、慢性游走性红斑、神经症状和关节炎等为临床特征的自然疫源性疾病。

1. 传染源　大型宿主动物包括鼠、兔、蜥蜴、狼、鸟以及狗、牛、马等家畜。在中国，血清学证明牛、羊、马、狗、鼠存在莱姆病的感染。北方林区以狗为主要的宿主动物。小型宿主动物主要为啮齿类如白足鼠、花鼠、田鼠、金花鼠等。

2. 传播途径　媒介生物传播：通过硬蜱属类中的某种蜱的叮咬而感染动物和人。主要有肩板硬蜱和全沟硬蜱，幼虫、若虫和成虫三个阶段均需叮咬吸血完成。非媒介生物传播：可通过尿液、体液进行接触传播，也经血传播。

3. 易感性　普遍易感，青壮年居多，林区、室外工作工作人员较为易感。病后可重复感染。

4. 流行特征　在全球 20 多个国家均有分布，全年均可发病，其中以 6 月与 10 月为发病高峰，6 月更为显著。

5. 职业分布　主要与森林有关的人员。如林业工人、山林地区的居民及旅游的人们。

（二）发病机制

莱姆病的病原体在 1982 年由 Burgdorferi 和 Barbour 等首先证实是一种新种疏螺旋体，称为伯氏包柔螺旋体（*B.Burgdorferi*），简称伯氏疏螺旋体。伯氏疏螺旋体是一种单细胞疏松盘绕的左旋螺旋体，长 10~40μm，宽 0.2~0.3μm，两端稍尖，是包柔螺旋体属中菌体最长而直径最窄的一种。运动活泼，可有扭转、抖动等多种方式。呈革兰染色阴性，电镜下可见外膜和鞭毛（7~12 根不等），鞭毛位于外膜与原生质之间，故又称内鞭毛，与运动有关。在微需氧条件下，30~34℃，在培养基中生长良好，生长缓慢，一般需 2~5 周才可在暗视野显微镜下查到。可在人体多种组织和脏器中存在,并可在皮肤、脾脏存活达 2~4 年。在潮湿、低温情况下抵抗力较强,对热、干燥和一般的消毒剂比较敏感。

伯氏疏螺旋体主要存在于蜱的中肠憩室部位,当蜱叮咬人时,可从涎腺内或中肠所含螺旋体通过反流至吸食腔,然后侵入人体皮肤的微血管,经血流至全身各器官组织。然而该病原体引发菌血症期较短,血液中螺旋体量也不多,但可引起如此多器官及多系统的损害,其致病机制可能是多因素综合的结果。1998 年已发现该螺旋体有两种黏附素(adhesion),即 DbpA(decorin binding protein A)和 DbpB,通过黏附素使螺旋体结合到皮肤和其他器官组织细胞的胶原蛋白相关的细胞外基质蛋白多糖上,使细胞发生病变。伯氏疏螺旋体细胞壁中有脂多糖(LPS)组分,具有类似内毒素的生物学活性;及其外膜表面蛋白 Osp A、Osp B、Osp C 具有重要的致病力和侵袭力。螺旋体又可诱导宿主细胞释放细胞因子,这些细胞因子可以加重病变组织的炎症。

螺旋体进入皮肤约数日后,即引起第一期的局部皮肤原发性损害,受损皮肤的浅层及深层血管周围有浆细胞和淋巴细胞浸润,表现为慢性游走性红斑(ECM),螺旋体的 LPS 成分会使患者出现全身症状及肝脾肿大等。组织切片上可见上皮增厚,轻度角化伴单核细胞浸润,表皮层水肿,无化脓性及肉芽肿性反应。当螺旋体经血循环感染各组织器官后,进入第二期(播散病变期),以中枢神经系统(特别为脑神经)和心脏受损为主的病变。在大脑皮质血管周围及脑神经尤其面神经、动眼神经及展神经,心脏组织中有单核细胞浸润等。发病持续数月以上,则进入第三期(持续感染期),以关节、皮肤病变及晚期神经损害为主。可见关节呈增生性侵蚀性滑膜炎,伴血管增生,滑膜绒毛肥大,纤维蛋白沉着,单核细胞浸润。骨与软骨也有不同程度的侵蚀性破坏。皮肤萎缩、脱色或出现胶原纤维组织束增粗,排列紧密,类似硬皮病损害及萎缩性肢皮炎。神经系统主要为进行性脑脊髓炎和轴索性脱髓鞘病变,血管周围有淋巴细胞浸润,血管壁增厚,胶原纤维增生。

(三)临床表现

潜伏期 3~32 天,平均 7 天左右。临床症状可分早期和晚期感染。

1. 症状及体征

(1)早期感染:一期:主要表现为皮肤的慢性游走性红斑,见于大多数病例。病初常伴有乏力、畏寒发热、头痛、恶心、呕吐、关节和肌肉疼痛等症状,亦可出现脑膜刺激征。局部和全身淋巴结可肿大。偶有脾肿大、肝炎、咽炎、结膜炎、虹膜炎或睾丸肿胀。常为首发症状,特征性表现为慢性游走性红斑,初起为红色斑疹或丘疹,逐渐扩大成环状损害。一般出现在蜱叮咬后 3~32 天,好发于躯干、大腿、腹股沟、腋下等处。二期:发病后数周或数月,15% 和 8% 的患者分别出现明显的神经系统症状和心脏受累的征象。见于 8% 左右的患者,常于皮损出现 3 周后发生房室传导阻滞、心肌炎、心包炎或全心炎等。

(2)晚期感染:三期:感染后数周至 2 年内,约 80% 的患者出现程度不等的关节症状如关节疼痛、关节炎或慢性侵袭性滑膜炎。以膝、肘、髋等大关节多发,小关节周围组织亦可受累。主要症状为关节疼痛及肿胀,膝关节可有少量积液。常反复发作。约见于 60% 的患者,多累及大关节,尤其是膝关节,反复发作肿胀、疼痛,10% 的患者可转变为慢性关节炎。

(3)其他表现

1)神经系统病变:约见于 15% 的患者,与皮疹同时或消退后 1~6 周出现。表现为脑膜炎、脑神经炎、舞蹈症、小脑共济失调,出现脑膜刺激征、昏迷、面瘫或三叉神经痛等。

2)结膜炎、虹膜炎、淋巴结及肝脾大等。

2. 实验室检查

(1)血象:外周血象多在正常范围,偶有白细胞增多伴核左移现象,血沉常增快。

(2)病原学检查

1)直接或染色找病原体:取患者的皮肤、滑膜、淋巴结等组织及脑脊液等标本,用暗视野显微镜或银染色检查伯氏疏螺旋体,可快速作出病原学诊断,但检出率低。

2)病原体分离:从患者皮肤、淋巴结、血液、脑脊液、关节滑液、皮肤灌洗液等标本分离病原体,其中病变周围皮肤阳性率较高(86%)。分离方法有:①取标本接种于含 6ml BSK-Ⅱ 培养基管内,置 33℃培养,检查 1 次/周。②将标本接种于金黄地鼠(体重 50g),1~1.5ml/只,接种后 7~14 天,无菌解剖,取脾和肾组织研碎,分别接种于 BSK-Ⅱ 培养基中培养。

3)PCR 技术:依据伯氏疏螺旋体独特的 5S~23SrRNA 基因结构,设计引物,检测患者血、尿、脑脊液及皮肤标本等莱姆病螺旋体 DNA(Bb-DNA),其敏感水平最高达 2×10^{-4}pg(1 个 Bb 约含 2×10^{-3}pgDNA),并同时可测出所感染菌株的基因型。

(3)血清学检测:目前用于莱姆病特异性抗体检测的血清试验,其诊断试剂及检测程序尚缺乏标准化,存在一定的假阴性与假阳性;抗体检测的假阴性也见于在感染后 3~4 周内的"窗口期"或已用抗生素治疗后的患者,因而必须结合患者的临床表现作出解释。

1)荧光方法:间接免疫荧光方法 IFA 和直接免疫荧光方法 DFA,IFA 是利用阳性血清检测样本的抗原性,判断样本的感染情况。DFA 则是利用已知抗原检测样品血清的抗体滴度。

2)酶联免疫方法 ELISA:该方法具有灵敏度高的特点,但非特异性强容易误诊。

3)免疫印迹法:由于本法特异性较高,得到一定的应用。

目前美国疾病控制中心和国家公众健康研究指导委员会推荐 ELISA 和 Western Blotting 结合的方法进行莱姆病血清学诊断,他们认为 Western Blotting 可以在保持检测灵敏度的基础上提高 ELISA 的特异性,是目前最可靠的血清学检测方法。

(4)血液及体液其他检测:血清冷沉淀球蛋白总量常增加 100mg/L 以上(正常值为<80mg/L)。血清免疫球蛋白及补体都有不同程度的增加。伴有心肌或肝脏受累者可同时有 ALT 及 AST 增高。神经系统受累者,脑脊液白细胞可增加,以淋巴细胞为主,糖及蛋白变化不大,但免疫球蛋白稍增高。

(5)其他辅助检查:组织病理:为血管周围和间质的混合细胞浸润,可见淋巴细胞、浆细胞和嗜酸性细胞。Walthin-Starry 染色在真皮上部可见螺旋体。

(四)诊断

1. 诊断原则 主要依据职业接触史、临床表现、职业流行病学调查资料以及病原学和血清学检查结果,综合分析,排除其他原因所致类似疾病方可诊断。

2. 诊断 依据我国 GBZ 324《职业性莱姆病诊断标准》,职业性莱姆病分为壹期(局部皮肤损害期)、贰期(播散感染期)、叁期(持续感染期),根据流行病学资料、发病史、临床表现及相关检查可确诊。

目前采用的主要方法可分为病原检测方法和血清学检查方法。

对病原的检测一般采用分离培养和聚合酶链反应(PCR)方法。分离培养法,缺点是分离率低、耗时较长、敏感性较差,优点是不出现假阳性。PCR 方法主要特点是灵敏度高,检测迅速便捷,需要样本量少,尤其对早期感染患者有一定的应用价值,但可能出现假阳性。

（五）治疗

在对症和支持治疗的基础上，应用抗生素抗螺旋体治疗是最主要的治疗措施，且早应用抗生素治疗最敏感。

1. 病原治疗　早期及时给予口服抗生素治疗，即可使典型的游走形红斑迅速消失，也可防止后期的主要并发症（心肌炎、脑膜炎或复发性关节炎）出现。

（1）第一期：成人常采用多西环素 0.1g，2 次 /d，口服，或红霉素 0.25g，4 次 /d，口服。疗程为 10~21 天，治疗中需注意赫施反应。

（2）第二期：无论是否伴有其他神经系统病变，患者出现脑膜炎就应静脉给予青霉素 G，每天 2 000 万 U 以上，疗程 10 天。一般头痛和颈项强直在治疗后第 2 天开始缓解，7~10 天消失。

（3）第三期：晚期又严重心脏、神经或关节损害者，可应用青霉素，每天 2 000 万 U 静滴，也可应用头孢曲松钠 2g，1 次 /d，疗程为 14~21 天。

2. 对症治疗　患者应卧床休息，注意补充足够液体，对有发热、皮损、关节痛者可适当应用解热镇痛剂，高热及全身症状重者，可给糖皮质激素，但对有关节损伤者，应避免关节腔内注射，患者伴有心肌炎，出现完全性房室传导阻滞时，可暂时应用起搏器至症状及心律改善。

（六）预后

本病早期发现、及时抗病原治疗，其预后一般良好。在播散感染期进行治疗，绝大多数能在 1 年或 1 年半内获痊愈。若在持续感染期进行治疗，大多数也能缓解，但偶有关节炎复发；也可能出现莱姆病后综合征（post-Lyme disease syndrome），即患者经抗病原治疗后，螺旋体死亡残留细胞引起皮炎及自身免疫反应等表现。对有中枢神经系统严重损害者，少数可能留后遗症或残疾。

（七）预防

进入林区、草地时，应穿长袖衣服和长裤，着长袜和高帮旅游鞋，最好将袖口、裤口扎紧；宜快走而勿停留，不要坐或躺在林区草地上休息，也不要把衣服放在草地上；若发现身上有蜱叮咬的伤痕或红斑，应及时去医院诊治。

（陈青松、严茂胜）

第八章 职业性肿瘤

第一节 概　　述

一、职业性致癌因素

职业人群在工作环境中长期接触致癌因素而罹患的某种特定肿瘤,称为职业性肿瘤 (occupational cancer)。能够引起职业性肿瘤的因素为职业性致癌因素或者职业性致癌物 (occupational carcinogen)。职业性致癌因素主要包括化学性、物理性和其他因素,其中最常见的为化学因素。

1. 化学性致癌因素　职业性致癌因素中化学因素占主要部分。化学性致癌因素广泛分布在人类的生活和生产环境中,其中大部分与工业生产有关。世界卫生组织下属的国际癌症研究机构(IARC)2018 年报道确定的人类致癌物共 118 种,目前普遍认为与工农业生产有关的化学致癌物或生产过程有 40 多种。

2. 物理性致癌因素　目前已知部分物理因素对人类有致癌作用,例如电离辐射(如 X 射线、γ射线、镭和氡等)可引起肺癌、皮肤癌、白血病、骨肿瘤和甲状腺癌,高发的作业类型为放射性矿石开采、选矿及冶炼,放射性核素的制造和使用。此外,有研究认为紫外线可导致皮肤癌,长期从事户外作业的建筑工人、渔民和海上作业人员皮肤癌的发病率较高。

3. 其他因素　目前有研究认为,不良的工作方式和机械及炎症刺激也是可能的致癌因素。例如倒班作业女工的乳腺癌发病率增高,多次创伤可能引起皮肤癌或肉骨瘤。

二、职业性肿瘤的特点

1. 潜伏期　一般肿瘤的病因大多尚未阐明,而职业性肿瘤则有明确的病因,与接触的职业性致癌因素有密切关系。劳动者在首次接触职业性致癌物到肿瘤发生有一个明显的间隔期即潜伏期,不同的致癌物有不同的潜伏期。潜伏期最短的有 4~6 个月,如苯致白血病;最长则达 40 年以上,如石棉诱发间皮瘤。由于肿瘤从单个的恶变细胞开始,需要有 30 次以上的增值,达到 10^9 以上数目的细胞数量和数克的重量,才能被发现或具备临床意义,体表及浅表肿瘤除外。大多数的职业性肿瘤的潜伏期较长,为 12~25 年。由于职业性致癌因素接触程度比一般的非职业性接触程度强,所以职业性肿瘤的发病时间比非职业性同类肿瘤短。

2. 剂量 - 反应关系　一般来说,大多数化学毒物的毒性作用存在阈值或者阈剂量,超过这个阈值或者阈剂量才会引起相应的健康损害。关于职业性致癌物是否存在阈值,对此尚存在有争论。但是大量研究证明,大多数职业致癌物存在剂量 - 反应关系,在职业暴露人群中,接触剂量大者的肿瘤发病率和死亡率较接触剂量小者高,动物和流行病学研究都支持这一研究结论。

3. 肿瘤好发部位　职业性肿瘤通常有比较固定的好发部位或范围,一般易在致癌因素作用最强烈、最经常的部位发生。由于皮肤和肺(包括器官、咽喉和鼻腔等)是致癌物进入机体的主要途径和直接作用的器官,故职业性肿瘤也多见于皮肤和呼吸系统。例如石棉致癌部位为肺、间皮瘤,砷及砷化物致癌部位为皮肤、肺、肝(血管肉瘤),煤焦油和沥青致癌部位为皮肤、肺、膀胱,芳香胺类经肝脏转化生成的活性代谢物在尿液中浓缩导致膀胱癌。此外血液系统也是部分职业性致癌因素的靶器官,如苯所致白血病。

4. 肿瘤病理类型　职业性肿瘤往往由于致癌物不同而具体有不同的特定的病理类型。职业性肺癌以鳞状上皮癌和小细胞癌较多见。例如铀矿工所患肺癌大部分为未分化小细胞癌,氯甲甲醚所致肺癌以小细胞癌多见,青石棉多引起弥漫性间皮瘤,铬酸盐所致以鳞状上皮癌多见,而焦炉工人肺癌病以腺癌多见。一般认为,接触强致癌物以及高浓度接触所致癌多为未分化小细胞癌,例如氯乙烯引起的肝血管肉瘤和石棉引起的间皮瘤。职业性肿瘤的病理类型不是绝对的,例如苯所致白血病的病理学型别分布较为分散。

三、职业性肿瘤流行病学

职业性致癌物的发现和确认,往往需要综合临床观察、流行病学研究和实验研究三方面的内容。流行病学以人为研究对象,是病因学的研究,是确认或否认职业性致癌物质的关键步骤。职业性肿瘤的流行病学研究,是以职业人群为研究对象,采用流行病学的方法研究职业性致癌因素及其对健康的影响,职业性肿瘤的发病规律,研究职业性致癌因素与职业性肿瘤发病的关系。

(一)职业性肿瘤流行病学的理论和方法

目前在职业性肿瘤流行病学研究中运用较多的方法是描述性流行病学和分析性流行病学。

1. 描述性流行病学　也为横断面研究,通过对某个职业人群在某个时间点的调查或监测结果,分析肿瘤在时间、空间和人群中的分布,为寻找职业性肿瘤的病因提供线索,提出病因假设。

2. 分析性流行病学　包括队列研究和病例对照研究,主要用于检验或验证假设,进一步确认职业性暴露与肿瘤的因果关系。

(二)职业性肿瘤流行病学研究中应重点关注的情况

在进行职业性肿瘤流行病学研究时,出现以下情况提示有可能存在某种职业性致癌因素:

1. 同一或类似工种,接触相同或类似职业病危害因素的劳动者出现多个同一种类的肿瘤病例。例如 1948—1975 年 13 个工厂和居民的调查发现砷暴露人群肺癌的发病率和死亡率明显升高。

2. 在某个职业人群中,某种肿瘤的高发年龄明显提前,此时应考虑是否存在职业性暴露加速了肿瘤的发病的可能。例如湖南某砷矿工人的肺癌发病年龄比湖南省其他居民小10~20 岁。

3. 肿瘤发病的性别分布异常。

4. 暴露与发病出现一定的接触 - 反应关系。例如通过对氯甲醚作业工人的调查发现肺癌的发病率随着专业工龄的增加而升高。

5. 罕见肿瘤出现高发。例如氯乙烯作业工人中高发的肝血管肉瘤等。

(三) 职业性肿瘤流行病学研究中因果推断标准

在使用流行病学方法判定暴露与发病的因果关系时,应注意以下判定标准:

1. 关联的时间顺序　暴露必须发生在疾病之前,对于发病年限多数较长的职业性肿瘤,还需特别注意病因与肿瘤的时间间隔。例如石棉作业到发生肺癌至少要 15~20 年。

2. 关联的强度　关联的强度越大,被确认为因果关联的可能性就越大。通常用来测量关联强度的指标有比值比(OR)、剂量 - 反应关系、生态学相关等。

3. 关联的合理性　即关联的解释与现有的理论知识相一致。

4. 因果论证的强度　实验性研究大于观察性研究,有对照的研究大于无对照的研究,以个体为分析单位的研究大于以群体为分析单位的研究。

5. 关联的一致性和可重复性　某职业性致癌因素导致肿瘤,在不同地区和不同人群中均可观察到;在不同地区的同类调查结论一致性越强,判定为因果关系的证据就越充分。

四、职业性肿瘤的临床表现

职业性肿瘤的临床表现与同器官和系统的一般肿瘤基本相同,也存在一些不同之处,主要表现为:

1. 职业性肿瘤大多在接触职业性致癌因素 5~15 年后开始发病,比一般人群肿瘤发病年龄略有提前。

2. 部分致癌性较强的职业病危害因素引起的肿瘤恶性程度较高,如青石棉所致的弥漫性间皮瘤和二氯甲醚所致的未分化细胞型肺癌。

3. 部分职业性致癌因素作用范围较广,接触后可同时出现多器官和系统的肿瘤,如砷及其化合物所致的皮肤癌和肺癌,氯乙烯可至少引起包括肝血管肉瘤、肝癌等 4 个器官或系统的肿瘤。

4. 部分职业性肿瘤具有易复发的特点,如砷及其化合物所致的皮肤癌。

五、职业性肿瘤的诊断及鉴别诊断

2002 年,原卫生部颁布了 GBZ 94《职业性肿瘤诊断标准》,规定了职业性肿瘤的诊断总则以及各特定职业性肿瘤的诊断细则。2014 年和 2017 年国家先后修订发布了 GBZ 94《职业性肿瘤诊断标准》,诊断原则中首先明确要求是原发性肿瘤,肿瘤的发生部位与所暴露的特定靶器官一致,经细胞病理或组织病理检查,或腔内镜取病理等确诊。其次排除其他可能的非职业性暴露途径为致癌主因,有明确的致癌物职业暴露史,符合工作场所致癌物的累计暴露年限要求。同时应符合职业性肿瘤发生、发展的潜隐期要求,结合工作场所有关致癌物接触状况综合判断。

根据我国现行的《职业病分类和目录》,目前我国法定的职业性肿瘤共 11 种,分别为:石棉所致肺癌、间皮瘤;联苯胺所致膀胱癌;苯所致白血病;氯甲醚、双氯甲醚所致肺癌;砷及其无机化合物所致肺癌、皮肤癌;氯乙烯所致肝血管肉瘤;焦炉逸散物所致肺癌;六价铬化合物所致肺癌;毛沸石所致肺癌、胸膜间皮瘤;煤焦油、煤焦油沥青、石油沥青所致皮肤癌;β- 萘胺所致膀胱癌。

六、职业性肿瘤的治疗

职业性肿瘤的治疗原则与一般肿瘤基本相同,多采用手术治疗、化学治疗、放射治疗和免疫治疗等方法,常常是联合使用两种及以上的方法进行治疗。

1. 手术治疗　一般认为肺癌、膀胱癌和皮肤癌均可在早期行根治手术。

2. 化学治疗　根据临床化疗的应用原则进行治疗,主要分为周期性化疗、间歇性大剂量化疗、复合化疗和辅助化疗。

3. 放射治疗　放射治疗一般与手术治疗和化学治疗联合使用,以提高患者的生存率和生存时间。

4. 免疫治疗　目前认为免疫治疗对于减少肿瘤复发,改善机体的免疫功能状态有积极的作用。免疫治疗肿瘤的基本原则包括提高机体的免疫功能,用单克隆抗体等免疫手段结合药物或者毒素进行治疗,调节机体的免疫状态使其恢复正常。

除此之外,还有心理治疗、康复治疗和中医疗法可用于职业性肿瘤患者的治疗。

七、职业性肿瘤的预防

职业性肿瘤不同于普通肿瘤,主要发生在职业人群中,患者有明细的职业接触史,且病因明确,因此应按三级预防原则加以预防和控制,尽可能控制和降低职业人群的发病率。

1. 加强对职业性致癌因素的控制和管理　在工业生产中,应尽早识别、判定和严格控制职业性致癌因素,尤其是已经确认的致癌因素。应当改革工艺、淘汰落后的生产技术,尽可能禁止或者避免使用致癌物,或用其他低毒化学物替代,对于无法替代的致癌物,应该根据致癌物的分类,制定严格的安全生产管理制度,通过加强职业防护措施,定期检测致癌因素浓度,严格控制劳动者的接触水平。

2. 建立健全职业健康监护制度　《中华人民共和国职业病防治法》明确要求用人单位"建立、健全职业卫生档案和劳动者健康监护档案",对接触职业性致癌物的劳动者要建立定期的健康监护制度,通过对接触职业致癌因素人员的健康状况进行系统的分析和检查,采取易行、敏感的肿瘤早期筛选方法,尽可能检查职业性肿瘤前期的异常改变或在早期监督的肿瘤。通过上岗前职业健康检查,对某种癌症相关代谢酶的检测,筛查出与家族或个体差异有关的多态缺陷型肿瘤易感者,对此进行人为干预,避免接触致癌因素。

3. 加强职业健康教育,提高自我保护意识　通过职业卫生知识培训,普及常见的职业致癌因素及职业性肿瘤的防治知识,提高劳动者对职业性致癌因素危害的知晓率,提高自我防护意识,严格执行岗位职业卫生操作规程,促使劳动者主观能动地改善职业卫生行为习惯,自觉采取个体防护措施,减少接触职业性致癌因素的机会或降低接触频率。同时应平衡膳食结构,增强锻炼,保持心情愉快。

(荣幸、王致)

第二节 职业性肿瘤

一、石棉所致肺癌、间皮瘤

石棉属于天然硅酸盐,具有可纺性、绝缘性、耐热、抗张力、抗酸碱而广泛运用于工业生产中,包括:水泥制造、纺织、防火材料、纸张、石棉瓦、汽车刹车片等。19世纪人类开始大规模开采并使用石棉,1900—2003年间,全球开采了近1.82亿吨石棉,随着石棉材料的广泛使用,石棉引起的癌症问题逐渐引起重视,其中最主要的是肺癌和恶性胸膜间皮瘤;国外报道石棉肺患者10%~20%并发肺癌,Antti研究发现,每消耗170吨石棉将会引起1例恶性胸膜间皮瘤患者的死亡。国内也有类似报道,在青石棉污染区肺癌发病率是普通居民的6.6倍,肺癌死亡率是一般居民的9倍;间皮瘤死亡率是一般居民的16倍。

(一) 职业接触

石棉化学成分为羟基硅酸镁,化学式 $Mg_6[Si_4O_{10}][OH]_8$,含有氧化镁、铝、钾、铁、硅等成分。根据其成分的不同,可分为蛇纹石(温石棉)和角闪石石棉(青石棉、透闪石石棉、阳起石石棉、铁石棉、直闪石石棉);前者柔软、易弯曲、纤维较长,后者纤维短、脆、易折断。温石棉的产量最大,约占全部石棉产量的93%。各种石棉均具有优秀的工业品属性,如抗张强度大、绝缘性好、导电性低等特性,使其成为工业化初期的重要矿物性资源,成为建筑业、道路建设、机械工业及造船业中最常用的材料之一。职业接触主要包括以下几类:

1. 石棉矿开采 接触岗位包括开采、选矿、运输、装运等过程。

2. 石棉加工 包括对石棉的粉碎、切割、剥离、钻孔、研磨;石棉纺织中轧棉、梳棉、纺织,石棉水泥的制造、石棉瓦、石棉板、刹车片的生产等工序均可接触高浓度可吸入石棉粉尘。

3. 石棉使用 很多石棉制品在使用过程中需要再加工,包括对石棉半成品再次切割、研磨、钻孔、抛光等工序;以及在石棉成品使用过程中产生石棉纤维,包括汽车刹车片、石棉屋顶、石棉容器、石棉衣服、手套、防护服等生产过程中均可吸入石棉尘。

(二) 病理及发病机制

1. 病理特点

(1)石棉肺自身病理特点:石棉肺病理特征是肺间质纤维化及胸膜斑形成。病理特点:

1)肺间质广泛纤维化,由于石棉纤维沉积,叶间裂结构不清,肺组织萎缩,表面呈灰白色,质地较硬,部分呈蜂窝状。显微镜下显示:肺泡大小不等,肺泡壁明显增厚,纤维组织大量增生,以胶原纤维为主,伴网状纤维。

2)胸膜斑,以胸壁、膈肌、心包膜多见,大小、形状、厚度不等。显微镜下为层状排列的胶原纤维,其内可见玻璃样变性。

3)石棉小体,肺泡腔内或者纤维灶中出现石棉小体,是石棉吸入的证据,在 $5\mu m$ 厚的常规切片中,石棉小体数若 >2 个 $/cm^2$,同时伴有特定类型纤维化就可以确诊石棉肺。

(2)石棉并发肺癌的病理特点:石棉肺并发肺癌大体及组织学分型:

1)中央型,中央型肺癌指癌肿发生在段以上的大支气管,即发生在主气管、左右主支气管、叶支气管的肺癌。此型石棉肺癌约占16%;其中,最多见燕麦细胞癌、其次鳞癌,腺癌最少。

2）周围型,指起源于段及段以下支气管上皮,肿块呈球形或不规则形。此型最多见,约占 68%;鳞癌、腺癌、燕麦细胞癌三者占比相似。

3）弥漫浸润型,在肺内任何部位均可发生,沿终末细支气管、肺泡管、肺泡爬行,在局部形成片状浸润,类似于肺炎改变,易并发胸腔积液;此型和中央型肺癌占比相同,约占 15%,以腺癌最多见。

（3）石棉并发胸膜间皮瘤的病理特征:

1）外观:患侧胸膜弥漫性增厚,表面厚薄不均,伴有大小不等的结节和团块,其中,团块状胸膜增厚全部侵犯肺实质。尸检发现增厚的胸膜呈铠甲状,其内的肺组织萎缩、呈蜂窝状,伴有大量胸腔积液。

2）显微镜下改变:WHO（2004 年）将恶性胸膜间皮瘤分为:①上皮样,最多见,约占 60%,预后较好;②肉瘤样,占 7%~12%,预后最差;③结缔组织增生型,最少见,仅占 2%;④混合型,约占 30%。

2. 石棉致肺癌及胸膜间皮瘤的发病机制　长期接触石棉纤维可诱发支气管肺癌、胸膜间皮瘤,还可能与其他部位恶性肿瘤的发生有关,如腹膜间皮瘤、胃肠癌、喉癌等。

（1）石棉纤维损伤细胞 DNA 导致染色体异常:含有 Si、Fe、Mg 的石棉纤维进入机体,对多种细胞具有染色体损伤效应;实验发现石棉纤维可使人支气管上皮细胞、中国仓鼠肺成纤维细胞及卵巢细胞的微核率增加。温石棉和青石棉均可致间皮细胞染色体数量和结构异常;石棉纤维进入细胞后,可以通过与纺锤体的直接物理作用,干扰染色体的分离,导致子代染色体数量异常。温石棉还可以诱导染色体断裂因子的形成,促使染色体结构畸变。Barrett 认为石棉致癌不需要其他促癌机制,通过石棉本身的物理特性而致癌,是完全致癌物。

石棉纤维的化学成分在触发染色体 DNA 链断裂中也具有作用,其中石棉含有的铁在致细胞 DNA 损伤中起重要作用。

（2）基因突变:包括癌基因激活和抑癌基因的失活;在间皮瘤动物模型中发现石棉促使 *c-fos* 和 *c-jun* 基因 mRNA 上调并持久表达,呈剂量 - 效应关系。*SV40* 是一种恒河猴内源性 DNA 肿瘤病毒,可通过感染脊髓灰质炎疫苗而传播给人类。近年来,发现 *SV40* 和石棉在人的间皮细胞恶性转化过程中起协同作用,*SV40* 通过与抑癌基因（*TP53*）结合使其失去活性,诱导生长因子释放,激活信号通路。

（3）石棉的细胞转化效应:石棉和间皮细胞共培养,可使间皮细胞形成异常克隆,促进间皮细胞恶性转化。其中,细胞转化效率与石棉长度有关;并且细胞转化频率随着石棉剂量的增加而升高。

（三）临床表现

石棉肺合并肺癌和胸膜间皮瘤具有不同的临床特征,分而述之:

1. 石棉肺合并肺癌的症状及体征

（1）支气管 - 肺症状及体征

1）咳嗽、咳痰:这是石棉肺最常见的症状,同时也是最早出现的症状。多数患者接触石棉数年后即出现咳嗽,呈阵发性刺激性干咳,咳嗽剧烈时伴喘鸣,休息可缓解,易感疲乏,容易感冒,不易缓解;随着病情进展,逐渐出现咳痰,一般表现为持续、剧烈咳嗽伴喘息,持续数分钟后咳出白色黏痰,咳出后患者倍感舒爽,咳嗽停止;由于石棉吸入,破坏了气道表面的黏液纤毛运送系统,使得假复层纤毛柱状上皮表面的黏液毯损伤,上皮开始脱落,暴露出上皮下的迷走神经末梢,当这些神经纤维收到环境冷刺激、或者病毒感染就会触发咳嗽反射,而导致咳嗽不止,甚至出现痉挛性咳嗽。当石棉肺并发肺癌时,气道表面上皮细胞被癌细胞替代,气道结构彻底改变,局部出现大量的炎症因子,导致咳嗽一经出现,非强烈的镇咳药不能停止。

2)咯血:分为痰中带血丝和整口咯血,其意义不同,痰中血丝表明气管支气管黏膜表面毛细血管破裂,血液渗出与痰液混合而成;整口咯血则表面气道表面完整性已经破坏,黏膜下的支气管动脉暴露并破裂,或者支气管扩张,其管腔内毛细血管团因咳嗽而破裂,均会出现大量咯血,而且会反复发作,不易止血;以上两种情况在石棉肺均可出现,当并发肺癌时更加频繁。痰血是肺癌的特征性表现之一,当患者在慢性咳嗽基础上出现痰中带血丝,特别是有粉尘接触史、年龄 40 岁以上、有抽烟史的患者更应当引起医生的警觉,必须考虑患者是否合并了肺癌。

3)胸痛:石棉肺后期皆有胸痛,呈刺痛、胀痛、闷痛,深呼吸或者咳嗽时加重;胸痛部位不确定,以右侧胸部或者背部多见,与气候有关,当阴雨天气将要来临时,患者即感疼痛。镇痛药物可以缓解,但是会反复发作而不能治愈。

4)发热:石棉肺并肺癌者易出现长期低热,体重减轻、恶病质等表现;当合并呼吸道感染时,可出现高热,经过有效抗炎治疗后热退。

(2)肺外侵袭性表现:石棉肺并发肺癌,癌细胞向周围组织扩展生长,可侵犯胸壁、纵隔、腹腔或者周围的神经组织引起相应症状。可出现声嘶和上腔静脉阻塞综合征,其中,声嘶主要是癌组织或者转移的淋巴结压迫了喉返神经,引起单侧声带麻痹,多见于左侧;上腔静脉综合征是肺癌特征性表现之一,因上腔静脉位于纵隔内气管支气管前方,向下与下腔静脉汇合入右心房。行程中伴随多组纵隔淋巴结(气管旁淋巴结和右主支气管淋巴结),当并发肺癌时,转移的肿大淋巴结压迫上腔静脉,导致患者出现面部浮肿、结膜充血、颈部和前胸部静脉曲张,上肢静脉回流受阻。当腔静脉内癌栓形成或者右上肺肺癌巨大也可形成上腔静脉综合征改变,约 40% 肺癌伴有此综合征。

Pancoast 综合征:该综合征是肺癌位于肺尖部,即肺上沟处,肿瘤侵犯局部胸壁、交感神经节以及周围胸椎椎体,引起病侧眼睑下垂、瞳孔缩小、病侧胸壁无汗,有时伴有臂丛神经受累,引起同侧上肢内侧烧灼样疼痛,这种疼痛难以控制。也称 Horner 综合征。

(3)胸外转移表现:石棉肺并发肺癌可向各脏器转移,神经系统、骨骼、脊柱、肝脏转移多见。多数病理诊断为小细胞肺癌的患者,40%~50% 已经发生了转移,而非小细胞肺癌转移相对少见。神经系统转移主要表现是颅内压增高,头疼、无征兆的呕吐,如果颅内压显著增高则会出现喷射性呕吐。部分患者出现神经定位体征:如感觉障碍、偏瘫、失语等表现。如转移至脑膜或者脊髓,则有脑神经麻痹或者马尾综合征表现。骨骼转移多见于椎骨、肋骨、四肢长骨等,占 20%~30% 患者,出现骨痛、局部红肿甚至有病理性骨折。肝脏转移常见,尸检发现肝转移占 60%,表现为肝区疼痛、进行性黄疸、恶病质,可伴有腹水。

(4)伴癌综合征:也称副癌综合征,多发生于小细胞肺癌,癌组织异位生成生物活性肽、细胞因子或者抗体;部分患者因这些生物活性物质产生的症状而就诊。这种异位内分泌变化影响机体多个系统,主要见于以下几方面:

1）高钙血症：肺癌患者高钙血症常见，多见于鳞癌，约占肺癌的 12.5%。其原因是癌细胞分泌甲状旁腺激素，促使骨破坏增加和肾脏远曲小管对钙的重吸收致高钙血症。表现为骨质软化、成骨减少，出现恶心呕吐、疲劳、烦渴多尿，严重者出现肾功能不全。切除肿瘤后血钙水平可恢复正常。

2）库欣综合征：最常见，见于小细胞肺癌及支气管类癌。躯干肥胖、满月脸、高血压、多毛等类似皮质醇增多症表现，这些激素虽然有自主生理作用，但是不同于正常激素，地塞米松不能抑制。除以上表现外尚可引起消瘦、高血压、水肿、低钾血症，随着癌肿的切除这些症状可消失。

3）抗利尿激素异常分泌综合征：抗利尿激素持续分泌造成低钠血症，精氨酸加压素作用于肾远曲小管，促进游离水的吸收导致低钠血症，随着血钠下降，患者逐渐出现恶心、乏力、头痛、嗜睡直至昏迷，当血钠小于 115mmol/L，易引起脑水肿和高颅压症状。

4）神经肌肉表现：有近 30% 的小细胞肺癌并发肌无力综合征，表现为近端肌无力伴肌肉疼痛和僵硬、自主神经功能失常，口干、便秘、感觉异常等。

2. 石棉肺合并胸膜间皮瘤临床特征　石棉肺合并间皮瘤临床最显著的特征是持续性胸痛，没有明确的痛点，表现为胸背钝痛，消炎镇痛药物往往不能缓解，完全镇痛需要阿片类镇痛药。50%~70% 伴呼吸困难，呈进行性加重；可出现消瘦、发热和贫血，以及咳嗽、咳痰。约 95% 患者伴有胸积液，右侧多于左侧，积液多为血性，少数为草黄色渗出液，因富含透明质酸而呈黏稠状，抽液后再生很快，多于 24 小时内积液恢复到抽液前水平。胸痛不随胸积液增加而缓解。

恶性胸膜间皮瘤侵犯邻近的组织器官，如椎体、肋骨、食管、上腔静脉而出现相应的症状，如椎体疼痛、脊髓压迫症状、吞咽困难、上腔静脉压迫综合征。患者可出现胸积液和胸膜增厚体征，如肋间隙增宽、患侧胸部饱满、呼吸动度下降，随着时间的延长，出现肋间隙变窄，叩诊浊音，听诊呼吸音减弱。由于胸膜增厚，癌细胞沿着胸膜爬行而侵犯横膈、纵隔胸膜，癌变胸膜紧紧包裹着肺脏使呼吸困难加剧，形成所谓的"冰冻胸"。

恶性胸膜间皮瘤会沿着胸腔穿刺路径，甚至胸腔镜检查的创口局部转移。

3. 影像学检查

（1）X 线检查

1）石棉肺合并肺癌的 X 线表现：石棉肺的 X 线表现极具特征性，呈广泛肺纤维化、胸膜斑形成、蓬发心等，合并了肺癌后根据癌肿发生部位，可分为中央型肺癌和周围型肺癌，其 X 线特征如下：

①中央型肺癌

a. 肺门肿块，癌组织局部生长并侵犯局部淋巴结和周围组织，肺门结构紊乱，密度增高，肺门角变钝或消失，由于石棉肺的广泛纤维化，常使肺门呈团块状整体向上移位。

b. 肺不张，癌细胞沿气管壁生长逐渐阻塞支气管；或局部肿大癌性淋巴结压迫支气管，导致支气管远端肺组织气体吸收而实变。表现为相应肺叶纹理消失，气管、心脏及纵隔向不张侧移位，肋间隙变窄，可伴有胸积液。

c. 阻塞性肺炎，特征是片状密度增高影，密度不均，其内隐约可见结节，随着抗生素的使用，炎症消退而其内肿块组织显现，呈分叶、细毛刺状。

②周围型肺癌：X 线表现具有以下特征：

a. 肺部孤立阴影。早期呈斑片状阴影,随着病程进展逐渐阴影增浓、增大,发展成球形孤立性病灶。特征为单发的类圆形团块,肿块有分叶、有切迹、肿块边缘有细毛刺(体层片更显著)、病灶密度不均(其内可见小的空泡)、部分病灶有空洞形成(偏心,其内有结节)、胸膜凹陷征。

b. 肺部浸润。癌细胞沿着细支气管爬行,铺满了受累的肺叶或者肺段,类似肺部炎症改变,但抗炎治疗无效,病灶不断增大并逐渐出现胸积液的 X 线表现。

③肺上沟瘤:也属于周围型肺癌的一种,其 X 线表现为一侧肺尖密度增高影或大片状阴影,并逐渐增大,周围可见肋骨或椎体的缺损。该病灶早期表现不典型,易于和肺结核混淆,当出现骨质破坏即可明确诊断。当早期疑诊为肺癌时,可行局部 CT 引导下穿刺而明确诊断。

2) 石棉肺合并恶性胸膜间皮瘤的 X 线表现:出现广泛性胸膜增厚、胸腔积液、胸廓塌陷,多数患者伴有胸膜钙化。其 X 线特征:

①胸膜结节性增厚,一般厚度可达 5~15mm;

②叶间胸膜增厚,后前位片可见右侧水平裂、左侧斜裂增厚;

③患侧胸腔容量缩小,纵隔向患侧异位,但是如果后期出现该侧胸积液,则可抵消这一表现;

④胸积液,多数患者晚期会出现胸积液,表现为:气管纵隔患侧异位、抽液后胸积液增长迅速、胸积液如果发生在叶间可以包裹,否则不包裹;

⑤胸膜斑,可出现在侧胸壁、横膈、心包,可钙化;

⑥冰冻纵隔,指纵隔位置不因胸积液而移位。

(2)胸部 CT 检查

1)合并肺癌 CT 改变

①中央型肺癌:其直接征象是肺门块影,CT 纵隔窗显示密度不均,有小结节影,边缘细毛刺状。间接征象包括阻塞性肺炎、肺不张、局灶性肺气肿、同侧胸积液。当肿块增大超过 5cm 时,可见肺门呈团块状,其内可见大血管受侵犯并且血管壁破坏。

②周围型肺癌:呈圆形或类圆形,大小不等,密度不均,边缘细毛刺征;血管支气管聚拢征;胸膜凹陷征;可出现癌性空洞,呈偏心,洞壁厚薄不均,可呈多个生发中心,分叶状生长。

2)合并恶性胸膜间皮瘤胸部 CT 改变:CT 在胸膜间皮瘤检查中敏感性和特异性均高,且还可以在 CT 引导下穿刺获得确诊。恶性胸膜间皮瘤的 CT 特征性变化是胸膜不规则增厚、胸膜多发性强化结节、大量胸腔积液。恶性间皮瘤的大量胸积液一般纵隔不移位甚至向患侧移位,这点和其他疾病的胸积液不同。

(3)B 超:胸部超声检查在恶性胸膜间皮瘤诊断中具有重要的价值,少量积液即可发现,且可在超声引导下穿刺抽液,在肿瘤的较早期即可获得确诊。优点是操作简单、安全、经济。

(4)核医学检查:一些亲肿瘤的核素,如 ^{67} 镓 - 枸盐酸、^{169} 镱 - 枸盐酸、^{57} 钴 - 博来霉素、^{99m} 锝 - 博来霉素,在正常组织和肿瘤组织分布不同,对鉴别肿瘤的良恶性有一定的价值,但是特异性差,近年来逐渐被正电子发射计算机体层扫描(PET)取代,其敏感性和特异性均达到 90% 以上。

4. 实验室检查

(1)细胞学检查:细胞学检查是病理学一个部分,是诊断肿瘤良恶性的金标准,根据细胞采集的方式不同,临床价值差异很大。

1)痰液脱落细胞学检查:这是最古老、也是最常用的肺癌细胞学检查方法。国外报道,肺癌痰细胞学阳性率60%~70%,我国上海和北京报道的细胞学阳性率分别为83.2%、81.6%。痰细胞学阳性率与痰检次数相关,一般认为送检4~6次即可获得诊断;与咳痰技巧也高度相关,建议清晨清洁口腔后,患者深吸气、然后连续用力咳嗽,如果实在没有痰液,建议诱导痰,立即送检。

2)经气管镜采集细胞学标本:目前已经成为常规的肺癌细胞学收集方法。包括活检、刷检、支气管肺泡灌洗、针吸。

①刷检和活检:目前气管镜可以窥视1~4级支气管表面肿瘤的清晰影像,发现异常组织即可活检、刷检,送病理而获得确诊。

②支气管肺泡灌洗(bronchoalveolar lavage,BAL):对于气管镜下不能窥视的、CT或者X线影像学已经发现的异常阴影,可采用支气管肺泡灌洗术获得肿瘤细胞。

③针吸:采用带超声探头的气管镜,进入目标支气管或者定位目标淋巴结(气管腔外的淋巴结),打开超声探头,发现异常组织或者淋巴结,固定、然后插入活检针,抽取细胞液送检。

3)CT或者B超引导下经皮穿刺活检:对石棉肺并发胸膜间皮瘤、发生于肺外周的肺癌,经皮穿刺活检具有较大价值,阳性率较高,部分患者可获得早期诊断。

4)经胸腔镜肺活检或者胸膜活检:对于胸膜间皮瘤、周围型肺癌、纵隔的癌性淋巴结转移的诊断具有较大价值,对于以往需要开胸才能获得满意组织块的手术,现在胸腔镜下即可完成,创伤较小。

5)胸腔积液的脱落细胞学检查:对于胸膜间皮瘤伴有胸腔积液、以及发生于外周的肺癌伴有胸积液者,可提供较好的细胞学获取途径,多数恶性胸腔积液的确诊通过简单的胸穿而获得。

(2)血清标志物检查:目前较多用于诊断恶性胸膜间皮瘤的血清标志物是可溶性间皮素相关蛋白(soluble mesothelin related protein,SMRP)和骨桥蛋白(osteopontin,OPN)。恶性胸膜间皮瘤血清中SMRP显著增高,与病灶的范围、大小有关。骨桥蛋白可以将胸膜间皮瘤和石棉肺区别开来,但是特异性较低。

(3)肺功能检查:石棉肺合并肺癌和恶性胸膜间皮瘤主要表现为限制性肺通气功能障碍,有部分合并肺癌的患者因肿瘤阻塞了支气管,或者合并阻塞性肺炎而导致阻塞性肺通气功能障碍,或者表现为混合型通气功能障碍。其作用体现在:①手术前风险评估,通过检测肺和心脏功能储备,界定肺癌手术的风险。②通过血气分析监测病情严重程度,为患者提供呼吸机支持的时机。

(四)诊断及鉴别诊断

1. 依据 GBZ 94《职业性肿瘤的诊断》进行诊断。

(1)石棉所致肺癌:

1)石棉肺合并肺癌者,应诊断为石棉所致肺癌;

2)不合并石棉肺的肺癌患者,在诊断时应同时满足以下三个条件:

①原发性肺癌诊断明确;

②有明确的石棉粉尘职业接触史,累计接触年限1年以上(含1年);

③潜隐期 15 年以上(含 15 年)。

(2)石棉所致间皮瘤:

1)石棉肺合并间皮瘤者,应诊断为石棉所致间皮瘤;

2)不合并石棉肺的间皮瘤患者,在诊断时应同时满足以下三个条件:

①间皮瘤诊断明确;

②有明确的石棉粉尘职业接触史,累计接触年限 1 年以上(含 1 年);

③潜隐期 15 年以上(含 15 年)。

2. 鉴别诊断　石棉肺并发肺癌和间皮瘤需要与肺间质纤维化疾病、肺结节影改变的疾病、胸膜疾病相鉴别。

(1)肺结核

1)肺结核球:与周围型肺癌鉴别,有肺结核史,特点是多见于年轻患者、有结核好发部位如上叶尖后段、下叶背段,边界清楚、密度高,多有钙化,可多年不变。

2)肺门淋巴结核:多见于儿童、青少年,有结核毒性症状:低热、盗汗、部分患者有咯血,抗结核治疗有效;需与中央型肺癌鉴别。

3)粟粒性肺结核:通常发病年龄轻、有结核病症状;X 线表现为沿支气管分布的细小、分布均匀病灶,往往这类患者有老结核病灶;需与支气管肺泡细胞癌鉴别。

(2)结核性胸膜炎:发病年龄轻、有结核中毒症状、可出现胸痛但不剧烈,胸腔积液呈草黄色、增长速度不快,抗结核基础上经过一次抽液后胸积液能够快速清除。恶性间皮瘤的胸积液呈血性、增长速度快,通常 24 小时即可恢复到抽液前水平,胸痛剧烈,患者有消瘦、恶病质表现。

(3)肺良性肿瘤:最常见的肺良性肿瘤为支气管腺瘤和肺错构瘤,支气管腺瘤生长缓慢,其症状取决于阻塞支气管腔程度,部分阻塞者远端发生感染,治疗后感染消失而腺瘤显现;完全阻塞则并发肺不张、肺脓肿。CT 可清晰显示瘤体和周围肺组织的关系,有无分叶、毛刺、空洞形成。

(4)肺炎、肺脓肿:肺炎需与支气管肺泡细胞癌鉴别,肺炎有特征性的寒战、发热、咳嗽、咳脓痰,经过有效抗炎治疗后影像学完全消失。肺脓肿需与癌性空洞继发感染区别,表现为寒战高热、大量脓痰。X 线表现为大片炎症影,洞壁规则、厚,可出现液平,有效治疗炎症影很快缩小,厚壁空洞逐渐吸收、纤维化而痊愈。而癌性空洞抗炎后病灶显现并会逐渐增大。

(5)结节病:表现为双侧肺门和纵隔淋巴结肿大,发展缓慢,早期无症状或者轻咳、白色痰,当发展至纤维化时有呼吸困难。需与肺癌鉴别,结节病抗原试验、血管紧张素转换酶测定有助于鉴别诊断。

(6)转移性肺癌:X 线表现为多发性球形影,密度均匀,由淡薄逐渐变浓密,分叶少见、无毛刺,空洞少见,两下肺多见。当出现多于两个的球形病灶首选要想到转移瘤的可能,积极寻找原发灶。

(五) 治疗

石棉肺合并肺癌和恶性胸膜间皮瘤临床上具有不同的发病机制,其治疗方案的选择有很大的差异,分述如下。

1. 石棉肺合并肺癌的治疗　癌治疗方案的选择主要依据肿瘤的组织学分类、临床分期和患者对治疗的耐受性。以手术为主的多学科的综合治疗(手术 + 化疗 + 放疗 + 靶向药物

+生物治疗)是当今肺癌治疗学的首选和最有效的方法。

(1)手术治疗：适应证的选择：主要适用于非小细胞肺癌(NSCLC)的Ⅰ期、Ⅱ、ⅢA期；及小细胞肺癌纵隔淋巴结阴性的Ⅰ期、Ⅱ期病变。手术治疗应该力争达到：①切除所有的已知病灶；②手术切缘镜检阴性；③纵隔淋巴结清扫并远处淋巴结镜检阴性。

手术方式：以肺叶切除加淋巴结清扫术为基础。包括了肺叶切除术、支气管袖状切除术、支气管和肺动脉联合袖状切除术、隆嵴切除重建术、肺段切除或肺楔形切除术、胸内淋巴结清扫术、电视胸腔镜辅助手术、全肺切除术。

(2)化学治疗 化学治疗开启了肺癌治疗的新纪元,小细胞肺癌未经治疗的中位生存期仅6~17周,联合化学治疗可大幅提高小细胞肺癌的中位生存期至40~70周。非小细胞肺癌ⅢB期新辅助化疗5年生存率能够从7%提高到17%。因此,对于小细胞肺癌、不能手术的非小细胞肺癌、能够手术的非小细胞肺癌手术后的补充化疗均可获益。

化疗方案的构成主要基于以下考虑：

1)单药有效率：目前单药有效率较高的药物有：环磷酰胺、异环磷酰胺、长春新碱、卡铂等,单药初治有效率在30%以上,但是这些药物用于复治有效率则明显降低。

2)耐药问题：造成上述单药有效率降低的问题主要是耐药形成,随着快速分裂的细胞数增加,耐药克隆也会相应地增加。为了克服药物耐药,需要不断更换化疗方案的药物成分,交替使用对等的无交叉耐药的联合治疗方案,可能会产生较高的治愈率。

3)联合用药：联合使用作用细胞分裂周期不同时点的药物组成化疗方案,能够达到延缓耐药的发生,同时可以减少单药剂量。

4)患者的耐受性：理论上足量的多药联合化疗可以杀死所有肿瘤细胞,但是会产生严重的骨髓抑制而危及患者的生命,所以不可能同时使用所有有效药物。而只能根据细胞类型、初治复治、药物作用靶点等科学设计化疗方案,达到治疗目的。

(3)放疗：小细胞肺癌对放疗治疗较敏感,有明确颅内转移者应给予全脑高剂量放疗。对于非小细胞肺癌Ⅲ期,或者不能耐受手术的Ⅰ、Ⅱ期患者均可考虑根治性放疗,剂量为55~60Gy。对于NSCLC有远处转移或者累及心脏、恶性胸腔积液者一般不予根治性放疗。

(4)靶向治疗：以肿瘤组织中特异性分子为靶点、设计靶向药物,将药物结合在单克隆抗体(载体)上,通过载体将药物带入特定的肿瘤细胞而阻断该靶点,达到杀死肿瘤细胞的目的。

(5)免疫治疗：免疫治疗是基于肿瘤特异性抗原被发现,如卡介苗、短小棒状杆菌、胸腺素等在临床取得一定的临床疗效,但是由于肿瘤抗原性弱、部分肿瘤细胞表面抗原在化疗后变异,使得肿瘤免疫治疗尚不成熟,需要进一步研究。

(6)综合治疗：临床研究发现单纯化疗、放疗、手术往往难以获得满意的治疗效果,因此综合细胞学类型、分期、初治复治情况设计出综合治疗方案,对于改善患者的预后具有价值。比如小细胞肺癌的同步放化疗方案、非小细胞肺癌的根治性综合治疗(手术+放化疗)均能够提高生存率。

2. 石棉肺合并恶性胸膜间皮瘤的治疗 治疗方案以手术治疗为主,联合放化疗以及辅助治疗。通常对于早期病例应该手术切除,术后辅助放疗和化疗；中期首选放疗,等待肿瘤缩小后再考虑手术切除或辅助化疗；而晚期则应以化疗为主的综合性治疗,辅助性放疗和手术,以提高生活质量。

(1)手术治疗:手术是目前唯一可能获得根治性疗效的手段。但是多数患者发现时已是中晚期,易于复发,手术效果不尽人意,只有少数病人通过手术获得根治。手术方式主要是全肺切除术和胸膜切除术。手术的目的是尽可能切除肿瘤、减轻肿瘤负荷、缓解呼吸困难、增加辅助治疗措施的疗效。

(2)放射治疗:恶性胸膜间皮瘤对放射性敏感,其指征为:①胸膜外肺切除术后、胸膜切除术后的患者;②不能手术但是患者疼痛严重者;③全身化疗后的后续治疗。

(3)化疗:恶性胸膜间皮瘤细胞对化疗不敏感,但是多数患者临床确诊即是中晚期,失去了手术机会,化疗是唯一备选方案。常选择以铂类药物(顺铂、卡铂)联合多柔比星(阿霉素)、长春瑞滨或者联合培美曲赛等,总的临床效果不好,有待于进一步探索。

(六)预后

石棉肺随着期别增高,病死率升高;在死因顺位中,肺部肿瘤位列第一位;此外,石棉肺还可并发胃癌、肝癌、食管癌、鼻咽癌等;多数患者发现肿瘤即属于晚期,因此石棉肺并发肺癌和/或间皮瘤预后不良。

(七)预防

1. 加强石棉矿的环境粉尘监测,减少石棉暴露。

2. 工艺改革与粉尘治理以减少石棉吸入量。

3. 加强医学监护,及时发现肺癌和恶性胸膜间皮瘤的早期征象,及时诊断、治疗;加强个人防护及卫生宣教,减少石棉进入机体的速度和量。

(蒋文中)

二、联苯胺所致膀胱癌

联苯胺(benzidine,又称 4,4'-二氨基联苯,4,4'-diaminobiphenyl),化学式为$(C_6H_4NH_2)_2$,是联苯的衍生物之一,为 IARC 第一类致癌物,有强烈的致癌作用,是染料合成的中间体,在染色的棉纺织品中容易超标,对健康和环境危害显著。

联苯胺是一种白色或淡红色的粉状或片状晶体,可燃,露置于空气中光线照射时颜色加深。联苯胺密度为 $1.25g/cm^3$,难溶于冷水,微溶于热水、乙醚,易溶于乙酸、稀盐酸和沸乙醇。

(一)职业接触

现已证实职业性接触联苯胺是导致膀胱癌的一个重要的致病危险因素,长期接触联苯胺者,患膀胱癌的概率增加,职业因素所致的膀胱癌患者约占膀胱癌患者总数的 25%。

联苯胺盐酸盐和硫酸盐均为染料的重要中间体,从它可以合成超过 300 种染料,广泛用于纺织、油漆、油墨、造纸和医药领域,同时它还是实验室常用的一种试剂。但由于它的毒性很强,现已改用其他无毒或低毒的中间体。

联苯胺可经呼吸道、消化道、皮肤进入人体。联苯胺及其盐类都是有毒且会致癌的物质,固体及蒸气都很容易通过皮肤或呼吸进入体内,引起接触性皮炎,刺激黏膜,损害肝和肾脏,且会造成胰腺癌或膀胱癌。

(二)发病机制

膀胱癌的发生是复杂的、多因素、多步骤的病理变化过程,既有内在的遗传因素,又有外在的环境因素。在我国,男性膀胱癌发病率位居全身恶性肿瘤的第七位,女性排在第十位以后。而无论男女性,在各年龄段中膀胱癌的发病率均为城市高于农村。

流行病学研究表明,职业接触联苯胺及其衍生物已成为较明确的致病危险因素。联苯胺及其衍生物经尿液排至膀胱,继而诱导膀胱癌相关的原癌基因突变,导致膀胱上皮细胞恶变。实验研究表明,与膀胱癌相关的癌基因包括 *HER-2*、*H-Ras*、*Bcl-2*、*FGFR3*、*C-myc* 等。另外,抑癌基因如 *p53*、*Rb* 等的突变或失活也与膀胱癌侵袭力及预后密切相关。近年来,膀胱癌相关基因的甲基化研究和受体研究等,均为阐明膀胱癌的发生发展机制作出了重要的补充。

（三）临床表现

1. 症状及体征　大约有 90% 以上的膀胱癌患者最初的临床表现是血尿,通常表现为无痛性、间歇性、肉眼全程血尿,有时也可为镜下血尿。血尿出现的时间及出血量和肿瘤恶性程度、分期、大小、数目、形态并不一致。血尿可能仅出现 1 次或持续 1 天至数天,可自行减轻或停止,有时患者服药后与血尿自止的巧合往往给患者"病愈"的错觉。对于 40 岁以上出现无痛性肉眼血尿,应考虑到泌尿系肿瘤的可能性,特别是膀胱癌。医生要综合患者职业史、既往史、家族史,结合症状和查体做出初步判断,并进一步进行相关检查。

有部分膀胱癌患者可出现膀胱刺激症状,表现为尿频、尿急、尿痛,常与弥漫性原位癌或浸润性膀胱癌有关,而 T_a、T_1 期肿瘤常无此类症状。

2. 影像学检查　膀胱肿瘤影像学检查包括膀胱镜、超声检查、泌尿系统平片和静脉尿路造影(KUB+IVU)、盆腔 CT 或 / 和盆腔 MRI 等。其中,膀胱镜检查和活检是诊断膀胱癌的最主要方法。

传统膀胱镜对尿路上皮的直接观察依然是膀胱癌诊断的金标准。近年来,荧光膀胱镜检被广泛用于临床研究,能够发现普通膀胱镜难以发现的小肿瘤和原位癌,提高了肿瘤的检出率。

超声、CT 和 MRI 检查是目前诊断膀胱癌及术前分期最常用的影像学检查方法,对于发现膀胱内占位性病变的敏感性均较高。

膀胱癌超声分期采用国际 TNM 法分为四期,T_1 期:肿瘤有蒂或基底狭窄,向膀胱腔内突出,肿瘤基底仅限于黏膜层,肌层未受侵犯,黏膜层高回声带连续。T_2 期:肿瘤基底较宽,基底部与膀胱壁分界模糊,浅肌层受累,但肌层的低回声带连续未中断。T_3 期:肿瘤基底部侵及深肌层,肌层的低回声带中断,不连续,但浆膜层高回声带连续性好。T_4 期:肿瘤基底宽,膀胱壁全层受侵犯,连续性中断,向膀胱周围组织浸润和 / 或盆腔淋巴结肿大。

3. 实验室检查　检查方法包括尿常规检查、尿脱落细胞学检查、尿肿瘤标志物检测、荧光原位杂交(FISH)检测等。

尿细胞学检查依然扮演着重要角色。尿细胞学检查具有极高的特异性和较高的敏感性,尤其对低分级肿瘤,不足之处是也会受到观察者主观因素的影响。尿脱落细胞病理学诊断标准采用巴氏(PaP)V 级分类法:Pap Ⅰ、Ⅱ 级为阴性(有轻度不典型增生细胞);PaP Ⅲ 级可疑(找到可疑癌细胞);Pap Ⅳ、Ⅴ 级为阳性(找到癌细胞)。

（四）诊断及鉴别诊断

1. 诊断　膀胱肿瘤患者需询问病史,做体格检查、超声、KUB+IVU、盆腔 CT/MRI 及胸部 X 线检查等以明确诊断。对所有怀疑膀胱癌的患者应行膀胱镜检查和病理活检或诊断性 TUR 及病理检查。若怀疑原位癌、尿脱落细胞阳性而无明确黏膜异常者应考虑随机活检,选择荧光膀胱镜或窄谱光成像(narrow band imaging,NBI)膀胱镜检查。若疑有骨转移者,可增加骨扫描检查。对可疑尿路上皮肿瘤或中、高危术后患者,可选择尿肿瘤标志物检测。

2. 膀胱癌的组织病理学　膀胱癌以尿路上皮癌最为常见,其余还包括鳞状细胞癌、腺细胞癌、小细胞癌、癌肉瘤和转移性癌等。为更好反映膀胱癌的复发和侵袭行为倾向,建议使用 WHO 2004 分级法。根据肿瘤恶性程度将膀胱尿路上皮癌分级:乳头状瘤、低度恶性潜能尿路上皮乳头状瘤、乳头状尿路上皮癌(低级别)、乳头状尿路上皮癌(高级别)。膀胱肿瘤的浸润深度及转移情况目前普遍采用国际抗癌联盟(Union for International Cancer Control,UICC)的 2009 年第 7 版 TNM 分期法。

3. 职业性肿瘤的诊断

依据 GBZ 94《职业性肿瘤的诊断》,诊断原则是:

(1)肿瘤诊断应明确:

1)应是原发性肿瘤;

2)肿瘤的发生部位与所暴露致癌物的特定靶器官一致;

3)经细胞病理或组织病理检查,或腔内镜取材病理等确诊。

(2)排除其他可能的非职业性暴露途径为致癌主因,有明确的致癌物职业暴露史,符合工作场所致癌物的累计暴露年限要求。

(3)符合职业性肿瘤发生、发展的潜隐期要求。

对于联苯胺所致膀胱癌诊断时应同时满足以下三个条件:

1)原发性膀胱癌诊断明确;

2)有明确的联苯胺职业暴露史,生产或使用联苯胺累计暴露年限 1 年以上(含 1 年);

3)潜隐期 10 年以上(含 10 年)。

4. 膀胱癌的鉴别诊断　膀胱癌的主要表现为血尿,但引起血尿的原因非常多,除泌尿系统与邻近脏器外,全身多种疾病及药物均可引起血尿,包括肾输尿管肿瘤、前列腺癌、前列腺增生、泌尿系结核、腺性膀胱炎、尿石症等。因此除了需要了解清楚血尿的性质外,还要根据实际情况综合考虑影像学和实验室检查的结果以进行鉴别诊断。

(五) 治疗

膀胱癌可分为非肌层浸润性(表浅性)膀胱癌(non muscle-invasive bladder cancer,NMIBC)、肌层浸润性膀胱癌(muscle-invasive bladder cancer,MIBC)和转移性膀胱癌,NMIBC 约占初发膀胱肿瘤的 70%,而 MIBC 占新发病例的 20%~30%。MIBC 的治疗以根治性膀胱切除、盆腔淋巴结清扫为主,术后复发率高达 30%~45%,5 年生存率为 45%~66%。而其中部分患者,特别是伴有严重的心肺疾患患者,以及有些患者因畏惧根治性膀胱全切术后生活质量下降,拒绝行根治性膀胱全切术。MIBC 仅手术治疗效果不理想,因此进行手术辅助治疗是预防复发的关键。

1. 非肌层浸润性(表浅性)膀胱癌的治疗　NMIBC 的肿瘤局限于黏膜层(T_a 和 CIS 期)或侵及固有膜层而未侵及肌层(T_1 期)。影响 NMIBC 复发和进展的危险因素包括肿瘤的数量、大小、分期、分级、复发的频率以及是否存在原位癌(carcinoma in situ,CIS)。根据复发风险和预后的不同,NMIBC 可分为低危、中危、高危三级,分级条件见表 8-2-1。T_a 期 NMIBC,尤其低分级 T_a 期肿瘤,随时间发生进展的风险很低,大多数患者的治疗仅限于肿瘤的切除和随访观察。

表 8-2-1　非肌层浸润性膀胱癌的危险度分级

分级	条件
低危	（同时具备）原发、单发、T_aG_1（低级别尿路上皮癌）、直径<3cm，没有 CIS
中危	所有不包含在低危和高危分类中的 NMIBC
高危	（以下任何一项）① T_1 期肿瘤；② G_3（或高级别尿路上皮癌）；③ CIS；④同时满足：多发、复发核直径>3cm 的 $T_aG_1G_2$（或低级别尿路上皮癌）

经尿道膀胱肿瘤切除术（transurethral resection of bladder tumor，TUR-BT）是 NMIBC 的重要诊断方法和主要的治疗手段。其目的：一是切除肉眼可见的全部肿瘤，二是切除组织进行病理分级和分期。值得注意是，尽管 T_1 期肿瘤也属于表浅性肿瘤，但它随时间发生进展的风险相当高。因此，有学者建议对高风险的 T_1 期膀胱癌，如果切除标本未包含肌层，应该进行二次 TUR，这样可以降低术后肿瘤复发率和进展率，并可获得更准确的肿瘤病理分期。

由于原位癌单纯的 TURBT 手术并不能解决所有术后高复发率和疾病进展的问题。因此在最新的美国泌尿外科协会（AUA）指南中，推荐所有的 NMIBC 患者进行术后即刻进行辅助性膀胱灌注治疗，这包括膀胱灌注化疗和膀胱灌注免疫治疗。丝裂霉素 C（mitomycin C，MMC）和卡介苗（Bacille Calmette-Guérin，BCG）为膀胱腔内常用的治疗药物，其中 BCG 在高危非肌层浸润性疾病最常用的腔内治疗药物，但由于 BCG 维持灌注所累计的局部毒性，很多患者不能耐受 2~3 年的完整灌注方案。

2. 肌层浸润性膀胱癌的治疗　根治性膀胱切除术加双侧盆腔淋巴结清扫仍然是 MIBC 的标准治疗，能增加患者的无复发生存率。切除术的最佳时机宜在 3 个月内进行。越来越多的医生开始尝试微创手术，如常规腹腔镜手术和机器人辅助腹腔镜手术，以达到减少失血量，降低输血率，缩短住院时间，加快肠道功能恢复的目的。但微创手术需要更长的随访对手术效果进行评估。膀胱被切除的患者要同时做尿路分流术，也就是让尿液改道，不再经过膀胱。

对 MIBC 进行新辅助化疗和辅助化疗的目的在于改善高危浸润性膀胱癌的治疗效果和提高患者的生存率。确定局部治疗之前给予的化疗称为新辅助化疗，可以了解肿瘤对化疗的敏感性，且化疗可使无法手术的肿瘤降期。辅助化疗可以使病理分期明确、有转移证据的患者受益于系统化疗，减少局部复发或远处转移复发的可能性。

传统的标准新辅助化疗方案为以顺铂为基础的 MVAC 方案（氨甲蝶呤＋长春新碱＋多柔比星＋顺铂）。临床应用研究中表明此方案敏感且疗效确定，但因相当术后患者由于不能耐受其毒副反应而减少化疗剂量，使方案疗效受到影响。目前 MVAC 的优化方案 DD-MVAC（高剂量强度 MVAC），同时给予粒细胞集落刺激因子以降低毒副作用和缩短给药时间，另外一种 GC（吉西他滨＋顺铂）方案与 MVAC 方案疗效相当且毒副作用更小。两种方案均代替 MVAC 方案成为一线的化疗方案。

3. 转移性膀胱癌的治疗　转移性膀胱癌以化疗为主，适宜采用 DD-MVAC 附粒细胞集落刺激因子方案和 GC 方案治疗。但以顺铂为基础的化疗方案不适用于肾功能不全（肌酐清除率<60ml/min）、身体状态差和高龄的患者。对这些患者，若改为以卡铂为基础的化疗方案虽因毒副作用较少也可作临床应用，但是疗效可能会差一些。

4. 膀胱癌的治疗除了以上所述，也需根据实际情况进行治疗，如保留膀胱的综合治疗，或手术合并使用放射治疗或全身性化学治疗。

5. 术后监测和随访 使用膀胱镜检查是膀胱癌术后随访的重要检查。NMIBC 典型随访方案是每 3 个月进行 1 次膀胱镜检查。近期一项研究,利用膀胱镜每 6 个月对 NMIBC 低分级肿瘤电灼 1 次,取得了较理想的长期肿瘤控制结果。

若接受了根治性膀胱切除术和尿流改道术的患者必须进行长期随访,重点观察肿瘤复发和与尿道改道相关的并发症。有学者推荐,pT_1 期肿瘤患者每年进行 1 次检查,pT_2 期肿瘤患者 6 个月进行 1 次检查。对于 pT_3 期肿瘤患者 3 个月进行 1 次检查,还应该每半年进行一次盆腔 CT 检查。

(六) 预后

早期诊断和治疗是改善预后的关键,减少环境和职业性的暴露可能会降低肿瘤的危险性。总体而言,膀胱癌复发转移率较高。患者预后与肿瘤分期及病理类型相关,也与术后效果和治疗方案有关,膀胱癌的分级分期越高,远期生存率越低。术后膀胱内灌注化疗药治疗可使复发率降低。

(七) 预防

针对预防联苯胺所致膀胱癌,主要着重提高劳动者的防护意识,做好职业性的防护,脱离或减少联苯胺的暴露,同时对劳动者做好职业性应急救援的指导和培训。劳动者自身也要养成良好的生活习惯和饮食习惯。

1. 职业防护 生产企业的负责人应对联苯胺等有毒有害化学物质进行集中存放,张贴警示标识或告知卡,提示劳动者穿戴相应的防护用品。生产企业必须对劳动者进行上岗前职业健康检查和岗前培训,对劳动者在作业过程中接触的职业病危害因素及其致病后果进行宣教,做好合同告知,并针对相应的职业病危害因素配备有效的防护用品。

在作业过程中,如染料的配制,需佩戴防毒面具对呼吸系统进行防护。如遇紧急事态抢救或逃生时,应该佩戴自给式呼吸器。为防止有毒有害物质飞溅入眼或接触皮肤,劳动者需在作业时戴好安全防护眼镜,穿紧袖工作服、长筒胶鞋、戴橡皮手套。此外,工作现场禁止吸烟、进食和饮水。及时换洗工作服。

2. 应急救援处理 对于受有毒有害物质污染的区域周围应设警告标志,应急处理人员戴好防毒面具,穿化学防护服。不要直接接触污染物,将污染物置于袋中转移至安全场所或按致癌物处理。

如联苯胺及其衍生物接触到皮肤,应立即脱去污染的衣着,用肥皂水及清水彻底冲洗。如接触到眼睛,应立即提起眼睑,用大量流动清水或生理盐水冲洗。若吸入过量的气体,应迅速脱离现场至空气新鲜处。呼吸困难时给输氧。呼吸停止时,立即进行人工呼吸及就医。若误服,则给患者漱口,饮水,洗胃后口服活性炭,再给予导泻和就医。

3. 生活习惯和饮食习惯 劳动者应养成良好的生活习惯,戒烟限酒。应规律生活、劳逸结合,保持良好的精神状态,加强体育锻炼,增强体质,增强自身的免疫力,这样有利于降低患膀胱癌的风险。

(张晋蔚、王致)

三、苯所致白血病

(一) 职业接触

苯是一种具有特殊芳香气味的无色透明液体,易挥发。苯在工农业生产中被广泛使用,在苯的生产、使用、运输、储藏等过程中，作业人员都较易接触苯。

作为有机化学合成的原料，在合成橡胶、塑料、染料、炸药、洗涤剂，制造药物、农药、苯酚、苯乙烯中经常用到。作为溶剂、萃取剂和稀释剂，用于油墨、树脂、粘胶、油漆和人造革等的制造，以及用于生药的浸渍、提取、重结晶等。用于焦炉气、煤焦油的分馏，石油的裂化重整和乙炔合成苯。作为燃料在工业中使用的汽油，含苯量往往高达 10% 以上。

(二) 发病机制

苯是国际癌症研究机构（IARC）确认的人类致癌物，可以引起白血病。但是，苯导致白血病的机制目前还不清楚。目前，苯致白血病发病机制主要有几点：

1. 苯代谢产物引起　目前认为，引起苯毒性的主要是苯的多羟基化合物（HQ、CAT、BT），而不是苯酚。苯多羟基化合物经 MPO 或其他超氧化物氧化成醌类或半醌类物质。这些醌类或半醌类物质可以与生物大分子物质直接结合或通过氧化还原反应产生活性氧自由基（reactive oxygen species，ROS）。已有充分证据说明，醌类物质以及 ROS 在毒性和致癌性中发挥关键作用。活性中间产物反、反 - 黏糠醛是遗传毒性物质，与 BQ 结构相似。研究显示，反、反 - 黏糠醛与 BQ 的混合物具有高毒性。越来越多的研究证明，多种苯代谢产物间的相互作用是产生苯毒性的重要因素。苯氧化物可与血红蛋白和血清白蛋白中的半胱氨酸结合形成蛋白质加合物。苯致白血病并不是 DNA 加合物引起的，而是与结构蛋白或酶改变所引起的染色体断裂有关。醌类代谢产物如 HQ 可以参与骨髓中的氧化还原反应产生超氧阴离子自由基、过氧化氢和羟自由基等活性氧类自由基，造成生物大分子物质如蛋白质和 DNA 氧化损伤。

2. 代谢酶基因多态性　是造成苯毒性和致癌性遗传易感性差异的重要因素。苯代谢过程中重要的酶包括 CYP2EI、MPO、NQ01 和 GST。快型（高活力）CYME1 和 MPO、慢型（低活力）GST 和 NQO1 可以增加苯中毒的风险；相反，慢型 CYP2EI 和 MPO、快型 GST 和 NQ01 则可以降低苯中毒的风险。

3. 生物大分子的损伤　醌类代谢产物与蛋白质或 DNA 的共价结合可以造成蛋白质或 DNA 的损伤。导致骨髓细胞 DNA 损伤的途径可能有两种：一种是苯的活性代谢产物与 DNA 共价结合导致 DNA 烷基化；另一种是代谢过程中产生的 ROS 导致 DNA 氧化损伤。DNA 损伤产生突变或染色体畸变，引发白血病。

4. 染色体畸变　可表现为染色体数目异常和结构畸变，目前已知 3 种染色体畸变与肿瘤发生有关，即染色体易位、倒位及小片段丢失。

5. 癌基因和肿瘤抑制基因　研究显示，苯代谢产物可以激活 *N-RAS* 基因和 *C-FMS* 基因，使 *p53* 基因、*RB* 基因和 *C-MYC* 基因失活，从而导致基因不表达或表达水平改变。

6. 苯致白血病的过程　苯在肝脏被代谢成初期活性代谢产物进入骨髓产生毒性。酚类代谢产物（BQ、HQ、CAT 和 BT）被 MPO 氧化成毒性更大的最终毒性代谢产物半醌类自由基和醌。醌类物质氧化还原过程中形成的 ROS 也是最终毒性代谢产物。这些最终毒性代谢产物的主要靶分子是组织蛋白、微管蛋白、Topo Ⅱ 和其他 DNA 连接蛋白质，导致 DNA 链断裂、染色体易位和缺失、非整倍体形成。如果上述事件发生在骨髓造血干细胞或早期祖细胞，可形成融合基因，激活原癌基因，或使抑癌基因失活，启动致癌过程，形成白血病细胞克隆。苯代谢产物对骨髓基质或干细胞的非遗传效应有助于白血病细胞克隆的形成。

(三) 临床表现

1. 症状及体征

(1) 症状:苯所致白血病病例类型多样,以急性白血病病例为主,占71.4%。急性白血病首发症状是突然高热,类似"感冒",也可以是严重的出血。而缓慢发展者往往是脸色苍白、皮肤紫癜。慢性白血病患者常以脾大为最显著症状,常由于脾大而自觉左上腹坠胀感。

1) 头痛、恶心、呕吐、偏瘫、意识丧失、体重下降等症状。

2) 贫血:常常为白血病的首发症状,主要表现为脸色苍白,自觉虚弱乏力、多汗,不论在活动或是在休息时,都觉得气促、心跳加快。随着时间的推移逐步加重。

3) 出血:白血病以出血为早期表现者近40%。出血可发生在全身各个部位,常见与皮肤不明原因的瘀斑、口腔、鼻腔、牙龈出血、月经过多等。视网膜模糊往往提示患者有眼底出血;剧烈的头痛伴恶心、呕吐往往提示患者有颅内出血。

4) 发热:半数以上的患者以发热为早期表现,可为38℃以下的低热或39℃甚至40℃以上的高热。多数为反复不规则的发热,发热时往往有鼻塞、流涕、咳嗽等呼吸道感染的症状或尿贫、尿急等泌尿系统感染症状。

(2) 体征

1) 淋巴结和肝、脾大:白血病患者常常淋巴结和肝、脾肿大,淋巴结肿大常以 ALL 较多见,白血病患者可有轻至中度肝、脾大。

2) 骨骼和关节:胸骨下段局部压痛是白血病患者的常见体征。可出现关节、骨骼压痛,在儿童患者中多见。发生骨髓坏死时,常可引起骨骼剧烈疼痛。

3) 眼部:在粒细胞白血病病例中,形成的绿色瘤或粒细胞肉瘤,常常累及骨膜,以眼眶部位最常见,可引起眼球突出、复视,眼底出血失明。

4) 口腔和皮肤:急性白血病中,由于白血病细胞浸润可使牙龈增生、肿胀。皮肤会出现蓝灰色斑丘疹,局部皮肤隆起、变硬,呈紫蓝色结节。

5) 中枢神经系统白血病:可发生在疾病的各个时期,但常发生在治疗后缓解期。在临床上为脑膜炎表现,轻者表现为头痛、头晕,重者为呕吐、颈项强直,甚至会抽搐、昏迷。

6) 睾丸:睾丸可出现无痛性肿大,多为一侧性。此外,白血病也可浸润其他组织器官。肺、心、消化道、泌尿生殖系统等均可受累。

2. 实验室检查

(1) 血象:大多数患者白细胞增多,血涂片分类检查可见数量不等的原始和/或幼稚细胞,但白细胞不增多型病例的血片上很难找到原始细胞,患者常有不同程度的正常细胞性贫血,少数患者血片上红细胞大小不等,可找到幼红细胞。

(2) 骨髓象:骨髓象是诊断苯所致白血病的主要依据和必做检查。

(3) 细胞化学:主要用于协助形态学鉴别各类不同的白血病。

(4) 免疫学检查:根据白血病细胞表达的系列相关抗原,确定其系列来源,如淋巴系 T/B、粒-单系、红系、巨核系,后三者统称为髓系。

(5) 染色体和基因改变:白血病常伴有特异的染色体和基因异常改变。

(四) 诊断及鉴别诊断

依据 GBZ 94《职业性肿瘤的诊断》进行诊断。

1. 诊断 职业性慢性苯中毒患者或有职业性慢性苯中毒病史者患白血病,应诊断为苯

所致职业性白血病。无慢性苯中毒病史者患白血病,在诊断时应同时满足以下三个条件:

(1)白血病在临床上诊断明确,应经细胞病理学检查确诊。

(2)有明确的过量苯职业暴露史,苯作业累计暴露年限 6 个月以上(含 6 个月)。

(3)潜隐期 2 年以上(含 2 年),即从暴露于已确认的致癌物始到确诊该致癌物所致的职业性肿瘤时的间隔时间为 2 年。

2. 鉴别诊断 根据工作场所评价检测资料检测结果、临床表现、血象和骨髓象特点,诊断苯所致白血病不难。在临床上需与以下几种疾病鉴别:

(1)骨髓增生异常综合征:该病的 RAEB 及 RAEB-t 型除病态造血外,外周血中有原始和幼稚细胞,全血细胞减少和染色体异常,易与白血病相混淆。

(2)某些感染引起的白细胞异常:如传染性单核细胞增多症,血象中出现异形淋巴细胞,但形态与原始细胞不同,血清中嗜异性抗体效价逐步上升,病程短,可自愈。百日咳、传染性淋巴细胞增多症、风疹等病毒感染时,血象中淋巴细胞增多,但淋巴细胞形态正常,骨髓象原始幼稚细胞均不增多。

(3)巨幼细胞贫血:巨幼细胞贫血可与红白血病混淆。但前者骨髓中原始细胞不增多,幼红细胞 PAS 反应常为阴性。

(4)急性粒细胞缺乏症恢复期:在药物或某些感染引起的粒细胞缺乏症的恢复期,骨髓中原、幼粒细胞增多。但该症多有明确的病因,血小板正常,原、幼粒细胞中无 Auer 小体及染色体异常,短期内骨髓成熟粒细胞恢复正常。

(五) 治疗

当苯所致白血病确诊后,医生应尊重患者的知情权,并兼顾保护性医疗制度。根据患方意愿、经济能力和疾病特点,选择并设计最佳、完整、系统的方案治疗。由于苯所致白血病分型和预后分层复杂,因此没有统一的治疗方法,需要结合细胞的分型和预后分层制定治疗方案。目前主要有下列几类治疗方法:化学治疗、放射治疗、靶向治疗、免疫治疗、干细胞移植等。通过合理的综合性治疗,苯所致白血病预后得到极大的改观,相当多的患者可以获得治愈或者长期稳定。

1. 急性髓系白血病 AML 治疗(非 M3) 首先通常需要进行"诱导化疗",常用 DA(3+7)方案。诱导治疗后,如果获得缓解,进一步可以根据预后分层安排继续强化巩固化疗或者进入干细胞移植程序。巩固治疗后,可以停药观察,定期随诊。

2. 急性早幼粒细胞白血病(M3)治疗 由于靶向治疗和诱导凋亡治疗的成功,PML-RARα 阳性急性早幼粒细胞白血病(M3)成为整个 AML 中预后最好的类型。

3. 急性淋巴细胞白血病(ALL)治疗 通常先进行诱导化疗,缓解后需要坚持巩固和维持治疗,高危患者有条件可以做干细胞移植。合并 Ph1 染色体阳性的患者推荐联合酪氨酸激酶抑制剂进行治疗。

4. 慢性粒细胞白血病治疗 慢性期首选酪氨酸激酶抑制剂(如伊马替尼)治疗,建议尽早且足量治疗,延迟使用和使用不规范容易导致耐药。因此,如果决定使用伊马替尼,首先不要拖延,其次一定要坚持长期服用(接近终生),而且服用期间千万不要擅自减量或者停服,否则容易导致耐药。加速期、急变期通常需要先进行靶向治疗(伊马替尼加量或者使用二代药物),然后选择机会尽早安排异体移植。

5. 慢性淋巴细胞白血病治疗 早期无症状患者通常无须治疗,晚期则可选用多种化疗方案,例如氟达拉滨、环磷酰胺联合美罗华等化疗。新药苯达莫司汀、抗 CD52 单抗等也有效。近年来发现 BCR 通路抑制剂的靶向治疗可能有显著效果。

6. 中枢神经系统白血病的治疗　虽然 ALL、AML 中的 M4、M5 等类型常见合并 CNSL,但是其他急性白血病也都可以出现。由于常用药物难以透过血脑屏障,因此这些患者通常需要做腰穿鞘注预防和治疗 CNSL。

7. 干细胞移植　除了少数特殊患者可能会从自体移植中受益,绝大多数苯所致白血病患者应该做异体移植。随着移植技术的进步,供者选择、移植风险及远期预后等方面都已经有显著进步,因此,异体移植目前是各种中高危苯所致白血病重要的根治性手段。

（六）预后

苯所致白血病的预后跟白血病一样,一般急性白血病若不经治疗,平均生存期大约 3 个月左右,短者甚至在诊断数天后即死亡,而经过治疗者,有不少患者获得病情缓解以至长期存活。慢性白血病化疗后中位生存期为 3~4 年,5 年生存率为 25%~35%,8 年生存率为 8%~17%,个别可生存 10~20 年。

（七）预防

苯在国际上是肯定的人类致癌物,应严格管理苯的应用,做到源头预防。预防措施主要有:

1. 改革生产工艺,加强通风排毒　生产过程应实现密闭化、自动化和程序化;同时安装局部抽风排毒设备,定期监测维修。

2. 使用苯的替代物　以乙醇等作为有机溶剂或萃取剂替代苯,以甲苯、二甲苯、汽油、环己烷、二乙醇缩甲醛作为稀薄剂或粘胶剂替代苯。

3. 做好各项职业卫生防护措施　在工作场所方面,定期对苯作业场所进行职业病危害因素检测,监测空气中苯的浓度,使空气中苯的浓度低于国家职业接触限值。在个人防护方面,应加强个人防护,劳动者应佩戴防毒口罩或使用送风式面罩。加强上岗前、在岗期间的职业健康检查,在职业禁忌证的处理上,血象低于或接近正常值下限者,各种血液病,严重的全身性皮肤病,月经过多或功能性子宫出血,女工怀孕期及哺乳期必须调离苯作业岗位。

（郭静宜、王致）

四、氯甲醚、双氯甲醚所致肺癌

（一）职业接触

氯甲醚又名氯甲甲醚,无色或者微黄色液体,蒸气比空气重;易燃,生成含有光气和氯气的有毒气体;与水接触易分解,生成氯化氢和甲醛。双氯甲醚又称二氯甲醚、二氯甲基醚、双 -(氯甲基)醚,凡在生产过程中有甲醛、盐酸及水蒸气共存时,则可能产生双氯甲醚。两者均为剧毒,易挥发,对眼、口、鼻、呼吸道黏膜及皮肤有较强的刺激性,曾用于催泪剂;是活泼的有机中间体、氯甲基化试剂;主要用于生产阴离子交换树脂、防水剂及纺织品处理剂等;可通过吸入、食入、经皮吸收而中毒,严重者可发生化学性肺炎、肺水肿,抢救不及时可致死亡。

氯甲醚、双氯甲醚对动物和人均具有强致癌性,长期吸入可致肺癌。IARC 已将氯甲醚及双氯甲醚列为人类肯定的致癌物。其导致的肺癌具有发病潜伏期短、患者年龄低的特点。许多国家都已将氯甲醚生产工人的肺癌列入职业病名单。

(二) 发病机制

氯甲醚及双氯甲醚均对呼吸道黏膜及皮肤有强烈的刺激作用,大剂量吸入可致化学性支气管炎、肺炎和肺水肿。其急性毒作用可能与其遇呼吸道的水分解释放出甲醛和氯化氢有关。IARC 已经确认氯甲醚及双氯甲醚对人类致癌性,主要引起肺癌,氯甲醚属直接致癌剂,在体内不需代谢活化即可致癌。它能够改变蛋白质、核酸分子及酶的催化过程,通过与DNA 共价结合引起突变而致癌。双氯甲醚是更强的烷化剂,主要通过与 DNA 的腺嘌呤和鸟嘌呤结合而引起细胞突变。

(三) 临床表现

1. **症状及体征** 氯甲醚、双氯甲醚所致肺癌的临床表现与癌灶的大小、发展阶段、所在部位、有无并发症或转移密切相关。包括:

(1)原发肿瘤引起的症状体征:咳嗽、血痰或咯血、气短或喘鸣、发热及消瘦。

(2)肿瘤局部扩展引起的症状体征:包括胸痛、声音嘶哑、吞咽困难、胸腔积液;上腔静脉阻塞综合征,表现为头面部和上半身淤血水肿,胸壁可见扩张的静脉侧支循环;部分患者可伴有 Horner 综合征,表现病侧上睑下垂、瞳孔缩小、眼球内陷、同侧颈部与胸壁少汗或无汗。

(3)胸外转移引起的症状和体征:中枢神经系统转移导致的颅内压增高:头痛、呕吐及精神异常;转移至骨骼引起骨痛和病理性骨折;腹部转移可表现为胰腺炎或阻塞性黄疸;锁骨上淋巴结是肺癌转移的常见部位,症状可不明显,肿大的淋巴结固定且坚硬,逐渐增大增多,融合,多无痛感。

(4)肺癌的胸外表现:指肺癌非转移性胸外表现,亦称副癌综合征。

1)内分泌综合征,指肿瘤组织分泌一些具有生物活性物质的多肽和胺类物质,如异位 ACTH 综合征:如色素沉着、水肿、肌萎缩、低钾血症等;抗利尿激素分泌失调综合征(syndrome of inappropriate secretion of antidiuretic hormone, SIADH):表现为低钠血症和低渗透压血症,出现恶心、呕吐水中毒症状等;以及高钙血症,男性乳房发育、类癌综合征等。

2)骨骼 - 结缔组织综合征,包括原发性肥大性骨关节病、肌无力样综合征、亚急性小脑变性等。

3)血液学异常,部分患者伴有凝血、血栓或其他血液学异常,包括游走性血栓性静脉炎、DIC、红白血病等。

2. **影像学检查** 胸部影像学检查是发现原发性肺癌的最重要方法之一,定期常规胸片筛查,对于可疑阴影者及早行胸部 CT 检查。对于单发肺部结节,HRCT 可发现病灶是否多中心生长、分叶、毛刺,以及是否有血管进入病灶,对于判断结节性病灶性质有较大的帮助。在 CT 引导下对结节病灶穿刺活检有助于及早获得病理而确诊。单光子发射计算机断层成像(singlephoton emission computed tomography, SPECT)利用肿瘤细胞摄取放射性核素与正常细胞之间的差异,进行肿瘤定位、定性和骨转移的诊断。正电子发射计算机体层扫描术(positron emission tomography, PET)可用于肺癌及淋巴结转移的定性诊断,对骨转移的诊断价值高于 SPECT。

3. **实验室检查** 痰脱落细胞学检查是肺癌早期诊断的重要方法之一,方法简便易行,患者无痛苦,适用于肺癌高危人群的普查,需获得气道深部痰液,送检 3 次以上。胸腔积液细胞学检查亦是较简便的检查方法,多次送检可提高阳性率。支气管镜检查对诊断及确定病变范围有重要的价值,纤维支气管刷检或活检可大幅提高肺癌的诊断率。针吸活组织细胞学检查包括浅表淋巴结针吸、经纤维支气管针吸、经皮肤针吸细胞学检查对肺癌早期诊断具有价值。对于难以获得满意组织块的疑诊肺癌者,可行胸腔镜,或者开胸肺活检检查,但是要考虑风险获益比。肿瘤标志物检查如癌胚抗原(carcinoembryonic antigen,CEA)、神经元特异性烯醇酶(neuron specific enolase,NSE)、细胞角蛋白19片段(CYFRA21-1)对肺癌的诊断有一定帮助,但分析结果时应注意其特异性,肿瘤标志物检查对某些肺癌的病情监测有一定的参考价值。

(四)诊断及鉴别诊断

1. 诊断　根据我国职业性肿瘤的诊断原则,氯甲醚、双氯甲醚所致肺癌的诊断依据GBZ 94《职业性肿瘤的诊断》进行诊断,氯甲醚、双氯甲醚所致肺癌诊断时应同时满足以下三个条件:

(1)原发性肺癌诊断明确;

(2)有明确的氯甲醚或双氯甲醚职业接触史,累计接触年限1年以上(含1年);

(3)潜隐期4年以上(含4年)。

工作场所中甲醛、盐酸及水蒸气共存时产生的双氯甲醚所致肺癌可参照上述标准执行。临床诊断时要参考患者既往氯甲醚或双氯甲醚职业接触史,排除其他可能的致癌物非职业接触途径,结合实验室检测指标和现场职业卫生学调查,综合分析,方可诊断。

2. 鉴别诊断　根据职业性肿瘤诊断原则和国家标准,氯甲醚和双氯甲醚所致肺癌诊断相对容易,其常见的病理类型为小细胞肺癌。由于肺癌常与肺部某些疾病共存,或者影像学表现与一些疾病相似,可引起误诊或者漏诊,临床常需与下列疾病相鉴别。

(1)肺结核

1)肺结核球:多发生于结核好发部位,特别是下叶背段的肺结核球多见;往往有肺结核史,年轻病人多见,病灶可钙化,周围可有纤维结节状病灶;需要与周围型肺癌相鉴别。

2)肺门淋巴结核:多见于儿童,有结核中毒症状,结核菌素试验常阳性,或Xpert MTB阳性,血沉快。影像学要与中央型肺癌相鉴别。

(2)肺炎:部分肺癌早期表现为肺部斑片状阴影,呈肺炎样改变,伴有发热、咳嗽、咳痰,使用抗生素治疗后斑片状阴影部分吸收,此时肿瘤病灶显现,或出现胸积液。肺炎经过有效抗生素治疗可彻底吸收,而肺癌病灶最终会逐渐增大,此时痰脱落细胞学检查,或者内镜检查可获确诊。

(3)肺脓肿:多因细菌感染没有及时清除所致,中毒症状重,寒战、高热、咳嗽、咳大量脓痰;影像学表现为片状阴影中有厚壁空洞,伴液平,积极有效抗炎治疗阴影可吸收,空洞可收缩,最后遗留少量纤维化病灶,或者病灶完全吸收。癌性空洞多偏心、内壁凹凸不平,倾向分叶生长,抗生素无效,预后不良。

(4)肺部真菌感染:患者多伴有基础疾病史,及大量广谱抗生素使用及皮质激素使用史;多伴有发热、咳嗽、咳痰;影像学可表现为单发肺周围结节,大小不等,易于周围型肺癌相混淆;痰脱落细胞学检查可获得诊断线索,穿刺病灶获得确诊。

(五)治疗

处理原则包括脱离致癌物的接触;按原发性肺癌的治疗原则积极治疗,定期复查,氯甲醚、双氯甲醚所致肺癌的常见病理类型为小细胞未分化癌,发现时多已有转移,只有少数纵隔淋巴结阴性且无转移者有通过手术根治的机会。多数病例推荐以化疗为主的综合治疗,延长患者生存期,对于局限期及情况良好的患者可在化疗的基础上增加放疗、生物治疗、靶向治疗等。

(六) 预后

因氯甲醚和双氯甲醚所致肺癌多为小细胞未分化癌,在其发病的早期多已转移到肺门和纵隔淋巴结,并易侵犯血管,造成肺外转移,故病程短、病死率高、预后不良。

(七) 预防

氯甲醚是直接致癌物,目前我国尚没有准确测定空气中氯甲醚浓度的方法,故生产经营单位应尽可能避免生产和使用氯甲醚。寻找氯甲醚的替代品是最好的预防措施。在氯甲醚的生产和使用过程中应通过严格的工程技术,采用严格密闭、隔离措施。碱性湿化可以帮助破坏逸出的氯甲醚,也可以起到防护作用。双氯甲醚是一些化工、医药制造过程中的中间体,其产生往往隐匿,凡在生产过程中甲醛、盐酸及水蒸气共存时,有可能产生双氯甲醚。在建设项目职业病危害预评价和控制效果评价阶段,应对生产过程中可能产生的双氯甲醚提高警惕,及时识别,加强监督管理。

氯甲醚、双氯甲醚暴露者应加强个体防护,包括呼吸道及皮肤的防护。严格按 GBZ 188《职业健康监护技术规范》进行职业健康检查,应强调离岗后医学随访,随访期限为 10 年,随访周期 2 年 1 次。重点询问咳嗽、咳痰、咯血、胸痛等呼吸系统症状,胸部影像学检查,以便早期发现肺癌。必要时(如影像学可疑阴影等)缩短检查周期,及早开展痰脱落细胞学检查,或气管镜检查等,以期早发现、早诊断氯甲醚、双氯甲醚所致肺癌。

(蒋文中)

五、砷及其化合物所致肺癌、皮肤癌

(一) 职业接触

砷及其化合物在自然界广泛存在,主要以硫化物的形式存在,如雄黄(As_2S_2)、雌黄(As_2S_3),并常以混合物的形式分布于各种金属矿石中。工农业生产特别是冶金工业,冶炼和熔烧雄黄矿石或其他夹杂砷化物的金属矿石(如钨、锑、铅、锌、铜等矿石)时,可接触到所生成的三氧化二砷(As_2O_3),俗称砒霜。在这些冶炼炉的烟道灰或矿渣中,也存在一定量的 As_2O_3 粉尘。As_2O_3 还常用作外用中药、杀鼠药、杀虫剂、消毒防腐剂,在生产和使用过程中,均有接触机会。在工农业生产中,接触砷及其化合物的行业及所接触砷的种类见表 8-2-2。

表 8-2-2　接触砷及其化合物的行业及所接触砷的种类表

接触砷的行业	砷及其化合物种类
矿石冶炼业	三氧化二砷、砷化氢
杀虫剂生产	砷酸钙、砷酸铅、亚砷酸铅、亚砷酸钙
杀菌剂生产	五氧化二砷
木材防腐剂生产	砷酸
有机砷农药生产	甲基砷酸锌、甲基砷酸钙、甲基砷酸铁胺、砷酸铅、砷酸钙、三氧化二砷
含砷颜料生产	焦亚砷酸铜、亚砷酸氢铜
半导体生产	高纯砷、砷化镓
化工原料生产	三氯化砷、砷与铜铅制成的合金

存在砷危害的行业与工种众多,但有色金属行业更为普遍。在铜、铅、锌、锑、锡、钼、钴等有色金属冶炼开采过程中,砷污染对作业人员健康危害最为突出。因此,金属冶炼行业应特别重视对砷的防控。

（二）发病机制

生产条件下主要吸入含砷化物的粉尘以及皮肤污染侵入。谋杀、自杀用毒药,食物中毒或因环境中的水污染而引起的中毒病例,则以经口摄入为主。

无机砷化合物被摄入消化道以后,其吸收程度取决于它的溶解度和物理状态。可溶性的三价无机砷化物在消化道中的吸收率大于 80%。三氧化二砷等水溶性较差的砷化合物在消化道的吸收取决于其颗粒的大小,胃液的 pH 等。砷酸盐在肠道中的吸收方式与磷酸盐相似。有机砷化合物的吸收主要通过肠壁黏膜的简单扩散方式进行,其吸收速率与浓度成正相关。

实验表明,小鼠、豚鼠、家兔以及猴一次吸入或经口摄入的无机砷化合物很快进入血液。在血液中与蛋白质和氨基酸结合,形成疏基化合物。分布到肝、肾、肺、肠、脾、肌肉和一些神经组织。1~2 天后仅有 1% 留在血液中。大鼠例外,进入血液的砷有相当部分与红细胞结合,砷在血液中的半减期长达 70 天。长期摄入无机砷化合物会导致砷在皮肤、毛发、附睾、甲状腺、晶状体以及骨骼等蓄积。

1. 致畸　国内外的研究表明,砷可引起染毒动物的精子畸形率,早期精细胞微核率增高。有研究发现,亚砷酸和砷酸均有明显的致畸作用,其中前者的作用是后者的 10 倍。两种砷化物的致畸作用表现为胚胎的颅臀长度、头径和卵巢直径减小,前脑缺损,心包积水,体节异常,胚芽发育障碍等。

还有整体致畸试验表明,砷可引起大鼠、小鼠吸收胎和死胎发生率,骨骼畸形率增高等。将砷酸钠 20mg/kg 通过静脉注射给孕期的金黄田鼠,如果是在受精后第 8 天注射,子代可发生露脑畸形;如果在胚胎发生关键期的后期注射,则可发生泌尿生殖系统畸形、腭裂、唇裂、无眼畸形以及耳畸形等,表明砷的致畸作用与不同孕期给药时间有关。

2. 致突变　大多数研究表明,无机砷在 Ames 沙门菌和微粒体酶试验中呈阴性,不能诱发基因突变。无机砷也不能诱发大肠杆菌色氨酸缺陷型菌株发生突变。砷对人和哺乳动物细胞也没有致突变性。还有研究显示,亚砷酸可促进紫外线照射和烷化剂处理哺乳动物细胞的染色体断裂和致突变作用,表明三价砷化合物具有辅助致突变作用。

尽管砷的致突变作用不很明显,但大量的研究一致表明,砷是强力的细胞染色体断裂剂,可引起人和哺乳动物细胞染色体畸变、姊妹染色单体交换以及微核频率增高。用亚砷酸钠 10~50μmol 处理人培养淋巴细胞,可诱发人淋巴细胞染色体重排和断裂。亚砷酸钠或亚砷酸氢钠可致培养的人白细胞和成纤维细胞染色体畸变率升高。

一般认为,无机砷对 DNA 没有直接的损伤作用,而对于细胞 DNA 损伤的修复过程有抑制作用。与五价无机砷相比,三价无机砷对 DNA 修复的抑制作用较强,可能与其能和 DNA 修复酶的疏基结合,抑制酶活性有关。

有研究指出,砷化物可引起细胞中某些耐药基因、癌基因的扩增。由于砷不是特异的致突变剂,因此推测砷诱发的基因扩增不是通过损伤 DNA 中的嘌呤和嘧啶所致。

3. 致癌　用新生大鼠肝病灶试验发现,亚砷酸盐（As^{3+}）而并非砷酸盐（As^{5+}）具有致癌性,并且未发现任何化学起动剂用这种试验起动癌症发生。因为,砷对动物缺乏致癌模型。

体外细胞转化试验证实,无论砷酸盐还是亚砷酸盐均能使叙利亚田鼠胚胎细胞发生形态转化,且三价砷(As^{3+})化合物比五价砷(As^{5+})化合物强10倍。这种病灶试验还证实砷不能诱发基因突变,但可诱发染色体畸变和姊妹染色体交换,推测可能与砷可与DNA修复酶的巯基结合,影响DNA修复功能有关。

研究发现,在给予致癌起动剂后,二甲基砷酸可明显促进大鼠膀胱、肝脏、肾脏以及甲状腺癌的发生,而单独给予二甲基砷酸组却未观察到肿瘤的发生。提示二甲基砷酸可能为促癌剂,具有促癌作用。但是,绝大多数使用大鼠、小鼠、狗、猴的长期致癌实验都未能证明砷的致癌性。

IARC于1980年和1987年将砷和砷化合物列为Ⅰ类,确定为人类致癌物。1922年以后大量的流行病学资料证实砷除致皮肤癌之外,还致肺癌。砷肺癌以鳞状上皮细胞癌最多,其次为未分化癌、腺癌和混合癌。发病部位以中心型居多,外周型次之。动物实验病理早期可观察到肺泡上皮化生现象,肺泡细胞增生活跃、层次增多,排列整齐,胞浆丰富,细胞呈多角型或扁平型,腺样化生细胞呈方型或柱状,有的鳞状化生集团使部分肺泡突变,在肺泡土皮增生化生的基础上发展为癌前病变。表现为细胞排列紊乱、大小不一,界限不清,核大而涤染,可见异型鳞状化生及腺样化生同时存在。砷致肺癌的机制尚未完全清楚。砷是一种强烈的致染色体畸变物,进而诱发肿瘤。砷也可能是在某种原发性致癌物造成脱氧核糖核酸(deoxyribonucleic acid,DNA)损伤的情况下,妨碍修复,因此,砷是一种辅助致癌物。

(三)临床表现

砷已经被公认为人的致癌物,我国已将砷所致的职业性肿瘤列为法定职业病,近年已有许多研究表明接触砷的人群中皮肤癌、肝癌、肺癌等发病率明显增高。

1. 肺癌　砷及其化合物经呼吸道进入人体所引起的恶性肺部肿瘤。肺癌在早期并没有什么特殊症状,仅为一般呼吸系统疾病所共有的症状,如咳嗽、痰血、低热、胸痛、气闷等,很容易忽略。

(1)肺癌早期常见症状:

1)咳嗽:肺癌因长在支气管肺组织上,通常会产生呼吸道刺激症状而发生刺激性咳嗽。

2)低热:肿瘤堵住支气管后往往有阻塞性肺叶存在,程度不一,轻者仅有低热,重者则高热,用药后可暂时好转,但很快又会复发。

3)胸部胀痛:肺癌早期胸痛较轻,主要表现为闷痛、隐痛、部位不一定,与呼吸的关系也不确定。如胀痛持续发生则说明癌症有累及胸膜的可能。

4)痰血:肿瘤炎症致坏死、毛细血管破损时会有少量出血,往往与痰混合在一起,呈间歇或断续出现。很多肺癌病人就是因痰血而就诊的。

(2)肺癌晚期症状

1)面、颈部水肿:在纵隔右侧有上腔静脉,它将来自上肢及头颈部的静脉血输回心脏。若肿瘤侵及纵隔右侧压迫上腔静脉,最初会使颈静脉因回流不畅而怒张,最后还会导致面、颈部水肿,这需要得以及时诊断和处理。

2)声嘶是最常见症状:控制左侧发音功能的喉返神经由颈部下行至胸部,绕过心脏的大血管返行向上至喉,从而支配发音器官的左侧。

3)气促:发生区域性扩散的肺癌患者几乎都有不同程度的气促。由肺和心肌产生的正常组织液由胸正中的淋巴结回液。若这些淋巴结被肿瘤阻塞,这些组织液将积聚在心包内形成心包积液或积聚在胸腔内形成胸腔积液。以上两种情况均可导致气促。然而,因许多吸烟患者合并不同程度的慢性肺病,这给气促的鉴别带来一定困难。

此外,由于一部分肺组织因长有肿瘤而丧失呼吸功能,从而使正个呼吸功能受损而产生呼吸不适,这种不适感起初只在运动时产生,最终连休息时也可感觉到。

(3)广泛转移肺癌之症状 因为肺癌极易在早期发生远处转移,因而与远处转移有关的症状往往是医生或患者发现的首发症状。若病灶转移到脑,则可产生持续性头痛、视朦。继续发展可能导致意识模糊甚至癫痫。这种头痛的性质与普通的紧张性头痛无明显差别,因此极易被人们忽视。视力模糊主要表现为读报或看电视感到困难。因为大多数肺癌患者为老年人,他们往往误以为自己只需更换眼镜罢了,而其关键却在于视力性质的改变。最初对意识和视力的改变是非常敏感的。

然而,最常见的远处转移或全身转移症状是乏力、消瘦。发生远处转移的患者都有不明原因的消瘦,这往往发生于食欲下降之前,且即使增加食欲也无济于事。其他远处转移或全身转移症状还包括:

1)局限性哮鸣音为局限性哮鸣音:多为吸气阶段出现,咳嗽后并不消失。

2)声音嘶哑:淋巴结转移压迫或侵犯喉返神经时出现。

3)上腔静脉综合征:肿瘤压迫或侵犯上腔静脉,静脉回流受阻,产生头面、颈、上肢水肿,上胸部静脉曲张并水肿,伴头晕、胸闷、气急等症状。

4)Horner 综合征:肺尖癌压迫或侵犯颈交感神经节时,出现患侧眼球凹陷,上睑下垂、瞳孔缩小、眼裂狭窄、患侧上半胸部皮肤温度升高、无汗等。

5)肩臂疼痛:肺尖癌压迫或侵犯臂丛神经时,出现该侧肩部及上肢放射状灼热疼痛。

6)膈神经麻痹:膈神经受侵时出现气急胸闷。

7)吞咽困难:纵隔淋巴结肿大压迫食管所致,压迫气管可致呼吸困难。

8)心包受侵:心包受侵时出现心包积液、气急、心律失常、心功能不全等。

9)胸膜转移:可见胸痛,癌性胸腔积液等。

10)肺癌转移:肺癌的血行转移常见部位依次是骨、肝、脑、肾、肾上腺、皮下组织等,另外肺癌内转移也较常见。临床随转移部位不同而有相应的症状、体征。

2. 皮肤癌 长期在砷污染的环境中作业或生活,或长期服用或皮肤使用含砷药物,饮用含砷的水源及酒类,使用含高砷的煤源,均可引起慢性中毒。慢性中毒最突出的临床表现为皮肤损害,皮损主要有色素脱失或沉着、角化过度及疣状增生,三者常同时存在。色素沉着以非暴露部位如胸背、臀部等处为多,呈小点或花斑状,并可融合。角化过度以手掌和足底为著,手掌尺侧外缘、手指根部,可分布有许多直径为 0.4~1cm 角样或谷粒状角化隆起,俗称"砒疔"或"砷疔",也可联合成较大的疣状物,继发感染,形成经久不愈的溃疡;有的则转化为皮肤癌,呈现菜花样溃疡灶。皮肤直接接触砷化物可使局部发生皮炎、湿疹、斑丘疹、水疱,甚至溃疡,此种溃疡呈锅底状,边缘整齐,溃疡面常有坏死组织及分泌物,不易愈合,疼痛甚剧。

(四)诊断及鉴别诊断

依据 GBZ 94《职业性肿瘤的诊断》进行诊断。

1. 砷所致肺癌的诊断 砷所致肺癌在诊断时应同时满足以下三个条件:

(1)原发性肺癌诊断明确;

(2)有明确的砷职业暴露史,无机砷累计暴露年限 3 年以上(含 3 年);

(3)潜隐期 6 年以上(含 6 年)。

2. 砷所致皮肤癌的诊断标准　慢性砷中毒病史者所患皮肤癌应诊断为砷所致皮肤癌。无慢性砷中毒病史者所患皮肤癌应同时满足以下三个条件:

(1)原发性肺癌诊断明确;

(2)有明确的砷职业暴露史,无机砷累计暴露年限 5 年以上(含 5 年);

(3)潜隐期 5 年以上(含 5 年)。

无机砷的职业暴露所致肺癌、皮肤癌,除常见于含砷采矿业和冶炼业外,亦可见于农药砷暴露工人。故对于农药砷暴露的工人所患职业性肺癌的诊断可参照此诊断。

3. 鉴别诊断　研究表明职业暴露于砷所致肺癌的主要组织类型表现为患腺癌的危险性高于其他肺癌组织类型,亦有发现燕麦细胞癌有所增加,因此在进行砷所致职业性肺癌鉴别诊断时,肺癌的组织类型可作为确诊的辅助证据。

(五) 治疗

1. 肺癌的治疗　砷肺癌治疗方法同肺癌基本一样,手术、放疗、化疗、中药治疗、生物免疫治疗等。

(1)手术治疗:砷肺癌的治疗方法中除Ⅲb 及Ⅳ期外应以手术治疗或争取手术治疗为主,依据不同期别和病理组织类型酌加放射治疗、化学治疗和免疫治疗的综合治疗。

关于肺癌手术术后的生存期,国内有报道三年生存率为 40%~60%;五年生存率为 22%~44%;手术死亡率在 3% 以下。

(2)放射治疗:放疗全称 "放射线治疗",是用各种不同能量的射线照射肿瘤,破坏癌细胞的 DNA 组织,以抑制和杀灭癌细胞的一种治疗方法。放疗可单独使用,也可与手术、化疗等配合,作为综合治疗的一部分,以提高癌症的治愈率。在手术前先作一段放疗使肿瘤体积缩小些,便可使原来不能手术的患者争取到手术的机会。对晚期癌症则可通过姑息性放疗达到缓解压迫、止痛等效果。

目前国内的放疗技术不断发展,从之前的普通放疗逐渐变为现在的精准放疗(射波刀治疗为主),不管是在治疗效果上还是在治疗精准度上都有很高的提升,使患者放疗的副作用更小,治疗效果更好。

(3)化学治疗:化学治疗简称 "化疗",即用化学合成药物治疗疾病的方法。化疗是目前治疗肿瘤及某些自身免疫性疾病的主要手段之一,但在治疗中,患者普遍有明显的恶心呕吐等副作用,给患者带来不适感。化疗是指应用药物治疗癌症。这些特殊的药物可杀灭肿瘤细胞,有时称为细胞毒药物。许多化疗药物来源于自然,如:植物,其他是人工合成。目前已超过 50 种化疗药物,如常用的有:多柔比星(阿霉素)、表柔比星(表阿霉素)、柔红霉素、丝裂霉素、氟脲嘧啶脱氧核苷酸等。这些药物经常以不同的强度联合应用。

(4)生物治疗:涉及一切应用生物大分子进行治疗的方法,种类十分繁多.如果从操作模式上来分非细胞治疗和细胞治疗。生物治疗是继手术、放疗和化疗后发展的第四类癌症治疗方法,系利用和激发机体的免疫反应来对抗、抑制和杀灭癌细胞。

2. 皮肤癌的治疗

(1)手术治疗:手术治疗作为皮肤癌首选的治疗方法,适当的手术切除治疗,治愈率达 90%~100%。切除时,应距离肿瘤 0.5~2cm 作皮肤切口,并需要足够的深度,尽可能作广泛的切除。头皮、躯干和四肢的鳞状细胞癌切除应适当增加至 2~5cm。对于已证实的区域淋巴结转移者,应行淋巴结清扫术,但不必作预防性的清扫术。当骨或主要血管和神经受累时,则需要截肢。电刀切除优于单纯手术切除,因为干燥对开放伤口有利。化学外科治疗效果较好,但费时,代价较高。对切除范围较大者应切除的实施植皮术。

(2)放射治疗:皮肤癌位置表浅,边界清楚,直视下照射定位精确。一般鳞状细胞癌对放射线中度敏感,基底细胞癌对放射线特别敏感,而且皮肤耐受性较高。因此,发生于暴露部位的病灶,手术切除后易致瘢痕形成,影响美容和功能。老年体弱,有手术禁忌证(有糖尿病、肾脏、心脏疾患等)者,均可选用放射治疗。但对瘢痕组织上的病灶(烧伤瘢痕)、以前放疗区、血供不佳或肿瘤累及骨和软骨,如头皮、手指、鼻、耳等处都不适宜于放疗。放射源首选电子线,其次为接触 X 线或浅层 X 线,照射野边缘应超过肿瘤 0.5~1cm,肿瘤边界不清者,则将边缘扩 3~4cm。根据病变大小采用垂直、切线或多野照射。一般肿瘤剂量60~70Gy/6~8 周,基底细胞癌所需剂量稍小,治疗中应根据肿瘤退缩情况调整射野及剂量。肿瘤直径小于 1cm,可用 X 线接触治疗,总量 60~70Gy,每次 20~30Gy,间隔 3 天,共照 2~3次,应注意保护周围组织。

(3)化学治疗:主要适用于不宜作手术切除或放疗的晚期病例;手术和 / 或放疗后怀疑有残留病变及转移的患者。多用博莱霉素或平阳霉素 10mg/ 次肌内注射或静脉注射,每周 2~3 次,可加用环磷酰胺 400~600mg/m^2,静脉注射,每周一次,4~6 周为一个疗程。

(4)诱导分化治疗:维 A 酸类能阻断癌基因表型的表达,可抑制多种动物和人的恶性细胞类型的生长,诱导细胞分化。Isotretinoin(B- 顺式维 A 酸)每日注射 1.5mg/kg,可预防基底细胞癌患者发生新的病变。

(六) 预后

关于砷及其化合物致癌的预后,目前少见相关研究报告。

国内一研究中,对 20 例急性砷化氢中毒患者的预后进行分析,研究发现患者的预后情况与治疗的时间窗密切相关,中毒后接受治疗的时间越短,预后越好。因为砷化氢中毒溶血往往呈自限性,其预后很大程度上依赖体内溶血产物和砷的清除速度。尿砷浓度、血清胆红素、肌酐、肌酸激酶、HCO$_3^-$、BE 值均与患者生存预后有关,提示在临床救治中应该密切关注这些指标,以便更好地治疗患者。一旦发生砷化氢中毒,应及时救治,尤其是促进溶血产物的排除和保护肾功能,从而避免多脏器功能的受损,维持内环境的稳定,可有效降低病死率。另一对 49 例急性三氧化二砷中毒患者的临床特征及预后研究显示,首次尿砷浓度、肝肾损害,是影响近期预后的重要指标。

中毒程度较轻者,有机会获得治愈。若病人产生严重的中毒,可能有永久性的伤害,甚或死亡。严重病例可于中毒后 24 小时至数日发生呼吸、循环、肝、肾等功能衰竭及中枢神经病变,出现呼吸困难、惊厥、昏迷等危重征象,少数病人可在中毒后 20 分钟至 48 小时内出现休克,甚至死亡。

(七) 预防

预防砷及其化合物中毒的措施,包括改革工艺、教育培训、加强个人防护、开展工作场所职业病危害因素检测、定期开展职业健康检查等。

1. 改革工艺　通过改善工艺条件,提高生产自动化、机械化、密闭化,使作业环境符合劳动卫生要求。在使用砷化合物生产及可发生砷烟雾的作业场所,要加强全面通风与局部通风,及时有效地将砷烟排出,达到保护作业工人的目的。

2. 教育培训 对作业工人进行上岗前及在岗期间的培训,加强对职业卫生知识的宣传教育,增强作业工人的职业健康观念,提高工人的防护意识。

3. 个人防护 采取一定措施仍不能将工作场所粉尘、毒物浓度降至国家标准以下,或防尘防毒措施出现故障时,接尘工人应佩戴个人防护用品,必要时佩戴含碘的活性炭口罩或防毒面具。接触砷及其化合物的作业工人在操作岗位不得吸烟和吃零食,以免毒物直接进入消化系统,引发中毒。工作完毕要用肥皂彻底洗手,漱口、洗澡,更换衣服、勤洗工作服。

4. 工作场所职业病危害因素检测 定期对存在砷及其化合物的工作场所进行职业病危害因素检测,确保作业场所空气中的砷不超过职业接触限值。

5. 职业健康检查 接触砷及其化合物的工人,应做好上岗前、在岗及离岗的职业健康检查。患有口腔溃疡、牙龈炎、牙槽脓肿、肝或肾功能异常、贫血、中枢神经系统器质性病变、精神病、慢性结肠炎等病症者,以及怀孕期妇女、哺乳期妇女、有内分泌疾病者,不宜从事接触砷的工作。

(麦诗琪,王致)

六、氯乙烯所致肝血管肉瘤

氯乙烯(chloroethylene)又名乙烯基氯(vinyl chloride),分子式为 C_2H_3Cl,无色无味,略呈芳香气味,是一种应用于高分子化工的重要单体,可由乙烯或乙炔制得。它易与空气形成爆炸混合物,爆炸极限为 4%~22%(体积)。微溶于水,可溶于乙醇、乙醚、四氯化碳、二氧乙炔和轻汽油。

氯乙烯是有毒物质,现已证实职业性接触氯乙烯是肝血管肉瘤的一个重要的致病危险因素。氯乙烯所致肝血管肉瘤又称血管内皮细胞肉瘤或恶性血管内皮瘤,是由肝窦细胞异形增生所形成的原发性恶性肿瘤。它是血管源性恶性肿瘤中最常见的一种,但与其他肝脏肿瘤相比,仍然是少见的。

(一) 职业接触

氯乙烯主要用于制造 PVC 塑料,也可与醋酸乙烯或丙烯腈生成共聚物,用作绝缘材料、粘合剂、涂料、仿制合成纤维等;还可作为化学中间体或溶剂。在生产和使用过程中,操作工或设备维修工都有接触机会,其中清釜工接触最多。氯乙烯主要以气体形式经呼吸道进入人体,也可经皮肤进入。人在 $30g/m^3$ 浓度下有头晕、畏光、恶心、呕吐;$180g/m^3$ 浓度时,可出现麻醉症状。长期接触氯乙烯可引起神经衰弱、肝脾肿大、雷诺氏症、肢端溶骨症及硬皮样改变等,被称为氯乙烯病或氯乙烯综合征。

(二) 发病机制及病理

目前氯乙烯单体确切的致癌机制尚不明确,根据有关研究显示氯乙烯在肝内经微粒体混合功能氧化酶作用,在还原型辅酶Ⅱ参与下进行环氧化反应,直接氧化为氧化氯乙烯,再重组成氯乙醛,氧化氯乙烯和氯乙醛为强氧化剂,是具有致癌和致突变作用的代谢产物,二者再与 DNA 共价结合产生 DNA 加合物。长期暴露于氯乙烯导致 DNA 加合物在体内蓄积,而 DNA 修复酶系统对其不易识别,导致核苷酸的替代、缺失和染色体的重排。

肝血管肉瘤的演变过程可能有下列 5 个主要途径:①肝小叶窦内皮细胞从非典型增生到间变细胞增生;②肝细胞初期增生随之萎缩和消失;③窦周间隙纤维组织增生;④进行性窦扩张到血肿形成;⑤窦壁细胞和汇管区毛细血管内皮细转化为肉瘤细胞。

（三）临床表现

1. 症状及体征　　最初主要症状是腹部疼痛或不适,其他常见的主诉有腹胀、迅速进展的肝衰竭、衰弱、食欲缺乏、体重减轻,25% 的病例合并肝硬化。起病方式主要有以下几种:

(1)半数以上为不明原因的肝大,伴有一些消化道症状,以肝大、腹痛、腹部不适、乏力、恶心、食欲差、体重减轻、偶尔呕吐和发热等为主要症状。病程进展较快,晚期可有黄疸、腹水,腹水呈淡血性。

(2)肿瘤破裂导致血腹引起急腹症的症状和体征。

(3)少数患者可有脾肿大,伴或不伴全血细胞减少。

(4)常有肝外转移,多为血行播散,可有转移至肺、胰、脾、肾和肾上腺或骨骼等的症状和体征,以肺转移最为常见。症状持续 1 周至 6 个月,有的持续 2 年。肝大,表面有结节,在部分患者肝脏表面可触及肿块,多数有触痛。肝脏表面有时可闻及动脉杂音。脾可肿大。腹水少见,但可呈血性腹水,病人往往伴有黄疸。

2. 影像学检查

(1)X 线检查:部分患者胸部 X 线片可示横膈抬高或其他一些少见征象,如右侧胸腔积液、肺不张或胸膜肿块,腹部平片可发现不透光的肝、脾和腹腔淋巴结阴影。

(2)CT 扫描:大部分病例肝脏 CT 扫描结果有异常。可发现不匀质低密度占位病变及肿瘤破裂影像,增强明显可见钙化。

(3)肝血管造影:发现异常血管形态,肿瘤周边部持续染色和中央放射状透光区,高度提示肝血管肉瘤。

(4)核素扫描 70% 患者可见缺损。

3. 实验室检查

(1)血象检查:可有贫血、微血管病性溶血性贫血,白细胞增多(65%)或白细胞减少(25%)、血小板减少(62%)。

(2)肝功能检查:约 2/3 的病人有肝功能异常,一组病例磺溴酞钠潴留试验(BSP)阳性者占 100%,ALP 升高占 85%,高胆红素血症 60%,部分病人有 ALT 升高。约 50% 患者伴有轻中度的转氨酶升高。

(3)弥散性血管内凝血为本病少见的并发症。凝血酶原时间延长占 72%。

(4)*p53* 基因:Smith 报道,对长期接触氯乙烯发生肝血管肉瘤 225 例患者血清中可检出 *p53* 抑癌基因产物的突变,由此提出 *p53* 基因可作为肝血管肉瘤高危人群的监控指标之一。

（四）诊断及鉴别诊断

依据 GBZ 94《职业性肿瘤的诊断》进行诊断。

1. 诊断时应同时满足以下三个条件。

(1)原发性肝血管肉瘤诊断明确:常有白细胞、血小板减少,凝血酶原时间延长,肝功能异常,ALP 升高,高胆红素血症,X 线、CT、肝核素扫描发现肝占位和充盈缺损等变异。Burston 提出 3 项诊断标准可供参考:

1)病理形态似库普弗细胞;

2)有血管形成倾向;

3)有吞噬现象。诊断依靠病理检查,以肝组织活检为最可靠。

(2)有明确的氯乙烯单体职业暴露史,氯乙烯单体累计暴露年限 1 年以上(含 1 年)。

（3）潜隐期 1 年以上（含 1 年）。

2. 鉴别诊断　临床上肝血管肉瘤易与肝弥漫性毛细血管瘤相混淆，也很难与肝母细胞瘤相鉴别，在成年人肝血管肉瘤须与未分化肝细胞癌鉴别，前者如瘤细胞质呈嗜酸性，后者呈嗜碱性，而且异质明显。多处取材可见癌细胞带有肝细胞性状，可资鉴别。

（1）肝血管瘤：是肝脏最常见的良性肿瘤，可发生于任何年龄，但常在成人出现症状，女性多见，肿瘤可位于肝脏任何部位，常位于包膜下，多为单发（约 10% 为多发），肿瘤直径多小于 5cm，但亦可小至数毫米，也有个别大至 30cm 者，肿瘤直径小于 5cm 者多无症状，5cm 以上者近半数有腹部不适、肝大、食欲缺乏、消化不良等症状。肝功能一般正常，超声波检查呈典型的边缘清晰的回声增强区，内部可见管道通入，大的肝血管瘤可见网状回声不均，有时可见钙化。CT 造影剂增强或延迟扫描具特征性，主要表现先有肿瘤周边过度增强，逐渐向中心充填呈等密度。MRI 扫描在 SE 序列 T1 加权像上，瘤灶呈边界清楚的类圆形低信号区，在 T_2 加权像上瘤灶信号明显增强且均匀升高，而正常肝实质信号强度明显衰减，瘤 / 肝信号强度比明显增加。放射性核素肝血池扫描呈明显填充现象。由于肝血管瘤为良性病变，因此病人临床症状及体征均不明显，预后良好。

（2）原发性肝癌：是我国常见恶性肿瘤之一，本病患者大多数有慢性肝炎、肝硬化病史。临床症状有肝区疼痛、乏力、纳差、消瘦等。肝脏呈进行性肿大，质地坚硬，表面及边缘不规则，常呈结节状。脾多肿大，腹水呈黄色或血性，黄疸可为肝细胞性或梗阻性，肝区可闻及血管杂音。部分病人可有转移灶的相应体征，如锁骨上淋巴结肿大，胸膜转移时出现胸腔积液或血胸。出现骨转移时可见骨骼表面向外突出，有时可出现病理性骨折，出现脊髓受压时可表现截瘫，颅内转移可出现偏瘫等病理性神经体征。实验室检查 AFP 增高是当前诊断肝细胞癌相对特异的标志物，借此可与肝恶性血管瘤鉴别，其他如影像学检查也可与肝恶性血管瘤鉴别。

（五）治疗

局限性结节不伴有肝硬化者，争取早期发现，早期手术切除。不能切除的肿瘤，可采用化疗药物氟尿嘧啶、长春新碱、环磷酰胺、多柔比星（阿霉素）、表柔比星（表阿霉素）和 / 或放疗，可延长患者生存期。

（六）预后

该肿瘤恶性程度高，病程发展快，肿瘤切除机会少，预后差。未治疗的病人，大多数于半年内或一年内死亡，病人一般死于肝功能衰竭或腹腔内出血。

（七）预防

1. 设备密闭　氯乙烯制造和聚氯乙烯制造过程中，必须做好管道的密闭。注意设备的维修和保养，杜绝跑、冒、滴、漏。

2. 对清釜进行技术改造　以往聚合釜人工清釜，一釜一清，清釜工要接触大量氯乙烯。技术改造后，聚合釜壁涂防结剂，几十釜甚至上百釜清一次。清釜用高压水（10MPa）清洗或采用机械清洗法，避免了工人直接接触氯乙烯。

3. 抽取单体　从聚氯乙烯树脂成品中经冷却真空抽取氯乙烯单体，使成品中的氯乙烯单体含量由原来的 1% 左右，降到 10ppm 以下。这样使聚氯乙烯成品的热加工中，释放氯乙烯单体的量极大减少，减少了污染和危害。

4. 做好个体防护　进入聚合釜操作或检修时，必须戴空气呼吸器，严密防护，并加强换班,缩短接触。

5. 定期检测 开展氯乙烯作业环境的空气中氯乙烯浓度的定期检测,氯乙烯职业接触限值为 30mg/m³。

6. 做好职业健康检查 对氯乙烯作业工人应认真进行上岗前和在岗期间职业健康检查。如见腹内有积块、身体消瘦、倦怠乏力等症状应早期检查,及时治疗。

7. 职业禁忌证 患有精神神经系统疾患、肝脏病、肾脏病、慢性湿疹等,不宜从事氯乙烯的生产。发现有溶骨病变时也须调离。

（郭静宜,王致）

七、焦炉逸散物所致肺癌

焦炉逸散物(coke oven emissions,COE)是指从焦炉中逸散出来的蒸汽、烟、雾和尘的总称,是煤焦化工业中生产煤焦油、焦炭和炼焦煤气时的重要副产物。煤焦油及其衍生物作为煤化学工业的重要原料,被广泛用于塑料、沥青、橡胶、医药、耐高温材料、染料、合成纤维等的制造之中。炼焦煤气经过分离和净化后成为煤气和苯,用于居民供能和化工生产等领域。焦炭可被用于高炉冶炼、铸造和气化。

大量的流行病学研究表明,长期暴露于 COE 与肺癌发病有明显的因果关系,焦炉工人肺癌于 1988 年便进入我国法定的职业性肿瘤目录。焦炉逸散物(COE)已被 IARC 划分为“确认致癌物”,即流行病学调查及动物实验都有明确证据表明对人有致癌性的理化物质或生产过程。COE 中含有大量致癌性强的多环芳烃(polycyclic aromatic hydrocarbons,PAH),是引起焦炉工人肺癌高发的主要原因。

(一) 职业接触

在钢铁生产、煤气生产、煤焦油炼制等涉及煤焦化的行业中,原料煤在高温缺氧的焦炉炭化室内干馏时,可产生大量的蒸汽、烟和尘,这些气体可从焦炉中逸散出来,并在装煤、出焦、漏气、熄焦和筛焦等过程中逸散到周围环境之中,对劳动者的职业环境,甚至周围居民的生活环境造成污染。工作岗位位于煤焦炉附近的工人,例如装煤工、出焦工、熄焦工、筛焦工、焦炉清扫工等,尤其是工作岗位位于炉顶工段的工人,是焦炉逸散物的主要职业接触人群。目前认为,焦炉工人往往在接触焦炉逸散物十年以上后,开始出现肺癌高发。

(二) 发病机制

煤在焦化过程中产生的焦炉逸散物中含有大量多环芳烃(polycyclic aromatic hydricarbon,PAH),大量流行病学和实验研究表明,PAH 具有致突变性和致癌性,是引起焦炉作业工人肺癌的主要原因。

目前认为,氧化应激和遗传损伤是 PAH 诱发肺癌的重要机制。

1. 氧化应激 焦炉逸散物中的 PAH 通过呼吸道进入人体,在代谢过程中产生大量的活性自由基(reactive oxygen species,ROS)。ROS 是一类化学反应活性高的电子缺乏物质,会以抢夺电子的形式攻击人体中的蛋白质、核酸、脂类等大分子物质,失去电子的大分子物质又将抢夺邻近分子的电子,导致人体细胞组织出现损伤,出现大量受损伤细胞的聚集,从而诱发肿瘤。

2. 遗传损伤 PAH 进入人体后,经过混合功能氧化酶(主要为细胞色素 P450)的代谢后,生成致癌性较强的亲电子环氧化物,如二羟基环氧化物,这些环氧化物可与 DNA 分子共价结合形成 PAH-DNA 加合物,从而出现 DNA 链断裂、染色体损伤、基因组不稳定,进而诱导基因突变,引起原癌基因和抑癌基因的改变,甚至诱发恶性肿瘤。

(三) 临床表现

1. 症状及体征　患者具有可靠的焦炉逸散物接触职业史,工龄较长(10 年以上),患者以中老年男性为主。为原发性肿瘤,临床表现与肿瘤的大小、所在部位、进展阶段和有无转移有关。患者常出现持续性的无痰或少痰的刺激性干咳,当肿瘤压迫支气管时,咳嗽会加重,常表现为刺激性呛咳或高调金属音性咳嗽;中心型肺癌患者常出现血痰或咯血;肿瘤向支气管内生长时,患者会出现气短和喘鸣;当肿瘤压迫到喉返神经时,患者常出现声音嘶哑;肿瘤侵犯或压迫食管时,可引起咽下困难;晚期患者常伴有消瘦和恶病质;多数焦炉逸散物所致肺癌患者伴有肿瘤转移。

2. 影像学检查　是发现肺癌最重要的手段之一,X 线检查和 CT 较为常用。焦炉工人肺癌多以周围型肺癌为主,发生在肺门者较少。焦炉逸散物所致肺癌的影像学检查结果与其他因素导致的肺癌基本一致。

(1)周围型肺癌:早期表现为局限性小斑片状阴影,边缘不清,密度较淡,随着肿瘤的增大,阴影也逐渐增大,呈现为圆形或者类圆形,密度也随之增高,边缘常呈分叶状,可伴有脐凹或细毛刺。

(2)中心型肺癌:常因肿瘤向管腔内生长引起支气管阻塞征象。不完全阻塞时表现为段、叶局限性气肿,阻塞完全时呈现为段、叶肺不张。此外,磁共振成像(MRI)、正电子发射计算机体层扫描术(PET)和单电子发射计算机断层显像(SPECT)可作为诊断肺癌的影像学辅助手段。

3. 实验室检查

(1)病理学检查:焦炉逸散物所致肺癌病理类型中低分化的腺癌较多,小细胞癌和鳞状上皮癌较少。

(2)气管镜检查:对于气管支气管腔内癌肿,多可以直视下活检及刷检检查,获得确诊;对于气管支气管壁外的肿大淋巴结,可行超声气管镜针吸活检,获得淋巴结中癌细胞,从而获得确诊。

(3)痰脱落细胞检查:3 次以上标准收集的系列痰标本对提高肺癌诊断率有积极的意义,可使中央型和周围性肺癌的诊断率分别达到 80% 和 50%。

(4)针吸细胞学检查:可在气管镜、超声波、X 线或 CT 的引导下开展针吸细胞学检查,可将中央型肺癌的诊断率提高到 95%,该方法常见的并发症为气胸,发生率为 25%~30%。

(5)其他:包括胸腔镜检查、纵隔镜检查、开胸肺活检和肿瘤标志物检查等,对诊断焦炉逸散物所致肺癌也有一定的辅助作用。

(四) 诊断及鉴别诊断

依据 GBZ 94《职业性肿瘤的诊断》进行诊断。

1. 诊断　焦炉逸散物所致肺癌诊断时应同时满足以下三个条件:

(1)原发性肺癌的临床诊断明确:焦炉逸散物所致肺癌的诊断有赖于临床医师对患者职业史的高度敏感性,对原发性肺癌的症状、体征有一定的经验,并能综合分析影像学检查和主要实验室检查结果。对于可疑患者,及时开展气管镜和细胞学检查辅助诊断,以期做到早诊断、早治疗。

(2)有明确的焦炉逸散物职业暴露史,焦炉逸散物的累计暴露年限为1年及以上。

(3)潜隐期为10年及以上。

2. 鉴别诊断

(1)肺炎:慢性肺炎病情迁延时,易形成团块状的炎性假瘤,容易和肺癌混淆。需要注意的是,炎性假瘤边缘不齐,形态不整,且核心密度较高。若患者抗生素治疗肺部阴影吸收缓慢,或出现同一部位反复发生肺炎时,应考虑肺癌。

(2)肺脓肿:肺脓肿患者往往起病较急,并伴有严重的中毒症状,如寒战、高热、咳嗽、咳浓臭痰等。X线胸片结果呈现为大片均匀的炎性阴影,血常规检查常提示白细胞和中性粒细胞数量升高。

(3)肺结核:多伴有长期低热、盗汗等结核中毒症状,结核菌素试验呈阳性,抗结核治疗往往有效。气管镜、痰脱落细胞或其他组织病理学检查有助于其与焦炉逸散物所致肺癌的鉴别诊断。

(五) 治疗

焦炉逸散物所致肺癌与其他原发性肺癌一样,治疗方案需要根据肿瘤的组织学特征确定。通常,局限性的非小细胞癌多可通过外科手术、化疗、放疗、生物治疗、靶向治疗减轻肿瘤负荷,甚至可达根治;小细胞癌大多合并转移,难以采用外科手术来根治,在临床上多采用放化疗相结合的综合治疗法开展治疗。中医药治疗对于减少放化疗不良反应,巩固疗效、促进机体功能恢复有较好的辅助作用。

(六) 预后

肺癌已经成为恶性肿瘤死亡的首要原因,由于早期诊断困难,多数患者确诊时已属中晚期,约86%患者确诊后5年内死亡,但是早期肺癌治疗后5年生存率可达87.7%,因此,早发现、早治疗对改善肺癌的预后至关重要。强调焦炉逸散物接触者,严格健康体检,对体检中发现的可疑肺癌者,及早行内镜等检查,及早获取病理组织,及早确诊,及早治疗,才能改善预后。

(七) 预防

焦炉逸散物所致肺癌其病因明确,可以通过职业卫生预防体系减少致癌物职业暴露,严格规范的职业健康检查,以及对确诊后的早期治疗及并发症的治疗,可改善患者的预后。

1. 一级预防

(1)减少接触机会和降低接触强度:

1)大力开展工程学研究,促进工艺改革,尽量减少焦炉逸散物暴露强度高的工作场所的岗位设置,对于职业病危害暴露严重的工段和岗位,要大力推进"机械化换人、机器人作业、自动化减人"工程。

2)加强岗位通风,定期维护、评价通风设施效果,职业性暴露于焦炉逸散物的工人应正确佩戴、定期更换防护效果合格的口罩,以降低接触强度。

(2)加强用人单位负责人和劳动者的健康教育,明确用人单位职业病防治的主体责任,确保用人单位负责人和劳动者了解工作场所中存在的职业病危害因素及其可能导致的健康损害,保障劳动者个体防护用品的定期发放和正确使用。

(3)定期开展工作场所职业病危害因素检测和劳动者职业健康检查。用人单位应全面掌握工作场所焦炉逸散物的分布和浓度,对于焦炉逸散物浓度较高的工段和岗位,应加强通风,督促劳动者正确使用个体防护用品。对于职业健康检查发现禁忌证者(慢性阻塞性肺疾病),应及时调离岗位。

2. 二级预防　提高临床医师对职业性肿瘤的诊断敏感性,怀疑患者为焦炉逸散物所致肺癌时应详细询问其职业史,正确运用并结合影像学检查和实验室检查手段,做到早期发现、早期诊断、早期治疗;对于在职业健康检查中发现的疑似病例,应尽早前往职业病诊治专科医院就诊。

3. 三级预防　尽可能防止或减轻病残的发生,使病人最大限度恢复心理和社会功能,尽量减少后遗症及并发症。提高职业病患者工伤保险待遇的落实比例,帮助职业病患者创造良好的治疗和康复环境。

(荣幸,蒋文中)

八、六价铬化合物所致肺癌

铬酸盐广泛应用于多种行业,如电镀、冶炼、颜料生产和使用等,可以通过多种途径进入机体而产生毒性作用,口服致死量约为 1.5g。流行病学调查显示,长期铬暴露可引起呼吸道癌症发病率增高;铬以多个价态存在于自然界中,只有六价铬具有致癌性,其靶标是支气管肺;国际癌症研究机构(IARC)确定六价铬化合物为Ⅰ类致癌物。

(一) 职业接触

六价铬化合物是强氧化剂,常以铬酸盐、重铬酸盐、铬酸、铬酸酐等形式存在;职业接触多见于从事金属铬开采、冶炼、镀铬、颜料、染料、油漆、鞣皮、橡胶、陶瓷、照相和印刷业。

1. 铬铁矿开采　包括铬铁矿的选矿、开采过程中产生的颗粒物吸入,是铬化合物毒性的主要来源。见于爆破、破碎、震动给料、烘干、切割、运输、辅助等工序。

2. 冶炼工业　冶金业,铬铁矿主要用来生产铬铁合金和金属铬;铬铁合金作为炼钢的重要添加剂,根据不同含碳量分为碳素铬铁、中碳铬铁、低碳铬铁、微碳铬铁,在炼钢的精炼后期加入电冶炼炉;因此,在混料、焙烧、侵取、过滤、硫粉还原、煅烧、熔炼、烟粉清除都可接触铬化物颗粒。

3. 电镀工业　主要见于电镀和电镀废水的处理工序,包括上件、水洗、酸活化、铬活化、亮铬、还原、烘干;以及镀铬废水处理过程中还原、沉降、压滤、沙滤、综合废水的排放、污泥外运等工序。

4. 颜料和感光工业　铬酸盐多用于制作颜料、油漆、照相感光剂等;其中颜料生产过程重铬酸钠的加料、溶解、合成、后处理、过滤、干燥、粉碎等工序均可接触含铬化合物。

5. 其他　铬酸盐化工是我国重点发展的产业,六价铬接触人数众多。重铬酸盐常作为强氧化剂用于鞣皮,铬矾用作皮毛的媒染剂、固色剂等。

(二) 发病机制及病理

1. 发病机制　六价铬化合物的致癌机制至今仍未阐明,普遍认为六价铬化合物通过影响基因调控、细胞突变、凋亡等机制促进肺癌的发生。

(1)肺癌相关基因调控失常

1)癌基因激活和抑癌基因失活:癌症的发生是多阶段、多步骤的过程,相关基因的调控对癌症的发生、发展具较大影响。肺上皮细胞暴露于六价铬化合物时,既可观察到基因正调控,也存在基因负调控。

ras 基因家族是与肺癌发生密切相关的癌基因,正常是非活化状态存在,六价铬暴露使 *ras* 出现点突变而激活。*P53* 是一种抑癌基因,其生物学功能为 G1 期 DNA 坏点的检查点,控制静止期细胞从 G0 到 G1 的转变;突变的 *P53* 基因对癌症的发生起到促进作用。重铬酸钾可引起大鼠 *P53* 基因外显子 7 的 DNA 损伤。

2)细胞周期相关基因及 DNA 修复基因异常:六价铬可引起细胞增殖失控,导致癌变。中等浓度铬化合物可致细胞 G1 期停滞,低浓度可引起 G2 期停滞,亦可促使细胞 CyclinD 升高,G1/S 期转换失常,诱导肺癌的发生。

DNA 修复基因对维持基因的稳定性和基因组的完整性很重要,六价铬暴露可能影响细胞核苷酸切除修复,细胞致突变率增加。

(2)细胞突变:致癌物可与 DNA 共价结合,改变 DNA 结构,直接导致细胞突变;致癌物与细胞其他结构发生相互影响,可间接影响细胞突变。

1)DNA 损伤:六价铬可通过离子通道进入细胞,被含巯基结构蛋白还原三价铬,期间伴有自由基产生和脂质过氧化,引起 DNA 损伤;此外,也形成铬 -DNA 加合物、DNA 链内交联、DNA- 蛋白交联、DNA 断裂等。

2)染色体异常:染色体某些部位缺失可导致抑癌基因杂合性丢失,导致肺癌等实体瘤发生。六价铬化合物可导致细胞杂合性丢失、淋巴细胞姐妹染色单体互换、微核率增加。

3)体细胞重组:六价铬是哺乳动物体细胞重组有效诱导物。研究发现,六价铬化合物致癌中体细胞重组发挥了重要作用,可诱导体细胞突变的克隆。

(3)诱导凋亡:凋亡是生理性细胞死亡方式,凋亡失调与癌症发生密切相关。六价铬化合物可引起细胞凋亡,存活率下降;其中,毒物浓度与染毒细胞的凋亡数目呈剂量 - 反应关系。

2. 病理 六价铬化合物所致肺癌的病理类型以鳞状细胞癌、小细胞肺癌多见。人小气道上皮细胞(human small airway epithelial cell,HSAE)细胞经铬酸钠处理后,出现超微结构改变,如染色质聚集,细胞质密度升高,胞膜出现小泡,而且出现具有完整包膜的凋亡小体。重铬酸钾对人胚肺细胞(HEL)染毒,随着染毒剂量增加以及染毒时间延长,出现质膜扭曲,伪足形成及小泡产生,细胞核出现畸形,切迹加深,有核突,分叶状,中间仅有核桥相连,核内膜异染色质聚集,最终染色质凝聚成团,染色质分解,核内染色质稀少;核仁肥大、多核仁、核仁边集等现象;胞质内线粒体肥大、增生;粗面内质网扩张、囊泡化,并随着细胞损伤加重而出现脱颗粒及解聚现象;溶酶体增多,并可观察到大量的次级溶酶体。随着细胞核、染色体损伤积累,细胞癌变后,出现典型肺癌病理特征。

(三)临床表现

1. 症状及体征 六价铬化合物所致肺癌与其他原因所致肺癌的临床表现大致相同。主要表现在以下几个方面:

(1)原发肿瘤引起的症状

1)咳嗽:为常见的早期症状,肿瘤在气管内可有刺激性干咳或少量黏液痰。肺泡癌可有大量黏液痰。继发感染时,痰量增高,且呈黏液脓性。

2)咯血:以中央型肺癌多见,多为痰中带血或间断血痰;如侵蚀大血管,可引起大咯血。

3)喘鸣:由于肿瘤引起支气管部分阻塞,可引起局限性喘鸣音。

4)胸闷、气急:肿瘤引起支气管狭窄,特别是中央型肺癌,肿瘤压迫主支气管或隆突;或转移至胸膜或心包,发生胸腔积液或心包积液,均可影响肺功能,发生胸闷、气急。

5)消瘦：为肿瘤晚期的常见症状之一；患者食欲减退,出现消瘦或恶病质。

6)发热：低热多见。若合并感染,可出现高热,有效抗生素治疗后,部分患者仍有低热表现。

(2)肿瘤局部扩展引起的症状

1)胸痛：约30%的肿瘤直接侵犯胸膜、肋骨和胸壁,可引起不同程度的胸痛。随呼吸、咳嗽时加重。肋骨、脊柱受侵犯时,则有压痛点。

2)呼吸困难：肿瘤压迫大气道.可出现吸气性呼吸困难。

3)声音嘶哑：癌肿直接压迫或转移至纵隔淋巴结,淋巴结肿大后压迫喉返神经(多见左侧),可发生声音嘶哑。

4)上腔静脉阻塞综合征：癌肿侵犯纵隔,压迫上腔静脉时,上腔静脉回流受阻,产生头面部、颈部和上肢水肿以及胸前部淤血和静脉曲张,可引起头痛或头昏。

5)Hornor综合征：位于肺尖部的肺癌称上沟癌(Pancoast癌),可压迫颈部交感神经,引起病侧眼睑下垂、瞳孔缩小、眼球内陷,同侧额部与胸壁无汗或少汗,也常有肿瘤压迫臂神经造成烧灼样疼痛,夜间尤甚。

(3)肺癌远处转移引起的症状

1)肺癌转移至中枢神经系统,可发生头痛、呕吐、眩晕、复视、共济失调、脑神经麻痹、一侧肢体无力等神经系统症状。严重时可出现颅内高压的症状。

2)转移至骨骼,特别是肋骨、脊椎骨、骨盆时,则有局部疼痛和压痛。

3)转移至肝脏时,可有厌食、肝区疼痛,肝大、黄疸和腹水等。

4)肺癌转移至淋巴结,多见于腋窝、腹腔淋巴结以及前斜角肌区淋巴结；左锁骨上淋巴结常是癌细胞由淋巴进入血循环最后一站,但是患者常毫无症状。

(4)胸外表现：亦称副癌综合征,指肺癌非转移性胸外表现,以小细胞肺癌多见。

1)内分泌综合征：指肿瘤细胞分泌具有生物活性的多肽或胺类物质,如促肾上腺皮质激素、甲状旁腺激素、抗利尿激素和促性腺激素等,出现相应的临床表现。

2)骨骼-结缔组织综合征：可出现原发性肥大性骨关节病、神经-肌病综合征如肌无力样综合征、多发性周围神经炎、亚急性小脑变性等。

3)血液学异常：如游走性血栓性静脉炎,粒细胞增多和红白血病,弥散性血管内凝血等。

2.影像学检查　肺癌的影像学检查方法有胸片、胸部CT、磁共振成像(MRI)、核素扫描等。

(1)胸部X线检查：X线是临床上发现肺癌的重要手段,胸片主要表现为肺门或肺叶结节或团块影,分叶状生长、细毛刺,多数有血管进入肿瘤组织。当肿瘤组织阻塞支气管,可出现肺不张、局限性肺气肿、阻塞性肺炎和继发性肺脓肿。当肺癌发生在段以下支气管,可表现为斑片状阴影,边缘不清,密度较淡,类似于肺炎改变,侵犯胸膜可出现胸积液改变。X线胸片由于价廉,基层医院普及,目前仍然为发现肺癌的重要手段之一。

(2)电子计算机体层显像(CT):CT已广泛应用于临床,加之HRCT逐渐成为CT标配,使其对肺癌诊断准确率大大高于一般的X线胸片。HRCT可以显示直径<5mm的小结节、中央气道内和第6~7级支气管和小血管,能够明确病灶形态、密度、大小,病灶内血管及空洞,病灶和周围肺组织及血管的关系,通过注射造影剂可行CT增强,根据病灶是否强化,能够进一步增加病灶信息量,对提高肺癌诊断准确率有重要价值。

(3)正电子发射计算机断层摄影术(PET):PET属代谢和功能性显像,反映的是人体内生化代谢过程;将CT和PET结合起来作同机扫描,形成融合图像,即PET-CT。可使代谢异常区域用CT精确定位,有助于肺癌良恶性鉴别及肺癌TMN分期。

(4)磁共振成像(MRI):磁共振成像技术在肺癌中既往主要用于明确肿瘤与邻近大血管之间的关系,尤其是在肺上沟癌中判定肿瘤是否侵入血管有一定的价值。

3. 实验室检查

(1)细胞学检查:包括痰脱落细胞学检查、内镜细胞学检查、胸积液细胞学检查、针吸活检以及开胸肺活检。其中痰脱落细胞学检查简便易行,阳性率介于50%~70%,如果结合气管镜、胸腔镜、针吸活检、胸积液细胞学检查,诊断准确率将显著升高;对经过以上措施获取细胞学困难者,可行开胸肺活检。

(2)肿瘤标志物检查:目前尚无敏感性及特异性均高的肿瘤标志物。癌胚抗原(CEA)、神经特异性烯醇酶(NSE)、细胞角蛋白19片段(CYFRA21-1)等指标均有一定的指示作用,联合检测可增强医生信心,对肺癌诊断有一定的价值。

(3)肺癌的基因诊断:肺癌基因诊断有一定价值,包括癌基因、抑癌基因的检测,识别靶向药物的突变基因、融合基因检测,耐药基因检测,外周血游离肿瘤DNA检测(液体活检)。均需要进一步探索其敏感性及特异性。

(4)尿铬及血铬:尿铬水平波动性大,其正常值为10~40nmol/d,平均为20nmol/d。血红细胞铬检查可反映近期Cr^{6+}的接触情况。尿铬和血铬对已确诊为肺癌患者的病因学推断有一定价值。

(四) 诊断及鉴别诊断

1. 诊断　按照GBZ 94《职业性肿瘤的诊断》诊断标准,同时满足以下三个条件:

(1)原发性肺癌临床诊断明确;

(2)有明确的六价铬化合物职业接触史,累计接触年限1年以上(含1年);

(3)潜隐期4年以上(含4年),即可诊断。

2. 鉴别诊断　六价铬化合物所致肺癌需要与以下疾病相鉴别:

1)肺结核中结核球、肺门淋巴结核;

2)肺炎、肺脓肿;

3)肺良性肿瘤。

(五) 治疗

治疗原则与原发性肺癌相同,临床上应采取综合治疗的原则。即根据病人的机体状况,如肿瘤的细胞学、病理学类型,侵犯范围(TNM期),有计划地、合理地应用现有的治疗手段,以期最大幅度地根治、控制肿瘤,提高治愈率,改善病人的生活质量。

(六) 预后

六价铬化合物所致肺癌预后不良。

(七) 预防

六价铬所致肺癌应特别强调预防,改善设备和操作条件,减少职业工作中六价铬的暴露,尽可能使之自动化,减少人工接触;加强个人劳动防护,劳动者必须穿上工作服,并戴防毒口罩(口罩纱布至少在六层以上,口罩内置入粒状苏打石灰,以中和铬酸,也可戴吸附性强的泡沫口罩),严禁工作中吸烟,工作完毕后及时洗澡、换衣,定期职业健康检查。

九、毛沸石所致肺癌、胸膜间皮瘤

毛沸石属于沸石类,因具有优良的理化特性,在工业中被大量生产和使用。自 20 世纪 70 年代始,陆续发现毛沸石环境污染地区及毛沸石使用接触者,肺癌和间皮瘤高发,由此,毛沸石被国际癌症研究机构(IARC)列为 I 类致癌物。我国 2013 年《职业病分类和目录》中将"毛沸石所致肺癌、胸膜间皮瘤"新增列入职业性肿瘤范畴中。

沸石是沸石族矿物的总称,是一种含水的架状铝硅酸盐,形成于火山岩沉积,含有碱金属与碱土金属的结晶质;沸石可分为斜发沸石($Na_6[Al_6Si_{30}O_{12}]\cdot24H_2O$)、丝光沸石($Na_8[Al_8Si_{40}O_{96}]\cdot24H_2O$)、毛沸石($((K_2、Ca、Mg、Na_2)_{4.5}[Al_9Si_{27}O_{72}]\cdot27H_2O)$)、菱沸石($Ca_2[Al_4Si_8O_{24}]\cdot13H_2O$)、钙十字沸石 $KCa[Al_3Si_5O_{16}]\cdot6H_2O$)等。毛沸石以毛状易碎纤维存在于火山灰岩石空隙中,故得名毛沸石;根据其中金属元素,可进一步细分为钠毛沸石、钾毛沸石和钙毛沸石。

毛沸石具有由四面体框架连接而成的六方笼状结构。由于其在晶体内部形成许多均匀的孔道和内表面积很大的孔穴,而具有选择吸附物质的功能,吸附量大、吸附率高,并能将液体中一定大小的分子吸附,起到筛分作用。沸石本身具有热稳定性、耐酸性、化学反应性、可逆脱水性、电导率高,另外其折射率和重折射率低,使其具有广泛的用途;可做水泥的活性混合材料,建筑材料、化工催化剂、气体及液体的净化剂,燃料点火剂,二氧化碳吸附剂,原子裂变产物及同位素贮存剂,纸张吸潮去垢剂等。

(一)职业接触

毛沸石被广泛运用于工业、农业、国防等部门,并且其用途还在不断扩展中。致使其对人群的损害由矿物开采延伸至流通、使用群体。

1. **毛石矿开采**　沸石族矿属于铝硅酸盐矿,1972 年在我国浙江缙云县发现第一个沸石矿,至今约 140 个沸石矿在开采和使用。采矿中爆破、切割、运输、装卸等工序均可接触沸石矿尘。

2. **沸石露天矿居民暴露**　部分沸石矿属于露天矿,对居民的影响主要通过扬尘由呼吸道吸入,导致肺癌或间皮瘤。如土耳其安纳托利亚地区村庄坐落在火山岩上,周围居民出现恶性胸膜间皮瘤高发。

3. **沸石加工和使用**　由于沸石用途广泛,从含沸石的原材料制造、化工产品生产和使用、终端产品的使用,甚至作为玩具都可能接触毛沸石。其中水泥的生产、人造骨料、建筑、化工催化剂产业链、实验室同位素生产和使用等环节是主要的接触人群。

(二)发病机制及病理

1. **发病机制**　毛沸石致病机制不甚明确,多数来源于动物实验。大鼠毛沸石腹腔注射(长 0.4~24um,平均 1um;直径 0.1~2.5um),并与温石棉对照,可见毛沸石致纤维化作用较强,致癌作用与石棉相似,多数大鼠因间皮瘤死亡;以 $10mg/m^3$ 毛沸石染尘,肺纤维化及胸膜间皮瘤发生率高。机制是沸石对巨噬细胞及红细胞有很强的细胞毒作用和溶血作用,巨噬细胞氧化爆发及自由基形成,促使肺间质纤维化及间皮瘤的形成。此外,毛沸石是细胞染色体断裂剂,动物实验中大鼠染色体出现倍性改变,姐妹染色单体异常率增加,可能是其致癌机制之一。

2. **病理**　毛沸石可导致弥散性肺间质纤维化(沸石肺)及肺癌、胸膜钙化和胸膜间皮瘤。组织学可见肺泡单核细胞炎症、肺泡壁增厚、间质纤维化,伴有无定型铁色素,透射电镜可见毛沸石纤维;肺组织和胸膜可见沸石小体形成,其核心可见毛沸石纤维;支气管肺泡灌洗液可见裸露的毛沸石纤维及铁小体。胸膜增厚和钙化,及间皮瘤改变,可见细胞中央出现致密环;此外,和石棉相比,毛沸石所致胸膜间皮瘤的病情进展更快,中位生存期平均为10个月。

(三) 临床表现

毛沸石所致肺癌、胸膜间皮瘤与其他原因所致肺癌及间皮瘤的临床表现大致相同。

1. 症状及体征

(1)肺癌:毛沸石致病潜隐期较长,早期可无症状,随着病情进展,逐渐出现间质性肺纤维化症状体征,如轻度咳嗽、咳痰、胸闷等症,易被忽视;至出现肺癌时,其症状体征与原发性支气管肺癌相似,包括原发肿瘤和肿瘤扩展引起的症状体征。

1)原发肿瘤症状体征:包括:

①咳嗽,为刺激性咳嗽,少痰或无痰,伴有肺部感染者,可出现痰量增加,并可出现咯血或痰中带血;

②低热,多为肿瘤吸收热,一般不超过 38.5℃,伴感染者可出现高热;

③胸闷气急,多为肿瘤阻塞气管支气管所致;

④消瘦,肿瘤高代谢致负氮平衡,分解代谢为主,严重者可出现恶病质;

⑤胸痛,肿瘤侵犯胸膜、肋骨、胸壁,均可出现胸痛。

2)肿瘤扩展引起的症状体征:包括:

①声嘶,肿瘤侵犯喉返神经,影响发音器官功能;

②上腔静脉阻塞综合征:癌肿侵犯纵隔,压迫上腔静脉时,可引起头面部、颈部和上肢水肿以及胸前部淤血和静脉曲张,伴头痛;

③ Horner 综合征:位于肺尖部的肺癌称上沟癌(Pancoast 癌),可压迫颈部交感神经,引起病侧眼睑下垂、瞳孔缩小、眼球内陷,同侧额部与胸壁无汗或少汗。

3)肺癌远处转移:包括:

①中枢神经系统,可发生头痛、呕吐、共济失调、脑神经麻痹、一侧肢体无力等神经系统症状;

②转移至骨骼,有局部疼痛和压痛;

③肺癌转移至腋窝、腹腔淋巴结以及前斜角肌区淋巴结,可出现相应症状体征。

4)胸外表现:亦称副癌综合征,以小细胞肺癌多见。可见内分泌综合征,骨骼 - 结缔组织综合征,原发性肥大性骨关节病、神经 - 肌肉综合征如肌无力综合征,多发性周围神经炎、亚急性小脑变性,以及血液学异常,如游走性血栓性静脉炎,粒细胞增多和红白血病等。

(2)胸膜间皮瘤:最显著的特征就是持续性胸痛,没有明确的痛点,多呈现背部片状区域钝痛,消炎镇痛药物类往往不能缓解,完全镇痛需要阿片类镇痛药。50%~70% 伴呼吸困难,呈进行性加重,消瘦、发热和贫血。约 95% 患者伴有胸腔积液,右侧多于左侧,积液多为血性,少数为草黄色渗出液,因富含透明质酸而呈粘稠状,抽液后再生很快,多于 24 小时内积液恢复到抽液前水平。胸痛不随胸积液增加而缓解。

恶性胸膜间皮瘤侵犯邻近的组织器官,如食管、肋骨、椎体、上腔静脉而出现相应的症状,如吞咽困难、椎体疼痛、脊髓压迫症状、上腔静脉压迫综合征。患者可出现胸积液和胸膜增厚体征,如肋间隙增宽、患侧胸部饱满、呼吸动度下降,随着时间的延长,出现肋间隙变窄,叩诊浊音,听诊呼吸音减弱。由于胸膜增厚,癌细胞沿着胸膜爬行而侵犯横膈、纵隔胸膜,癌变胸膜紧紧包裹着肺脏使呼吸困难加剧,形成所谓的"冰冻胸"。

2. 影像学检查

(1)胸部 X 线检查:毛沸石 X 线表现可见两肺广泛肺间质纤维化改变,随着病情加重可出现肺气肿征;当出现肺门或肺叶结节或团块影,分叶状生长、细毛刺,要警惕肺癌的发生;当肿瘤组织阻塞支气管,可出现肺不张、局限性肺气肿、阻塞性肺炎和继发性肺脓肿;当肺癌侵犯胸膜可出现胸积液及间皮瘤改变。

(2)胸部 CT 检查:HRCT 对直径<5mm 的小结节、中央气道内和第 6~7 级支气管内病灶,能够明确病灶形态、密度、大小;能够显示病灶内血管及空洞,病灶和周围肺组织及血管的关系;通过注射造影剂可行 CT 增强,根据病灶是否强化,能够进一步增加病灶信息量,对提高肺癌诊断准确率有重要价值。对周围型肺癌,如结节影,可良好显示其形态、密度、边缘是否有毛刺,血管支气管聚拢征、胸膜凹陷征,可清晰显示癌性空洞的形态、洞壁密度、是否强化,具有较好的鉴别诊断作用。

恶性胸膜间皮瘤的 CT 特征性变化是胸膜不规则增厚、大量胸腔积液、胸膜多发性强化结节。恶性间皮瘤的大量胸积液纵隔一般不移位,甚至向患侧移位,和其他疾病的胸积液不同。

(3)胸部 B 超检查:胸部超声检查在恶性胸膜间皮瘤诊断中具有重要的价值,少量积液即可发现,且可在超声引导下穿刺抽液,在肿瘤的较早期即可获得确诊。

3. 实验室检查

(1)细胞学检查及气管镜下灌洗液检查:包括痰脱落细胞学检查、气管镜及胸腔镜细胞学检查、胸积液细胞学检查、针吸活检以及开胸肺活检。其中痰检找癌细胞简便易行,阳性率介于 50%~70%,结合气管镜、胸腔镜、针吸活检、胸积液细胞学检查,诊断准确率显著升高。气管镜下肺泡灌洗液中找沸石小体,或铁小体,结合电镜检查,对病因学溯源有较大价值。

(2)肿瘤标志物检查:目前尚无敏感性及特异性均高的肿瘤标志物。

(3)肺癌的基因诊断:靶向药物的突变基因、耐药基因检测对指导治疗有价值,对监控疗效有积极意义。

(四) 诊断及鉴别诊断

依据 GBZ 94《职业性肿瘤的诊断》进行诊断。

1. 诊断

(1)毛沸石所致肺癌诊断:应同时满足以下三个条件:

1)原发性肺癌诊断明确;

2)有明确的毛沸石粉尘职业暴露史,累计暴露年限 1 年以上(含 1 年);

3)潜隐期 15 年以上(含 15 年)。

(2)毛沸石所致胸膜间皮瘤:诊断时应同时满足以下三个条件:

1)胸膜间皮瘤诊断明确;

2)有明确的毛沸石粉尘职业暴露史,累计暴露年限 1 年以上(含 1 年);

3)潜隐期 15 年以上(含 15 年)。

2. 鉴别诊断　毛沸石所致肺癌的鉴别诊断与其他原发性肺癌鉴别诊断内容类似,见有关章节。

毛沸石所致胸膜间皮瘤需要与石棉肺所致间皮瘤相鉴别：毛沸石和石棉均可引起机体肺间质纤维化、肺癌、胸膜增厚、胸膜钙化、恶性胸膜间皮瘤改变,两者症状、体征相似;鉴别点①职业史不同,两者均有明确接触史,根据粉尘浓度可以大致确定患者累计剂量。②可以查痰石棉小体,毛沸石小体或铁小体;亦可经气管镜下肺泡灌洗,或者胸膜活检获得石棉或者毛沸石的致病证据。

(五) 治疗

1. 毛沸石所致肺癌的治疗　肺癌治疗方案的选择主要依据肿瘤的组织学分类、临床分期、和患者对治疗的耐受性。以手术为主的多学科的综合治疗(手术 + 化疗 + 放疗 + 靶向 + 生物治疗)是当今肺癌治疗学最有效方法。

(1)手术治疗:

1)适应证的选择:主要适用于:

①非小细胞肺癌(NSCLC)的 I 期、II、IIIA 期;

②小细胞肺癌纵隔淋巴结阴性的 I 期、II 期病变。

2)手术治疗应该力争达到:

①切除所有的已知病灶;

②手术切缘镜检阴性;

③纵隔淋巴结清扫并远处淋巴结镜检阴性。

3)手术方式:以肺叶切除加淋巴结清扫为基础。包括了肺叶切除术、支气管袖状切除术、支气管和肺动脉联合袖状肺叶切除术、隆嵴切除重建术、肺段切除或肺楔形切除术、胸内淋巴结清扫术、电视胸腔镜辅助手术、全肺切除术。

(2)化学治疗:化疗方案的构成主要基于以下考虑:

1)单药有效率,目前单药有效率较高的药物有:环磷酰胺、异环磷酰胺、长春新碱、卡铂等,单药初治有效率在 30% 以上,但是这些药物用于复治有效率则明显降低。

2)药物耐药问题,为了克服药物耐药,需要不断更换化疗方案的药物成分,交替使用对等的无交叉耐药的联合治疗方案,可能会产生较高的治愈率。

3)联合用药,联合使用作用细胞分裂周期不同时点的药物组成化疗方案,能够达到延缓耐药的发生,同时可以减少单药剂量。

4)患者的耐受性,根据细胞类型、初治还是复治、药物作用靶点,设计化疗方案。

(3)放射治疗:肺癌放疗主要根据细胞类型及病灶大小,决定放疗策略。小细胞肺癌对放疗治疗较敏感,有明确颅内转移者应给予全脑高剂量放疗。对于非小细胞肺癌 III 期,或者不能耐受手术的 I、II 期患者均可考虑根治性放疗,剂量为 55~60Gy。对于 NSCLC 有远处转移或者累及心脏、恶性胸腔积液者一般不予根治性放疗。

(4)靶向治疗:以肿瘤组织中特异性分子为靶点、设计靶向药物,将药物结合在单克隆抗体(载体)上,通过载体将药物带入特定的肿瘤细胞而阻断该靶点,达到杀死肿瘤细胞的目的。有部分药物已经从实验室走入临床,其中以表皮生长因子受体为靶向的药物,如吉非替尼(gefitinib)、厄洛替尼(erlotinib)已经成为一些指南的二线用药。以肿瘤血管生成为靶向的药物,如贝伐单抗(bevacizumab)在非小细胞肺癌的联合治疗中有一定作用,临床发现可延长肿瘤的中位生存期,改善预后。

(5)综合治疗：临床研究发现单纯化疗、放疗、手术往往难以获得满意的治疗效果，因此综合细胞学类型、分期、初治复治情况设计出综合治疗方案，对于改善患者的预后具有价值。如小细胞肺癌的同步放化疗方案、非小细胞肺癌的根治性综合治疗（手术＋联合放化疗）均能够提高生存率。

2. 毛沸石所致胸膜间皮瘤的治疗　胸膜间皮瘤以手术治疗为主，联合放化疗以及辅助治疗。

通常对于早期病例应该手术切除，术后辅助放疗和化疗；中期首选放疗，等待肿瘤缩小后再考虑手术切除或辅助化疗；而晚期则应以化疗为主的综合性治疗，辅助性放疗和手术，以提高生活质量。

(1)手术治疗：手术是目前唯一可能获得根治性疗效的手段。手术方式主要是全肺切除术和胸膜切除术。手术的目的是尽可能切除肿瘤、减轻肿瘤负荷、缓解呼吸困难、增加辅助治疗措施的疗效。

(2)放射治疗：恶性胸膜间皮瘤对放射性敏感，其指征为：肺切除术后、胸膜切除术后的患者；不能手术但是患者疼痛严重者；全身化疗后的后续治疗。

(3)分子靶向治疗：主要针对血管内皮生长因子（VEGF）和表皮生长因子受体（EGFR）设计靶向药物，其中 VEGF 能够促进肿瘤血管的生成，在间皮瘤的侵袭**性**生长和转移中发挥重要作用，目前需要进一步优化靶向分子，以期提高疗效。

(4)化疗：恶性胸膜间皮瘤细胞对化疗不敏感，但是多数患者临床确诊即是中晚期，失去了手术机会，化疗是唯一备选方案。总的临床效果不好，有待于进一步探索。

（六）预后

毛沸石无论并发肺癌或者恶性间皮瘤，均预后不良。

（七）预防

1. 一级预防，即病因预防

(1)减少毛沸石暴露包括职业和非职业暴露：露天毛沸石矿区居民接触属于非职业暴露；因此，要识别毛沸石的高危地区，了解毛沸石国内分布，检查区域空气毛沸石浓度，减少非职业暴露。对职业暴露者，采用防尘"八字方针"，如促进工艺改革，尽量减少毛沸石暴露强度高的工作场所的岗位设置，对于职业病危害暴露严重的工段和岗位，要大力推进"机械化换人、机器人作业、自动化减人"工程；加强岗位通风，定期维护、评价通风设施效果。

(2)加强用人单位负责人和劳动者的健康教育，明确用人单位职业病防治的主体责任，确保用人单位负责人和劳动者了解工作场所中存在的职业病危害因素及其可能导致的健康损害，保障劳动者个体防护用品的定期发放和正确使用。

(3)定期开展工作场所职业病危害因素检测。

2. 二级预防　加强职业健康监护，按规定开展上岗前、在岗期间和离岗时职业健康检查，怀疑患者为毛沸石所致肺癌或胸膜间皮瘤时应详细询问其职业史，结合影像学检查和实验室检查手段，做到早发现、早诊断、早治疗。

3. 三级预防　开展毛沸石所致肺癌或胸膜间皮瘤并发症的预防和治疗，尽可能防止或减轻病残的发生，使病人最大程度恢复心理和社会功能，提高病患生存质量，减少后遗症及并发症。

（蒋文中）

十、煤焦油、煤焦油沥青、石油沥青所致皮肤癌

(一) 职业接触

煤焦油又称煤膏、煤馏油、煤焦油溶液。是煤焦化过程中得到的一种黑色或黑褐色粘稠状液体,比重大于水,具有一定溶性和特殊的臭味,可燃并有腐蚀性,煤焦油是煤化学工业的主要原料,其成分达上万种,主要含有苯、甲苯、二甲苯、萘、蒽等芳烃,以及芳香族含氧化合物(如苯酚等酚类化合物),含氮、含硫的杂环化合物等多种有机物,可采用分馏的方法把煤焦油分割成不同沸点范围的馏分。煤焦油是生产塑料、合成纤维、染料、橡胶、医药、耐高温材料等的重要原料,可以用来合成杀虫剂、糖精、染料、药品、炸药等多种工业品。

煤焦油沥青是煤焦油蒸馏提取馏分后的残留物,常温下为黑色固体,无固定的熔点,呈玻璃相,受热后软化继而溶化。用于铺筑路面,制造涂料、电极、沥青焦及油毛毡等,也用作煤砖胶钻剂和木材防腐剂等。

石油沥青是原油加工过程的一种产品,在常温下是黑色或黑褐色的黏稠的液体、半固体或固体,主要含有可溶于三氯乙烯的烃类及非烃类衍生物,其性质和组成随原油来源和生产方法的不同而变化。

煤焦油、煤焦油沥青及石油沥青中含有的多环芳烃类化合物多通过呼吸道及皮肤接触对人体产生危害,因其可产生强烈的光敏作用,对接触者的皮肤产生极大的危害。

(二) 发病机制及病理

1. 发病机制　煤焦油、煤焦油沥青致癌机制目前尚未完全明确。许多研究表明煤焦油、煤焦油沥青所含的蒽、菲及芘等大分子量的多环芳烃类化合物是皮肤的主要致癌物。多环芳烃进入体内后可形成亲电子环氧化物,其与靶细胞 DNA 结合形成加合物,可造成染色体损伤甚至癌变。有研究表明染色体的不稳定性是煤焦油沥青导致细胞发生恶性转化的重要机制。

近年来,有研究表明外周血淋巴细胞 DNA 损伤与多环芳烃的致突变性和致癌性关系密切。也有研究指出在相同的多环芳烃水平暴露下个体的 DNA 损伤水平存在较大差异,提示个体遗传易感性或许在多环芳烃的致癌过程中起到重要作用。纺锤体检测点功能异常可能也是其中一个重要原因。

2. 病理　煤焦油、煤焦油沥青、石油沥青所致皮肤癌包括基底细胞癌、鳞状细胞癌、恶性黑色素瘤、恶性淋巴瘤、特发性出血性肉瘤(Kaposi 肉瘤)、汗腺癌、隆突性皮肤纤维肉瘤、血管肉瘤等,其中以基底细胞癌和鳞状细胞癌最为常见,约占皮肤癌的 90%。在皮肤癌中以基底细胞癌最多见,占 60% 以上。

皮肤癌常见有鳞状细胞癌和基底细胞癌:

(1)鳞状细胞癌:恶性程度较高,多发于头颈、四肢、躯干等部位的皮肤、黏膜及皮肤黏膜交界处,早期即可形成溃疡,生长呈浸润性,浸入深部组织时,常伴有化脓性感染和淋巴结转移。易在色素性干皮病、老年性角化病基础上演变而来。

(2)基底细胞癌:多见于 40 岁以上的患者,好发于额面、眼眶、眼睑、鼻侧、耳周围等处,恶性程度较低,生长甚为缓慢,病程超过 10~20 年者极为常见,初起时多为一增厚的小块,逐渐呈隆起向周围浸润,很少转移。鳞状细胞癌多见于 50 岁以上的患者。皮肤癌在我国约占全部恶性肿瘤的 1.5%,南方发病率比北方高。一般认为手掌及脚底不发生基底细胞癌和鳞

状细胞癌。

（三）临床表现

1. 症状及体征

（1）鳞状细胞癌：生长较快，早期即形成溃疡。有的呈结节样、乳状或菜花状，向深部侵犯较小，基底可移动，有的呈蝶状，向深部浸润较明显，破坏性大，常累及骨骼。鳞状细胞癌合并感染有黏稠脓液，伴恶臭、疼痛。鳞状细胞癌的恶性度较高，较易转移，多见区域性淋巴结转移。

（2）基底细胞癌：起病时常无症状，初期多为基底较硬斑块状丘疹，有的呈疣状隆起，而后破溃为溃疡灶改变，不规则，边缘隆起，底部凹凸不平，生长缓慢，多单个发生，好发于面颊部、鼻梁及鼻两旁，该肿瘤不疼不痒，常无自觉不适，基底细胞癌虽然是恶性的，但转移者极少，先发生边缘半透明结节隆起浅在溃疡，继之渐扩大，可侵袭周边组织及器官，成为侵袭性溃疡。根据其形态和病理变化，可将基底细胞癌分为 4 型，即结节溃疡型、色素型、硬斑状或纤维化型和浅表型。

（3）恶性黑色素瘤：是恶性度很高、转移很快的皮肤癌。多发于指甲、甲床、脚心、手心或身体其他部位，多表现为黑色斑，短期内明显扩大，并容易破溃。

2. 实验室检查　活组织病理检查对皮肤恶性肿瘤的分类以及治疗方法选择极其重要。

（四）诊断及鉴别诊断

依据 GBZ 94《职业性肿瘤的诊断》进行诊断。

1. 诊断　依据 GBZ 94—2017《职业性肿瘤的诊断》进行诊断。

诊断时应同时满足以下三个条件：

（1）原发性皮肤癌诊断明确；

（2）有明确的煤焦油、煤焦油沥青、石油沥青职业接触史，累计接触年限 6 个月以上（含 6 个月）；

（3）潜隐期 15 年以上（含 15 年）。

2. 鉴别诊断　应与慢性肉芽肿、特异性和非特异性溃疡、光照性角化症等相鉴别。

（五）治疗

皮肤恶性肿瘤部位浅表，治疗方法较多，如手术切除、放射疗法、冷冻疗法、激光疗法，局部药物物理腐蚀疗法和化学疗法等。化学疗法是适用于和其他治疗合并应用的辅助治疗和晚期姑息疗法。可依据癌瘤的部位、大小、患者全身情况、癌肿的程度等选择应用。治疗原则是去除肿瘤，最大化地保留功能，减少外貌损伤。

1. 手术疗法　适用于各期皮肤癌，可采用外科手术将肿瘤全部切除。

2. 淋巴结清扫　鳞癌手术切除后的选择性区域淋巴结清扫术很难决定。预防性清扫不是必需的选择，而应依据患者的年龄、癌的发生部位、浸润程度和癌细胞分化程度作出最佳决策。

3. 放射疗法　皮肤恶性肿瘤，特别是基底细胞癌，对放射线十分敏感，对鳞癌中度敏感。本法也适用于已有或可能有淋巴转移的部位，作为手术前后的辅助治疗。

4. 化学疗法　作为治疗皮肤恶性肿瘤的一种全身性辅助治疗。当禁忌或不可进行外科手术及放疗时，5-氟尿嘧啶、咪喹莫特等可用于低危险性、表浅型基底细胞癌和低危险性的原位鳞状细胞癌（鲍文病）。

5. 物理疗法　应用电凝、电灼、冷冻、光动力疗法或激光来烧灼癌瘤,使之坏死脱落或气化。

6. 腐蚀疗法　应用有效浓缩的腐蚀性较强的化学药物作为局部烧灼或涂抹。

(六) 预后

皮肤恶性肿瘤如果及早发现,及早治疗,一般来说,疗效和预后较好,但如已发生区域性淋巴结转移,则预后会较差。

(七) 预防

1. 做好上岗前和在岗期间职业健康检查工作。岗前体检时,若发现有明显的皮脂溢出或者严重痤疮患者,应避免从事接触煤焦油、煤焦油沥青、石油沥青及石油分馏产品的相关工作。在岗体检时应注意有无皮肤病发生,如发现目标疾病应积极治疗,并调离原工作岗位。

2. 生产企业应不断优化生产过程,积极改善生产环境和劳动条件,加强作业场所的通风,尽量使生产过程密闭化、管道化,定期进行工作场所劳动环境检测。控制煤焦油沥青生产时的温度,减少有害物质的挥发。

3. 做好劳动者的个人防护。工作时应穿防护服,戴防护眼镜、口罩、手套、帽子等防护用品,减少皮肤暴露范围。工作班后应立即洗手、淋浴,更换清洁衣物。

(麦诗琪、王致)

十一、β- 萘胺所致膀胱癌

(一) 职业接触

β- 萘胺又名乙萘胺和 2- 萘胺,白色至淡红色有光泽的片状晶体,能随水蒸气挥发。对人体有害,有致癌作用,IARC 将联苯胺、2- 萘胺及 4- 氨基联苯列为人类致癌物(证据充分),应特别小心使用。相对密度 1.061 4(98/4℃),熔点 111~113℃,沸点 306℃。不溶于冷水,但溶于热水,可溶于乙醇、乙醚和苯等。水溶液有蓝色荧光。能被硝酸银的热氨溶液还原。由 2- 萘酚与氨水和亚硫酸铵在高压下作用而制得。

β- 萘胺是一种重要的染料中间体,可用于制造偶氮染料、酞菁染料、活性染料等。也用作有机分析试剂和荧光指示剂。还可作为有机合成的原料。本品可经呼吸道、胃肠道和皮肤进入。长期接触 β- 萘胺能引起膀胱癌变。

(二) 发病机制及病理

膀胱癌发病机制目前尚不清楚,目前有研究认为膀胱癌的发生发展与多种基因的突变和表达异常有关。膀胱癌的病理与肿瘤的组织类型、细胞分化程度、生长方式、浸润深度有关。

1. 组织类型　膀胱肿瘤可以分为上皮性肿瘤和非上皮性肿瘤。上皮性肿瘤占膀胱肿瘤的 95% 以上,以尿路上皮移行细胞乳头状癌为主,占 90% 以上,其次为鳞癌和腺癌,分别占 2%~3%。1%~5% 为非上皮性肿瘤,多数为肉瘤如横纹肌肌肉瘤。

2. 分化程度　根据膀胱肿瘤细胞的分化程度分为乳头状瘤、乳头状低度恶性倾向的尿路上皮肿瘤、低级别乳头状尿路上皮癌、高级别乳头状尿路上皮癌。

3. 生长方式　分为原位癌、乳头状癌、浸润性癌。

4. 浸润程度　根据 TNM 分期标准,分为:Tis 原位癌;Ta 无浸润的乳头状癌;T_1 浸润黏膜固有层;T_2 浸润肌层;T_3 浸润膀胱周围脂肪组织;T_4 浸润前列腺、子宫、阴道及盆壁等邻近器官。

(三) 临床表现

1. 症状及体征

(1)血尿:血尿为膀胱癌最常见的首发症状,85%的患者表现为间歇性肉眼血尿。出血量可多可少,可自行减轻或停止。有时仅为显微镜下血尿。出血量多少与肿瘤大小、数目及恶性程度并不一致。非上皮性肿瘤血尿一般较轻。

(2)膀胱刺激症状:尿频、尿急、尿痛亦是常见症状,多为膀胱肿瘤的晚期表现,常因癌肿本身的浸润,癌组织溃疡,坏死及感染和淤血块等均可成为是刺激因素使膀胱肌肉收缩所致。少数广泛原位癌或浸润性癌起始即有膀胱刺激症状,预后不良。

(3)排尿困难:癌组织脱落或肿瘤本身以及血块阻塞膀胱内口处,导致排尿困难,甚至出现尿潴留。小儿横纹肌肉瘤常在症状出现前肿瘤体积已很大,造成排尿困难和尿潴留,有时尿中排出肿瘤组织碎屑。

(4)尿路阻塞症状:癌肿侵及输尿管口,阻塞输尿管可致肾积水、肾功能不全,甚至感染,而引起不同程度的腰酸、腰痛、发热等。如双侧输尿管口受侵,可发生急性肾衰竭症状。

(5)下腹部包块:浸润癌晚期,在下腹部耻骨上区可触及肿块,坚硬,排尿后不消退。

(6)全身症状:食欲缺乏、消瘦、贫血、体重下降、衰弱等。

2. 影像学检查

(1)B超检查:经腹部B超检查能发现直径0.5cm以上的肿瘤,可作为病人的最初筛选。

(2)静脉肾盂造影:对较大的肿瘤可显示为充盈缺损,并可了解肾盂、输尿管有无肿瘤以及膀胱肿瘤对上尿路影响,如有患侧肾积水或肾显影不良,常提示肿瘤已侵及肌层。

(3)CT及MR检查:多用于浸润性癌,可以发现肿瘤浸润膀胱壁深度,能够了解膀胱与周围脏器的关系,肿瘤的外侵和程度,远隔器官是否有转移,有助于TNM分期,对制订治疗计划很有帮助。

(4)放射性核素检查:可了解有无骨转移。

3. 膀胱镜检查　是易患膀胱癌年龄范围出现血尿病人的重要检查手段,在膀胱肿瘤诊断中占有极重要的地位,它可在直视下观察到肿瘤的数目、位置、大小、形态和输尿管口的关系等,同时可做活组织检查以明确诊断,又是制定治疗计划必不可少的重要依据。

4. 实验室检查

(1)尿常规检查:在新鲜尿液中,易发现脱落的肿瘤细胞,故尿细胞学检查可作为血尿的初步筛选。特别是对于接触致癌物质的人群,可在膀胱镜检查发现肿瘤前数月,通过尿液细胞检查可发现可疑细胞。

(2)肿瘤标志物测定:尿液检查端粒末端转移酶活性、膀胱肿瘤抗原、核基质蛋白以及原位荧光杂交等有助于提高膀胱癌的检出率。

(四) 诊断

依据GBZ 94《职业性肿瘤的诊断》进行诊断。

诊断时应同时满足以下三个条件:

1. 原发性膀胱癌诊断明确;

2. 有明确的β-萘胺职业接触史,累计接触年限1年以上(含1年);

3. 潜隐期10年以上(含10年)。

对于40岁以上出现无痛性肉眼血尿,应考虑到泌尿系肿瘤的可能性,特别是膀胱癌综合患者职业史、既往史、家族史,结合症状和查体做出初步判断,并进一步进行相关检查。检查方法包括尿常规检查、尿脱落细胞学、尿肿瘤标记物、腹部和盆腔 B 超等检查。根据上述检查结果决定是否行膀胱镜、静脉尿路造影、盆腔 CT 或 / 和盆腔 MRI 等检查明确诊断。其中,膀胱镜检查是诊断膀胱癌的最主要方法。

（五）治疗

以手术治疗为主。根据肿瘤的临床分期、病理并结合病人全身状况,选择合适的手术方式。原则上 Ta、T_1 及局限的分化较好的 T_2 期肿瘤,可采用保留膀胱的手术。较大、多发、反复发作及分化不良的 T_2 期和 T_3 期肿瘤以及浸润性鳞癌和腺癌,应行膀胱全切除术。

1. 非肌层浸润性膀胱癌（Tis、Ta、T_1） 原位癌位于膀胱黏膜层内,可单独存在或在膀胱癌旁。部分细胞分化良好,长期无发展,可行化疗药物或卡介苗膀胱灌注治疗,同时应密切随访。原位癌细胞分化不良,癌旁原位癌或已有浸润并出现明显膀胱刺激症状时,应及早行膀胱全切除术。

Ta、T_1 期肿瘤,以经尿道膀胱肿瘤电切术为主要治疗方法。表浅肿瘤亦可用内镜激光或光动力学治疗。为预防肿瘤复发,术后 24 小时内应行膀胱灌注化疗和维持膀胱灌注治疗。常用药物有丝裂霉素、多柔比星及 BCG 等。

保留膀胱的各种手术治疗,约有 50% 咋在 2 年内肿瘤复发,且常不在原来部位,实际上为新生肿瘤。10%~15% 的复发肿瘤恶性程度有增加趋势,对复发肿瘤治疗及时仍有可能治愈。

2. 肌层浸润性膀胱癌（T_2、T_3、T_4 期） T_2 期低级别、局限的肿瘤可经尿道切除或行膀胱部分切除术。

T_3 期低级别、单个局限、如病人不能耐受膀胱全切术者可采用膀胱部分切除术。T_3 期肌层浸润性癌膀胱全切术之前配合短程放射治疗,可以改善肿瘤的局部控制。化学治疗多用于有转移的晚期病例,作为术前新辅助治疗和术后辅助治疗,药物可选用氨甲蝶呤、长春碱、多柔比星、顺铂等。

T_4 期肌层浸润性癌常失去根治性手术机会,平均生存 10 个月,采用姑息性放射治疗或化学治疗可减轻症状,延长生存时间。

（六）预后

膀胱癌复发转移率较高,早期诊断和治疗是改善预后的关键。患者预后与肿瘤分期及病理类型相关,也与术后效果和治疗方案有关,膀胱癌的分级分期越高,远期生存率越低。

（七）预防

减少环境和职业暴露可能会降低发生膀胱癌的危险。对保留膀胱的手术后病人,膀胱灌注化疗药物及 BCG,可以预防或推迟肿瘤的复发。

（张晋蔚、王致）

第九章　其他职业病

第一节　概　　述

2013 年 12 月 23 日新修订的《职业病分类和目录》(国卫疾控发〔2013〕48 号)将职业病归类为十大类即:职业性尘肺病及其他呼吸系统疾病、职业性皮肤病、职业性眼病、职业性耳鼻喉口腔疾病、职业性化学中毒、物理因素所致职业病、职业性放射性疾病、职业性传染病、职业性肿瘤、其他职业病。其中"其他职业病"包括金属烟热,滑囊炎(限于井下工人),股静脉血栓综合征、股动脉闭塞症或淋巴管闭塞症(限于刮研作业人员)。

新修改的《职业病分类和目录》中的"其他职业病"内容较 2002 年的《职业病目录》(卫法监发〔2002〕108 号)有所调整。2002 年的《职业病目录》中"其他职业病"指金属烟热、职业性哮喘、职业性变态反应性肺泡炎、棉尘病、煤矿井下工人滑囊炎。新修改的职业病目录将"职业性哮喘、职业性变态反应性肺泡炎、棉尘病"与"尘肺"合并作为一类"职业性尘肺病及其他呼吸系统疾病";同时将"煤矿井下工人滑囊炎"修改为"滑囊炎(限于井下工人)",扩大了职业人群的范围。

金属烟热是因金属冶炼、铸造中吸入金属氧化物烟所引起职业病;滑囊炎仅限于井下工人的无菌性滑囊炎;而股静脉血栓综合征、股动脉闭塞症或淋巴管闭塞症限于刮研作业人员。这三类职业病中以金属烟尘热为多见。金属烟尘热通常是一种良性和自限性的疾病,严重的金属烟雾热个案难以见到。手工刮研作业在机床生产、精密加工和维修中十分普遍,具有一定暴露人群;由于刮研作业长期压迫,一些劳动者出现股静脉血栓、股动脉闭塞或淋巴管闭塞的症状。经深入调研和反复研究论证,新的《职业病分类和目录》将刮研作业局部压迫所致股静脉血栓综合征、股动脉闭塞症或淋巴管闭塞症列入其中。

第二节　其他职业病

一、金属烟热

金属烟尘热最常见于以焊接作业人员。病例报道显示,除了含锌的烟雾外,接触多种含金属烟雾亦可能引致金属烟热,包括暴露于二氧化钛和有机金属钛等。

（一）职业接触

氧化锌的职业接触包括：锌盐制取、锌粉制取、氧化锌制取、氧化锌制粉钢材镀锌、有色金属冶炼业、金属材料切割、模具模型、焊丝制备、镀锌等工艺过程。

（二）发病机制及病理

吸入较高浓度的氧化锌烟雾是诱发金属烟雾热的必要条件。金属烟尘热的病理生理学机制尚未完全阐明，但其病理生理学机制包括促炎细胞因子的释放、中性粒细胞的激活和氧自由基的形成。抗原 - 抗体复合物的形成和支气管炎症改变被认为是诱发金属烟雾热的潜在机制。支气管肺泡灌洗液中淋巴细胞计数显示以 CD8 为主，而 CD4/CD8 比率有所下降。实验性氧化锌焊接烟雾暴露研究显示，受试者支气管肺泡灌洗中的肿瘤坏死因子 -α、白细胞介素 -6 和白细胞介素 -8 的浓度与时间和剂量有关，具有统计学意义。肿瘤坏死因子 -α、白细胞介素 -6 和白细胞介素 -1、白细胞介素 -8 等内源性热因子的释放可能是介导氧化锌接触引起发热反应的原因。金属烟尘热也可能是由其他不同的机制介导。

（三）临床表现

1. 症状体征　金属烟热通常表现为非特异性症状，初始临床症状较轻，包括流感样症状、发热、发冷、关节痛、肌痛、头痛和全身不适。通常在暴露于含金属烟雾后 4~10 小时出现症状，95% 的患者在接触金属烟雾 24 小时内出现症状。肺部检查通常正常，严重者可闻及干湿啰音。

2. 实验室检查　金属烟热患者白细胞总数通常升高，初始 X 线胸片可正常，但肺部 CT 检查可显示肺不张或少量胸腔积液，严重的金属烟雾热病例可出现弥漫性斑片样浸润。急性金属烟雾发作期间肺功能检查可表现出肺活量降低，随着症状消失而恢复正常。严重金属烟热患者可出现持续的中度阻塞性通气障碍及弥散量下降。

（四）诊断及鉴别诊断

依据 GBZ 48《金属烟热诊断标准》进行诊断。

根据患者发病前密闭空间接触金属烟作业史，突然急性发病情况和患者临床表现，结合现场职业卫生调查资料，排除其他疾病后即可诊断。

金属烟热应与疟疾、感冒、急性气管炎、急性支气管炎等疾病相鉴别。

金属烟热和病毒性上呼吸道感染临床症装有相似性，应与鉴别。

吸入氧化镉烟雾所致镉肺炎，最初的临床表现类似于金属烟雾热，应与鉴别。

（五）治疗

金属烟热主要治疗是支持性的，适当休息，对症治疗即可。患有慢性肺心病（如慢性阻塞性肺疾病、肺气肿、心力衰竭等）的病人须仔细评估，综合治疗。

（六）预后

金属烟雾热通常遵循良性过程，症状自发消退，预后好。严重金属烟热病例较为少见，但病程可能较长，呼吸困难及缺氧情况可持续数日至数星期。

（七）预防

1. 加强工作场所检测和评估，采用工程技术控制和减少职业接触风险。

2. 开展职业教育，提高预防能力。

3. 加强个人防护，预防病例发生。

二、滑囊炎(限于井下工人)

煤矿井下工人滑囊炎是指煤矿井下工人在特殊的劳动条件下,致使滑囊急性外伤或长期摩擦、受压等机械因素所引起的无菌性炎症改变。20世纪60年代,劳动部就将滑囊炎列为煤矿井下工人职业病。1987年11月,卫生部、劳动人事部、财政部和中华全国总工会发布了《关于修订颁发职业痛范围和职业病患者处理办法的规定》的通知,将煤矿井下工人滑囊炎正式列为国家法定职业病。

(一) 职业接触

煤矿井下工人滑囊炎与煤层厚薄、作业条件好坏、机械化程度高低、劳动保护好差有关。煤层薄、作业条件差、劳动强度大、个体保缺失的煤矿滑囊炎患病率高。

(二) 发病机制及病理

慢性滑囊炎发病机制目前有两种学说,一是血小板衍化生长因子学说,有学者通过免疫组织化学发现在慢性滑囊炎时,结缔组织细胞上存在明显的血小板衍化生长因子的表达。二是自由基学说,研究表明滑囊炎发生时活性氧分子直接或间接参与致病过程,在炎性过程中,巨噬细胞、中性粒细胞、淋巴细胞、和内皮细胞被分解或被刺激均可产生活性氧分子,产生氧化损伤,出现肿胀、积液、黏连等系列改变。

典型职业性滑囊炎多为慢性,病理上可分为急性黏液型、慢性增殖型和退行性变化型,其中以增殖型和退行性变化型多见。煤矿井下工人滑囊炎好发部位与井下作业姿势相关,由于膝、肘、肩关节等部位长时间处于机械摩擦和受压状态,与其部位相对应的髌前滑囊炎、膝外侧滑囊炎、鹰嘴滑囊炎和肩峰下滑囊炎尤为多见。病理表现为滑膜充血、水肿、绒毛状增生、囊壁增厚或纤维化,并产生无菌性渗出液。

(三) 临床表现

1. 症状体征　关节局部有不适、痛痒、皱襞感,局部皮肤出现粗糙和胼胝样变,压之疼痛,关节周围可见有边界清晰的囊肿。

2. 实验室检查　急性期X线平片表现后软组织阴影。慢性期X线平片局部可见钙化或软骨下骨质硬化,钙化可呈点状、条状或弧状。滑囊造影显示滑囊壁呈毛刷样或毛刺状改变,穿刺液为淡黄色透明黏液。

(四) 诊断及鉴别诊断

依据GBZ 82《煤矿井下工人滑囊炎诊断标准》进行诊断。

根据煤矿井下工人滑囊有急性外伤和长期摩擦或压迫的职业史、典型的临床表现、结合现场劳动卫生学调查,综合分析,并排除其他类似表现的疾病,方可诊断。

临床上除具备局部肿块或局部皮肤粗糙、瘙痒及皱襞感外,还应具备患部酸胀痛、不适感,受压时痛、关节运动疼痛,活动时局部有踩雪音,急性炎症反应等,继发感染时,有红、肿、热、痛及关节活动障碍症状。

煤矿井下工人滑囊炎的鉴别诊断,须与骨关节炎、腱鞘囊肿、滑膜瘤、滑膜囊肿、Baker囊肿、纤维瘤、脂肪垫以及化脓性滑囊炎、类风湿性滑囊炎和结核性滑囊炎等疾病相鉴别。鉴别方法可行X线摄片、滑囊造影术和病理组织学活检。

(五) 治疗

1. 急性滑囊炎　以休息为主,暂时脱离井下作业,以避免继续摩擦和压迫。防止继发感染。

2. 亚急性滑囊炎　可行穿刺术抽取囊内积液,囊内注入肾上腺糖皮质激素并加压包扎。非手术治疗无效时行滑囊切除术。

3. 慢性滑囊炎　以理疗为主。由于慢性滑囊炎皮肤胼胝样变,术后伤口不易愈合,因而不宜行滑囊切除术,防止因术后瘢痕形成而影响关节功能。

(六) 预后

急性和亚急性滑囊炎经过治疗可以基本痊愈,其预后良好。慢性滑囊炎可出现纤维性增生、粘连、囊壁增厚等,治疗后可能有自觉不适或影响部分功能,但不会影响日常生活。

(七) 预防

1. 改善工艺,提高机械化程度。

2. 加强个人保护,改善劳动条件,避免不良体位操作。

3. 久治不愈或反复发作患者以及慢性患者应脱离原工作岗位,防止病情加重。

(杨新跃)

三、股静脉血栓综合征、股动脉闭塞症或淋巴管闭塞症(限于刮研作业人员)

刮研是利用刮刀、基准表面、测量工具和显示剂,以手工操作的方式,边研点边测量,边刮研加工,使工件达到工艺上规定的尺寸、几何形状、表面粗糙度和密合性等要求的一项精加工工序。通常机床的导轨、拖板,滑动轴承的轴瓦都是用刮研的方法精加工而成。刮研工在刮研操作时,双手握住刀具,将平面刮刀刀柄顶住腹股沟部位,身体前倾,使平面刮刀与被刮表面形成一定的切削角度,用自己的髂骨和腰部施刀柄以推力,左手在前,右手在后握持刮刀,使刀柄与大腿上部相抵,使刀刃切入铸铁平板金属表面,并使刀刃在深入向前中切去研磨的斑点,完成成形切削过程,刮研频率一般在 40~80 次/min。刮研作业作为一个重要的工种,在机床生产、精密加工和维修中具有不可替代的位置。我国刮研作业人员占机械加工行业一线工人数的 5%~6%,目前全国约有 10 万从业人员。刮研工长期的腹股沟刮刀顶压可导致血液、淋巴液循环障碍,出现下肢淤血,压力增高,组织缺氧,造成股静脉血栓综合征、股动脉闭塞症及淋巴循环障碍。我国于 2013 年将《股静脉血栓综合征、股动脉闭塞症或淋巴管闭塞症(限于刮研作业人员)》纳入职业病目录。

(一) 职业接触

主要为机械加工行业从事刮研工作的一线工人。

(二) 发病机制及病理

刮研作业导致造成股静脉血栓综合征、股动脉闭塞症及淋巴循环障碍的发病机制仍未完全明确,目前以周围血管疾病相关发病机制作为参考。

1. 股静脉血栓综合征　静脉受外力作用导致回流障碍,静脉瓣解剖或功能障碍均可导致静脉内血栓形成。刮研工人长期用刮刀刀柄抵住腹股沟部位,导致股静脉局部受压,静脉回流障碍。同时外力作用可导致静脉内膜及静脉瓣损伤,血管内皮受损导致血小板聚集并可激活外源性凝血系统导致局部血栓形成。

2. 股动脉闭塞症　股动脉与股静脉在腹股沟伴行,刮研作业时刮刀刀柄反复顶压腹股沟,可造成作业部位股动脉损伤,血管内膜受损、增厚、钙化及局部血栓形成等。随着时间延长,可发生血管狭窄、闭塞,从而出现肢体供血不足等表现,根据下肢缺血的时间可分为急性缺血和慢性缺血。

3. 淋巴管闭塞症　刮研作业时腹股沟反复受压,造成作业测淋巴管继发性损伤,引起淋巴管管腔狭窄、闭塞、淋巴回流减少,受累组织中成纤维细胞、成胶质细胞及脂肪细胞聚集,透明质酸和糖蛋白堆积,导致肢体持续性、进行性肿胀;同时,淋巴管闭塞也会造成瓣膜破坏和淋巴淤积,并最终形成肢体顽固性水肿伴营养性皮肤改变。

(三) 临床表现

1. 股静脉血栓综合征　本病是下肢深静脉血栓形成后严重并发症之一。临床表现和体征多变,主要包括患侧肢体疼痛、肿胀、痉挛、瘙痒及沉重感,每个患者表现可不尽相同,持续时间长短不等。站立或行走后症状加重,休息、抬高患肢或卧床可缓解。体格检查可见患肢水肿、皮脂硬化(皮肤及皮下组织呈深褐色增厚伴有压痛)、皮肤湿疹样改变、继发性浅静脉扩张或曲张、溃疡形成。

2. 股动脉闭塞症　急性缺血多见,典型的临床表现为受累肢体突然出现疼痛(pain)、苍白(pale)、无脉(no pulse)、麻痹(paralysis)、感觉异常(paresthesia),即 "5P" 征。症状的严重程度取决与缺血的严重程度相关,急性缺血最先出现感觉异常。随着动脉灌注持续减少,皮肤和肌肉也受影响,皮肤呈现有纹理的白色逐渐出现发绀。持续疼痛、感觉丧失和足趾肌力减弱是肢体缺血危险的重要标志,肌强直、触痛和被动运动痛则是急性下肢缺血的终末期典型体征。

3. 淋巴管闭塞症　临床表现未作业侧下肢持续性、进行性肿胀。2013 年国际淋巴学会把淋巴水肿分为三期:

(1) Ⅰ期:肢体水肿按压可见凹陷,持续抬高后水肿消退,组织纤维化轻微或无纤维化,质地欠柔软;

(2) Ⅱ期:患肢明显增粗,水肿肢体压无凹陷,肢体抬高是水肿能减轻,组织由软变硬,纤维化明显,皮肤发生过度角化,出现乳突状瘤;

(3) Ⅲ期:指晚期严重水肿,皮肤组织极度纤维化,长伴有严重表皮角化及棘状物生成,整个肢体异常增粗,皮肤增厚、粗糙,呈大象腿样改变,又称为象皮肿。

4. 实验室检查　常规外周动脉及静脉造影检查是检查血管疾病的金标准,但是为有创检查,可能出现造影并发症,如造影剂过敏、肾功能损害、穿刺部位损伤、假性动脉瘤等。

彩色多普勒超声检查具有费用低、可重复性强、无创性等优点是下肢静脉疾病首选的辅助诊断手段。彩色多普勒超声像图特点为:静脉内径缩小甚至闭塞,内壁毛糙增厚,血栓机化与静脉壁混成一体;血栓长为中强回声或强回声,边界不规则,附着于管壁,或位于瓣膜窦处,或呈带状位于管腔内;彩色多普勒血流充盈随再通程度有所不同,挤压小腿后放松可见病变段静脉瓣膜出现反流。可以精确评估患者的血管内径、内膜厚度、中膜厚度及具体的病变部位等,并能对其闭塞位置进行准确的定位,血流变化情况、充盈程度、频谱形态等指标进行检测及分析等。

磁共振血管成像技术(magnetic resonance angiography,MRA)是一种无损伤性的血管检查,能直观显示动脉的图像,但有些部位不够清晰尚不能完全取代常规动脉造影检查。

踝肱指数(awkle-brachial index,ABI)是判断外周动脉缺血的严重程度重要参数,可作为诊断下肢动脉缺血性疾病提供可信的客观标准,可以初步评估动脉阻塞和管腔狭窄程度。与下肢血管造影比较,将 ABI 阈值定义在 0.90 时,ABI 的阳性预测率为 90%,阴性预测率为

99%，总准确率为98%。ABI 0.90以下为异常，ABI在0.41~0.90时表明血流轻到中度减少，ABI小于0.40时，表明血流严重减少。

淋巴管造影及淋巴闪烁造影可使下肢，乃至盆腔及腹膜后淋巴管、淋巴结显影，广泛用于淋巴水肿的诊断和鉴别诊断。CT及MRI检查是淋巴水肿重要的辅助手段。

(四) 诊断及鉴别诊断

依据GBZ 291《职业性股静脉血栓综合征、股动脉闭塞症或淋巴管闭塞症的诊断》进行诊断。

诊断主要依据确切的长期从事刮研职业史，具有相应的临床表现及辅助检查结果，参考既往临床病史资料，结合职业卫生下调查资料，进行综合分析，并排除其他原因所致的类似疾病后，放可诊断。

股静脉血栓后综合征需要明确作业侧股静脉血栓病史、或血管超声检查提示血栓残留、股静脉缩窄或不同程度的静脉瓣反流；作业侧下肢疼痛、痉挛等临床表现，需要与原发性深静脉瓣膜功能不全和先天性血管畸形鉴别。

股动脉闭塞症：出现急性缺血表现如：肢体疼痛、苍白、无脉、感觉异常，结合彩色多普勒检查作业侧股动脉狭窄或闭塞，参考作业侧肢体踝肱指数进行诊断；临床上要与下肢动脉硬化性闭塞症鉴别。

淋巴管闭塞症：根据作业侧下肢出现进行性肿胀，皮肤增厚，过度角化，溃疡等表现结合MRI检查，其具有淋巴水肿的特征性改变，可参考淋巴水肿进行分期进行诊断；主要需注意与脂肪水肿，脂质营养不良导致双下肢对称性肿胀，以及静脉功能不全导致的下肢水肿鉴别。

(五) 治疗

1. 日常防护

(1)股静脉血栓综合征：抬高患肢下肢规律运动等，弹力袜、弹力绷带及充气加压等。

(2)股动脉闭塞症：如改善下肢循环，适当下肢功能锻炼等。

(3)淋巴管闭塞症：清洗并保持患肢干燥，休息是抬高患肢，防止感染等。

2. 药物治疗

(1)应用血管活性药物、扩血管药物等。

(2)应用抗凝药物等。

3. 手术治疗

(1)股静脉"戴戒手术"或腔内介入治疗等。

(2)介入球囊扩张、下肢人工或自体血管转流术等。

(3)淋巴回流重见和病变组织切除术等。

4. 物理治疗　如手法按摩、弹力袜、弹力绷带及间歇性充气加压等治疗。

(六) 预防

应尽可能采取机械化、自动化作业，减少手工刮研工作，改善工艺及操作方法，减少或延缓刮研工具对工人腹股沟的损伤。

（王金林）

第十章 常见职业病中医辨证与治疗

第一节　职业性尘肺病及其他呼吸系统疾病

一、职业性尘肺病

(一)概述

尘肺病是由于长期接触生产性粉尘所致的肺间质弥漫性纤维化为主的全身性疾病,临床表现主要为胸闷、气短、咳嗽、咳痰,易合并慢性支气管炎,慢性阻塞性肺疾病。祖国医学早在几百年前就有关于粉尘致病的记载,尘肺属中医"矿工咳嗽病""石匠痨病""金石肺""挖煤工痨病"范畴。古代文献中有关本病症状的描述散见于喘证、咳嗽、肺胀中。

(二)病因病机

中医认为肺为娇脏,最忌邪侵,粉尘污浊之类一旦侵袭肺部,必然出现肺失肃降和宣发,每见咳喘、胸闷、痰多等症状。游离二氧化硅属金石躁烈之品,郁于肺内可灼液为痰,又可化热伤阴。长期咳喘耗伤肺气,子耗母气,脾失健运,肺脾两虚,则疲倦乏力;肺为气之主,肾为气之根,喘咳迁延日久必损及于肾,肾精亏虚无以化出元气,气根不固则气难于归根,咳喘更甚,呼吸困难。故本病病位早期在肺,日久可累及心、脾、肾、肝等脏,本虚标实,虚实夹杂,痰瘀互结,气虚血瘀贯穿始终。尘肺可分虚实,尘肺属实者,是肺气不宣、肝郁气滞血瘀;尘肺属虚者,多由于心、肺、脾、肾气血不足。在临床上实证日久气血耗伤可导致虚证,虚证中可夹杂实证,本虚标实。

(三)辨证论治

1. 粉尘袭肺型

(1)症状:咳嗽气急,无痰或痰量不多,咳痰灰色稀薄。舌苔薄白或薄黄,脉浮。

(2)证候分析:粉尘从口鼻而入,侵袭肺系,肺气被郁,肺失宣降,肺气上逆而为咳。

(3)治法:驱尘清肺,润燥止咳。

(4)方药:清燥救肺汤加减。

方中主药桑叶轻宣燥邪,石膏清肺胃燥热;辅以阿胶、麦门冬、火麻仁,润肺滋液;佐以党参益气生津,杏仁、枇杷叶肃降肺气。

2. 肺气虚型

(1)症状:胸闷不舒,咳嗽,气喘,咳声无力,气短懒言,声音低微,自汗,面色苍白,舌淡苔白,脉弱。

(2)证候分析:粉尘袭肺,咳嗽迁延不愈,耗伤肺气,肺不主气,肃降无权,上逆作咳。肺气不足则咳声无力,气短懒言,声音低微。

(3)治法:补肺益气。

(4)方药:补肺汤加减。

本方以熟地黄、人参、黄芪扶助正气,"肺虚而用参、芪者,脾为肺母,气为水母也,虚则补其母;用熟地者,肾为肺子,子虚必盗母气以自养,故用肾药先滋其水,且熟地亦化痰之妙品也"(《医方集解》),以五味子酸温敛肺、桑白皮甘寒泻肺、紫菀辛能润肺,补虚、宣敛并用,祛痰而不伤正。

中成药:八珍益肺片或人参补肺丸。

3. 痰湿阻肺型

(1)症状:咳嗽痰壅,色白而晰,胸闷纳呆,神疲困倦,舌质淡红,苔白腻,脉滑。

(2)证候分析:痰湿从脾胃滋生,上渍于肺,故咳嗽痰壅,色白而稀。痰湿内停,气失宣展,故胸闷神乏,苔腻困倦。脾失运化,食欲不振,故纳食呆滞。

(3)治法:化湿燥痰。

(4)方药:二陈汤合三子养亲汤加减。

二陈汤中以半夏为君,取其辛温性燥,能燥湿化痰,又可降逆和胃;以橘红为臣,理气燥湿祛痰,燥湿以助半夏化痰之力,理气可使气顺则痰消;痰由湿生,湿自脾来,故佐以茯苓健脾渗湿,湿去脾旺,痰无由生;煎加生姜,以其降逆化饮,既能制半夏之毒,又能助半夏、橘红行气消痰。三子养亲汤中白芥子温肺化痰,利气散结;苏子降气化痰,止咳平喘;莱菔子消食导滞,下气祛痰。二方配伍,标本兼顾,共奏燥湿化痰之功。

4. 肺脾两虚型

(1)症状:痰多清稀,食后胃脘满闷、腹胀便溏,倦怠无力,舌淡苔白,脉濡细。

(2)证候分析:气阴耗伤,肺脾同病,症见痰多清稀。脾虚则中阳不健,运化无权,不能收纳水谷和运化精微,表现为食后胃脘满闷、腹胀便溏等症。

(3)治法:补益肺气,健脾化痰。

(4)方药:六君子汤加减。

本方中人参、白术、茯苓、甘草益气健脾;半夏、陈皮理气化痰。加生姜、大枣,调和营卫,使肺脾气壮,运化则健,而咳痰自愈。

(5)中成药:人参补肺丸、参苓白术丸。

5. 肝气犯肺型

(1)症状:上气咳逆阵作,常感痰滞咽喉,伴有胸胁胀痛,善太息,舌红,苔薄白或薄黄,脉弦细。

(2)证候分析:肝郁而化火,上逆侮肺,表现上气咳逆阵作。肝失疏泄,气机郁滞,则有胸胁胀痛,善太息。气郁而不行,津液不布而生痰,痰气搏结于咽喉,则有常感痰滞咽喉。

(3)治法:清肺平肝,化痰止咳。

(4)方药:越鞠丸合百合知母汤加减。

百合知母汤用百合养阴润肺;知母清心除烦,滋阴润燥;泉水清热利尿,导热下行,用之煎药以增强清热作用。诸药与越鞠丸合用,以清肺平肝,化痰止咳。

6. 肺肾两虚型

(1)症状:咳嗽咳痰,动辄气喘,胸闷胸痛,形体消瘦,眩晕耳鸣,舌淡苔白脉沉弱,或舌红少津,脉细数。

(2)证候分析:久病及肾,肾失摄纳,肺肾俱虚,表现为咳嗽咳痰,动辄气喘,胸闷胸痛,眩晕耳鸣等症。

(3)治法:补益肺肾,纳气平喘。

(4)方药:金匮肾气丸合参蛤散加减。

金匮肾气丸用熟地滋阴补肾;山萸肉、山药补益肝脾精血;附子、桂枝温阳暖肾;茯苓、泽泻、丹皮调协肝脾。参蛤散中蛤蚧补肺肾,止喘咳。人参补元气,益脾肺;辅以茯苓渗湿健脾,杜绝生痰之源;佐以杏仁、桑白皮肃降肺气,止喘咳。知母、贝母清热润肺,化痰止咳;使以甘草调和药性。二方合用,共有补益肺肾,纳气平喘之效。

(四) 其他疗法

1. 食疗

(1)黄芪麦冬猪肺汤:选用黄芪 30g,麦冬 20g,鲜猪肺 250g。先用清水洗净三物,将猪肺切成小块,再用手挤除泡沫。然后将它们放入砂锅内,加适量清水煲汤。汤成后,加少许食盐调味,饮汤食猪肺。汤中黄芪麦冬补气滋阴,猪肺可养肺止咳。三者合用补肺益气滋阴。

(2)板栗山药瘦猪肉粥:选用板栗 50g,山药 30g,瘦肉 150g,大米 200g。新鲜板栗去壳去皮后,和大米、山药、瘦肉放在煲里面,再加上适量的水,煲成粥。粥煲好后,再加入一点点盐,喝粥食肉。其中山药具有补肺、健脾、固肾和益精的作用,板栗可以养胃健脾、壮腰补肾,本粥入肺、脾、肾三经,用于治疗尘肺脾虚或肾虚引起的咳嗽。

(3)杏仁菟丝子炖腰花:选用腰花 60g,菟丝子 30g,杏仁 15g。先将猪腰切开,去白脂膜,切片,然后和诸药放入炖盅内,加水适量,隔水炖 2~3 小时,调味服用。其中杏仁平喘镇咳,菟丝子和腰花补益肾精。整个药膳肺、肾同补,既可用于尘肺肺虚咳嗽,又可用于久咳及肾,肾虚咳喘。

2. 中成药及中药单体

(1)矽肺宁片:具有清热化痰、活血散结和止咳平喘的作用,可改善尘肺早期和中期的胸闷、胸痛、气短和乏力诸症。

(2)八珍益肺片:具有补脾益肺、止咳平喘的作用,可改善尘肺中晚期的症状,抑制尘肺病灶的进展,药理实验表明有镇痛、消炎、抗肿瘤的作用。

(3)粉防己碱:从防己科千金藤属植物粉防己块根中提取的双苄基异喹啉类生物碱,属于双苄基异喹啉类化合物。能降低矽肺组织中糖胺多糖(GAG)总量,并且能改变其 GAG 组成,抑制各种 GAG 相对含量的改变。通过抑制从前胶原到胶原的合成过程,阻止矽结节合成。

(4)热毒清静脉注射针剂:具有清热解毒、止咳化痰的作用,主要适用于尘肺合并肺内感染者。新近研究证实该药具有多种生物学效应,如对溶酶体的保护作用、对矽肺的防治作用等。

3. 针灸

（1）咳嗽：取穴：天突、曲池、内关、丰隆或者肺腧、尺泽、太白、太冲。每日取一组，两组交替使用，每日 1 次，10~15 次为一个疗程，中等刺激，或针后加灸。

（2）气急：取穴：膻中、气海、足三里、丰隆、肺腧。每日 1 次，10~15 次为一个疗程，中等刺激，平补平泻法。

（3）胸痛：取穴心俞、膻中、通谷、巨阙、太仓、神府、郗门、曲泽、大陵。心俞、郗门均应导出气至针感达前胸，巨阙针法同膻中。心腧、巨阙施补法，并以艾卷温灸针柄，其余平补平泻。

4. 外用给药方法

（1）中药熏蒸：患者仰卧于熏蒸床上，暴露腰骶部，以补肺汤加减（组成：党参 12g，黄芪 30g，熟地 15g，五味子 15g，紫菀 15g，桑白皮 15g）熏蒸，热量掌握在 42~46℃，以患者能接受为宜，如有不适或热量不够，可适当调整仰卧位置及热量，隔日 1 次，30min/ 次。结合前期临床应用情况及安全性，熏蒸治疗 12 次为一个疗程，共 2 个疗程。

（2）雾化吸入疗法：硝石、枇杷叶、穿山甲珠、砂仁、鸡内金、五味子、桔梗、西硼砂、乌梅、贯众、金钱草、沙参、麦冬、杏仁、木贼、蒲公英、甘草，水煎去渣过滤，雾化吸入。

（3）中药电离子透入疗法：柴胡、乳香、没药、胆南星、郁金、土鳖虫、青皮、血竭、红花等。

（五）预防与护理

做好个人防护，加强身体锻炼，增强抗病能力。同时调摄起居，注意气候变化，重视防寒保暖，避免感冒。

（六）研究进展

除了上述传统的中医辨证治疗，近年来亦出现了多种中医特色辅助治疗。如孙玉香等选取尘肺合并中重度 COPD 患者 80 例，随机分为两组，对照组常规采用抗炎、祛痰、解痉、平喘治疗，治疗组在常规治疗基础上加用中医定向透化治疗，探讨中医定向透化治疗在尘肺合并 COPD 中的疗效。结果显示治疗后 3 天及 7 天，咳嗽、咳痰症状治疗组较对照组均有较好表现，差异有统计学意义（$P<0.05$），可见中医定向透化治疗结合西医药物治疗尘肺合并 COPD 具有改善症状迅速、肺部啰音消失快、改善患者肺通气功能的优点。

谢英等选取尘肺患者 40 例，随机分为对照组和观察组。对照组采用西医方案，观察组在对照组的基础上采用中成药联合药膳的综合方案。结果表明，中成药联合药膳辨证治疗尘肺，不仅能减轻临床症状，而且能大大提高生活质量。

李相云等随机选择 120 例尘肺患者，分为治疗组（60 例）、对照组（60 例），治疗组根据中医脏腑经络理论，在夏至日和三伏天的初、中、末伏后 10 天使用自制中药穴位敷贴加艾灸，观察用冬病夏治方案中三伏天穴位敷贴联合艾灸治疗尘肺患者的临床疗效。结果表明按照中医理论冬病夏治，应用中药穴位敷贴加艾灸对于控制尘肺患者临床症状，改善患者肺功能，提高体质状态，均具有显著疗效。

（七）文献述要

咳嗽病名最早见于《内经》，该书对咳嗽的病因、病位、症状、证候分类、转归及治疗等问题作了较系统的论述，提出"五脏六腑皆令人咳，非独肺也"。

金元时期刘河间提出咳与嗽的区别，"咳谓无痰而有声，肺气伤而不清也。嗽谓无声而有痰，脾湿动而为痰也"。治疗咳嗽重视痰与气，提出"咳嗽者治痰为先，治痰者下气为上"。

明代张介宾将咳嗽分为外感、内伤两大类。

二、哮喘

(一) 概述

职业性哮喘是指在职业活动过程中由于吸入职业相关变应原而引发的以间歇性发作性喘息、胸闷、气急、咳嗽等为临床特点的气道慢性炎性疾病。其发病率与工业发达程度及致喘物的性质有关,如在长期接触致喘物异氰酸酯的工人中,职业性哮喘的发病率约为5%~10%,在从事去污剂工业而长期与蛋白水解酶接触的工人中,其发病率达到50%甚至更高。北美、欧洲等发达国家对发生职业性哮喘风险性较高。职业工人的流行病学研究认为,职业性哮喘的发病率有逐渐增高的趋势,已超过尘肺成为最常见的职业性肺部疾病。近年来,随着社会发展和科技进步,我国职业性哮喘的发病率呈逐年上升趋势。古代文献中有关本病症状的描述散见于哮病、喘证中。

(二) 病因病机

职业性哮喘多由致喘物侵袭,内遏肺气,肺失宣降,上逆而气急、喘息。中医理论认为,哮喘的发病,是因外感、情志、劳倦、饮食等病因引触"宿痰"而致,痰随气升,气因痰阻,痰气搏结于气道,通畅不利,而致痰鸣气喘。病位主脏在肺和肾,与肝、脾、心有关。因肺为气之主,司呼吸,外合皮毛,内为五脏之华盖,若外邪袭肺,或它脏病气上犯,皆可使肺气壅塞,肺失宣降,呼吸不利而致喘促,或使肺气虚衰,气失所主而喘促。肾为气之根,与肺同司气之出纳,故肾元不固,摄纳失常则气不归元,阴阳不相接续,亦可气逆于肺面为喘。若脾虚痰浊饮邪上扰,或肝气逆乘亦能致喘,则为肝脾之病影响于肺。心气喘满,则发生于喘脱之时。

本病的病理性质有虚实两类。实喘在肺,为外邪侵袭,肺壅而宣降不利;虚喘当责之肺、肾两脏,因精气不足,气阴亏耗而致肺不主气,肾不纳气。故喘病的基本病机是气机的升降出纳失常,"在肺为实,在肾为虚"。病情错杂者,每可下虚上实,虚实夹杂并见。但在病情发展的不同阶段,虚实之间有所侧重,或互相转化。若肺病及脾,子盗母气,则脾气亦虚,脾虚失运,聚湿生痰,上渍于肺,肺气壅塞,气津失布,血行不利,可形成痰浊血瘀,此时病机以邪实为主,或邪实正虚互见。若迁延不愈,累及于肾,其病机则呈现肾失摄纳,痰瘀伏肺之肾虚肺实之候。若阳气虚衰,水无所主,水邪泛溢,又可上凌心肺,病机则为因虚致实,虚实互见。

因心脉上通于肺,肺气治理调节心血的运行,宗气贯心肺,肾脉上络于心,心肾相互既济,又心阳根于命门之火,心脏阳气的盛衰,与先天肾气及后天呼吸之气皆有密切关系。故本病的严重阶段,肺肾虚极,孤阳欲脱,必致心气、心阳亦惫,心不主血脉,血行不畅而瘀滞,面色、唇舌、指甲青紫,甚则出现喘脱,亡阳、亡阴,则病情危笃。

(三) 辨证论治

1. 邪实壅肺型

(1)症状:气急喘息、咳嗽、胸部胀闷。舌苔薄白,脉浮。

(2)证候分析:由致喘物侵袭,内遏肺气,肺失宣降,上逆而气急、喘息。

(3)治法:宣肺驱邪,止咳平喘。

(4)方药:止喘润肺汤加减。

本方选用桑白皮、葶苈子、射干泻肺平喘为君药,配合桔梗、紫菀、苏子、杏仁止咳化痰,炙麻黄、细辛散寒温肺,石菖蒲化痰开窍,地龙、白芍活血化瘀,共凑泻肺平喘、化瘀开窍之功。本方使用时随证加减,热证加鱼腥草、黄芩;寒证加桂枝、五味子;风证加僵蚕、蝉蜕;虚证加黄芪、黄精。

2. 肺虚型

(1)症状:喘促短气、气怯声低、喉有轻度哮鸣音。舌淡红苔薄白,脉软弱或细数。

(2)证候分析:肺气亏虚,气失所主。表现为喘促短气、气怯声低、喉有轻度哮鸣音,舌淡红苔薄白,脉软弱或细数等症。

(3)治法:补肺益气平喘。

(4)方药:补肺汤合玉屏风散。

3. 肾虚型

(1)症状:喘促日久,气息短促,呼多吸少,动辄尤甚,气不得续。舌质胖嫩,苔白或舌质红,苔少,脉沉细或细数。

(2)证候分析:肺病及肾,肺肾俱虚,气失摄纳,表现为喘促日久,气息短促,呼多吸少,动辄尤甚等症。

(3)治法:补肾纳气平喘。

(4)方药:金匮肾气丸合参蛤蚧散。

(四) 其他疗法

1. 穴位敷贴　近年来,随着"三伏贴"的推广,很多人都会在夏季"三伏"时去医院进行穴位敷贴,防治哮喘等冬季高发病。"三伏贴"源自清代《张氏医通》记载的白芥子发泡疗法。药物以麻黄、白芥子、甘遂等辛温散寒药为主,调配而成,分别在头伏、中伏、三伏的第一天将药膏贴于后背肺俞、脾俞等穴位,以期达到"冬病夏治"之目的。

(1)取穴:肺俞、定喘、膏肓、脾俞、肾俞、膻中、气海。

(2)操作:取白芥子30g、甘遂15g、细辛15g,共为细末,用生姜汁调药粉呈糊状,制成药饼,如蚕豆大,敷于穴位上,用胶布固定,贴30~60分钟后取掉,以局部有红晕微痛为度。在夏季三伏期间敷贴,适用于哮喘缓解期。

(3)注意事项:敷贴期间,要注意保养阳气,不能受凉,还应做到饮食清淡,忌生冷、过甜、油腻、海鲜及刺激性食物,忌烟、酒。目前医院所采用的"三伏贴"药物一般较为缓和,部分患者敷贴后可能出现局部皮肤潮红、灼热感等情况,均为药物的正常刺激作用,无须慌张。但若出现皮肤破溃、皮疹、水疱等现象,应及时到医院处理。

2. 艾灸疗法　方法:取大椎、肺俞、风门、膏肓、天突穴。取艾炷如枣核大,可直接灸5~7壮,也可用隔药饼灸每穴3~5壮,以皮肤微红为度。传统上在小暑至白露施治。

3. 针刺疗法

(1)实证,治则为平喘降逆,宣肺化痰。

方法:取定喘、肺俞、尺泽、列缺、丰隆、天突穴。风寒犯肺加风池、风门穴;痰热壅肺加合谷、内庭穴。以上诸穴均用泻法留针。起因于风寒者,胸背部腧穴可酌加隔姜灸或艾条灸;风门、肺俞两穴针灸后,再加拔火罐。

(2)虚证,治则为扶正固本。

方法:取定喘、膏肓、肺俞、太渊、肾俞、太溪穴。肺气不足加气海、足三里穴;肺肾两虚加命门、关元穴。以上诸穴均用补法,刺激宜轻,取穴宜少,可采用分组交替轮用的方法。可久留针。还可在背部腧穴上拔火罐,亦可配合灸法。

4. 耳针疗法

(1)取穴：平喘、肾上腺、肺、支气管、皮质下、神门、内分泌、交感。

(2)操作：每次2~3穴，以毫针刺，留针5~10分钟；或用埋针、埋药法，留针24小时，每次选穴3~5个，两耳交替使用。哮喘缓解期可用压丸法，以王不留行籽贴压，以巩固疗效。

5. 食疗

(1)川贝燕窝蒸白梨：川贝母6g，燕窝3g(水浸泡)，白梨1个(去核)，冰糖3g。把白梨掏空，将其他药物清洗干净放入白梨中，将其扎紧放入碗中，隔水蒸熟食用。每日一剂，连服1周。有润肺养阴，止咳化痰，清热散结的功效。适用于燥热伤肺，咳嗽痰黄，干咳少痰，久咳咽痛，热证哮喘者。

(2)鸡蛋核桃炸猪腰：鸡蛋清100g，核桃仁60g，猪腰(猪肾)400g，葱、姜、盐、料酒、花生油各适量。将猪腰对剖去网膜，切成腰花，加入料酒、葱花、姜末拌匀腌半小时，捞出沥干；核桃仁用水浸泡、去皮，在五成热的油锅中炸酥，取出沥油；锅中放油烧至五成热时，将切好的猪腰花朝下，捧在手心上，再放上一块儿核桃仁，用腰花包拢，均匀地抹上鸡蛋清，入油锅炸至金黄捞出。炸完后将油烧至八成热，把全部炸件下锅，再炸至深黄色，捞出沥尽油，装盘即可服食，每天一次。有补肺益肾，下气定喘，润燥化痰的功效。适用于肾亏腰疼，肺虚久咳，虚寒喘嗽，痰吐不利等，尤适于肾虚所致的支气管哮喘者。

(3)苏子杏仁生姜粥：紫苏子10g，苦杏仁10g，生姜5g，粳米60g，冰糖少许(亦可不用)。将紫苏子炒爆花，苦杏仁去皮、尖，与生姜分别捣烂混合备用。粳米淘净放锅内，加水适量，慢火煮至七成熟时加入以上3物，继续煮至熟烂成粥时加冰糖少许即成。温热服食，每日一剂。此粥有降气消痰，散寒邪，止咳嗽，平哮喘的作用。适用于胸满痰多，咳嗽气喘，咽喉不利，寒证哮喘者。

(4)薏米百合猪肺汤：薏米25g，百合15g，猪肺1只，料酒、盐、胡椒粉、味精等各适量。将薏米淘洗干净，百合去皮、根，洗净切碎，猪肺用清水冲洗干净，用温水去腥后，切成小块。把3味同放锅内，加水适量，大火煮沸后，改小火再煮40分钟左右至烂熟，适量加入以上调料调味即可食用。可佐餐温热服食，分2~3次服完。每天一剂。有清热利湿，补肺润肺，止咳平喘的功效，适用于肺肾不足而致的咳嗽气促，久咳胸痛，夜喘加重，痰浓味臭，气虚哮喘等。

(五)预防与护理

远离喘物，加强身体锻炼，增强体质，提高机体的抗病能力。饮食清淡而富有营养，少食黏腻和辛热刺激之品，以免助湿生痰化热。

(六)研究进展

中医药治疗哮喘的优势在于通过对哮喘患者的全身调理来增加机体免疫力和御病能力，从而减少哮喘发作甚至达到长期缓解的目的。有调查研究显示，哮喘的发病率发达国家高于发展中国家，城市高于农村，特别是环境污染问题、职业人群的心理问题都可能通过内分泌系统、神经系统等影响到人体的免疫功能，从而诱发或加重哮喘的发生。除了常见证型外，少数患者表现为肾阴阳两虚型，治以益气养阴、补肺健脾、补肾纳气，分别给予服用六君子汤、金匮肾气丸、左归饮加味治疗。

(七)文献述要

《证治汇补·哮病》："哮即痰喘即发者，因内有壅塞之气，外有非时之感，膈有胶固之痰，三者相合,闭拒气道,搏击有声发为哮病。"职业性哮喘病患者阳弱而阴盛,邪实而正虚,外邪入侵,影响肺之宣降,致津液凝聚,痰浊内蕴,气机升降出入失常而发生哮病。

药物颗粒、泡沫、沥青、油漆、重金属等粉末微尘是职业性哮喘的诱发因素,与中医所述外邪入侵不谋而合。《伤寒论》:"血弱气尽,腠理开,邪气因人,与正气相搏,结于胁下,正邪分争,往来寒热,休作有时……小柴胡汤主之。"

(谢英、白宇乾、冯政果、郑自琪)

第二节　职业性皮肤病

一、接触性皮炎

(一) 概述

接触性皮炎是指皮肤、黏膜暴露或接触某些物质后,在接触部位发生的炎症反应,主要包括由接触刺激物导致组织损伤的刺激性接触性皮炎和接触过敏原导致的变应性接触性皮炎两种。前者多因接触细胞毒性或腐蚀刺激性物质,如强酸、强碱和斑蝥等而引发,可以直接损害人体细胞;后者主要为Ⅳ型变态反应,有一定的潜伏期,首次接触后不发生反应,经过1~2周后再次接触同样致敏物质而引发。

中医无接触性皮炎病名,通常将其归属于"漆疮""膏药风""马桶癣"的范畴。《诸病源候论·漆疮候》言:"人有禀性畏漆,但见漆便中其毒……亦有性自耐者,终日烧煮,竟不为害也。"《洞天奥旨》认为漆气因能收湿而入于肺经,主张通过蜀椒研末涂于鼻孔的方法预防和治疗漆疮,表明古代医家已经对本病有了相当系统的了解。

(二) 病因病机

祖国医学对接触性皮炎的病因描述早有记载,《巢氏病源·卷五十》言:"人无问男女大小,有禀性不耐漆者,见漆及新漆器,便着漆毒,令头面身体肿,其隐疹色赤,生疮痒痛是也。"即认为接触性皮炎因接触漆具而引发,明确了诱因。现代医家亦认为接触性皮炎多因接触致病原而引发,如《素问遗篇·刺法论》所言"正气存内,邪不可干",病邪的入侵多以正气虚损为前提,李斌等认为接触性皮炎与体质相关,多因禀赋不耐,皮肤腠理不闭,而后接触漆、药物、塑料、橡胶制品、染料及某些植物的花粉、叶和茎等"毒邪",正气不固则毒邪侵入皮肤,蕴郁化热,邪热与气血相搏而发病。且接触性皮炎多因接触过敏原而再次发病,病情较为反复,如《素问·评热病论》所言"邪之所凑,其气必虚",邪气久留常伤耗气血,导致局部气血不荣,肌肤失养,故又见患处干燥、粗糙、增厚等。

(三) 辨证论治

1. 风热蕴肤证

(1)症状:皮肤瘙痒,搔抓后出现头皮红斑、糜烂、丘疹,或伴有双侧眼睑红肿,舌淡苔白,脉浮。

(2)证候分析:禀赋不耐,皮肤腠理不闭,而后接触漆、药物、塑料、橡胶制品、染料及某些植物的花粉、叶和茎等"毒邪",正气不固则毒邪侵入皮肤,蕴郁化热,风热蕴肤出现皮肤瘙痒,搔抓后出现头皮红斑、糜烂、丘疹,或伴有双侧眼睑红肿等症。

(3)治法:疏风解热。

(4)方药:消风散加减。

2. 湿热毒蕴证

(1)症状:皮肤瘙痒,搔抓后出现头皮红斑、糜烂、丘疹,或伴有双侧眼睑红肿,舌淡苔白,脉浮。

(2)证候分析:湿热之邪,侵入皮肤,可引起皮肤瘙痒,搔抓后出现头皮红斑、糜烂、丘疹,或伴有双侧眼睑红肿等症。

(3)治法:清热利湿、祛风止痒。

(4)方药:龙胆泻肝汤加减。

3. 血虚风燥证

(1)症状:皮肤干燥瘙痒,或出现淡红色斑疹,唇燥、咽干、舌苔白薄而干、脉浮涩。

(2)证候分析:毒邪侵入皮肤日久,耗伤营血,致血虚生风化燥而表现出皮损反复迁延日久,斑疹多数为淡红色,皮肤干燥瘙痒、唇燥、咽干等症。

(3)治法:养血祛风、润肤止痒。

(4)方药:当归饮子加减。

(四) 其他疗法

1. 中药外洗

(1)土茯苓、黄柏、苦参、白鲜皮、大黄、龙胆草、蛇床子、百部各30g,明矾35g,煎后取汁外洗)治疗头皮接触性皮炎,以清热、利湿、解毒。

(2)苦参汤洗剂(苦参30~60g,黄柏、地肤子、蛇床子、黄芩、枯矾、五倍子、赤芍、白鲜皮各15g,薄荷10g,野菊花30g,金银花35g,水煎成1000ml用无菌纱布湿敷创面频洗,每次20~30分钟,每日2次)。

2. 中药外敷　紫草油(紫草适量,加入鱼肝油浸透制成)外敷皮损,使药效直接渗透皮肤,能减轻疼痛及渗出,固皮生肌,保护皮肤;雷公藤水煎冷湿敷能有效治疗面部接触性皮炎。

(五) 预防与护理

远离过敏原,按时清洁面部,多饮水,禁饮酒、浓咖啡、浓茶,饮食宜清淡,注意休息,避免疲劳及心情烦躁,多吃含有维生素的新鲜蔬菜和水果或果汁等。

(六) 文献述要

《巢氏病源·卷五十》言:"人无问男女大小,有禀性不耐漆者,见漆及新漆器,便着漆毒,令头面身体肿,其隐疹色赤,生疮痒痛是也。"

《诸病源候论·漆疮候》言:"人有禀性畏漆,但见漆便中其毒……亦有性自耐者,终日烧煮,竟不为害也。"《洞天奥旨》认为漆气因能收湿而入于肺经,主张通过蜀椒研末涂于鼻孔的方法预防和治疗漆疮,表明古代医家已经对本病有了相当系统的了解。

二、痤疮

(一) 概述

职业性痤疮是由于接触职业病危害因素而导致的,是外源性痤疮,可发于任何年龄、身体任何接触部位,是常见的职业性皮肤病之一。煤焦油、沥青、页岩油、天然石油、柴油、变压器油、切削油、润滑油等都可引起油痤疮。多氯萘、多溴萘、多氯联苯、多溴联苯、多氯苯、多溴苯、多氯酚及聚氯乙烯热解物等可引起氯痤疮。痤疮属中医"肺风粉刺"范畴,"痤疮"之病首见载于《黄帝内经》,称之为"痤""痤痱""皶"等病名,证候分类始于《诸病源候论》,自唐以来,对于痤疮病的认识越来越全面。

(二)病因病机

《素问·生气通天论》云:"汗出见湿,乃生痤痱","劳汗当风,寒薄为皶,郁乃痤。"王冰注曰:"时月寒凉,形劳汗发,凄风外薄,肤腠居寒,脂液遂凝,蓄于玄府,依空渗涸,皶刺长于皮中,形如米,或如针。久者上黑,长一分,余色白英而瘦(疑为痤)于玄府中,俗曰粉刺。"巢元方《诸病源候论·面体病诸候》指出:"此由肤腠受于风邪,搏于津液,津液之气,因虚作之也。"皶即面部粉刺,一说为酒渣鼻;痤为痤疮。皶、痤的产生,均属卫气被风寒外束,内郁于皮肤而成。皆因劳作后汗出,玄府开而不阖,机体阳气外泄,风、寒、湿邪侵袭肌表,滞于肌肤,郁而化热,轻者成痱,郁热病及血分,血壅肉腐则成痤。故风、湿、热、瘀为痤疮形成之病因。近代多从风热、肺热、血热、胃肠积热、血瘀痰结、冲任失调、阴虚不足七个方面论述,刘叶兰则概括为热、郁、痰。

(三)辨证论治

1. 热毒壅盛

(1)症状:颜面、胸背部散在皮疹,颜色鲜红,以脓疱为主,局部有痒疼感,口干,口苦,舌质红,苔黄,脉数。

(2)证候分析:患者素体阳盛,而后接触"毒邪",毒邪侵入皮肤,蕴郁化热,热蕴肤出现颜面、胸背部散在皮疹,颜色鲜红,以脓疱为主,局部有痒疼感等症。

(3)治法:清热解毒,消痈散结。

(4)方药:五味消毒饮加减。

2. 胃肠湿热

(1)症状:颜面、胸背部皮肤油腻,皮疹红肿疼痛,有脓疱,口臭,便秘,溲黄,舌红,苔黄腻,脉滑数。

(2)证候分析:患者接触"毒邪",加之过食辛辣肥滞甜腻之品,生湿生热,湿热蕴结阳明,阳明经循于面部,腐蚀局部肌表,则使皮肤色赤肿痛,或形成脓疱疮疡等症。

(3)治法:清热利湿,凉血消痈。

(4)方药:黄连解毒汤合茵陈蒿汤加减。

3. 瘀血阻滞

(1)症状:颜面部皮疹,颜色暗黑,或有暗黑色色素沉着,舌暗,有瘀斑,脉沉涩。

(2)证候分析:"毒邪"郁结于肌表,气滞血瘀,或因邪去瘀留,形成颜面部皮疹,颜色暗黑,或有暗黑色色素沉着等症。

(3)治法:活血化瘀,凉血消痈。

(4)方药:桃红四物汤加减。

4. 三焦郁滞

(1)症状:颜面、胸背部皮疹,熬夜或精神紧张后加重,伴有心烦、口苦,饮冷则胃痛不适,舌苔白,脉象弦紧。

(2)证候分析:肝具有协调脏腑气机、调理三焦的作用,而三焦主运化水湿,水湿不化,湿热内生,形成颜面、胸背部皮疹,熬夜或精神紧张后加重。

(3) 治法：疏肝解郁，调理三焦。

(4) 方药：柴胡加龙骨牡蛎汤加减。

5. 气阴两虚、湿热塞滞

(1) 症状：皮疹反复发作，颜面、胸、背部有大量红色丘疹、脓疱、色素沉着，伴有咽干咽痛，舌苔黄腻，脉弦大紧。

(2) 证候分析：湿热内蕴，日久耗气伤阴，阴伤则虚火旺，气为血帅，气伤则血行障碍，致使痤疮反复发作，日久不愈。

(3) 治法：益气养阴，清热利湿。

(4) 方药：用清暑益气汤加减。

(四) 其他疗法

1. 外敷疗法　根据《医宗金鉴·外科心法要诀》记载："外敷颠倒散，缓缓自功也"，将金银花、连翘、薄荷、野菊花、丹参、防风、荆芥、蝉蜕等用淘米水煎煮 15 分钟，凉温，用手帕沾药汁，交替外敷面部 2 分钟，10min/ 次，早、晚各一次，以增强局部血液循环，加强皮脂代谢，溶解脂栓，软化角化毛囊管，打开毛孔，使瘀积皮脂外出，尤其是方中所含丹参，其有效成分丹参酮可以抑制丙酸杆菌，促进组织修复，每 7 天为 1 个疗程。1~2 个疗程即可排出浅表脂栓，3~4 个疗程深部脂栓可转化为炎性丘疹发出。

2. 放血疗法　根据《内经》记载："宛陈则除之者，去血脉也"，点刺放血刺激局部穴位，去除瘀血，促进新血化生，调节自控系统，提高机体免疫系统兴奋性，以达到清热解毒、活血化瘀、通经活络、消痛散结目的。痤疮发生多为阳盛火热有余引起，故首选大椎穴，大椎为督脉之穴，督脉总任六阳经，大椎点刺放血，可调节阴阳平衡，祛除湿热邪毒。另根据辨证配以肺愈、膈愈、脾愈、大肠愈等，助其清肺热，凉血活血，健脾化湿之功。患者取舒适体位，选穴后局部消毒，采血针点刺出血后以闪罐法将玻璃瓶吸附在穴位处 10 分钟，血量以 3~5ml 为宜，隔日 1 次，3~5 次为 1 个疗程。治疗后需保持局部要干燥，避免沾水。虚性体质、糖尿病禁用。

3. 艾灸疗法　中医认为其由气血瘀滞，经脉不通凝结于面所致，治宜温通散行。根据《医学入门》记载："凡病药之不及，针之不到，必须灸之"，采用艾灸方法，对局部皮肤按穴位温烫，借助艾叶焦油等化学成分及热辐射反应机制，刺激皮肤感受器，增加病损肌肤血液循环，促进组织细胞新陈代谢，达到淡化色素沉着目的。用艾条按经络走行对面部皮肤施灸，色素沉着部用雀啄灸手法重点施灸，以皮肤潮红为度，1 次 /d，10~15min/ 次，7 天为 1 个疗程，1~2 个疗程效果显著。

(五) 预防与护理

1. 预防　绝大多数职业性皮肤病是由于原发性刺激物的直接或间接污染皮肤所致，因此预防的关键是隔断这种接触。生产工艺的自动化、生产设备的密闭化、物料输送的管道化、操作过程机械化是防止职业性皮肤病的根本措施。个人防护用品是预防职业危害因素接触的最后一道防线，正确使用符合要求的防护用品可以预防职业性痤疮的发生。为防止或减少皮肤接触溶液、蒸气和粉尘等刺激性物质，应根据生产条件和工作性质，配备防毒口罩、防尘口罩、防护帽、面罩、披肩、工作服、围裙、套袖、手套、胶靴等个人防护用品。

2. 护理　首先是心理护理，这是防治痤疮不可缺少的一个重要环节。由于痤疮皮疹大多发生于颜面部，严重影响美观，给患者带来极大的心理压力，因此必须克服焦躁、抑郁心理,保持乐观心态,积极配合治疗,争取早日康复。其次是局部皮肤护理,要勤洗面部,严禁用手挤压。饮食调理也很重要,多食蔬菜水果,保持大便通畅,忌食辛辣、油腻、甜食及其发物。最后生活作息要有规律,尽可能保证充足睡眠,少熬夜。

(六) 文献述要

痤疮之名并非古而有之,由于历代医家在认识、理解等方面的不同,痤疮之病被赋予"痤痱""痤""痤疽""面上粉刺""酒皶""疮""面皯""面皯疱""面渣疱""面粉滓""粉刺"等诸多称谓。

汉代最先出现对于痤疮的认识,《黄帝内经》载曰:"汗出见湿,乃生痤痱……劳汗当风,寒薄为皶,郁乃痤。"《说文》:'痤,小肿也'。《广雅·释诂》:'痤,痈也'。《淮南子·说林训》:'溃小疱而发痤疽'。注:痤疽,痈也。《管子·法法篇》:'痤睢子矿石也'。注:痤,痈也。痱,方味切。《玉篇》:'热生小疮。王注以为风瘾,失之'。"

晋唐之际,古代医家对于痤疮的认识逐渐深入,各家所论并不统一,痤疮又被赋予许多新的病名。晋代《肘后备急方》中载有数条方剂治疗"面上粉刺"。巢元方的《诸病源候论》将痤疮之病记载于"面体病诸候"中的"酒皶候",并言:"此由饮酒,热势冲面,而遇风冷之气相搏所生,故令鼻面生皶,赤疱币币然也。"其他如"疮病诸候"中的"头面身体诸疮候""头面身体诸久疮候""甜疮候",以及"痈疽病诸候"中的"痤疖候"当中,均可见关于痤疮病的记载。《外台秘要》中关于痤疮的记载分别见于"面皯""面皯疱""面渣疱""面粉滓"名下。

宋代以后,对于痤疮之病的认识日臻全面,及至明清时期,在总结历代医家的经验基础上,有更进一步的发挥,对于痤疮病的诊疗达到一个比较完整、完善的程度。《三因极一病证方论》载有粉黄膏治疗"肺热鼻发赤瘰,俗谓酒皶"。《太平圣惠方》中载有"治面疱诸方""治酒齄诸方""治粉刺诸方",均有关于痤疮病的论述。明代的《素问吴注》根据《内经》中关于痤痱的认识,发挥阐释曰:"皶,织加切。形劳汗发,凄风外薄,肤腠当寒,脂液遂凝于玄府,皶刺生于皮中,俗称粉刺。痤,疖也,内蕴血脓,形大如枣者。"清代薛生白的《医经原旨》对于痤疮病的命名有比较明确的解释,其言道:"形劳汗出,坐卧当风,寒气薄之,液凝为齄,即粉刺也。若郁而稍大,乃成小疖,是名曰痤。"沈金鳌的《杂病源流犀烛》中载有玉容散治疗"面上黯,或生小疮,或生痤痱、粉刺之类,日日洗之,自然光泽","面部病源流"里亦明确提出"粉刺"之名。《疡医大全》将痤疮归入"肺风粉刺门"之中:"粉刺即粉疵"。至此,逐渐形成以"粉刺"为主的病名,而粉刺也作为痤疮最常见的称谓,沿用至今。

三、噪声聋

(一) 概述

噪声聋是指长期暴露在高强度噪声环境中所引起的缓慢进行性感音神经性耳聋。职业性噪声聋是目前制造企业常见病、多发病。随着现代化的发展,职业性噪声引起的听力损失相当普遍,据流行病统计调查,现代噪声污染占环境污染三分之一以上。职业性噪声聋属中医学"耳鸣""耳聋"范畴。

(二) 病因病机

中医认为噪声聋多由于风邪上袭、肝火痰浊上蒙、胃气不足、肾精亏损导致耳窍失却温养而造成的。《灵枢·脉度》曰:"肾气通于耳,肾和则耳能闻五音矣。"有关耳鸣耳聋之原因,古代医家早有陈述,如"耳者,宗脉之所聚也。故胃中空则宗脉虚,虚则下溜,脉有所竭者,故耳鸣。"耳属清窍,受精气血的共同滋养而发挥正常功能,其中虚证易致脏腑功能减退,无力鼓动气血,或气血化生不足,或不能调配气血,导致气滞血瘀,耳窍失养。另有"耳鸣症或鸣甚如蝉,或左或右,时时闭塞,世人多作肾虚,殊不知此是痰火上升,郁于耳中为鸣,郁甚则壅闭矣。"说明实证也可致耳鸣耳聋。若再加外邪(噪声)作用,失聪更甚。

(三) 辨证论治

1. 外邪阻窍型

(1)症状:噪邪外袭,证见有外声难闻而自觉增强,或耳内憋气作胀和阻塞感较明显,兼有头痛、口干、脉弦、苔薄白。

(2)证候分析:耳属清窍,受精气血的共同滋养而发挥正常功能,外邪(噪声)侵袭,阻滞气机,而至清窍失养,可见有外声难闻而自觉增强,或耳内憋气作胀和阻塞感较明显等症。

(3)治法:行气散邪、清利耳窍。

(4)方药:通气散加减:香附、川芎、柴胡、路路通、地龙。有血瘀者加桃仁、红花等。

2. 肝火上扰型

(1)症状:耳鸣如闻潮声,或如风雷声,耳聋时轻时重。每于郁怒之后,耳鸣耳聋突发加重,兼耳胀耳痛感。或有头痛、眩晕、面红目赤,口苦咽干、烦躁不宁,舌红苔黄,脉弦数有力。

(2)证候分析:肝主疏泄,调畅耳窍气机肝主疏泄主要是调节全身气机的运行。功能气逆会导致气血逆乱于耳。《素问·脏气法时论》说:"气逆则头痛、耳聋不聪。"气郁日久化火,肝胆之气郁而化火随经络上窜入于耳,出现耳鸣、耳聋,并每于郁怒之后,耳鸣耳聋突发加重,兼耳胀耳痛感。

(3)治法:清肝泻火、开郁通窍。

(4)方药:龙胆泻肝汤加减:龙胆草、栀子、黄芩、柴胡、木通、车前子、泽泻、当归、生地、甘草。

3. 痰火壅结型

(1)症状:两耳蝉鸣不息,或"呼呼"作响,有时闭塞憋气,听音不清,头昏沉重,胸闷脘满,咳嗽痰多,口苦或淡而无味,二便不畅。舌红,苔黄腻,脉弦滑。

(2)证候分析:痰浊作为一种病理产物,可以上蒙清窍;或者痰郁日久化火,痰火壅结,阻碍气血上行,耳窍失养,产生两耳蝉鸣不息,或"呼、呼"作响,有时闭塞憋气,听音不清,头昏沉重等症。

(3)治法:清火化痰、开郁通窍。

(4)方药:加味二陈汤加减:半夏、陈皮、茯苓、黄芩、黄连、薄荷、生姜、甘草、酌情加石菖蒲、枳实、竹茹。

4. 肾精亏损型

(1)症状:常闻蝉鸣之声,昼夜不息夜间较甚,听力逐渐下降,伴头昏目眩。腰膝酸软,男子遗精,食欲不振。舌质红而少苔,脉细弱或细数。

(2)证候分析:耳作为脑之司听器官生于外,然脑之髓也,为肾气所生,故五音从耳到脑,是以肾的机能贯穿而发挥司听职能。肾精充沛,髓海得濡,则听觉敏捷;而病后体弱,肾精亏虚,精气失充等可致肾精耗伤,髓海空虚而致耳鸣耳聋,并伴头昏目暗、腰膝酸软等症。

（3）治法：补肾填精、滋阴潜阳。

（4）方药：耳聋左慈丸加减：熟地黄、五味子、淮山药、山萸肉、牡丹皮、泽泻、茯苓各、石菖蒲、磁石。精亏甚者加龟板胶，虚火甚者加知母、黄柏清泻虚火。

5. 脾胃虚弱型

（1）症状：耳鸣耳聋，劳则更甚，或在蹲下站起时更甚，耳内有突然空虚或发凉的感觉。伴倦怠乏力，面色萎黄，纳少便溏。舌质淡红，苔薄白，脉虚弱。

（2）证候分析：噪声内扰，清阳下陷，阳气郁遏于脾土，清窍失养，可见耳鸣耳聋，劳则更甚。伴倦怠乏力，面色萎黄，纳少便溏等症。

（3）治法：补益脾肾、升阳通窍。

（4）方药：补中益气汤加减：党参、黄芪、升麻、柴胡、当归、陈皮、炙甘草，可加蔓荆子、石菖蒲。

（四）其他疗法

1. 针刺疗法　针刺可以改善内耳微循环灌流量，增强毛细胞和神经元的代谢及修复能力，从而促进病变的恢复。针刺取穴：主穴为听宫、听会、耳门、百会、翳风、神庭、聪耳等；配穴为肓俞、气海、关元、太溪等。选用 5cm 毫针，头部穴位行平补平泻法，其他穴位可依据病症采取补法或泻法；治疗连续 2~3 周，1 次 /d。

2. 艾灸疗法

（1）雷火灸：雷火灸在古代雷火神灸实按灸基础上对方法和配方进行了创新改良，方中主要有干姜、茵陈、羌活、木香、沉香、穿山甲、麝香和乳香等，具有活血散瘀、通经活络、消炎止痛与调和气血的功效。备好雷火灸、纱布等，患者取坐位，头部直立，操作者点燃雷火灸柱顶端，将火头对准应灸部位，主穴选取风池、翳风、听宫、听会、耳门、百会、涌泉，配穴取足三里、三阴交、血海，距离皮肤 2~3cm，灸至皮肤发红、深部组织发热为度，整个治疗时间约 30 分钟。

（2）麦粒灸：麦粒灸井穴具有艾炷小、时短、准确地刺激穴位，药性更易集中透达腧穴、作用时效较长、操作简便、证型适用广的特点。在井穴上使用麦粒灸，大大加强了井穴的治疗作用，可疏经通络，调和气血，平衡阴阳经气，使得血气相通，阴平阳秘，从而有效地促进听觉恢复。

（3）普通灸法：选用清艾条，以灸耳门、听宫、听会、颈夹脊穴（颈 4~6 夹脊）为主，剪硬纸板切口，铺于施灸部位，剪切艾条，大小约为 15mm×10mm 艾炷，针柄上的艾炷与患者皮肤相距 20~30mm，不更换艾炷，燃尽后待灰烬余热消失后移除，配合针刺施灸，治疗 15 天为 1 个疗程。

3. 穴位注射　穴位注射可选用复方当归注射液 2ml+ 维生素 B$_{12}$ 注射液 1ml，取穴双侧肾俞或双侧阳陵泉，交替取穴，每天 1 次，每穴注射 1.5ml，治疗 15 天为 1 个疗程。

（五）预防与护理

1. 长时间连续在高噪声环境中工作，应该进行个人防护。用的个人防护用具包括有耳塞、防声棉、耳罩和头盔等。在听力受损早期脱离噪声的刺激并及早治疗。

2. 保持心情舒畅，避免过度忧郁与发怒，可预防肝火上扰所致的耳鸣耳聋。

3. 注意饮食调理，以防积滞成痰，避免辛辣食物。可预防痰火壅结所指的耳鸣耳聋。

4. 加强体育锻炼，增强体质，谨防虚邪贼风侵袭，可预防风热外袭所致的耳鸣耳聋。

(六) 研究进展

噪声性耳聋是常见的职业疾患,研究发现相同噪声暴露下不同个体噪声性耳聋严重程度具有相当大的差异,说明噪声性耳聋存在个体易感性差异。中医很早就注意到疾病产生的个体差异,并创立了体质学说。中医体质学认为体质和疾病有明显的相关性,体质类型影响疾病的倾向性,体质状态决定发病与否及发病的倾向性,尤其是某些病理性体质可以导致人体对某些致病因子的易感性以及对某些疾病的易患性。2009 年 4 月 9 日,中华中医药学会正式发布《中医体质分类与判定》标准,该标准中对于体质的分型主要依据王琦的九分法,将体质分为平和质、气虚质、阳虚质、阴虚质、痰湿质、湿热质、血瘀质、气郁质、特禀质九个类型,每种体质分别从总体特征、形体特征、常见表现、心理特征、发病倾向、对外界环境适应能力六大方面进行判定。

新近研究揭示,在九种类型的体质中,特禀质体质与噪声性耳聋的关系更为密切。特禀质体质为敏感体质,对各种外界刺激反应较为敏感,同样对噪声也会比其他体质敏感。如果在噪声较大岗位的招工中通过中医体质调查把特禀质体质排除在外将极大降低该病的发病率,并产生较大的经济及社会效益。

(七) 文献述要

耳聋、耳鸣常可并见,《医学入门》卷五中说:"耳鸣乃是聋之渐也",《杂病犀烛》卷二十三更明确指出:"耳鸣者,聋之渐也,惟气闭而聋者,则不鸣,其余诸般耳聋,未有不先鸣者。"

隋朝巢元方《诸病源候论》认为:"劳动经血,而血气不足,宗脉则虚,风邪乘虚,随脉人耳,与气相击,故为耳鸣。"金元四大家之一的李东垣以"内伤脾胃,百病由生"的观点,将耳鸣耳聋的病因责之于脾胃。认为脾胃虚弱,精气不足,耳窍失养;清阳不升,浊阴不降,耳窍闭塞;阴火上乘,耳窍受困均可发病。明朝张景岳认为:"耳聋……大多其证有五:曰火闭;曰气闭;曰邪闭;曰窍闭;曰虚闭。""火闭者,因诸经之火窒塞清道。"火闭致聋,多因外感温热,或五志化火,上扰于耳窍而致。"气闭者,多因忧郁,气有所结而然。""邪闭者,因风寒外感,乱其营卫使然。"盖肺经之结穴在耳中,名曰茏葱,专主乎听,风寒外感,营卫失调,肺金受遏,经气闭塞,不能主乎听而为聋。"窍闭者,必因损伤,或挖伤者,或雷炮之震伤者,或患亭耳溃脏不止而坏其窍者。"此为耳窍自身所伤致聋,为不内外因。"虚闭者,或以年衰,或以病后,或以劳倦过度,因致精脱肾亏渐至聋闭。"因宵气通于耳,肾和则耳能闻五音矣,故虚闭耳聋多因肾之精气亏损而然。

(白宇乾、谢英、冯政果、郑自琪)

第三节　职业性化学中毒

一、铅及其化合物

(一) 概述

职业性慢性铅中毒是由于劳动者在生产过程中,长期接触铅烟或铅尘以及含铅化合物所致的慢性中毒。临床以神经、消化、造血系统障碍为主的全身性疾病。在现代工业生产过程中,铅作为应用最广泛的有色金属之一,与人类接触密切,接触铅及其化合物的常见职业包括：铅矿开采及冶炼、熔铅作业、蓄电池生产等行业。随着涉铅企业的增加，职业性铅中毒对生产工人造成的危害日益严重。主要表现为消化道症状：包括口内金属味，食欲不振，上腹部胀闷、不适，腹隐痛和便秘，重者出现腹绞痛；其次为神经系统症状：主要表现为神经衰弱、多发性神经病等；常见症状有头昏、头痛、烦躁、全身无力、肢端麻木、肢体疼痛、抽搐等。

(二) 病因病机

造成职业性慢性铅中毒的因素，主要是工业毒物(邪毒)侵犯人体。因为人体是一个有机的整体，如《素问·生气通天论》说："阴平阳秘、精神乃治，阴阳离决，精气乃绝。"工业邪毒侵犯人体导致阴阳失衡，气血亏虚，脏腑功能失调而产生诸症。

1. 气滞血瘀　此乃邪毒所伤，气机不利、气滞而作痛，气滞日久不愈，可致血脉凝涩，瘀血内结。

2. 脾胃不和　邪毒所伤，致脾气不升，胃气不降，升降失调则脾胃不和。

3. 脾胃虚寒　邪毒所伤，损伤脾胃所致，湿困脾阳日久，水湿不运、脾阳虚、寒从内生，则脾胃虚寒。

4. 气血亏虚　此乃邪毒所伤，铅中毒日久，影响消化功能，脾失健运，气血生化无源而气血不足，不能濡养周身所致。

5. 肝肾阴虚　此乃邪毒所伤，肝肾受损，阴津不足，不能上承髓海所致。肝藏血，肾藏精。精血同源，即肝肾同源。若铅中毒日久，精血耗损，则肝肾亏虚。

(三) 辨证论治

关键在分清虚实。实证多气滞血瘀，脾胃不和，虚证多为脾胃虚寒，气血不足，肝肾亏虚所致。在临床上实证日久气血耗伤可致虚症。若邪毒留著，虚证亦可见实邪，故临床尤须细辨。

1. 气滞血瘀

(1)症状：头痛随情志波动而变化。头痛经久不愈，痛处固定如针刺，常伴有腹痛，痛点固定，触痛，舌质紫暗，脉象带涩。

(2)治法：行气活血祛瘀。

(3)方药：偏头痛用通窍活血汤加减。偏腹痛用少腹逐瘀汤加减。

2. 脾胃不和

(1)症状：脘腹胀满、嗳气、呃逆、纳差、舌淡苔白腻，脉弦涩。

(2)治法：调理脾胃理气和中。

(3)方药：平胃散加减。

3. 脾胃虚寒

(1)症状：食少呃逆，呕吐清水，腹痛隐隐，喜热恶寒，手足不温，大便溏泄，面色苍白，舌淡苔白，脉虚缓。

(2)治法：补脾健胃温中散寒。

(3)方药：良附丸加黄芪健中汤加减。

4. 气血不足

(1)症状：头晕目眩，心悸失眠，神疲懒言、面色苍白、唇甲不华、舌淡白、脉细弱无力。

(2)治法：治以补气血，健脾胃。

(3)方药：八珍汤加减。若偏阳虚怕冷，选用十全大补汤。偏心血虚，选用归脾汤。

5. 肝肾阴虚

(1)症状：头晕耳鸣、失眠健忘、急躁易怒、腰膝酸软、遗精、舌红口干少津、脉弦细。

(2)治法：滋补肝肾。

(3)方药：四物汤合六味地黄汤加减。

(四) 其他疗法

1. 穴位贴敷治疗　取主穴足三里、关元、中脘。配穴：脾胃虚寒型选脾俞、胃俞穴；心脾两虚型选心俞、脾俞穴；痰瘀阻络型选大椎、阿是穴。操作方法，以穴位贴敷膏按穴位贴敷，每次贴敷 8 小时，每天 1 次，15 天为 1 个疗程。

2. 中药离子导入　将铅毒 1 号方(延胡索、乳香、没药、艾叶、乌药、当归、川芎、官桂)水煎浓缩液，用时加热 30℃，将外敷药袋充分浸湿，取出后放入电脑中频离子导入机的两极板上，置于患者腹部两侧或疼痛反应点上，打开电源，电流强度及温度应以患者能耐受为度，每次 20 分钟，每天 1 次，15 天为 1 个疗程。

(五) 预防与护理

1. 预防　降低工作场所中铅浓度，减少劳动者铅接触水平，是预防和控制铅中毒的根本。对工作场所空气中铅浓度暂时达不到国家卫生标准要求的，应加强个体防护，同时采取有效改进措施，将空气中铅浓度尽快降下来。从事铅作业的劳动者要进行上岗前和在岗期间的职业健康检查，定期检测血铅或尿铅。发现职业禁忌证者，应调离铅作业岗位。

2. 护理

(1)用药护理：在治疗的过程中，叮嘱患者多排尿和多饮水，以促进铅的排出，密切监测患者用药后的反应和输液情况，避免药物发生外渗，尽量不要在同一条静脉和同一部位连续穿刺给药，以预防静脉炎的发生。

(2)心理护理：长时间的静脉输注会引起患者强烈不良情绪，需要对患者做好心理护理，通过环境护理减轻其不良情绪，鼓励家属多与患者沟通交流，耐心倾听他们诉说，帮助患者克服和消除不良情绪，提高其治疗信心。

(3)对症护理：在对患者进行驱铅治疗时，机体内许多微量元素排出也会增加，容易造成微量元素缺乏，为减轻患者驱铅治疗的不良反应，可指导患者服用施尔康、安神补脑液等能量合剂，辅助支持治疗。

(4)饮食指导，职业铅中毒患者多存在贫血，在对患者进行饮食指导时，可多添加平黑木耳、芝麻酱、蛋黄、红枣、核桃、桂圆、黑豆、扁豆、茄子等富含铁的食物，对食欲不佳患者，可多进食半流质或软饭，刺激食欲，日常饮食宜少量多餐，忌食刺激食品、油腻食物及烟酒。

(5)皮肤护理：对存在口腔牙龈易出血患者，要注意对口腔皮肤的保护，帮助掌握口腔护理常识与方法，提高患者的口腔保健意识，选择合适患者的漱口液，嘱其进餐后及时漱口，叮嘱可患者早晚刷牙，饭后漱口液漱口。

(六) 文献选录

铅，又名"青金、黑锡、金公、水中金"，传统医学中记载铅味甘，性寒，有小毒，《本经逢原》曰："性带阴毒，恐伤心肾，不可多服。"

《本草纲目》记载：铅出山穴石间，人扶油灯入，至数里，随矿脉上下曲折砍取之，其气毒人，若连日不出，则皮肤萎黄，腹胀不能食，多致疾而死。

二、汞及其化合物

(一) 概述

汞为银白色的液态金属,被广泛地应用在医药、化工、仪器仪表和冶炼等生产过程中。汞在常温下即可蒸发,若防护不当,极易造成职业性慢性汞中毒。

(二) 病因病机

汞中毒与中医《内经》疫疠(指毒气)类似,造成职业性汞中毒的因素,主要是工业毒物(疫疠)侵犯人体,导致后天之本"脾胃"和"肾"受到影响,气血亏虚,脏腑功能失调,而产生神衰综合征、汞性口腔炎、三颤、精神改变等症状。

(三) 辨证论治

1. 脾血虚型

(1)症状:头昏、心慌、体倦乏力、少气懒言、纳差、二便可、舌红苔白、脉弦细。

(2)治法:益气健脾,利尿排毒。

(3)方药:黄芪 30g,太子参 12g,云苓 20g,炒白术 10g,山药 15g,扁豆 15g,车前子 15g,白茅根 15g,蒲公英 30g,枳壳 12g,甘草 6g,败酱草 30g。水煎分二次服,1 剂 /d。

2. 肾阳虚型

(1)症状:头昏,面色少华,肢软乏力,纳呆,时心慌,失眠多梦,小便量少,舌淡,脉细数。

(2)治法:养血活血,益肾排毒。

(3)方药:二地各 10g,当归 10g,川芎 6g,党参 12g,白术 10g,云苓 20g,枸杞 12g,黄芪 30g,首乌 15g,龙眼肉 15g,阿胶(烊化)15g,川楝子 12g,山萸肉 12g,丹皮 12g,竹叶 10g,六一散 30g,蒲公英 30g。水煎分 2 次服,1 剂 /d。

(四) 预防与护理

1. 预防

(1)含汞装置应尽量密闭,必要的手工操作应在抽风柜中进行,其出口应有净化装置;碘化活性炭、氯化活性炭、二氧化锰、硫化钠等对汞均有很好的吸附作用,可以回收汞蒸气,防止环境污染。

(2)工作场所避免气温过高;其地面、墙面、工作台、天花板应使用光滑不易吸附的材料;下班后应冲洗工作室;地面应设置水银回收阱。

(3)作业场所应严禁吸烟、进食、饮水;下班后应沐浴更衣;工作服不得穿回家,并定期清洗。

(4)定期检测作业场所空气中汞浓度,找出超标原因,及时整改;定期开展卫生宣教,普及汞中毒防治知识。

(5)认真开展健康监护工作,定期进行健康检查;孕妇及哺乳期妇女应调离汞作业岗位;严格执行职业禁忌证有关规定。

2. 护理

(1)心理护理:针对汞中毒患者易怒、易激动症状,首先护理人员要先取得患者信任,帮助患者消除紧张情绪,树立战胜疾病的信心,积极配合治疗和护理。耐心倾听患者主诉,并对患者的遭遇表示同情,与患者谈心,培养患者积极健康的心态。

(2)饮食护理:给予患者高热量、高维生素、高蛋白等营养丰富的饮食,严格禁止患者食用辛辣刺激性食物,禁烟、酒、咖啡等。

(3) 牙龈护理:嘱咐患者多饮水,刷牙时选用小而软的牙刷,刷牙动作要轻,并彻底清刷。

(4) 皮肤护理:用大量清水对患者皮肤进行全方位冲洗,防止有毒物质附着于患者皮肤,并对不同情况进行相应处理.如皮肤出现斑丘疹患者,可使用止痛擦剂;已诱发红皮病型银屑患者,给患者选择柔软的衣物,并且嘱咐患者不可搔抓相应部位皮肤,以免造成刺激等。

(5) 出院指导:指导患者进行自我心理调节,切忌情绪激动,培养个人兴趣爱好,在饮食方面加强营养,养成良好的作息规律,保持充足睡眠,并定期复诊。

(五) 文献选录

《证类本草》:"(丹砂)可烧之,出水银。""郑康成注周礼以丹砂、石胆、雄黄……为五毒。古人惟以攻疮疡,而本经以丹砂为无毒,故人多炼治服食,鲜有不为药患者,胜乎服饵者,当以为戒。"

《药性论》:"丹砂,大毒,若经伏火及一切烹炼,则毒等砒,服之必毙。"

《本草纲目》:"丹砂,性寒、无毒,入火则热而有毒,能杀人,物性随火而变。"

《本草经疏》:"盖指生砂而言也,若经伏火及一切烹炼,则毒等砒,服之必毙。"

三、苯

(一) 概述

苯是一种芳香烃化合物,具有血液毒性和遗传毒性,也是一种职业危害因素。慢性苯中毒是由于患者长时间吸入一定浓度的苯导致,患者出现苯中毒,会出现头晕、四肢无力、睡眠状况差等现象,部分患者还会出现牙龈出血、皮肤出血现象。除了外在表现之外,患者内部血液也会出现变化,例如白细胞数量减少,血小板数量减少等,严重患者将会出现贫血等现象。职业性慢性苯中毒指的是由于职业原因,患者接触苯,从而导致苯中毒。

(二) 病因病机

本病其病机多为毒物长期作用,消耗精气,日久而使机体精气及气血亏虚。病损部位主要在五脏,尤以脾肾两脏更为重要,故临床辨证多以本虚为主。

(三) 辨证论治

职业性苯中毒多引起白细胞减少,多属于虚证,虚宜补之,以增加人体的正气,提高机体的抗病能力。由于气血为人体之本,气虚血虚,气行血行,气血可以互生,补气可以生血,养血可以化气,故治宜气血双补。因"肾主骨,骨主髓",对骨髓造血功能不良的产生和发展,认为源于肾阴虚,不能生髓,故还要补肾。

1. 肾阳虚型

(1) 症状:肾阳虚型表现为面色苍白,畏寒,腰膝无力,出血轻,感染少,舌质淡胖,边有齿痕,苔白,脉沉细弱。

(2) 治法:温阳补肾活血为主兼益气养血。

(3) 方药:二胶巴肉补仙汤加圣愈汤化裁。

2. 肾阴虚型

(1) 症状:面色苍白,皮肤黏膜出血,反复感染,五心烦热,舌边尖红,或裂纹舌,苔少,脉细数。

(2) 治法:滋阴活血补肾,兼以益气养阴。

(3) 方药:左归丸加减。

3. 脾血虚型

(1) 症状：体倦乏力，纳差食少，心悸气短，健忘，失眠，面色萎黄，舌质淡，苔白薄，脉细缓。

(2) 治法：补脾养血。

(3) 方药：归脾汤加减。

(四) 其他疗法

艾灸疗法

(1) 取穴：滑肉门、外陵、水分、阴交、天枢及关元、气海、中脘等。

(2) 方法：用温灸器放入 12 截短艾条，置于脐周八穴及关元、气海穴之上，每次灸 15~20 分钟，每天 1 次，共计治疗 15 天为 1 个疗程，持续治疗 6 个疗程。

(五) 预防与护理

1. 预防

(1) 以低毒或无毒溶剂代替苯，如喷漆作业中改用无苯稀释剂，印刷业以汽油代替苯作溶剂，制药工业用乙醇代替苯作萃取剂等。

(2) 改进生产工艺和操作方法，如静电喷漆、自动化淋漆或浸漆。

(3) 防止设备事故。苯的粗制、精馏以及以苯作为原料生产其他化工产品时，应注意设备、管道的维修保养，防止发生跑、冒、滴、漏，并定期进行作业场所苯浓度的检测。

(4) 重视防护，生产场所应该加强通风，操作工人应该佩戴合格的防毒口罩或面罩，不徒手接触苯或含苯溶剂，并坚持进行就业前体检和定期健康监护检测，以及时发现异常。

2. 护理

(1) 心理护理苯中毒的系统临床表现，会让病人产生恐惧、忧郁、悲观、焦虑、急躁的心理反应，这些不良心理反应又对病情不利。所以，在护理工作中，要理解病人的反常情绪，充分了解病人的心理状态，有针对性地对患者进行心理疏导。

(2) 卫生宣教在苯中毒病人接受治疗期间，对患者进行有针对性的卫生知识宣教。可讲解苯的性质、毒性机制及其防护，中毒后的治疗、护理、康复情况等。

(3) 病情观察有出血倾向的病人，除常规测量脉搏、呼吸、血压外，应密切观察病人表情、意识。局部出血时，可采用冰敷或压迫止血。关节腔内出血时，应将关节固定于功能位，抬高患肢，减少活动；疼痛时给予镇痛、镇静药；红肿消退、疼痛减轻后鼓励患者早期活动按摩，以防关节挛缩变形。肌肉或静脉注射后，针眼处用消毒棉球持续按压，以防出血。

(4) 感染控制因患者造血系统受损，免疫力降低，容易合并感染。故在护理过程中，医护人员应严格执行消毒隔离制度及无菌操作，病室做好消毒隔离工作。密切监测患者体温，观察临床症状，以便及早发现感染，及时治疗。

(5) 安全防护嘱病人活动时要小心，防意外创伤，控制各种穿刺及注射，进行治疗护理时，动作轻柔，注射后用消毒棉球按压针眼至无渗血，以免引起局部出血和血肿。

(6) 饮食护理因患者在治疗期间常用激素、抗生素等药物，造成患者消耗大，抵抗力差，按医嘱给予高蛋白、高维生素、营养丰富的食物，避免生、冷、硬、刺激性的食物，可多食蔬菜、水果。

(7) 出院指导对即将康复出院的病人再次重申苯的危险性，使患者能增强自我保健意识，嘱病人出院后仍需遵医嘱按时服药，注意休息，避免劳累，症状缓解期适当锻炼身体，以增强体质及抗病能力；冬春季节注意保暖，避免受凉；注意家庭及个人卫生，保持口腔清洁，预防感冒,加强营养;定期检查血象,病情变化时及时就医。

(六) 文献选录

《素问·阴阳应象大论》:"形不足者,温之以气;精不足者,补之以味。"

《难经·十四难》:"损其肺者,益其气;损其心者,调其营卫;损其脾者,调其饮食,适其寒温;损其肝者,缓其中;损其肾者,益其精,此治损之法也。"

《医宗必读·虚劳》:"夫人之虚,不属于气,即属于血,五脏六腑,莫能外焉。而独举脾肾者,水为万物之元,土为万物之母,二藏安和,一身皆治,百疾不生。"

四、正己烷

(一) 概述

正己烷是一种工业溶剂,其呈淡黄色或无色,具有一定毒性及易挥发性,长期接触可通过皮肤、呼吸道等进入人体,造成慢性中毒。2,5-己二酮是其主要代谢产物,具有周围神经毒性,损害患者周围神经;病症表现为四肢末端感觉异常、疼痛、麻木等,重症患者可出现肌肉萎缩、运动障碍等症状,若未接受及时治疗对患者危害性极大。祖国医学根据正己烷中毒症状,将其归属于"痿证"。

(二) 病因病机

本病其病机多为毒物长期作用,消耗精气,日久而使机体精气亏虚,故临床辨证多以本虚为主。

1. 脾胃亏虚,精微不输脾胃为后天之本,素体脾胃虚弱或久病成虚,中气受损,则受纳、运化、输布的功能失常,气血津液生化之源不足,无以濡养五脏,运行气血,以致筋骨失养,关节不利,肌肉瘦削,肢体痿弱不用。

2. 肝肾亏虚,髓枯筋痿因劳役太过,罢极本伤,阴精亏损,导致肾中水亏火旺,筋脉失其营养,肢体痿弱不用。

(三) 辨证论治

1. 脾胃亏虚

(1)症状:肢体痿软无力,食少纳呆,腹胀,便溏,面浮不华,气短,神疲乏力,舌淡,苔薄白,脉沉细或沉弱。

(2)治法:健脾益气。

(3)方药:参苓白术散加减。

2. 肝肾亏损

(1)症状:肢体痿软无力下肢较上肢严重,腰脊酸软,不能久立,或伴眩晕、耳鸣、遗精早泄或月经不调,甚至步履全废,肢体肌肉萎缩,舌红少苔,脉沉细数。

(2)治法:补肝益肾,滋阴清热。

(3)方药:虎潜丸加减。

(四) 其他疗法

1. 针灸疗法

(1)取穴

1)肢体阳明经穴:伏兔、梁丘、足三里、条口、丰隆、解溪、冲阳、手三里、曲池、手五里等。

2)辅以脐周八穴(滑肉门、外陵、水分、阴交、天枢)及关元、气海、中脘等。

(2)方法:每次针灸取双侧四肢对称 6 个穴位进行治疗,采用 28 号 1~2 寸毫针,常规消毒处理后,针刺以得气后留针;留针持续 30 分钟,每天 1 次,共计治疗 15 天为 1 个疗程,持续治疗 6 个疗程。

2. 艾灸疗法

(1)取穴:脐周八穴(滑肉门、外陵、水分、阴交、天枢)及关元、气海、中脘等。

(2)方法:用温灸器放入 12 截短艾条,置于脐周八穴及关元、气海穴之上,每次灸 15~20 分钟,每天 1 次,共计治疗 15 天为 1 疗程,持续治疗 6 个疗程。

(五)预防与护理

1. 预防

(1)寻找替代品,或选用正己烷含量较少的溶剂,保证工作场所空气中正己烷浓度符合职业接触限值的要求。

(2)做好管道和生产设备的密闭,防止泄漏,加强车间通风排毒;同时做好个人防护,避免呼吸道、皮肤和眼睛接触正己烷,一旦发现有眼、皮肤沾染,应及时充分清洗。下班后需洗澡更衣。

(3)加强职业卫生宣教,在工作场所应不进食、饮水和吸烟,不将正己烷用于生产以外的其他用途。

(4)做好生产环境监测和工人健康监护,严格执行上岗前、在岗期间和离岗时的健康检查制度。

2. 护理 对于下肢痿软,行走困难的患者,应进行防跌倒、防坠床的护理,防止发生意外。对于肢体痿弱严重不能随意活动的患者,应注意加强皮肤护理,防止压疮及烫伤。同时应加强针对恐惧的心理护理,酌情给予心理安慰。引导患者配合院方治疗,减轻其恐惧、焦虑情绪状态,使其积极地配合治疗。

(六)文献选录

《素问·痿论》:"肺主身之皮毛,心主身之血脉,肝主身之筋膜,脾主身之肌肉,肾主身之骨髓。故肺热叶焦,则皮毛虚弱急薄,著则生痿躄也;心气热,则下脉厥而上,上则下脉虚,虚则生脉痿,虚折挈胫纵而不任地也;肝气热,则胆泄口苦,筋膜干,筋膜干则筋急而挛,发为筋痿;脾气热,则胃干而渴,肌肉不仁,发为肉痿;肾气热,则腰脊不举,骨枯而髓减,发为骨痿";"帝曰:……论言治痿者独取阳明何也,岐伯曰:阳明者,五脏六腑之海,主润宗筋,宗筋主束骨而利机关也。冲脉者,经脉之海也,主渗灌溪谷,与阳明合于宗筋,阴阳总宗筋之会,会于气街,而阳明为之长,皆属于带脉,而络于督脉,故阳明虚则宗筋纵,带脉不引,故足痿不用也。"

(郑自琪、白宇乾、谢英、冯政果)

第四节 物理因素所致职业病

一、中暑

(一)概述

中暑是夏季常见的急性热病,当外界气温超过 35℃时,就有中暑的可能. 在高温环境下劳动或工作,出现大量出汗、口渴、明显疲乏、四肢无力、头昏眼花、胸闷、恶心、注意力不集中、四肢发麻等症状时,即为先兆中暑;若患者体温仍高于38℃,有面色潮红、皮肤灼热,或面色苍白、恶心呕吐、血压下降、皮肤湿冷、脉搏细弱者,为轻度中暑;出现昏迷,痉挛,或皮肤干燥无汗,持续高热者,为重度中暑。中暑的临床表现为高热、大量出汗或汗闭、虚脱,晕厥或昏迷等中枢神经系统症状。中医一般所谓的"暑病",包括的范围很广泛。《景岳全书》:"暑本夏月之热病,有中暑而病者,有因暑而致病者。"

(二) 病因病机

中医学中"暑病"乃夏令时感受暑热病邪引起的急病,最易耗气伤津,故治疗中宜清泄暑热,益气养阴为基本准则。叶天士:"夏暑发自阳明。"暑温病大多初起即见壮热、烦渴、多汗、脉洪大等阳明气分证表现。又由于夏季湿气盛,故暑之邪伤人往往又多兼挟湿邪为患。若暑热内炽阳明,极易伤津耗气,甚至导致津气两脱;暑热之邪内陷心营,炼液为痰,可致闭窍;引起肝风,可致痉厥;燔灼营血,可致出血、发斑。

(三) 辨证论治

1. 暑邪袭表

(1)症状:恶寒发热,头痛身重,无汗,腹痛吐泻,胸脘痞闷,舌苔白腻,脉浮。

(2)证候分析:暑湿之邪,侵入人体,可引起恶寒发热,头痛身重,无汗,腹痛吐泻,胸脘痞闷等症。

(3)治法:祛暑解表,化湿和中。

(4)方药:香薷散加减。

2. 暑入阳明

(1)症状:身热汗多,口渴心烦,小便短赤,大便干结,舌红,脉洪数。

(2)证候分析:暑热内炽阳明,极易伤津耗气,导致身热汗多,口渴心烦,小便短赤,大便干结等症。

(3)治法:清热生津。

(4)方药:白虎汤加人参。

3. 内陷心包

(1)症状:高热烦躁,神昏谵语,肢厥,舌红或绛,脉数有力,指纹紫暗,直达命关。

(2)证候分析:暑热之邪内陷心营,炼液为痰,可致闭窍,表现为高热烦躁,神昏谵语,肢厥等症。

(3)治法:清热解毒,开窍醒神。

(4)方药:安宫牛黄丸。

4. 肝热生风

(1)症状:高热不退,烦闷躁扰,手足抽搐,甚则神昏,舌绛而干,或舌焦起刺,脉弦而数。

(2)证候分析:暑热引动肝风,可致烦闷躁扰,手足抽搐,甚则神昏等症。

(3)治法:凉肝熄风,增液舒筋。

(4)方药:羚角钩藤汤。

5. 阳虚欲脱

(1)症状:面色不华,汗出不温,气息短促,舌质紫暗,脉沉缓。

(2)证候分析:暑热伤阴,阴损及阳致气虚欲脱,症见面色不华,汗出不温,气息短促等症。

(3)治法：益气固脱，益阴复阳。

(4)方药：参附汤。

（四）其他疗法

1. 中成药与针灸疗法　中成药可使用热毒宁、醒脑静、清开灵等清热解毒、醒脑开窍。配合针灸泻法，轻症可取督脉、手厥阴经、阳明经穴为主，处以大椎、内关、曲池、委中穴，以泻热祛暑。重症以督脉穴为主，处以水沟、百会、十宣、曲泽、委中穴，以开窍泻热。

2. 刺血疗法　取穴十宣、曲泽、大椎、委中、金津、玉液，以三棱针点刺放血，或大椎加拔罐。对轻症中暑，刺血后挤出血数滴，片刻诸症即可消失。重症中暑者每天可挤出紫黑血液0.5~1ml，并给予清凉饮料，针后约10分钟患者神志即可转清，继而热退汗出，诸症消失。

3. 按摩疗法　对于轻症中暑，可取足三里、大椎、曲池、合谷、内关五穴，以单手拇指或双手指顺该穴经络走向，由轻至重在该穴位上掐压，缓慢疏推和点按穴位，反复进行3~5分钟，以局部产生酸、麻、痛、胀感为度。重症中暑除上述穴位按摩外，另增加人中、十宣、委中、阳陵泉、少冲五穴，以点掐、按压为主，每穴点掐、按压3~5分钟。经上述治疗后，若条件许可，给予清凉含盐饮料，或以银针针刺以上穴位，有增强疗效的作用。

（五）预防与护理

远离户外高风险作业，饮食宜清淡，以素食为宜，多饮绿豆汤、淡盐水、西瓜汁，以清热解暑，鲜荷叶煎水代茶或凉水口服，均可预防中暑，中药宜凉服。

（六）文献述要

雷少逸认为："夏伤于暑者，谓季夏、小暑、大夏之令伤于暑也。"暑邪伤人亦有伤暑、冒暑、中暑之异。张凤逵《伤暑全书》说"暑病首用辛凉。"可见暑温燔灼阳明，首用辛寒清气法。

张介宾曰："故凡有病暑者，阳暑多不见，阴暑居其八九，今人治暑者，但见发热头疼等症……而所用无非寒凉，其不达也亦甚矣。"这种动静分阴阳，症状归主次的认识，深得雷少逸赞同。在"伏暑篇"中之清宣温化法，暑温中之挽正回阳法，前者用二陈汤消伏暑于内，佩兰、荷叶解新邪于外；后者破暑日慎用温热之戒，用参、桂、附、姜疗中寒腹疼，肢冷脉微之重症。可谓遣药精当。

叶天士谓"长夏湿令，暑必兼湿。"雷少逸亦认为"湿中有热，热中有湿。"王孟英进一步谓曰："故论暑者，为天上烈日之炎威，不可误以湿热二气并作一气始为暑也，而治暑者须知挟湿为多焉。"这使暑温的概念得到了明确。

二、高原病

（一）概述

慢性高原病是发生于海拔2 500m以上的世居者或久居者，因缺氧刺激导致机体生理引发的代谢障碍，表现为过度的红细胞增多（女性Hb ≥ 19g/dl，男性Hb ≥ 21g/dl）、肺动脉高压以及严重的低氧血症。这是在2004年8月在西宁召开的世界第六届高原医学与生理学会议上，达成的国际CMS量化诊断标准，之后统一命门为"青海标准"。在我国青藏高原地区，普通人群患病率达到2.51%，移居者高于世居者，其中男性明显高于女性，且随海拔升高患病率也随之升高，成为高原人群身体健康的最大威胁。从中医理论角度，慢性高原病尚没有对应病名，但根据其临床症状表现，可归属于"喘证""心悸""胸痹""头痛""眩晕"等范畴。

（二）病因病机

高原病的主要病因就是清气不足，且在这种环境下表现出不同的个体差异。《内经》指出"百病始生于气"，故当肺吸入的清气不足，致使宗气化生不足；《灵枢·客邪篇》又称"宗气聚于胸中，出于喉咙，以贯心肺而呼吸焉"，说明宗气贯注于心肺两脏，通过心肺的布散作用抵达全身各处，当宗气不足时，全身机体表现为一系列气虚的证候，如胸闷、心悸、疲乏等。同时气藏于肺而根于肾，久居高原者，长期清气不足，日久由肺及肾，出现胸闷气短，动辄喘息等肾气虚表现。又气为血之帅，《医林改错》称"元气即虚，必不能达于血管，血管无气，必停留而瘀"，说明气虚则无力推动血液运行，致血行瘀滞。其次，高原地区干旱少雨，气候干燥，燥邪侵犯机体，容易损伤消耗人体的津液，出现口干唇燥、皮肤干裂等症状；燥邪又最易伤肺，肺为娇脏，喜润勿燥，当燥邪从口鼻而入，使肺津受损，出现咽干、咳嗽甚至咯血，久而久之，阴津灼伤，肺燥气逆，进而损伤肾阴兼见头晕耳鸣、腰背酸软、舌红少津。再者，高原地区人群饮食以牛羊肉为主，且喜饮烈酒，体型多壮盛，长此饮食，必导致痰湿中生，湿热内蕴，表现为形体肥胖，舌苔多腻，最终导致一系列代谢性疾病。

（三）辨证论治

1. 气虚血瘀证

（1）症状：胸闷气短、精神疲惫、体倦乏力，口唇青紫、头痛眩晕、舌下脉络曲张，舌质紫暗，苔薄白，脉细弱无力或细涩。

（2）证候分析：当肺吸入的清气不足，致使宗气化生不足，表现为一系列气虚血瘀的证候，如胸闷、心悸、疲乏，口唇青紫等症。

（3）治法：补中益气、活血化瘀。

（4）方药：补中益气汤合复方丹参滴丸加减。

2. 气阴两虚证

（1）症状：胸痛、乏力、头晕耳鸣、口燥咽干、干咳少痰或痰中带血、舌红少津，脉细缓或细数。

（2）证候分析：此证依旧以气虚为主，因燥邪侵犯人体，出现头晕耳鸣、口燥咽干、干咳少痰或痰中带血、舌红少津等阴虚症状，继而出现胸痛、心悸等症状。

（3）治法：补中益气、滋阴养血。

（4）方药：生脉散合人参养荣汤加减。

3. 气虚夹湿（夹痰）证

（1）症状：心悸胸闷、痰多气短，咯吐痰涎，胸闷脘痞，舌边有齿痕、苔白滑，脉细滑。

（2）证候分析：高原地区饮食多肥甘厚腻，且喜饮烈酒，体型多壮盛，脾胃更易受损，易导致痰湿中生，表现为咳吐痰涎，胸闷脘痞等症状。

（3）治法：补中益气、利湿通络。

（4）方药：瓜蒌薤白半夏汤加减。

（四）其他疗法

除中药治疗以外，中医特色疗法也可取得显著疗效，如针刺治疗可改善机体的缺氧状态，刺络放血疗法可改善高原红细胞增多症等。

（五）预防与护理

1. 当人体进入高原之前，我们应该进行有关的高原环境的特点、生活常识以及高原病防治知识这方面的教育。

2. 有器质性疾病、严重的神经衰弱，或者有呼吸道感染的患者，不能进入高原地区。

3. 在进入高原之前，有条件者最好进行适应性的训练。

4. 进入高原的过程中，最好坚持阶梯升高的原则。所谓阶梯升高的原则，就是从平原到海拔 2km、3km、4km，这就是阶梯上升。进入高原以后要避免剧烈的运动，应减少劳动量，减轻劳动强度，等适应高原环境以后再逐渐增加劳动量。

5. 注意防冻保暖，因为高原地区的主要特点是低氧和寒冷，所以要注意防冻保暖。尽量避免抽烟喝酒，不要使用镇静催眠的药物，同时要多喝水，保证有充分的液体量的供给。

(六) 文献述要

早在《黄帝内经》中，对西北高原气候就有所记述："西方生燥，燥生金……""天不足西北，故西北方阴也"，是说西北方之域应以燥气为主，同时又看到了西北气候寒冷，寒多热少之特点。

高原气候虽以燥寒二气为主，同时受到大气稀薄、气温骤变等影响，易导致宗气不足。宗气是饮食化生之气和吸入的大气相合而成，《灵枢·五味篇》说："谷始入于胃，其精微者，先出于胃之两焦，以溉五脏，别出两行，营卫之道。其大气之搏而不行者，积于胸中。"其功能如《灵枢·邪客篇》所曰："故宗气积于胸中，出于喉咙，以贯心脉，而行呼吸焉。"故久居高原宗气不足的人，常常会出现胸闷气短、疲乏无力、纳呆腹胀、心悸少寐、目赤颧紫、口鼻干燥、皮肤不润、唇舌紫青等阴寒内盛、心阳不足、瘀血内阻之证，正如《灵枢·刺节真邪篇》所言："……宗气不下，脉中之血凝而留止。"

三、手臂振动病

(一) 概述

职业性手臂振动病是职业活动中长期接触手传振动，出现周围血管、神经损害的症状和体征及其他手臂振动综合征功能紊乱表现为主的疾病，属中医学"痹证"范畴。研究显示，即便是年轻工人，在振动暴露的早期，即出现神经相关症状和体征的改变。在我国职业性手臂振动病无特效治疗方法，发病率高。

(二) 病因病机

职业活动中长期接触手传振动，邪气闭阻经络，筋脉关节失于濡养，气血运行痹阻而成痹症。痹症又可分为行痹、痛痹、着痹，它们各有其特点，其中行痹为阳邪致病，而痛痹和着痹为阴邪致病。证候特点方面，行痹疼痛游走不定，可兼有表证，脉浮或滑等，为阳证；而痛痹和着痹疼痛多遇寒加重，遇阴雨天加重，脉象多凝涩或濡缓等，二者均为阴证。

(三) 辨证论治

1. 行痹

(1) 症状：肢体关节酸痛，游走不定，关节屈伸不利，或见恶风发热，苔薄白，脉浮。

(2) 证候分析：职业活动中长期接触手传振动，风寒湿邪气闭阻经络，风邪偏盛，出现肢体关节酸痛，游走不定，关节屈伸不利等症状。

(3) 治法：祛风通络、散寒除湿。

(4) 方药：防风汤加减。

2. 痛痹

(1)症状:肢体关节疼痛较剧,痛有定处,得热痛减,遇寒痛增,关节不可屈伸,局部皮色不红,触之不热,苔薄白,脉弦紧。

(2)证候分析:职业活动中长期接触手传振动,风寒湿邪气闭阻经络,寒邪偏盛,出现肢体关节疼痛较剧,痛有定处,得热痛减,遇寒痛增等症状。

(3)治法:温经散寒、祛风除湿。

(4)方药:乌头汤加减。

3. 着痹

(1)肢体关节重着,酸痛,或有肿胀,痛有定处,手足沉重,活动不便,肌肤麻木不仁,苔白腻,脉濡缓。

(2)证候分析:职业活动中长期接触手传振动,风寒湿邪气闭阻经络,湿邪偏盛,出现肢体关节重着,酸痛,或有肿胀,痛有定处,手足沉重等症状。

(3)治法:除湿通络、祛风散寒。

(4)方药:薏苡仁汤加减。

（四）其他疗法

1. 针灸疗法　针灸具有舒筋活血的功能,这也是中医常用的治疗措施,局部部位可促进其血液加速流通,提升炎症物质的吸收,加强肌肉活动群,以刺激内源性物质达到止痛的效果。

(1)选穴:犊鼻、足三里、梁丘、血海、阴陵泉、阳陵泉、委中,行平补平泻手法,留针30分钟,每日1次。4周为1个疗程。

(2)选针:选用0.3mm×40mm的毫针,每次使用必须高温消毒。

(3)手法:采用平泻平消的手法。犊鼻、足三里、梁丘为足阳明胃经之穴,能够调节后天之本,健脾和胃化湿,且穴位所在,主治所在,三穴与阳陵泉配伍能够治疗一切膝部、下肢疾病,具有通经活络,消肿止痛之功。梁丘又具有调水运行,散寒止痛的功效。血海、阴陵泉为足太阴脾经之穴,能够排渗脾湿,化血为气,运化补血。委中为治疗下肢及腰背的要穴。诸穴配伍可运化脾土,除风寒湿邪,解历节诸痛,达到标本兼治的目的。

2. 汗法　汗法是治疗八法之一,是通过发汗的方式祛除邪气,使气血流畅、营卫调和。在汗法治疗饮用的热水中有大枣、红糖、枸杞、生姜,其中生姜具有温中散寒、大枣与红糖具有补血中气的作用。

3. 中药熏蒸　中药熏蒸是祖国医学中极具特色的外治疗法之一,其可根据中医辨证论治的原则,根据疾病的治疗需要,选配一定的中草药组成熏蒸方剂对患者患处给予熏蒸,以达到治疗的目的,同时熏蒸疗法又可借助药力和热力,透过皮肤、黏膜作用于机体,到达腠理疏通、脉络调和、消肿散瘀的目的。手臂振动病中药熏蒸法所选方剂包括威灵仙、香附、川芎、三七、土鳖虫、鸡血藤、赤芍、青木香等。将上述药物高温煎制,真空包装,每包100g放入熏蒸机的置药槽内,嘱患者充分暴露熏蒸部位,每次30分钟,1次/d,10天为1个疗程。

（五）预防与护理

1. 预防　职业活动中减少接触手传振动,加强体育锻炼,促进血液循环,改善局部营养,避免关节僵硬挛缩,防止肌肉萎缩;主动活动与被动活动相结合,因人、因病制宜,适可而止,量力而行。

2. 护理

(1)情志护理:痹症由于病程较长,且易反复发展,易导致患者产生焦虑、抑郁等负性情绪,而不良情绪又可能加重病情。护理人员可应用情志相胜法、借情法、移情法等帮助患者克服不良情绪,增加治愈的信心,并充分调动患者的主观能动性使患者保持乐观、开朗的积极心态,从而更好地配合治疗。

(2)熏蒸护理:嘱咐患者熏蒸时间宜在饭后进行,并控制好温度,水温不过热,以免烫伤皮肤,同时在熏蒸过程中由于毛孔放开,易受风邪等,因此最好保持治疗室内的温度适宜或适当偏高;若在熏蒸过程中发现头晕、恶心、乏力等症状,应及时停止治疗。

(3)饮食护理:辨证属于行痹患者可鼓励患者多食用豆豉、蚕蛹、荆芥粥等,忌食肥甘厚腻食物;痛痹者多使用红肉类食物,忌食生冷、辛辣等刺激性食物;风湿热痹者宜食清淡食物,并可多食用蔬菜、水果等,同时鼓励患者多饮水,忌食辛辣等刺激性食物。

(六) 文献述要

中医将类风湿性关节炎归属于痹病,早在《黄帝内经》即有"风寒湿三气杂至,合而为痹"的论述,明确指出痹病的病因病机。在治疗上,《灵枢·官针》云:"刺者,刺燔针则取痹也。"

古代文献其他论述:"风气胜者为行痹……走注历节,无非定所,是为行痹,此阳邪也……痛痹,以血气受寒,则凝而留聚,聚则为痛,是为痛痹,此阴邪也……着痹,以血气受湿则濡滞,濡滞则肢体沉重,而疼痛顽木,留着不移,是为着痹,亦阴邪也。"

(谢英、白宇乾、冯政果、郑自琪)

第五节　职业性肿瘤

一、石棉所致肺癌

(一) 概述

石棉是公认的致癌物质,接触者肺癌和胸膜间皮瘤的发病率明显增高,潜伏期可达20年或更久。接触石棉的吸烟者肺癌死亡率是非接触吸烟者的8倍。石棉所致尘肺与一般肺癌无明显差异,症状轻重以及出现早晚取决于肺癌发生部位、病理类型、有无转移以及有无并发症,以及患者的反应程度和耐受性差异。

中医古籍并无肺癌这一病名,但与肺癌相似的记载,散见于"肺积""息贲""痰饮""咯血""积聚""胸痛"等病症资料中,尤与"肺积""息贲"相似。《素问·奇病论》曰:"病肋下满,气逆……病名曰息积。"《难经》记载:"肺之积,名曰息贲,在右肋下,覆大如杯。久不已,令人洒淅寒热,喘咳,发肺壅。"较早提出了与肺癌相似症状病名,即肺积、息贲。宋《圣济总录》也对肺积、息贲有所记载,曰:"肺积息贲气胀满咳嗽,涕唾脓血。"肺花疮与肺癌亦有许多相似之处。"痰"和"虚"是肺癌的两大主线。

(二) 病因病机

1. 病因　石棉所致肺癌是由于石棉吸入于肺导致"清气不升",邪气积于胸中,邪滞于肺,肺气郁阻,气机不利,津液失于输布,聚而成痰,痰凝气滞,络阻血瘀,故而痰气瘀毒胶结。

石棉尘肺日久导致正气虚损,阴液失调,六淫之邪乘虚而入。《杂病源流犀烛》云:"邪积胸中,阻塞气道,气不得通,为痰……正不得制之,遂结成形而有块。"因外伤六淫,导致机体气机的变化失常,百病丛生,气血失和,气滞血瘀,虚实夹杂,气血精液皆失正常,痰凝毒聚形成癌毒。同时因为肺脏虚损导致各种病理产物如痰湿瘀堵,进而进一步加重病情。《素问·刺法论》曰:"正气存内,邪不可干。"《素问·评热病论》曰:"邪之所凑,其气必虚。"肺脏本为娇脏,加之再虚,更易受邪,肺主气,通调水道,肺脏亏虚,水湿痰浊凝结,形成癌肿。肺阴亏虚,则燥热乘肺,《外科证治全书》云:"息贲……肺虚热壅结所致。"禀赋失衡,禀赋为人先天之本,亦受后天之影响,禀赋不足,人之各项生理功能均不足,易于内外之邪,易致各种疾患,肺癌亦不例外。

2. 发病机制　正气不足是肺癌发生的根本因素。肺癌患者的正虚是其病机基础。肺癌发生多由正气内虚,阴阳失调所致。"积"是由于正气亏虚,脏腑失和,气滞、血瘀、痰浊蕴结所致,在古代文献记载中,"积"不但和现代肺癌的认识很接近,而且还是肺癌的病因、病机。《难经·五十五难》中记载:"……积者阴气也,聚者阳气也。故阴沉而伏,阳浮而动,……积者,五脏所生……其始发有常处,其痛不离其部,上下有所终始,左右有所穷处。"《医学心悟》曰:"积者,推之不移,成于五脏,多属血病。"

从中医肿瘤学的病因病机来分析,明张景岳在《景岳全书》中说:"脾肾不足及虚弱失调的人,多有积聚之病。"宋代严永和《济生方》曰:"积者,生于五脏六腑之阴气也……此由阴阳不和,脏腑虚弱风邪搏之,所以为积"因为情志不舒导致气滞血瘀,故古人还认为肺癌的发病和七情饮食所伤密不可分。古人早在《黄帝内经》中就指出:"忧思愤怒之气,人之所不能无者,过则伤乎五脏。逆于四时传克不行,乃留结而为五积。"金张从正《儒门事亲五积六聚治从郁断》认为:"积之成也,或因暴怒喜悲思恐之气,或伤酸苦甘辛咸之食,或停温凉热寒之饮,或受风暑燥寒火湿之邪。"

从中医肿瘤学的症状来分析,积的症状以结块,疼痛为主,根据不同的病因有不同的疼痛症状,例如伴有刺痛多为血瘀之积,以胀闷为主多为气滞、乏力、气短不够吸,神情萎靡之象多与正气亏虚相关,相对应的舌苔脉象亦变化多端。

从"痰湿"认识肺癌,"痰"是引起多种疾病的一个因素,同时也是一个致癌因素。朱丹溪在《丹溪心法》指出:"凡人身上、中、下有块者,多属痰。""百病皆由痰作祟",中医学认为"痰"乃因体内津液输布失常,水湿凝聚而成,具有皮里膜外,全身上下无处不到的特点。痰为百病之源,怪病皆为痰生。若脏腑功能调和,升降出入正常,则津液四布,并可注入脉内,敷布全身,环周不休,维持生理平衡,痰无所生。若脏腑功能障碍,升降出入失常,如脾失升清降浊,肺失宣肃治节,肝失舒畅条达,肾失开阖,三焦气化失常,皆可使津液不化,聚而化痰。痰作为新的致病因素,加重了脏腑功能的失常,以致升降出入失常,气血失和,气滞血瘀,痰气交搏,痰瘀互结,络脉不通,肿块内生,肺癌即成。五脏之病俱能生痰,但痰的产生与五脏中肺、脾、肾、关系最密切。肺为水上之源,主通调水道,津液输布不利,停聚为痰,存贮于肺,故为"肺为贮痰之器",脾失运化,外感湿邪,饮食不节或思虑伤脾,脾失健运,水湿内停,积聚为痰,故为"脾为生痰之源"。肾主水,司开合,开合不利,可聚水为痰,故谓"肾为痰之根"。

此外,痰的生成还与肝、三焦、膀胱关系密切。肝主疏泄,气机通畅有利于津液的输布。三焦为水液运行之路,《素问·灵兰秘典论》曰:"三焦者,决渎之官,水道出焉。"膀胱主气化,为尿液储存的器官。故肝、三焦、膀胱功能失常,也可影响水液的运行,生成水湿痰饮。痰之为病症状五花八门,中医学有"百病皆生于痰"的说法,《痰饮病诸候》云:"诸痰者,此由血脉壅塞,饮水积聚而不消散,故成痰也。或冷、或热、或结实,或……,诸侯不一。故云诸痰。"这就明确指出了痰积体内,可导致多种病理变化,其临床表现有很多,归纳起来常见的有咳嗽气喘,喉中痰鸣,咳嗽稀薄多沫或黄脓痰等,胸闷气短,皮下或锁骨下的包块等症状,舌苔多厚腻,化热则黄,脉象多滑、濡、弦、紧、浮等。痰一旦形成,留于体内,随气升降流行,内而脏腑,外至筋骨皮肉,全身无处不到,或阻于肺,或停于胃,或达于肝,或动于骨,或动于肾,或蒙心窍,或扰神明,或流窜经络变生诸证。朱丹溪曰:"痰之为物,随气升降,无处不到。"故有"痰为百病之源","百病皆有痰作祟"的说法。由于痰浊阻肺,气血失和,导致气滞血瘀,久之则积聚肿块。痰与不同邪气结合会有不同的性质,如痰与热结则为热痰,痰与寒结则为寒痰,寒与燥结则为燥痰,寒与风结则为风痰,痰与郁结则为郁痰。

(三)辨证论治

1. 气阴两虚,正气虚损

(1)症候:咳嗽少痰,咳声低微,痰稀而粘或兼夹血丝,神疲乏力,纳少短气,口干少津不多饮,形体消瘦,心烦盗汗,舌质红,苔薄白或薄黄,脉细弱或细数。

(2)治则治法:治疗以益气养阴,化痰散结为主。在选方用药时要注意患者的脾胃运化功能情况,因为养阴之药多有碍于脾之运化功能。

(3)方药:沙参麦冬汤和参苓白术散加减:党参15g,白术15g,茯苓15g,沙参15,麦冬15g,天花粉12g,玉竹10g,桑叶15g,白扁豆10g,浙贝母10g,怀山药15g,莲子肉15g,水蜈蚣15g。

(4)方解:方中党参、白术、茯苓以健脾益气;沙参、麦冬、天花粉以滋养肺阴而抑浮游之火,配玉竹濡胃津以滋生气之源;桑叶以宣肺化痰;白扁豆、贝母以健脾化湿,止咳化痰,使气畅达;淮山药、莲子肉以补脾肾,纳气;水蜈蚣以散结抗癌。

(5)中成药:贞芪扶正颗粒冲剂、西黄丸、康莱特注射液。

2. 阴虚肺热,痰毒蚀络

(1)症候:咳嗽痰少,痰中带血或大量咯血,可反复发作。常伴有口干咽燥,潮热颧红,消瘦盗汗,舌质红,苔少或薄黄,脉细数。

(2)治则治法:主要以滋阴清肺,宁血安肺为主。同时要顾及肾精与胃气不受伤害。

(3)方药:金水膏加白及、三七:天门冬、紫菀、玉竹、生地20g,麦冬15g,白芍15g,百合20g,款冬花15g,知母15g,山药50g,陈皮10g,川贝10g,茜草10g,紫花地丁25g,白及15g,三七粉6g(分两次冲服)。

(4)随证加减:若咯血量多,可服云南白药止血,也可用青黛、仙鹤草、白茅根、小蓟煎水代茶饮以凉血止血;若口燥伤阴,加天花粉、南北沙参;若五心烦热可加丹皮、地骨皮。

(5)中成药:金复康口服液、洗髓丹、消瘤平注射液、生脉注射液。

3. 脾肾两虚,痰湿凝肺

(1)症候:咳嗽少气,痰稀色白,动辄喘促,呼多吸少,咳痰无力,神疲乏力,气短气急,畏寒怕冷,腹胀纳呆,腰酸腿软,夜尿频数,舌淡胖,或有齿印,或有瘀点,苔白,脉沉细无力。

(2)治则治法:本证型治疗要以健脾益肾,温阳化痰为主。但温阳不宜过燥。

(3)方药:金匮肾气丸合四君子汤加减:桂枝6g,附子6g,生地15g,山萸肉15g,淮山药

15g,茯苓15g,丹皮10g,泽泻10g,党参15g,白术15g,加减:若痰多气喘,可加苏子、僵蚕;大便不实加炒白扁豆、焦楂曲;夜尿频数不减,加益智仁、土茯苓;腰酸明显,加杜仲、续断;淋巴结转移,加水蛭蚣。

(4)中成药应用:十一味参芪片;参一胶囊;艾迪注射液;参芪扶正注射液。

(四) 其他中医治法

1. 穴位治疗

(1)针刺:取涌泉、肺俞、曲池、尺泽等穴位,用毫针针刺,有清肺化痰的作用,对喘甚者,加天突、定喘穴,用针时毫针针尖循经方向,快速强刺激,留针30~60分钟,或穴位敷贴,左右隔日交替敷贴;取尺泽、孔最、鱼际、肺俞等穴位,以止血;取气海、关元、肾俞、命门、三阴交等穴位,用毫针针刺或穴位敷贴,左右隔日交替敷贴,对肾不纳气所致咳嗽有一定作用。

(2)艾灸:宜用艾绒灸涌泉穴,引虚热下行,壮水之主;艾灸:取气海、关元、肾俞、命门、三阴交等穴位灸之;取鱼际、膈俞、膏肓、尺泽等穴;盗汗时,取尺泽、阴郄穴,贴皮肤处贴薄片生姜片1片,上面用艾绒灸之。

2. 中药外敷 川乌粉20g,透骨草粉50g,大黄粉20g,甘草粉20g,姜黄粉30g,槟榔粉25g,桂枝粉15g,淮山药粉50g,白胡椒粉10g,茯苓粉50g,黄芪粉30g上药按比例和匀,然后用冰片水调成糊状,不能太稀薄也不能太稠厚,以敷用时摊之容易且不外流、不渗水为好。视胸部面积大小,剪好一块纱块,将调好的糊状药物均匀摊于纱布上,厚度为0.5~1cm,上面覆盖毛纸一张,敷于需要敷药的部位,并用绷带和胶布固定,24小时换药1次。

(五) 食疗

雪梨汤:取新鲜雪梨一个,冰糖10~15粒,陈皮6g,清水500g,将梨洗干净切碎,将所有材料放入砂锅中,烧开后转小火煮40~50分钟。即可饮用。百合雪梨银耳羹:取雪梨一个,百合50g,枸杞子15g,银耳50g,清水适量。将梨去核切块,百合剥开洗净,枸杞用清水冲洗干净;银耳用清水浸泡2小时,泡开后撕开剪去根;锅里放入银耳,加入足量清水,烧开后转小火慢炖半小时;加百合炖15分钟,加梨块继续炖15分钟;加入枸杞和冰糖,至冰糖融化即可。当茶饮之。

(六) 预防与护理

1. 注意休息,根据患者体质可进行适当的锻炼,以增强体质,可练习五禽戏、八段锦、简化太极拳等。在干燥天气或环境下,注意保持口腔、鼻腔清洁与湿润。

2. 亦可采用泉水疗法、空气浴。日光浴等自然疗法,协助增强体质。在服用中药进行维持治疗期间,如果出现剧烈咳嗽,咳痰带血丝,气急、胸痛剧烈,发热不适等及时进行复查。

(七) 文献选录

《杂病源流犀烛》曰:"邪积胸中,阻塞气道,气不得通,为痰……,为血,皆邪正相搏。邪既伤正,正不得制之,遂结成形而有块。"《内经》云:"饮食不节,寒温不时……邪气胜之,积聚已留";《外科证治全书》云:"息贲……肺虚热壅结所致。"张从正《儒门事亲五积六聚治从郁断》认为:"积之成也,或因暴怒息悲思恐之气,或伤酸苦甘辛咸之食,或停温凉热寒之饮,或受风暑燥寒火湿之邪。"

二、苯所致白血病

（一）概述

苯所致白血病其病理特征是在骨髓及其他造血组织中的白细胞过度增生并浸润到体内各组织和器官；周围血中的细胞常有质和量的改变,临床常有贫血、发热、出血、肝脾肿大与淋巴结不同程度肿大等征象。持续接触高浓度苯可引起白血病,多数发生在接触苯后数年至 20 年以后,长期可达 40 年;尚无证据表明低浓度苯接触与白血病有关,此外,苯中毒以急性粒细胞性白血病最常见,也可引起较常见的红细胞白血病,但未见引起慢性粒细胞性白血病。

祖国医学虽无"白血病"病名记载,根据白血病的临床表现,主要以贫血、感染、出血、肝脾淋巴结肿大为其特点,当属于中医的"血证""虚劳""温病""症积""痰核"等症候,早在《黄帝内经》《金匮要略》及历代医籍中都有记载。正如《医门法律》所述:"虚劳之症,《金匮》叙于血痹之下,可见劳则必劳其精血也。营血伤,则内热起,五心烦热……怠惰嗜卧,骨软足酸,营行日迟,卫行日疾,营血为卫气所迫,不能内守而脱出于外,或吐或衄血,或出二阴之窍,血出即多,火热进入,逼迫煎熬,漫无休止,营血有立尽而已,不死何待耶?"《景岳全书·血证》论曰:"血本阴精,不宜动也,而动辄为病。盖动者多由于火,火盛则逼血妄行;损者多由于气,气伤则血无以存。",阐明了血证的共同病理变化。

《灵枢·经脉》曰:"人始生,先成精,精成而脑髓生,骨为干,脉为营,筋为刚,肉为墙,皮肤而毛发长。"可见白血病病变部位在血分骨髓。骨髓生血,温热毒邪深伏于骨髓中,暗耗精血,致使机体精亏血少,形体失充,故形体日渐羸弱,血液化生不足,呈现一派虚损之象,白血病患者的发病时间与体质有盛衰,温热毒邪有多寡相关。温热毒邪虽然深伏骨髓,可以消耗精血但速度较慢,人体阴阳的失衡也可以通过本身正气调节使白血病的发病时间延后。只有在温毒渐盛,精血大亏,并且正气调节失败阴阳失衡的情况下,白血病才会发作。

本病的发生既有外邪(温热或温毒)侵入的外因,亦有气血亏耗、脏腑虚衰、元气不足之内因,是一种虚实夹杂的疾病。本病的发生有"邪"与"虚"同时存在,病理改变为邪毒入血伤髓。《别录》所主补虚劳羸瘦,充五脏,滋阴补血,填骨髓,长肌肉,生精血补五脏,滋肾水利血脉,补益真阴。治手心热及心热,能益肾水而治血脉洪实者宜用之。补肾中元气,性凉变温,专入肝脏补血。因肝苦急,用甘缓之,兼立温胆能益心气,更补肾气,凡内伤不足,苦急劳神,忧患伤血,纵欲耗精,皆宜用之。安五脏,和血脉,润肌肤,养心神,宁魂魄,滋补真阴,封填骨髓,为圣药也。

（二）病因病机

1. 病因　本病病因明确,主要为毒邪侵袭。与化学毒性等直接相关。这些毒邪侵袭骨髓,导致骨髓损伤而出现病证。内因主要为禀赋不足、脏腑失调、情志所伤、痰湿瘀血等。

按中医阴阳学说论之,苯所致白血病的发病原因除了毒邪侵袭,病情轻重还与人体正气相关。基本病理因素为正气不足,热毒侵袭。因为热毒炽盛,而见高热难退;热人营血,耗血动血,则见出血;热毒扰神闭窍引动肝风,可见神昏谵语、抽搐等症;热毒瘀阻气血壅塞脏腑,则见微积(肝脾肿大);热毒流注骨及关节,而致骨、关节疼痛;热炼津液为痰,而成痰核,热毒内伏骨髓,耗灼精血,而致贫血虚损临床症状主要为气血两虚、毒热炽盛、瘀血痰结……白血病之基本病因病理为正气不足,热毒侵袭,伤及营阴,气血不足,气滞血瘀,脉络瘀阻。故清热解毒,扶正补虚,活血化瘀为治疗本病常用的治疗大法。由于其临床表现错综复杂,故在治疗时应抓住主要矛盾。巢元方在《诸病源候论》中描述"癥瘕"时指出:"癥瘕病者,皆由久寒积冷,饮食不消所致也。"沈金鳌在《杂病源流犀烛》中也有"积聚癥瘕痃癖,因寒而痰与血食凝结病也"的描述。其"癥瘕""积聚""痃癖"等病名描述,与恶性血液病之肝、脾、淋巴结肿大基本一致。说明血液肿瘤性疾病的发病与外邪侵袭、正气虚损有密切关系。临床多采用活血化瘀、软坚化痰、清热解毒、补虚扶正为基本治法。通过查阅与考证古代文献发现,恶性肿瘤依据寒邪侵袭不同部位可出现不同的病理结果。寒邪凝滞在肌肤、腠理或筋膜则见恶核丛生;凝滞于脏腑则见症积或肿块;凝滞于骨髓则见阳气亏虚。

2. 病机　白血病病机突出正气虚损与邪毒内侵并举,正邪相争,邪盛正衰,而致脏腑气血功能失调发病,亦体现了"毒"和"劳"的结合。发病过程涉及骨髓、气血、津液等方面;关键在骨髓造血功能。《灵枢·百病始生》云:"积之始生,得寒乃生。"所谓火毒,为阳热之邪,燔灼向上,易耗气伤津,破血动血,扰乱神明。若夹杂外感毒邪,是谓火毒,其毒来势汹汹,首犯上焦,耗气伤津,再传中焦,运化失司,直中下焦,劫灼肾阴。三焦病变,功能的异常,后期浸润其他脏器,变生它症;从整个疾病转归,病机具有"毒""瘀""虚"三大特点。故以"毒劳"命名能体现其邪毒内蕴的发病机制,"毒"体现本病病势急,病情重,多有发热;"劳"体现气血亏耗,里虚为本,反复发病;热则伤津耗液,气虚则运血无力,继发"瘀"象;结合以上命之:毒劳,可统领其寒热错杂,虚实并见,表里同病的证候特点,能提示其不良的预后和转归。失司,髓府不宁,致先天之精匮乏,不能濡养五脏六腑。所谓痰毒,由肺、脾、肾三脏功能失调,机体水液不得运化,代谢紊乱,痰湿稽留体内,久而化生痰邪。加之外感毒邪,内伤五脏六腑,是谓痰毒。初期以实证为主,表现出痰黄而黏、身热面赤、神志狂乱、尿黄便结等一派痰热毒盛之象;后期痰毒久稽,侵入髓府,耗伤先天之精,变生髓海痰毒的病证。所谓瘀毒,"万病皆生于瘀","癌瘤者,非阴阳正气所结,乃五脏瘀血浊气痰滞而成",可见瘀毒是疾病发展中的关键病理因素。瘀毒的产生多与情志因素有关,与饮食、房事等密不可分,瘀毒日久内犯髓府,其毒深重,在肿瘤进展中有重要作用。此外,在进行西医化疗方案治疗时,药毒之邪亦为伏毒之邪之一,它影响着疾病的治疗进展和患者的预后。化疗药物的毒副作用可看作是药毒之邪,不同的化疗方案会化生不同的病证,如影响脾胃运化而致恶心呕吐、腹痛腹泻、纳呆等,或耗伤肝肾阴精而致腰膝酸软。

(三) 辨证论治

白血病的症候变化多端,症候不一,从古至今历代医家有不同的观点辨证。2001年11月中华中医药学会内科学会血液病专业委员会发布《白血病中医证型诊断标准》。

1. 气阴不足

(1)症候:疲乏无力,头晕,自汗,盗汗,纳呆,腹胀,五心烦热,消瘦,面色苍白,或有闭经,舌质淡红、或暗淡、淡紫,舌体胖嫩有齿痕,舌苔薄白,脉象滑或弦或细等。

(2)病机:久病不愈或病后失养,元气亏虚,脏腑活动功能减退,故见疲乏无力,气虚无力推动辄见腹胀、无力运化则见纳呆;气虚清阳不升,不能温养头目,则见头晕、面色苍白;阴虚无以制阳,则虚热内生,见自汗、盗汗、五心烦热诸症,累及肾阴则肾水亏虚,阴血不能濡养四肢,骨骼筋脉失于滋养则见形体消瘦,或见闭经。舌质淡红、或暗淡、淡紫,舌体胖嫩有齿痕,舌苔薄白,脉象滑或弦、细均为气阴两虚之证。

（3）治法：益气养阴，清热解毒。

（4）方药：生脉散加减：西洋参 6~10g，太子参 10~30g，麦冬 20g，五味子 10g，黄芪 30g，牡蛎 15g，白花蛇舌草 15g，七叶一枝花 15g。

2. 毒热炽盛

（1）症候：发病较快，常见发热，骨痛、鼻衄、齿衄、黏膜出血、皮肤出血点、瘀斑、可见贫血、心悸气短、溺血、便血、便秘。舌质紫暗，常有瘀点、瘀斑，可见舌背下经脉怒张，脉象滑数或弦数等。可出现肝脾呈进行性增大，常伴有肋下痞块胀痛，甚者痞块剧痛、拒按、发热等。

（2）病机：温毒之邪侵犯人体，深伏骨髓，中肾伤髓，邪热壅盛，血热妄行，正邪交争，耗气伤血，导致耗阴夺精，久则阴损及阳最终造成阴阳两竭。因温热毒邪乘虚而入，伤及气分，则出现发热，若正不胜邪，进而伤及营阴，则便秘、贫血、心悸气短。温热毒邪，迫血妄行，则出现出血症候，如鼻衄、齿衄、溺血、便血等；温热毒邪，灼血为瘀，而出现皮肤瘀斑、出血点，舌质紫暗甚或紫暗等。瘀血形成，气血运行滞涩，不通则痛，出现骨痛，压痛。温热毒邪，炼液为痰，痰瘀互结，气滞血瘀还可表现为腹中积块（肝脾肿大而坚硬）。瘀血不去新血不生，气血亏虚，日久则出现心悸、气短、乏力、贫血等。

（3）治法：清热解毒，凉血止血。

（4）方药：方用犀角地黄汤加减：白花蛇舌草 15g、半枝莲 15g、大青叶 10g、半边莲 10g、独角莲 15g、野百合 20g、山慈姑 10g、金银花 15g、连翘 15g、蒲公英 15g、地丁 10g、犀角 10g、生石膏 20g、知母 10g、栀子 10g 等。

3. 瘀血痰结

（1）症候：发病缓慢，常见肋下痞块肝脾肿大、颈、腋下及腹股痰核结聚淋巴结肿大，瘀血痰结阻塞经脉，不通则痛，故见骨痛。痰瘀久而化热，耗伤津液，迫血妄行，则见发热及出血症状。舌质淡暗或紫暗，常有瘀斑，舌苔厚腻，脉象弦滑，舌背下经脉怒张等均为瘀血痰结之征。

（2）病机：久病体虚或病后失养，温毒之邪乘虚侵犯人体，久之则耗伤人体真阴，阴损及阳，元气亏虚，故见心悸气短，疲乏无力，无力推动辄气滞，若气滞不行，津液停聚，聚则为痰。气有郁滞，则血亦随之停积，变为瘀血，致成痰瘀互结，化为有形之邪，可见肋下痞块肝脾肿大、痰核结聚淋巴结肿大，瘀血痰结阻塞经脉，不通则痛，故见骨痛。痰瘀久而化热，耗伤津液，迫血妄行，则见发热及出血症状。舌质淡暗或紫暗，常有瘀斑，舌苔厚腻，脉象弦滑，舌背下经脉怒张等均为瘀血痰结征象。

（3）治法：化痰散结，活血化痰。

（4）方药：犀黄汤及膈下逐瘀汤加减：犀黄、麝香、乳香、没药、当归、川芎、赤芍、桃仁、红花、五灵脂、香附、乌药、枳壳、元胡、甘草。

（四）其他疗法

1. 灸法　主穴取：大椎、膏肓（双）、膈俞、脾俞（双），配穴取：肾俞（双）、足三里（双）、三阴交（双）。每周三次，每次艾灸 15 分钟，1 个疗程为 3 个月。

2. 针刺：取穴上星、曲池、合谷、阳陵泉、足三里、条口、脐周四穴（脐孔上、下、左、右、旁开一寸半）、胸前六穴（第二、三、四肋间胸骨中线左、右旁开一寸半），背部六穴（第三、四、五棘突左、右旁开一寸半）隔天一次，泻法浅刺。1 个疗程为 3 个月。

（五）预防与护理

食疗方：猪蹄黄豆银耳汤、凉拌丝瓜、荠菜粥、粳米猪肝莲子大枣粥、大枣桂圆薏米粥、百合干地黄粥、红枣黄芪枸杞水。

（六）治疗进展

近年来，随着现代医学技术的进步和现代治疗学理论的发展，在血液肿瘤性疾病治疗中的重大研究进展主要表现在以下几方面：

1. 中西医融合治疗模式　目前，许多血液肿瘤性疾病治疗模式更趋向中西医结合，主要表现在以下几个方面：

（1）增效与减毒。血液肿瘤性疾病多数依赖化学药物（包括靶向、生物免疫药物）治疗来达到疾病临床缓解，并巩固和维持治疗以求获得理想的疗效。但化学治疗在患者受益的同时，也带来了诸多负面影响，如严重的骨髓损伤、消化道功能损害、神经毒性、心肝肾功能损伤、严重皮肤反应等。特别是骨髓与心肝肾毒性反应，常常是患者不能坚持化疗与临床疗效降低的原因。为提高临床疗效，应减少化学药物带来严重的负面效应。中医药在血液肿瘤性疾病治疗中扮演了咖啡加伴侣的角色经大量的临床实践证明，以中医药与化学药物组成的新治疗方案治疗血液肿瘤性疾病，既可降低化学药物用量、增加疗效，又可以降低化学药物的毒性反应，使患者能够从中西医结合的模式中受益。

（2）克服多药耐药。化疗是急性白血病最重要的治疗措施，但有 30% 的急性白血病患者对化疗方案无治疗反应，还有 40%~60% 的患者最终复发而不治，这部分病例被称为耐药或难治性急性白血病。耐药或难治性急性白血病对化学治疗反应差，诱导缓解率低，生存期短，是急性白血病治疗中的难题。对于慢性粒细胞白血病、原发性骨髓纤维化、骨髓增生异常综合征等靶向治疗是目前可能获效的重要措施。但靶向治疗也会产生耐药而使治疗失败。因而，利用中药克服血液肿瘤性疾病的多药耐药是目前临床探究的重点方向。如北京中医药大学东直门医院血液肿瘤科临床协定方"复方浙贝颗粒"，经基础与临床研究，均显示该药治疗耐药难治性急性白血病等取得了良好效果。汉防己甲素已被证明能够克服血液肿瘤多药耐药。

2. 以毒攻毒治疗　鉴于血液肿瘤性疾病以"毒"为病因以及"毒损骨髓"的病机理论，用化学药物治疗血液肿瘤性疾病可获良好的疗效。以毒攻毒治疗已成为血液肿瘤治疗方向之一。已经用于临床并具有循证医学证据的代表药物有三氧化二砷、复方黄黛片。目前，三氧化二砷治疗急性早幼粒细胞白血病疗效可靠已得到世界卫生组织（WHO）认可，并推荐用于骨髓增生异常综合征与实体瘤，如乳腺癌、非小细胞肺癌等治疗。研究显示复方黄黛片治疗急性早幼粒细胞白血病有与三氧化二砷相近的疗效，且更适合急性早幼粒细胞白血病的家庭化治疗模式。鉴于上述药物治疗急性早幼粒细胞白血病的成功案例，青黛与雄黄组成青黄散、砒霜、白花蛇舌草、附子、蜈蚣等毒性药物单用或联合应用也在急性髓性白血病、急性淋巴细胞白血病、骨髓增生异常综合征、慢性粒细胞白血病的治疗中广泛应用。同时，梅花点舌丹、六神丸、六应丸、片仔癀等也在血液肿瘤疾病中得到良好应用。

（七）文献选录

《灵枢·决气》中云："中焦受气取汁，变化而赤，是谓血"，《灵枢·营卫生会》云"中焦亦并胃中，出上焦之后，此受气者，泌糟粕，蒸津液，化其精微，上注于肺脉，乃化为血。"《素问·经脉别论》："脉气流经，经气归于肺，肺朝百脉，输精于皮毛。"《中藏经》："心生血，血为肉之母；脾生肉，肉为血之舍；肺主气，气为谷之基；肾应骨，骨为筋之本；肝系筋，筋为血之源。"《医易一理》："肺主气，心主血，肺之呼吸以行脏腑之气；心因之一舒一缩，以行经络之血。"《灵枢·百病始生》记载："积之始生，得寒乃生，厥乃成积矣"；"肠外有寒汁沫与血相搏，则并合凝聚不得散而积成矣。"《素问·调经论篇》记载："血气者，喜温而恶寒，寒则泣而不能流，温则消而去之"；"寒气客于小肠膜原之间，络血之中……故宿昔而成积矣。"

（冯政果、白宇乾、谢英、郑自琪）

第十一章 常见职业病案例分析

第一节 职业性尘肺病及其他呼吸系统疾病

一、职业性矽肺

(一) 基本信息

患者,男性,55 岁。

(二) 职业史及职业病危害接触史

1999—2019 年,患者在某采石场工作,爆破工,接触矽尘,戴棉纱口罩防护;现场检测粉尘浓度 12.2mg/m³。采石场工艺落后,无湿式作业,防护设施欠缺,根据工作环境游离二氧化硅含量、工人接尘时间、肺总通气量以及生产性粉尘浓度超标倍数,确定粉尘作业危害程度属于Ⅱ级。

(三) 主诉及现病史

1. 主诉 反复咳嗽、活动后气促 5 年,加重 7 天。

2. 现病史 患者于 5 年前开始反复出现咳嗽、咳少量白色痰,上三楼即出现气促,休息后可缓解;7 天前,患者咳嗽加重,咳大量黄、白色黏痰,出现气促;发热 40℃。无夜间阵发性呼吸困难,双下肢无水肿;门诊治疗 2 天症状无好转,遂收住院治疗。

(四) 既往史

既往无高血压病、糖尿病、冠心病等慢性疾病史,无病毒性肝炎、结核病、梅毒、艾滋病等传染病史,无药物过敏史。

(五) 家族史

家族中无高血压、糖尿病、血友病等遗传性疾病。

(六) 个人史

无疫区居住和逗留,无烟酒等不良嗜好。

(七) 体格检查

1. 一般检查 体温 38℃,呼吸 22 次 /min,脉搏 86 次 /min,血压 132/76mmHg。神志清楚,查体合作;双侧瞳孔等大等圆,直径约 3mm,对光反射灵敏;心率 86 次 /min,律齐,未闻及病理性杂音;腹部软,无压痛及反跳痛;双下肢无水肿;生理反射存在,病理反射未引出。

2. 专科检查　口唇无发绀,颈静脉无怒张,肝颈反流症阴性;轻度桶状胸,肋间隙稍增宽,胸壁无压痛,语颤减弱,呼吸动度下降,叩诊过清音,双肺呼吸音粗,双下肺可闻及湿啰音,呼气相可闻及少量哮鸣音。

(八) 实验室检查

1. 血、尿、粪常规　血常规:白细胞计数 $12.16 \times 10^9/L$,中性粒细胞绝对值 $16.73 \times 10^9/L$;尿常规和粪便常规正常。

2. 生化及凝血功能等检查　钠离子 136.9mmol/L,钾离子 3.90mmol/L,肌酐 64.5μmol,肌酸激酶 45U/L,肌酸激酶 MB 型同工酶 4.2U/L,天门冬氨酸氨基转移酶 28.3U/L,谷丙转氨酶 42.6U/L;红细胞沉降率测定 42mm/h;凝血 5 项:凝血酶原时间 PT12.0 秒,D- 二聚体 0.87mg/L。

3. 辅助检查　心电图:窦性心律,正常心电图;肺功能:中度阻塞性肺通气功能障碍,$FEV_1/FVC < 70\%$,$FEV_1\%$:53.7%;心脏超声:心脏形态结构正常;彩色多普勒未见明显异常,左室收缩及舒张功能正常;腹部 B 超:轻度脂肪肝声像;胆囊、脾、胰腺超声检查未见明显异常;双肾、双侧输尿管、膀胱超声检查未见明显异常;前列腺未见异常。

4. 胸片及胸部 CT　高千伏 X 线胸片示双肺多量小结节影,总体密集度 2 级,分布范围 6 个肺区 q 影;两下肺区轻度肺气肿征。胸部 CT:双肺广泛少到中等量类圆形小阴影,针尖至芝麻粒大小,密度较高,边缘清晰;少许纤维增殖灶,两下肺小叶中心肺气肿。

(九) 职业健康监护及流行病学资料

患者工作的采石场于 20 世纪 50 年代开始建设并投产;自 1988 年开始监测粉尘,多数检测点粉尘浓度超标,最高者超标 10 倍,患者从事重体力劳动,每天工作 8 小时,现场工作面采样粉尘浓度 $12.2mg/m^3$,粉尘作业危害属于 Ⅱ 级;该采石场已有数名工人患矽肺病。

(十) 诊断过程

1. 职业病诊断及鉴定情况　患者具有明确的矽尘接触史,企业提供工作环境粉尘检测资料;根据高千伏 X 线胸片、胸部 CT 及肺功能等临床资料,符合职业性尘肺病(矽肺)特征,依据 GBZ 70《职业性尘肺病的诊断》,诊断为职业性矽肺贰期。临床诊断为职业性矽肺病合并感染。

2. 诊断要点
(1) 接触粉尘职业史明确,从事矽尘作业 20 年;
(2) 患者症状和体征符合尘肺病临床表现;
(3) 高千伏 X 线胸片和胸部 CT 检查符合尘肺病影像学特征。

(十一) 治疗经过

1. 基础治疗
(1) 健康教育:戒烟,低脂、高热量、易消化饮食;
(2) 对症:止咳、化痰、平喘等治疗;
(3) 氧疗。

2. 综合治疗
(1) 留取痰标本作细菌学敏感试验后,选择抗生素治疗;
(2) 抗肺纤维化治疗:粉防己碱片:60mg/ 次,口服,一天 3 次,每服药 6 天,停药 1 天,连续 3 个月;期间,每月监测肝功能 1 次;

(3)营养支持治疗；

(4)康复治疗：呼吸训练。

（十二）随访及预后

1. 随访

(1)出院后随访,电话随访和家庭随访相结合,患者定期回医院复诊并取药；

(2)对于随访中发现肺部感染或其他疾病,立即联系入院治疗；

(3)随访中给予康复指导。

2. 预后　患者经过积极综合治疗、并发症治疗、康复训练及氧疗等,患者能够从事门卫工作,身心状态好。

（十三）小结

1. 归因推断

(1)患者有可靠的生产性粉尘接触史20年,是职业性矽肺病诊断的前提；采石场爆破工,接触矽尘,防护设施落后,仅佩戴纱布口罩,对5~10μm呼吸性粉尘几乎无效。

(2)现场职业卫生学检测粉尘浓度12.2mg/m³,粉尘作业危害程度属于Ⅱ级。

2. 尘肺X线诊断　高千伏X线胸片示双肺弥漫分布q影,两下肺区轻度肺气肿征；胸部CT影像学亦支持矽肺病临床诊断,根据GBZ 70《职业性尘肺病诊断》,应诊断为职业性矽肺。

3. 临床表现及实验室检查　患者有反复咳嗽、咳痰史,本次再发并加重；查体胸廓呈桶状胸,肋间隙增宽,呼吸动度下降,肺部啰音；肺功能提示中度阻塞性肺通气功能损害；以上符合职业性矽肺临床表现和特征。

4. 患者同班组工人有人患职业性矽肺病,职业流行病学支持。

二、职业性煤工尘肺

（一）基本信息

患者,男性,50岁。

（二）职业史及职业病危害接触史

1991年11月至1994年12月,患者在某煤矿从事采煤作业,接触煤尘,无个人防护；1995年9月至2012年11月在某电子有限公司从事锅炉工,接触煤尘,间断佩戴纱布口罩。

（三）主诉及现病史

1. 主诉　反复咳嗽、咳痰、活动后气促3年,再发并加重1周。

2. 现病史　患者2017年开始出现咳嗽、咳痰,痰中带血,伴胸闷、胸痛,活动后气促。曾于2017年4月在当地医院胸片检查提示：双肺粟粒状阴影,尘肺与血行播散型结核鉴别。2017年5月到某职业病防治院就诊,胸片检查提示：双肺广泛分布中等量小阴影,双上肺Ⅲ型肺结核。胸部CT：双肺中等量类圆形小阴影；肺气肿,双侧胸膜增厚、粘连。诊断为职业性煤工尘肺贰期。患者近3年来咳嗽、咳痰、活动后气促症状反复出现。

（四）既往史

既往无高血压病、糖尿病、冠心病等慢性疾病史,无乙肝、梅毒、艾滋病、结核病等传染病史,否认有药物过敏史,有系统性红斑狼疮病史2年。

（五）家族史

父母及兄妹体健，家族中无肝炎、结核等传染病史，无高血压、糖尿病、血友病等遗传性疾病。

（六）个人史

无疫区居住和逗留，无烟酒等不良嗜好。

（七）体格检查

1. 一般检查　体温 36.6℃，呼吸 20 次 /min，脉搏 109 次 /min，血压 115/93mmHg。神志清，查体合作；双侧瞳孔等大等圆，直径约 3mm，对光反射灵敏；心率 109 次 /min，律齐，未闻及病理性杂音；双下肢无水肿。

2. 专科检查　唇无发绀，无颈静脉怒张；胸廓对称，无肋间隙增宽及狭窄；呼吸音粗，双下肺可闻及湿啰音。

（八）实验室检查

1. 常规及生化等相关检查　血、尿、粪常规正常；生化检查正常；血沉、凝血相关检查正常。

2. 辅助检查　心电图、肺功能、心脏超声、腹部 B 超均正常。

3. 高千伏 X 线胸片　总体密集度 2 级，分布范围 5 个肺区 p/s 小阴影。胸部 CT：①两肺所见中等量类圆形小阴影；②双侧胸膜增厚、粘连；③全小叶肺气肿并多发肺大疱形成；④纵隔、肺门淋巴结钙化，见图 11-1-1。

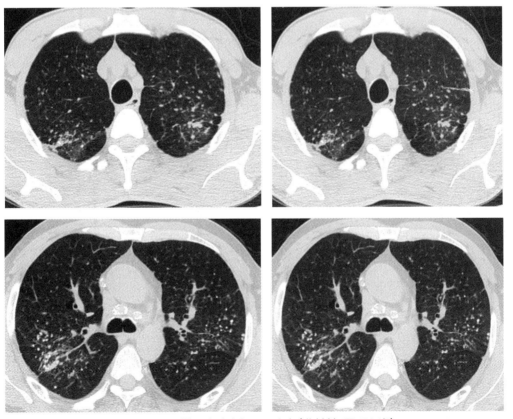

图 11-1-1　煤工尘肺胸部 CT 改变（费某某，男，50 岁）

(九) 职业健康监护及流行病学资料

患者曾经工作某煤矿自 1990 年建矿以来,历经由个体开采到乡政府组织集体开采,未行粉尘浓度监测,亦未组织工人进行过职业健康检查;近年该矿区农民工多人诊断为尘肺病。本案例患者离开煤矿后,1995—2012 年间在某电子厂从事锅炉工,接触煤尘,无环境粉尘监测资料、患者未接受职业健康检查。

(十) 诊断过程

1. 职业病诊断及鉴定情况 患者具有明确的粉尘接触史,企业出具了患者在煤矿工作证明。以高千伏 X 线检查结果为基础,结合胸部 CT 及肺功能等临床资料,符合职业性尘肺病特征,依据 GBZ 70《职业性尘肺病的诊断》,诊断为职业性煤工尘肺贰期。

2. 诊断要点

(1)职业史:明确职业性粉尘接触史 20 年。

(2)影像学改变:高千伏 X 线胸片改变符合 GBZ 70《职业性尘肺病的诊断》中贰期尘肺病;且胸部 CT 影像学支持尘肺病诊断。

(3)临床表现及辅助检查符合职业性煤工尘肺病特征。

(十一) 治疗经过

1. 基础治疗 常规止咳、化痰、平喘等治疗。

2. 抗肺纤维化治疗 吡非尼酮片,口服,一次 300mg,一天 3 次,服药 3 个月,停 3 个月;按此方案连续 3 年。服药期间,每个月检查肝、肾功能 1 次。

3. 抗生素治疗 留取痰标本作细菌学敏感试验后,选择敏感抗生素治疗。

4. 健康教育

(1)戒烟。

(2)正确的缩唇呼吸,结合腹式呼吸。

(3)忌辛辣食物,低脂、高热量、易消化饮食。

(4)心理康复治疗。

(十二) 随访及预后

患者脱离粉尘作业后,长期家庭氧疗及抗肺纤维化治疗,以减轻症状、延缓病情进展。出院后对症治疗,预防并发症、适当的体育锻炼和心理治疗。

(十三) 小结

患者有明确职业性煤尘接触史 20 年;高千伏 X 线胸片改变符合 GBZ 70《职业性尘肺病的诊断》中职业性煤工尘肺贰期;胸部 CT 影像学支持职业性煤工尘肺诊断;临床表现及辅助检查符合职业性煤工尘肺特征。诊断后给予综合治疗、康复治疗、健康教育。

三、职业性石棉肺

(一) 基本信息

患者,男性,80 岁。

(二) 职业史及职业病危害接触史

1979—1999 年,患者在某锅炉厂工作,接触石棉尘及金属粉尘,无防护;每周工作 40 小时左右,接触粉尘 20 年 3 个月;该厂未做过现场粉尘监测,未能提供现场粉尘浓度检测报告。

（三）主诉及现病史

1. 主诉　反复咳嗽、气短、胸痛 20 年余，再发并加重 1 周。

2. 现病史　患者 20 年前开始出现咳嗽，少痰，伴有胸闷、气短，活动后明显，休息后可缓解；伴胸痛，呼吸时出现或者加重。曾反复在当地医院就医，无好转。于 2009 年经当地职业病防治机构诊断为"石棉肺壹期"。多次住院治疗，症状好转后出院。1 周前患者咳嗽、咳少量白色黏痰，活动后气促、胸闷，休息不能缓解；胸痛再发，随呼吸而加重；无畏寒、发热、咯血，无其他不适，近 1 年体重无显著变化。

（四）既往史

高血压病史 10 余年，口服硝苯地平控释片治疗；糖尿病 10 年，口服拜糖平治疗。否认肝炎、心脏病病史，否认食物、药物过敏史，否认输血史，预防接种史不详。

（五）家族史

母亲有高血压、糖尿病病史；否认家族遗传病史及精神疾病史。

（六）个人史

患者否认疫区、疫水、放射性物质接触史；有吸烟史 10 年，现已戒烟 2 年；间有少量饮酒；无常用药品及麻醉毒品嗜好。

（七）体格检查

1. 一般检查　体温 36.2℃，呼吸 18 次 /min，脉搏 74 次 /min，血压 158/87mmHg，体重：71.5kg。发育正常，神志清，自主体位，查体合作。全身皮肤黏膜色泽正常；巩膜无黄染，双侧瞳孔等大等圆，对光反射正常；无鼻翼扇动，鼻旁窦体表区无压痛；口唇轻度发绀；颈静脉充盈，气管居中，肝颈静脉反流征阴性。心率 74 次 /min，律齐，未闻及杂音。腹肌柔软，无压痛、反跳痛，肝脏肋下未触及，Murphy 征阴性，脾脏肋下未触及，输尿管压痛点无压痛，肠鸣音正常；生理性反射存在，病理反射未引出。

2. 专科检查　口唇轻度发绀，肝颈静脉反流征阴性；肋间隙无狭窄及增宽，呼吸动度下降，触诊语颤减弱，叩诊稍浊，两下肺少量湿性啰音。

（八）实验室检查

1. 常规及生化检查　血、尿、粪常规正常；红细胞沉降率测定正常；生化：钠离子 130mmol/L，钾离子 4.66mmol/L，肌酐 90μmol/L，肌酸激酶 MB 型同工酶 25.4U/L，谷丙转氨酶 40.1U/L；血气分析：代偿性呼吸性酸中毒。

2. 辅助检查　心电图示窦性心律，左室高电压；肺功能：限制性肺通气功能障碍；心脏超声：二尖瓣、三尖瓣关闭不全（轻度），左室收缩及舒张功能正常。

3. 胸部高千伏 X 线和 CT 检查　两肺广泛性肺间质纤维化改变，伴胸闷增厚；两下肺野可见小叶内线和小叶间线，右下肺可见长约 5cm 实质带，向肺野内延伸，两下及两中肺胸膜增厚伴胸膜钙化；右下肺可见少量积液。

（九）职业健康监护及流行病学资料

自 1995 年始，该锅炉厂先后有 3 人诊断为石棉肺；但是企业未提供职业健康监护资料及流行病学资料。

（十）诊断过程

1. 职业病诊断及鉴定情况　患者具有明确的石棉接触史，企业出具了患者在锅炉厂工作证明。根据高千伏 X 线胸片检查，可见总体密集度 2 级，分布范围 4 个肺区 t 小阴影，以及右肺中下肺区出现胸膜斑及胸膜钙化;根据 GBZ 70《职业性尘肺病的诊断》,诊断为职业性石棉肺贰期。

2. 诊断要点

(1)职业史:职业性石棉尘接触史 20 年;

(2)影像学改变:高千伏 X 线胸片符合 GBZ 70《职业性尘肺病的诊断》诊断及分期;

(3)患者有可靠石棉尘接触史,合格高千伏 X 线后前位胸片,虽然工作场所职业卫生学资料缺乏,但高千伏 X 线胸片符合石棉肺改变,同班组工人有人确诊为石棉肺,职业流行病学支持;患者临床表现和实验室检查符合石棉肺特征,没有证据否认其与接触石棉尘之间必然联系的,应当诊断为职业性石棉肺。

(十一) 治疗经过

1. 患者入院后给予健康教育,戒烟,正确的缩唇呼吸训练,结合腹式呼吸,低脂、高热量、易消化饮食。

2. 抗生素治疗　痰标本作细菌学敏感试验后,予以抗生素治疗。治疗 1 周后,症状缓解出院。

(十二) 随访及预后

出院后继续呼吸康复训练,止咳、化痰、对症治疗;适当的体育锻炼。目前,该患者仍存活,定期门诊复诊。

(十三) 小结

患者有明确的石棉粉尘职业史 20 年,企业出具了患者在工作期间接触石棉的证明材料;高千伏 X 线胸片显示总体密集度 2 级,分布范围 4 个肺区 t 阴影,伴有胸膜斑和胸膜钙化,符合 GBZ 70《职业性尘肺病的诊断》职业性石棉肺贰期改变;胸部 CT 显示肺间质纤维化改变,两下肺可见小叶间线和小叶内线;胸膜增厚及胸膜钙化,且发现少量胸积液,亦符合石棉肺 CT 特征;同班组工人中有人诊断为石棉肺,职业流行病学支持。由于该企业缺少职业卫生学资料,根据我国职业性尘肺病的诊断标准,患者临床表现和实验室检查符合尘肺病特征,没有证据否认其与接触粉尘之间必然联系的,应该诊断为石棉肺。

(蒋文中)

四、哮喘

(一) 基本信息

患者,女性,37 岁。

(二) 职业史及职业病危害接触史

2005 年 6 月至 2013 年 9 月,患者在某旅游用品有限公司从事操作工作,工作时接触"甲醛"。工作时未戴口罩、手套等防护用品,工作场所无良好通风排气设备。每日工作 12 小时。当地疾控中心于 2013 年 4 月 15 日对该公司车间进行检测,结果为:苯、二甲苯、丙酮、溶剂汽油、乙酸乙酯、一氧化碳、二氧化碳均符合国家职业卫生标准,3 个甲醛作业岗位中,1 个超过国家卫生标准接触限值。

(三) 主诉及现病史

患者因"反复咳嗽、喘息、胸闷 3 年余,加重半月"入院。患者于 2010 年初开始出反复发作性咳喘、憋气、胸闷不适,伴咳嗽,偶有咳痰,进入工作环境时明显,下班后症状有所缓解,无心前区疼痛不适,无午后低热、盗汗、咯血,无头痛、头晕。症状逐渐加重,接触刺激性气味时即出现喘憋症状,需应用支气管舒张药物方可缓解。后因同车间多人陆续出现相似临床表现而考虑职业病可能,转某市职业病防治院继续诊治。发病以来,精神可,失眠、多梦,饮食正常,大小便正常。

(四) 既往史

否认高血压、糖尿病等慢性病史,否认肝炎、结核、疟疾等传染病史。否认重大外伤、输血及手术史。否认食物及药物过敏史。预防接种史不详。

(五) 家族史

父母健在。否认家族性遗传性疾病史及精神病史。

(六) 个人史

生于原籍,居住至今,否认有烟酒嗜好。无重大精神创伤,无疫地、疫水接触史及冶游史。

(七) 体格检查

体温 36.6℃,脉搏 77 次 /min,呼吸 18 次 /min,血压 110/70mmHg,中年女性,神志清,口唇微绀,咽充血,双肺呼吸音粗,双肺可闻及广泛哮鸣音。心率 77 次 /min,律齐,各瓣膜听诊区未闻及病理性杂音,无心包摩擦音。腹部柔软,无压痛、反跳痛,未触及包块,双下肢无水肿。肝、脾未触及。

(八) 实验室检查

血常规:WBC $3.97 \times 10^9/L$,嗜酸性粒细胞百分比 9.3%。肺功能:肺功能用力肺活量(FVC) 为 55.6%,第 1 秒用力呼气容积(FEV$_1$) 为 52.5%;支气管舒张试验阳性:FEV$_1$ 为 15.3%,绝对值增加 320ml。峰流速试验呼气峰流速日内变异率为 41.3%。起到反应性中度增高。血清总 IgE 为 129.1U/ml,过敏原皮肤点刺试验显示对邻苯二甲酸、甲醛等阳性。C- 反应蛋白、尿、便常规、肝肾功、电解质、血糖、血脂、心肌酶、B 型钠尿肽均正常。乙肝两对半、丙肝抗体、艾滋病抗体、梅毒两项均无异常。肝、胆、脾、胰和双肾 B 超:轻度脂肪肝;胸部 CT:右肺上叶胸膜下微小结节,双肺少许纤维灶,右肺局限性气肿。心电图及心脏彩超未见异常。治疗后复查肺功能:肺功能 FVC 为 81.0%,FEV$_1$ 为 82.5%。

(九) 职业健康监护及流行病学资料

患者上岗前体检健康未见异常,在岗期间未行职业健康体检。同工种者共 20 余人,2013 年初至 9 月中旬共有 2 人发病。

(十) 诊断过程

根据患者从事旅游品制作工作,接触甲醛,作业环境无通风设备,通风不良,车间空气中甲醛最高容许浓度达 2mg/m³,肺功能提示可逆性气流受限。临床表现符合哮喘。职业流行病学支持。根据 GBZ 57《职业性哮喘的诊断》,综合分析诊断为职业性轻度哮喘。

(十一) 治疗经过

该患者既往身体健康,无过敏性疾病史,从事旅游品制作工作 7 年后出现胸闷、咳嗽等症状,脱离作业环境后症状缓解,再次接触后再复发:支气管舒张试验及峰流速测定结果阳性,不能排除职业因素所致哮喘,经支气管舒张剂治疗后症状缓解,但再次接触后仍有不适。治疗:急性期,患者入院后避免接触致喘物,予以解痉平喘、抗炎、降低气道高反应性等治疗。

(十二) 小结

1. 诊断要点　5%~25% 的哮喘患者发病与工作环境中的职业化学物相关,职业性致敏物是导致哮喘发作的诱因之一。主要为面粉加工、动物饲养、大棚种植及塑料、纤维、油漆、橡胶制造等行业。

哮喘急性发作病理改变主要为气道炎症的急性加重(包括气道上皮细胞受损、支气管黏膜充血水肿、气道分泌增多、支气管平滑肌收缩等)。哮喘发作的程度轻重不一,病情发展的速度也有不同,可以在数小时或数天内出现,偶有可在数分钟内危及生命。哮喘发作时肺功能恶化以呼气流量降低为特征。

临床上哮喘发作需要与以下疾病引起的喘息及呼吸困难相鉴别:急性左心功能不全、慢性阻塞性肺疾病急性加重、急性肺栓塞、上气道梗阻、原发性支气管肺癌及支气管良性肿瘤、变应性支气管肺曲霉病、外源性过敏性肺泡炎、嗜酸性细胞性肉芽肿性血管炎、高通气综合征及自发性气胸等。

2. 治疗要点　哮喘的治疗目标为尽快缓解症状,接触支气管痉挛和改善缺氧,恢复肺功能,预防进一步恶化或再次发作,防治并发症。哮喘急性发作后,首要处置应为脱离过敏原、避免诱发及危险因素的接触和暴露、呼吸困难的患者给予氧疗。患者入院后,医生应进行病史询问、体检(了解辅助呼吸肌活动情况、心率、呼吸频率,听诊)和辅助检查[呼气峰流速(PEF)或 FEV_1、SpO_2 监测、动脉血气分析],对哮喘诊断进一步确认,并做出初步评估。同时应尽快予以吸氧、SABA(或联合异丙托溴铵)和激素等治疗,1 小时后再次评估患者对初始治疗反应,根据反应不同进行进一步治疗。常用治疗药物包括:

(1) 支气管舒张剂:β_2 受体激动剂(short-acting Beta2 agonist,SABA)、抗胆碱能药物、茶碱类药物。

(2) 糖皮质激素(ICS):是最有效的抑制哮喘气道炎症的药物,也是治疗中重度哮喘急性发作的重要药物。其用法包含雾化吸入;口服激素和静脉应用,需要指出的是地塞米松抗炎作用虽较强,但由于血浆和组织中半衰期长,对脑垂体-肾上腺轴的抑制时间长,应尽量避免使用。

(3) 抗菌药物:重度或危重哮喘急性发作可给予抗菌药物。选择依病情、个体情况及痰细菌培养及药敏结果而定。重度急性发作患者经上述药物治疗仍未改善或继续恶化,应及时给予机械通气呼吸支持治疗。危重患者还应注意纠正水电解质和酸碱失衡。

五、金属及其化合物粉尘肺沉着病(锡、铁、锑、钡及其化合物等)

(一) 基本信息

患者,男性,32 岁。

(二) 职业史及职业病危害接触史

1. 职业史　2002—2014 年在某集装箱公司从事电焊工作。

2. 职业危害因素接触情况　工作期间主要为二氧化碳保护焊工作,使用焊丝焊接铁板,接触电焊烟尘、铁末粉尘等,平均每日使用焊丝 10kg,每日工作 8 小时,每月休息 2~3 天,车间面积约 2 000m²,有约 80 个焊接点,有时在箱体内进行焊接,无有效通风设施,使用焊接面屏,无其他防护。

（三）主诉及现病史

1. 主诉　胸闷、咳喘1年。

2. 现病史　患者1年前开始出现咳嗽、气急不适，伴咳痰，为白色黏痰。无咯血、低热等。病情逐年加重，出现胸闷、憋气不适，病情时有反复。由于病人工作中长期接触电焊烟尘，遂于当地医院就诊，胸片见双肺弥漫粟粒样小阴影。因怀疑与职业接触电焊烟尘有关，来某省级职业病防治院就诊。门诊高千伏胸片及胸部CT示：支气管血管束增粗，双肺可见弥漫分布边缘清晰的小圆形阴影，无融合。进一步完善相关检查后建议0.5~1年后复查胸部CT。患者1年后复查胸部CT，阴影明显变淡，肺区分布由原来的6个肺区降为2个肺区。行气管镜肺活检：肺泡腔和肺间质内大量含铁血黄素沉着。

（四）既往史

既往体健，无肝炎、结核等传染病接触史，无外伤、手术史，无食物及药物过敏史。

（五）家族史

家族中无遗传病及造血系统疾病病史。

（六）个人史

生于原籍，中专毕业参加工作，一直从事电焊工作，有吸烟史10年，平均约10支/d，无其他有害物质接触史。

（七）体格检查

体温36.5℃，脉搏70次/min，呼吸16次/min，血压140/85mmHg。神志清，口唇无发绀，咽部略充血，胸廓对称无畸形，胸骨无压痛，双肺呼吸动度一致，触觉语颤均等，两肺叩清音，双肺呼吸音粗，双肺底可闻及少量湿啰音，无杵状指或趾。心、腹及神经系统检查均正常。

（八）实验室检查

血常规、尿常规、肝功能、肾功能、血脂、血糖均正常；心电图、腹部B超、肺功能正常，PPD试验（−），心脏彩超正常。患者否认患呼吸系统其他疾病史、泌尿系统疾病、心血管疾病和自身免疫疾病。

（九）职业健康监护及流行病学资料

患者岗前体检未见异常，在岗期间每年进行职业健康体检，未告知异常。当地疾控中心对其作业现场电焊烟尘浓度测定，共检测11处，有2处高于国家规定的电焊烟尘职业接触限值（4mg/m³），另外4处检测结果为4mg/m³。同工种劳动者有电焊工尘肺18人。

（十）诊断过程

住院采集病史、行全面检查，并通过一年的临床医学观察，经诊断医生集体讨论，依据GBZ 292《职业性金属及其化合物粉尘（锡、铁、锑、钡及其化合物等）肺沉着病的诊断》诊断为铁末肺沉着病。

（十一）治疗经过

患病脱离铁焊岗位，仅咳嗽、咳痰、胸闷时给予对症处理。

（十二）随访及预后

患者此后每年复查胸片及胸部CT，连续观察4年，胸片在脱离接触后第一年结节阴影明显变淡、减少，后阴影无进展。

（十三）小结

1. 诊断要点　铁肺沉着病在临床上较易被误诊为尘肺病，但其不等同于尘肺病，其被认为不会引起肺纤维化,临床症状不显著,故也被称为"良性尘肺病"。患者从事电焊作业13年,有可靠的铁末粉尘职业接触史,胸部X线影像学表现为弥漫的小结节影,脱离铁焊岗位1年后,胸片中结节影明显变淡变少,患者伴有胸闷、咳嗽等呼吸系统损害临床表现,肺组织病理示肺泡及肺间质含铁血黄素沉着,未发现间质纤维化及结节的形成。结合工作场所职业卫生学多处电焊烟尘浓度超标、流行病学调查资料及职业健康监护资料,参考实验室检查结果,综合分析,排除肺结核、特发性含铁血黄素沉着病、肺出血-肾炎综合征等其他疾病,依据GBZ 292《职业性金属及其化合物粉尘(锡、铁、锑、钡及其化合物等)肺沉着病的诊断》,诊断为铁末肺沉着病。

2. 治疗要点　铁末肺沉着病在脱离职业接触一定时间后,铁及其化合物粉尘对肺部造成的损伤可自行改善和恢复,预后较好,在出现咳嗽、胸闷等呼吸道症状时可给予对症止咳、平喘等治疗,无其他特殊治疗,建议对该类职业人群应提高意识,早期筛查、早期诊断和早期处理。

六、职业性刺激性气体所致慢性阻塞性肺疾病

(一)基本信息
患者,男性,34岁。

(二)主诉及现病史
患者自述2008年开始出现咳嗽,咳痰,以白色黏痰为主,在单位医务室按"上呼吸道感染及慢性支气管炎"治疗(未见病历资料),2012年6月,咳嗽、咳痰症状加重,伴胸闷气短,诊断为"慢性支气管炎",予抗炎、平喘治疗,症状稍好转。2015年5月,在某地训练期间,因"跨昼夜极限拉练"训练途中反复淋雨致上呼吸道感染,伴发热、气短,完成最终奔袭后症状急剧加重,就诊于某部队医院,诊断为"慢性阻塞性肺疾病急性加重期、支气管扩张症伴感染"。查体:桶状胸,肋间隙增宽,叩诊双肺过清音,双肺呼吸音粗,可闻及哮鸣音及湿啰音。心脏彩超及心功能测定未见明显异常,患者无吸烟史,无慢性呼吸系统疾病及肺心病病史。

(三)职业史
患者在某单位档案室工作。2005年5月至2015年12月从事档案保管及文印工作,接触氮氧化物、臭氧、碳粉等职业危害,无个人防护用品,每周工作5天,每天工作8小时,平均每日文印量5 000张,最多每日文印10 000张。由于保密要求,工作环境为15m² 左右办公室,无通风排气设施,未配备个人防护用品,室内放置2台大型复印机、4台打印机及1台胶装机,耗材均采用的是人工灌粉,未使用原装硒鼓或代用硒鼓,历年均未对工作场所进行职业危害因素检测,该患者发病后,该部已将工作环境重新布局,并更换了仪器设备,因此无法取得职业危害因素检测结果。同岗位仅患者一名工作人员,无法提供同工种发病情况。

(四)实验室检查
1. 影像学检查　X线胸片提示双肺纹理增多、增粗、紊乱、模糊;X线胸片诊断为"慢性阻塞性肺疾病急性加重期、支气管扩张症伴感染"。胸部计算机断层扫描(CT)显示:慢性支气管炎、肺气肿表现、左肺下叶支气管扩张伴感染。

2. 肺功能检查　入院时肺功能提示:中度阻塞性通气功能障碍伴小气道重度损害、肺弥散功能轻度下降(一秒用力呼气容积FEV_1)为60.60%、使用支气管舒张剂后FEV_1/用力肺活量(FVC)为64.68%。2016年8月复查肺功能FEV_1=53.60%预计值,使用支气管舒张

剂后,$FEV_1/FVC=59.26\%$。

3. 其他辅助检查　心电图正常,心脏彩超及心功能测定未见明显异常。

(五) 诊断

根据 GBZ/T 237《职业性刺激性化学物致慢性阻塞性肺疾病的诊断》,结合职业史与临床表现,综合分析,诊断为职业性慢性氮氧化物中毒性阻塞性肺病(中度)。

(六) 治疗及随访

入院后予抗感染(美唑西林钠、乳酸左氧氟沙星)、止咳平喘(盐酸氨溴索)、抗炎解痉平喘(醋酸泼尼松片、硫酸沙丁胺醇注射剂、异丙托溴铵注射剂、多索茶碱),入院治疗 15 天,症状稍好转。2015 年 5 月至 2016 年 7 月期间曾 6 次入院,均诊断为"慢性阻塞性肺疾病急性加重期"。

(七) 小结

诊断专家讨论认为:通过查阅文献,复印机在操作过程中,由于高压静电和紫外线作用,产生高浓度的臭氧,臭氧具有很强的氧化性,可使机房空气中的氮被氧化成氮氧化物。该名患者工作场所有 2 台大型复印机及 4 台打印机,工作环境封闭,无通风设施,操作人员每日平均 8 小时均在该环境内。虽工作场所未进行职业危害因素检测,无法取得具体氮氧化物浓度资料,但参照已有研究及单位提供的职业史证明,长期接触氮氧化物的职业接触史是成立的。患者入职时进行体检时无慢性呼吸系统健康损害的临床表现,多年档案及就诊记录中均否认吸烟史,临床表现为渐起出现的慢性咳嗽、咳痰,持续接触氮氧化物后逐渐出现胸闷、进行性劳力性气短,2 次肺功能检查结果证实患者肺功能出现不可逆性阻塞性通气功能障碍,使用支气管舒张剂后,$FEV_1/FVC<70\%$,$FEV_1=53.6\%$ 预计值,根据 GBZ/T 237《职业性刺激性化学物致慢性阻塞性肺疾病的诊断》,诊断为职业性慢性氮氧化物中毒性阻塞性肺病(中度)。

该患者单位档案管理及记录非常详细,因此能确认患者既往没有慢性呼吸系统健康损害及吸烟史。患者的临床表现初期多次因"咳嗽、咳痰"就诊,症状进行性加重,逐步发展为肺气肿,有完整的门诊及住院病历记录,10 年期间无脱离作业岗位记录,符合慢性阻塞性肺疾病的发病规律。本文所述病例提示我们职业性刺激性化学物所致慢性阻塞性肺疾病的诊断不应局限于工厂或企业等有明确职业危害的岗位,有潜在危害风险的岗位更应引起重视,类似的病例有待进一步积累,以便为标准的应用提供参考依据。

七、硬金属肺病

(一) 基本信息

患者,男性,23 岁。

(二) 主诉及现病史

因咳嗽和咳泡沫痰 8 个月,进行性活动后气喘 6 个月就诊。病程中无发热、寒战、体重减轻、皮疹或关节痛。在外院曾经用左氧氟沙星等抗生素、氨茶碱和化痰药治疗,临床症状无缓解。入院时查体:体温 36.5 ℃;呼吸频率 20 次 /min;脉搏 74 次 /min;血压 118/74mmHg。口唇无发绀和杵状指(趾),双肺未闻及干、湿性啰音,心脏体检未见异常,无肝大。患者无吸烟和饲养宠物嗜好。

(三) 职业病危害接触史

在镍氢电池制造厂工作 4 年,无石棉接触史。经职业环境现场调查,了解到工作中接触制造镍氢电池的储氢合金粉,成分分析约含钴 10%,镍 50%,考虑发病与接触储氢合金粉有关。

(四) 实验室检查

血常规检查正常,无嗜酸性粒细胞增多。抗核抗体、抗双链 DNA 抗体和抗中性粒细胞胞质抗体阴性,免疫球蛋白测定正常;痰培养、抗酸杆菌、真菌培养和显微镜检查阴性。肺功能检查:用力肺活量(FVC)1.33L,占预计值的 28.8%;第一秒用力呼气容积(FEV$_1$)1.32L,占预计值 33.3%;肺总容量(TLC)5.44L,占预计值的 86.8%;弥散功能降低,肺一氧化碳弥散量(DLCO)占预计值的 69.7%。静息状态下脉搏容积血氧饱和度(SpO$_2$)为 94%。

X 线胸片:在两下肺野心脏边缘见斑片状磨玻璃样影和网状阴影。胸部 CT 主要表现为两肺弥漫性磨玻璃样影和实变影,内见弥漫性的小结节影、网状条索影、牵拉性支气管扩张。

病理组织学检查:患者入院后因诊断不明,在手术室全麻下行开胸肺活检,在右中叶和右下叶各取一块肺组织标本进行组织学检查。其主要的组织学表现为脱屑性间质性肺炎样反应,伴肺泡腔内巨噬细胞和大量的多核巨细胞,多核巨细胞吞噬炎性细胞;可见单核细胞浸润引起的肺间质和肺泡壁增厚,细支气管炎;无病毒包涵体和肉芽肿性病变。部分区域可见明显的支气管黏膜上皮化生和间质炎症细胞浸润。

能谱分析:对患者肺组织活检标本的金属成分采用电感耦合等离子发射光谱法分析,未检测出钴和镍等硬金属成分。

(五) 诊断

根据 GBZ 290《职业性硬金属肺病的诊断》,结合临床表现与职业史,诊断为职业性硬金属肺病。

(六) 治疗及转归

给予泼尼松 40mg/d 治疗,2 个月后患者临床症状改善,泼尼松减至 30mg/d;治疗 2~4 个月后复查胸部 CT,两肺的磨玻璃样影和实变影有明显吸收。此后脱离硬金属粉尘作业,对症治疗。3 年后随访双肺可见弥漫纤维化改变,CT 示双下肺网状影和蜂窝状改变。

(七) 小结

临床硬金属肺病的诊断标准包括:

1. 硬金属粉尘的接触史。

2. 临床有咳嗽、咳痰,活动后呼吸困难等症状。

3. 影像学表现为间质性肺疾病,组织学表现为巨细胞间质性肺疾病。

4. 在肺组织标本中发现相应的硬金属成分。

但是有相当部分硬金属肺病,特别是长期接触的患者导致蜂窝肺改变时,巨细胞减少,硬金属肺病早期主要是急性肺损伤改变,并无特征性多核巨细胞沉积。部分硬金属粉尘具有血浆可溶性,不易在肺组织内积聚,仅小部分患者的肺组织活检中能检测出钴等硬金属成分,组织中未能检测到硬金属,不能否定硬金属肺病的诊断,所以硬金属肺病的诊断标准还有待进一步完善。本例患者进行 X 线衍射能谱分析,未检出硬金属。虽然有个别报道没有硬金属吸入或接触史,但在过去的文献报道中绝大多数的 GIP 都有硬金属吸入史,提示是硬金属肺病。

本例患者在病理诊断为 GIP 后对患者的职业史进行了解得知,其在镍氢电池制造厂工作 4 年,接触了制造镍氢电池的储氢合金粉(大约含钴 10%,镍 50%),考虑与储氢合金粉有关;虽然对患者肺组织活检标本的金属成分分析未检测出钴和镍等硬金属成分,原因可能为:①本例患者近 2 年很少接触金属粉尘;②钴在血浆内本身具有高度的可溶性,阻止其在肺组织内积聚。以往文献报道,仅小部分患者的肺组织中能检测出钴等硬金属成分。本例患者有明确的硬金属粉尘接触史,有咳嗽和活动后呼吸困难,放射学表现为间质性肺疾病,开胸肺活检标本有典型的 GIP 病理表现,即硬金属肺病的特征性病理改变,符合硬金属肺病的诊断标准。根据 GBZ 290《职业性硬金属肺病的诊断》,诊断为 GIP,结合患者有明确的反复长期吸入硬金属粉尘的职业接触史,职业性硬金属肺病诊断是成立的。

(薛宁、闫永建)

第二节　职业性皮肤病、眼病及耳鼻喉口腔疾病

一、接触性皮炎

(一)职业史及职业病危害接触史

2019 年 7 月 4 日下午,患者周某某在工作过程中搬动油漆罐,导致油漆泼洒在左腿上,当时即用清水冲洗,皮肤泛红。晚上 7 点多感觉不适,到当地社康中心就诊。

用人单位提供的原辅料证明显示患者所接触的油漆为水性漆,主要成分是合成树脂;维修车间调漆工位接触危害因素为苯、甲苯、二甲苯、丙烯酸甲酯、丙烯酸丁酯、丙酮、丁酮。

(二)主诉及现病史

1. 主诉　接触油漆后左腿出现红疹、后扩散至四肢,并出现四肢麻木红肿、溃烂、五官水肿等症状。

2. 现病史　在当地某医院门诊就诊,病历记载:躯干、四肢起红疹伴痒 3 天。曾到当地社康中心就诊,予口服中药、外用洗剂等治疗,无明显好转,渐加重,范围扩大。

(三)体格检查

面部散在红斑,眼睑稍红肿,躯干、四肢多发红斑,红斑基础上出现丘疹、丘疱疹,界限不清,四肢为主,无糜烂、渗出。初步诊断"1. 泛发性湿疹? 2. 光敏性皮炎?"后在当地慢性病防治院皮肤科就诊,诊断为"湿疹"。并在某医院住院。入院情况记载:双侧上眼睑、面颊部、双耳见密集分布针帽大小红色丘疹,眼睑部稍肿胀,颈前部见散在粟粒大小红色丘疹,双上肢、双下肢见对称分布针帽至粟粒大小红色斑疹、丘疹、丘疱疹,部分融合成片,其间散在抓痕、血痂,无水疱、大疱。出院诊断"外源性光感性皮炎"。2019 年 8 月 2 日在当地职业病防治院皮肤科就诊,初步诊断"1、湿疹;2、皮疹查因"。

(四)实验室检查

辅助检查:血常规提示:嗜酸性粒细胞绝对值 1.19×10^9/L,嗜酸性粒细胞百分比为 14.00%,总 IgE 抗体 544.41IU/ml;皮肤 CT:镜下所见灶状角化不全,棘层灶状性海绵水肿,可见水疱,未见明显基底液化变性,真皮乳头及浅层成像模糊(提示水肿)毛细血管扩张、充血,管周不等量炎细胞浸润。

(五)诊断过程

根据患者职业接触史、临床表现及辅助检查,依据 GBZ 20《职业性接触性皮炎的诊

断》,诊断为职业性接触性皮炎。

1. 有确切的职业接触史。

2. 临床表现符合接触性皮炎改变。

(六) 小结

1. 诊断

(1)根据患者有工作过程中因油漆罐破裂导致较大面积皮肤直接接触油漆史,且有皮炎等临床症状;

(2)患者接触油漆的主要成分是合成树脂(含有苯、甲苯、二甲苯、丙烯酸甲酯、丙烯酸丁酯、丙酮、丁酮),符合 GBZ 20《职业性接触性皮炎的诊断》附录 B 中职业性接触性皮炎的常见致病物成分;

(3)临床有"皮炎"的明确诊断,符合职业性接触性皮炎的表现。

2. 鉴别诊断　职业性接触性皮炎应与非职业因素引起的接触性皮炎、湿疹、脂溢性皮炎相鉴别。日常生活中的接触性皮炎多由生活中接触的刺激源、过敏原引起,对高度怀疑的致敏物质可行皮肤斑贴试验加与识别和排除。银屑病的皮肤损害亦可表现为反复发作的红色斑疹、丘疹及脱屑等,但皮肤活检表现不同,皮肤涂片可见真菌孢子,真菌培养为阳性,经抗真菌治疗后症状缓解。

(杨新跃)

二、三氯乙烯药疹样皮炎

(一) 基本信息

患者,男性,19 岁。

(二) 职业史及职业病危害接触史

患者 2007 年 12 月 4 日至 2008 年 1 月 28 在某印刷厂从事印刷和电路板清洗工作,工作时使用洗板水,车间工位检测:三氯乙烯时间加权平均浓度为 340mg/m³,短时间接触浓度范围为 3.8~467mg/m³(国家卫生标准限值分别为 30mg/m³ 和 60mg/m³)。

(三) 主诉及现病史

患者于 2008 年 1 月 15 日无诱因出现发热,体温在 38℃,四肢皮肤红色皮疹,瘙痒明显,在当地诊所以"过敏性皮炎"给予抗过敏药物治疗无效,皮疹逐渐增多,其间患者仍继续坚持工作,1 月 28 日,因皮疹蔓延至颈胸等整个躯干皮肤,并出现红斑,水疱,高热不退,体温达 40℃,在当地医院给予头孢曲松钠静脉滴注无效,且出现巩膜黄染,患者皮疹、红斑增多,形成大疱,出现皮肤剥脱现象,2008 年 2 月 5 日转入某职业病防治院治疗。

(四) 既往史

既往无病毒性肝炎、结核病、梅毒、艾滋病等传染病史,无药物过敏史。

(五) 家族史

家族中无高血压、糖尿病、血友病等遗传性疾病。

(六) 个人史

无疫区居住和逗留,无烟酒等不良嗜好,接种过麻疹疫苗。

(七) 体格检查

入院检查:体温 39.4℃,全身皮肤充血潮红,可见大小不等水疱,尼斯征阳性,多处皮肤松解剥脱,总面积约 80% 以上,剥脱部位渗液明显。双侧颌下、腋下及腹股沟均可及肿大淋巴结。巩膜明显黄染,口腔黏膜溃烂。

(八) 实验室检查

辅助检查:肝功能检查:ALT 5 800U/L、AST 4 341U/L、TB 564.2μmol/L、DB 343.7μmol/L、IB 220.5μmol/L、尿三氯乙酸 1.2mmol/L、各型肝炎抗体和风湿系列检查正常;腹部 B 超声胆囊偏小,壁厚,脾大;胸腹 CT 检查示双侧胸腔、腹腔、心包及胸壁少量积液,脾脏增大。

(九) 职业健康监护及流行病学资料

患者刚在该企业工作 56 天,上岗前健康检查正常,进厂前在家乡务农,无其他职业史。同工种另外 2 人未发病。

(十) 诊断过程

患者入厂工作仅 56 天,上岗前体检身体健康,接触史三氯乙烯 42 天后,出现高热和大疱表皮坏死松解症的全身皮肤严重损害以及重度肝功能损害,实验室检查肝功能受损,作业场所三氯乙烯时间加权平均浓度超过国家卫生标准限值。职业接触史及临床表现符合职业性三氯乙烯药疹样皮炎特点。根据 GB 185《职业性三氯乙烯药疹样皮炎诊断标准》综合分析,诊断为职业性三氯乙烯药疹样皮炎。其诊断要点:

1. 该患者有明确的职业接触三氯乙烯职业史,接触时间 42 天发病。

2. 有严重药疹样皮肤损害、肝损害、发热和浅表淋巴结肿大为主的临床表现及相应的实验室检查结果。

3. 现场职业卫生学调查证实存在使用三氯乙烯情况,空气和所用清洗剂中均检出三氯乙烯。

4. 同工种 3 人仅 1 人发病。

5. 未发现导致类似疾病的其他内科疾病。

(十一) 治疗经过

糖皮质激素是治疗本病的有效药物,使用原则为及早、足量及规则减量。同时给予积极的保肝支持等综合治疗。

(十二) 随访及预后

经积极治疗,患者皮损好转,肝功能恢复正常。

(十三) 小结

三氯乙烯药疹样皮炎均因发热、全身皮疹就诊,由于临床医师对此病认识不足,容易被误诊为过敏性皮炎和上呼吸道感染而给予抗组织胺和抗感冒等药物治疗,造成病情延误。本例患者出现发热和皮疹后被诊断为过敏性皮炎后,仍继续在有毒环境中坚持工作了 13 天,这可能就是患者病情迅速加重的原因之一。

三氯乙烯药疹样皮炎需与临床发热出疹性疾病鉴别,本患者无药物过敏史和近期发病前用药史可除外常见药疹样皮炎。既往无任何过敏史,病前也无特殊食物接触,临床表现不支持一般过敏性疾病。无关节肿痛及相关检查正常可除外风湿性疾病,接种过麻疹疫苗除外成人麻疹。发病季节和临床表现不支持登革热、流行性出血热、流行性斑疹伤寒等发疹样传染病。本病皮疹、发热和严重肝功能损害不能用一般感染性疾病和肝炎解释。

本例患者为企业新员工,工作中有化学物质接触,故需考虑到化学中毒疾病可能。化学中毒一般具有多器官损害的特点。该患者皮疹和黏膜损害符合药疹样皮炎特征、伴发热、淋巴结肿大和肝功能损害,符合一般化学中毒性疾病表现。但同工种仅患者1人发病,无意外事故导致高浓度化学物质皮肤接触或吸入,提示职业免疫性损害可能性大,患者工作中接触少量"洗板水"(含三氯乙烯),故高度怀疑"三氯乙烯药疹样皮炎"。现场检测出三氯乙烯,患者尿中检出三氯乙酸证明有三氯乙烯接触。故考虑职业性三氯乙烯药疹样皮炎。

(李智民)

三、黑变病

(一)职业史及职业病危害接触史

2015年5月20日至2020年8月25日,在某企业的炼胶车间工作,生产过程接触焦油、炭墨尘、噪声等,每天工作6小时。炼胶车间有害物浓度(时间加权 mg/m^3)检测结果:焦油:$0.45mg/m^3$,超过了国家标准($0.20mg/m^3$)。后因"面部、四肢出现色素沉着斑,并逐渐增多,偶痒"等症状就医。

(二)主诉及现病史

面颈和双手背部出现不同程度的红斑,伴有瘙痒感,后出现界限不清的斑点,色素沉着和明显的毛囊角化,用手按压时皮肤褪色不明显,随后色素沉着呈弥漫性,在当地医院求诊,被怀疑为黑变病,疑与职业有关,到某市职业病防治院诊治。

辅助检查:辅助检查:总IgE测定阳性(+);虾/蟹、猪肉/牛肉/羊肉、牛奶、鸡蛋(蛋白/蛋黄)、花生/大豆均为阴性(-)。皮损病理报告示:表皮萎缩,基底细胞层明显黑色素颗粒增加,真皮浅层血管周围散在炎症细胞浸润。镜检诊断:考虑黑变病可能。

(三)职业健康监护情况及流行病学资料

由当地疾病预防控制中心进行应急职业性体检:该车间共有25位炼胶工共发现3位疑似黑变病病例,他们作业工龄与发病有正相关关系。

(四)诊断过程

1. 诊断

(1)患者有工作过程中接触焦油职业史,有以暴露部位为主皮肤色素沉着的渐进性慢性发病过程;

(2)研究显示焦油对皮肤的损伤是明确的;

(3)临床皮损病理报告显示基底细胞层明显黑色素颗粒增加,临床诊断黑变病明确。

综上,根据GBZ 22《职业性黑变病诊断标准》,符合作出职业性黑变病的诊断基本要件。

2. 鉴别诊断　诊断职业性黑变病主要靠职业史和特殊的临床表现,目前尚无特异的化验诊断指标,应与黄褐斑、扁平苔藓、色素性荨麻疹、多发性斑状色素沉着症、艾迪生病、血色病等鉴别,组织病理学检查有助于和某些色素性皮肤病如血色病、扁平苔藓、色素性荨麻疹等的鉴别,必要时可进行活检。

(五)诊断要点

1. 有确切的职业接触史;

2. 临床表现以暴露部位为主皮肤色素沉着的渐进性慢性发病过程;

3. 皮损病理检查。

(杨新跃)

四、白内障

(一)基本信息

患者,男性,47 岁。

(二)职业史及职业病危害接触史

1. 职业史 从事心内科介入治疗 22 年。

2. 职业危害因素接触情况 平均心血管介入手术量 10 台 /d。

3. 个人剂量估算结果 眼累积剂量(Gy):4.98,平时疏于日常辐射计量监测和佩戴铅眼镜。

(三)主诉及现病史

1. 主诉 双眼渐进性视物模糊 10 年。

2. 现病史:10 年前,患者无明显诱因逐渐感双眼视物模糊,无眼红、眼痛、眼胀。一直未行特殊诊治,近日感视物模糊加重,因怀疑与职业接触射线有关,到某职业病防治院就诊。

(四)既往史

既往体健,否认高血压、糖尿病等慢性病史,否认肝炎、结核、疟疾等传染病史。否认重大外伤、输血及手术史。否认食物及药物过敏史。预防接种史不详。否认长期服用糖皮质激素史。

(五)家族史

双亲健在,家族中无遗传病史。

(六)个人史

生于原籍,居住至今,否认有烟酒嗜好。一直从事心内科介入工作,无其他有害物质接触史。

(七)体格检查

1. 系统检查 体温 36.3℃,脉搏 75 次 /min,呼吸 18 次 /min,血压 120/80mmHg。发育正常,神志情,心肺腹均未见异常。

2. 专科检查 裸眼视力:右眼 4.9(0.8),左眼 4.9(0.8),均矫正无助。NCT(非接触眼压):右眼:11mmHg,左眼:13mmHg。双外眼无异常,结膜无充血,角膜透明,前房清,轴深4CT,虹膜纹理清,双侧瞳孔等圆等大,直接和间接光反射(+),直径为 3.5cm,散瞳检查:双眼晶状体后极部后囊下皮质内呈盘状混浊且伴有空泡,其中左眼盘状混浊周围伴有少量条状混浊,同时双眼前级部前囊下皮质散在小点状混浊。玻璃体清。眼底:视盘界清,色红,C/D=0.3,A:V=2:3,黄斑区中心凹反光点可见,网膜平伏,余未见异常。双眼球运动无限制。

(八)职业健康监护及流行病学资料

本人未按照规定定期进行放射工作人员职业健康检查,平时疏于使用日常辐射计量监测和佩戴铅眼镜。

(九)诊断过程

采集病史、行全面检查,估算受照剂量后,依据职业接触史、病史、临床表现及实验室检查,排除其他引起白内障的因素,经放射性疾病诊断组集体讨论,依据 GBZ 95《职业性放射性白内障的诊断》诊断标准,诊断为职业性放射性白内障(Ⅱ期)。

（十）治疗经过

患者明确诊断后及时脱离放射性工作岗位,每年定期检查一次晶状体。

（十一）随访及预后

每年定期随访,行眼科视力、裂隙灯及眼底检查,双眼视力均为:4.9(0.8),散瞳查双眼晶状体后极部后囊下皮质内呈盘状混浊且伴有空泡,其中左眼盘状混浊周围伴有少量条状混浊,同时双眼前级部前囊下皮质散在小点状混浊。眼底未见异常。

（十二）小结

1. 诊断要点　患者从事心内介入放射工作 22 年,估算眼累积剂量(Gy):4.98,有超当量剂量限值照射史,平时疏于日常辐射计量监测和佩戴铅眼镜,估计实际眼累计剂量会更高。自诉接触射线前视力正常。临床表现:双眼渐进性视物模糊 10 年,无眼红、眼痛、眼胀。专科检查:裸眼视力:右眼 4.9(0.8),左眼 4.9(0.8),均矫正无助。双眼晶状体后极部后囊下皮质内呈盘状混浊且伴有空泡,其中左眼盘状混浊周围伴有少量条状混浊,同时双眼前极部前囊下皮质散在小点状混浊。排除其他引起白内障的因素,综合分析判断其白内障因职业接触放射线所致,依据 GBZ 95《职业性放射性白内障的诊断》做出职业性放射性白内障的诊断。

2. 治疗要点　明确诊断为职业性放射性白内障的早期,及时脱离放射性工作岗位,每年定期复查一次晶状体。如果晶状体混浊所致的视力障碍影响正常工作和生活,可以择期行双眼白内障超声乳化术及人工晶状体植入术,一般术后视力均获得明显提高。

（曹　敏）

五、噪声聋

（一）基本信息

患者,男性,34 岁。

（二）职业史、职业病危害接触史

2006 年 2 月至 2019 年 10 月在某科技有限公司硫化车间从事调机工作,每天接触噪声 10 小时,每周工作 6 天。

（三）主诉及现病史

1. 主诉　体检发现双耳听力减退 3 月余。

2. 现病史　患者自述从 2006 年 2 月至 2019 年 10 月在某科技有限公司从事调机工作,接触噪声。2019 年 8 月 14 日在某职业病防治院体检,行纯音测听检查提示异常,后复查 2 次仍异常,报告"疑似职业性噪声聋",为进一步检查收住院检查。患者起病以来无耳鸣、耳痛、头痛头晕、发热,精神食欲可,大小便正常,体重无明显变化。

（四）既往史

既往体健,否认高血压病、糖尿病、肝炎、结核、慢性中耳炎病史,无外伤手术史,无输血史,无药物食物过敏史,预防接种史不详。

（五）家族史

否认家庭成员中有传染病和遗传病病史。

（六）个人史

原籍生长,未到过疫区。无烟酒不良嗜好。

（七）专科检查

双侧耳廓对称无畸形,外耳道清洁通畅,双侧鼓膜完整,标志清,双侧乳突区(–)。

（八）实验室检查

1. 纯音测听检查　住院期间 3 次纯音听阈测试结果见图 11-2-1：

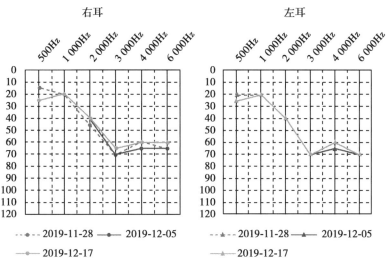

图 11-2-1　双耳纯音听阈测试图

3 次纯音听阈测试校正值结果见图 11-2-2：

测试时间	年龄	方式	类型	500Hz	1 000Hz	2 000Hz	3 000Hz	4 000Hz	6 000Hz	单耳听阈加权值	双耳高频平均听阈
2019-11-28	34	气导	右耳	14	19	44	68	58	62	29.0	64.0
2019-11-28	34	气导	左耳	19	19	39	68	58	67	29.0	
2019-12-05	34	气导	右耳	24	19	39	68	63	62	31.0	65.0
2019-12-05	34	气导	左耳	24	19	39	68	63	67	31.0	
2019-12-17	34	气导	右耳	24	19	39	63	58	57	30.0	62.0
2019-12-17	34	气导	左耳	24	19	39	68	58	67	30.0	
最小值			右耳	14	19	39	63	58	57	27.0	62.0
			左耳	19	19	39	68	58	67	29.0	

图 11-2-2　纯音听阈测试校正值结果

2. 客观听力检查

（1）多频稳态诱发电位(0.5kHz、1kHz、2kHz、4kHz)示：右耳阈值为 20dBnHL、20dBnHL、40dBnHL、50dBnHL,左耳阈值为 20dBnHL、30dBnHL、40dBnHL、60dBnHL；

（2）40Hz 相关电位(0.5kHz、1kHz、2kHz、4kHz)示：右耳阈值为 20dBnHL、30dBnHL、40dBnHL、50dBnHL,左耳阈值为 30dBnHL、20dBnHL、40dBnHL、60dBnHL；

（3）听性脑干反应检查：右耳、左耳 ABR 阈值均为 50dBnHL；

（4）耳声发射：双耳 0.75~1.5kHz 可引出 DPOAE,余频率均未引出有意义的 DPOAE；中耳分析：右耳、左耳鼓室图均为 A 型,双耳同侧对侧 0.5kHz、1kHz、2kHz 声反射可引出。

（九）现场卫生学资料

2017 年 3 月、2018 年 6 月、2019 年 10 月，某检测技术机构对该患者用人单位工作场所检测示：汤某某工作岗位噪声强度 $L_{EX,w}$ 分别为 80.6~85.7dB（A）、95.5~96.6dB（A）、92.7~93.6dB（A），均超过国家卫生标准。用人单位未能提供其他年份检测报告。

（十）诊断过程

1. 职业性噪声作业史 13 年 8 个月，超过 3 年。

2. 自诉体检发现双耳听力减退 3 月余。

3. 现场职业卫生学调查该员工工作岗位噪声强度 $L_{EX,w}$ 分别为：2017 年为 60.6~85.7dB（A）、2018 年为 95.5~96.6dB（A）、2019 年为 92.7~93.6dB（A）。均超过国家卫生标准。用人单位未能提供其他年度的工作场所检测报告。噪声作业职业史明确。

4. 职业健康检查资料 2019 年在某职业病防治院进行职业健康检查，发现"双耳语频、高频听阈提高"，报告"疑似职业性噪声聋"。

5. 住院期间三次纯音听阈测试结果重复性好，听力曲线呈高频下降型，符合噪声性听力损害特点。双耳语频、高频听阈提高，较好耳（右）听阈加权值 27dBHL，双耳高频平均听阈 62dBHL，符合噪声聋特征。

综上，根据 GBZ 49《职业性噪声聋的诊断》，诊断为职业性轻度噪声聋。

（十一）治疗经过

对于噪声性听力损失，目前缺乏有效手段治愈疾病。治疗原则与其他感音神经性聋相同。可以选用血管扩张剂、改善内耳微循环、神经营养药物及能量制剂等。

（十二）随访及预后

职业性噪声聋为永久性听力损失，通过治疗恢复听力的可能性甚小，故早期进行听力保护，加强预防控制措施至为重要。

（十三）小结

诊断要点：

1. 明确的噪声暴露史。

2. 主诉双耳进行性听力下降排除其他致病因素。

3. 纯音听力图的特定图形等听力学检查结果符合噪声聋特征。

（周华萍）

第三节 职业性化学中毒

一、铅及其化合物

（一）一般情况

患者，男性，45 岁。

（二）职业史及职业病危害接触史

从事铬黄粉碎、打包工作 17 年 8 个月。每天处理约 4 吨铬黄。粉碎车间铅尘浓度 0.067 5mg/m³。戴纱布口罩，穿工作服。同工种 4 人。

（三）主诉及现病史

主诉腹隐痛、腹胀、乏力、肢体麻木3个月余。3个月余来，感乏力、四肢麻木，腹部疼痛，腹胀，发作没有固定时间，大便干结，小便尚可。

（四）体格检查

无贫血貌，齿龈未见"铅线"；腹软，剑突下轻压痛，无反跳痛，双侧膝关节以下皮肤触痛觉减退，四肢肌力、肌张力正常，双膝反射存在，指鼻试验阴性，跟膝胫试验阴性，无共济失调，克氏征、布氏征、巴氏征阴性。

（五）既往史

既往体健，无外伤、手术史，无药物过敏史。

（六）家族史

家族中无遗传病病史。

（七）个人史

生于原籍，无不良嗜好。

（八）实验室及辅助检查

入院时血常规：红细胞 3.31×10^{12}/L、血红蛋白96g/L，网织红细胞计数0.017。生化检查肝、肾功能、心肌酶电解质均正常。神经肌电图表现为四肢周围神经源性损害电生理改变，心电图示左室面高电压。血铅1 020μg/L；852μg/L；空白尿铅：0.17mg/L。δ-ALA 14.54mg/L；锌原卟啉48.50μg/gHb。最后1个疗程尿铅为0.14mg/L，血铅311μg/L。

（九）职业健康监护及流行病学资料

患者无职业健康资料。无流行病学资料。

（十）诊断过程

本患者从事含铅颜料的粉碎工作多年，接触含铅的粉尘，直到出现腹痛麻木症状就诊，出现贫血，周围神经病，查血铅最高达1 020μg/L、尿铅0.17mg/L。既往体健。依据GBZ 37《职业性慢性铅中毒的诊断》，诊断为职业性慢性中度铅中毒。

（十一）治疗经过

给予依地酸二钠钙1.0静脉驱铅4个疗程、甲钴胺、硫辛酸等药物营养神经治疗14天，配合理疗14天。患者腹痛消失，贫血纠正，麻木改善，血铅降至311μg/L。

（十二）随访及预后

患者半年后随访，依然原岗位工作，无腹痛，感肢体麻木感改善，嘱其加强防护，1年后复查。

（十三）小结

1. 诊断要点　依据职业性铅接触史，现场职业卫生调查情况，以神经、消化、造血系统损害为主的临床表现和实验室检查结果，在排除其他原因引起的类似疾病后做出诊断。GBZ 37《职业性慢性铅中毒的诊断》为诊断依据。本例患者从事有毒作业多年，血铅尿铅明显超过诊断值，有贫血，周围神经病的靶器官损害。既往体健。应诊断为职业性中度铅中毒。

2. 治疗要点　本患者诊断明确，给予依地酸二钠钙1.0静脉驱铅治疗，4个疗程，营养神经口服弥可保、静脉硫辛酸14天，配合理疗。患者腹痛消失、贫血纠正、肢体麻木明显改善。驱排治疗注意过络综合征的发生。

二、汞及其化合物

(一) 一般情况

患者,男性,37 岁。

(二) 职业史及职业病危害接触史

从事焊接切割工作。某年 3 月 7 日 9—15 点在球磨机内部进行氧切割作业,在直径约 1 米,高约 3 米的球磨机内部进行腹板拆卸(腹板为铁锰合金,与球磨机间垫有约 1cm 厚的橡胶),具体工作为将桶内两块腹板链接缝隙用氧切割开,再将腹板手工拆卸,桶内残留少量矿渣(含硫化物、金、银、铜、铁)及液态汞约 2 000g,焊点温度约为 2 000℃,间断工作 6 小时,累计工作时间为 4 小时,桶壁上可见凝结滴水状液态汞,工作中戴防护眼镜、纱布口罩、手套,穿棉衣。桶内通风不良。

(三) 主诉及现病史

主诉:胸闷、气促进行性加重,伴头晕、头痛、乏力、咳嗽、咳痰 1 天。

现病史:患者诉 3 月 7 日吸入大量汞蒸气后于 14 时出现胸闷、气促,并进行性加重伴头晕、头痛、乏力、咳嗽、咳白色泡沫痰,痰量中等,较难咳出,感口干。口腔无金属味、流涎,无发热、寒战,无腰痛、震颤。

(四) 体格检查

入院时查体:体温 37℃,呼吸 23 次 /min,脉搏 75 次 /min,血压 120/70mmHg;神清,查体合作;咽稍红,左下肺可闻及湿啰音,未闻及明显干啰音,心率 75 次 /min,律齐。腹无压痛。伸手、伸舌、眼睑未见震颤。肌力、肌张力正常;四肢皮肤痛触觉无减退。

(五) 既往史

既往体健,无外伤、手术史,无药物过敏史。

(六) 家族史

家族中无遗传病病史。

(七) 个人史

生于原籍,无不良嗜好。

(八) 实验室检查结果

尿常规:尿蛋白(2+);尿视黄醇结合蛋白:21 310.16μg/gCr,尿 β_2- 微球蛋白:7 706.74μg/gCr;肝功能:总胆红素 124.76μmol/L;尿素氮、肌酐、心肌酶、电解质正常。尿汞(空白):3 093μg/gCr;肺部 CT:双侧渗出性病变,肺泡性肺水肿。

(九) 职业健康监护及流行病学资料

患者无职业健康资料,无流行病学资料。

(十) 诊断过程

根据患者职业史,短期内接触大量汞蒸气非常明确,空白尿汞:3 093μg/g,明显增高;临床表现为头晕、头痛、胸闷、乏力等全身症状;明显蛋白尿:尿蛋白(2+);胸部 X 线摄片及肺部 CT 均显示肺泡性肺水肿。根据 GBZ 89《职业性汞中毒诊断标准》,经综合分析,诊断为职业性急性中度汞中毒。

(十一) 治疗经过

患者入院后,立即予二疏丙磺钠驱汞,甲泼尼龙每天 240mg 防治肺水肿,无创呼并吸机辅助通气。入院第 3 天患者肺部小片状阴影稍有增多,动脉血气分析结果显示:血氧分压 PaO_2 50mmHg,考虑化学性肺炎合并肺部感染,予莫西沙星抗感染治疗。入院第 6 天患者出现呼吸急促,呼吸频率 >35 次/min,呼吸困难加重,PaO_2/FIO_2=87.8mmHg,胸部 X 线摄片显示两肺浸润阴影改变,临床诊断急性呼吸窘迫综合征(ARDS)。患者入院第 9 天对比入院时 CT,双下肺片状影较前明显增多,考虑:①双下肺感染性病变部分实变;②肺泡性肺水肿;③双侧胸膜增厚。入院第 16 天,患者气促、呼吸困难、胸痛等自主症状进一步加重,双侧胸廓触及皮下气肿。胸腹 CT 显示:双侧气胸,纵隔及皮下气肿。氧饱和度 SaO_2(呼吸机辅助通气)61%~70%,立即予胸腔闭式引流术 + 气管切开术,持续予胸腔闭式引流及有创呼吸机辅助通气,闭式引流,7 天后复查胸片,显示双侧气胸基本吸收,拔出闭式引流管,气管插管 25 天,患者呼吸功能逐渐恢复,达到拔管指征,拔出气管插管。

(十二) 随诊及预后

患者 3 个月、6 个月及一年后复查,尿汞正常,肺部 CT 正常,尿常规正常。

(十三) 诊断小结

1. 诊断要点 本例短期内接触大量汞蒸气非常明确,全身症状头晕、头痛、胸闷、乏力,尿汞增高,明显的蛋白尿等,急性汞中毒的诊断无异议。主要是在密闭空间中,氧切割温度达 2 000℃,汞蒸发为汞蒸气,氧气与氮气化合生成氮氧化物,氧气与矿渣中的硫生成二氧化硫,铁锰合金在高温时产生金属氧化物等气体,且密闭空间中无通风设施,通风不良,导致患者大量吸入混合激性气体。患者呼吸频率 35~45 次/min(>28 次/min);双下肺可闻及细湿啰音,X 线摄片及肺部 CT 均显示肺泡性肺水肿,并发严重气胸、纵隔气肿;血气分析结果氧分压/氧浓度(PaO_2/FIO_2)=87.8mmHg(<200mmHg),符合急性呼吸窘迫综合征表现。根据 GBZ 73《职业性急性化学物中毒性呼吸系统疾病诊断标准》,经综合诊断为"职业性急性重度刺激性气体中毒"。

2. 治疗要点 二巯基丙磺酸钠积极驱汞,给予甲泼尼龙治疗肺水肿,辅助通气等措施。关键是患者病情进行性发展,针对急性重度刺激性气体中毒并发呼吸窘迫综合征、气胸等一系列并发症的处理及时有效。

本例患者防护不当,对从事有毒作业认识不足,没有针对毒物的个体呼吸防护是导致中毒的主要原因。

三、锰及其化合物

(一) 一般情况

患者,男性,53 岁。

(二) 职业史及职业病危害接触史

在铁合金加工厂工作 8 年。从事原料粉碎、配料、机修工作(主要工作为粉碎),接触含锰粉尘。

(三) 主诉及现病史

乏力、反应迟钝 6 年,头痛 1 年。

(四) 既往史

既往体健,无外伤、手术史,无药物过敏史。

（五）家族史

家族中无遗传病病史。

（六）个人史

生于原籍,无不良嗜好。

（七）体格检查

反应迟钝,表情呆板,动作缓慢,前冲步态,伸舌、眼睑细震颤,双下肢肌张力增高,肌力Ⅳ级,双上肢肌力、肌张力正常。

（八）实验室检查

神经肌电图示上下肢周围神经源性损害。

（九）职业健康监护及流行病学资料

患者无职业健康资料。无流行病学资料。

（十）诊断过程

患者明确的锰作业职业史,而且现场工作条件差,职业卫生工作落实不到位。患者反应迟钝,表情呆板,动作缓慢,前冲步态,伸舌、眼睑细震颤,双下肢肌张力增高等神经精神症状明显,依据 GBZ 3《职业性慢性锰中毒诊断标准》,诊断为职业性中度锰中毒。

（十一）治疗经过

经过依地酸二钠钙 1.0 静脉排锰,水杨酸钠 3.0 静脉,胞磷胆碱等护脑,理疗等措施。3 个月后患者症状有改善,表情呆板缓解,步态改善,肌张力无缓解。患者出院 1 后年后随访,自觉症状略有改善,表情有改善,动作仍然迟缓,特别是精细动作,前冲步态,伸舌、眼睑细震颤,双下肢肌张力增高,继续住院治疗。

（十二）小结

1. 诊断要点　患者有明确的锰作业接触史,而且现场工作条件差,职业卫生工作落实不到位。患者反应迟钝,表情呆板,动作缓慢,前冲步态,伸舌、眼睑细震颤,双下肢肌张力增高等神经精神症状明显,应诊断为职业性中度锰中毒。一般情况下,慢性锰中毒起病缓慢,临床表现早期缺乏特异性,常常易误诊、漏诊。由于尿锰及血锰与体内负量的相关性均不好,诊断主要依据职业史及典型临床表现。

2. 治疗要点　锰中毒目前尚无特异疗法,该患者经过驱锰及对症治疗,患者面部表情及步态有改善。因此,早期发现,及时脱离接触就显得尤为重要。

四、镉及其化合物

（一）一般情况

患者,男性,41 岁。

（二）职业史及职业病危害接触史

在颜料厂从事煅烧工作 1 年 8 个月。具体工艺流程:氧化镉→调料→合成→漂洗→闪干→煅烧→酸化→球磨→碱煮→成品→包装。

（三）主诉与现病史

双下肢乏力酸痛 1 年余。1 年前出现双下肢酸痛症状,一般走远路时加重,休息后可缓解,无头晕、恶心、呕吐。

(四) 体格检查

血压 100/70mmHg,神清合作,双肺呼吸音清,未闻及明显干湿啰音,心律齐,心音可,腹软,无压痛及反跳痛,肝区、双肾区无叩痛,双下肢不肿,四肢肌力肌张力正常,双膝反射正常,病理征未引出。

(五) 既往史

既往体健,无外伤、手术史,无药物过敏史。

(六) 家族史

家族中无遗传病病史。

(七) 个人史

生于原籍,无不良嗜好。

(八) 实验室检查

在当地医院就诊:尿镉:10.5μg/g Cr;尿 β_2- 微球蛋白:8 541.63μg/g Cr;尿视黄醇结合蛋白:3 791.65μg/g Cr。收住院诊治:连续两次测定尿镉结果为:11.4μg/g Cr、13.9μg/g Cr;连续两次尿 β_2- 微球蛋白结果为:13 589.70μg/g Cr、9 385.64μg/g Cr;连续两次尿视黄醇结合蛋白结果为:4 678.86μg/g Cr、8 411.73μg/g Cr。

肾脏彩超:右肾小结石。胸部、骨盆、双侧尺桡骨、胫腓骨片:未见镉所致骨质异常改变;心肺膈未见异常。

血常规、大便常规检查、肝肾功能、心电图、血糖、血脂、心肌酶、凝血全套、RF、ASO、CEA、AFP、输血前三项、乙肝三对均基本正常。

(九) 职业健康监护及流行病学资料

患者无职业健康资料,无流行病学资料。

(十) 诊断过程

慢性镉中毒的诊断主要依据长期密切接触镉化合物的职业史,以肾损害为主的临床表现和尿镉测定,做出诊断,该例患者职业接触氧化镉 1 年 8 个月,尿镉高,尿 β_2- 微球蛋白等也增高,表明接触镉后已导致肾小管重吸收功能障碍。依据 GBZ 17《职业性镉中毒的诊断》诊断为慢性轻度镉中毒。

(十一) 治疗经过

以对症支持治疗为主。注意补充硒锌、多种维生素、抗氧化、清除自由基、改善肾脏血液循环药物等。口服硒酵母 150μg 每日 3 次,多种维生素及钙剂。注意硒酵母片嚼碎后服用。静滴还原型谷胱甘肽等抗氧化、清除自由基 1.2g 每日 1 次,辅以理疗。住院 21 天好转出院。

(十二) 随访及预后

半年后随访,患者已离岗,自觉症状改善,嘱加强防护,1 年后复查。

(十三) 小结

1. 诊断要点 主要依据长期密切接触镉化合物的职业史,以肾损害为主的临床表现和尿镉测定,做出诊断,该例患者职业接触氧化镉 1 年 8 个月,尿镉高,尿 β_2- 微球蛋白等也增高,表明接触镉后已导致肾小管重吸收功能障碍。依据 GBZ 17《职业性镉中毒的诊断》诊断为慢性轻度镉中毒。尿镉、尿 β_2- 微球蛋白和视黄醇结合蛋白测定需进行尿肌酐校正,对肌酐浓度小于 0.3g/L 或大于 3.0g/L 的尿样应重新留尿检测,连续查 3 天。诊断关键是有质量保证的实验室检查。

2. 治疗要点 对症支持治疗为主。

五、钒及其化合物

(一) 一般情况
患者,男性,32 岁。

(二) 职业史及职业病危害接触史
从约 1 平方米的转化器开口处进入,在宽约 5m、高约 2.5m 的转化器内,清理约 12 吨的五氧化二钒。人工用铲将触媒五氧化二钒铲出,然后在转化器旁进行筛分和装袋,工作时间为当日上午 8 时开始,持续约 4 小时。感咽痛、眼涩、头晕、乏力、胸闷、咳嗽、胸闷、气促。当日 18 时左右,一起在转化器内掏铲触媒的 6 人上述症状无好转,并出现咳嗽和气促进行性加重。

单位事故调查报告证明其工作过程中接触五氧化二钒、二氧化硫、汞、砷等,因工作属于临时检修项目,发生意外,事故现场无法复原,现场职业卫生检测未做。

(三) 主诉及现病史
主诉咳嗽、胸闷、气促 9 小时。患者当日工作后出现咽痛、眼涩、头晕、乏力、胸闷,继而咳嗽、胸闷、气促加剧。

(四) 体格检查
体温 37.2℃,脉搏 98 次 /min,呼吸 26 次 /min,血压 105/65mmHg,全身皮肤、巩膜无黄染,结膜无充血、水肿,神志清楚,唇发绀,咽充血明显,扁桃体未见肿大,双肺呼吸音减低,呼吸音短促,双肺闻及大量细湿啰音,未闻及明显干啰音;心律齐,心音正常;腹软,全腹无压痛,无反跳痛,肝脾肋下未及,肝、肾区无叩痛;四肢无水肿。诊断为职业性重度钒中毒。

(五) 既往史
既往体健,无外伤、手术史,无药物过敏史。

(六) 家族史
家族中无遗传病病史。

(七) 个人史
生于原籍,无不良嗜好。

(八) 实验室及辅助检查
胸片提示:两肺满布小片状影,性质待定,肺水肿? 吸入性肺炎? 结合临床。肺部 CT:两肺满布小片状影,性质待定,肺水肿? 吸入性肺炎? 结合临床。血气分析(吸氧 2L/min):二氧化碳分压 48.00mmHg、氧分压 68.00mmHg。氧合指数为:234,提示急性肺损伤。尿钒:50.6μg/g 肌酐。

(九) 职业健康监护及流行病学资料
患者上岗前体检未发现异常,无流行病学资料。

(十) 诊断过程
患者在职业活动中短时间内接触较大量含钒尘,出现气促、咳嗽、咳痰等呼吸系统损伤表现,查体:呼吸气促、双肺闻及大量细湿啰音,影像学提示肺泡性肺水肿表现,血气分析提示急性肺损伤,尿钒高于正常。由于事故现场无法复原,未能现场职业卫生检测,但企业及安监局已出具事故核查报告。排除了其他原因引起类似疾病,依据 GBZ 47《职业性急性钒中毒的诊断》,符合职业性急性重度钒中毒。

（十一）治疗经过

入院后持续低流量吸氧,给予无创机械辅助通气纠正呼吸衰竭,雾化吸入布地奈德、异丙托溴铵、α-糜蛋白酶,早期足量给予糖皮质激素、抗氧自由基,依地酸钙钠驱钒治疗,限制输液量,以达到通畅气道、减少毛细血管通透性,平喘祛痰、纠正缺氧,改善肺部血液循环及通气功能。病程第 3 天,病情均开始好转,5 天后阳性体征消失、呼吸衰竭和低氧血症基本纠正,肺部 CT 均示斑片状阴影大部分吸收。半月后血气分析均正常,肺部 CT 示斑片状阴影均已吸收。

（十二）随访及预后

患者 1 年后随访,依然原岗位工作,无特殊不适,嘱其加强防护。

（十三）小结

1. 诊断要点　一般钒中毒很少见,本例病人是因为转化器通风不良、造成有毒气体和粉尘集聚,浓度过高,接触较大量含钒尘,临床典型的肺泡性肺水肿等急性肺损伤,尿钒高于正常。符合职业性急性重度钒中毒。本案为个体劳动防护用品选用不当吸入造成的急性中毒事故。

2. 治疗要点　急性钒中毒主要是急性肺损伤,产生肺水肿常有一定潜伏期,在未发生肺水肿临床表现时,须严密观察。故在观察期间,应绝对卧床休息,并做好抢救准备。治疗以解毒治疗和缓解中毒性肺损伤为主。抢救中毒性肺水肿,应积极氧疗,配合机械辅助通气和大剂量糖皮质激素。糖皮质激素具有抗炎、抗过敏和消除炎性水肿等作用,依地酸钙钠能加快钒的排出,本病例两者联用疗效满意,痊愈出院。

六、砷及其化合物

（一）一般情况

患者,男性,43 岁。

（二）职业史及职业病危害接触史

冶炼厂炉前工 20 年。生产工艺为:将井下锑原矿石(含有砷、锑等)球磨粉碎后加入鼓风炉,加热后(温度约 1 300℃)产生三氧化二锑加入反射炉,加热(温度 900~1 000℃)后还原为成品锑。每月工作 15 天,每天 8 小时,戴纱布口罩、手套等,同车间工种多人发病

现场监测结果:鼓风炉一楼炉前岗位和二楼下料岗位砷化合物短时间接触浓度(STEL)为 0.030 及 0.090mg/m³,超过国家职业卫生标准短时间接触限值(PC-STEL:0.02mg/m³),时间加权平均浓度(TWA)为 0.016 及 0.056mg/m³,也超过时间加权平均浓度国家职业卫生限值(PC-TWA:0.01mg/m³)。

（三）主诉及现病史

头晕、乏力、上腹饱胀 3 年、麻木 1 个月。患者从事炉前工多年,头晕乏力上腹部饱胀出现 3 年,近 1 个月来感肢体麻木明显,精细动作完成困难,活动无明显受限。

（四）体格检查

全身皮肤、巩膜未见黄染,皮肤未见过度角化、疣状增生、色素沉着及色素脱失;四肢末端触痛觉明显减退。位置觉、图形觉正常,指鼻试验、闭目难立征、跟膝胫腓试验阴性,无明

显脑神经定位症状,双膝反射、跟腱反射存在,病理反射未引出。

(五) 既往史

既往体健,无外伤、手术史,无药物过敏史。

(六) 家族史

家族中无遗传病病史。

(七) 个人史

生于原籍,无不良嗜好。

(八) 实验室及辅助检查

发砷检测两次分别为:28.5μg/g、38.1μg/g;尿砷:0.02mg/L。肌电图:四肢神经源性电生理改变。肝功能常规检查:谷丙转氨酶80U/L。血、尿、大便常规+OB、肾功能、血糖、心肌酶、TSGF、CEA、凝血功能、乙肝、输血前三项、甲肝抗体、经颅多普勒,无明显异常。

(九) 职业健康监护及流行病学资料

上岗前未做体检。某年在岗体检发砷13.2μg/g,无流行病学资料。

(十) 诊断过程

根据患者职业史、工艺流程,考虑患者劳动过程中,通过呼吸道吸入砷及其化合物,砷接触史明确。自觉头晕、乏力、上腹饱胀3年,麻木。发砷检测:28.5μg/g、38.1μg/g;神经肌电图:四肢神经源性电生理改变。参照GBZ/T 247《职业性慢性化学物中毒性周围神经病诊断》,符合轻度中毒性周围神经病。参照GBZ 83《职业性慢性砷中毒诊断》,应诊断为"职业性慢性轻度砷中毒、轻度中毒性周围神经病"。

(十一) 治疗经过

经过二巯基丙磺酸钠0.125g肌内注射,每天1次,连续3天,补充微量元素3天,硒酵母拮抗促排和还原性谷胱甘肽抗氧化,硫辛酸营养神经、理疗等综合治疗。症状明显缓解。

(十二) 随访及预后

患者1个月后随访,依然原岗位工作,感肢体麻木改善,嘱其加强防护,1年后复查。

(十三) 小结

1. 诊断要点　本例患者长期从事炉前工的砷作业岗位工作,工作现场砷浓度超标,患者体检发砷有超标,但无靶器官损害,本次发砷超标,神经肌电图四肢神经源性损害电生理改变,出现乏力麻木等症状,诊断符合职业性慢性轻度砷中毒。

2. 治疗要点　关键在于二巯基丙磺酸钠驱排砷,硒酵母的应用可拮抗促进砷的排出。中毒性周围神经病要营养和加强理疗。

七、有机锡

(一) 一般情况

患者,男性,56岁。

(二) 职业史及职业病危害接触史

某化工公司工作。用铁板加热蒸发锡泥中水分,便于分装和运送。该锡泥中含有三甲基锡、三甲基氯化锡等有机锡杂质。

(三) 主诉及现病史

乏力、行动迟缓、反应迟钝、记忆障碍。工作3天后出现乏力、行动迟缓、反应迟钝、淡漠,不认识路,不知道自己身处何地,不记得自己这 3 天发生和做什么事情,出现了记忆障碍,且进行性加重,胡言乱语,晚上出现"梦游"等精神病样症状。

(四) 体格检查

行动迟缓,神情稍淡漠,轻度情感障碍。查体欠配合。

(五) 既往史

既往体健,无外伤、手术史,无药物过敏史。

(六) 家族史

家族中无遗传病病史。

(七) 个人史

生于原籍,无不良嗜好。

(八) 实验室检查

血钾 2.14mmol/L,脑电图示中度异常。血锡 127.9μg/L(正常<3μg/L)血气分析 pH 7.20、二氧化碳分压 19.00mmHg、氧分压 100.00mmHg、血氧饱和度 96.00%。

(九) 职业健康监护及流行病学资料

患者无职业健康资料。同工种 5 人,均有不同程度神经精神症状。

(十) 诊断过程

具有明确的短时期内接触较大量三烷基锡化合物的职业史,出现以中枢神经系统损害为主的临床表现,结合血锡、尿锡检查结果,进行综合分析,考虑加热后有机锡迅速挥发,作业场所无通风设备、个人无防护通过呼吸道进入人体,出现乏力、行动迟缓、反应迟钝、记忆障碍等中毒表现,依据 GBZ 26《职业性急性三烷基锡中毒诊断标准》,诊断为职业性急性有机锡中毒。

(十一) 治疗经过

经过血液净化和高压氧等治疗,病情明显改善,记忆力恢复。

(十二) 随访及预后

患者半年后随访,无特殊不适。

(十三) 小结

1. 诊断要点 加热后有机锡迅速挥发,作业场所无通风设备、个人无防护造成短时期内接触较大量三烷基锡化合物的职业史,出现以中枢神经系统损害为主的记忆障碍等临床表现,严重的低钾血症,结合血锡、尿锡检查结果,诊断明确。

2. 治疗要点 急性中毒者应立即救离事故现场,皮肤或眼受污染者,应立即用清水彻底冲洗,及时的血液净化和高压氧治疗对预后非常关键。

(赖 燕)

八、氯气

(一) 基本信息

患者,女性,45 岁。

(二) 职业史及职业病危害接触史

某化工厂动力车间操作工,工龄 1 年,平时不直接接触化学物。

(三) 主诉及现病史

1. 主诉 胸闷、气促、呼吸困难 4 小时。

2. 现病史　某天下午 1 时左右,该化工厂液氯管道阀门破损,大量氯气外逸,现场浓雾弥漫。患者在附近浴室内洗澡,吸入氯气持续约 1 小时,自觉胸闷、气促、呼吸困难,被他人救出浴室,急送当地医院治疗。给予地塞米松 35mg、二羟丙茶碱 1.25g、呋塞米 40mg、毛花苷 C0.4mg 静推治疗后,患者上述症状未缓解,发绀明显,转入某职业病防治院。

(四) 既往史

平素体健。否认传染病史、药物过敏史、手术外伤史、中毒史。癫痫病史 4 年,大发作四次。

(五) 家族史

父母均健康,否认遗传病史。

(六) 个人史

月经史正常。已婚,育 1 子。无烟酒嗜好。

(七) 体格检查

体温 36.7℃,脉搏 120 次 /min,呼吸 32 次 /min,血压 105/70mmHg。神清,烦躁不安,查体合作,自动体位,对答切题。面色苍白,口唇、指甲明显发绀,双眼结膜无充血红肿,角膜透明,双瞳孔等大等圆,对光反射正常。咽充血明显,悬雍垂无水肿。颈软,气管居中,两肺呼吸音粗,闻及较多湿啰音。心率 120 次 /min,律齐。肝脾肋下未触及。膝反射正常,病理反射未引出,肌力、肌张力正常。四肢末梢湿冷。

(八) 实验室检查

血常规白细胞 13.6×10^9/L,N 90%;动脉血气分析 pH 7.166,PO_2 39.45mmHg,PCO_2 41.25mmHg,O_2Sat 55.4%,BE −12.7mmol/L,HCO_3^- 14.4mmol/L,氧合指数 85mmHg。肾功能尿素氮 7.1mmol/L,肌酐 112μmol/L;肝功能正常。血电解质 K^+ 3.0mmol/L,Na^+ 138mmol/L,Cl^- 87.5mmol/L。心电图窦性心动过速,左前分支传导阻滞。胸片示两肺野透亮度降低,两中下肺广泛大小不均的絮状及小片状增密影,边缘模糊,两侧肺门影结构不清。符合两肺弥漫性肺泡性肺水肿。B 超示脂肪肝。

(九) 职业健康监护及流行病学资料

患者日常未接触职业危害因素,无职业健康监护资料。事故发生时该浴室内另一名洗澡员工,吸入氯气约 15 分钟,出现咳嗽、胸闷、气促等不适,同时送医救治,诊断为急性氯气中度中毒。

(十) 诊断过程

经详细问询接触史、症状,进行全面查体和必要的实验室辅助检查。患者有明确的氯气吸入史,迅速出现以呼吸道损害为主的症状体征。入院检查呼吸急促 32~36 次 /min,动脉血气分析示明显低氧血症,胸片示两肺弥漫性肺水肿,经糖皮质激素、BiPap 呼吸机加压通气等治疗后痊愈。同场所有多人同时出现相似症状。经排出其他疾病后,根据 GBZ 65《职业性急性氯气中毒诊断标准》诊断为职业性急性氯气重度中毒。

(十一) 治疗经过

患者送至医院后立即予鼻导管吸氧,保持呼吸道通畅;约 5 小时后缺氧仍未纠正,予无创呼吸机面罩加压给氧,PEEP 4~6cmH₂O,IAPA 10~20cmH₂O,BPM 16~20,氧流量 10L/min。防治肺水肿治疗,予地塞米松 35mg,氢化可的松 100mg;5% NaHCO₃ 250ml 静滴纠正酸中毒;头孢拉定、泰利必妥抗感染;以及非那根肌内注射镇静、中性雾化吸入、西咪替丁静滴等对症支持治疗。12 小时后动脉血气分析 pH 7.349,PCO$_2$ 27.75mmHg,BE −8.5mmol/L,HCO$_3$ 14.8mmol/L,PO$_2$ 73.8mmHg,O$_2$Sat 55.4%,氧合指数 157mmHg。次日晨患者胸闷、气促症状明显减轻,发绀逐渐消失,两肺底闻及湿啰音,HR 92 次 /min,律齐。继续 BiPap 呼吸机加压给氧 PEEP 6cmH$_2$O,IAPA 20cmH$_2$O,BPM 16~20,氧流量 10L/min,血气分析 pH 7.389,PO$_2$ 91.2mmHg,PCO$_2$ 35.4mmHg,O$_2$Sat 96.8%,BE −2.9mmol/L,HCO$_3$ 20.7mmol/L。复查血电解质正常,心电图正常。第三天动脉血气分析 pH 7.385,PO$_2$ 146.75mmHg,PCO$_2$ 35.4mmHg,O$_2$Sat 99.1%,BE −3.2mmol/L,HCO$_3$ 20.5mmol/L,氧合指数 310mmHg。根据血气分析调整 PEEP 等参数,第四天停呼吸机,予鼻导管给氧,氧流量 3L/min。糖皮质激素逐渐减量至停用共 7 天,第 8 天复查肾功能、心电图正常,胸片示肺水肿大部分吸收。

(十二) 随访及预后

经积极救治患者至第 8 天胸片示肺水肿大部分吸收。2 个月后患者胸部 CT 显示两肺纹理清晰;肺功能检查通气功能正常,肺弥散功能轻度减退。半年后随访复查均正常。

该病例在病程第 6 天出现血糖升高,因患者中年女性,体型较胖,存在胰岛素抵抗导致血糖升高可能,但入院时查血糖正常,否认糖尿病史及糖尿病家族史,需除外其他可能导致血糖升高的原因。因治疗中使用糖皮质激素(共 7 天)、葡萄糖补液等原因,不能排除糖皮质激素副作用,考虑医源性血糖升高,在停用激素及葡萄糖注射液后,监测空腹血糖逐渐降至正常。

(十三) 小结

1. 归因诊断 本例患者在突发氯气泄漏事件中意外接触氯气约 1 小时,出现胸闷、气促、呼吸困难等呼吸系统损害的表现,发病的潜伏期短,在出现气促、呼吸困难送医时,胸片显示两肺野透亮度降低,两中下肺广泛大小不均的絮状及小片状增密影,边缘模糊,两侧肺门影结构不清。动脉血气分析显示氧合指数小于 200mmHg,符合 ARDS 诊断指标。因氯气水中溶解度大,在呼吸道黏膜潮湿的组织面也能迅速溶解。因此急性氯气中毒潜伏期短,上呼吸道刺激反应在几小时内甚至即刻迅速出现,促使患者迅速脱离现场,或及时就诊,从而早期获得阻止氯气向深层肺组织渗透的措施。故氯气中毒发生肺泡性肺水肿的比率较低,死亡率也低。但当高浓度或较长时间吸入时也可迅速导致肺泡损伤,甚至发生 ARDS。本例患者因在浴室内洗浴,无明显眼及上呼吸道刺激症状,未及时脱离现场,接触氯气时间较长,导致肺部损伤严重。同浴室内另一接触者,在接触 15 分钟后即脱离现场,表现出上呼吸道刺激症状,肺部损害相对较轻,也显示了氯气损伤具有剂量 - 效应关系。综上,患者有急性氯气接触史,无相关基础疾病,同场所员工有类似情况,故急性氯气中毒导致 ARDS 明确。

2. 治疗要点 氯气中毒所致的 ARDS 为一种急性化学性损伤,无特效解毒剂,呼吸支持特别是机械辅助通气对救治具有重要意义,可维持患者有效通气和氧合,为机体修复赢得时间。有证据表明高呼气末正压(PEEP)对 ARDS 患者有积极作用。在治疗原发疾病的基础上,以小潮气量联合呼气末正压的"肺保护性通气"已成为临床治疗 ARDS 常用的支持手段。该病例在治疗中抓住病程早期(2~3 天)内缺氧和感染两大主要问题,采取了及早使用糖皮质激素、无创呼吸机"肺保护性通气"、预防感染等得力的措施,阻断了病程的恶性循环,防止了多脏器功能障碍的发生,救治成功,无后遗症。

对急性氯气中毒患者早期、足量、短程应用糖皮质激素对肺水肿有防治作用,但应该密切关注糖皮质激素的副作用。目前对糖皮质激素的胃黏膜损害已有足够重视,常规采用了胃黏膜保护措施。本例患者在病程中虽只短期使用糖皮质激素,但也出现了糖代谢的紊乱,因此对其干扰糖代谢的副作用也应引起重视,建议在应用过程中及时随访血糖情况,并尽量早期、短程应用,避免骨质疏松、骨坏死、库欣病、精神症状等药物副作用的发生。

九、一氧化碳

(一) 基本信息

患者,男性,40 岁。

(二) 职业史及职业病危害接触史

某化工厂检修工,专业工龄 15 年,接触一氧化碳、氮气等。

(三) 主诉及现病史

1. 主诉　头胀 2 小时,神志不清 10 分钟。

2. 现病史　患者于某日 18:30 许在车间内检修设备时,旁边的煤气发生炉阀门破损发生一氧化碳泄漏,致一氧化碳弥漫车间。患者随即感到头胀、乏力,拟离开时仅步行 2~3 步即跌倒在地,不省人事,约 5 分钟后被同事发现,呼之不应,伴有小便失禁,立即救出送医务室。送医途中,经吸氧渐苏醒,伴头胀、恶心。医务室医生予以地塞米松 10mg 静脉注射,于事故发生 2 小时后送至某职业病防治院。患者神志不清持续约 10 分钟,无肢体抽搐。

(四) 既往史

平素体健,否认传染病史、药物过敏史、手术外伤史、中毒史。

(五) 家族史

父母均患高血压。

(六) 个人史

育 1 子,无烟酒嗜好。

(七) 体格检查

体温 36.5℃,脉搏 84 次/min,呼吸 20 次/min,血压 120/70mmHg。神情,查体合作,自动体位,对答切题。口唇呈樱桃红,皮肤黏膜未见皮疹、瘀斑。浅表淋巴结未及肿大。双瞳孔等大等圆,对光反射正常。咽红,悬雍垂无水肿。颈软,气管居中,心率 84 次/min,律齐,两肺呼吸音清晰,未闻及干湿啰音,肝脾肋下未触及,膝反射正常,病理反射未引出,四肢肌力 V 级,肌张力正常。

(八) 实验室检查

入院时查血常规白细胞 $10.5 \times 10^9/L$,N 87.3%;碳氧血红蛋白(HbCO)20.7%;动脉血气分析 pH 7.392,PO_2 91.87mmHg,PCO_2 38.7mmHg,O_2Sat 98%,BE −1.7mmol/L,HCO_3 23mmol/L。心电图、胸片、头颅 CT 均正常。脑电图少量低-中电位,θ 节律,大致正常。入院两小时后复查 HbCO 18.5%,20 天后 HbCO 4.3%。

(九) 职业健康监护及流行病学资料

职业健康监护按规定进行均正常。事故发生时患者未佩戴防毒面具等防护用品,同车间内尚有其他 6 个工人,2 人有头昏症状,离开车间到空旷场所后即缓解。煤气发生炉泄漏物为一氧化碳、氮气等混合气体。现场空气一氧化碳浓度检测大于 1 000ppm。

(十) 诊断过程

患者入院后详细问询接触史、症状,进行全面查体和必要的实验室辅助检查。患者因煤气发生炉泄漏接触一氧化碳,现场空气一氧化碳浓度检测大于 1 000ppm,有明确的短时间内高浓度一氧化碳的职业接触史。临床表现为头晕、头胀、乏力、意识障碍,小便失禁,碳氧血红蛋白 20.7%,排除其他疾病后,根据 GBZ 23《职业性急性一氧化碳中毒诊断标准》,诊断为职业性急性一氧化碳中度中毒。

(十一) 治疗经过

现场救治:工友发现患者神志不清倒地后,立即救出现场,脱离污染环境,并给予吸氧。院内救治:送至医院后,除吸氧外,应用地塞米松、高渗葡萄糖水、胞磷胆碱钠等防治脑水肿、营养脑细胞及对症支持治疗,并进行高压氧治疗 20 天。

(十二) 随访及预后

共住院治疗 20 天,痊愈出院,半年后电话随访均正常。

(十三) 小结

1. 归因诊断　患者起病急骤、潜伏期短,出现意识障碍等中枢神经系统损害的表现,头颅 CT 检查除外了脑血管意外,颅内肿瘤、感染等中枢神经系统疾病。该患者有明确的高浓度一氧化碳暴露史,血液碳氧血红蛋白(HbCO)20%,同工作场所工人有一过性一氧化碳暴露后头昏等不适,经脱离污染环境后缓解,因此患者急性一氧化碳中毒的诊断明确。

2. 治疗要点　本次事故中患者被迅速救出中毒现场,脱离毒物接触,并及时给予了吸氧,同时应用糖皮质激素、甘露醇等防治脑水肿,以及营养神经等对症支持措施。治疗及时正确,没有造成重度中毒。同时进行了高压氧治疗,痊愈出院,随访半年,未遗留迟发性神经精神症状等后遗症。

十、硫化氢

(一) 基本信息

患者,男性,46 岁。

(二) 职业史及职业病危害接触史

某市政工程有限公司污水管道处理工,专业工龄 10 年。

(三) 主诉及现病史

1. 主诉　神志不清 4 小时。

2. 现病史　患者于某日上午 10 时许与同事在某路口检查污水管道,未佩戴防护用品的情况下进入窨井,2~3 分钟后昏倒,呼之不应,无抽搐、口吐白沫、呕吐、二便失禁等,约 20 分钟后被同事救出,送至当地医院。经吸氧,静滴纳洛酮、地塞米松 20mg,20% 甘露醇 125ml 静滴等抢救后苏醒。为进一步诊治转入某职业病防治院。

(四) 既往史

平素体健,否认传染病史、药物过敏史、手术外伤史、中毒史。

(五) 家族史

父母均健康。否认家族遗传病史。

(六) 个人史

每日吸烟 14 支 ×20 年,每日饮白酒 2 两 ×3 年。

(七) 体格检查

体温 36.5℃,脉搏 84 次 /min,呼吸 20 次 /min,血压 120/70mmHg。神志清楚,查体合

作,自动体位,对答切题,抬入病房。皮肤黏膜无苍白,无瘀点瘀斑。浅表淋巴结未及。双眼结膜无充血,巩膜无黄染,双瞳孔等大等圆,对光反射存在。咽稍充血,悬雍垂无水肿。颈软,气管居中,两肺呼吸音粗,两肺可闻及较多干、湿啰音,心率 84 次/min,律齐,肝脾肋下未触及,膝反射正常,病理反射未引出,四肢肌力 V 级,肌张力正常。

(八) 实验室检查

头颅 CT 未见明显异常。胸部 CT 两下肺吸入性肺炎。血常规白细胞 $16.2 \times 10^9/L$,N 87%;血气分析 pH 7.413,PO_2 80mmHg,PCO_2 36.52mmHg,O_2Sat 96.8%,HCO_3 22.8mmol/L。肝、肾功能正常。心电图正常。

(九) 职业健康监护及流行病学资料

患者检查污水管道进入窨井后 2~3 分钟昏倒,被同事发现并施救,意识丧失约 20 分钟。施救的同事中一人在施救过程中,亦出现意识丧失约 10 分钟,送医后,诊断为急性硫化氢中度中毒。经便携式硫化氢检测仪检测现场空气硫化氢浓度 81mg/m³,高于国家卫生标准(10mg/m³)8 倍。

(十) 诊断过程

入院后详细问询接触史、症状,进行全面查体和必要的实验室辅助检查。患者突发意识丧失等中枢神经系统损害的表现。现场空气硫化氢浓度 81mg/m³(国家卫生标准 10mg/m³),硫化氢接触史明确。同工种一人在施救时出现类似表现。排除其他原因后,根据 GBZ 31《职业性急性硫化氢中毒诊断标准》,诊断为急性硫化氢中度中毒,吸入性肺炎。

(十一) 治疗经过

患者被救出事故现场并送医后,立即吸氧,给予地塞米松、甘露醇、纳洛酮等防治脑水肿,胞磷胆碱钠营养脑细胞及高压氧治疗。因患者在窨井中倒地后可能误吸入井内积水,出现吸入性肺炎表现,给予抗感染、防治肺水肿等治疗。

(十二) 随访及预后

患者共住院治疗 16 天,痊愈出院,半年后电话随访均正常。

(十三) 小结

1. 归因诊断　本例患者为污水管道处理工,进入窨井作业前未进行过任何机械通风,未佩戴任何防护用品。由于作业场所空间狭小、通风不畅,硫化氢气体易沉聚于狭小空间内,事故后检测现场空气硫化氢浓度 81mg/m³,有明确高浓度硫化氢暴露史。患者进入窨井后随即昏倒,并误吸井内污水导致吸入性肺炎。经头颅 CT 等检查可除外脑血管意外、中枢神经系统肿瘤、感染等疾病,急性硫化氢中毒诊断明确。

2. 治疗要点　急性硫化氢中毒患者在治疗上除迅速脱离中毒环境到空气新鲜处以外,应保持患者呼吸道通畅,及时清除口鼻异物和分泌物;给予氧疗;同时早期、足量、短程应用肾上腺糖皮质激素可明显降低患者的应激反应,减轻肺水肿及脑水肿的发生。在硫化氢中毒事故中患者因意识障碍而昏倒时可能出现误吸、跌伤等情况,应进行全面的查体以免遗漏而延误治疗。对昏迷患者应用纳洛酮等内啡肽拮抗剂,对防治硫化氢等窒息性气体中毒性脑水肿有较好疗效。此外有急性硫化氢中毒后发生迟发性脑病的病例报道,亦应引起重视,在病情好转的过程中仍应密切观察有无意识改变、认知功能下降、精神状态异常、锥体外系功能障碍等情况,并可以采用高压氧等进行防治。

(张雪涛)

十一、苯

案例一

(一) 基本信息

患者,男性,50 岁。

(二) 职业史及职业病危害接触史

1. 职业史　1991 年 3 月至 2018 年 4 月在某海运集装箱股份有限公司生产部从事操作及生产管理工作,接触"油漆、天那水、粉尘、噪声"等,每天工作 12 小时,每周工作 6~7 天。2016 年前间断有口罩,2017 年后配备口罩、手套。车间全封闭不通风。

2. 现场卫生学资料　用人单位未能提交 1991—2009 年的职业卫生检测报告。2010 年 4 月检测报告示:N1 栋 5 楼制品车间(患者工作岗位)甲苯短时间接触浓度 44.9mg/m³,苯、二甲苯低于检出限;N1 栋 3 楼、4 楼、7 楼制品车间苯短时间接触浓度范围为 0.7~1.4mg/m³,甲苯短时间接触浓度范围为 7.9~201.4mg/m³。以上提示:现场卫生学资料未提供患者大部分工作年份检测报告,同时 2010 年检测报告提示其他岗位检测到苯。因此,不能排除患者长期接触苯职业史。

(三) 主诉及现病史

1. 主诉　发现白细胞减少伴间断头晕、头痛 4 年余。

2. 现病史　患者 2015 年于当地进行职业健康检查时发现白细胞减少,后多次复查血常规仍提示白细胞减少,间断发作头痛、头晕、乏力不适,夜间睡眠不佳,无咳嗽咳痰、恶心呕吐、无胸闷气促、口干、眼干、关节疼痛等其他伴随症状。2019 年 1 月于某职业病防治机构进行职业健康检查时,血常规检查发现白细胞计数减少,并报告疑似职业病。

(四) 既往史

既往体健,否认"肝炎、结核、伤寒"等传染病史,否认"高血压病、糖尿病"等慢性病史,无外伤手术史,无输血史,无药物食物过敏史。

(五) 家族史

否认家庭成员中有传染病和遗传病病史。

(六) 个人史及婚育史:

原籍生长,未到过疫区,未接触疫水。初中文化,无烟酒及其他特殊嗜好。已婚已育,配偶及孩子均体健。

(七) 体格检查

1. 系统检查　体温 36.5℃,脉搏 66 次 /min,呼吸 19 次 /min,血压 135/88mmHg。发育正常,营养中等,步入病房,意识清楚,精神一般,自动体位,查体合作。贫血貌,全身皮肤见少许出血点,前胸为多,胸骨无压痛,未见蜘蛛痣及肝掌,浅表淋巴结未扪及。心肺无异常发现。双侧霍夫曼征阴性,双侧巴氏征阴性。克氏征及布氏征阴性,拉赛格征阴性。

2. 专科检查　神志清楚,皮肤巩膜无黄染,无明显的鼻出血,牙龈无渗血,无全身浅表淋巴结肿大。腹微膨隆,全腹部无压痛,反跳痛及肌紧张,肝肋下未扪及肿大,在肋下及右腹部中线可触及肿大。

(八) 实验室检查

2019 年 4 月 1 日血常规:WBC 2.9×10^9/L,NEUT 1.45×10^9/L,Hb 124g/L,RBC 3.88×10^{12}/L,

PLT 151×10^9/L。

2019 年 4 月 12 日血常规：WBC 3.9×10^9/L，NEUT 2.19×10^9/L，Hb 137g/L，RBC 4.33×10^{12}/L，PLT 239×10^9/L。

2019 年 4 月 24 血常规：WBC 3.22×10^9/L，NEUT 1.68×10^9/L，Hb 131g/L，RBC 4.14×10^{12}/L，PLT 177×10^9/L。

2019 年 5 月 6 日血常规：WBC 3.17×10^9/L，NEUT 1.33×10^9/L，RBC 3.95×10^9/L，PLT 147×10^9/L。

外周血细胞形态：部分红细胞中心淡染区扩大，白细胞及血小板形态未见异常。尿常规、大便常规、CRP、血糖、电解质、肝功能、心肌酶、血脂、肌酐、尿素氮、尿酸无明显异常。凝血功能：纤维蛋白原 1.81g/L，余正常。甲胎蛋白、癌胚抗原、甲状腺功能无明显异常。贫血三项正常。腹部超声：右肝强回声斑考虑为肝内胆管结石，胆囊胰脾未见明显异常声像。甲状腺超声：右侧甲状腺结节，考虑为结节性甲状腺肿，左侧甲状腺未见异常。

骨髓细胞学检查：骨髓增生减低。抗 ENA 抗体、ANA、AKA、血管炎五项、dsDNA、CCP、Anti-HIV、CSV-IgM、CMV-IgM、HSV-ⅡI-IgM、HSV-Ⅱ-IgG 阴性。HSV-Ⅰ-IgM 阴性，HSV-Ⅰ-IgG 阳性，CMV-IgG 阳性，乙肝五项小三阳，血铁、免疫球蛋白、白介素 -6、类风湿因子无异常。总铁结合力 36.9μmol/L。调节 T 细胞：$CD4^+CD25^+$ 细胞 / 淋巴细胞 2.24%，余无异常。抗核抗体核颗粒型（1:80）。

（九）职业健康监护及流行病学资料

入厂前进行职业健康检查无异常，同车间工人 15 人，仅患者 1 人发病。

（十）诊断过程

1. 中年男性，有苯作业职业史。

2. 间断头晕、头痛、乏力、睡眠障碍。

3. 白细胞明显降低，血液学、免疫学、感染病学、骨髓细胞学检查除外其他引起白细胞减少的疾病。

4. 2019 年 4~5 月在某职业病防治院住院检查，依据 GBZ 68《职业性苯中毒诊断标准》，诊断为"职业性慢性轻度苯中毒（白细胞减少症）"。

（十一）治疗经过

住院补充予多糖蛋白造血原料，口服药物升白、调节免疫促进白细胞生长，针对苯中毒引起的非特异性神经衰弱症状予脑反射治疗、止痛、中医理疗中药综合治疗，症状缓解，血象有所改善，少见感染等并发症。

（十二）随访及预后

原发病病情稳定，继续口服升白及对症治疗药物，定期门诊复查血常规、生化，症状反复则予以住院治疗，预后良好。

（十三）小结

有长期苯接触职业史，连续 3 个月内每 2 周复查一次血常规，符合下列之一者，均可诊断为职业性慢性轻度苯中毒：①白细胞计数低于 4×10^9/L 或中性粒细胞低于 2×10^9/L；②血小板计数低于 60×10^9/L。

苯中毒存在个体差异及基因易感性。临床症状包括头晕、头痛、乏力、失眠、记忆力减退、焦虑抑郁倾向等类神经衰弱症候群，及免疫力降低、易感染和 / 或易出血倾向等。工作中环境中长期密切接触苯,经过较长的持续作用主要引起造血系统的损害,早期可表现为骨髓造血细胞反应性增生,逐渐演变为骨髓造血功能抑制,涉及造血干祖细胞增殖、分化、成熟障碍多个环节异常,多种炎症免疫相关细胞因子参与。最常表现为白细胞、血小板减少,红系减少相对少见。治疗方面以脱离苯环境,补充造血原料、调节免疫、改善循环为主要手段促进造血细胞增殖分化。中医中药有一定的辅助治疗作用。

案例二

(一)基本信息

患者,女性,44 岁。

(二)职业史及职业病危害接触史

1. 职业史 2002 年 1 月至 2006 年 2 月在某家私有限公司从事涂装工作,每天工作11~12 小时,工作中接触松香水、天那水、油漆等。工作时戴有纱口罩和手套。

2. 现场卫生学资料 某省职业卫生检测中心于 2006 年 3 月 8 日对该员工所在工作岗位空气进行检测,苯含量为 0.6mg/m³,对其工作中使用的天那水及松香水进行成分分析,结果显示:天那水中苯含量为 0.1%,松香水中苯含量为 0.3%。未提供其他年份检测资料。

(三)主诉及现病史

1. 主诉 反复头昏、肢体乏力 10 余年。

2. 现病史 患者 2005 年 10 月在当地某预防保健所体检发现血常规异常,后多次复查白细胞及血红蛋白偏低,并伴有反复头昏、肢体乏力。当地医院骨髓穿刺等检查提示全血细胞减少症。2008 年 12 月起在当地职业病防治院住院治疗,临床诊断为:①职业性慢性重度苯中毒(全血细胞减少),②阵发性睡眠性血红蛋白尿,③右侧股骨头坏死关节置换术后,④左侧卵巢囊肿。后多次入院予"鲨肝醇片、地榆升白片、碳酸氢钠、泼尼松、环孢素、B 族维生素"等升白细胞、纠正贫血、抑制免疫及输洗涤红细胞等治疗,病情有所好转。

(四)既往史

曾于某省职业病防治院诊断为 G-6-PD 缺乏症,于某市人民医院行"右侧股骨头缺血性坏死植骨术"。2017 年 12 月 11 日患"急性阑尾炎",予抗感染治疗后症状缓解,否认高血压病及糖尿病史,无肝炎、伤寒及结核史,无药物、食物过敏史。预防接种史不详。

(五)家族史

否认家庭成员中有传染病和遗传病病史。

(六)个人史及月经婚育史:

原籍生长,未到过疫区。无烟酒不良嗜好。已婚已育,育有 2 孩,配偶及孩子均体健。

(七)体格检查

1. 系统检查 体温 36.2℃,脉搏 80 次/min,呼吸 20 次/min,血压 133/79mmHg。发育正常,营养中等,无贫血貌,步入病房,意识清楚,精神正常,自动体位,查体合作。全身皮肤、黏膜略苍白,无发绀,未见皮疹、出血点及皮下淤血斑,未见蜘蛛痣及肝掌,浅表淋巴结未扪及。心肺腹部无异常发现。双侧霍夫曼征阴性,双侧巴氏阴性。深浅感觉正常对称,指鼻准确,双手轮替、跟膝胫试验阴性。病理征阴性。

2. 专科检查 神志清楚,皮肤巩膜无黄染,无明显的鼻出血,牙龈无渗血,无全身浅表淋巴结肿大。腹微膨隆,全腹部无压痛,反跳痛及肌紧张,肝肋下未扪及肿大,在肋下及右腹部中线可触及肿大。

(八) 实验室检查

多次血常规检查：WBC$(2.0\sim5.5)\times10^9$/L、NEUT$(1.0\sim2.5)\times10^9$/L、HGb$(50\sim80)$g/L，RET22.1×10^9/L。血细胞形态：白细胞数量减少，红细胞形态大小不均，红细胞碎片及嗜点彩红细胞易见。

多次骨髓细胞学检查显示：骨髓细胞学检查：增生活跃骨髓象，粒系比例减低。骨髓活检示骨髓增生活跃；粒系以偏成熟阶段细胞为主，红系各阶段细胞可见，以中晚幼红细胞为主，成熟分叶核巨核细胞呈散在分布，淋巴细胞呈散在分布，间质局部可见纤维化，请结合骨髓涂图图片检查考虑。

尿常规检查：BLD3+；PRO-，凝血常规、肾功、电解质正常，血TBIL、DBIL、IBIL升高，LDH及a-HBDH显著升高，酸溶血试验、糖溶血试验阳性。间接抗人球蛋白试验弱阳性。CD59阴性细胞明显升高。贫血3项：正常。调节性T细胞：CD3$^+$T淋巴细胞88%；CD4$^+$CD25$^+$淋巴细胞0.74%。G6PD缺陷筛查阴性。Ham试验均阳性，直接、间接Combs试验均阴性。传染病系列阴性。心电图：窦性心律，T波异常。骨盆X线片：右侧股骨头及股骨颈缺血性坏死。

(九) 职业健康监护及流行病学资料

入厂前进行职业健康检查未见异常，2005年11月25日当地某预防保健所对该厂从事接触有机溶剂作业部分员工(116人)进行职业健康检查，结果血常规异常17人，其中血象偏低有9人。

(十) 诊断过程

1. 职业史 2002年1月—2006年2月在某市某公司从事涂装工作，每天工作11~12小时，工作中接触松香水、天那水、油漆等。工作时戴有纱口罩和手套。

2. 现场卫生学资料 某省职业卫生检测中心2006年3月8日对该厂该员工所在工作岗位空气进行检测，苯含量为0.6mg/m^3，对其工作中使用的天那水及松香水进行分析，结果如下：天那水中苯含量为0.1%，松香水中苯含量为0.3%。苯作业职业史明确。

3. 职业健康检查资料 2005年11月25日当地某预防保健所对该厂从事接触有机溶剂作业部分员工116人进行职业健康检查，结果血常规异常17人，其中血象偏低有9人。职业流行病学支持。

4. 临床症状 有反复头晕、乏力等不适。

5. 实验室检查 外周血两系减少，多次骨髓细胞学及活检提示骨髓增生活跃；免疫学、遗传学、分子生物学检查未见明显异常。

6. 诊断结论 2006年4月6日，某省职业病防治院诊断为慢性职业性重度苯中毒。

(十一) 治疗经过

予以定期查血常规、血液生化，补充造血原料，改善骨髓血液循环以促造血；间断输注同型洗涤红细胞、抗氧化，稳定红细胞膜抗溶血补钙、预防骨质疏松、股骨头坏死等并发症；防治感染、出血等并发症。

(十二) 随访及预后

原发病病情稳定，继续予以促造血对症治疗，输血依赖减轻。定期门诊复诊复查血常规、生化、骨髓细胞学、骨髓染色体核型分析。

（十三）小结

有较长时间苯接触史的员工,符合下列之一者,均可诊断为职业性慢性重度苯中毒:①全血细胞减少;②再生障碍性贫血;③骨髓增生异常综合征;④白血病。

苯的造血抑制作用首先在橡胶工业工人中得到证实。已有证据表明苯的毒性作用与其骨髓脂肪组织中的浓度有关,苯的代谢物尤其是羟喹啉酚对骨髓造血作用的毒性尤为明显,是诱导再障的主要成分。一系或两系外周血细胞减少、全血细胞减少、再生障碍性贫血是造血功能抑制的不同阶段,病理生理机制包括:造血干细胞衰竭、造血微环境异常、免疫缺陷。尤其值得一提的是,苯的代谢物选择性地影响造血微循环,使造血组织中的微血管痉挛,或通过直接或间接的作用使骨髓微血管壁内皮细胞发生功能或器质性损害,进而导致骨髓微循环灌流障碍,最终引起继发性多能干细胞坏变。

多种疾病都可表现为全血细胞减少症。骨髓纤维化、骨髓硬化、转移癌、急性白血病、多发性骨髓瘤、恶性淋巴瘤、戈谢(Gaucher)病、尼曼-皮克(Niemann-Pick)病、急性播散性朗格汉斯组织细胞增生症、红白血病等骨髓替代性疾病;充血性脾大、黑热病、肉样瘤、原发性脾性全血细胞减少症等脾功能亢进性疾病;粟粒型肺结核、全身性真菌病、暴发性败血症、疟疾等感染性疾病;维生素 B_{12}、叶酸及吡哆醇缺乏等营养物质缺乏;再生障碍性贫血、进展期 Fanconi 贫血、PNH、增生减退型 MDS 等。病史、临床表现、详细的实验室检查可以鉴别绝大多数引起全血细胞减少的其他疾病。全血细胞减少是再生障碍性贫血的常见表现,但是并非全血细胞减少症都是再生障碍性贫血。

苯中毒引起全血细胞减少症治疗以预防感染、出血,促进造血细胞分化对症支持治疗为主,酌情使用免疫调节剂。预后方面,苯中毒引起的全血细胞减少症,骨髓增生尚为活跃至明显活跃,部分可以经脱离苯系物接触、对症治疗而逆转,部分可能进展为再生障碍性贫血、转化为 MDS 甚至 AML。长期监测血常规,定期复查骨髓细胞学是及时发现病情进展,改善预后的重要保证。

（张凝宇、邓立华）

十二、正己烷

（一）基本信息

患者,女性,22 岁。

（二）职业史及职业病危害接触史

2017 年 5 月 13 日至 10 月 12 日,在某电子科技有限公司从事电子零部件清洗工作,工作时接触"白电油"。10 月初厂家更换新品"白电油",可闻到刺鼻气味。工作时未戴手套,工作场所无良好通风排气设备。当地预防保健所于 2017 年 11 月 20 日对该公司车间进行检测,结果显示:车间空气中正己烷时间加权浓度范围为 448.3~545.2mg/m³(国家卫生标准限值为 100mg/m³)。

（三）主诉及现病史

患者因"四肢麻木乏力 2 月"入院。患者于 2017 年 10 月 11 日开始出现四肢乏力,下肢明显,经常腿发软、容易摔倒,上楼抬腿费力,下蹲及起立困难,自感双手和双足麻木、发凉。某医院神经科以"吉兰-巴雷综合征"治疗,效果不佳,病情加重,用筷困难,不能站立行走。后因同车间多人陆续出现相似临床表现而考虑职业病可能,12 月 20 日转某职业病防治院继续诊治。

（四）既往史

否认高血压、糖尿病等慢性病史，否认肝炎、结核、疟疾等传染病史。否认重大外伤、输血及手术史。否认食物及药物过敏史。预防接种史不详。

（五）家族史

双亲健在。否认家族性遗传性疾病史及精神病史。

（六）个人史

生于原籍，居住至今，否认有烟酒嗜好。无重大精神创伤，无疫地、疫水接触史及冶游史。

（七）体格检查

1. 系统检查　体温 36.6℃，脉搏 76 次 /min，呼吸 19 次 /min，血压 110/60mmHg，坐轮椅入病房，双肺呼吸音清，未闻及啰音，心率 76 次 /min，心律规整，各瓣膜听诊区未闻及杂音。肝、脾未触及。

2. 专科检查　双手鱼际肌及双腿胫前肌明显萎缩，双上肢肌力：5-4-4-4（肩 - 肘 - 腕 - 指），双下肢肌力 3-3-2-2（髋 - 膝 - 踝 - 趾）。可见垂足，四肢肌张力正常。双手腕关节以下和双足踝关节以下痛觉减退，跟腱反射及膝反射消失，病理征未引出。

（八）实验室检查

三大常规、肝肾功、电解质、血糖、血脂、心肌酶、甲状腺功能、糖化血红蛋白均正常。乙肝两对半、丙肝抗体、艾滋病抗体、梅毒两项均无异常。B 超：肝、胆、脾、胰、双肾、输尿管、膀胱、子宫附件、甲状腺未见异常。心电图及胸片未见异常。脑脊液检查正常。尿 2,5- 己二酮 58μmol/L。神经肌电图示：感觉和运动神经传导速度减慢或未引出，波幅减低，四肢多发性周围神经重度损害（髓鞘及轴索均受累）。

（九）职业健康监护及流行病学资料

患者入厂 5 个月，未做上岗前健康体检。同工种者共 60 余人，2017 年 10 月初至 11 月中旬陆续发病共有 30 人。

（十）诊断过程

根据患者从事清洗电子零部件工作，接触正己烷，更换新品"白电油"有刺激性气味，作业环境无通风设备，通风不良，车间空气中正己烷时间加权浓度范围为 448.3~545.2mg/m³，临床表现符合多发性周围神经病损害，根据 GBZ 84《职业性慢性正己烷中毒的诊断》，综合分析诊断为职业性慢性重度正己烷中毒。

（十一）治疗经过

治疗上，入院后予足量 B 族维生素营养神经，改善微循环，扩张周围血管，增加能量补给，神经生长因子，同时积极予理疗、体疗、针灸、中药熏洗以及活血化瘀、通经活络、扶正补肾等中药治疗。

（十二）随访及预后

本病预后大多良好，但恢复时间较长，有的神经肌电图恢复正常需要数年。该患者为重度正己烷中毒，从入院治疗到完全恢复出院正常接近 1 年半，出院后随访暂未发现明显后遗症。

（十三）小结

正己烷是一种有蓄积作用的直链烷烃类毒物，常作为溶剂和清洗剂广泛应用于印刷、电子等众多行业,俗称"白电油",具有高挥发性和高脂溶性,主要经呼吸道和皮肤进入人体。正己烷代谢产物 2,5-己二酮可导致机体周围神经损害,见于长期低浓度接触慢性发病者。但近年来因短时间接触较高浓度正己烷表现为亚急性起病的正己烷中毒病例日渐增多,常为群体发病,危害较大,多因生产过程当中遇气候突然转凉而紧闭门窗、通风设备未开通或发生故障、使用含正己烷浓度过高溶剂等原因所致,应引起各方注意。

亚急性或慢性正己烷中毒临床表现为多发性周围神经病,起病往往为四肢无力,双腿发软,容易摔跤,香港地区常称此病为"软脚病"。由于接触时间、接触浓度以及患者个体敏感性不同,可表现为不同程度的周围神经损害。初期症状以感觉异常为主,出现手足麻木、肌肉疼痛、手套和袜套样触痛觉减退;继而出现运动障碍,表现为四肢无力、登楼费力、鸭步步态、垂足、垂腕、下蹲不能站立、生活不能自理,严重者肢体瘫痪。查体远端肌力减退明显、肌肉萎缩、腱反射特别是跟腱反射消失。神经肌电图表现为多相电位增多、动作电位波幅降低,感觉和运动神经传导速度减慢。正己烷中毒治疗以神经生长因子、维生素 B 族等营养神经药物治疗为主,同时积极进行康复性肌肉功能锻炼、针灸和各种物理治疗。此病一般预后良好,但临床恢复时间较长,部分患者神经肌电图恢复正常需数年时间。

该患者因四肢乏力首先就诊于某综合医院神经内科,并误诊为"吉兰-巴雷综合征",此现象普遍存在于目前的临床诊疗过程中,误诊主要原因是未考虑到患者临床表现与职业有关,进行职业病的临床鉴别诊断。临床有多种疾病可导致多发性周围神经损伤,如糖尿病、药物、尿毒症、酒精中毒性周围神经病,通过病史询问和检查,相关原发疾病不难诊断,感染引起的急性多发性神经根炎常有蛋白-细胞分离的脑脊液改变。职业中毒引起的周围神经病常见砷、铅、铊及正己烷中毒等,均可通过职业接触史鉴别。

十三、二氯乙烷

(一) 基本信息

患者,女性,22 岁。

(二) 职业史及职业病危害接触史

患者在某塑料玩具厂从事黏胶作业 3 个月,每天工作 8~10 小时,发病前赶工连续加班 10 余天,每日 11~12 小时。无口罩、手套等防护用品。所在车间无通风设备,门窗狭小通风不良。所接触化学物质主要为新进的 3435 粘合胶,经检测含 1,2-二氯乙烷,现场作业环境空气模拟测定 1,2-二氯乙烷短时间接触容许浓度为 96mg/m³(国家卫生标准限值为 15mg/m³)。

(三) 主诉及现病史

患者因"头晕、头痛、呕吐 5 天,嗜睡 1 天"急诊入院,入院 5 天前无明显诱因出现头晕、头痛、呕吐,当时在当地私人诊所以"感冒"治疗无效,病情逐渐加重,入院当日上午出现嗜睡且伴频繁呕吐,下午由工友护送到某医院急诊就医。发病以来无明显畏寒、发热,无抽搐、腹泻、咳嗽等症状。近期无特殊食物和药物进食史。

(四) 既往史

否认高血压、糖尿病等慢性病史,否认肝炎、结核、疟疾等传染病史。否认重大外伤、输血及手术史。否认食物及药物过敏史。预防接种史不详。

(五) 家族史

双亲健在。否认家族性遗传性疾病史及精神病史。

（六）个人史

生于原籍,居住至今,否认有烟酒嗜好。无重大精神创伤,无疫地、疫水接触史及冶游史。

（七）体格检查

1. 系统检查　体温 36.2℃,脉搏 82 次 /min,呼吸 20 次 /min,血压 100/70mmHg,轮椅入病房,双肺呼吸音清,未闻及啰音,心率 82 次 /min,心律规整,各瓣膜听诊区未闻及杂音。肝、脾未触及。

2. 专科检查　嗜睡,双瞳孔等大等圆,对光反射灵敏,四肢肌张力正常,肌力检查患者不能很好配合,双侧巴氏征、奥本汉姆征及戈尔登征均阳性。

（八）实验室检查

入院后查血常规:白细胞 13.2×10^9/L,分类中性 0.73,淋巴 0.30;红细胞 5.03×10^{12}/L,血红蛋白 130g/L,血小板 292×10^9/L;生化提示肝肾功、电解质、血糖、心肌酶均大致正常范围。脑脊液检查:无色透明,无凝块,压力正常,潘氏试验阴性,有核细胞 4.1×10^6/L,葡萄糖 7.0mmol/L,氯化物 115mmol/L,未找到隐球菌。头颅 CT 未见明显异常。

（九）职业健康监护及流行病学资料

患者入厂 3 个月,未做上岗前职业健康体检。几天前该厂同工种另外一名女工也因类似症状死于当地另外一家医院。

（十）诊断过程及治疗经过

根据患者从事玩具黏合工种,接触含二氯乙烷的胶水,病前长时间加班,无口罩、手套等防护用品,作业环境无通风设备,通风不良,现场检测所使用胶水中含有 1,2- 二氯乙烷,现场作业环境空气模拟测定 1,2- 二氯乙烷短时间接触容许浓度为 96mg/m³;临床表现为中毒性脑病,尸检证实脑水肿,同时伴有肺及肝组织损害,根据 GBZ 39《职业性急性 1,2- 二氯乙烷中毒的诊断》,综合分析,诊断为职业性重度 1,2- 二氯乙烷中毒。

患者入院后初步以"病毒性脑炎"给予糖皮质激素、甘露醇、呋塞米、抗生素等降颅压、抗感染以及对症治疗 3 天后,症状迅速缓解后停药。此时患者神志清楚,除稍感头晕、乏力外,无其他不适症状。入院后第 4 天患者尚能自行在医院内散步,但当天晚上病情突然加重,先是烦躁,出现昏迷伴强直性抽搐,继而呼吸不规律、骤停,经抢救无效于次日早晨死亡。死亡原因考虑为脑疝及急性呼吸衰竭。尸检见脑水肿明显,脑干为甚,双侧肺叶高度水肿,肝细胞普遍胀大,部分出现脂肪变性。

（十一）小结

本案例患者主要为进展迅速的中毒性脑病变,中毒性脑病常见有生物性、内科疾病、食物或药物中毒、职业中毒。该患者脑脊液检查正常,可排除化脓性脑膜炎,非流行季节可排除乙型脑炎和流行性脑膜炎,头颅 CT 无出血灶或梗死灶可排除脑血管意外等疾病,无低血糖及原发性肝肾肺疾病可排除相应脑病,无进特殊食物和服用药物史可排除中毒可能。临床上对无明显原因的脑病患者常给予"病毒性脑炎"诊断。

本案例没有考虑到职业中毒是造成患者误诊的重要原因。一般病毒性脑炎治疗效果,类似该患者如此迅速好转的不多见,再加上患者为外来打工者,应常规询问职业史及流行病学情况。特别要注意工作中接触何种化学物质,是否出现同工种工人有类似中毒疾病表现,若有发生,要非常警惕化学中毒的发生可能。1,2- 二氯乙烷急性中毒多见于高浓度吸入或误服者,潜伏期短,一般为十几至几十分钟。亚急性中毒某些病例发病初期情况不严重,但数小时或数天后病情可突然恶化,甚至昏迷死亡;有的病例经治疗后病情很快好转,但颅内压可反复升高。暂无慢性中毒病例报告。

1,2- 二氯乙烷中毒目前尚无特效解毒药,故治疗上仍以对症支持为主,治疗原则:现场处理应迅速将中毒者脱离现场,移至新鲜空气处,换去被污染的衣物,冲洗污染皮肤,保暖并严密观察;及时应用糖皮质激素,并积极进行高压氧治疗,防治中毒性脑病;积极治疗脑水肿,降低颅内压,注意脑疝发生及脑水肿反复;注意控制抽搐,可用抗癫痫或安定剂,必要时可用超短时效的麻醉药;其他对症支持治疗。

十四、三氯乙烯

(一) 基本信息

患者,男性,20 岁。

(二) 职业史及职业病危害接触史

患者于 2008 年 2 月 11 日至 2009 年 3 月 23 日在某金属制品厂从事金属配件清洗工作,产品工艺流程为金属开料→冲压→清洗→装配→成品。清洗工序平时使用超声波清洗机,清洗剂主要成分为三氯乙烯。工作时间 8~9 小时 /d,5~6d/ 周,无任何个人防护装备。清洗车间面积约 $30m^2$,自然通风一般,有局部抽风设备。发病前 3 天,因清洗设备故障改用手工清洗。工作场所空气中毒物浓度检测结果显示:三氯乙烯时间加权平均浓度为 $266mg/m^3$,短时间接触浓度为 $502mg/m^3$(国家卫生标准限值分别为 $30mg/m^3$ 和 $60mg/m^3$)。清洗剂有机挥发组分分析,三氯乙烯占 98.3%。同工种 2 人,另外一人从事该工种 7 个月。

(三) 主诉及现病史

患者于 2009 年 3 月 23 日主诉因"头晕、头痛、乏力、嗜睡 3 天"入住当地某医院。入院前 3 天因手工清洗金属部件数小时后出现头晕、头痛、乏力、流泪、胸闷等症状,当时未予重视继续清洗工作,症状逐渐加重,次日感乏力明显,出现频繁呕吐、步态不稳、肢体麻木、嗜睡。曾到当地附近私人诊所就医,未见好转。入院前 1 小时突发晕厥 1 次,约 1 分钟自动清醒,遂由工友送院救治。近期无特殊食物及药物接触史。

(四) 既往史

否认高血压、糖尿病等慢性病史,否认肝炎、结核、疟疾等传染病史。否认重大外伤、输血及手术史。否认食物及药物过敏史。预防接种史不详。

(五) 家族史

双亲健在。否认家族性遗传性疾病史及精神病史。

(六) 个人史

生于原籍,居住至今,否认有烟酒嗜好。无重大精神创伤,无疫地、疫水接触史及冶游史。

(七) 体格检查

1. 系统检查 体温 36.3℃,脉搏 73 次 /min,呼吸 20 次 /min,血压 100/60mmHg,被推车送入病房,双肺呼吸音清,未闻及啰音,心率 73 次 /min,心律规整,各瓣膜听诊区未闻及杂音。肝、脾未触及。

2. 专科检查 嗜睡,双瞳孔等大等圆,对光反射存在,面部核性感觉减退,咀嚼肌无力,四肢肌张力正常,肌力不能良好配合,生理反射存在,病理征未引出。

(八) 实验室检查

血常规正常、尿蛋白(+-)、肝功能:ALT 323U/L,AST 158U/L。各型肝炎抗体、艾滋病抗体、梅毒两项均阴性。尿三氯乙酸浓度为 0.6mmol/L。上腹部、泌尿系、心脏超声未见明显异常。眼底检查、头颅及胸部 CT 正常。心电图:偶发室上性期前收缩。

(九) 职业健康监护及流行病学资料

患者已在该企业工作 13 个月,一直从事金属工件清洗工作,上岗前和在岗职业健康检查均未发现异常,无其他职业接触史。同工种另外 1 人也同时出现相似症状而入院治疗。

(十) 诊断过程

患者有长期三氯乙烯接触史但未出现中毒症状,改为手工清洗后数小时即出现头痛、头昏,且逐渐加重,出现嗜睡和一过性晕厥症状,同工种 2 人同时患病,血生化 ALT、AST 异常,显示有神经系统损害症状和轻度肝功能损害征象,尿中检出三氯乙烯,现场空气三氯乙烯检测浓度明显超过国家卫生标准,临床表现符合职业性急性三氯乙烯中毒特点。本例排除流行性传染病(如流行性脑炎、化脓性脑膜炎、肝炎等)、食物中毒、其他化学中毒等。根据 GB 38《职业性急性三氯乙烯中毒诊断标准》,结合职业流行病学调查,综合分析,诊断为职业性急性轻度三氯乙烯中毒。

(十一) 治疗经过

入院后给予静脉输注甘露醇、速尿降低颅内压,还原型谷胱甘肽、复方甘草酸苷护肝降酶,足量糖皮质激素,营养支持等对症支持治疗 3 周,病情痊愈出院。

(十二) 随访及预后

患者出院 3 个月、6 个月门诊回访,各项复查未见明显异常。轻度中毒患者治愈后可恢复原工作,中度和重度患者应调离三氯乙烯作业。

(十三) 小结

三氯乙烯是一种无色易挥发液体,常用作金属去脂剂、干洗剂、溶剂或萃取剂等,广泛应用于五金、电镀、电子、玩具、印刷等行业,这些行业常用三氯乙烯作清洗剂。急性三氯乙烯中毒多见于生产性意外事故,大量三氯乙烯由呼吸道吸入或皮肤接触吸收引起中毒,也可见于误服三氯乙烯经消化道吸收中毒。本案例患者主要因短期皮肤接触大量液态三氯乙烯和可能吸入三氯乙烯挥发气体致病。

三氯乙烯为脂溶性毒物,吸收后主要在脂肪组织中蓄积,对中枢神经系统有强烈的抑制作用,亦可累及周围神经系统和心、肝、肾等实质脏器。职业性急性三氯乙烯中毒临床上可表现为接触反应、轻度中毒、中度中毒和重度中毒。起病迅速,吸入引起的急性中毒潜伏期一般为数十分钟至数小时,口服时需 1 小时才发病。主要临床表现为头晕、头痛、恶心、呕吐、倦怠、乏力、心悸、欣快感、易激动、步态不稳;严重时可出现轻度意识障碍(如嗜睡、意识模糊、朦胧状态)或重度意识障碍(如谵妄、幻觉、抽搐、昏迷等),并有呼吸抑制及循环障碍,极高浓度下($>50g/m^3$),患者常迅速昏迷,猝死而无前驱症状。还可伴有脑神经损伤,肝、肾和心脏损伤。实验室检查可见 ALT、AST、总胆红素、直接和间接胆红素异常增高。

急性三氯乙烯目前尚无特效解毒剂,主要采取对症治疗。一般发现吸入中毒者应迅速脱离污染现场。立即更换污染衣物,用肥皂水和清水彻底清洗。接触反应者至少观察 24 小时,病情严重者早期、足量甲泼尼龙等糖皮质激素、护肝降酶等对症支持治疗。

(钦卓辉)

十五、有机磷

(一) 基本信息
患者,女性,51 岁。

(二) 接触史
误服农药(敌敌畏,约 50ml)。

(三) 主诉及现病史
1. 主诉:误服农药(敌敌畏)后呕吐,意识不清 20 分钟余。

2. 现病史:入院前约 20 分钟误服农药(敌敌畏,约 50ml)后出现口吐白沫,当时无头晕、头痛,无胸闷、心悸,无腹胀、腹痛,无大小便失禁,无四肢抽搐等症状,发现后未行任何处理,即刻用车送来某院。去院途中,患者出现呕吐,呕吐物为胃内容物,有明显敌敌畏气味,逐渐神志不清,入急诊科抢救室即刻予吸氧、洗胃、肌内注射阿托品、建立静脉通路等对症处理,患者出现颜面青紫,呼吸微弱,指脉氧 67%,随即高压给氧,气管插管呼吸机辅助呼吸。

(四) 既往史
既往体健,无外伤、手术史,无药物过敏史。

(五) 家族史
家族中无遗传病病史。

(六) 个人史
生于原籍,无不良嗜好。

(七) 体格检查
体温 36℃,脉搏 112 次 /min,呼吸 15 次 /min(呼吸机通气),血压 128/68mmHg,神志不清,面色青紫,全身散发农药味(大蒜样气味),双侧瞳孔等大等圆,直径约 4mm,对光反射迟钝。双肺呼吸音粗,双肺可闻及明显干湿性啰音。心率 102 次 /min,心律齐,各瓣膜听诊区未闻及病理性杂音。全腹柔软,未扪及腹部包块,双下肢无水肿。全身肌纤维颤动,神经系统四肢肌张力高,肌力因意识不清未查。生理反射减弱,病理反射未引出。

(八) 实验室检查
急查胆碱酯酶 141U/L,随机血糖 8.7mmol/L;心电图:窦性心动过速,电轴不偏,异常心电图,V_{4-5} ST-T 改变。动脉血气分析:pH 7.225,PCO_2 52mmHg,PO_2 22mmHg,BE 6mmol/L,Lac 1.46mmol/L。

(九) 流行病学资料
无流行病学资料。

(十) 诊断过程
患者呕吐、意识障碍起病,呼吸有大蒜气味,查体:双肺可闻及明显干湿性啰音,全身肌纤维颤动,急查血胆碱酯酶减少,动脉血气显示呼吸衰竭。根据临床表现及血胆碱酯酶检查结果,经综合判断,诊断为急性重度有机磷中毒。

(十一) 治疗经过
第 1 天积极反复洗胃,应用胆碱酯酶复能剂及快速阿托品化,气管插管,呼吸机辅助呼吸,血液净化(血液灌流+滤过)。保护胃黏膜,奥美拉唑微量泵入,蒙脱石散+甘露醇导泻,注射用五水头孢唑林钠抗感染。第 2 天洗胃液出现淡红色,考虑胃黏膜损伤,停止洗胃。继续呼吸机辅助呼吸,血液净化治疗(血液灌流+滤过)。第 3 天气管插管,呼吸机辅助呼吸,俯卧位通气,血液净化(血液灌流+滤过)。第 4、5 天气管插管,呼吸机辅助呼吸,俯卧位通气。第 6 天脱机拔管,持续排痰护理。

(十二) 随访及预后

患者病情继续好转,治疗 2 周后出院。3 个月后随访无异常,未出现迟发性多发性神经病。

(十三) 小结

1. 诊断要点　有机磷中毒主要表现为胆碱能神经兴奋症状如毒蕈碱样症状、烟碱样症状和中枢神经系统症状等。本例患者有误服有机磷农药史,出现呕吐、意识不清、全身肌纤维颤动,符合胆碱能神经兴奋的临床表现,查血胆碱酯酶减少。因此,参照 GBZ 8《职业性急性有机磷杀虫剂中毒诊断标准》诊断为急性重度有机磷中毒。

2. 治疗要点　有机磷中毒首先应清除毒物,应用洗胃、导泻等方法,积极血液净化治疗;此外,应用胆碱酯酶复能剂及快速阿托品化,使病人较快解除胆碱能兴奋症状,部分或大部恢复胆碱酯酶活力;针对患者出现的呼吸衰竭表现予吸氧、呼吸机辅助呼吸、俯卧位通气、气道排痰等,改善呼吸功能。其他一些措施如保护胃黏膜、预防应激性溃疡、维持水电解质平衡、纠正酸中毒、保护肝肾功能、预防感染等辅助治疗有助于维护重要脏器功能,避免出现并发症。本例治疗成功,5 天后可以脱机治疗。

十六、除虫菊酯

(一) 基本信息

患儿,男性,1 岁 9 个月。

(二) 接触史

误服蚊香液(含有 0.8% 氯氟醚菊酯)25~30ml。

(三) 主诉及现病史

1. 主诉　恶心、呼吸急促、抽搐、意识丧失 40 分钟。

2. 现病史　患儿于入院前 40 分钟误服蚊香液(0.8% 氯氟醚菊酯)25~30ml,立即予患儿饮水(具体量不详)、叩背处理。患儿恶心,无呕吐,随后出现呼吸费力、急促,不伴青紫,就诊附近医院。就诊途中发生抽搐,表现为意识丧失、肢体抖动、双眼球水平震颤。就诊后予患儿镇静药物、呋塞米及其他药物治疗(具体不详),患儿仍有抽搐,遂来某院急诊。

(四) 既往史

既往体健,无外伤、手术史,无药物过敏史。

(五) 家族史

家族中无遗传病病史。

(六) 个人史

生于原籍,未外出。

(七) 体格检查

体温 36.2℃,脉搏 158 次/min,血压 70/65mmHg(1mmHg=0.133kPa),呼吸 59 次/min,

未吸氧下血氧饱和度 17%。抱入病房,抽搐中,表现为意识丧失、肢体抖动、双眼球水平震颤,双侧瞳孔等大正圆,直径 3.5mm,对光反射略迟钝,周身花纹,未见皮疹及出血点,皮肤无汗,口腔黏膜光滑无充血,颈软,呼吸浅促,鼻翼扇动、三凹征(+),双肺听诊呼吸音略粗,未闻及明显干湿啰音,心腹查体未见明显异常,肢端温,CRT3s。

(八) 实验室检查

血气离子:pH 6.80,PCO_2 109mmHg,PO_2 50mmHg,K^+ 3.6mmol/L,Glu 19.9mmol/L,Na^+ 136mmol/L,HCO_3^- 15.0mmol/L,Ca^{2+}1.39mmol/L,标准碳酸氢盐、细胞外液剩余碱、血液剩余碱测不出。血常规示:WBC $5.8×10^9$/L,CRP 1.23mg/L,PCT 0.037ng/ml,白细胞介素(IL) 6 268.7pg/ml,转氨酶未见明显异常,肌酸激酶 256U/L,CKMB 84U/L。住院第 5 天肺 CT 示:双肺多发渗出性改变,伴多发实变,双侧胸腔积液。入院第 14 天 CT 示病变范围缩小。脑电图及头部磁共振均未见明显异常。CT 检查见图 11-3-1。

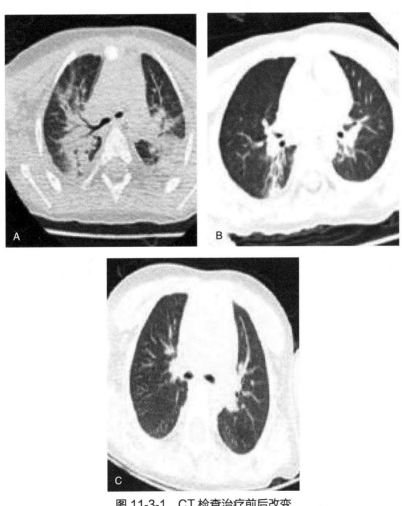

图 11-3-1　CT 检查治疗前后改变

A. 双肺多发渗出性改变,伴多发实变,双侧胸腔积液;B. 出院前复查病变范围缩小;

C. 出院 5 个月后复查,右肺中叶条索状影。

(九) 诊断过程

根据病史,患儿有误服蚊香液(0.8% 氯氟醚菊酯)史,以抽搐、意识丧失为主要表现,胸部 CT 示:双肺多发渗出性改变,伴多发实变,双侧胸腔积液,动脉血气可见呼吸性酸中毒,呼吸衰竭。因此,经综合判断,诊断为:急性重度除虫菊酯中毒。

(十) 治疗经过

入院后立即予气管插管、机械通气。患儿抽搐不易缓解,先后给予安定 3mg 静脉注射、咪达唑仑 2mg 及 2μg/(kg·min)持续静脉泵入、丙泊酚 15mg 及 0.5mg/(kg·h)持续静脉泵入后抽搐缓解,抽搐持续约 30min。予清水洗胃、导泻、利尿、血浆置换,静滴甘露醇减轻脑细胞水肿,予碳酸氢钠纠正酸中毒。患儿发热,热峰 42.0℃,间隔 24~48 小时发热 1 次,予头孢噻肟钠/舒巴坦钠抗感染治疗。患儿出现口腔溃疡,口角破溃,予鼻胃管喂养。入院第 3 天,患儿无抽搐,自主呼吸良好,予撤离呼吸机,双肺可闻及水泡音及喘鸣音,继续雾化吸入布地奈德混悬液平喘及沐舒坦化痰治疗。撤机后复查感染指标,血常规正常。住院第 5 天肺 CT 示:双肺多发渗出性改变,伴多发实变,双侧胸腔积液。加用大剂量盐酸氨溴索 30mg/(kg·d)]、小剂量环酯红霉素 5mg/(kg·d)及口服乙酰半胱氨酸(5mg/kg,每 12 小时 1 次)治疗 2 周后,住院第 12 天患儿呼吸困难好转,未吸氧下血氧饱和度正常。入院第 14 天,患儿留置胃管后出院。

(十一) 随访及预后

出院 1 周后口腔溃疡好转,自行吃奶。出院后患儿状态反应可,无咳喘,家属诉患儿状态与未服药前无差别,出院 5 个月后复查胸部 CT 示右肺中叶条索状影。

(十二) 小结

1. 诊断要点　拟除虫菊酯类农药相对分子质量 < 1 000,是小分子化合物。目前人类拟除虫菊酯中毒报道相对较少。但此类药物中毒所占比例却不容忽视,国内蒋绍锋等报道,误服除虫菊酯类药物占所有药物中毒的 28.87%,其中 <18 岁儿童和青少年误服占拟除虫菊酯类中毒的 83.46%。拟除虫菊酯类药物为神经毒剂,可以改变哺乳动物和无脊椎动物神经细胞膜中钠通道的电压门控特性的敏感性,使钠离子通道保持开放,钠离子持续内流,动作电位去极化延长,神经细胞异常兴奋。Ⅱ 型拟除虫菊酯类药物还可控制大脑、神经、肌肉和唾液腺中的电压依赖性氯通道,进而减少氯离子通道电流。在较高浓度下,拟除虫菊酯可以作用于 GABA 门控的氯通道,导致严重 Ⅱ 型中毒的抽搐发作,很快转入意识不清、抽搐、昏迷。拟除虫菊酯可对肺部造成损伤,严重时可引起急性呼吸窘迫综合征。本例患儿误服的是氯氟醚菊酯,除严重口腔溃疡外,还表现为严重的神经系统症状及呼吸系统损伤。因此,参照 GBZ 43《职业性急性拟除虫菊酯中毒诊断标准》诊断为急性重度拟除虫菊酯中毒。

2. 治疗要点　治疗上除积极预防继发感染外,重点是保护气道黏膜,减轻炎性反应,必要时机械通气或激素治疗,防止出现 ARDS。拟除虫菊酯类药虽然为低毒类药物,但可导致患儿出现持续抽搐及 ARDS,对严重患儿建议尽早行血液净化治疗。经口中毒者,一般不宜催吐,可用 2%~4% 碳酸氢钠液洗胃,然后以药用炭或镁山软木(凹凸棒石)吸附胃中残留药液。重症伴肺水肿或严重心肌损害及有全身变态反应者,可加用肾上腺糖皮质激素。阿托品可控制多涎、多汗、腹痛等症状,一般小剂量应用,切忌阿托品化。该药物最严重的中毒表现为神经系统损害及肺损伤,因此,应积极镇静、止抽、降低颅内压,呼吸困难严重时吸氧,甚至机械通气支持治疗,辅以激素、抗氧化药物、预防感染等治疗。

十七、氨基甲酸酯

(一) 基本信息

患者,男性,26 岁。

(二) 职业史及职业病危害接触史

某年 2 月 23 日下午,在塑料大棚中喷洒农药万灵(灭多威)2 小时,不小心药液将背部弄湿,自以为低毒未采取戴口罩、手套等任何防护措施。

(三) 主诉及现病史

1. 主诉　头昏、头晕、恶心 2 小时,呕吐数次。

2. 现病史　某年 2 月 23 日下午,患者塑料大棚中喷洒农药万灵 2 小时后出现头昏、头晕、恶心,呕吐胃内容物数次,并反复出现脸部潮红、苍白。在当地卫生院用阿托品等治疗,症状缓解不明显,送医院急诊。

(四) 既往史

既往体健,无外伤、手术史,无肝炎、结核等传染病接触史,无药物过敏史。

(五) 家族史

家族中无遗传病病史。

(六) 个人史

生于原籍,否认烟酒等不良嗜好。

(七) 体格检查

血压 100/65mmHg(1mmHg=0.133kPa),心率 70 次/min。神志清,轻度烦躁,面部潮红,皮肤干燥,双侧瞳孔等大同圆,直径约 4.0mm,对光反应灵敏。两肺呼吸音粗糙,未闻及有干湿啰音。心律齐,无病理性杂音。

(八) 实验室检查

胆碱酯酶活力 27IU。

(九) 职业健康监护及流行病学资料

患者无职业健康资料,无流行病学资料。

(十) 诊断过程

患者以头晕、恶心,呕吐为主要表现,无意识障碍。根据职业接触史,患者有喷洒农药万灵史,并有农药沾湿衣物,查血胆碱酯酶活力下降。因此,经综合判断,诊断为急性轻度氨基甲酸酯杀虫剂中毒。

(十一) 治疗经过

迅速建立静脉通道、心电及血压监护、低流量吸氧。在常规补液及予葡萄糖、维生素 C 解毒等的同时,用阿托品 2mg 每 2 小时静注 1 次。用药 25 小时后患者的病情改善,遂将阿托品逐渐减量。29 小时后停用阿托品,改为山莨菪碱口服。

(十二) 随访及预后

观察 1 周后者痊愈出院。

(十三) 小结

1. 诊断要点　氨基甲酸酯农药中毒与有机磷中毒相似,主要是抑制胆碱酯酶活性,但是其作用是可逆的。短时间密切接触氨基甲酸酯杀虫剂后,因体内胆碱酯酶活性下降可引起以毒蕈碱样、烟碱样和中枢神经系统症状为主的全身性疾病。本例患者有头晕、恶心、呕吐症状,但症状较轻,无意识障碍。实验室检查提示血胆碱酯酶活力下降。依据 GBZ 52《职业性急性氨基甲酸酯杀虫剂中毒诊断标准》,诊断为急性轻度氨基甲酸酯杀虫剂中毒。

2. 治疗要点　氨基甲酸酯农药万灵进入人体后代谢较快,胆碱酯酶活性一般于 4 小时内即开始恢复,24 小时内几乎完全恢复。由于在人体内水解较快,故无需用解磷定类胆碱酯酶复能剂。阿托品使用上不追求阿托品化,用小剂量能改善症状即可,避免了用大剂量后出现的阿托品毒副作用。考虑该患者为皮肤接触和呼吸道吸入,故未做洗胃与导泻。

十八、五氯酚钠

(一) 基本信息
患者,男性,35 岁。

(二) 接触史
患者某年 3 月份购进的 1 吨多五氯酚钠全部堆放在屋后不到 3m 的约 6m² 的矮棚中,易受风雨的侵蚀,造成环境污染;同时患者的住房位于村庄的北部边缘,处于下风向,时值初夏季节,主屋后门经常打开,屋内能闻到一股较浓的臭味。

(三) 主诉及现病史
1. 主诉　呕吐、意识不清、全身抽搐 12 小时。

2. 现病史　某年 6 月 8 日,患者在无明显诱因下突然出现呕吐,非喷射性,为胃内容物,继而意识不清、全身抽搐,很快转入昏迷。12 小时后急诊送入当地医院。

(四) 既往史
既往体健,无外伤、手术史,无肝炎、结核等传染病接触史,无药物过敏史。

(五) 家族史
家族中无遗传病病史。

(六) 个人史
生于原籍,否认烟酒等不良嗜好。

(七) 体格检查
体温 38.1℃,脉搏 98 次/min,血压 13/9kPa;意识不清、躁动不安,全身皮肤未见黄染,未见出血点;巩膜无黄染,两侧瞳孔等大等圆,直径约 3mm,对光反射迟钝,口唇轻度发绀,颈部无抵抗;两肺呼吸音清晰,未闻及干湿性啰音,心率 98 次/min,律齐,未闻及杂音;腹平软,肝脾肋下未扪及,无压痛及包块;四肢活动自如,肌力正常,腹壁反射消失,未引出病理征。

(八) 实验室检查
血常规:Hb 126g/L,WBC 13.2×10⁹/L,N 91%,L 9%。尿常规:蛋白(2+)、红细胞(3+)。血清电解质正常,空腹血糖 7.37mmol/L,血氨 73μmol/L,CO_2CP 16mmol/L,Cr 126.5μmol/L,ALT 175.3U/L,AST 379U/L,CPK 2 400U/L,LDH 290U/L。脑脊液常规:微红、微混,潘氏试验(+),糖半量 78.8mmol/L,细胞数 0.003×10⁹/L;脑脊液生化:糖 5.1mmol/L,蛋白 0.984g/L,Cl^- 117mmol/L;脑脊液培养:无细菌生长。乙肝两对半示 HBsAg(+)、抗 HBc(-);EKG、头颅CT 均示正常。病程第 2 天,CO_2CP 20mmol/L,Cr 143.4μmol/L,ALT 376.5U/L,AST 2 800U/L,CPK>50 000U/L,LDH 10 620U/L;病程第 1 周查,Cr 121.3μmol/L,ALT 320.4U/L,AST 438U/L,

CPK 2 150U/L,LDH 470U/L;病程第 2 周,Cr 91.1μmol/L,ALT 171.8U/L,AST 114U/L,CPK 175U/L,LDH 210U/L。病程第 10 天血五氯酚钠 <0.1mg/ml,尿五氯酚钠 0.18mg/ml。

（九）流行病学资料

家属提供患者妻儿在 2 周前曾有类似发作,表现为发热、抽搐、昏迷,从而想到可能有毒物接触。

（十）诊断过程

患者以意识障碍、全身抽搐为主要表现,入院时体温升高但未>40℃。根据现场调查,患者有储存五氯酚钠史,距离近,且在下风向,易受影响,家属有类似发作,尿五氯酚钠第 10 天 0.18mg/ml。因此,经综合判断,诊断为:急性重度五氯酚钠中毒。

（十一）治疗经过

治疗上主要予地西泮控制抽搐,同时给予甘露醇、糖皮质激素、能量合剂、肝细胞生长素、极化液等对症、保护重要脏器治疗。2 周后,病情缓解后自动出院。

（十二）随访及预后

患者及家属曾多次发病,经处理后再无发作。1 年后随访,患者及家人健康状况良好。

（十三）小结

1. 诊断要点 急性五氯酚钠中毒主要引起机体基础代谢异常亢进,临床表现为突然发病、进展迅速,有高热、大量出汗、极度疲乏、躁动不安等特征,并可并发肺、心、肝、肾损害。本例患者出现恶心、呕吐后,很快转入意识不清、抽搐、昏迷。查体仅发现体温 38.1℃、腹壁反射消失;实验室检查早期提示肝、肾、心肌受损,缺乏特异性改变,诊断不明。详细询问病史过程中,家属提供患者妻儿在 2 周前曾有类似发作,表现为发热、抽搐、昏迷,从而想到可能有毒物接触。结合现场调查,有五氯酚钠储存史,病程第 10 天尿五氯酚钠 0.18mg/ml,(江苏施药区正常人群尿五氯酚钠水平为 0.62μg/L)远超过正常水平。因此,综合考虑,参照 GBZ 34《职业性急性五氯酚中毒诊断标准》,诊断为急性重度五氯酚钠中毒。

2. 治疗要点 急性五氯酚钠中毒的特点是机体基础代谢明显增高,病情发展较快,以及高热,故机体产生应急状态及热应激,这样使机体处于高代谢、高动力的状态,加上水、电解质平衡失调等,引起内脏环境严重紊乱,为诱发全身炎症反应综合征(SIRS)创造了条件,这是本病发生多脏器功能障碍综合征(MODS)的基础。本例患者没有高热,但是有意识障碍、全身抽搐,并出现了肝肾功能的损害,因此以控制抽搐,保护中枢神经及肝肾功能为主,经治疗后患者病情改善,随访情况良好。

十九、百草枯

（一）基本信息

患者,男性,46 岁。

（二）接触史

无职业危害接触史。口服百草枯 200ml。

（三）主诉及现病史

1. 主诉 口服百草枯后恶心、呕吐 1 小时。

2. **现病史** 因口服百草枯 200ml 出现恶心、呕吐(呕吐物为浅绿色液体),1 小时后在当地医院洗胃、血液灌流以及对症支持治疗,为进一步诊治转入本院。

(四) 既往史
既往体健,无传染病史、外伤史、手术史,无药物过敏史。

(五) 家族史
家族中无遗传病病史。

(六) 个人史
生于原籍,否认烟酒等不良嗜好。

(七) 体格检查
心率 65 次 /min,血氧饱和度 95%,血压 127/73mmHg(1mmHg = 0.133kPa);双肺呼吸音粗,未闻及干、湿啰音;腹部平软,无压痛、反跳痛及肌紧张。行左侧股静脉置管术。

(八) 实验室检查
血常规:白细胞计数 $13.75 \times 10^9/L$,中性粒细胞比例 74.4%;血生化:肝肾功能未见明显异常;血 K^+ 3.1mmol/L;尿常规:白细胞 83.2 个 /HP。

影像学表现:该患者 CT 影像学表现见图 11-3-2。

(九) 流行病学资料
无流行病学资料。

(十) 诊断过程
以呼吸系统损害的表现最为突出,主要有咳嗽、咳痰、呼吸困难、肺水肿,严重者可发生急性呼吸窘迫综合征(ARDS)。肺纤维化常发生在第 5~9 天,2~3 周达高峰。患者有百草枯服用史,主要表现为肺部损害,肺内可见高密度影。因此,经综合判断,诊断为急性中度百草枯中毒。

(十一) 治疗经过
入院后给予补液、促排、血液灌流、保护胃黏膜、预防肺纤维化、纠正电解质紊乱等对症支持治疗。第一次血液灌流 4 小时,使用 2 个灌流器;以后每日灌流 2 次,每次 2 小时,使用 1 个灌流器;直到第 3 日血液及尿液中测不到百草枯为止。同时给予泼尼松 80mg 静脉滴注(静滴),每日 2 次;血必净 100ml 静滴,每日 2 次;乌司他丁 300kU 静脉注射(静注)。患者出现呼吸困难并逐渐加重,于第 6 日达高峰,此后呼吸困难开始缓解;生化指标于入院第 7 日肝损伤达高峰,第 8 日肾损伤达高峰,此后逐渐恢复并接近正常。

(十二) 随访及预后
肺部 CT 显示入院第 15 日纤维化改变达高峰,于第 23 日开始改善。患者最终病情好转出院。半年后随访,患者胸部 CT 显示双肺少量纤维条索影,部分胸膜增厚。

(十三) 小结
1. **诊断要点** 急性百草枯中毒主要以皮肤黏膜、急性肺损伤为主,可伴有肝肾等多脏器损害的临床表现。本例患者在入院后出现肺部损害,并有肝肾功能损害,经治疗后均改善。诊断主要依据患者明确的服百草枯史,血液及尿液中测到百草枯,出现以肺部为主的多脏器损害。因此,参照 GBZ 246《职业性急性百草枯中毒的诊断》,诊断为急性中度百草枯中毒。

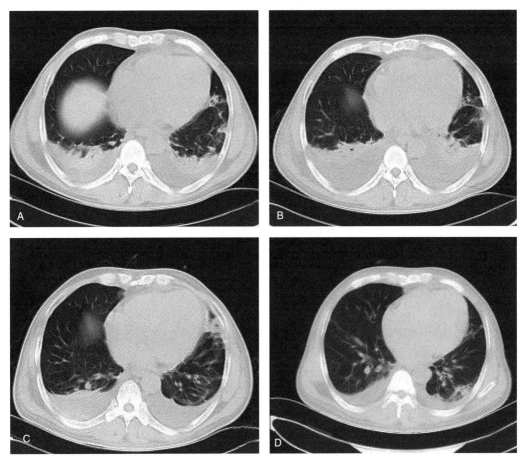

图 11-3-2　百草枯中毒患者 CT 影像学改变

注：入院后第 5 日（A），双肺下叶形态变小，密度增高；左肺各叶及右肺下叶可见条片状高密度影，密度不均，边界欠清楚；双侧胸腔内见弧形液体密度影，宽度为 1.4~2.1cm；心影不大，心包可见少许液体密度影。入院第 11 日（B），双肺下叶形态变小，密度增高，双肺可见片状高密度影，密度不均，边界欠清楚；纵隔内见肿大淋巴结影，双侧胸腔内见弧形液体密度影，宽度为 3.6~4.2cm；心脏形态增大，心包腔可见弧形低密度影，直径约为 0.68cm。入院第 17 日（C），双肺上叶见斑点状及条状高密度影，边界欠清；双肺下叶形态变小，密度增高；左肺及右肺下叶可见片状高密度影，密度不均，边界欠清楚；左肺下叶可见点状高密度钙化影；双侧胸腔内见弧形液体密度影，最宽约为 2.7cm；心脏形态增大。入院第 24 日（D），双肺上叶斑点状高密度影，边界较清；双肺下叶形态略变小，密度增高，双肺可见条片状高密度影，密度不均，边界欠清楚；纵隔内见肿大淋巴结影；双侧胸腔内见弧形液体密度影，宽度约为 1.0~2.2cm；心脏形态增大，心包增厚。

2. 治疗要点　本例患者服用 200ml 百草枯，剂量如此之大且救治成功，主要原因有：①就诊及时：患者服毒 1 小时内即到医院采取洗胃及导泻等促排措施。②血液净化：包括血液灌流、血液滤过等，血液灌流可减轻百草枯中毒后器官损伤，在提高救治成功率、降低病死率、改善预后等方面起到积极作用。③药物治疗：本例患者入院后即给予足量、足疗程的激素治疗，并辅以大剂量血必净、乌司他丁等药物。血必净可通过抗炎症反应、清除炎症因子等机制减轻百草枯中毒后的器官损伤，具有广泛的应用前景。乌司他丁也可通过拮抗百草枯中毒导致的全身炎症反应，从而对各器官起到很好的保护作用。

（孙道远）

第四节　物理因素所致职业病

一、中暑

(一) 基本信息

患者,男性,30 岁。

(二) 职业史及职业病危害接触史

2020 年 3 月 1 日开始,患者在某服务有限公司从事室外保洁员工作。2020 年 7 月 18 日在户外作业,时间为中午时间段 11 :00—14 :00,下午时间段 17 :00 开始,在户外工作至 17 :30 左右晕倒在地,由同事发现后,立即拨打 120 电话急救车送往当地医院救治。经查询当地气象局网站自动站监测数据显示,当日当地最高气温为 35.2℃。

(三) 主诉及现病史

因 "四肢肌肉痉挛晕倒在地 20 分钟" 入当地某医院急诊内科。门诊病历记载:患者于 20 分钟前在太阳下工作时出现四肢肌肉痉挛、伴头晕全身麻木、乏力,随后晕倒在地,无头痛,无胸闷、胸痛。初步诊断:中暑,电解质紊乱。

(四) 既往史

否认高血压、糖尿病等慢性疾病,否认肝炎、伤寒及结核等传染病史。否认重大外伤、手术、输血史,无食物、药物过敏史。预防接种史不详。

(五) 家族史

已婚已育。家人均体健。否认家庭成员中有传染病和遗传病病史。

(六) 个人史

原籍出生长大,在居住地工作多年,居住至今,未去过疫区,无重大精神创伤及冶游史,无毒物及疫水接触史。无烟酒嗜好。

(七) 体格检查

1. 系统检查　体温 41.3℃,心率 90 次 /min,血压 110/50mmHg。发育正常,体型匀称,营养中等,面容表情正常,意识清楚,自动体位,步入病房,查体合作。皮温增高,干燥,无汗。

2. 专科检查　神志清楚,言语清晰,对答切题,双瞳孔等大,直径 3mm,对光反应敏感,四肢肌力正常,肌张力升高,双手呈鸡爪样,不自主抖动,病理反射未引出。

(八) 实验室检查

入院时检查:C- 反应蛋白测定:34.58mg/L;心肌酶 5 项检测: 血清总肌酸激酶 2 137.8U/L;心型肌酸激酶 41.4U/L;静脉血常规: 白细胞计数 12.29 × 10^9/L;中性粒细胞比值 81.2%;淋巴细胞比值 15.0%;电解质、肾功能、肝功能、肌钙蛋白未见明显异常。彩超:左心室增大,心包积液。

(九) 职业健康监护及流行病学资料

1. 2020 年 3 月 1 日开始,在某城市服务有限公司从事室外保洁员工作。2020 年 7 月 18 日户外作业,时间为中午时间段 11 :00—14 :00,下午时间段 17 :00 左右,在工作中晕倒在地,由同事拨打 120 电话急救车送往当地医院救治。

2. 工作地点为户外,经查询患者工作地区气象局网站自动站监测数据显示:2020 年 7

月 18 日,当地当日最高气温为 35.2℃。

(十) 诊断过程

1. 高温作业职业史明确,在高温环境工作时发病。

2. 现场卫生学资料支持,在户外工作,当地最高气温为 35.2℃。

3. 职业健康检查资料 患者既往体检结果未发现明显异常。

4. 临床表现 体温 41.3℃,心率 90 次/min,血压 110/50mmHg,符合中暑临床表现。

5. 依据 GBZ 41《职业性中暑的诊断》,诊断为职业性中暑(热射病)。

(十一) 治疗经过

住院后,经积极补液降温,纠正内环境失衡、对症支持治疗等处理,患者好转出院。

(十二) 随访及预后

患者出院后,未遗留并发症,一个月后复查无异常,重返工作岗位。

(十三) 小结

该患者系户外作业工人,有明确高温环境作业史,临床表现及实验室检查支持热射病诊断。热射病病情严重,死亡率高,须积极抢救,尽快采取各种措施降温是治疗及改善预后的关键。同时需积极处理高温导致的器官功能损害,维持内环境稳定。

(王金林)

二、手臂振动病

(一) 基本信息

患者,男性,45 岁。

(二) 职业史及职业病危害接触史

患者于 2000 年 2 月 3 日至 2016 年 4 月在某机械制造公司从事磨光工作,工作中接触手传振动,每天工作 8~9 小时,每周工作 5~6 天。某卫生检测中心于 2016 年 5 月 15 日对该患者工作场所进行手传振动检测,结果显示,4 小时等能量频率计权振动加速度为 7.72m/s^2(手传振动职业接触限值为 5m/s^2)。

(三) 主诉及现病史

患者因"双手麻木、疼痛 3 月"入院。患者自述从事铣工工作 16 年,工作中接触手传振动。3 月前无明显诱因感双手麻木、疼痛,以拇指、小指、无名指为甚,下班后特别是夜间更为明显,活动后可暂时缓解。受凉或遇冷水后患指麻、胀、痛更为明显,并由灰白变苍白,由远端向近端发展,变白部位界限十分明显。白指发作累及手指的远端指节和中间指节。

(四) 既往史

否认高血压、糖尿病等慢性病史,否认肝炎、结核、疟疾等传染病史。否认重大外伤、输血及手术史。否认食物及药物过敏史。预防接种史不详。

(五) 家族史

双亲健在。否认家族性遗传性疾病史及精神病史。

(六) 个人史

生于原籍,居住至今,否认有烟酒嗜好。无重大精神创伤,无疫地、疫水接触史及冶游史。

（七）体格检查

1. 系统检查　体温 36.6 ℃，脉搏 83 次 /min，呼吸 20 次 /min，血压 128/73mmHg，双肺呼吸音清，未闻及啰音，心率 83 次 /min，心律规整，各瓣膜听诊区未闻及杂音。肝、脾未触及。

2. 专科检查　双手关节无粗大变形，双手皮温正常，双手腕关节以下触觉、痛觉减弱，双手振动觉、图形觉、运动觉正常。双手骨间肌无萎缩，双手小鱼际肌轻度萎缩。生理反射存在，病理征未引出。

（八）实验室检查

三大常规及肝功能、血糖等生化检测未见明显异常。双手、腕关节、肘关节 X 线检查未见异常。冷水复温试验示：左手 5 分钟复温率为 27.3%，右手 5 分钟复温率为 25.2%。神经肌电图：双侧尺及正中神经周围神经源性损害（感觉及运动纤维均受累）。

（九）职业健康监护及流行病学资料

未提供相关职业健康监护情况等资料。单位同工种工人有 2 例类似病例，具体不详。

（十）诊断过程

患者职业史及职业病危害接触史比较明确。从事磨光工作，工作中接触手传振动，连续工龄较长。专业检测机构对患者工作场所进行手传振动检测，结果显示，4 小时等能量频率计权振动加速度为 7.72m/s² （手传振动职业接触限值为 5m/s² ），超过国家卫生标准。白指发作累及手指的远端指节和中间指节。双手小鱼际肌轻度萎缩。冷水复温试验示：左手 5 分钟复温率为 27.3%，右手 5 分钟复温率为 25.2%。神经肌电图：双侧尺及正中神经周围神经源性损害（感觉及运动纤维均受累）。单位同工种工人有 2 例类似病例。排除糖尿病周围神经病、雷诺病、血栓闭塞性脉管炎、手足发绀症等，根据职业史和临床表现，依据 GBZ 7《职业性手臂振动病的诊断》，诊断为职业性中度手臂振动病。

（十一）治疗经过

患者入院后予物理疗法以改善血液循环，促进组织代谢，恢复神经功能为主（如超短波照射、运动浴、温泉疗法、按摩等）；辅以外周血管扩张药物、B 族维生素类等药物治疗及活血化瘀、舒经活络、针灸等中医中药治疗。

（十二）随访及预后

该患者出院后调离手传振动岗位，出院后 3 个月和 6 个月门诊随访，诉白指无再发作，偶有双手轻度发麻，较前明显好转，无疼痛及感觉异常。

手臂振动病往往迁延性，部分病例脱离手传振动作业多年，经治疗后仍难以痊愈，但大多数白指发作频率、患指累及范围、手部症状等都有不同程度好转，极个别有可能加重。影响预后的因素还包括病情严重程度、是否及时治疗、是否吸烟饮酒、当地气候、个体差异等。

（十三）小结

手臂振动病是长期从事手传振动作业而引起的以手部末梢循环和 / 或手臂神经功能障碍为主的疾病，并能引起手臂骨关节 - 肌肉的损伤，其典型表现为振动性白指。振动性白指或称职业性雷诺现象，其发作具有一过性和时相性特点，一般是在受冷后出现患指麻、胀、痛，并由灰白变苍白，由远端向近端发展，界限分明，可持续数分钟至数十分钟，再逐渐由苍白、灰白变为潮红，恢复至常色。振动性白指其判定依应以专业医务人员检查所见为主，主诉白指，同时又有同工作场所有关人员的旁证，也可以作为参考，如有必要，可以进行白指诱发试验。

手臂振动病的诊断原则包括手臂振动作业史、患者临床资料,结合职业卫生学调查等资料,并在鉴别诊断后,依据 GBZ 7《职业性手臂振动病的诊断》进行诊断。手臂振动作业史长短并无严格标准要求,但通常应在一年以上,否则应排除患者原有周围血管病(如特发性雷诺病、雷诺综合征等)和周围神经病(如糖尿病周围神经病、其他原因所致的腕管综合征等)。

冷水复温试验是现行国家标准中所推荐的专用于评价振动性血管损伤的试验方法。若5 分钟复温率<30% 和 / 或 10 分钟复温率<60%,提示有周围循环功能异常的可能。如果双手冷水浸泡结束后 30 分钟仍不能恢复到试验前的皮肤温度,也常作为周围循环功能异常的参考。近年来,随着冷水复温试验研究的深入和应用的增多,发现其存在较多假阳性的情况,提示该试验的应用价值有待进一步评定,并应进行必要的改进。神经肌电图检查客观准确,对诊断分级有非常重要意义。

目前手臂振动病尚无治愈的药物,患者应调离手臂振动作业岗位,并根据病情进行综合治疗,如应用扩张血管及营养神经的中西医药物治疗,并可结合采用物理疗法、运动疗法等对症处理。

(钦卓辉)

第五节　职业性放射性疾病

一、外照射急性放射病

(一) 基本信息

患者,女性,38 岁(受照时)。

(二) 事故经过及受照剂量

1. 事故经过　1999 年 4 月 26 日,几个农民收购了一台非法出售的 ^{60}Co 治疗机和放射源,并把铅罐中的两根不锈钢源棒(其中一个无放射源)取出,后将此源棒转卖给患者丈夫。患者丈夫将源棒放在卧室床头北 1.3m 处,患者约晚上 8 时上床休息,头朝源方向。当晚 12时出现恶心、呕吐。第二天上午去乡医院看病。27 日下午 2 时了解到此物对人体有害后将源棒取走重新装入铅罐内。

2. 受照剂量　此放射源为医用远距离治疗机用 ^{60}Co 源,γ 射线平均能量 1.25Mev,半衰期 5.27 年。该治疗机 1976 年生产,最大装源活度为 1.11×10^{14}Bq。1987 年 7 月更换新源,标称活度为 1.01×10^{14}Bq,事故时实际活度为 2.14×10^{13}Bq(577Ci)。放射源距离患者2.25m,照射时间约 19h。事故后经模拟测量估算物理剂量:全身平均剂量 6.1Gy,造血干细胞活存计权等效剂量 5.0Gy。利用外周血淋巴细胞染色体畸变率估算其生物剂量:5.09Gy。

(三) 临床表现

受照后 6 小时,患者出现头晕、乏力、恶心、频繁呕吐、口干,数分钟呕吐 1 次,持续约 7小时,伴头部胀痛、脸面部潮红、食欲减退等初期反应。查体:面部潮红,结膜充血。照后 3天上述症状缓解。照后 9 天感疲乏、无力、食欲减退,并呈逐渐加重。照后 10 天入住层流病房,实行全环境保护。照后 13 天前额、顶部开始脱发,照后 15 天成束脱落,照后 32 天基本全部脱落,伴腋毛、阴毛部分脱落。照后 20 天出现发热、中耳炎症状。照后 23 天出现鼻出血,照后 25~31 天全身皮肤出现大小不等的出血点。照后 35 天双手指甲根部出现暗紫色沉着带并随指甲生长前移。

(四) 实验室检查

1. 血常规 白细胞变化(照后 1 天)白细胞 $15.6 \times 10^9/L$,淋巴细胞比率 8%;(照后 4 天)白细胞 $2.2 \times 10^9/L$,淋巴细胞比率 12%;(照后 9 天)白细胞 $0.3 \times 10^9/L$;(照后 18 天)白细胞降到最低值 $0.05 \times 10^9/L$;(照后 34 天)白细胞 $1.0 \times 10^9/L$;(照后 48 天)白细胞 $4.1 \times 10^9/L$;白细胞低于 $0.3 \times 10^9/L$ 以下持续 22 天。血小板变化:(照后 7 天)血小板 $82 \times 10^9/L$;(照后 23 天)血小板降到最低值 $2.0 \times 10^9/L$;照后 31 天血小板开始回升。血小板低于 $10 \times 10^9/L$ 以下持续 14 天。

2. 骨髓检查 (照后 9 天)骨髓增生极度减低,几乎无骨髓造血细胞;(照后 20 天)骨髓增生极度低下,脂肪细胞明显增生,间质水肿,仅有少量较成熟的粒、红系细胞散在分布,未见巨核细胞。(照后 37 天、51 天、72 天)骨髓组织学损伤逐渐恢复,骨髓增生活跃,72 天还未完全恢复。

3. 细胞免疫 (照后 13 天)T 淋巴细胞亚群检查 CD3、CD4、CD8 在正常值下限,CD4/CD8 倒置;(照后 32 天、65 天、86 天)T 淋巴细胞亚群检查 CD3、CD4、CD8 下降,CD4/CD8 倒置。

(五) 诊断过程

本病例有短时间大剂量 γ 射线受照史,事故后经模拟测量估算物理剂量:全身平均剂量 6.1Gy,生物剂量 5.09Gy,受照剂量达到重度骨髓型急性放射病的剂量要求。受照后 6 小时出现头晕、头痛、乏力、颜面潮红、口干、恶心、呕吐、频繁呕吐等初期反应期症状;极期出现感染、发热、出血等症状;实验室检查白细胞最低降到 $0.05 \times 10^9/L$,血小板降到最低值 $2.0 \times 10^9/L$;骨髓增生极度减低,几乎无骨髓造血细胞。临床表现符合重度骨髓型急性放射病,且病程具有明显的阶段性。参照 GBZ 104《外照射急性放射病诊断标准》,诊断为重度骨髓型急性放射病。

(六) 治疗经过

1. 早期处理 给予物理剂量的调查估算;采用外周血淋巴细胞染色体畸变分析估算生物剂量;详细询问病史、受照早期恶心、呕吐等症状出现的时间及频度,进行全面体格检查;实验室检查外周血白细胞总数及淋巴细胞计数。当天,根据症状及受照后白细胞总数、淋巴细胞绝对值确定了受照者的受照剂量水平,采取相应的救治措施,初步判断患者属重度骨髓型急性放射病,给予抗放射药物治疗。

2. 住院治疗

(1)初期:保持病人情绪稳定;给予止吐、调节神经功能、改善微循环等对症支持治疗。

(2)假愈期:重点保护造血功能、预防感染、出血;加强护理,给予高热量、高蛋白、高维生素易消化食物,口服多种维生素以补充营养;有指征的预防性使用抗生素,如白细胞低于 $3.0 \times 10^9/L$。预防出血,保护造血功能。当白细胞总数低于 $2.0 \times 10^9/L$、血小板数低于 $50 \times 10^9/L$ 时,及早使用造血刺激因子,如重组人粒细胞集落刺激因子(rhG-CSF)、血小板生成素(TPO)等。

(3)极期:根据细菌学检查,采取有效的抗感染措施。严格消毒隔离措施,根据病情使用层流洁净病室。控制出血,输注经 15~25Gy γ 射线照射的新鲜全血或成分输血,保护和促进造血组织恢复。纠正水电解质紊乱、酸碱平衡。

(4) 恢复期：补充铁剂、叶酸、维生素 B_{12} 等造血原料，防治贫血，促进造血功能的恢复。适当给予调理脾胃、滋阴益气的中药制剂。增强营养，加速机体的康复。

(七) 随访及预后

自诉体质差、平素易感冒、记忆力减退、睡眠差、心悸、胃部不适、颈部及腰椎不适。受照后出现放射性闭经；照后 2 年出现双眼晶状体后囊下轻度锅巴样浑浊，符合放射性白内障早期典型的形态特点。照后 13 年出现双眼晶状体后囊下较致密锅巴样浑浊，左眼重。行左眼白内障摘除人工晶体植入手术治疗。照后 20 年随访右眼视力眼前指数 /10cm，后囊下较厚近似锅巴样浑浊，行右眼白内障摘除人工晶体植入术，术后视力 0.5；照后 15 年出现甲状腺结节；照后随访血象正常。现仍定期进行随访观察。

(八) 小结

1. 诊断要点　依据 ^{60}Co 源短时间急性受照史，现场受照个人剂量调查及生物剂量估算的结果，恶性、呕吐、感染、出血等临床表现和血象、骨髓象等实验室检查结果，对受照者放射损伤的严重程度作出正确的判断。依据 GBZ 104《外照射急性放射病诊断标准》，作出急性放射病临床分型诊断及骨髓型急性放射病临床分度诊断。

2. 治疗要点　针对不同类型、不同分期的外照射急性放射病应采取不同的治疗措施；对中度以上骨髓型急性放射病要早期应用辐射防治药物，狠抓早期、主攻造血、着眼极期；积极采取对症及综合治疗措施，包括造血生长因子的应用、改善微循环和造血微环境及造血干细胞移植的准备与实施；加强心理干预。

二、外照射亚急性放射病

(一) 基本信息

患者，男性，66 岁（受照时）。

(二) 事故经过及受照剂量

牡丹江市某育种试验站购进一枚强度 10Ci 的 ^{137}Cs 放射源（1978 年产），铅罐密封存放在一间 3 平方米的临建平房水池中，有专人看管。1985 年 4 月 20 日，铅罐被 3 名村儿童发现取出，作为废品卖给江某。江某同其他人用钳子打开铅罐取出源，把源放在卧室 1.3 米高的柜子上。江某经常生活在此卧室。江某曾用左手食指、中指夹放射源置于挎包内左肩右斜挎步行 1 公里去转卖，因未成交带回重新放回原处。发病后到医院治疗被追问到可能接触放射源，于 1985 年 9 月 23 日由卫生防疫人员收回放射源。3 名患者间断或持续受照时间共 5 个月。

模拟测量估算物理剂量：全身累积受照剂量 5~15Gy；生物剂量估算结果：相当于全身一次照射 6Gy。

(三) 临床表现

接触源半个月后（5 月份），出现右髋外侧皮肤出现红斑、水疱，继之破溃形成溃疡，伴剧痛。6 月出现进行性加重的头昏、乏力、食欲缺乏、睡眠差、心悸，未诊治。于 9 月 29 日到军事医学科学院附属第 307 医院住院。

(四) 体格检查

贫血貌，口腔黏膜出血，皮肤散在出血点，手指甲床色素沉着，脱发不明显，右髋外侧有一 10cm×8cm 的溃疡面。余无明显异常。

(五) 实验室检查

血常规检查:血红蛋白(HGB)52g/L,网织红细胞(RCT)0.1%,白细胞(WBC)计数 0.9×10^9/L,血小板(PLT)计数14×10^9/L;骨髓象显示骨髓增生减低,粒系:红系=9.8:1,未见巨核细胞,粒系细胞增生(占59.5%),成熟粒细胞颗粒变粗,偶见胞质空泡。红系细胞增生减低,骨髓 GM-CFU 产率降低,呈再障骨髓象;外周血中性粒细胞碱性磷酸酶活性明显升高(阳性率97%,积分257);免疫学检查 E 玫瑰花结形成试验低于正常,血清总补体及 C$_3$ 补体降低;外周血淋巴细胞染色体畸变分析:总畸变率37%,其中非稳定性畸变19%,稳定性畸变18%。

(六) 诊断过程

依据长达5个月受照史、受照剂量、临床表现和实验室检查结果,排除其他疾病后,诊断为外照射重度亚急性放射病,放射性皮肤溃疡。

(七) 治疗经过

住院后给予保护性隔离,给予男性同化激素司坦唑醇,改善微循环药物 654-2,辅以对症支持治疗。局部皮肤溃疡面清创,行皮瓣植皮术。住院治疗8个月,一般情况日渐恢复,创面愈合。复查血常规:HGB 105g/L,WBC 2.7×10^9/L,PLT 49×10^9/L;骨髓象:骨髓仍增生减低,各系列比值在正常范围内,全片可见5个巨核细胞。于1986年5月28日出院。

(八) 随访及预后

照后1年,患者因左手中指放射性溃疡于1986年9月25日再次入院。查体:中度贫血貌。实验室检查:血常规 HGB 83g/L,WBC 1.8×10^9/L,PLT 12×10^9/L;骨髓象显示骨髓检查增生活跃,粒细胞系与红细胞系比例(G/E)=1.95/1,红系、巨核系细胞灶见病态造血,环形铁粒幼细胞占34%,呈 MDS-RAS 骨髓象。经治疗,病情不见好转,贫血进行性加重,间断性发热,两肺感染,肾衰竭,抢救无效,于1987年7月5日(照后22个月)死亡。

(九) 小结

1. 教训 此例属于意外受照,由于公众对放射源等辐射知识无任何认知,加上用源单位对放射源管理的疏漏,造成放射源失控,导致患者受到长时间的意外照射。

2. 诊断要点 有5个月的明确的放射源接触史,超剂量受照,出现造血系统的改变,骨髓造血功能下降,特有的电离辐射所致外周血淋巴细胞染色体畸变类型,同时伴有局部放射性皮肤损伤。受照时间和临床表现均符合亚急性放射病的发病特点。亚急性放射病主要表现全血细胞减少,骨髓增生低下,重者出现再障表现。

3. 治疗要点 治疗上多采用综合对症治疗,其中促进造血功能恢复是关键性措施。注意休息,加强营养,给予高蛋白、高热量、高维生素易消化饮食,同时注意精神心理干预等特殊治疗。白细胞<1.0×10^9/L 时,应入住层流洁净病房,进行全环境保护。重度病人根据血细胞减少的程度可应用造血刺激因子(G-CSF 或 GM-CSF、IL-11、EPO、TPO)。纠正贫血,可输注压积红细胞。血小板减少者可输注血小板。轻度亚急性放射病经积极治疗可望恢复。重度病人经综合治疗后恢复较慢,或不能阻止病情进展,有转化为骨髓增生异常综合征或白血病的可能,预后差。

三、外照射慢性放射病

(一) 基本信息

患者,女性,65 岁(诊断时)。

(二) 职业史及职业病危害接触史

1. 职业史　1960—1991 年 12 月某医院放射科医师,从事放射诊断工作。

2. 职业危害因素接触情况　工作期间使用皮克 10mA(床边机)、建设 56 型 200mA、F78 Ⅰ 型 300 毫安等 X 射线机。工作量:平均每天胸透 80 人次,拍摄 X 线片 70 人次,胃肠钡餐透视 10 人次;每年体检行胸透检查约 900 人次。个人防护:1960—1978 年使用铅围裙、铅手套及铅屏,1978 年以后配备铅椅,应用床边机 18 年,无防护。

3. 个人剂量估算结果　按照 GB/T 16149《外照射慢性放射病剂量估算规范》方法,估算全身受照剂量 1.98Gy。

(三) 主诉及现病史

1. 主诉　头晕、全身乏力、四肢酸困、易感冒。

2. 现病史　从事放射工作 18 年后(1978 年)出现头晕、全身乏力、四肢酸困、易感冒伴牙龈出血、皮肤出血点、紫癜。血常规检查白细胞 3.4×10^9/L,自服升白药物(具体不详)后症状缓解,白细胞恢复正常,继续从事放射工作。其间查血常规间断有白细胞减少,因无明显的不适症状,未诊治。1999 年患者再次出现全身酸困无力、易感冒,查血常规白细胞 2.3×10^9/L,以"粒细胞减少症"在当地市级医院住院治疗,效果欠佳。因怀疑与职业接触射线有关,到某职业病防治院就诊。门诊检查血常规白细胞 $2.1\sim2.3 \times 10^9$/L,以"白细胞减少症,射线作业待诊"为诊断收住院,发病来精神差、失眠、多梦,饮食正常,大小便正常。

(四) 既往史

既往体健,无外伤、手术史,无肝炎、结核等传染病接触史,无药物过敏史,无服用损伤造血系统药物史。

(五) 家族史

家族中无遗传病及造血系统疾病病史。

(六) 个人史

生于原籍,中专毕业参加工作,一直从事放射病诊断工作,无其他有害物质接触史。

(七) 体格检查

体温 36.1℃,脉搏 75 次/min,呼吸 18 次/min,血压 140/80mmHg。发育正常,营养中等,神志清,自动体位,查体合作。上腭出血点,未触及浅表淋巴结肿大。双侧瞳孔等圆等大,反射灵敏,裂隙灯检查双眼晶状体皮质散在点状、颗粒状混浊。颈软,甲状腺无肿大,心肺无异常,双手皮肤粗糙,拇指指甲有暗色纵嵴。神经系统检查正常。

(八) 实验室检查

血常规:血红蛋白 $105\sim110$g/L,白细胞 $2.3\sim3.3 \times 10^9$/L,血小板 $85\sim110 \times 10^9$/L;肾上腺素试验:用药前白细胞 3.4×10^9/L,用药后白细胞 3.8×10^9/L;外周血粒细胞碱性磷酸酶积分 64 分,阳性率 57%;糖水溶血试验(−),酸溶血试验(−),库姆(combs)试验(−);甲状腺功能:T_3 1.9ng/ml,T_4 128.3ng/mL,TSH 9.6uIU/ml;外周血淋巴细胞染色体畸变率 2%(ace1 个,t1 个),微核率 6‰,微核细胞率 5‰;骨髓象:有核细胞增生减低,粒:红 3.49:1,粒系增生

活跃,分叶核比值高,部分中、晚幼粒细胞呈轻度退行性变。红系增生,各期均见,比值大致正常,巨核细胞未见,血小板散在可见。骨髓象(1999 年 10 月):有核细胞增生活跃,粒:红 3.47:1,粒系增生活跃,中、晚幼粒以下各阶段胞质染色不均,有空泡,分叶核所占比例偏高。红系各阶段比例大致正常,中幼红细胞胞质可见溢出胞膜外,成熟红细胞中央淡染区扩大,少数细胞形态不规则。巨核细胞可见 48 个,不产板巨核细胞增多,血小板成堆可见。尿常规正常;肝功能、肾功能、血脂、血糖均正常;心电图、腹部 B 超、胸部 X 线检查均正常。

(九)职业健康监护及流行病学资料

用人单位不定期进行健康检查,血象正常。1978 年出现头晕、全身乏力、四肢酸困、易感冒。查血常规白细胞 $3.4 \times 10^9/L$。后查血象间断有白细胞减少。

(十)诊断过程

住院采集病史、行全面检查,并通过一年的临床医学观察,估算受照剂量后,依据职业接触史、病史、临床表现及实验室检查,排除其他引起白细胞减少的因素,经放射性疾病诊断组集体讨论,依据诊断标准,确诊为职业性外照射慢性放射病 I 度。

(十一)治疗经过

患病后脱离放射工作,住院治疗,给予升白片、益血生、造血刺激因子等刺激造血药物,同时给予改善微循环、加强营养等辅助支持治疗,并定期复查。

(十二)随访及预后

患者反复多次住院治疗,症状体征有所改善,复查血象白细胞有所增高,但一直低于 $4.0 \times 10^9/L$,骨髓象显示粒系增生偏低。

(十三)小结

1. 诊断要点　患者从事射线 31 年,估算全身受照剂量 1.98Gy,有超当量剂量限值照射史。接触射线前及早期血象正常;临床表现:头晕、全身乏力、失眠、多梦等无力型神经衰弱症状,皮肤黏膜有出血点、紫癜;实验室检查:白细胞 $2.3\sim3.3 \times 10^9/L$,骨髓增生偏低下(或活跃),粒系成熟障碍。外周血淋巴细胞染色体畸变有易位 1 个,微核率 6‰,微核细胞率 5‰;排除其他引起白细胞减少的因素,综合分析判断其白细胞减少因职业接触射线所致。依据 GBZ 105《外照射慢性放射病诊断标准》,作出职业性外照射慢性放射病的诊断。

2. 治疗要点　职业性外照射慢性放射病无特殊治疗方法,诊断后应脱离射线作业,给予升血治疗、加强营养等对症支持治疗,定期观察血象是否恢复正常。部分患者治疗效果差,病情有继续发展的可能。如观察血象白细胞、血小板有下降趋势应进行骨髓学检查,及时改变治疗方案。对病情符合晋级标准的患者,重新讨论会诊晋级。

(赵凤玲)

第六节　职业性传染病

一、炭疽

(一)基本信息

患者,男性,42 岁。

（二）职业史及职业病危害接触史

来自牧区某肉食品加工厂，主要从事牛羊肉生产过程中剥皮、剥肉等工作。一周前宰杀活牛后，于手背和手臂出现红斑水疱且逐渐增多，近来部分水疱出现变黑坏死。

（三）主诉及现病史

1. **主诉**　手背和手臂出现红斑水疱 1 周。

2. **现病史**　发病前有接触病死牛。患者 1 周前无明显诱因右手关节处出现 1 个皮损，无明显皮肤瘙痒，无发热，无头痛咽痛、无咳嗽流涕，食欲下降，无恶心呕吐，水疱疹增大，破溃，肿胀；发病以来二便正常，体重无显著变化。

（四）既往史

有病畜接触史，否认糖尿病、高血压及心脏病等疾病病史，否认药物过敏史，否认输血史，阑尾炎手术史。

（五）家族史

父亲、母亲健康状况良好，一子健康状况良好，家族中无相关疾病记载，否认家族中有传染病及遗传病史。

（六）个人史

生于原籍，居住至今。无吸烟史，偶有饮啤酒史，否认性病冶游史。无放射物、毒物接触史。家中养羊。

（七）体格检查

1. **一般检查**　急性病容，体温 38.2 ℃，脉搏 78 次 /min，呼吸 19 次 /min，血压 140/92mmHg。

2. **专科检查**　右腋下可触及杏核大淋巴结，有轻触痛。皮肤科情况：患者右手背上三处 0.8cm×0.8cm、1.5cm×1.5cm、2.0cm×2.0cm 紫红色脓血疱，右上臂下 1/3 累及肘部，可见大片红斑上 5~6 处有直径 1~3cm 的大疱及血疱，周边多处小水疱，皮损中央有直径 3.5cm 的变黑的坏死糜烂渗出区。

（八）实验室检查

尿蛋白（+−），凝血酶原时间 12.23S，国际标准化比值 0.99，谷丙转氨酶 149.00U/L，谷草转氨酶 63.00U/L，γ- 谷氨酰转肽酶 114.00U/L，乳酸脱氢酶 268.00U/L，总蛋白 63.00g/L，白蛋白 37.00g/L，白细胞 $8.92×10^9/L$，中性粒细胞计数 $5.68×10^9/L$，淋巴细胞计数 $1.95×10^9/L$，超敏 C- 反应蛋白 >5.0mg/L，C- 反应蛋白 6.4mg/L，乙肝表面抗原阳性，乙肝核心抗体阳性，乙肝 e 抗原阳性，血培养及分泌物细菌涂片阴性。

取患者水疱液做细菌培养，24 小时后在血琼脂培养基上长出灰白色粗糙型菌落，低倍镜下可见卷发状边缘粗糙菌落，取菌落涂片镜检，高倍镜下发现成堆、呈竹节状、长链、游离端钝圆粗大而短的革兰阳性链杆菌，通过微生物学观察法，确认为炭疽杆菌。

（九）职业健康监护及流行病学资料

用人单位不定期进行健康检查，既往健康。于手背和手臂出现红斑水疱且逐渐增多，部分水疱出现变黑坏死。同工种工人 7 人，其余 6 人检测阴性。

（十）诊断过程

1. **明确的职业暴露史**　该患者在某牛羊加工厂从事剥皮、剥肉等屠宰加工工作。

2. **明确的临床表现**　患者右手背上三处 0.8cm×0.8cm、1.5cm×1.5cm、2.0cm×2.0cm

紫红色脓血疱,右上臂下 1/3 累及肘部,可见大片红斑上 5~6 处有直径 1~3cm 的大疱及血疱,周边多处小水疱,皮损中央有直径 3.5cm 的变黑的坏死糜烂渗出区。

3. 实验室检查结果明确 通过微生物学观察法,确认为炭疽杆菌。

综上所述,依据诊断标准诊断为职业性炭疽(皮肤型)。

(十一)治疗经过

入院后即用大剂量青霉素及左氧氟沙星静脉滴注,1 : 2 000 高锰酸钾溶液外用,四环素软膏外用。入院后第二日实验室检查:生化:谷丙转氨酶 59.5U/L,谷草转氨酶 26U/L,γ- 谷氨酰转肽酶 60U/L;C- 反应蛋白 10.12mg/L;血常规:白细胞 14.62×10^9/L,中性粒细胞计数 12.82×10^9/L,中性粒细胞比例:87.7%。随即保肝治疗。患者入院后皮疹进一步扩大,波及整个面部及颈部,双侧眼睑因皮肤肿胀不能睁开,水疱出现溢液,为血性液体,液体涂片查见革兰氏阳性大杆菌。入院后第 4 日加琥珀氢考大剂量冲击治疗。

(十二)随访及预后

入院后治疗约 1 周后,患者皮肤肿胀及溢液开始逐渐好转。查肝功能:ALT 134.8U/L,GGT 99U/L,其余结果正常范围。查血常规:WBC 10.05×10^9/L,GRA 5.64×10^9/L。

(十三)小结

1. 诊断要点 患者中年男性;在肉食品加工厂工作,主要从事牛羊肉生产过程中剥皮、剥肉等工作。发病前有接触病死牛,未进食。有病畜接触史,否认糖尿病、高血压及心脏病等疾病病史,否认药物过敏史,否认输血史,阑尾炎手术史。皮肤科检查发现紫红色脓血疱,右上臂下 1/3 累及肘部,周边多处小水疱,皮损中央有直径 3.5cm 的变黑的坏死糜烂渗出区。患者水疱疱液做细菌培养确认为炭疽杆菌。

2. 治疗要点 对于成人轻型皮肤炭疽病例,建议口服环丙沙星治疗。对于严重的皮肤炭疽可采用与吸入性炭疽相同的药物和剂量。局部处理:局部可用敏感的抗生素,如四环素、红霉素、喹诺酮类溶液湿敷,严禁挤压。

二、布鲁氏菌病

(一)基本信息

患者,女性,39 岁。

(二)接触史

农民,主要从事牛羊养殖,无除草等工作,家中养羊。无长期外地居住史。无疫区居住史,无疫水、疫源接触史,无放射物、毒物接触史。

(三)主诉及现病史

1. 主诉 间断发热 1 周。

2. 现病史 患者及家属诉 1 周前无明显诱因出现发热,测体温 38.2℃,伴有畏寒,无寒战,稍有乏力,无鼻塞、流涕、喷嚏,无咳嗽、咳痰、咯血、胸痛、喘憋、气短,无头痛、恶心、呕吐,无腹痛、腹泻、腹胀,无尿频、尿急、尿痛等,于家中按"感冒"自行口服退热药物对症治疗,体温反复,最高达 38.2℃,2 天前出现咳嗽,无痰,于某医院门诊就诊,化验血常规提示 WBC 10.62×10^9/L,LYMPH% 60.1%,余正常。血沉正常。尿常规提示蛋白质(1+),白细胞(+−)。肝功能:ALT 80.8U/L,AST 58.2U/L。予静脉给药"具体药物名称及剂量患者及家属叙述不清"对症治疗 2 天,上述症状无改善,再次就诊于某医院门诊,化验出血热抗体阴性。布氏杆菌抗体阳性。考虑"布鲁氏菌病",收住院治疗。

自发病以来,患者进食适量,睡眠正常,体力稍下降,大小便正常。无明显体重下降。

(四)既往史

平素体健,否认高血压、糖尿病、冠心病病史。否认肝炎、结核、伤寒、痢疾等传染病史。否认外伤史,否认手术史,否认输血史,否认药物、食物过敏史。预防接种随当地进行。

(五)家族史

父亲健在,母亲患有高血压,女健康情况:良好,家族中无相关疾病记载,否认家族中有传染病及遗传病史。

(六)个人史

生于原籍,居住至今。无疫区居住史,无疫水、疫源接触史,无吸烟史,偶有饮啤酒史,否认性病冶游史。无放射物、毒物接触史。家中养羊。

(七)体格检查

体温 37.2℃,脉搏 94 次/min,呼吸 20 次/min,血压 112/73mmHg。发育正常,营养中等,神志清楚,精神正常,自动体位,步入病房,面色稍暗,表情自然,体型匀称,查体合作。全身皮肤黏膜无黄染;未见皮下出血点,未见皮疹,无肝掌,未见蜘蛛痣。皮肤有弹性,未见水肿。全身浅表淋巴结未触及肿大。心肺腹部无异常发现。Kernig 征阴性,Babinski 征阴性,Hoffmann 征阴性。

(八)实验室检查

常规提示 WBC 10.62×10^9/L,LYMPH% 60.1%,余正常。血沉正常。尿常规提示蛋白质(1+),白细胞(+−)。肝功:ALT 80.8U/L,AST 58.2U/L。出血热抗体阴性。布氏杆菌抗体阳性。

入院后检查:血常规提示 WBC 9.59×10^9/L,余正常。CRP 10.26mg/L。ESR 20mm/小时。尿常规提示白细胞 1+。便常规正常,潜血阴性。肝功:ALT 75U/L,ADA 32U/L,余正常。血脂提示提示 APO-B、LDL-C 升高,余正常。心肌酶提示 LDH 349U/L,余正常。肾功、血糖、离子、血淀粉酶、脂肪酶、甲状腺功能、凝血均正常。PCT 0.16ng/ml。T 淋巴细胞亚群测定正常。乙肝七项、丙肝抗体、梅毒螺旋体抗体、EB 病毒抗体、巨细胞病毒抗体均阴性。自身免疫抗体均阴性。肺炎支原体抗体 IgM 阴性,IgG 阳性。肺炎衣原体抗体 IgM 阴性,IgG 阳性.布鲁氏菌病抗体三项布鲁氏菌 IgG 抗体、布鲁氏菌病虎红平板凝集试验阳性,布鲁氏菌病试管凝集试验 1:400。

治疗后复查血常规、血沉、CRP 均正常。尿常规提示潜血(3+)。肝功能、肾功能、心肌酶均正常。PCT 1.04ng/ml。

(九)流行病学资料

农民,女性,既往健康,以务农为主。病人所在村村民以养殖牛、羊为主业,饲养的牛、羊多来自内蒙古、青海等地。病人家中养羊,平时都是病人进行割草、喂养。病人家庭成员有丈夫及儿子,居住在一起。其余两人均否认有发热、多汗、乏力、肌肉关节痛等症状。

(十)诊断过程

1. 患者女性,有羊密切接触史。

2. 起病急,病程 1 周。

3. 临床表现以间断发热为主,体温最高 38.2℃,稍有乏力,偶有咳嗽,无痰,于当地按"感冒"对症治疗无好转医院住院治疗。

4. 查体：体温 37.2℃，神志清楚，精神正常，皮肤巩膜无黄染，心肺无异常，腹软，无压痛、反跳痛及肌紧张，肝脾未触及，肝区无叩痛，移动性浊音阴性，双下肢无水肿。

5. 既往体健。否认药物及食物过敏史。

6. 辅助检查：血常规提示 WBC $10.62 \times 10^9/L$，LYMPH% 60.1%，余正常。血沉正常。尿常规提示蛋白质(1+)，白细胞(+-)。肝功能：ALT 80.8U/L，AST 58.2U/L。出血热抗体阴性。布氏杆菌抗体阳性。

综上，参照 WS 269《布鲁氏菌病诊断标准》，诊断为布鲁氏菌病。

（十一）治疗经过

入院后予复方甘草酸单铵 40ml 抗肝细胞炎症，盐酸左氧氟沙星 6ml、多西环素 0.2g 联合抗感染等综合治疗。1 周后加利福平 0.45g 2 次/d 静滴联合抗感染治疗。1 个月出院继续口服多西环素 0.2g，1 次/d，利福平胶囊 0.45g，2 次/d 联合抗感染，益肝灵软胶囊 77mg，3 次/d 护肝对症治疗。

（十二）小结

1. 诊断要点　布鲁氏菌病是由布鲁氏菌属的细菌侵入机体，引起传染 - 变态反应性的人畜共患的传染病。患者中年女性，发热，急性起病，病史 5 个月余，有羊接触史；布氏菌病抗体三项：布鲁氏菌病 IgG 抗体检测、布鲁氏菌虎红平板凝集试验均阳性，布鲁氏菌病试管凝集试验 1∶400。肝功能：GGT：53U/L。参照 WS 269《布鲁氏菌病诊断标准》，可以诊断为布鲁氏菌病。

2. 治疗要点　以抗菌药物为主：为提高疗效、防止耐药，现多主要联合疗法。联合疗法大体上可分为两类。一类是利福平配合其他药物：利福平为脂溶性，可透过细胞膜，抗菌谱广，单独应用即有较好疗效。另一类是链霉素配合其他药物，效果亦较好。

（陈青松、贾春辉、严茂胜）

第七节　职业性肿瘤

一、石棉所致肺癌及胸膜间皮瘤

（一）基本信息

患者，男性，58 岁。

（二）职业史及职业病危害接触史

1979—2000 年在某电厂锅炉车间从事电焊及锅炉维修工作，接触煤尘、石棉尘等。因当时条件限制，该厂未行现场粉尘检测，未能提供现场粉尘检测报告。工作环境恶劣，车间无通风除尘设备，烟雾弥漫，工人佩戴纱布口罩。

（三）主诉及现病史

1. 主诉　胸痛、干咳、气促 7 年，加重 6 月。

2. 现病史　患者自 7 年前(2001 年)开始反复出现双侧胸部隐痛，持续数分钟后可自行缓解，伴有干咳、活动后气促，上 3 楼即出现气促，休息后气促症状可缓解，无咯血，无双下肢水肿，无夜间阵发性呼吸困难。近 6 个月来患者上述症状呈渐进性加重，伴有低热，无盗汗，为进一步诊治而就诊。患者近半年来体重下降 5kg。

（四）既往史

患者既往无高血压病、糖尿病、冠心病等慢性疾病史，无结核病、乙肝、梅毒、艾滋病等传染病史，否认药物过敏史。

（五）家族史

父母及兄弟姐妹体健，家族中无肝炎、结核等传染病史，无高血压、糖尿病、血友病等遗传性疾病史。

（六）个人史

无疫区居住和逗留，无嗜酒史，既往有吸烟史 20 年，平均 10 支 /d，暂未戒烟。

（七）体格检查

1. 一般检查　体温 38℃，呼吸 22 次 /min，脉搏 86 次 /min，血压 132/76mmHg。神志清，查体合作。双侧瞳孔等大等圆，直径约 3mm，对光反射灵敏。心率 86 次 /min，律齐，未闻及病理性杂音。双下肢无水肿。

2. 专科检查　胸廓正常，无畸形；呼吸稍促，双肺呼吸音粗，两下肺可闻及散在湿啰音。

（八）实验室检查

高千伏 X 线胸片：双侧胸壁、膈顶部及纵隔胸膜肥厚钙化，厚度大于 5mm，可见胸膜斑；小阴影总体密集度为 1 级，分布 3 个肺区，双侧可见少量胸腔积液。痰中检出石棉小体。胸部 CT：双侧广泛肺间质纤维化改变，不规则胸膜增厚，伴有少量胸腔积液。肺功能检查提示限制性肺通气功能障碍，VC、FVC 下降。胸膜活检结果提示：恶性间皮瘤；免疫组化：CK（−），Hep（−），Des（−），Vim（−），SMA（+），CD68（+）。

（九）职业健康监护及流行病学资料

未提供职业健康监护情况及流行病学资料。该企业既往有石棉肺确诊病例。

（十）诊断过程

1. 职业病诊断及鉴定情况　患者具有明确的职业史，工厂出具了患者在锅炉维修工作中接触石棉的证明材料。根据 X 线胸片、胸部 CT、胸膜组织活检病理检查，痰中检出石棉小体等相关检查，依据 GBZ 94《职业性肿瘤的诊断》，诊断为职业性肿瘤（石棉所致间皮瘤）。

2. 诊断要点

(1) 间皮瘤诊断明确，有免疫组化结果；

(2) 累计接尘工龄 1 年以上；

(3) 潜隐期 15 年以上（含 15 年）。

（十一）治疗经过

患者入院后予全身化疗（培美曲塞、顺铂）及辅助治疗（白介素 -2 胸腔内注射）、中药等治疗，复查 PET-CT 提示胸腔积液略减少，胸膜葡萄糖代谢活跃程度有所下降，但患者胸痛仍明显。

（十二）随访及预后

经两次化疗后，病情未好转，于 1 年后病情恶化死亡。

（十三）小结

1. 归因诊断

(1) 明确的职业接触史：患者从事锅炉维修及电焊工种，接触石棉尘、煤尘和电焊尘，工龄 21 年(1979—2000 年),接触石棉年限符合诊断细则有关规定;环境中无通风除尘设备。

(2)有明确的呼吸道症状及体征:有反复发作咳嗽、胸痛和气促 7 年,休息后缓解,近 6 个月上述症状加重,出现消瘦,体重下降 5kg。

(3)该患者胸膜间皮瘤属于原发性肿瘤,且肿瘤发生部位与接触石棉特定靶器官一致。

(4)病理学诊断为恶性间皮瘤:免疫组化:CK(−),Hep(−),Des(−),Vim(−),SMA(+),CD68(+)。

(5)恶性胸膜间皮瘤发病潜隐期符合诊断细则相关规定。

患者临床诊断、职业接触史等均符合职业性肿瘤诊断要素,依据 GBZ 94《职业性肿瘤的诊断》,诊断为职业性肿瘤(石棉所致间皮瘤)。

2. 诊断要点

(1)间皮瘤诊断明确:经病理学确诊。

(2)有明确的石棉粉尘职业接触史,累计接触年限 1 年以上(含 1 年);

(3)潜隐期 15 年以上(含 15 年)。

(蒋文中)

二、苯所致白血病

案例一

(一) 基本信息

患者,女性,44 岁。

(二) 职业史及职业病危害接触史

1. 1997 年 5 月至 2015 年 3 月,在某印刷公司先后从事普工及组长工作,接触胶水、天那水、油墨、色闪粉、热胶;每天作业 10 小时。

2. 现场卫生学资料　用人单位未能提交 1997—2010 年的职业卫生检测报告。2011 年 4 月检测报告示:患者工作岗位甲苯短时间接触浓度 44.9mg/m³,苯短时间接触浓度范围为 0.7~1.4mg/m³;2012 年 3 月、2013 年 3 月的检测报告示:向某工作岗位甲苯时间加权平均浓度为 1.8mg/m³,苯、甲苯低于检出限。2014 年 5 月向某所接触的有机溶剂挥发性有机组分检测报告显示未检测出苯。

(三) 主诉及现病史

1. 主诉　头晕、乏力、皮肤瘀斑 1 个月余。

2. 现病史　患者 2014 年 1 月 10 日因"头晕、乏力、皮肤瘀斑 1 月余"就诊于工作附近某街道医院。皮肤瘀斑形态不规则,颜色深浅不一,无瘙痒,偶有刷牙时齿龈出血,可自行停止。无发热、盗汗及黄疸,无恶心、呕吐,无呕血、黑便,无咳嗽、咳痰,无气喘、胸闷,无颜面及双下肢水肿。查血常规示白细胞(WBC 20.8 × 10⁹/L,Hb 85g/L,PLT 51 × 10⁹/L)显著增高,转某区级医院住院。发病以来,精神食欲欠佳,大小便正常。近期体重无明显改变。

(四) 既往史

既往体健,否认"肝炎、结核、伤寒"等传染病史,否认"高血压病、糖尿病"等慢性病史,无外伤手术史,无输血史,无药物食物过敏史。预防接种史随社会进行。

(五) 家族史

否认家庭成员中有传染病和遗传病病史。

(六) 个人史及月经婚育史

生长原籍,未到过疫区。无烟酒等不良嗜好。月经规律,经量适中,无痛经及白带异常。已婚,孕1产1,顺产,配偶及子女均身体健康。

(七) 体格检查

1. 系统检查　体温36.5℃,脉搏74次/min,呼吸19次/min,血压115/77mmHg。发育正常,营养中等,步入病房,意识清楚,精神一般,自动体位,查体合作。贫血貌,全身皮肤见少许出血点,前胸为多,胸骨无压痛,未见蜘蛛痣及肝掌,浅表淋巴结未扪及。颈软,双侧颌下可触及数枚肿大的淋巴结,最大者约0.5cm×1.0cm,质硬,无压痛,活动度尚可,气管居中,甲状腺不大,未扪及肿块及结节,无甲状腺血管杂音。心肺腹部无异常发现。双侧霍夫曼征阴性,双侧巴氏阴性。指鼻准确,双手轮替、跟膝胫试验阴性。克氏征及布氏征阴性,拉赛格征阴性。

2. 专科检查　神志清楚,贫血貌,全身皮肤见少许出血点,前胸为多,皮肤巩膜无黄染,无明显的鼻出血,牙龈无渗血,颈软,双侧颌下可触及数枚肿大的淋巴结,最大者约0.5cm×1.0cm,质硬,无压痛,活动度尚可。

(八) 实验室检查

患者在某街道医院血常规提示:白细胞(WBC 20.8×10⁹/L,Hb 85g/L,PLT 51×10⁹/L)显著增高,转某区级医院住院,经完善骨髓细胞学、免疫分型、分子遗传学检查;骨髓象提示急性髓系白血病(AML),考虑为急性髓系白血病骨髓象(AML-M1?),建议免疫分型排除AML-M4。2014年1月14日免疫分析结果显示:提示急性髓系细胞白血病(AML),请综合鉴别AML-M2等亚型。流式免疫分型示:符合AML伴部分分化型(AML-M2),CD3QCD:细胞约占有核细胞的51%,为原始/幼稚髓细胞,其免疫分型为CD34⁺、CD117⁺、CD33⁺(部分)、HLA-DR⁺、CD38⁺、CD13⁺、CD56⁺、CD19⁺(部分弱阳性)、CD64⁻、CD7⁻、CD3⁻、CD5⁻、CD10⁻、CD2⁻、CD15⁻、CD14⁻、CD36⁻)。

(九) 职业健康监护及流行病学资料

入厂前进行职业健康检查无异常发现,同车间工人15人,仅患者1人发病。

(十) 诊断过程

1. 中年女性,苯作业职业史明确。工作场所检测:苯短时间接触浓度范围为0.7~1.4mg/m³。因未提供大部分年份现场检测报告,不能排除长期接触超过卫生标准苯职业史。

2. 有头晕、乏力、皮肤瘀斑病史。

3. 白细胞显著增高,外周血液有数量较多的异常原始及幼稚细胞,伴贫血及血小板减少;骨髓象提示急性髓系白血病(AML)。结合流式免疫分型示:符合AML伴部分分化型(AML-M2)。

4. 2014年6月16日于某省职业病防治院诊断为职业性肿瘤(苯所致白血病)。

(十一) 治疗经过

予以TA(吡柔比星(THP)20mg/m²,静脉滴注,第1~3天使用;阿糖胞苷(Ara-C)100mg/m²,静脉滴注,第5~7天使用)、IA方案(第1~3天:去甲柔红霉素,静脉滴注,每日1次,每次8mg/m²;第1~7天:阿糖胞苷,静脉滴注,每日1次,每次100mg/m²。)化疗多疗程缓解,化疗过程并发肺部感染、多脏器出血(脑、消化道、肾脏)、右上肢静脉血栓等,经对症支持治疗恢复出院。2014年11月25日予以Me-CCNU+BuCy预处理后行异基因造血干细胞移植,同胞供者,O+ 供 O+,高分辨 HLA 配型 10/10 相合。2015 年 1 月 8 日移植后供受者基因嵌合状态监测:完全嵌合状态,嵌合率 100%。过程顺利,术后予以 ATG+CSA+MTX+ 吗替麦考酚酯预防 GVHD,1 年后停药,定期复查及抗病毒、护肝等对症治疗。

(十二)随访及预后

定期复查血常规、骨髓穿刺活检,间断查血铁蛋白:SF 1 669pmol/L。予甲磺酸祛铁胺静脉驱铁治疗,目前仍有铁过载。患者病情稳定。2019 年 12 月 17 日复查血常规:WBC $4.52 \times 10^9/L$、NEUT $2.79 \times 10^9/L$;RBC $4.2 \times 10^{12}/L$、Hb 124g/L、PLT $241 \times 10^9/L$。CRP 3mg/L。PCT<0.02ng/ml。尿、便常规:正常。凝血常规、肝肾功、电解质、心肌酶、血糖、血脂、甲功能正常。贫血三项:铁蛋白(SF)1 180pmol/L ↑,余正常。ESR:35mm/h。心电图:窦性心律;正常心电图。胸部 CT:双上肺少许条索灶,余肺未见明显异常。

(十三)小结

工作中环境中接触苯,经过较长的潜隐期而罹患的白血病。苯致白血病患者有明确苯接触史,发病有以下几个特点:①发病年龄集中于青壮年,多来自制革、制鞋、装修、喷漆及涂漆行业,工作环境差,无个人防护,女性和低年龄者对苯有易感性。②潜伏期较长,并且范围广,与个体差异有一定关系,可达 1~27 年,平均 13.7 年,潜伏期最短 0.8 年,最长者 48.5 年。③苯白血病类型多样,以急性白血病病例为主。④苯白血病骨髓表现有粒、红、巨核三系不同程度的病态造血现象,早期多以白细胞降低为主,红细胞、血小板随之逐渐降低,至全血细胞减少。⑤由于苯所致白血病分型复杂,需结合细致的分型制定治疗方案,苯所致白血病的临床治疗与当前白血的治疗相同。

目前主要有化学治疗、放射治疗、靶向治疗、免疫治疗、干细胞移植等。急性、慢性苯致白血病都具有多种不同的预后指标,根据不同的指标,可以将这些患者分为不同预后层次,从而采取不同强度的治疗。年龄对各种类型苯致白血病的预后均有明显影响,随着年龄的增长,苯白血病患者的缓解率低,总生存期短,预后差。

急性髓细胞白血病中,MO、M5、M6、M7 型一般预后较差,原始细胞伴 Auer 小体、骨髓嗜酸性粒细胞增多者预后较好。核型分析在 AML 患者预后判断中有重要意义,预后良好的核型包括 t(15;17)、inv(16)、t(16;16) 和 t(8;21);-5、-7、del(5q)、abn(3q) 或复杂核型通常表现为预后不良;11q23 的 MLL 的易位通常被认为是预后不良因素;发现的 AML 预后相关的突变基因包括 FLT3-ITD、NPM1、CEBPA 等;在 AML 中的发生率从高到低依次为 FLT3-ITD、CEBPA、NPM1。在突变类型方面,CEBPA 基因以双突变为主,NPM1 基因以 A 型突变最常见。CEBPA、FLT3-ITD、NPM1 基因突变在 AML 各 FAB 亚型中的分布不同,CEBPA 主要见于 M2。CEBPA、FLT3-ITD 及 NPM1 突变主要见于正常核型的 AML 患者。CEBPA 和 NPM1 突变患者组的初次诱导 CR 率较高,FT3-ITD 突变患者组初次诱导 CR 率较低,提示 NPM1 和 CEBPA 突变可能是 AML 患者预后较好的标志,而 FLT3-ITD 是 AML 预后不良的标志。

在急性淋巴细胞白血病诊断中,白细胞数<$10 \times 10^9/L$ 疗效最好,>$50 \times 10^9/L$ 预后多差,>$100 \times 10^9/L$ 则更差;核型是判断 ALL 患者预后最有意义的指标,有预后意义的细胞遗传学异常中属于高危异常的是:t(9;22)(q34;ql1)、t(4;11)(q21;q23)、t(8;14)(q24.1;q32)、低二倍体 / 近三倍体以及复杂核型,而超二体和 del(9p) 提示预后较好。

现代医学对于白血病的认识越来越细化,所有患者在确诊后都应该尽可能完善各种预后分层所需要的全面检查,然后制定个体化的治疗方案。这些预后指标中,尤其以染色体和各种基因异常为重要。

案例二

(一) 基本信息

患者,男性,44岁。

(二) 职业史及职业病危害接触史

自诉1998年4月至2005年5月,在某鞋业有限公司女鞋部从事手工拉帮工作,工作中接触白胶、甲苯、二氯甲烷、黄胶、网版水、白电油等;2005年6月至2016年7月,在该公司成型D线前段从事拉腰帮工作,工作中接触白胶、黄胶、网版水、白电油、各种处理剂等。防护措施不详。用人单位未提供现场职业卫生资料。

(三) 主诉及现病史

1. 主诉　反复发热10余天。

2. 现病史　患者2016年7月因反复发热于就诊,查血常规示白细胞异常增高,经完善骨髓穿刺等检查确诊为慢性粒细胞性白血病,Ph染色体(+),BCR-ABL融合基因(+)18.84%,2016年8月起服用国产伊马替尼治疗1月余达CHR,3月达PCyR,2017年1月起改用进口伊马替尼治疗6月达MMR,患者因颜面水肿、腹泻、双膝关节、腿部肌肉疼痛、行走困难等药物副作用不能耐受自行停药1周,2017年7月改用尼洛替尼400mg治疗,Bid,因头痛、肌肉疼痛等副作用曾减量服用,共治疗9月,病情控制好,达持续MMR。再次因副作用不能耐受于2018年3月改为达沙替尼100mgQd治疗9月,持续MMR,治疗期间出现心包积液,经药物减量好转,2019年1月起再次改用尼洛替尼300mg,Bid治疗(至今15个月),持续MMR,仍有间断头痛、肌肉酸痛、乏力不适,予对症治疗缓解。患者于2017年11月24日诊断为职业性肿瘤(苯所致白血病)。

(四) 既往史

患者十余年前开始出现尿频、尿急,诊断为间质性膀胱炎,治疗效果不佳。否认高血压病、糖尿病、肝炎、结核病史,无外伤手术史,无输血史,对头孢米诺针剂过敏,无其他药物食物过敏史。

(五) 家族史

否认家庭成员中有传染病和遗传病病史。

(六) 个人史及月经婚育史

原籍生长,未到过疫区。无烟酒不良嗜好。已婚已育,育有2孩,配偶及孩子均体健。

(七) 体格检查

体温36.2℃,脉搏80次/min,呼吸20次/min,血压133/79mmHg。发育正常,营养中等,无贫血貌,步入病房,意识清楚,精神正常,自动体位,查体合作。全身皮肤、黏膜略苍白,无发绀,未见皮疹、出血点及皮下淤血斑,未见蜘蛛痣及肝掌,浅表淋巴结未扪及。心肺腹部无异常发现。双侧霍夫曼征阴性,双侧巴宾斯基征阴性。

(八) 职业健康监护及流行病学资料

入厂前进行职业健康检查无异常。

(九) 诊断过程

1. 中年男性,有接触有机溶剂职业史,虽然用人单位未提供现场卫生学资料,但所使用的化学物质不能排除含有苯。

2. 有反复发热、乏力等不适。

3. 白细胞显著增高,骨髓细胞学、免疫学、遗传学、分子生物学检查提示慢性粒细胞性白血病(CML-C)。Ph 染色体(+),BCR-ABL 融合基因(+)18.84%。

4. 2017 年 11 月 24 日于某省职业病防治院诊断为职业性肿瘤(苯所致白血病)。

(十) 治疗经过

2016 年 8 月起服用国产伊马替尼治疗 1 月余达 CHR,3 月达 PCyR,2017 年 1 月起改用进口伊马替尼治疗 6 月达 MMR,患者因颜面水肿、腹泻、双膝关节、腿部肌肉疼痛、行走困难等药物副作用不能耐受自行停药 1 周,2017 年 7 月改用尼洛替尼 400mg 治疗,Bid,因头痛、肌肉疼痛等副作用曾减量服用,共治疗 9 月,病情控制好,达持续 MMR。再次因副作用不能耐受于 2018 年 3 月改为达沙替尼 100mg,Qd 治疗 9 个月,持续 MMR,治疗期间出现心包积液,经药物减量好转,2019 年 1 月起再次改用尼洛替尼 300mg,Bid 治疗(至今 15 个月),持续 MMR,仍有间断头痛、肌肉酸痛、乏力不适,予对症治疗缓解。

(十一) 随访及预后

原发病病情稳定,继续口服 TKI 类药物治疗,其他对症治疗。定期门诊复诊复查血常规、生化、BCR-ABL1(p210)融合基因定量检测、骨髓细胞学、骨髓染色体核型分析。

(十二) 小结

工作中环境中接触苯,经过较长的潜隐期而罹患的白血病,总体发病特点参见职业性肿瘤(苯所致白血病)相关章节。慢性粒细胞性白血病(CML)类型特点总结如下:

1. 慢性粒细胞白血病(慢粒白血病)是粒细胞系的白血病性恶性增生性疾病,起病隐袭,早期症状轻,有贫血、低热、盗汗、消瘦等。明显的脾肿大为本病的特征。疾病进展期主要症状贫血、反复感染、出血倾向、脾大压迫症状等。

2. 外周血白细胞增高程度为各种白血病之首,多为中幼粒细胞以下之细胞,血小板早期不减少甚至增多。

3. 骨髓增生活跃,中幼粒及晚幼粒细胞比例增高,巨核细胞少见,可有不同程度的骨髓纤维化。产生大量不成熟的白细胞,这些白细胞在骨髓内聚集,抑制骨髓的正常造血;并且能够通过血液在全身扩散,导致病人出现贫血、容易出血、感染及器官浸润等。CML 自然病程分为慢性期、加速期或急变期。CML 基线预后因素常采用 ELTS、Sokal 两种评分系统。2020ELN 指南推荐使用 ELTS 评分来预测患者 CML 相关的死亡风险(leukemia-related death,LRD)。ELTS 评分与 Sokal 评分的构成要素基本相同。ELTS 作为 TKI 时代的风险评分体系,低估了年龄对患者预后的影响;与 ELTS 相比,Sokal 评分更多地将老年患者划分到中高危人群。ELTS 评分对高危组的长期结局预测更为准确。

4. 费城染色体与该病密切相关,有 90%~95% 的病人出现费城染色体。Ph1 是 CML 的标志性染色体变化,由非随机 t(9;22)(q34;q11)形成。在 9 号染色体断裂点上有 c-abl 基因,它的变异性可大于 100kb。bcr 基因位于 22 号染色体,是一个变异性很小的 5.8kb DNA 小片段,易位后 22q- 和 9q 接合部形成 bcr/abl 融合基因,编码特异的 190kb 蛋白质(P190)、210kb 蛋白质(P210),230kb 蛋白质(P230),均为酪氨酸激酶,在肿瘤的发病中起作用,促进肿瘤细胞增殖。骨髓染色体核型是判断 CML 患者预后最有意义的指标,复杂核型提示预后不佳。属于高危异常的是:高风险 ACA:+8,+Ph,i(17q),+19,-7/7q-,11q23,3q26.2 异常,复合异常。

5. TKI 类药物的应用使得绝大多数 CML 患者无须行造血干细胞移植而获得长期无病生存达临床治愈。绝大部分慢性期患者使用 TKI 类药物治疗疗效佳,预后良好。TKI 类药物已发展到三代,一代 TKI 以伊马替尼为代表,二代 TKI 以尼洛替尼、达沙替尼为代表;三代 TKI 以 Ponatinib 为代表,应根据患者治疗反应、疗效评估等级及耐药基因靶点检测、个人经济能力情况等个体化选择。应用基线预后因素评分系统筛选高危患者,患者出现疾病进展至加速期、进展期,仍建议尽快足疗程化疗及造血干细胞移植治疗。

6. 根据国际最新进展,越来越多的证据表明 TKI 治疗慢性髓细胞性白血病取得深度分子学缓解大于两年的患者可部分实现长期无治疗缓解,即功能性治愈。功能性治愈成为越来越多的 CML 患者追求的治疗目标。CML 已经成为可控制的"慢性病"-可管理的疾病。准确评估疾病负荷、判断疗效成为 CML 治疗的关键。规律监测、积极处理治疗相关药物副反应、兼顾特殊人群治疗需要,提高患者依从性,是到最佳疗效、追求 OS、TRF 等个体化目标的重要保证。

(张凝宇)

参考文献

［1］ SVILAR D, GOELLNER EM, ALMEIDA KH, et al. Base excision repair and lesion-dependent subpathways for repair of oxidative DNA damage. Antioxidants & redox signaling, 2011, 14: 2491-2507.

［2］ HEGDE ML, MANTHA AK, HAZRA TK, et al. Oxidative genome damage and its repair: Implications in aging and neurodegenerative diseases. Mechanisms of ageing and development, 2012, 133: 157-168.

［3］ 王维治. 神经病学. 北京: 人民卫生出版社, 2015.

［4］ FLORA G, GUPTA D, TIWARI A. Toxicity of lead: A review with recent updates. Interdisep Toxicol, 2012, 5 (2): 47-58.

［5］ 汪慧琼. 铅神经毒性机制及神经保护药物的研究进展, 毒理学杂志, 2015, 29 (3): 222-226.

［6］ 曹秉振, 汞中毒后的神经损伤机制及其病理变化特征, 中临床康复, 2015, 31 (9): 196-197.

［7］ 袁永胜, 佟晴, 徐勤荣, 等. 早期帕金森病患者血浆谷氨酸、天冬氨酸和 γ- 氨基丁酸水平的改变及其诊断价值的研究. 中国临床神经科学, 2013, 21 (6): 601-605.

［8］ RIVERA-MANCÍA S, RÍOS C, MONTES S. Manganese accumulation in the CNS and associated pathologies. Biometals, 2011, 24 (5): 811-825.

［9］ 曹玉民, 范奇元. 锰导致中枢神经系统损伤机制的研究进展. 山东医药, 2017, 57 (47): 107-109.

［10］ 马潘红, 郑玉建. 砷对神经系统影响及作用机制的研究进展. 中国公共卫生, 2020, 36 (3) 458: 460.

［11］ 赵朔, 李冰. 砷的神经系统损伤作用研究进展. 中国地方病防治杂志, 2014, 29 (2): 98-101.

［12］ 孙宝红, 陈立杰, 焦卓敏, 等. 铊中毒发病机制及其临床特点的研究进展. 中国地方病学杂志, 2012, 31 (03): 351-354.

［13］ 王姣, 聂志勇, 等. 铊中毒机制的研究进展. 临床军医杂志, 2015, 43 (9): 984-986.

［14］ GELOSO M C, CORVINO V, MICHETTI F. Trimethyltin-induced hippocampal degeneration as a tool to investigate neurodegenerative processes. Neurochem Int, 2011, 58 (7): 729-738.

［15］ MOGHADAS M, EDALATMANESH M A, ROBATIR. Histopathological analysis from gallic acid administration on hippocampal cell density, depression, and anxiety related behaviors in a trimethyltin intoxication model. Cell J, 2016, 17 (4): 659-667.

［16］ 张意. 1- 溴丙烷神经毒性作用机制及生物标志研究进展. 卫生研究, 2017, 46 (3): 505-508.

［17］ 周翊. 有机磷农药的神经毒性作用及其机. 生物制药与研究, 2017, 6: 159-160.

［18］ 袁睿, 杨萌萌, 张宇, 等. 热射病中枢神经系统损伤及防治研究进展, 解放军医学院学报, 2018, 39 (11): 1004-1007.

［19］ 何楚琦, 王月, 龙鼎新, 等. 电磁辐射对中枢神经系统的影响及机制. 中国辐射卫生, 2017, 26 (3):

381-384.

［20］ 王美红, 鞠小宁, 周庆博, 等. 热射病致神经系统损害 9 例临床分析. 中国神经精神疾病杂志, 2015, 41 (8): 461-465.

［21］ 李智民, 李涛, 杨径. 现代职业卫生学. 北京: 人民卫生出版社, 2018: 504-720.

［22］ 李德鸿, 赵金垣, 李涛. 中华职业医学. 北京: 人民卫生出版社, 2019.

［23］ 葛均波, 徐永健, 王辰. 内科学. 9 版. 北京: 人民卫生出版社, 2018.

［24］ 金泰廙. 职业卫生与职业医学. 6 版. 北京: 人民卫生出版社, 2007.

［25］ 邬堂春. 职业卫生和职业医学. 8 版. 北京: 人民卫生出版社, 2017.

［26］ 李德鸿. 尘肺病. 北京: 化学工业出版社, 2010.

［27］ 赵金垣. 临床职业病学. 3 版. 北京: 北京大学医学出版社, 2017.

［28］ 赵卉. 呼吸系统疾病临床治疗与合理用药. 长春: 吉林科学技术出版社, 2016.

［29］ 叶俏, 杜旭芹. 硬金属肺病. 中华劳动卫生职业病杂志, 2015, 33 (7): 558-560.

［30］ 黄金祥. 职业中毒. 北京: 化学工业出版社, 2010.

［31］ 郝希山. 肿瘤学. 2 版. 北京: 人民卫生出版社, 2010.

［32］ 吴秋歌. 常见呼吸病诊断与治疗精要. 长春: 吉林科学技术出版社, 2016.

［33］ 周安寿. 其他职业病及诊断鉴定管理. 北京: 化学工业出版社, 2010.

［34］ 毛翎, 彭莉君, 王焕强. 尘肺病治疗中国专家共识 (2018 年版). 环境与职业医学, 2018, 35 (08): 677-689.

［35］ 于皆平, 沈志祥, 罗和生. 实用消化病学. 北京: 科学出版社, 2008: 226-230.

［36］ 林果为, 王吉耀, 葛俊波. 实用内科学. 15 版. 北京, 人民卫生出版社, 2017.

［37］ 中华医学会肝病学分会脂肪肝和酒精性肝病学组. 非酒精性脂肪肝病诊疗指南 (2010 年修订版). 中华肝脏病杂志, 2010, 18 (3): 163-167.

［38］ KIM HR, KIM TW. Occupational hepatic disorders in Korea. J Korean Med Sei, 2010, 25: S36-40.

［39］ Kang YJ, Ahn J, Hwang YI. Acute liver injury in two workers exposed to chloroform in cleanrooms: a case report. Ann Occup Environ Med, 2014, 26 (1): 49-54.

［40］ Kubo S, Matsuzaki K, Seki T, et al. Severe acute hepatitis in a printing company worker: a case study. J Occup Health, 2015, 7 (1): 87-90.

［41］ Ricci Z, Cruz DN, Ronco C. Classification and staging of acute kidney injury: beyond the RIFLE and AKIN criteria. Nat. Rev. Nephrol, 2011, 7 (4), 201-208.

［42］ 赵金垣, 王世俊, 毛丽君, 等. 急性肾损伤的临床研究进展. 中国工业医学杂志, 2012, 25 (2): 109-115.

［43］ SANCHO-MARTINEZ SM, PRIETO L, BLANCO-GOZALO V, et al. Acute tubular necrosis: an old term in search for a new meaning within the evolving concept of acute kidney injury. New Horizons in Translational Medicine, 2015, 2 (4-5): 110-117.

［44］ DINDYAL S, KYRIAKIDES C. UItrasound microbubble contrast and current clinical applications. Recent Pat Cardiovasc Drug Discov, 2011, 6 (1): 27-41.

［45］ VAIDYA VS, FERGUSON MA, BONVENTRE JV. Biomarkers of Acute Kidney Injury. J Appl Toxicol, 2011, 31 (4): 366-377.

［46］ 邹万忠. 肾活检病理学. 4 版. 北京: 北京大学医学出版社, 2017: 209-221+182.

［47］ 王焕强, 李涛. 尘肺病的定义与历史. 中国职业医学, 2017, 44 (04): 485-493.

［48］ 李涛, 王焕强, 李德鸿.《职业病分类和目录》修订概况. 中华劳动卫生职业病杂志, 2014, 32 (10): 798-800.

［49］ 李智民. 我国尘肺病防治发展历程与展望. 职业卫生与应急救援, 2019, 37 (05): 397-401.

［50］ MEDICINE TLR. The world is failing on silicosis. Lancet Respir Med, 2019, 7 (4): 283.

［51］ SUREKA B, MITTAL A, MITTAL MK, et al. Silicotuberculosis: importance of evaluation of serial radiographs. Ann Afr Med, 2013, 12 (4): 255-256.

［52］ 吕向裴, 王焕强. 1178 例尘肺病及尘肺结核误诊病例分析. 中华劳动卫生职业病杂志, 2013, 31 (08): 564-567.

［53］ 陈黎黎. 1900-1969 年间美国的尘肺病治理历程及其启示. 鲁东大学学报 (哲学社会科学版), 2014, 31 (04): 12-16.

［54］ 校丽宁, 吴锐. 1955-2017 年青海省石棉肺病例构成的调查分析. 工业卫生与职业病, 2018, 44 (03): 201-203.

［55］ 张镏琢, 梁实, 李智民. 1990-2018 年我国尘肺病诊断读片差异的中文文献研究. 职业卫生与应急救援, 2019, 37 (05): 420-424+452.

［56］ 朱晓俊, 肖培, 王丹, 等. 1990 年至 2017 年中国人群尘肺病的疾病负担分析. 中国工业医学杂志, 2019, 32 (05): 341-346.

［57］ 封琳敏, 刘静, 唐慧晶, 等. 2001-2017 年天津市铸工尘肺流行病学特征. 公共卫生与预防医学, 2019, 30 (02): 38-41.

［58］ 孙文静, 许希海, 丁新平, 等. 2008-2017 年淮北矿业集团新发尘肺流行病学特征. 职业与健康, 2019, 35 (12): 1609-1612+1616.

［59］ 王小皙, 王雪梅, 邱翠娟, 等. 2010-2018 年重庆市尘肺病流行病学特征分析. 公共卫生与预防医学, 2019, 30 (05): 37-40.

［60］ 王峥, 钱青俊, 赵倩. 626 例煤工尘肺壹期晋期时长分析. 世界最新医学信息文摘, 2019, 19 (06): 257-258.

［61］ YAMAMOTO Y, TSUJINO K, URASAKI K, et al. Arc-welders' pneumoconiosis with atypical radiological and bronchoalveolar lavage fluid findings: A case report. Elsevier Ltd, 2020, 29.

［62］ CAVALIN C, LESCOAT A, BALLERIE A, et al. Beyond silicosis, is the world failing on silica hazards？. Lancet Respir Med, 2019, 7 (8): 649-650.

［63］ ŞENER MU, ŞIMŞEK C, ÖZKARA Ş, et al. Comparison of the International Classification of Highresolution Computed Tomography for occupational and environmental respiratory diseases with the International Labor Organization International Classification of Radiographs of Pneumoconiosis. Ind Health, 2019, 57 (4): 495-502.

［64］ 阮艳君, 张巡淼, 谢兰兰, 等. GBZ 188-2014《职业健康监护技术规范》的修订. 中华劳动卫生职业病杂志, 2016, 34 (02): 146-147.

［65］ 靳妍, 王焕强, 樊晶光, 等. GeneXpert MTB/RIF 与 BACTEC-MGIT 960 检测技术在尘肺并发肺结核诊断中的应用. 中华劳动卫生职业病杂志, 2019 (09): 690-693.

［66］ 林雪峰, 支晓阳. GeneXpertMTB/RIF 实时荧光定量 PCR 系统在肺结核诊断及利福平耐药检测中的应用. 中国卫生检验杂志, 2017, 27 (06): 853-856.

［67］ 邹有硕. HRCT 在电焊工尘肺及矽肺诊断中的应用价值. 中国工业医学杂志, 2016, 29 (05): 351-354.

［68］ ZHAO H, XIE Y, WANG J, et al. Pulmonary rehabilitation for pneumoconiosis: protocol for a systematic review and meta-analysis. BMJ Open, 2019, 9 (8): e025891.

［69］ MANDRIOLI D, SCHLÜNSSEN V, ÁDÁM B, et al. WHO/ILO work-related burden of disease and injury: Protocol for systematic reviews of occupational exposure to dusts and/or fibres and of the effect of occupational exposure to dusts and/or fibres on pneumoconiosis. Environ Int, 2018, 119: 174-185.

［70］ 冯玲芳, 贾振宇, 朱丽瑾, 等. 吡非尼酮对大鼠矽肺纤维化的抑制作用. 中华劳动卫生职业病杂志,

2010 (10): 772-775.

［71］王慧, 胡建安. 表观遗传修饰在尘肺病发病中的作用研究. 中华劳动卫生职业病杂志, 2019 (04): 310-317.

［72］张华, 张松泉, 王艳, 等. 表皮生长因子受体酪氨酸激酶抑制剂对大鼠尘肺纤维化干预的研究. 中华劳动卫生职业病杂志, 2019 (06): 408-415.

［73］李德鸿. 不要把尘肺病防治引入歧途. 环境与职业医学, 2018, 35 (04): 283-285.

［74］蔡志春, 李鹏, 赵玉军, 等. 尘肺 DR 胸部摄影及软读片的质量控制. 中国工业医学杂志, 2019, 32 (02): 156-157.

［75］文轲, 丁春光, 陈刚, 等. 尘肺病大容量肺灌洗液中金属及类金属的检测. 中华劳动卫生职业病杂志, 2017, 35 (11): 832-836.

［76］赵义芹, 曾庆玉, 李宝平. 尘肺病大容量肺灌洗影像学表现研究进展. 中华临床医师杂志 (电子版), 2013, 7 (12): 5501-5503.

［77］李涛, 王焕强. 尘肺病的工伤保险医疗服务管理. 中国医疗保险, 2016 (12): 64-65+67.

［78］尘肺病攻坚行动: 尘肺病患者分类救治救助. 中国职业医学, 2019, 46 (05): 545.

［79］王焕强, 凌瑞杰, 崔萍, 等. 尘肺病患者未就诊影响因素分析. 中华劳动卫生职业病杂志, 2019 (09): 643-649.

［80］赵娜, 毕杰军, 孙炳欣, 等. 尘肺病叁期影像学表现与肺功能相关性. 中华劳动卫生职业病杂志, 2019 (11): 827-828-829-830.

［81］朱秋鸿, 王焕强, 余晨, 等. 尘肺病影像学诊断技术研究进展. 环境与职业医学, 2011, 28 (10): 627-630.

［82］朱春梅, 陈步东, 靳二虎. 尘肺病影像学诊断研究进展. 临床和实验医学杂志, 2019, 18 (06): 668-670.

［83］唐美岸, 李颖, 许金桂, 等. 尘肺合并慢性阻塞性肺疾病患者肺功能下降与 PMF 的关系. 工业卫生与职业病, 2020, 46 (02): 122-125.

［84］董明霞, 庞波, 李茜, 等. 尘肺患者外周血 miR-21 表达与细胞因子分泌、胶原代谢及氧化应激的相关性. 疑难病杂志, 2019, 18 (02): 147-150.

［85］冯媛. 尘肺患者早期血清特异性 miRNA 水平变化. 现代仪器与医疗, 2019, 25 (01): 37-40.

［86］王晓云, 张建斌, 魏彩玲, 等. 大容量全肺灌洗对尘肺患者呼吸功能影响的 Meta 分析. 长治医学院学报, 2016, 30 (02): 104-107.

［87］陈刚, 袁扬, 马国宣, 等. 大容量全肺灌洗治疗尘肺病及其他肺疾患 15000 例报告. 中国疗养医学, 2018, 27 (11): 1124-1129.

［88］蔡志春. 对 GBZ70-2015《职业性尘肺病的诊断》的理解. 中华劳动卫生职业病杂志, 2016, 34 (11): 866-867.

［89］李涛. 对 "开胸验肺" 求证尘肺病诊断的思考. 现代职业安全, 2010 (01): 74-75.

［90］谢英, 李智民, 沙焱, 等. 二次气管切开灌注二氧化硅构建大鼠硅肺模型的效果观察. 职业卫生与应急救援, 2018, 36 (06): 481-484+496.

［91］张君, 于建平. 二例职业性煤工尘肺诊断与鉴定结论不一致的原因分析. 中华劳动卫生职业病杂志, 2019 (03): 221-223.

［92］刘青, 郝月琴, 王伦青, 等. 非职业性尘肺一例. 中华结核和呼吸杂志, 2020 (05): 466-468.

［93］张敏, 陈钧强, 蒋兆强, 等. 肺功能检查在职业健康检查和尘肺病诊断中应用进展. 中国职业医学, 2013, 40 (01): 75-76.

［94］张宝玲, 曹殿凤, 侯翠翠. 氟化铝粉尘致职业性铝尘肺 1 例报告. 中国职业医学, 2019, 46 (02): 212-214.

［95］罗海峰, 翟荣存. 傅里叶功率谱在尘肺阴影密集度判读中的应用. 铜陵学院学报, 2019, 18 (03):

111-114.

［96］ 温小庭, 陈竞雄, 陈伟, 等. 高千伏 X 线片、DR、CT 在尘肺病诊断中的应用研究. 影像研究与医学应用, 2020, 4 (08): 86-87.

［97］ 张文斌. 观察胸膜下透亮带在 CT 诊断尘肺肺部弥漫性粟粒样病变中的价值. 影像研究与医学应用, 2020, 4 (04): 125-126.

［98］ 程博文, 苏敏. 国际煤工尘肺和矽肺的发病趋势. 中华劳动卫生职业病杂志, 2019 (01): 75-78.

［99］ 王龙义, 唐天统, 陈玉珅, 等. 海南省 30 年尘肺病发病特征分析. 中国工业医学杂志, 2020, 33 (02): 160-163.

［100］ 肖芸, 夏海玲, 朱丽瑾, 等. 汉防己甲素和乙酰半胱氨酸联合用药对实验性矽肺的疗效观察. 中华劳动卫生职业病杂志, 2015, 33 (07): 519-522.

［101］ 胡香春, 胡祖应, 付延康, 等. 杭州市部分尘肺病患者的生存质量调查. 中华劳动卫生职业病杂志, 2019 (09): 673-677.

［102］ 史进梅, 赵俊琴, 赵春香, 等. 河北省 2009~2018 年尘肺病发病的时空演变特征. 中华劳动卫生职业病杂志, 2020 (03): 175-176-177-178-179.

［103］ 余焱明, 王焕强, 晏小萍, 等. 湖北省建国以来尘肺病发病的历史状况和趋势分析. 中国工业医学杂志, 2010, 23 (03): 213-215.

［104］ 王焕强, 孙承业. 加快尘肺病社会保障救助与健康管理政策研究. 中华劳动卫生职业病杂志, 2019 (09): 641-642.

［105］ 陈志强, 周武旺, 卢雪梅, 等. 结核杆菌特异性细胞免疫反应检测在尘肺并发肺结核诊断中的意义. 中华劳动卫生职业病杂志, 2018, 36 (11): 868-869.

［106］ 孙治平, 赵德发, 李宝平, 等. 金属 (锌) 粉尘肺沉着病 4 例患者脱离粉尘作业后的动态影像学观察. 职业与健康, 2016, 32 (19): 2709-2711.

［107］ 张伊莉, 陈育全, 刘薇薇, 等. 金属粉尘肺沉着病研究进展. 中国工业医学杂志, 2016, 29 (01): 53-57+68.

［108］ 孙治平, 李宝平, 高丽妮. 金属及其化合物粉尘肺沉着病的研究进展. 中华劳动卫生职业病杂志, 2015, 33 (03): 233-235.

［109］ 曾婉, 敖知, 李一诗, 等. 经支气管冷冻肺活检在尘肺病诊断中的应用. 中国实用内科杂志, 2020, 40 (02): 133-139.

［110］ 姜锦, 张晖, 孙佳欣. 口腔科粉尘污染的危害及防控措施. 职业与健康, 2011, 27 (19): 2256-2258.

［111］ 张青, 金盛辉, 金焱. 蔺草工尘肺命名的探讨. 职业卫生与病伤, 2010, 25 (03): 157-158.

［112］ 张青, 金盛辉, 金焱, 等. 蔺草工尘肺影像学特点分析. 中国职业医学, 2010, 37 (04): 308-310.

［113］ 唐忠权, 邓婷婷. 六分钟步行试验在尘肺患者中的应用. 中国临床新医学, 2019, 12 (11): 1193-1195.

［114］ 周云芝, 陈刚, 李宝平, 等. 煤工尘肺大容量肺灌洗前后的影像学评价. 中华劳动卫生职业病杂志, 2013, 31 (12): 932-935.

［115］ 王旭, 李宝平, 曾庆玉, 等. 煤工尘肺肺内结节的病理与 64 排螺旋 CT 影像表现. 中华劳动卫生职业病杂志, 2014, 32 (09): 668-673.

［116］ 肖坤, 刘建华, 丁新平, 等. 煤工尘肺患者个体化运动方案康复治疗的效果评价. 中华劳动卫生职业病杂志, 2019 (05): 357-361.

［117］ 曹殿凤, 邱菊. 其他疾病误诊为尘肺病分析. 中华劳动卫生职业病杂志, 2020 (03): 210-211-212.

［118］ 李德鸿. 强化职业病诊断标准的质量管理加强重要标准的制修订. 中国卫生标准管理, 2011, 2 (05): 28-31.

［119］ 张敏, 陈钧强. 人工智能技术在尘肺病诊断中的应用研究进展. 环境与职业医学, 2020, 37 (02):

192-196.

［120］ 朱春梅, 陈步东, 徐岩, 等. 叁期尘肺 CT 表现与肺内二氧化硅含量的关系分析. CT 理论与应用研究, 2019, 28 (05): 569-576.

［121］ 余迪芳, 陈钧强, 张敏, 等. 石棉接触女工肺通气功能测定结果分析. 浙江预防医学, 2012, 24 (04): 48-49.

［122］ 余梁, 胡茂能, 刘亚, 等. 数字 X 线成像联合双能量减影技术诊断尘肺病的临床应用探讨. 蚌埠医学院学报, 2020, 45 (03): 378-381.

［123］ 姚三巧. 死亡受体调控的尘肺发病新机制. 新乡医学院学报, 2016, 33 (02): 81-86.

［124］ 王岩. 探析多层螺旋 CT 及后处理功能对早期尘肺诊断的应用价值. 中国医疗器械信息, 2020, 26 (08): 151-152.

［125］ 于兴浩, 樊慧, 王永星, 等. 我国 2001-2017 年尘肺病研究热点区域分析. 中国职业医学, 2019, 46 (03): 297-301.

［126］ 李涛, 李德鸿, 王焕强. 我国职业病目录的历史沿革以及对存在问题的探讨. 中华劳动卫生职业病杂志, 2012 (10): 721-724.

［127］ 王峥, 张建芳, 钱青俊. 我国职业性尘肺病诊断标准的演变和发展. 中国工业医学杂志, 2017, 30 (01): 69-71.

［128］ 色音图, 王琳琳, 贺咏平, 等. 稀土尘肺病的影像学研究. 中国冶金工业医学杂志, 2020, 37 (02): 141-142.

［129］ 刘钊, 徐应军, 李宝平, 等. 锡、铁、锑、钡及其化合物等致尘肺沉着病研究进展. 职业与健康, 2015, 31 (01): 125-127.

［130］ 郭秀芝. 小容量肺灌洗对煤工尘肺合并稳定期慢性阻塞性肺疾病患者的临床疗效. 山东医药, 2020, 60 (13): 62-64.

［131］ 郭美琼, 何坚. 牙科技工矽肺一例分析. 中华劳动卫生职业病杂志, 2019 (02): 149-150.

［132］ 孙志谦, 袁扬, 段建勇, 等. 岩盐气溶胶疗法对尘肺病患者肺功能的影响. 职业与健康, 2018, 34 (23): 3190-3194+3202.

［133］ 刘红梅, 袁扬, 段建勇, 等. 岩盐气溶胶疗法在尘肺病治疗中短期疗效及生活质量的探讨. 工业卫生与职业病, 2020, 46 (02): 150-153.

［134］ 刘钊, 李宝平, 徐应军. 硬金属肺病 (钨、钛、钴等) 的研究进展. 职业与健康, 2014, 30 (22): 3326-3328.

［135］ 王焕强, 李涛. 直接数字化 X 线摄影技术用于尘肺病筛查和诊断研究的系统综述. 中华劳动卫生职业病杂志, 2014, 32 (05): 327-334.

［136］ 许云皓, 王焕强, 邹建芳. 职业性尘肺病患者生存状况文献计量分析. 中国职业医学, 2019, 46 (06): 695-699.

［137］ 杨兆春, 刘钊, 郭宁, 等. 职业性刺激性化学物所致慢性阻塞性肺疾病研究进展. 职业与健康, 2015, 31 (16): 2289-2291.

［138］ 郑柳静. 职业性石棉尘肺普通高千伏胸片与数字化 (DR) 胸片的对比分析. 影像研究与医学应用, 2020, 4 (06): 75-76.

［139］ 曹殿凤, 侯翠翠, 邱菊, 等. 综合评估在尘肺分级治疗中的应用. 中国工业医学杂志, 2020, 33 (02): 128-131.

［140］ VASAKOVA M, MORELL F, WALSH S, et al. Hypersensitivity Pneumonitis: Perspectives in Diagnosis and Management. Am J Respir Crit Care Med, 2017, 196 (6): 680-689.

［141］ HYLDGAARD C, HILBERG O, MULLER A, et al. A cohort study of interstitial lung diseases in central

Denmark. Respir Med, 2014, 108 (5): 793-799.

[142] FERNANDEZ PE, SWIGRIS JJ, FORSSEN AV, et al. Identifying an inciting antigen is associated with improved survival in patients with chronic hypersensitivity pneumonitis. Chest, 2013, 144 (5): 1644-1651.

[143] QUIREE S, VANDENPLAS O, CAMPO P, et a1. Occupational hypersensitivity pneumonitis: an EAACI position paper. Allergy, 2016. 71 (6): 765-779.

[144] SIMONIAN PL, WEHRMANN F, ROARK CL, et al. Gammadelta T cells protect against lung fibrosis via IL-22. J Exp Med, 2010, 207 (10): 2239-2253.

[145] 霍真, 冯瑞娥. 过敏性肺炎的病理变化及诊断难点. 中国实用内科杂志, 2019, 39 (2): 111-114.

[146] 郭强蕊. 过敏性肺炎的 X 线诊断和鉴别. 医药前沿, 2017, 7 (30): 108-109.

[147] 李全生, 魏庆宇, 朱晓明. 2016 年欧洲变态反应与临床免疫学会意见书—职业性超敏性肺炎解读. 中国实用内科杂志, 2016, 36 (11): 954-958.

[148] MORISSET J, JOHANNSON K A, VITTINGHOFF E, et al. Use of mycophenolate mofetil or azathioprine for the management of chronic hypersensitivity pneumonitis. Chest, 2017, 151 (3): 619-625.

[149] BEHR J, NEUSER P, PRASSE A, et al. Exploring efficacy and safety of oral Pirfenidone for progressive, non-IPF lung fibrosis (RELIEF)-a randomized, double-blind, placebo-controlled, parallel group, multi-center, phase Ⅱ trial. BMC Pulm Med, 2017, 17 (1): 122.

[150] 金泰廙, 职业卫生与职业医学. 上海, 复旦大学出版社, 2015: 189.

[151] 石晶, CHRISTIANI DC, 戴和莲, 等. 棉纺织工人棉尘及内毒素暴露对肺功能慢性影响的研究. 环境与健康杂志, 2011, 28 (2): 114-117.

[152] 毛庆根. 低负荷有氧锻炼联合空气负氧离子吸入治疗棉尘肺患者的疗效观察. 中华物理医学与康复杂志, 2016, 28 (9): 702-704.

[153] 刘扬, 付岭岭, 林梦梦, 等. 1998 至 2017 年职业性哮喘文献计量分析. 中华劳动卫生职业病杂志, 2019, 37 (6): 425-431.

[154] 中国医学科科学院, 中国疾病预防控制中心, 中华预防医学会, 等. 中国慢性呼吸疾病流行状况与防治策略. 北京: 人民卫生出版社, 2018.

[155] 钟南山, 刘又宁. 呼吸病学. 2 版. 北京: 人民卫生出版社, 2012.

[156] 韦伯格, 考克瑞尔, 曼德尔. 呼吸病学基本原理. 5 版. 魏路清, 译. 天津: 天津科技翻译出版公司, 2010.

[157] 中华医学会变态反应分会呼吸过敏学组 (筹), 中华医学会呼吸病学分会哮喘学组. 中国过敏性哮喘诊治指南 (第一版, 2019 年). 中华内科杂志, 2019, 58 (9): 636-655.

[158] 中华医学会呼吸病学分会哮喘学组, 中国哮喘联盟. 支气管哮喘急性发作评估及处理中国专家共识. 中华内科杂志, 2018, 57 (1): 4-14.

[159] 中华医学会呼吸病学分会哮喘学组. 支气管哮喘防治指南 (2016 年版). 中华结核和呼吸杂志, 2016, 39 (9): 675-697.

[160] 中华医学会呼吸病学分会肺功能专业组. 肺功能检查指南- 呼气峰值流量及其变异率检查. 中华结核和呼吸杂志, 2017, 40 (6): 426-430.

[161] DWEIK RA, BOGGS PB, ERZURUM SC, et al. An official ATS clinical practice guideline: interpretation of exhaled nitric oxide levels (FENO) for clinical applications. Am J Respir Crit Care Med, 2011, 184 (5): 602-615.

[162] 奥马珠单抗治疗过敏性哮喘专家组, 中华医学会呼吸病学分会哮喘学组. 奥马珠单抗治疗过敏性哮喘的中国专家共识. 中华结核和呼吸杂志, 2018, 41 (3): 179-185.

［163］ 俞雪, 李燕芹, 王群, 等. 接受标准化变应原免疫治疗的支气管哮喘患者的诊疗状况. 中国现代医学杂志, 2009, 19 (17): 2637-2639.

［164］ 杨文兰, 孙道远, 毛翎, 等. 金属粉尘肺沉着病患者气道炎症的变化. 中华劳动卫生职业病杂志, 2018, 36 (11): 852-854.

［165］ 毛翎, 施瑾, 陈子丹, 等. 电焊工尘肺 X 线胸片圆形小阴影的随访研究. 中华劳动卫生职业病杂志, 2014, 32 (11): 823-827.

［166］ 朱晓莉, 薛长江, 王旖然, 等. 铁及其化合物粉尘肺沉着病 2 种影像诊断比较研究. 中国职业医学, 2018, 45 (1): 75-79.

［167］ 胡炜燚. 铁末肺沉着病一例报道及其诊断思考. 中华劳动卫生职业病杂志, 2016, 34 (4): 293-294.

［168］ 葛宪民, 李小萍, 王力珩, 等. 锡末沉着症患者 X 线胸片长期动态观察. 中华劳动卫生职业病杂志, 2011, 29 (7): 550-552.

［169］ KEFELI M, AKPOLAT I, ZEREN H, et al. Clinical, histopathological and mineralogical analysis findings of an unusual case of pneumoconiosis. Turk Patoloji Derg, 2012, 28: 184-188.

［170］ 李贤佐, 徐毅, 张一飞, 等. 某钛白粉生产企业在岗职工职业健康检查结果. 职业与健康, 2017, 33 (2): 160-163.

［171］ DE JK, BOCZEN HM, KROMHOUT H, et al. Occupational exposure to vapors, gases, dusts, and fumes is associated with small airway sobstructionAm J Respir Crit Care Med, 2014. 189 (4): 487-490.

［172］ WALD J, SAFKA K, WANG H, et al. GOLD Stage and Treatment in COPD: A 500 Patient Point Prevalence Study. Chest, 2015, 148 (4): 45-55.

［173］ 闫永建. 《职业性刺激性化学物致慢性阻塞性肺病的诊断》标准修订初步意见调查研究. 中华劳动卫生职业病杂志, 2018 (8): 625-627.

［174］ HELBY J, NORDESTGAARD B G, BENFIELD T, et al. Asthma, other atopic conditions and risk of infections in 105, 519 general population never and ever smokers. Journal of Internal Medicine, 2017. 282 (3): 254-267.

［175］ 徐沙, 凌瑞杰. 某部 1 例复印机所致的职业性慢性阻塞性肺疾病诊断分析. 解放军预防医学杂志, 2017 (8). 879-882.

［176］ 闫永建, 李西西, 陈艳霞, 等. 《职业性硬金属肺病的诊断》标准的研制. 中华劳动卫生职业病杂志, 2016, 34 (3): 222-224.

［177］ 李西西, 陈艳霞, 闫永建等. 硬金属肺病的临床特点. 中华劳动卫生职业病杂志, 2015, 33 (5): 387-391.

［178］ 罗英男李西西, 闫永建. 国内硬金属肺病 11 例病例报道. 中国职业医学, 2015 (6): 629-632.

［179］ ADAMS T N, BUTT Y M, BATRA K, et al. Cobalt related interstitial lung disease. Respiratory Medicine, 2017, 129: 91-97.

［180］ 孟凡青, 蔡后荣, 樊祥山, 等. 巨细胞间质性肺炎 2 例临床病理分析. 临床与实验病理学杂志, 2011 (02): 55-59.

［181］ 李凤鸣, 谢立信. 中华眼科学. 3 版. 北京: 人民卫生出版社, 2014.

［182］ 王璐璐, 张月琴, 祝磊, 等. 羊膜遮盖手术时机对不同程度眼表烧伤患者视力预后的影响. 中华实验眼科杂志, 2019, 37 (3): 197-200.

［183］ 王健, 解正高, 杜伟. 角膜碱性烧伤药物治疗的现状与研究进展. 中华眼科医学杂志 (电子版), 2017, 7 (4): 184-192.

［184］ BASU S, SUREKA SP, SHANBHAG SS, et al. Simple Limbal Epithelial Transplantation: Long-Term Clinical Outcomes in 125 Cases of Unilateral Chronic Ocular Surface Burns. Ophthalmology, 2016, 123

(5): 1-11.

[185] SHARMA N, KAUR M, AGARWA T, et al. Treatment of acute ocular chemical burns. Survey of Ophthalmology, 2018, 63 (2): 214-235.

[186] KITAHARA CM, LINET MS, RAJATAMAN P, et a1. A new era of low-dose radiation epidemiology. Curr Environ Health Rep, 2015, 2 (3): 236-249.

[187] 汤岩, 黄桂花. 三硝基甲苯所致白内障患病情况调查. 环境与职业医学, 2014, 31 (10): 806-808.

[188] 王晓丽, 王彦平, 张婷婷. 噪声作业职业健康监护中的问题及对策探讨. 中国职业医学, 2011, 38 (1): 68-69.

[189] 刘玉梅. 职业性噪声聋发病特点与防治措施研究. 预防医学, 2016, 10 (6): 34.

[190] 于焕新. 噪声性耳聋的研究进展. 职业与健康, 2014, 30 (12): 1705-1707.

[191] 冉文婧, 王永义. 职业性铬鼻病. 中国工业医学杂志, 2013, 26 (5): 357-359.

[192] 张秋玲. 职业性牙酸蚀病的预防. 职业卫生, 2011, 2: 98-99.

[193] 王建新. 瞬间的职业损伤-《职业性爆震聋的诊断》解读. 中国卫生标准管理, 2011, 2 (3): 24-27.

[194] 中国医师协会急诊医师分会, 中国毒理学会中毒与救治专业委员会. 急性中毒诊断与治疗中国专家共识. 中华急诊医学杂志. 2016,(11): 1361-1375.

[195] 黎敏, 宋维. 国外急性中毒治疗的研究进展. 中华灾害救援医学, 2015,(5): 348-350.

[196] 王汉斌, 邱泽武, 刘素刚. 我国急性化学中毒的特点及临床诊治进展. 灾害医学与救援, 2012, 2 (1): 54-56.

[197] 夏丽华, 程樱, 刘莉莉. 职业性慢性镉中毒临床诊断治疗研究进展. 中国职业医学, 2016, 43 (1): 97-100.

[198] 中国吞咽障碍康复评估与治疗专家共识组, 中国吞咽障碍评估与治疗专家共识 (2017 年版, 第二部分治疗与康复管理篇) 中华物理医学与康复杂志, 2018, 40 (1): 1-10.

[199] 中国康复医学会重症康复专业委员会呼吸重症康复学组, 中国呼吸重症康复治疗技术专家共识《中国老年保健医学》杂志 2018, 16 (5): 3-4.

[200] 中华医学会神经病学分会神经康复学组中华医学会神经病学分会脑血管病学组, 中国脑卒中早期康复治疗指南, 中国脑卒中早期康复治疗指南中华神经科杂志, 2017, 50.(6): 405-407.

[201] 赖燕, 曾碧霞, 袁娟, 等. 职业性慢性轻度铅中毒诊疗中应用规范化医疗护理模式的研究. 中华劳动卫生与职业病杂志, 2016, 34 (6): 452-454.

[202] SHAIK AP, SULTANA SA, ALSAEED AH, et al. Lead exposure: a summary of global studies and the need for new studies from Saudi Arabia. Dis Markers, 2014, 2014: 415160.

[203] KIANOUSH S, SADEGHI M, BALALI-MOOD M. Recent Advances in the clinical management oflead poisoning. Acta Med Iran, 2015, 53 (6): 327-336.

[204] 吴学文, 王凤君, 孙虹. 铅对听觉系统毒性作用的研究进展, 中华耳鼻喉头颈外科杂志, 2015 (50) 9: 790-793.

[205] 刘云忠, 毕树雄, 卫小春. 铅对骨骼的损伤机制及其生物学标志物, 医学综述, 2011,(17): 97-99.

[206] 赵金垣. 临床职业病学. 2 版. 北京: 北京大学医学出版社, 2010.

[207] 张鹏, 邱泽武. 金属汞中毒脏器功能损伤研究进展. 临床急诊杂志, 2016, 17 (11): 918-922.

[208] US ENVIRONMENTAL PROTECTION AGENCY. Mercury: health effects. W ashington, DC: US Environmental Protection Agency, 2014.

[209] KATSUMA A, HINOSHITA F, MASUMOTO S, et al. Acute renal failure following exposure to metallic mercury. Clin Nephrol, 2014, 82 (1): 73-76.

[210] ROTH J, LI Z, SRIDHAR S, et al. The effect of manganese on dopamine toxicity and dopamine

transporter (DAT) in control and dat transfected hek cells. Neurotoxicology, 2013, 35 (3): 121-128.

［211］ 陈康成, 邹云锋, 杨晓波. 锰暴露对机体神经认知功能损伤的研究进展. 中华劳动卫生职业病杂志, 2013, 31 (12): 941-943.

［212］ 高明静, 常桂玲, 李秀云. 慢性锰中毒 132 例临床分析及护理. 中国工业医学杂志, 2011, 24 (1): 78-79.

［213］ 丁宏伟, 李岩. 锰的神经毒性机制研究进展实用预防医学, 2016, 23 (8): 1022-1024.

［214］ GBZ 17, 职业性镉中毒的诊断. 北京: 人民卫生出版社, 2015.

［215］ 袁娟, 赖燕, 张云花, 等. 职业性慢性镉中毒肾功能预后分析. 工业卫生与职业病杂志, 2016, 42 (6): 452-454.

［216］ AKERSTROM M, BARREGARD L, LUNDH T, et al. The relationship between cadmium in kidney and cadmium in urine and blood in an environmentally exposed population. Toxicol Appl Pharmacol, 2013, 268 (3): 286-293.

［217］ SGALLA G, BIFFI A, RICHELDI L. Idiopathic pulmonary fibrosis: Diagnosis, epidemiology and natural history. Respirology, 2016, 21 (3): 427-437.

［218］ RIBEIRO M, FRITSCHER LG, AL-MUSAED AM, et al. Search for chronic beryllium disease among sarcoidosis patients in Ontario, Canada. Lung, 2011, 1989 (3): 233-241.

［219］ 吕传真, 周良辅. 实用神经病学. 上海: 上海科学技术出版社, 2014.

［220］ BELOWITZ R, O'DONNELL MJ. Ion-selective microelectrode measurements of Tl+and K+transport by the gut and associated epithelia in Chironomus riparius. Aquat Toxicol, 2013, 138-139: 70-80.

［221］ KOROTKOV SM, BRAILOVSKAYA IV, KORMILITSYN BN, et al. Tl (+) showed negligible interaction with inner membrane sulfhydryl groups of rat liver mitochondria, but formed complexes with matrix proteins. J Biochem Mol Toxicol, 2014, 28 (4): 149-156.

［222］ 梁启荣, 李航天, 陆柳. 急性铊中毒 6 例临床分析. 现代医药卫生, 2013, 29 (8): 1278-1279.

［223］ ANANDA S, SHAOHUA Z, LIANG L. Fatal barium chloride poisoning: four cases report and literature review. Am J Forensic Med Pathol, 2013, 34 (2): 115-118.

［224］ 杨新荣, 王正银, 王明华, 等. 37 例黄磷中毒临床分析. 工业卫生与职业病, 2014, 40 (1): 52-53.

［225］ 龙仕平, 冯轶. 急性黄磷中毒的临床诊治分析. 实用心脑肺血管病杂志, 2013, 21 (5): 129-130.

［226］ 王民生, 马文军. 消化系统毒理学. 北京: 北京大学医学出版社, 2011.

［227］ LINDBERG AL, SOHELN, RAHMANM, et al. Impact of smoking andchewing tobacco on arsenic-induced skin lesion. EnvironHealth Perspect, 2010, 118 (4): 533-538.

［228］ HALL MN, GAMBLE MV. Nutritional manipulation of one-carbon metabolism: effects on arsenic methylation and toxicity. Journal of Toxicology, 2012: 1-11.

［229］ HOWE CG, NIEDZWIECKIMM, HALLMN, et al. Folate and cobalaminmodify associations between S-adenosylmethionine and methylatedarsenic metabolites in arsenic-exposed Bangladeshi adults. The Journal of Nutrition, 2014, 144 (5): 690-697.

［230］ POLIMANTI R, PIACENTINI S, DEANGELISA F, et al. Human GST loci asmarkers of evolutionary forces: GSTO1*E155del and GSTO1*E208K polymorphisms may be under natural selection induced by environmental arsenic. Dis Makers, 2011, 31 (4): 231-239.

［231］ PACHAURI V, SRIVASTAVA P, YADAV A, et al. Mi ADMSA protects arsenic-induced oxidative stress in human keratinocyte HaCaT cells. Biol Trace Elem Res, 2013, 153 (1-3): 396-402.

［232］ AGUSAT, IWATAH, FUJIHARAJ, et al. Genetic polymorphisms in glutathione S-transferase (GST) superfamily and arsenic metabolisminresidents of the Red River Delta, Vietnam. ToxicolApplPharmacol,

2010, 242 (3): 352-362.

［233］ 赖燕, 肖雄斌, 李海霞, 等. 94 例职业性慢性砷中毒病例临床特征分析, 中国职业医学, 2010, 25 (03): 235-237.

［234］ BAO YZ, WANG D, LI ZM, et al. Efficacy of a novel chelator BPCBG for removing uranium and protecting against uranium-in-duced renal cell damage in rats and HK-2 cells. Toxicology and Applied Pharmacology, 2013, 269: 17-24.

［235］ 刘玉龙, 李明华, 孙晓亮, 等. 贫铀的毒性及解毒促排药物研究进展. 解放军药学学报, 2014, 30 (5): 454-456.

［236］ 朱钧, 郝凤桐. 14 例急性四乙基铅中毒临床分析. 中国工业医学杂志, 2011, 24 (3): 181-182.

［237］ 张静波, 孙道远. 急性四乙基铅中毒 145 例临床特点分析. 职业卫生与应急救援, 2015, 33 (5): 322-324.

［238］ 朱华, 张兴国, 邵华. 70 例急性四乙基铅中毒临床分析. 中国工业医学杂志, 2016, 29 (4): 294-295.

［239］ WILLS BK, CHRISTENSEN J, MAZZONCINi J. Severe neurotoxicity following ingestion of tetraethyl lead. Med Toxicol, 2010, 6: 31-34.

［240］ 李德鸿. 职业健康监护指南. 2 版. 上海: 东华大学出版社, 2012.

［241］ 唐小江, 黄明, 李斌, 等. 国内外三甲基氯化锡中毒事故分析. 中国工业医学杂志, 2010, 23 (5): 352-354.

［242］ 王宁, 程宁, 闫铭峰, 等. 大鼠急性羰基镍中毒各脏器谷胱甘肽过氧化物酶水平动态观察. 中国职业医学, 2012, 39: 293-296.

［243］ BAI YN, MAL, WANG QY, et al. The mechanism of acute lung injury induced by nickel carbonyl in rats. Biomed Environ Sci 2013, 7 (26): 625-628.

［244］ 王宁, 程宁, 王秋英, 等. DDC 等药物对急性羰基镍中毒大鼠肝脏 SOD 活力及 Cu-Zn SOD 基因表达影响. 实用预防医学, 2015, 22 (1): 110-113.

［245］ 金盛辉, 张青, 王健, 等. 急性羰基镍中毒肺损伤的高分辨率 CT 表现. 中华劳动卫生职业病杂志, 2016,(11): 841-843.

［246］ 金泰廙, 王祖兵. 化学品毒性全书. 上海: 上海科学技术文献出版社, 2019.

［247］ 李智民, 常见职业病临床诊疗实践指南. 深圳: 海天出版社, 2013.

［248］ 金泰廙. 职业卫生与职业医学. 7 版. 北京: 人民卫生出版社, 2012.

［249］ 巫丽萍, 苏月南, 张奕威, 等. 急性一氧化碳中毒规范化救治分析. 河北医科大学学报, 2016, 37 (1): 18-20.

［250］ 高春锦, 葛环, 赵立明, 等. 一氧化碳中毒临床治疗指南 (一). 中华航海医学与高气压医学杂志, 2012, 19 (2): 127-128, 130.

［251］ 葛环, 高春锦, 赵立明, 等. 一氧化碳中毒临床治疗指南 (二). 中华航海医学与高气压医学杂志, 2012, 19 (5): 315-317.

［252］ 高春锦, 葛环, 赵立明, 等. 一氧化碳中毒临床治疗指南 (三). 中华航海医学与高气压医学杂志, 2013, 20 (1): 72-74.

［253］ 葛环, 高春锦, 赵立明, 等. 一氧化碳中毒临床治疗指南 (四). 中华航海医学与高气压医学杂志, 2013, 20 (5): 356-358.

［254］ 李茂新, 赵宏宇. 一氧化碳中毒治疗的研究进展. 医学综述, 2020, 26 (13): 2529-2533.

［255］ 关里, 赵金垣, 毛丽君, 等. 核磁共振波谱成像在急性 CO 中毒迟发性脑病诊断中的应用价值. 中国工业医学杂志, 2015, 28 (03): 187-189.

［256］ 王喜福, 赵金垣. 脑循环障碍与急性 CO 中毒迟发性脑病. 中国工业医学杂志, 2010, 23 (02):

108-111.

［257］ 明皓, 荣阳, 荣根满. 急性 CO 中毒后迟发性脑病的临床治疗与前瞻性研究. 中国医药指南, 2015, 13 (09): 38-39.

［258］ 吴娜, 王涤新. 硫化氢中毒机制及治疗研究进展. 中国工业医学杂志, 2010, 23 (6): 434-436.

［259］ 秦熠, 徐润熙, 顾琦慷. 急性硫化氢中毒救治方法研究进展. 中国全科医学, 2016, 19 (S1): 235-237.

［260］ 闫永建, 宋平平, 张凤林, 等. 102 例急性苯的氨基、硝基化合物中毒临床分析. 中国职业医学, 2014, 41 (3): 297-300.

［261］ 宋平平, 李西西, 闫永建. 急性苯的氨基硝基化合物中毒病例的文献分析. 中华劳动卫生与职业病杂志, 2014, 42 (5): 366-369.

［262］ 李西西, 牟志春, 宋平平, 等. 苯的氨基硝基化合物生物标志物研究进展. 中国职业医学, 2014, 41 (4): 462-464.

［263］ RICHTER E. Biomonitoring of human exposure to arylamines. Front Biosci (Elite Ed). 2015 7 (1): 193-207.

［264］ SKOLD A, COSCO DL, KLEIN R. Methemoglobinemia: pathogenesis, diagnosis, and management. Southern Med J, 2011, 104 (11): 757-761.

［265］ 曹景鑫, 田辉. 职业性三硝基甲苯白内障 62 例调查分析. 职业卫生与应急救援, 2012, 30 (6): 297-299.

［266］ OLSON RJ, BRAGA-MELE R, CHEN SH, et al. Cataract in the adult eye Preferred Practice Pattern. Ophthalmology, 2017, 124 (2): 1-119.

［267］ NADERI M, GHANEI M, SHOHRATI M, et al. Systemic complications of trinitrotoluene (TNT) in exposed workers. Cutan Ocul Toxicol, 2013, 32 (1): 31-34.

［268］ 张永伟, 陈岩, 罗贺昌. 法定职业病速查手册. 北京: 人民军医出版社, 2012.

［269］ 张万里, 张孚贺, 王显春, 等. 二巯丙磺钠治疗急性二甲基甲酰胺中毒临床疗效分析. 中国职业医学, 2012, 039 (005): 401-402.

［270］ 缪智豐, 李振宇. 苯酚灼伤并发中毒的临床处理研究. 临床医学, 2016, 25: 31-33.

［271］ 周卫敏. 急性甲醇中毒治疗进展. 中国血液净化, 2011, 7 (10): 385-388.

［272］ 陈卫杰, 孙道远, 严蓉. 接触环氧乙烷致周围神经病 3 例临床分析. 中国职业医学, 2011, 38 (4): 318-319.

［273］ MIKOCZY Z, TINNERBERG H, BJÖRK J, et al. Cancer incidenceand mortality in Swedish sterilant workers exposed to ethylene oxide: updated cohort study findings 1972-2006. Int J Environ ResPublic Health, 2011, 8 (6): 2009-2019.

［274］ GHOSH M, GODDERIS L. Genotoxicity of ethylene oxide: A review of micronucleus assay results in human population. Mutat Res, 2016, 770: 84-91.

［275］ 薄亚莉, 王卉. 环氧乙烷健康危害研究现状. 职业与健康, 2019, 15 (35): 2157-2160.

［276］ 李岩, 徐春茹, 张毅南, 等. 职业性急性环氧乙烷中毒 56 例分析. 中国工业医学杂志, 2012, 4 (25): 262-263.

［277］ 吴文君, 罗万春. 农药学. 北京: 中国农业出版社, 2018.

［278］ 陈曙旸, 王鸿飞, 尹萸. 我国农药中毒的流行特点和农药中毒报告的现状. 中华劳动卫生职业病杂志, 2015, 23 (5): 336-339.

［279］ 杨立山, 卢中秋, 田英平, 等. 急性有机磷农药中毒诊治临床专家共识 (2016). 中国急救医学, 2016, 36 (12): 1057-1064.

［280］ 陈元正, 郭旭, 王琳. 急性有机磷酸酯类农药中毒治疗的临床研究. 山西医药杂志, 2016, 45 (11):

1327-1329.

［281］ 祁晓瑾, 金玉才, 孙俊, 中医药联合西医常规疗法治疗有机磷中毒疗效的系统评价. 中医临床研究, 2019, 11 (13): 5-9.

［282］ 武小娟, 孟舰, 李彦国, 等, 急性有机磷农药中毒预后影响因素及其预测价值研究. 预防医学, 2017, 29 (12): 1227-1230.

［283］ 杨健, 陈高红, 彭颖, 等. 拟除虫菊酯类农药中毒的诊疗现状. 检验医学与临床, 2011, 8 (16): 2000-2001, 2038.

［284］ 焦建保. 拟除虫菊酯类农药急性中毒急救分析. 医护论坛, 2011, 18 (3): 173, 17.

［285］ 杨生田. 100 例拟除虫菊酯类农药中毒患者的胆碱酯酶数值分析. 中国实用医药, 2017, 12 (1): 35-37.

［286］ 中国医师协会急诊医师分会. 急性百草枯中毒诊治专家共识 (2013). 中国急救医学, 2013, 33 (6): 484-489.

［287］ 姚冬奇, 李敏, 高恒波. 长期存活急性百草枯中毒患者肺功能的随访研究. 中华急诊医学杂志, 2016, 25 (6): 114-116.

［288］ 张炜, 孙海晨, 邵旦兵. 急性百草枯中毒的临床分型与预后分析. 中华急诊医学杂志, 2010, 19 (4): 357-360.

［289］ 张宝兰, 姚朗, 欧艺. 1991~2008 年我国百草枯中毒文献分析. 中国急救医学, 2010, 30 (2): 139-141.

［290］ 王磊, 洪广亮, 李冬. 中药对百草枯中毒肺损伤动物模型干预作用的 Meta 分析. 中华危重病急救医学, 2014, 26 (6): 399-404.

［291］ 杨径, 李智民. 职业病诊断实践与案例评析. 北京: 人民卫生出版社, 2012.

［292］ 黄先青, 张艳芳. 化学中毒与检验. 北京: 人民卫生出版社, 2016.

［293］ 卫生部食品安全综合协调与卫生监督局, 中国疾病预防控制中心职业卫生与中毒控制所. 职业中毒. 北京: 化学工业出版社, 2010.

［294］ LAKSHMI CP, GOEL A, BASU D. Cholestatic presentation of yellow phosphorus poisoning. J Pharmacol Pharmacother, 2014, 5 (1): 67-69.

［295］ GONZALEZ-ANDRADE F, LOPEZ-PULLES R. White phosphorus poisoning by oral ingestion of firecrackers or little devils: current experience in Ecuador. ClinToxicol (Phila), 2011, 49 (1): 29-33.

［296］ 刘子梦, 袁睿, 谢瑞, 等. 急性砷化氢中毒合并多器官功能障碍综合征 24 例早期血液生化分析. 中华灾害救援医学, 2016, 4 (3): 156-158.

［297］ 宋长平, 李岳, 王青兰, 等. 某电解铝厂工业性氟病发病分析及诊断思考. 中国工业医学杂志, 2010, 23 (4): 294-296.

［298］ 谢植伟, 李宏玲, 宋向荣, 等. 1- 溴丙烷毒性效应及中毒治疗研究进展. 中国职业医学, 2016, 43 (3): 387-389.

［299］ 李婷, 张静波, 杜勤惠, 等. 1- 溴丙烷中毒的临床特点及研究概况. 中国工业医学杂志, 2014, 27 (5): 389-392.

［300］ 张毅南, 王福祥, 张国辉, 等. 碘甲烷急性中毒研究进展. 中国职业医学, 2013, 40 (5): 461-463.

［301］ 李涛, 王焕强, 李德鸿. 职业病分类和目录. 中华劳动卫生职业病杂志, 2014, 32 (010): 798-800.

［302］ 黄永顺, 金佳纯, 温贤忠, 等. 2006-2012 年广东省物理因素所致职业病发病特点分析和对策探讨. 中国职业医学, 2013, 40 (6): 544-546.

［303］ 许明佳, 程薇. 2010-2014 年上海市金山区高温中暑流行特征及其与气温的关系. 职业与健康, 2015, 31 (19): 2657-2663.

［304］ 王林. 振动与振动病防治. 北京: 科学出版社, 2013.

［305］ 郑倩玲, 夏丽华, 郎丽, 等. 32 例职业性手臂振动病中西医结合治疗疗效和安全性观察. 中国职业医学, 2011, 38 (4): 320-322.

［306］ LEE G D, BAUMAL C R, LALLY D, et al. Retinal injury after inadvertent handheld laser exposure., 2014, 34 (12): 2388-2396.

［307］ Rainer D. Laser safety review. Journal of Chemical Health and Safety, 2011, 18 (6): 29-30.

［308］ SCHULMEISTER K, STUCK B E, LUND D J, et al. Review of thresholds and recommendations for revised exposure limits for laser and optical radiation for thermally induced retinal injury. Health physics, 2011, 100 (2): 210-220.

［309］ 郭泽华, 唐仕川, 何丽华, 等. 激光职业接触危害研究进展. 工业卫生与职业病, 2015, 41 (6): 474-477.

［310］ 罗明海. 激光对人眼的危害及其防护材料研究. 东北林业大学, 2012.

［311］ 晏程, 王海兰, 江嘉欣, 等. 激光致眼损伤机制研究进展. 中国职业医学, 2015 (01): 85-88+92.

［312］ 严茂胜, 王恰, 陈青松, 等. 激光辐射对作业人员眼睛健康影响因素分析. 中国职业医学, 2015 (04): 408-411.

［313］ 金泰廙, 王生, 邬堂春, 等. 现代职业卫生与职业医学. 北京: 人民卫生出版社, 2011.

［314］ 夏玉静, 刘嘉赢, 黄金祥, 等. 职业性冻伤诊断标准的制订. 中华劳动卫生职业病杂志, 2016, 34 (10).

［315］ 张学东, 蒋东旭. MEBT/MEBO 治疗特殊部位轻度冻伤 120 例临床分析. 中国医药指南, 2012, 10 (3): 85-86.

［316］ 苏旭, 张良安. 实用辐射防护与剂量学. 北京: 中国原子能出版社, 2013.

［317］ 苏旭. 放射防护检测与评价. 北京: 中国原子能出版社, 2016.

［318］ 医学名词审定委员会, 放射医学与防护名词审定分委员会. 放射医学与防护名词. 北京: 科学出版社, 2014.

［319］ 姜恩海, 王桂林, 龚守良. 放射性疾病诊疗手册. 北京: 原子能出版社, 2012.

［320］ FEDIRKO PA, BABENKO TF, KOLOSYNSKA OO, et al. Clinical types of cataracts in a long-term period after acute radiation sickness. Probl Radiac Med Radiobiol, 2019, 24: 493-502.

［321］ 卫生部卫生标准委员会. 放射性疾病诊断标准应用指南. 北京: 中国标准出版社, 2013: 39-47.

［322］ 邢志伟, 姜恩海, 赵欣然, 等. GBZ 105《外照射慢性放射病诊断标准》存在问题和修订建议. 中华临床医师杂志, 2012, 6 (12): 3452-3453.

［323］ 苏旭. 核与辐射突发事件处置. 北京: 人民卫生出版社, 2013.

［324］ 卞华慧, 刘玉龙, 王优优, 等. 南京 "5. 7" 192Ir 源放射事故患者局部组织的改变. 中华放射医学与防护, 2016, 36 (5): 331-335.

［325］ 杨志祥, 姜恩海, 傅宝华. 放射性皮肤疾病图谱. 北京: 人民军医出版社, 2013.

［326］ 蒲汪旸, 庄士祥, 刘玉龙, 等. 三例急性放射性皮肤损伤患者诊治及医学随访. 中华放射医学与防护, 2016, 34 (5): 364-366.

［327］ 郭伟, 赵凤玲, 王永杰. 一例 192Ir 致急性放射性皮肤损伤临床观察. 中华放射医学与防护, 2014, 34 (5): 370-371.

［328］ 赵凤玲, 傅宝华, 程晓军, 等. 9 例职业性放射性肿瘤的病因判断. 中华放射医学与防护, 2014, 34 (11): 864-866.

［329］ 陈孝平汪建平, 赵继宗. 外科学. 9 版. 北京: 人民卫生出版社, 2018.

［330］ 孙志娟, 王继先.《职业性放射性肿瘤判断规范》解读. 中华放射医学与防护杂志, 2017, 37 (9): 696-699.

［331］ 邢志伟, 于程程. 浅析职业性放射性肿瘤. 中国辐射卫生, 2019, 28 (4): 361-363.

［332］ 刘丽波, 罗云霄, 王剑峰, 等.《放射性甲状腺疾病诊断标准》解读. 国际放射医学核医学杂志, 2012,

36 (4): 204.

[333] 苏垠平, 邹剑明, 谭光享, 等. 阳江高本底地区女性居民甲状腺超声检查的结果与分析. 中华放射医学与防护杂志, 2016, 36 (11): 837-841, 874.

[334] VIMERCATI L, DE MARIA L, MANSI F, et al. Prevalence of thyroid diseases in an occupationally radiation exposed group: A cross sectional study in a university hospital of southern Italy. Endocr Metab Immune Disord Drug Targets. 2019, 19 (6): 803-808.

[335] 赵凤玲, 傅宝华, 吕玉民, 等. 6 名钴-60 源辐射事故受照者生殖及内分泌功能远期效应随访. 中国职业医学, 2014, 41 (6): 666-669, 673.

[336] 李兰娟, 任红. 传染病学. 8 版. 北京: 人民卫生出版社, 2013.

[337] 殷东辰, 郑晓惠, 刘晓鹏. 低压舱检查致高空减压病 1 例. 东南国防医药, 2011, 13 (5): 427-427.

[338] 薛长江, 夏玉静, 刘嘉瀛. 冷损伤临床研究进展. 中国职业医学, 2015, 42 (3): 338-340.

[339] 中华医学会感染病学分会艾滋病血组. 艾滋病诊疗指南第三版 (2015 年版). 中华临床感染病杂志, 2015, 08 (05): 385-401.

[340] 吴锐. 1955-2017 年青海省石棉肺发病情况调查. 中国工业医学杂志, 2017, v. 30 (06): 50+82.

[341] 刘明智, 张继华, 谢晓洁, 等. 青石棉污染区恶性胸膜间皮瘤的 CT 表现及分析. 中国当代医药, 2013, 020 (002): 104-106.

[342] 张忠彬, 周永平. 日本、韩国、东盟与我国石棉危害预防控制现状. 中国安全生产科学技术, 2010, 006 (001): 121-124.

[343] 姜益, 张继贤, 吴晓东, 等. 石棉肺并发恶性胸膜间皮瘤 27 例诊治分析. 浙江实用医学, 2013, 018 (001): 20-21, 23.

[344] 丁长青, 丁爱兰, 王文生. 石棉肺的 CT 及高分辨率 CT 表现. 实用医学杂志, 2010, 026 (005): 825-827.

[345] 贾贤杰, 芈静, 杨林生, 等. 天然青石棉暴露区肺癌、胸膜间皮瘤与饮食习惯的病例-对照研究. 卫生研究, 2016, 045 (005): 771-776.

[346] 王艳龙, 黄灶明, 关升, 等. 膀胱癌临床与病理分期差异的研究进展. 临床泌尿外科杂志, 2012 (12): 956-960.

[347] 于鸿颖, 张盼盼, 傅旭瑛. 停止接触联苯胺 35 年后作业人员尿脱落细胞学 3 年监护结果分析. 职业卫生与应急救援, 2015, 33 (6): 429-430.

[348] 张涛, 陈如, 马锋. 肌层浸润性膀胱癌化疗研究进展. 山东医药, 2013, 53 (40): 88-90.

[349] 徐长庚, 张杰. 肌层浸润性膀胱癌药物治疗进展. 世界临床药物, 2012, 33 (11): 646-648.

[350] 毕长富, 张克荣, 董浩, 等. 膀胱癌诊断治疗的新进展. 河北中医, 2011, 33 (12): 1899-1901.

[351] 白云金, 李金洪, 魏强, 等. 肌层浸润性膀胱癌新辅助化疗研究进展. 现代泌尿外科杂志, 2014, 19 (4): 273-276.

[352] 刘江风, 王永义, 唐玉樵. 某制药厂二氯甲醚致肺癌调查. 中国工业医学杂志, 2011, 24 (3): 214-215.

[353] 马起腾, 曹春燕, 洪秀娟. 二氯甲醚致职业性肺癌 5 例诊断的思考. 中华劳动卫生职业病杂志, 2014, 32 (1): 60.

[354] 施倚. 入职多久可申请职业病鉴定. 劳动保护, 2014 (10): 118-118.

[355] 郑倩玲, 夏丽华, 胡世杰, 等. 广东省新发职业性肺部肿瘤诊断探讨. 中国职业医学, 2019 (6): 678-683.

[356] 张倩, 黄德寅, 刘茂. 氯乙烯职业暴露致肝血管肉瘤的健康风险评价. 中国: 中国职业安全健康协会, 2013. 520-530.

[357] 王民生, 蒋晓红, 常元勋. 氯乙烯致癌作用与危险度评价. 江苏预防医学, 2012, 23 (2): 39-42.

［358］ 马俊香. 焦炉逸散物致癌的早期生物标志物及细胞恶性转化的机制研究. 中国疾病预防控制中心, 2012.

［359］ 万才珍, 崔彩岩, 刘克俭. 某焦化厂焦炉工人肺癌的发病特征. 职业与健康, 2010, 26 (19): 2175-2177.

［360］ 苏倍娣, 赵晓蓉, 邹志方, 等. 职业性铬 (VI) 接触与肺癌死亡率关系的 Meta 分析. 医药前沿, 2012 (3): 55-57.

［361］ 张轩. 职业性六价铬盐所致 DNA 损伤及其遗传易感性研究. 杭州: 浙江大学, 2011.

［362］ 刘培成, 江瑞康, 帕提古丽·乃吉米丁, 等. 铬酸盐制造业工人肺癌一例. 中华劳动卫生与职业病杂志, 2016, 34 (7): 543-544.

［363］ 赵琼晖, 陈文俊, 张建莹, 等. 六价铬暴露人支气管上皮细胞致 DNA 损伤相关差异表达基因筛选. 中国热带医学, 2020, 20 (4).

［364］ ERSIN D, CHRISTAIN F, MOHAMED O, et al. Clinical and prognostic features of erionite-induced malignant mesothelioma. Yousei Med J, 2015, 56 (2): 311-323.

［365］ VAN GOSEN B S, BLITZ T A, PLUMLEE G S, et al. Geologic occurrences of erionite in the United States: an emerging national public health concern for respiratory disease. Environ Geochem Health, 2013, 35 (4): 419-430.

［366］ HOLGER GEORG. Bladder tumors and aromatic amines-historical milestones from Ludwig Rehn to Wilhelm Hueper. Frontiers in bioscience, 2012, 4: 279-288.

［367］ 胡少华, 赵振理. 膀胱移行细胞癌差异基因的克隆. 中国药物与临床, 2016, 16 (5): 648-650.

［368］ 张浪, 张学花. 膀胱肉瘤样癌 1 例并文献复习体会. 中国临床医学影像杂志, 2016, 27 (8): 606-607.

［369］ 曹纯霞. 膀胱癌 192 例超声诊断价值分析观察. 医药前沿, 2017, 7 (05): 165-166.

［370］ 郑宇朋. CT 尿路成像和静脉肾盂造影在泌尿系统疾病诊断中的比较研究. 现代泌尿外科杂志, 2016, 21 (08): 610-613.

［371］ 石思雅. 膀胱癌盆腔淋巴结转移的影像学诊断. 岭南现代临床外科, 2017, 17 (01): 113-118, 127.

［372］ 桂海燕. 不同 MRI 序列检查在诊断膀胱癌肌层浸润的价值. 医药前沿, 2016, 6 (24): 97-98.

［373］ 薛红. 放射性核素全身骨显像诊断骨转移的临床价值. 青海医药杂志, 2011, 41 (05): 67-68.

［374］ 金亿里. 窄带光成像膀胱镜对非肌层浸润性膀胱癌的诊断价值. 浙江医学, 2017, 39 (01): 60-61.

［375］ 丁丽丽. 尿膀胱肿瘤抗原在膀胱癌中的表达及意义. 中国现代医学杂志, 2017, 27 (06): 106-109.

［376］ 张晓光. 膀胱癌生物标记物的研究进展. 国际泌尿系统杂志, 2016, 36 (6): 912-915.

［377］ 李伟. 非肌层浸润性膀胱癌灌注治疗现状及进展. 中国临床新医学, 2016, 9 (04): 354-358.

［378］ 郝瀚. 非肌层浸润性膀胱癌行膀胱根治性切除. 北京大学学报 (医学版), 2016, 48 (04): 627-631.

［379］ 梁怀远. 非肌层浸润性膀胱癌不同术式临床疗效探讨. 临床医学, 2017, 37 (03): 95-96.

［380］ 张龙波. 不同药物行膀胱灌注预防浅表性膀胱肿瘤术后复发效果的临床研究. 实用临床医药杂志, 2017, 21 (03): 168-169, 172.

［381］ 李刚. 膀胱部分切除术与根治性膀胱切除治疗 T2 M0 N0 期膀胱癌的疗效比较. 蚌埠医学院学报, 2016, 41 (03): 305-307.

［382］ 范欣荣. 保留器官的综合治疗-膀胱癌治疗的新模式 (附 107 例报告). 中华泌尿外科杂志, 2016, 02: 131-134.

［383］ BYDASH, JASON. Metal Fume-Induced Diffuse Alveolar Damage. Journal of thoracic imagin. 2010: No. 2, Vol. 25.

［384］ GREENBERG, DAVID VEARRIER, MICHAEL I. Metal fume fever and polymer fume fever. Clinical Toxicology, 2015: No. 4, Vol. 53.

［385］ EMMANOUIL C. Mechanisms of metal fume fever and its provocation by selected metals. fresenius environmental bulletin, 2012: No. 8B, Vol. 21.

［386］ 刘庆凤, 杨爱初, 佘惜金, 等. 职业性慢性正己烷中毒患者神经肌电图体征分析. 中国职业医学, 2014, 41 (2): 172-175, 178.

［387］ 高岚岳, 齐莹, 金亚平. 1, 2- 二氯乙烷的神经毒性. 中国工业医学杂志, 2012, 25 (1): 42-57.

［388］ 邓燕君, 周旋, 刘移民. 1, 2- 二氯乙烷对健康损伤研究进展. 中华劳动卫生职业病杂志, 2013, 31 (6): 476-477.

［389］ 郑倩玲, 杨爱初, 陈嘉斌, 等. 84 例职业性手臂振动病病人手部末梢循环障碍临床分析. 中国职业医学, 2010, 37 (4): 311-315. 15.

［390］ 郎丽, 陈青松, 夏丽华, 等. 9 例手臂振动病病例接触振动时间与冷水复温率相关关系分析. 中国职业医学, 2012, 39 (3): 220-221.

［391］ 山广志. 肺癌中医证治. 北京: 中国中医药出版社, 2014: 26-62, 232-251.

［392］ 李仝. 白血病中医证治. 北京: 中国中医药出版社, 2014.